DENTAL MANUAL

데스크 업무 끝판왕
치과 실무 매뉴얼

난생처음 치과 데스크

Vol. 1

윤지혜 홍은하 김지연 김원영 김효정

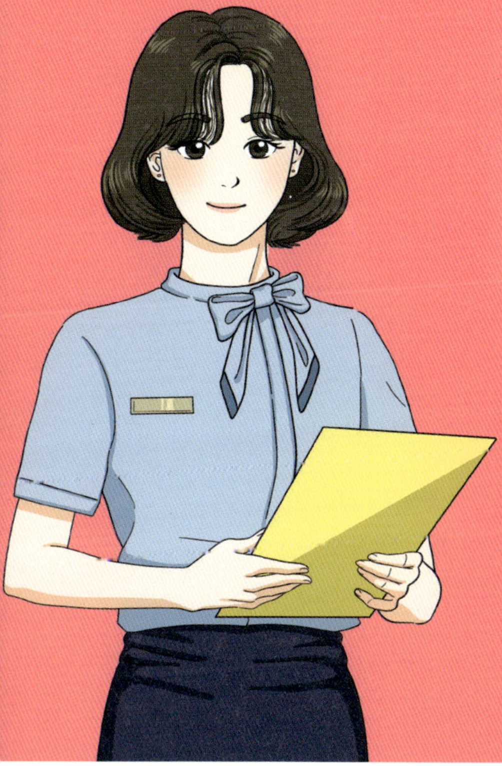

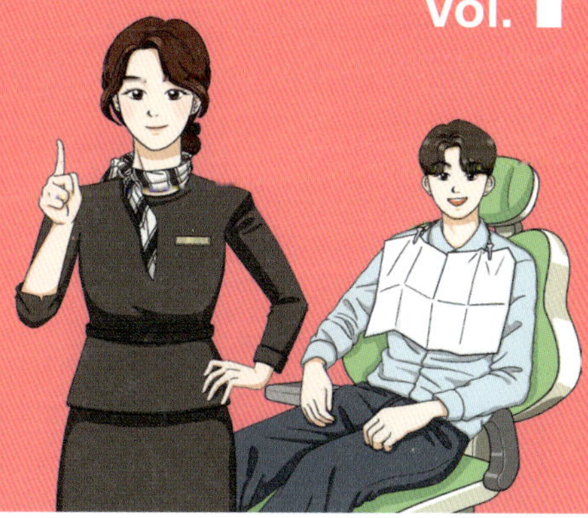

데스크 첫날부터 실장이 되기까지 생생한 실전 업무 노하우

어디에서도
안 알려주는
실전 꿀팁

데스크 교육
A to Z
이 책 하나로 끝!

매일 펼쳐보는
데스크 위
필수 비법서

군자출판사

난생처음 치과데스크

첫째판 1쇄 인쇄 2023년 06월 05일
첫째판 1쇄 발행 2023년 07월 01일
첫째판 2쇄 발행 2024년 02월 05일

지 은 이 윤지혜 홍은하 김지연 김원영 김효정
발 행 인 장주연
출판기획 한수인
책임편집 박은선
디 자 인 신지원
일러스트 신윤지
발 행 처 군자출판사(주)
등록 제4-139호(1991. 6. 24)
(10881) 파주출판단지 경기도 파주시 회동길 338(서패동 474-1)
전화 (031) 943-1888 팩스 (031) 943-0209
www.koonja.co.kr

ISBN 979-11-7068-011-6 (세트)
정가 90,000원

난생처음 치과 데스크

Vol. 1

PROLOGUE

연세고마운치과 총괄실장

김 지 연

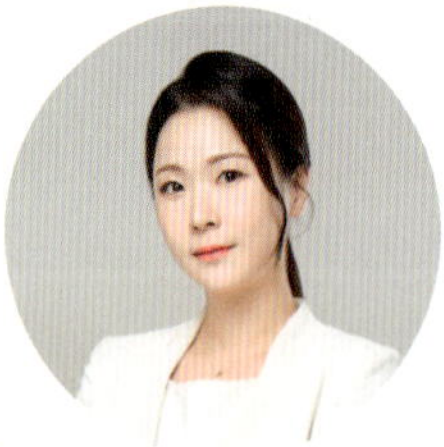

치과의사, 치과위생사도 아니지만 치과에서 일합니다.

얼마 전 치과 커뮤니티 게시판에서 '치과에 대해 아는 게 하나도 없는 신입 데스크 직원이 들어왔어요. 어떤 것부터 가르쳐야 하나요?'라는 글을 우연찮게 보게 되었습니다. 그 글의 밑에는 이런 댓글이 남겨져 있었습니다. "치과에 대해 아무것도 모르는데 데스크 직원으로 뽑을 수가 있나요?"

이 댓글을 본 저는 '응? 왜? 나도 치과에 대해 아무것도 모르는 비전공자였지만 치과에 입사했고 지금은 한 치과를 관리하는 총괄실장으로 일하고 있는데? 왜 뽑을 수가 없다고 생각하지?'라는 생각이 들었습니다. 하지만 치과 종사자분들 중에서도 비전공자인 제가 치과 실장이라 하면 '어떻게 치과위생사가 아닌데 치과 실장을 할 수 있지?'라는 의구심을 갖는 분들이 계실 거라고 생각합니다.

대부분 '병원에서 일을 한다'라고 하면 진료의 행위 주체인 의료인, 의료기사들만 일을 할 것이라는 생각을 가지게 됩니다. 저조차도 처음 입사한 치과에 면접을 보러 가며 '비전공자인 나를 치과에서 뽑아줄까'라는 생각을 가졌으니 말입니다. 하지만 요즘의 병원에선 진료만이 아닌 환자가 원하는 서비스를 제공하는 주체로서 코디네이터의 업무도 있기에 비전공자이지만 병원에서 일도 할 수 있고, 자신의 능력에 따라 한 병원의 관리자도 맡을 수 있다고 생각합니다.

치과를 총괄하는 실장은 치과가 잘 돌아갈 수 있도록 치과의 전체적인 업무 흐름을 파악하고 치과의 구성원들이 각자 자리에서 맡은 업무를 문제없이 수행할 수 있는 업무 환경을 만들어 주는 사람이라 생각합니다.

처음 치과에 입사하여 데스크 일을 하게 되었을 때 저는 '단순히 전화 받고, 예약 잡는 간단한 업무만 하면 되겠지'라고 생각했지만 데스크에서 하는 일들은 생각보다 많았습니다. '내가 이런 일까지 해야 해?'라는 생각이 늘기도 했습니다. 치과 청소부터 시작하여 예약 업무, 전화 응대, 환자 응대, 보험 청구, 수납, 상담 업무까지 제 능력만 된다면 할 수 있는 일들은 아주 많았습니다. 하지만 비전공자로서 치과업무에 대한 지식이 없다 보니 아주 기초적인 치과 용어부터 치과진료에 대한 이해, 그리고 예약 잡는 법, 환자를 응대하는 법 등 하나부터 열까지 배워야만 할 수 있는 일이었지만 제가 처음 치과 일을 시작했던 곳은 코디네이터를 처음 도입한 곳이었기 때문에 업무에 대해 알려줄 선임이나 업무에 대한 지침도 없었습니다.

저는 무작정 진료실에 들어가 진료하는 원장님과 치과위생사 선생님들을 옆에서 보며 진료에 대해 하나하나 알아가는 것부터 시작하여, 매주 세미나를 찾아다니며 환자 응대 서비스 세미나부터, 보험 청구, 상담 세미나, 그리고 치과 관련 전공자들(원장님, 치과위생사)만 참석할 수 있는 세미나까지 원장님과 선생님들을 따라다니며 공부하였고, 세미나에서 배울 수 없는 업무들은 직접 부딪쳐 가며 배우게 되었습니다.

그렇게 연차가 쌓이고, 가능한 업무가 늘어나며 '나는 코디네이터로서 이 자리에만 머물러야 하는 걸까?'라는 생각이 들었습니다. 제가 다니는 치과의 실장님, 제 주변의 모든 치과의 실장이 치과위생사 면허를 가진 실장밖에 없었기 때문입니다. 그러던 중 우연히 참석하게 된 치과 상담 세미나의 강연자분이 저와 같은 비전공자이지만 한 치과를 맡아 총괄실장으로 일을 하고 계시는 분이셨습니다. 그분을 보는 순간 '나도 할 수 있겠구나'라는 희망이 생겼습니다. 그렇게 치과를 다니며 4년제 대학을 진학하여 경영에 대한 공부를 하고 졸업하여 열심히 능력을 쌓아 지금 이 자리까지 오게 되었습니다.

데스크에서 일을 하다 보면 환자와의 관계에서 오는 힘듦도 있었지만, 제가 제일 힘들었던 점은 데스크 직원과 진료실 직원 간의 이해관계 차이에서 오는 마찰로 인해 자격지심을 느꼈을 때였습니다. 그럴 때마다 작아지는 제 자신을 느꼈습니다. 하지만 그런 부족한 내 모습을 인정하고 받아들여 그것을 보완하기 위해 더욱더 노력하였습니다.

저와 같은 비전공자라면 분명 비전공자라는 한계에 부딪힐 때가 있을 겁니다. 하지만 진료실은 진료실만의 업무가 있고 데스크는 데스크만의 업무가 있습니다. 물론 두 가지 업무 다 프로페셔널하게 해낼 수 있다면 좋겠지만 그럴 수 없음에 낙담하지 않고 그럴 때에 전 '내가 해야 하는 일에서 전문가가 돼야겠다'라는 생각으로 마음을 다잡았습니다.

치과에서 사용하는 컴퓨터의 프로그램 세팅 및 응급 상황이 생겼을 때 대처할 수 있는 컴퓨터 수리 전문가가 되기도 하고, 치과에서 키우는 크고 작은 화분들과 어항 관리에서부터 봄, 여름, 가을, 겨울 시즌별 치과 실내 인테리어를 담당하는 실내 인테리어 전문가가 되기도, 치과에 필요한 서류 만들기, 치과 홍보자료, 상담자료 만들기 치과 홈페이지, 블로그 관리 등 마케팅 전문가가 되기도, 삭감 없는 보험 청구를 위해 보험 청구 자격증을 취득하며 치과보험 전문가가 되기도, 원장님의 개인 업무까지 완벽하게 처리해 내는 개인 비서가 되기도 했습니다.

이 책은 15년간 오로지 데스크에서 일을 하며 직접 부딪쳐 가며 쌓아온 매 상황에 필요한 노하우, tip들을 아주 기초적인 업무부터 치과 전반적인 업무에 관련한 매뉴얼과 함께 예시를 들어 쉽게 보고 따라 할 수 있도록 설명하였고, 데스크에서 일을 하며 막히는 부분에 대해 바로바로 찾아볼 수 있는 (백과)사전처럼 치과데스크 업무에 대해 정리해 놓은 책입니다.

치과 비전공자이지만 치과 코디네이터를 꿈꾸는, 진료실에서 일하다 갑작스레 데스크 업무를 맡게 된, 치과를 총괄하는 실장으로 데스크 업무를 병행해야 하는, 데스크 업무를 새로 시작하는 모든 분은 물론, 치과에 대해 아는 것이 없는 직원들을 교육해야 할 때도 도움이 될 책이라 생각합니다.

그동안 치열했던 치과 생활에 지쳐 현재 자리에 안주하고 있던 저에게 이런 좋은 책을 제작할 수 있는 멋진 기회를 주신 흥랩 윤지혜 대표님, 이 책을 위해 2년이 넘는 시간 동안 함께 머리를 맞대고 엄청난 열정을 쏟아부어주신 김원영, 홍은하, 김효정 작가님, 본인이 하시는 일에 열정을 갖고 이 책을 찾아 읽어 주실 독자분들, 항상 가까이서 응원해주는 사랑하는 우리 가족에게 마음 깊이 감사의 말씀을 전하고 싶습니다.

PROLOGUE

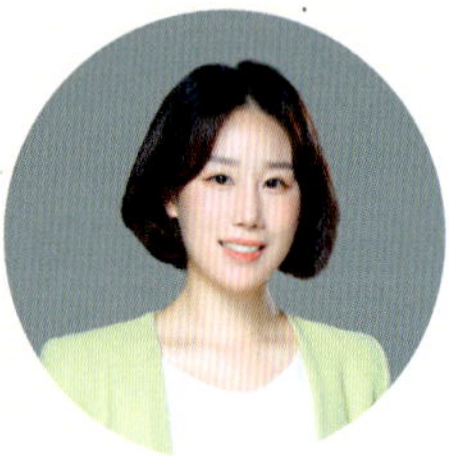

연세스위트치과병원

김 원 영

카지노 딜러에서 치과 코디네이터가 되기까지

치과에 근무하기 전 저는 카지노 딜러였습니다. 흔치 않은 일을 한다는 자부심도 있었지만, 큰돈을 자주 접하고, 다양한 국적의 여러 사람들을 만나다 보니 스트레스도 많았습니다. 일하는 동안 '만약 내가 카지노 딜러를 그만두게 된다면 다시는 서비스업에 종사하지 말아야지'라는 생각을 늘 했을 정도였습니다. 하지만 저는 지금도 여전히 서비스업 종사자입니다.

누구나 그렇듯 저 역시 일은 되도록 쉽게 하고, 돈은 가능한 많이 벌고 싶었습니다. 카지노 딜러를 그만두고 우연히 한 구인 구직 사이트에서 치과 코디네이터 구인 공고를 봤을 때, 저는 이 일이 어쩌면 제가 바라던 직업에 가까울지도 모른다고 생각했습니다. 그 당시의 저는 병원 코디네이터를 쾌적한 환경에서 정시에 출퇴근을 하며 환자가 오면 접수하고, 전화가 걸려오면 받아서 응대하는 직업 정도로 생각했기 때문이죠. 아무것도 몰랐기에 가능한 섣부른 짐작이었습니다.

직접 근무하며 경험한 치과 코디네이터란 직업은 제 생각과는 완전히 달랐습니다. 카지노 딜러로 일하며 스스로 다른 사람과 대화하는 것에 능숙한 편이라고 생각했지만, 카지노에 오는 사람들과 병원에 오는 사람들은 상황도, 요구도, 감정도 완전히 달랐습니다. 환자에 맞게, 병원에 어울리게 저는 다시 말하는 법을 배워야 했습니다. 몸이 아프고, 감정적으로 예민할 수밖에 없는 환자들을 대하는 표정과 날 선 말들에 반응하는 방법도 많은 연습이 필요했습니다. 때론 매일 환자들의 아픔과 입장을 공감해야 한다는 것이 버겁게 느껴지기도 했고, 아침부터 저녁까지 끊임없이 이어지는 고된 업무를 견디는 것도 체력적, 정신적으로 쉽지 않았습니다. 게다가 저는 비전공자로 치과 코디네이터일을 시작했기 때문에 치과 기초지식을 익히고 진료내용을 파악하는 것도 큰 어려움이었습니다. 당연히 실수와 시련도 참 많았습니다. 전화 응대를 잘못하여 치료일정을 모두 취소시킨 일도 있었고, 환자 보호자의 오해로 억울하게 언어폭력을 당했던 일도 있었지요. 그럴 때마다 힘들고 막막했지만, 저는 이겨내기 위해 스스로 마음을 다잡았습니다. '실수에 얽매이지 말고 그 다음을 생각하자.' 잘못은 인정하고 고치면 되고, 내 잘못이 아닌 일로 문제가 생겼을 경우엔 빨리 털어내는 것이 제가 버틸 수 있는 길이자, 발전할 수 있는 방법이라고 판단했습니다. 조금 뻔뻔해 보일 수도 있지만, 가끔은 뻔뻔해야 이겨 낼 수 있다고 믿었습니다. 어쩌면 이런 생각과 경험들이 제가 지금까지 치과 코디네이터로 일할 수 있게 만들어 준 건지도 모르겠습니다.

그렇게 치과 일이 차츰 익숙해졌을 무렵, 저는 다시 고민을 시작했습니다. 코디네이터로서의 미래에 대한 고민이었습니다. 면허증이 있는 치위생사와 달리 치과 코디네이터의 경우 능력을 증명하는 것이 쉽지 않았기 때문에 더 확실하고, 특별한 저만의 무기가 있어야 한다고 생각했습니다. 어느새 익숙해진 일, 매일 반복하는 업무 속에서 스스로 가치를 높이기 위해서는 병원에서 요구하기 전에 먼저 다음을 준비해야만 합니다. 이 책을 준비하는 과정 또한 저에게는 그런 노력 중에 하나였습니다.

치과에 근무하면서 열정적인 동료들을 많이 보았습니다. 본업과 병행하여 강사, 유튜버, 마케팅 디렉터, 작가 등 다양한 분야에서 자신의 이름을 브랜드로 만드는 그들을 보면서 저는 긍정적인 자극을 받았습니다. 제가 받은 자극이 또 다른 누군가에게 좋은 영향을 끼치길 바라며 이 책을 준비했습니다. 부족하지만 치과 코디네이터로 일하며 겪은 치열하고 생생한 경험을 솔직하게 담았습니다. 저의 경험이 이제 막 코디네이터 일을 시작한 분들에게 작은 도움이 될 수 있기를 바랍니다. 열심히 일한 경력을 발판 삼아 새로운 도전을 하려는 분들에게 힘이 되었으면 좋겠습니다. 같은 일을 하는 동료들에게 저의 진심 어린 응원이 전달되기를 소망합니다. 이 책을 읽을 당신에게 감히 이야기합니다. 실수와 실패에 얽매이지 말고, 늘 '다음'을 생각하세요. 자신의 가능성이 미리 재단하지 말고 계속 도전하세요. 당신의 고민과 열정이 가져올 멋진 결실을 기대하겠습니다.

항상 힘이 들 때마다 진심 어린 조언과 위로를 해주시는 윤지혜 대표님, 홍은하 작가님과 이 책을 통해 인연을 맺게 된 김지연 작가님, 김효정 작가님께 감사 인사를 전하고 싶습니다.

치과보험청구 강사

홍은하

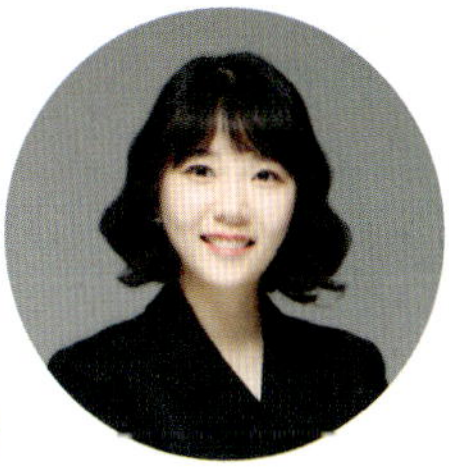

긍정적 영향력을 나누고픈 노력형 치과건강보험 강사

저는 어떤 일이든 첫 시작을 두려워했었습니다. 걱정이 많은 편이라 일어나지도 않은 일로 걱정하다가 잠을 설치는 일이 많았고 어디서 무엇을 하든 적응하기까지 시간이 걸렸습니다. 그럴 때마다 저의 자존감은 바닥까지 가라앉았습니다. 울면서 출근하고 울면서 퇴근했고 불안한 마음에 그 시간에도 일에 대한 걱정을 했었습니다.

치과위생사로서의 첫 출근 때도 마찬가지였고 6년 차에 실장직을 처음 맡았을 때도 그랬었습니다. 걱정에 싸여 일을 하니 능률이 잘 오르지 않고 마음 같지 않아 속상하기만 한데, 어떤 동료 한 명이 무엇이든 나보다 훨씬 잘 해내는 것을 보게 되었습니다. 업무적으로도 부러울 정도로 뛰어나고 다른 직원들과의 관계도 매우 원만한 그 동료와 비교하며 저는 우울한 상태로 하루를 보내고 퇴근을 하곤 했습니다.

그러던 중에 복잡한 머릿속을 정리해주는 글을 만나게 되었습니다. '걱정의 일부는 아직 일어나지 않은 일이고, 또 일부는 내가 해결할 수 없는 일이다' 저는 아직 일어나지 않은 일들과 내 힘으로 제어할 수 없는 부분에 대해 걱정을 하며 스스로를 괴롭히고 있었던 것이었습니다. 생각의 전환을 시도했습니다. '이제는 걱정하는 대신 대비를 하고 계획을 세우자' 한동안 우울의 늪에 빠졌던 저는 좋은 결과를 낼 수 있을 때까지 천천히 노력해 보기로 마음을 다잡았습니다.

다행히도 저에게는 걱정과 두려움의 양보다 조금 더 많은 호기심과 욕심이 있었습니다. 한 번으로 안 되면 두 번이고 세 번이고 노력했고 저만의 장점을 찾기 위해 여러 교육도 찾아 들었습니다. 꽤 많은 시간을 공부하고 고민한 끝에 제가 왜 걱정이 많은지를 알 수 있었습니다. 그것은 바로 완벽하게 잘하고 싶었던 욕심 때문이었습니다. 칭찬과 인정은 제 삶의 에너지이자 열정의 원천이었습니다. 타인의 칭찬과 더불어 스스로 평가하기에도 '참 잘했다'라는 생각이 들 정도로 무슨 일이든 완벽하게 해내고 싶었고, 목표와 이상은 하늘에 있는데 현실은 그렇지 못했으니 걱정과 두려움이 앞설 수밖에 없었던 것이었습니다. 내 마음부터 다잡았습니다. '처음부터 잘하는 사람은 아주 드물고 끈기 있게 노력하면 좋은 결과를 얻을 가능성이 커진다'라고 되뇌었습니다. 또한 좋아하면서도 잘할 수 있는 것을 찾기 시작했습니다. 그래야 목표를 이룰 때까지 지치지 않고 꾸준히 나아갈 수 있기 때문입니다.

이후에 오롯이 '나'에게 집중하는 시간을 통해 오랜 시간 고민했습니다. 무엇을 할 때 즐거운지, 시간 가는 줄 모를 정도로 좋았던 것은 무엇이었는지, 어떤 사람이 되고 싶은지에 대해 생각했습니다. 나 자신을 잘 알기 위해 일을 하지 않는 주말에는 다양한 교육들을 찾아 듣고 본받고 싶은 선후배님들, 치과 관계자분들을 만나며 바쁜 시간을 보냈습니다. 그러던 중에 제 커리어의 전환점인 윤지혜 대표님과 롤 모델인 치과건강보험 강사님을 만나면서 뚜렷한 변화가 시작되었습니다.

윤 대표님은 저를 믿어주는 사람이었습니다. 나도 못 믿겠는 나를 믿어주고 나의 장점을 알아 봐주는 사람을 만난다는 건 정말 큰 행운이지요. 제가 치과건강보험 청구 쪽으로 관심을 가지게 되고 공부를 시작할 때부터 응원해 주었고 강사가 되고 나서도 새로운 도전에 대해 주저하고 있을 때 오히려 저보다 더 속상해하며 격려해 주었습니다. 확신이 없어 결정을 못하고 있던 그때, 지지와 응원 덕분에 새로운 도전에 응할 수 있었습니다.

그리고 치과건강보험에 대해 더 알고 배우고 싶다는 생각을 가지게 해 주신 강사님. 첫 강의를 듣는데, 후광이 보이는 듯했습니다. 저분처럼 저렇게 여유롭고 멋있게, 머릿속에 정보와 지식이 쏙쏙 박히는 치과건강보험 강의를 하고 싶나는 생삭이 들었습니다. 롤 모델인 그 강사님 덕분에 강사가 되고 싶다는 꿈을 키우기 시작했고, 강사님을 알게 된 2015년 이후 지금도 자주 뵙지는 못하지만, 종종 연락드리며 도움을 받고 있습니다.

치과건강보험에 관하여 긴 교육과정을 듣고 여러 번의 시험을 보고 강사과정을 듣고 강사가 되어 강의도 하고 심지어 책을 내기까지, 돌이켜 보면 '내 인복(人福) 참 좋다' 그리고 '힘들었지만 열심히 살았다'라는 생각이 듭니다. 세상 걱정을 혼자 다 하느라 밤잠 못 이루던 제가 하나씩 비우고 내려놓고 현실을 마주한 후에 다시 채워 가기까지의 과정은 길었고 험난했습니다. 다시 경험하고 싶지 않은 일들을 겪고 나니 걱정과 두려움 대신, 할 수 있다는 용기와 긍정적인 마인드가 자리 잡게 되었습니다. 이제는 새로운 상황도 두렵지 않습니다. 무슨 일이든 처음이라 낯설어서 그런 것일 뿐, 익숙해지면 분명히 잘 해낼 수 있습니다.

이 책은 걱정과 두려움으로 가득한 그 시작을 함께해 줄 것입니다. 익숙해져서 이 책을 가끔 들여다볼 때가 되었을 때 '내가 쓸데없이 걱정만 많이 했어'라는 생각을 할 때가 분명히 올 거라 믿습니다. 예전의 저와 같은 '걱정쟁이'가 있다면 꼭 말해주고 싶습니다.

'걱정만 하지 말고 우선 시작해보자'라고.

마지막으로 책이 나오기까지 도움을 주신 분들께 감사 인사를 드리고자 합니다. 사랑하는 우리 가족, 제가 뭘 하든 응원해 주시는 원장님들, 선배님들, 후배들, 그리고 친구들. 그리고 내 인생의 등대 윤 대표님, 완벽 추구 꼼꼼이 지연 실장님, 쉬지 않는 프로 열정러 효정 실장님, 뭘 하든 똑 부러지게 해내는 원영 실장님과 함께라서 감사하고 행복했습니다.

난생처음 치과진료 때부터 함께 고생하시는 군자출판사 한수인 팀장님, 신지원 디자이너님, 박은선 편집자님께도 감사 인사드립니다. 감사합니다. :)

난생처음 치과데스크

캐릭터 소개

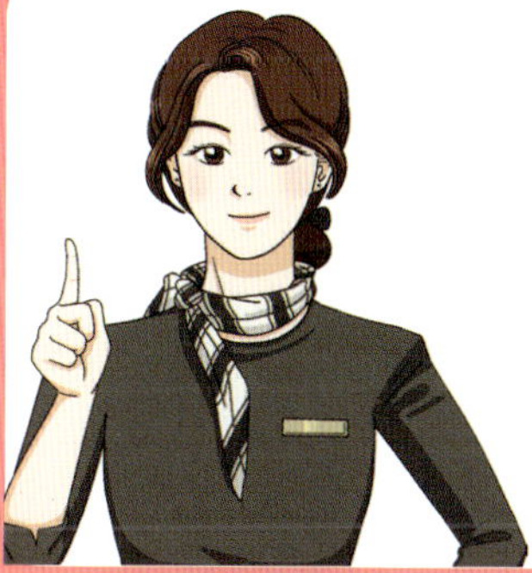

다정한 김 실장님 / 든든한 선배

프로페셔널한 모습으로 한 치의 흔들림 없이 일하면서 따뜻하기까지 한 황쌤의 멘토 선배.
하지만 초보 시절에는 실수를 많이 해 몇 번이고 포기할 위기를 넘겨왔다. 신입들의 마음을 누구보다 잘 알기에 교육에 있어서는 아낌이 없다.

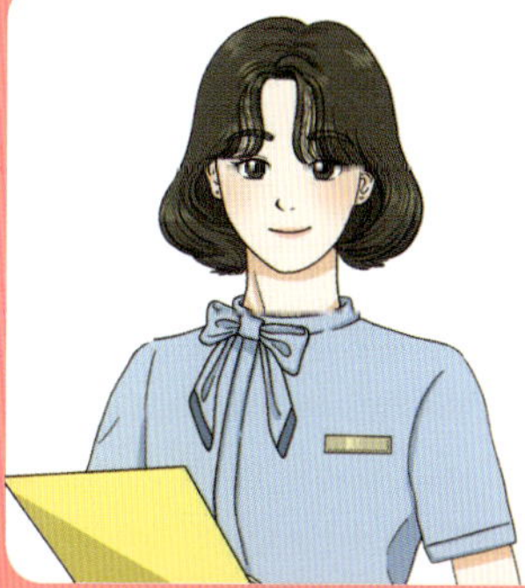

데스크 초보 황쌤 / 총괄실장 꿈나무

그동안 진료 경험을 쌓아왔던 황쌤, 이제 데스크로 포지션을 이동했다. 데스크가 처음이라 긴장하며 하나씩 배워 나가고 있다. 잘할 수 있을지 걱정되지만 친절과 열정만큼은 자신이 있다. 프로로서 업무를 소화하기 위해 공부한 것을 연습하는 중이다. 또한 김 실장님에게 데스크 업무 노하우를 전수받아 빠르게 성장하고 있는 우리 치과의 미래이다.

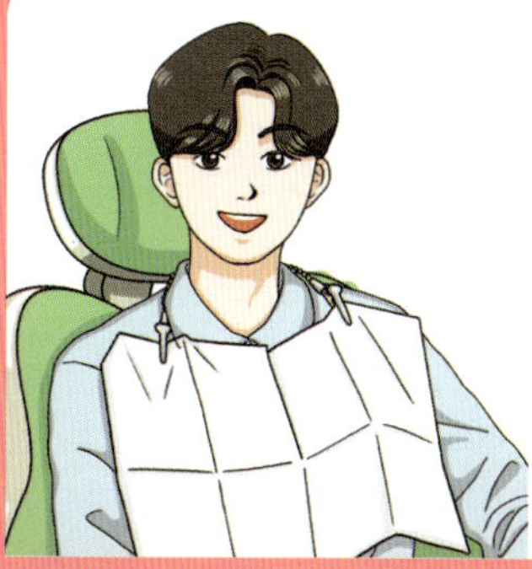

깐깐한 이과장 / 프로질문러

꼼꼼한 성격의 소유자이며 특히 치아에 관심이 많다. 궁금한 것들은 못 참는 성격이며 제대로 이해해야 넘어가는 편이다. 치과데스크에서도 궁금한 것들이 많다. 나라에서 받을 수 있는 혜택이나 보험 보장에 대해서도 놓치지 않고 다 챙기는 실속 있는 환자이다. 환자들이 궁금해할 만한 내용을 대신 질문하여 답변을 듣고자 한다.

난생처음 치과데스크
한눈에 보기

01

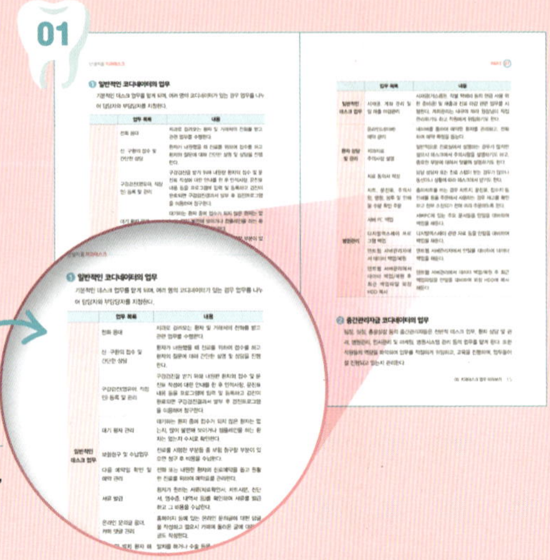

데스크 업무의 워크플로우를 한눈에!

접수부터 예약 및 수납관리, 서류 발급, 보험 청구까지

02

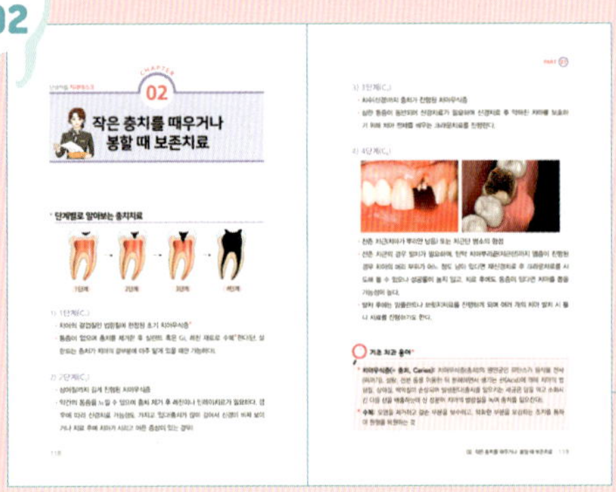

치과진료의 A-Z까지 완벽 정리!

치료 개념, 재료와 약 처방, 술전 설명, 주의사항, 차팅 등
데스크 직원으로서 알아야 할 모든 것!

03

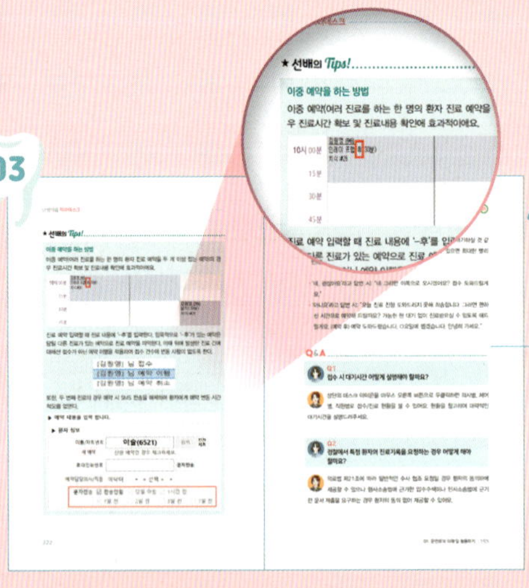

열 세미나 안 부러운 선배의 노하우가 가득!

- 선배의 경험에서 얻는 데스크 업무의 작은 팁, 독자들에게만 알려주는 꿀팁!
- 이것까지 물어봐도 될까 싶은 질문들도 선배의 답변으로 업무 이해 쏙쏙!

04

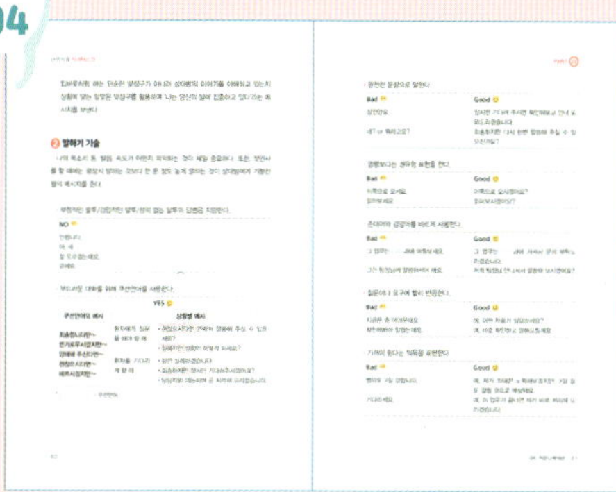

환자 응대의 모든 것!

대면 응대부터 비대면 응대법,
불만환자 대처까지 모든 CS를 담은
선배들의 친절한 가이드!

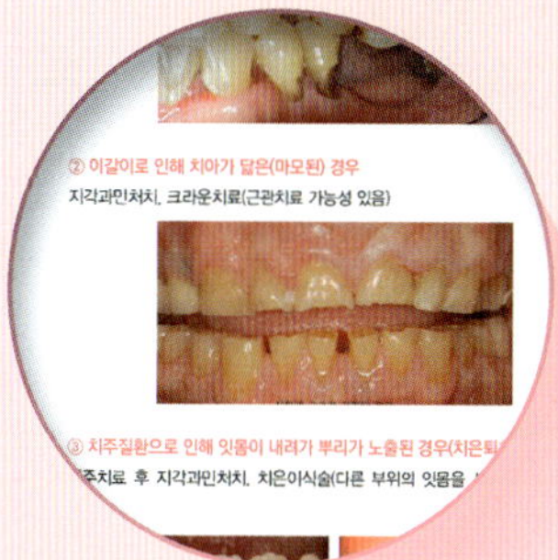

05

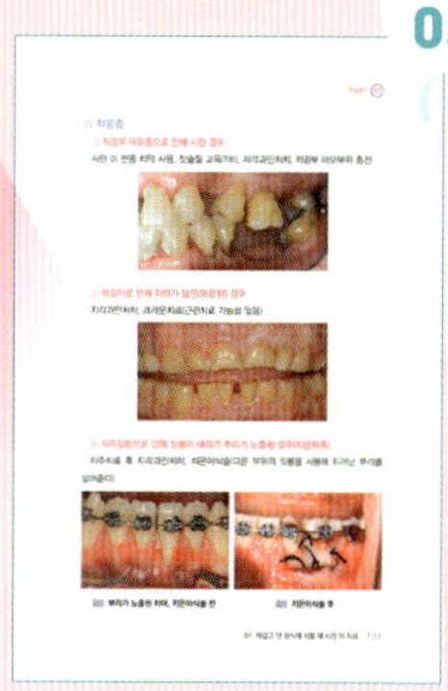

다양한 임상사진, 일러스트로 생생한 현장감

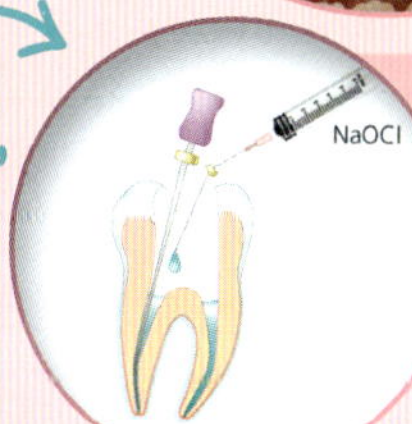

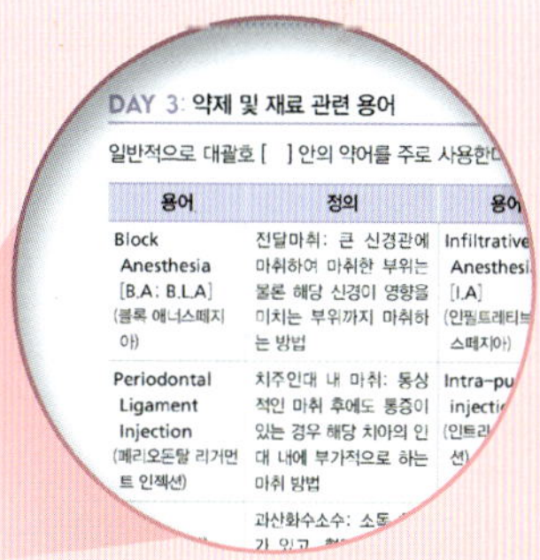

06

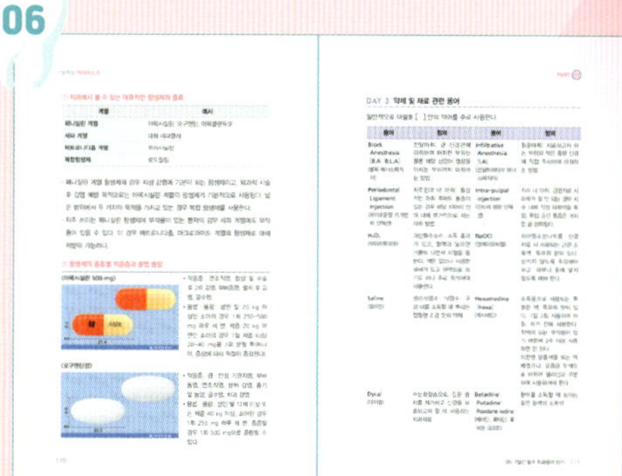

치과 초보인들을 위해 임상에서 쓰이는 말, 치과 용어(약어), 약제, 환자 동의서까지 덤!♥

목차

PART 01

슬기로운 치과 생활을 위한 준비

01 치과 초보, 적응을 위한 세 가지 조언

02 후배들이 많이 하는 Q&A

03 치과데스크 업무 미리보기

04 치과 내 행동수칙

CHAPTER 01

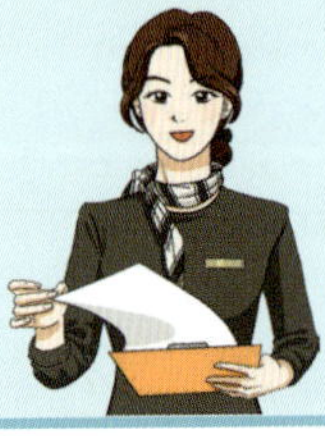

치과 초보, 적응을 위한 세 가지 조언

'따르릉, 따르릉…'

치과데스크에서 전화벨이 울렸다. 그와 동시에 내 심장이 두근거린다. 누구라도 먼저 받아주었으면 좋으련만 전화를 받을 수 있는 사람은 나밖에 없다. 전화는 무슨 말을 하면서 받아야 하는지, 데스크 프로그램은 어떻게 예약을 잡아야 하는 건지, 잘 몰랐다. 두려움이 앞섰다.

실장님은 퇴사하셨고, 제대로 된 인수인계란 없었다. 그냥 우리 중 누군가가 나서서 해야 하는 상황이었다.

처음에는 멋진 유니폼을 입고 사무일을 하는 모습이, 자리에 앉아서 깔끔하게 일하는 것이 너무 좋기도 했다. 더 이상 치아 본뜬 게 잘 안 나와 마음고생을 하거나 입을 잘 못 벌리는 환자에게 입을 벌리셔야 한다는 말을 반복하지 않아도 되어서 좋았다.

그러나 나는 안면인식장애 수준으로 사람의 얼굴과 이름을 기억하지 못한다. 사람을 대하는 것은 좋아하지만 치과데스크 업무에 자신이 없으니 사람이 무서워졌다. 환자가 문을 열고 들어오는 것부터 나갈 때까지 긴장의 연속이었다.

여러 명이 대기하고 있으면 손바닥에 땀이 나서 마우스가 미끄러질 지경이었다. 결제를 취소하는 방법을 잘 몰라 계속해서 승인번호를 눌러댔지만 결국, 내 자리의 단말기가 아니라 다른 자리 단말기에서만 가능했던 것이었다.

어떤 날은 마감을 하는데 현금 10만 원이 부족하여 몇 시간에 걸쳐서 찾았었다. 그러나 결국 찾지 못했고, 일을 못하는 사람으로 확정되는 것이 싫어 10만 원을 사비로 채워 넣었다. 며칠이 지난 뒤 어떤 환자가 방문하여 수납을 위해 지난 수납내역서를 자세히 보니 수납 금액을 10만 원 더 써놔서 부족했던 것이었다. 이렇게 단순한 숫자를 실수해서 그렇게 헤맸던 내가 싫었다.

이런 일이 반복되자 나는 이 일을 할 수 없는 사람이라는 생각이 들었다. 그리고 자신감을 잃어갔다. 수십 번을 그만두고 싶다는 생각이 밀려왔고 고민했다.

그래도 난 포기하지 않고 방법을 찾으려 노력했다. 사람을 인식 못 하는 것은 차트에 외모의 특징을 쓰거나 그려 해결할 수 있었다. 또한 여러 번 같은 일을 반복하니 빠르게 일 처리를 할 수 있었으며, 여러 명의 환자가 대기실에서 기다려도 차근차근히 해나갈 수 있었다. 숫자는 여러 번 확인하고 중간중간 정산함으로써 실수를 줄여나갈 수 있었다.

그리고 마침내 모든 데스크 업무를 성공적으로 해내고, 결국 나는 병원을 많이 성장시킨 실장까지 될 수 있었다.

혹시 나와 같은 어려움을 겪고 있는 사람이 있다면, 세 가지 이야기를 해주고 싶다.

첫 번째,
데스크 업무는 몸보다 마음이 힘든 자리이다.

멘탈케어가 중요하다. 많은 환자들은 진료실에서 이야기하지 못했던 내용들을 데스크에서는 조용히 이야기하는 경우가 있다. 또한 불만이 생겼을 때 가장 먼저 보는 얼굴이 데스크 직원인 만큼 화를 쏟아내기도 한다. 그것이 병원의 잘못이든 내 잘못이든 상관없다. 나는 그 화를 받아 내줘야 하는 입장인 것이다. 또한 막무가내로 우기는 경우도 있다. 이런 상황이 닥쳤을 때 같이 화를 내는 것이 아니라 이성을 찾고 적절하게 응대해야 한다.

이런 일들을 겪다 보면 어느 날 마음의 우울감이나 화가 날 때가 있는데 이때 부정적인 감정이 오래 쌓이지 않도록 스트레스를 풀어주어야 한다.

스트레스를 푸는 방법은 사람마다 다른데 나는 동종 업계의 사람들에게 털어놓거나 친한 동료에게 하소연하면 감정이 씻겨 내려가곤 했다. 마음을 나눌 동료가 있으면 제일 좋은데 그런 동료를 만드는 것 또한 노력이 필요하다. 치과 밖에서까지 만나 친분을 쌓을 필요는 없지만, 일할 때만이라도 따뜻한 동료가 있다면 일을 할 때 마음이 훨씬 편안할 것이다.

내가 치과에 입사한다고 해서 '네가 오길 기다렸다.'며 반갑게 맞아주고 마음을 열어 배려해 주는 동료들이 있는 직장은 흔하지 않다. 그런 동료를 두기 위해 내가 먼저 배려하고 마음을 열고 다가가길 바란다. 그렇다고 해도 그중 누군가는 나의 잘잘못과는 상관없이 이해관계나 본인의 성향으로 인해 나를 싫어하는 경우도 있다.

그렇기에 처음에는 정말 힘들 것이다. 환자들이야 계속 보는 사람이 아니지만, 직원들은 매일 마주치고 긴 시간동안 함께 근무하기 마련인데, 마음을 나눌 사람이 없다면 얼마나 외롭고 힘들겠는가…

이때는 인내심을 가지고 무조건 버텨야 한다. 시간이 지나면 해결되는 경우가 대부분이다.

다른 사람들에게도 새로운 사람을 받아들이는 시간이 필요할 테니 기다려라. 사회생활을 어느 정도 해본 사람들에게 있어 누군가 모르는 사람에게 마음을 주기란 쉽지 않다. 마음을 주었는데 상처를 받아본 경험이 누구나 한 번쯤은 있을 것이다. 그렇기에 하루아침에 그런 동료를 만들기가 더 어려운 것이다. 그러나 그런 사람이라 할지라도 일반적으로는 최소 3-6개월 이상이 지나면 조금씩 마음의 문을 열기 시작할 것이다.

앞서 말한 것처럼 이야기를 하며 부정적 감정을 풀어내는 사람이 있는 반면, 이야기를 했을 때 그때의 감정이 다시 떠올라 더 화가 나는 사람도 있다. 내가 후자에 속한다면 운동을 하든, 음악을 듣든 나만의 방식을 찾아 안 좋은 감정은 제때제때 털어내기를 추천한다.

두 번째,
우리는 환자에게 '을이 되는 것'이 아니라 '프로가 되는 것'이다.

가끔 치과에서 일하는 것이 너무 굽신대야 해서 싫다고 얘기하는 경우를 본다. 데스크에서 환자 응대를 할 때에 그렇게 느끼는 경우가 더 많다. 우리는 의료서비스를 제공하는 전문가이다. 진료실에서 일하는 스탭만이 전문가인 것은 아니다. 완벽한 진료 서비스를 제공하기 위해서는 데스크의 업무지원이 매우 중요하다. 환자들이 치과에서 가끔 언성을 높인다거나 억지를 쓰는 경우도 종종 있다. 대부분의 환자가 병원에 올 때는 아파서 오게 되고, 건강에 관련된 일이나 보니 예민한 것이 사실이다. 그렇기에 우리는 직업적인 특수성을 인정하고 되도록이면 아픈 환자에게 친절하게 대하는 것이다. 이것을 굽신댄다고 생각하게 되면, 치과에서 오랫동안 일하기가 어려워질 것이다.

몸에 불편감이 생기거나, 시스템의 오류로 불만이 생긴 경우 누구나 화가 날 수 있다. 이때에도 현명하게 대할 수 있어야 프로인 것이다. 같이 격양되어 화를 내거나 논리적으로 말을 되받아쳐서 환자의 입을 막는다고 해서 이기는 것이 아니다. 우선 그들의 마음을 공감해 주고, 불만사항에 대해 해결하거나 오해를 풀 수 있도록 설명할 수 있어야 하기에 그렇게 행동하는 것이다.

단순히 굽신대는 것이 아니라 고개를 숙여야 할 때는 숙일 수 있고 때론 단호하게 행동할 수 있어야 할 것이다. 세상일이 마음먹기에 달려 있듯 직업에 대한 나의 관점을 잘 정립해야 한다.

그것을 직업 철학이라 할 수 있겠다. 내가 어떤 생각을 가지고 이들을 대하는가를 먼저 정립하고 일한다면 더욱 보람을 느끼고 어려움도 비교적 쉽게 극복하고 앞으로 나아갈 수 있을 것이라 생각한다.

세 번째,

나를 위해 1:1로 가르쳐 줄 사람은 거의 없다.

데스크 업무 경력자들에게 처음에 어떻게 데스크 업무를 배웠는지 물어보면 아무도 알려 줄 사람이 없어 고군분투하며 익힌 경우가 많았다.

선임들이 있다고 하더라도 데스크 스탭이 2명 이상인 치과는 매우 바쁜 경우가 많기에 시간을 내어 업무를 차근차근 알려주기가 쉽지 않다. 근무시간 내에는 밀려오는 환자 응대, 전화 응대 등 일과에 집중하느라 남는 시간이 별로 없다. 또 일과가 끝난 후에 선임이 자기 시간을 내어 업무를 가르쳐 준다는 것은 더욱이 쉽지 않다. 그들도 하루 종일 지쳐 있을 테니 말이다. 만약 그런 선임을 만난다면 운이 좋은 경우이며 정말 감사해야 할 일이다.

만약, 치과 내부에 배울 사람이 없다면 외부에서 찾아도 된다.

치과임상에는 매뉴얼이 없는 경우나 배울 선배가 없는 경우도 많다. 보통 퇴사 시 한 달 전 얘기해 주고 다음 인계자가 나타날 때까지 기다려주는 것이 예의이지만 그렇지 않은 경우도 있다. 또한 막상 한 달의 시간을 준다고 하거나 구인공고를 내고 면접을 봐서 당장 들어온다고 해도 인수인계나 교육을 제대로 하기에는 시간이 짧기도 하다. 그렇다고 해서 이 상황만을 탓할 수는 없을 것이다. 현재 주어진 상황에서 빠르게 배우고 나만의 스타일로 데스크를 꾸려 나가야 할 것이다. 요즘에는 프로그램 사용법 및 보험 청구 등 데스크 교육이 많이 있고 온라인 교육도 활성화되어 있기 때문에 전국 어디서든 마음만 먹으면 배울 수 있다. 그렇기에 치과 업무시간 외의 시간을 내어 나에게 투자하자. 그러면 실수가 줄어들고 일이 재미있어질 것이다.

치과데스크에서 일한다는 것이 얼마나 대단한 일인지 스스로 깨달아야 한다. 세상에 쉬운 일은 없다는 것을 알지만, 치과데스크 업무를 할 때 필요한 기술과 지식이 많은 것은 업무를 해본 사람이라면 인정할 수밖에 없을 것이다. 친절해야 하고 프로그램도 잘 다루어야 하며 센스와 임기응변 능력까지 요구된다.

그러나 반대로 생각하면 그렇게 배우기 어려운 일이기에 데스크 업무에 능숙해지면 더욱 가치 있는 사람으로 인정받을 수 있다.

우리나라에는 영문학과를 졸업한 사람이 굉장히 많다고 한다. 또한 영어 공부에 도전하는 사람도 참 많이 있다. 그러나 그중 실질적으로 프리토킹에 능숙하거나 통역을 할 정도로 영어를 잘할 수 있는 사람은 얼마나 될까.

마찬가지로 치과데스크에서 제대로 일할 수 있는 사람이 된다면 나의 가치는 훨씬 더 높아질 것이다. 대한민국에 치과는 2만 개 가까이 있으며, 그런 사람이라면 높은 연봉을 주고 모셔와도 아깝지 않다는 원장님들을 많이 만나볼 수 있다. 필자도 그런 사람이 되기 위해 노력하고 있다.

먼저 시작한 선배로서 치과데스크에서 열심히 일하고 있을 선생님들께 전하고 싶은 말은...

괜찮다.
실수할 수 있다.
다 그러면서 배운다.
나는 할 수 있다.

처음부터 완벽한 사람이 어디 있겠는가. 그 사람도 보통 사람이고 나도 같은 사람이다. 다른 사람들은 했는데 나라고 못할 일이겠는가. 데스크에서 일하기로 마음을 먹었다면 1년만 정말 죽어라 공부해보자. 그 시간 이후에는 늘 하던 일인 것처럼 아무렇지 않게 데스크 업무를 해내고 있는 나를 발견하게 될 것이다.

CHAPTER 02

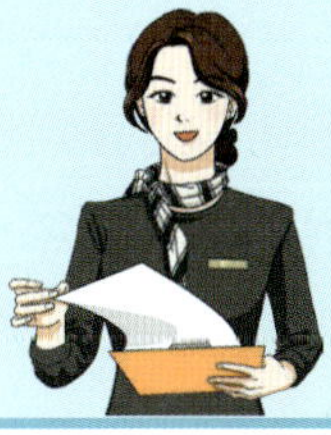

후배들이 많이 하는 Q & A

Q1 치과데스크에서는 무슨 일을 하나요?

치과데스크에서는 환자 접수/상담/수납/예약 등의 업무를 하고 있습니다. 치괴마다 업무범위는 다를 수 있습니다. 어러 명의 직원이 데스크에 있는 경우라면 업무 분담을 잘 확인하시면 좋겠습니다. 자세한 내용은 바로 다음 챕터에서 다루었으니 확인 바랍니다.

Q2 치과데스크 업무는 어떤 성향의 사람에게 적절할까요?

우선, 사람을 대하는 일이기 때문에 협조적인 성격과 사람들과 잘 어울릴 수 있으며, 사고방식이 유연하고 부드러운 편이면 더욱 좋겠습니다.

꼭 외향적이어야 할 수 있는 일은 아니며 각자의 장점을 잘 살려서 일할 수 있습니다만, 사람과의 일반적인 대화에서 어려움을 느끼거나 혼자만의 업무를 하고 싶은 경우에는 적합하지 않다고 생각합니다.

일반적인 데스크 업무의 경우 반복적인 일들은 시간이 지나면서 익숙해지고 자기만의 스타일로 소화할 수 있는 의지만 있다면 해낼 수 있는 일입니다.

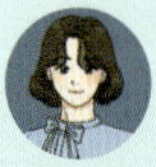

Q3

치과데스크에서 일하려면 치과 코디네이터 자격증이 꼭 필요한가요?

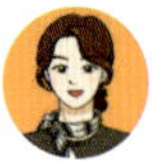

제 주관적인 의견을 말씀드리면, 치과 코디네이터 자격증 같은 경우 필수로 생각하고 있지는 않습니다. 없는 것보다는 낫겠지만 치과 코디네이터 자격증이 있다고 해서 면접 시 합격 요소로 생각한다거나 가산점을 주지는 않습니다. 사실상 다른 자격증에 비해 쉽게 취득할 수 있는 자격증이기 때문에 자격증 자체에 대한 신뢰보다는 기본적인 마음가짐을 더 높게 평가합니다. 추천드리는 자격증으로는 치과보험 청구 관련 자격증이며, 3급을 취득한 경우 치과의 인사 담당자는 면접자가 어느 정도의 의지가 있다고 생각합니다. 이것을 넘어 2급, 1급까지 취득하셨다면 보험 청구에서는 전문가 수준으로 되기 위해 열심히 노력하는 사람이라는 판단을 하게 됩니다.

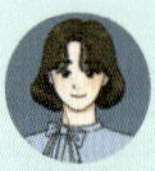

Q4

진료일이 너무 안 맞아요.
진료실 경력 없이 치과데스크로 나가도 괜찮을까요?

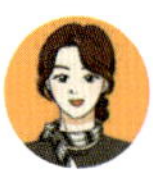

저는 진료실의 업무를 어느 정도 익히고 데스크에 나오는 것이 데스크에서 융통성을 발휘할 때 큰 도움이 되었다고 생각합니다. 가령 예약 때문에 진료실과 갈등이 생기는 경우가 있습니다. 진료의 흐름을 알고 있다면, 예약을 잡을 때에도 진료실 상황을 예상할 수 있기 때문에 더 효율적으로 관리할 수 있습니다. 이뿐만 아니라 진료에 대한 설명을 드릴 때에도 더욱 전문적으로 응대할 수 있어 많은 도움이 되었습니다. 오랜 기간은 아니더라도 진료에 대한 전반적인 흐름을 이해할 수 있을 정도로 경험을 쌓으신 뒤 데스크 업무에 도전해 보시는 것을 추천합니다. 다만 데스크의 업무 역시 쉽지 않으므로 단순히 진료실이 안 맞아서 옮기시는 것보다는 나와 잘 맞을지 신중히 고민해 보시길 바랍니다. 데스크 업무 역시 배울 것들과 챙겨야 할 것들이 많기 때문에 굳건한 의지를 가져야 합니다.

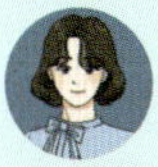

Q5
치과데스크에서 몇 살까지 일할 수 있을까요?

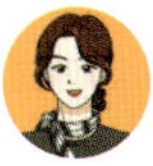

경력이 쌓이고 나니 주변에 임상에서 일하는 친구들이 많지는 않습니다. 현재 치과에서 매니저 일을 하고 계신 선배님을 만나서 이야기를 들어본 적이 있었는데요. 원장님이 그분을 위해서 계속 정년을 늘리고 있다고 하십니다. 함께 일해보지는 않았지만, 그분이 하시는 활동이나 대화만으로도 그럴만하다는 생각이 들었습니다. 이렇게 내 일처럼 열심히 해주고, 그토록 원장님을 존경하는 마음이 있는데 과연 나이가 많아진다고 해서 그만두라고 하실까요?

또 한번은 개원 준비 중인 원장님을 만난 적이 있어요. 원장님께서 말씀하시길 '치과에 오기로 한 실장님이 있었는데 치과로부터 거리가 먼 본가(고향)로 가시게 되었다.'며 너무 안타까워하시더군요. 그래서 그분이 어떤 분인지 궁금해졌습니다. 원장님께서 얘기해 주신 말로는 병원의 모든 대소사를 관장하며 프로페셔널하게 해결한다고 하셨습니다. 억대 연봉임에도 불구하고 여기저기서 러브콜을 받으신다는 거예요. 나이가 궁금하여 여쭤봤더니 60대인 여성분이라고 하셨습니다. 언젠가 기회가 된다면 그분을 꼭 뵙고 싶었어요. 이처럼 나이와 상관없이 인정받으면서 일하시는 분들이 있습니다.

시간이 지나도 그에 맞게 전략을 펼치고 방법을 찾아간다면 내가 일할 수 있는 곳은 분명히 있을 거예요. 적어도 내가 일하고 싶을 때까지는 말입니다. 저는 최대 50대 중반이 되면 치과 일을 멋지게 졸업하고 또 다른 인생을 살아 보고 싶은 꿈이 있습니다.

나이가 들어도 이 일을 할 수 있을지 고민 중인 분들께 말씀드리자면, 분명 공무원처럼 노후가 보장된 직업이 아닌 것은 확실합니다. 한 가지 희망적인 것은 제가 처음 근무했던 몇 년 전이나 지금이나 치과 구인난은 여전하다는 사실입니다. 구인을 하는 많은 치과 중 저를 필요로 하는 치과는 반드시 있을 거라는 생각이 드네요. 중요한 것은 그 치과가 필요로 하는 인재가 되기 위해 꾸준한 노력이 필요하다는 것입니다.

그만두는 시기는 다른 사람이 아닌 저의 의지로 결정하고자 합니다. 제가 열심히 최선을 다해서 일을 했고 '이제 다 이루었다.'라는 생각이 들 때까지 저는 지금까지 해왔던 것처럼 성실하게 노력하다 보면 제가 그만두는 시기를 결정할 수 있으리라 믿고 있습니다.

CHAPTER 03

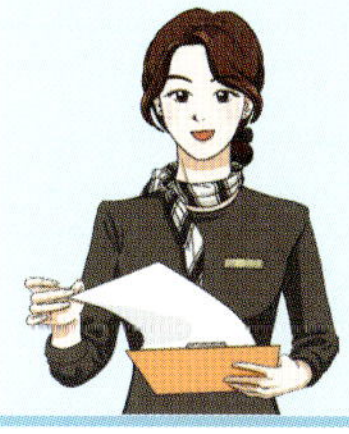

치과데스크 업무 미리보기

- 치과의 규모 및 구성, 특징에 따라 직책*의 종류와 그에 따르는 역할들이 달라질 수 있다.

  * 직책이란, 직위에 있으시 구체적인 권한과 책임을 동반하면서 보직이 부여된 경우를 말한다. 출처: 네이버 지식백과

- 치과의 규모별 직책을 살펴보면 규모가 작은 의원급 치과의 데스크에는 코디네이터와 실장이, 규모가 있는 의원급이나 병원급의 치과에는 여러 명의 코디네이터와 팀장, 실장, 총괄실장 등이 있다.

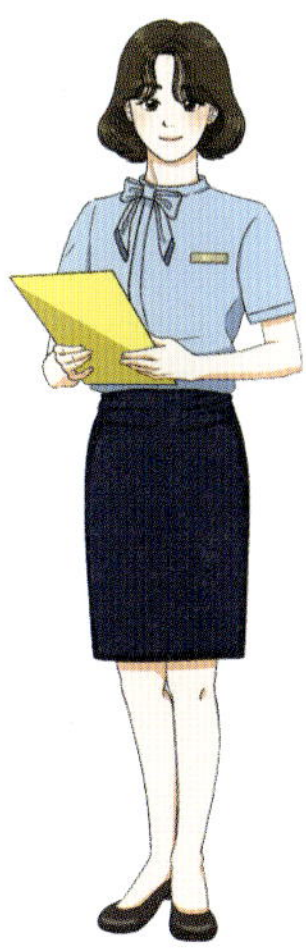

1 일반적인 코디네이터의 업무

기본적인 데스크 업무를 맡게 되며, 여러 명의 코디네이터가 있는 경우 업무를 나누어 담당자와 부담당자를 지정한다.

	업무 목록	내용
일반적인 데스크 업무	전화 응대	치과로 걸려오는 환자 및 거래처의 전화를 받고 관련 업무를 수행한다.
	신·구환의 접수 및 간단한 상담	환자가 내원했을 때 진료를 위하여 접수를 하고 환자의 질문에 대해 간단한 설명 및 상담을 진행한다.
	구강검진(영유아, 직장인) 등록 및 관리	구강검진을 받기 위해 내원한 환자의 접수 및 문진표 작성에 대한 안내를 한 후 인적사항, 문진표 내용 등을 프로그램에 입력 및 등록하고 검진이 완료되면 구강검진결과서 발부 후 검진프로그램을 이용하여 청구한다.
	대기 환자 관리	대기하는 환자 중에 접수가 되지 않은 환자는 없는지, 많이 불편해 보이거나 컴플레인을 하는 환자는 없는지 수시로 확인한다.
	보험청구 및 수납업무	진료를 시행한 부분들 중 보험 청구할 부분이 있으면 청구 후 비용을 수납한다.
	다음 예약일 확인 및 예약 관리	전화 또는 내원한 환자의 진료예약을 돕고 원활한 진료를 위하여 예약표를 관리한다.
	서류 발급	환자가 원하는 서류(치료확인서, 차트사본, 진단서, 영수증, 내역서 등)를 확인하여 서류를 발급하고 그 비용을 수납한다.
	온라인 문의글 응대, 카페 댓글 관리	홈페이지 등에 있는 온라인 문의글에 대한 답글을 작성하고 필요시 카페에 올라온 글에 대한 댓글도 작성한다.
	수술 및 발치 환자 해피콜, 정기검진 및 미내원 환자 리콜	발치를 하거나 수술 등을 시행한 후 귀가한 환자에게 전화하여 상태를 체크하고, 장기간 내원하지 않는 환자를 관리한다.
	구강용품, 사무용품 주문, 판매, 재고 관리	일회용 칫솔, 치약, 문구류 등 필요한 물건에 대한 재고를 확인하고 필요시 물품을 주문한다.

	업무 목록	내용
일반적인 데스크 업무	시재금, 계좌 관리 및 일 매출 마감관리	시재금(거스름돈, 착불 택배비 등의 현금 사용 위한 준비금) 및 매출과 진료 마감 관련 업무를 시행한다. 계좌관리는 내규에 따라 원장님이 직접 관리하기도 하고 직원에게 위임하기도 한다.
환자 상담 및 관리	온라인(네이버) 예약 관리	네이버를 통하여 예약한 환자를 관리하고, 전화하여 예약 확정을 돕는다.
	치과치료 주의사항 설명	일반적으로 진료실에서 설명하는 경우가 많지만 필요시 데스크에서 주의사항을 설명하기도 하고, 중요한 부분에 대해서 덧붙여 설명하기도 한다.
	치료 동의서 작성	담당 상담자 또는 진료 스탭이 받는 경우가 많으나 동선이나 상황에 따라 데스크에서 받기도 한다.
병원관리	차트, 문진표, 주의사항, 명함, 봉투 및 인쇄물 수량 확인 주문	종이차트를 쓰는 경우 차트지, 문진표, 접수지 등 인쇄물 등을 주문해서 사용하는 경우 재고를 확인하고 전부 소진되기 전에 미리 주문하도록 한다.
	서버 PC 백업	서버 PC에 있는 주요 문서들을 만일을 대비하여 백업을 해둔다.
	디지털엑스레이 프로그램 백업	디지털엑스레이 관련 자료 등을 만일을 대비하여 백업을 해둔다.
	덴트웹 서버관리자에서 데이터 백업/복원	덴트웹 서버관리자에서 만일을 대비하여 데이터 백업을 해둔다.
	덴트웹 서버관리에서 데이터 백업/복원 후 최근 백업파일 외장 HDD 복사	덴트웹 서버관리에서 데이터 백업/복원 후 최근 백업파일을 만일을 대비하여 외장 HDD에 복사해둔다.

2 중간관리자급 코디네이터의 업무

팀장, 실장, 총괄실장 등의 중간관리자들은 전반적 데스크 업무, 환자 상담 및 관리, 병원관리, 인사관리 및 마케팅, 병원시스템 관리 등의 업무를 맡게 된다. 또한 직원들의 역량을 파악하여 업무를 적절하게 위임하고, 교육을 진행하며, 업무들이 잘 진행되고 있는지 관리한다.

1) 기본적인 데스크 업무

기본적인 데스크 업무는 주로 일반 코디네이터에게 위임하고, 상황에 따라 백업하는 역할을 한다(*일반 코디네이터의 업무 참고).

2) 중간관리자급의 데스크 업무

	업무 목록	내용
환자 상담 및 관리	주요 환자 응대	VIP, Complain 환자 등 주요 환자 응대를 한다.
	당일 신환 상담내용 정리, 치료계획서 작성	상담업무를 병행하는 경우 담당 상담환자의 내용을 정리하고 치료계획서 작성, 특이사항을 메모한다.
	치료 전 상담, 치료 중 상담, 치료 마무리 상담	풀케이스인 경우 환자 진료 진행 정도를 파악하여 치료 전, 중, 후에 상담하도록 한다.
	정기검진 및 미내원 환자리스트 작성/리콜 및 문자 발송	VIP 및 미내원 환자리스트를 작성하고 리콜을 시행한다.
병원관리	환자 순환관리(어레인지/Arrange)	대기실 상황을 감안하여 진료실 상황을 파악, 원활한 환자 순환을 돕는다.
	건강보험청구	건강보험청구 관련하여 월청구, 재심사조정청구, 이의신청, 추가청구, 누락청구 및 필요시 환수 요청을 한다. 재료대 신고, 장비신고, 인력신고 등 필요한 신고사항이 있으면 기한 내에 신고하도록 한다.
	월 통계관리	매월 신환 및 매출, 상담 동의율에 관하여 통계를 낸다. 이 통계는 매월 목표 매출 등을 정하고, 인사평가를 하는 일에 필요한 자료이다.
	매출관리(과별, 일별, 주별, 월별 매출검토)	매일, 매주 단위로 지난달 정한 목표매출액에 비하여 부족한지 초과하는지 검토하여 목표 매출액을 달성할 수 있도록 수시로 체크, 관리한다.

	업무 목록	내용
병원관리	법정의무교육	성희롱 예방교육, 개인정보 보호교육, 장애인 인식개선교육, 아동학대 신고 의무자 교육 등 법정의무교육을 연 1회 이상 실시할 수 있도록 체크, 확인한다.
인사	직원 채용 및 퇴사관리	데스크 직원 채용 시 면접을 시행하거나 퇴사 시 퇴사관련 보고를 상급자에게 시행한다.
마케팅	온라인, 오프라인 마케팅, 행사 기획 및 업무 실행	마케팅 관련한 회의에 참석하거나 온라인, 오프라인을 통한 이벤트 기획 및 실행에 참여한다.
조직문화	병원 전체 회의, 중간관리자(팀장, 실장 이상) 회의	전체 회의를 포함하여 중간관리자(팀장, 실장 등 장급) 회의에 참여한다.
	월보고(파트타임 직원의 근무시간, 새 직원 출근 시 정보, 복지비 청구 등)	진료 외적인 부분에서 필요한 내용을 정리하여 월보고 자료로 제출하거나 월회의가 있다면 회의 시간에 보고한다.
	스케줄 표 제작 및 공지	연차, 월차, 휴가 및 야간근무 스케줄을 병원의 스케줄과 개인의 스케줄을 감안하여 업무에 무리가 되지 않게 적절하게 작성한다.
	직원 정기, 비정기 면담을 통한 직무 고충상담	중간관리자로서 다른 직원들의 직무 또는 인간관계에 대한 상담을 비정기, 정기적으로 시행한다.
	병원 행사의 기획 및 진행	워크샵, 강의, 봉사활동, 송년회 등 준비해야 하는 행사가 있다면 전담 또는 분담하여 기획 및 진행한다.
병원시스템 관리	직원 서류관리	상황에 따라 면허증, 자격증, 월급명세서, 연차신청서, 연말정산 관련 서류, 근로계약서 등의 서류를 보관, 관리한다.
	병원 서류관리	연말정산 관련, 부가세 신고, 법정의무교육 등에 관련한 자료들을 보관하고 관리한다.
	거래처의 관리	장부와 주문서를 대조하여 다른 것이 없는지 확인하고 과입금, 지불 방법, 협찬 등을 관리한다.

	업무 목록	내용
병원시스템 관리	병원 통계	신환, 매출, 상담률, 신환동의율, 보험청구액 등 필요한 부분에 대한 통계를 낸다.
	VIP 고객 및 감사 고객 파악 후 이벤트 진행	VIP 환자나 이벤트에 당첨된 환자를 선정하여 선물을 전달하거나 발송한다.
	세무, 노무사 업무 협조	세무, 노무 등에 필요한 자료가 있다면 준비하여 제출한다.
	병원 세미나 강사 초청 및 교육 관리	외부강사가 필요한 경우 적절한 강사를 초청하여 교육을 진행한다.

③ 데스크 스탭의 하루 일과 및 업무표

데스크에서는 어떤 업무들을 하며 하루를 보낼까?

아침부터 저녁까지의 하루 일과를 아래의 업무표를 통해 확인해보고, 치과에 입사하게 된다면 실제로 맡게 된 업무들을 시간대별로 나누어 표로 정리해보자. 진행한 업무는 확인란에 체크하여 주어진 업무를 빠트리지 않고 잘 해낸다면 분명히 인정받는 직원이 되어있을 것이다.

1) 시간대별 업무표(예시)

① 아침 업무(진료 시작 전)

업무 내용	확인
매일 아침 출근길 우편함 확인	
대기실 환기 및 공기 청정기, 냉난방기, TV ON	
데스크, 상담실 컴퓨터 ON(덴트웹, EZ-dent 등 프로그램 실행)	
기타 전기제품 ON, 스피커 ON, 병원 음악 PLAY, 무전기 장착	
대기실 정리 정돈 및 종이컵, 커피, 음료, 티백, 간식 채우기	
정수기 받침대 청소, 커피머신 정리	
메이크업실 종이컵, 일회용 칫솔, 가글액, 핸드타월 등 채우기, 세면대 청소	

	내용
대기실 테이블, 의자, 소파, 선반, 상담실 정리 정돈 및 소독	
제빙기 청소, 물 채우기	
화분관리	
살균수 교체, 화장실 에어컨 또는 히터 ON	
당일 보철물 세딩 환자분 기공 의뢰 날짜와 맞는지 확인	
확인 기공물 도착 표시 확인	
스케줄 표 색깔 표시 확인	
당일 예약상황 확인	

② **상시 업무**(진료 시작 후)

업무 내용	확인
데스크 청결 관리	
차트 찾고, 정리하기(종이차트)	
점심 및 저녁 주문(메뉴, 인원 체크)	
사무용품 및 비매품 재고관리	
치료계획에 맞게 수납 받기	
카드 결제 취소 및 환불 업무처리	
정기검진 및 미내원 환자 관리&리콜	
치과 예약표에 원장님 휴일 및 직원 휴일 표시하기	
외부손님 응대	
대기실 정돈	
대기실 상황 확인(미접수 및 대기시간 체크, 진료 순서 파악하기)	
환자 설문지 관리, 환자 만족도 조사	
각종 서류 작성 및 관리(치료확인서, 진료비영수증, 진단서 등)	
접수 시 내원동기 및 불편한 요소, 전신질환 등 요소 파악하기	
예약 시 담당 의사 및 소요시간, 치료내용에 맞춰 예약 잡기	
공단 구강검진 대상자 등록 및 문진표 접수	

업무 내용	확인
공단 구강검진 결과지 등록 후 출력 및 청구	
진료 후 주의사항 설명	
구강용품 사용방법 설명	
전날 시재 및 마감 확인	
비품, 소모품 정돈(페이퍼 타월, 컵, 칫솔, 치약, 가글)	
타이레놀 포장, 임플란트 수술환자 죽 주문	
필요한 물품, 월초 간식 주문(원장님께 결재 받기)	
예약시간 10분이 지나도 오지 않는 환자 전화하기(예약표, 차트에 기록)	
다음 날 주요 환자 예약 확인(오래 걸리는 수술, 다수 치아 프렙 환자 등)	
보험 틀니, 보험 임플란트 동의서 받아서 스캔 후 보관	
교정비용 계획서 출력(교정 당일예약 환자 차트 준비, 정리)	
카드단말기 용지 수량 확인 후 요청	
카카오, 네이버, 홈페이지 문의글 답변	

③ 마감 업무(퇴근 전)

업무 내용	확인
정산 업무(계좌입금, 카드영수증 확인, 데스크 시재, 카드 매출전표 합계와 청구 프로그램상의 합계가 일치하는지 확인하여 일 마감 진행)	
당일 환자 특이사항 기록 및 보고	
무전기 충전, 대기실 정돈, 음악, TV 영상 OFF	
전자제품(컴퓨터, 프린터기), 건물외부 간판 및 조명 OFF	
화장실 창문, 에어컨 또는 히터 OFF, 조명 OFF	

2) 우리 치과데스크의 시간대별 업무표(작성해보자!)

① 아침 업무(진료 시작 전)

업무 내용	확인

② 상시 업무(진료 시삭 후)

업무 내용	확인

	내용

③ 마감 업무(퇴근 전)

업무 내용	확인

CHAPTER 04

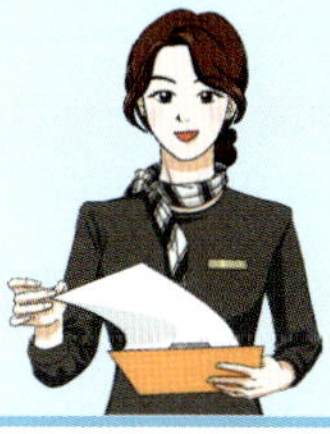

치과 내 행동수칙

1 기본 행동수칙

• 병원의 규칙에 맞게 시간 약속은 반드시 지킨다.

출근시간은 나와 병원과의 약속이다. 5–10분 전에 출근해서 옷을 갈아입으며 스케줄표 제작 및 공지를 하고, 아침 업무를 시작한다. 만약 불가피한 상황으로 지각을 하거나 결근하게 된다면 예상되는 즉시 문자보다는 전화로 상사에게 상황을 보고하며 양해를 구한다(어떤 상사에게 보고해야 하는지 미리 파악해서 연락처를 저장해 둔다)

• 출퇴근 시 상사나 직장동료들에게 먼저 인사를 건넨다.

밝은 목소리로 눈을 맞추며 인사한다. 인사는 기본예절로 원만한 관계를 형성하게 한다.

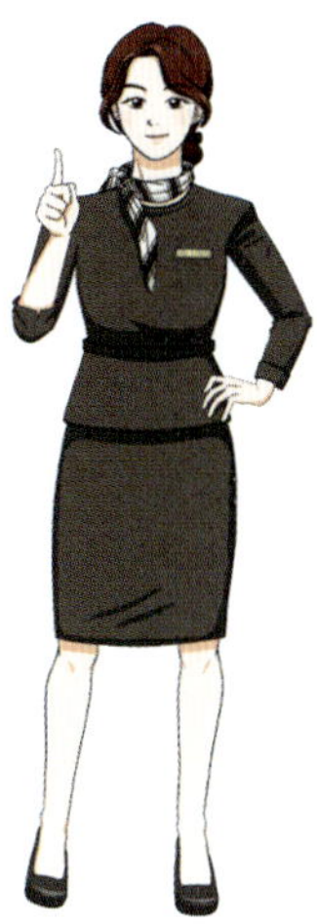

• 유니폼과 외모를 단정하게 한다.

데스크는 치과의 이미지를 담당하기 때문에 외적인 요소도 잘 관리하는 것이 좋다.

• 담당 업무는 마무리 후 퇴근한다.

맡은 업무는 당일에 모두 끝내고 퇴근할 수 있도록 한다.

- **만약 상사나 동료의 업무가 많이 밀려 있다면 서로 도와서 일찍 퇴근할 수 있도록 한다**(내가 먼저 도우면 똑같은 상황이 생겼을 때 나도 도움을 받을 수 있음을 기억하자).

- **다음 날에 연차나 휴가일 경우 자신의 업무는 미리 다른 사람에게 인수인계한다.**

치과에서 업무를 분담할 때는 주담당자와 부담당자를 함께 정하여 담당자가 없을 경우 부담당자가 대신할 수 있도록 하기 때문에 자신이 맡은 일의 부담당자를 확인하고, 전달 사항이 있다면 오프나 휴가 전에 미리 알려서 오류 없이 진행될 수 있도록 한다.

★ **선배의 *Tips!***

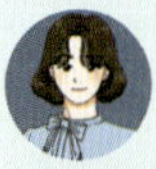

병원 첫 출근 때 미리 준비해야 하는 것들은 무엇이 있나요?

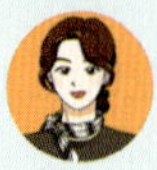

치과 내 규정에 따라 다르므로 미리 확인하는 것이 좋아요. 일반적인 경우에 필요한 것을 예로 들면, 작은 수첩, 삼색 볼펜, 칫솔, 간호화 혹은 구두, 머리망, 살색 스타킹(치마 유니폼이라면 스타킹을 신는 것이 좋답니다), 유니폼(치과에서 제공한다고 했다면 별도로 지참하지 않아도 되지만 대신 미리 사이즈를 확인하는 것을 추천해요. 내 사이즈는 내가 잘 아니까요. ^^ 별다른 유니폼이 없다면 어떤 옷으로 준비하면 좋을지 문의해 보세요. 정해진 게 없다면 상의는 밝은색 블라우스 또는 셔츠, 하의는 어두운색의 치마 또는 바지 정장을 입기도 한답니다) 등이 있어요.

② 근무 시 기억할 점

- 데스크는 보통 대기실과 한 공간에 위치해 있기 때문에 진료를 기다리는 환자의 시야 안에 있다. 따라서 동료와 사적인 이야기를 하거나 음료를 제외한 음식은 먹지 않도록 한다.
- 근무 중에 휴대전화를 하는 등 업무에 방해가 되는 일은 삼간다.
- 직장 내에서는 친분이 있고 나보다 나이가 어리더라도 정확한 호칭을 사용한다. 특히 환자가 있는 곳에서는 서로 존댓말을 하도록 한다.
- 자신의 실수로 누군가(동료, 상사, 환자)에게 피해를 주었을 경우 즉시 정중하게

사과한다.

- 환자의 특이사항이 발견된 경우 차트에 기록하여 내용을 공유한다.
- 근무 중 후배나 동료에게 훈계나 이야기를 해야 할 일이 있을 때는 환자가 알지 못하게 표현하거나 따로 불러서 이야기한다.
- 근무 시간 중 근무지를 이탈해야 할 때는 상사에게 이탈이 가능한지를 먼저 확인하고, 가는 곳과 내용, 소요 시간을 보고한다.

  예를 들어 몸이 아파서 업무하기가 어려운 상황인 경우 상사에게 현재의 상태를 말하며 병원에 가야 할 것 같은데 다녀와도 될지 정중하게 물어본다.

  만약 화장실에 가고 싶은 경우에는 앞으로 화장실을 갈 때 미리 보고를 해야 하는지 물어본 뒤 이야기하지 않아도 된다고 하면 무조건 참고 있지 말고 환자를 응대하지 않는 중간에 틈을 타서 다녀오도록 한다(업무도 중요하지만 나의 건강도 중요하다!).

③ 환자 응대 시 기억할 점

응대를 시작하기 전에 내가 경험했던 서비스 중에서 좋았던 기억들을 떠올려 보자. 그리고 치과에 접목할 말한 서비스는 어떤 것이 있는지, 그리고 불쾌했던 서비스가 있었다면 우리 치과에서는 그런 부분이 없는지 살펴볼 필요가 있다. 지인이나 가족들이 치과에 방문했을 때 치과에 대한 인상이나 아쉬운 부분은 없었는지 어떤 부분은 좋았는지 의견을 물어보는 것도 서비스를 개선할 수 있는 좋은 방법이다.

• 환자와 대화할 때는 일어나서 눈을 바라보며 이야기한다.

대화의 기본은 '아이 컨택(Eye contact)'이라고 할 수 있다. 자리에서 일어나 눈높이를 맞추며 대화할 때 전하고자 하는 메시지가 잘 전달되고, 환자 자신도 존중받는다는 느낌을 받는다. 눈을 보지 않고 전달 사항만 이야기한다면 성의가 없어 보여 환자의 기분이 상할 수 있다.

• 환자를 기억한다.

- 특히 재내원한 환자라면 이름을 말하며 반갑게 인사한다. 환자별로 특징을 파악

하여 이름을 외우는 것이 가장 좋지만 잘 외워지지 않는다면 예약표에서 현재 시간대에 예약하신 환자분들의 이름을 보며 유추해보자.

예를 들어 치과에 남자 환자가 내원했는데 예약표상 같은 시간대에 예약한 여러 명의 환자 중 남자 환자가 한 명이라면 예약표에 있는 남자 환자라고 예상해 볼 수 있다.

- 환자와 대화한 내용들을 차트에 기록하여 다음 번 내원 시 되물어봄으로써 기억하고 있음을 알리고, 친밀감을 형성한다.

  예를 들어 딸의 결혼식으로 토요일까지 치료를 마쳐야 한다고 했다면 메모에 적어 놓고 그 이후 환자가 내원했을 때 "따님 결혼식은 잘 하셨죠? 다시 한번 축하드려요~"라고 말을 건네면 환자는 나를 기억하고 있었다는 것에 좋은 기분으로 진료를 받게 될 것이다.

• 환자의 성향에 맞게 스몰토크를 진행한다.

스몰토크란 간단하고 가벼운 대화를 의미하며 인사말부터 일상 질문, 관심사에 대해 소통하며 경계를 허물어 상대방과 친밀한 관계를 맺는 데 도움을 준다. 환자에게 관심을 가지고 헤어스타일이나 옷에 변화가 있으면 잘 어울린다고 칭찬을 하거나 날씨, 계절, 취미 등의 이야기를 나누며 공감대를 쌓고 라포(Rapport; 관계)를 형성한다.

★ 선배의 *Tips!*

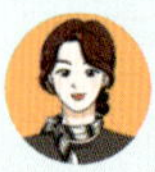

여기서 '라포(rapport)'란 상담이나 교육을 위한 전제로 친근감과 신뢰로 이루어진 인간관계를 말하는 거예요. 환자와 라포 형성이 잘된 상황에서는 진료를 위한 상담을 할 때 동의율이 올라가고, 환자의 협조를 얻어 진료의 전 과정을 수월하게 진행할 수 있으며 치료 도중 다양한 문제로 환자에게 불만이 생겼을 때도 융통성 있게 넘어가게 되어 컴플레인*을 방지할 수 있게 돼요.

* 컴플레인(Complaint): 고객이 상품 구매 시 품질, 서비스 불량 등의 이유로 제기하는 불평

출처: 네이버 국어사전

• 환자에게 필요한 설명은 미리 하도록 한다.

미리 하면 설명이지만 나중에 하면 변명이 되고, 큰 문제로 이어질 수 있다. 특히 치료 비용 문제에 민감하기 때문에 치료계획이 변경될 것으로 예상되는 경우 추가 비용이 발생할 수 있음을 미리 설명하고 치료를 진행해야 한다. 필요한 경우 환자에게 설명을 했고 환자로부터 설명을 들었다는 확인 서명을 받기도 한다.

• 환자와 관계된 모든 일들을 차트에 기록한다.

바쁜 업무 속에서 모든 상황을 기억하기 어렵기 때문에 기록해 두는 것은 환자 응대의 필수사항이다. 기록해 두면 다시 생각날 수 있고, 추후 문제 상황이 발생할 경우 증거 자료가 될 수 있다. 환자의 질문과 우리가 대답한 말, 서로 주고받은 대화 내용, 치료 전, 후 주의사항의 설명 여부 등, '이런 것까지 기록해야 하는 건가?'라고 고민이 되는 것들까지 모두 차트에 기록하자. 원장님 성향에 따라 차트에 기록하는 것을 지저분해 보여서 싫어하는 경우도 있을 수 있다. 그때에는 전자차트인 경우 별도의 메모 공간에 기록하고 종이차트인 경우 수기로 작성하거나 워드 파일로 정리하여 저장, 보관하도록 한다.

• 내원하신 모든 환자분들에게 관심을 갖고 관찰하자.

데스크는 사무 업무를 하면서도 내원한 모든 환자에게 집중해야 한다. 무엇을 하고 있는지 어떤 상황에 처해있는지 수시로 관찰하고 살피며 어떤 것이 필요한지 빠르게 파악하여 그들이 필요로 하는 것을 미리 제공하자. 환자가 요구하기 전에 먼저 제공하는 것이 바로 서비스다.

• 환자의 말을 먼저 잘 듣자.

데스크는 의사, 진료실 스탭, 환자와의 연결 고리로서 소통의 역할을 잘하는 것이 중요하다. 소통의 시작은 잘 듣는 것이며 상대의 말을 끊지 않고, 잘 듣기만 하더라도 자신의 편이라고 생각하며 마음의 문을 열 가능성이 높다. 환자는 의사나 스탭이 자신의 말을 잘 들어주지 않을 때 불만이 생기는 경우가 많으며 이런 경우에는 그 불만이 점점 커져서 더 큰 문제로 이어질 수 있다. 문제 해결 방법은 대부분 환자의 말속에 있기 때문에 나의 뜻을 이해시키려고 말하기보다 환자의 말을 공감하며 듣는 것이 중요하다.

• 환자의 마음을 인정하는 말을 하자

데스크에서는 유려하게 말하는 것보다 진심을 담아서 말하는 것이 더 중요하다. 만약 환자가 우리에게 불만의 표현을 한다면 당장에 우리가 잘못한 점이 없는 것 같아도 불편감을 느끼고 마음이 상한 것에 대해 인정하고 안타까운 마음을 표현하는 것이 좋다. 먼저 사과의 뜻을 전했을 때 '내가 잘못한 것으로 인정되는 게 아닐까?' 하는 걱정이 들기도 하지만, 환자가 오히려 자신의 탓으로 돌리거나 심하게 표현한 것 같다며 미안하다고 사과하면서 화가 누그러지는 경우도 있기 때문이다.

우리를 질책하려고 불평하는 것이 아니라 병원을 대표하는 사람에게 지금 이런 게 불편하니 알아 달라고 하는 것이니 그 마음을 먼저 헤아려보자(단, 환자의 잘못이 분명한데 우기는 상황이라면 섣불리 사과하지 말고, 정확하게 상황을 파악하도록 하거나 상급자에게 즉시 보고한다).

• 내 마음에도 휴식할 시간을 주자.

데스크 업무는 의료 서비스직 중 하나이다. 데스크에 각양각색의 환자를 응대하다 보면 예상치 못한 일들이 종종 발생한다. 그러한 일들을 겪고 나면 마음이 지치고 힘들 수밖에 없다. 다시 한번 강조하지만 나만의 스트레스 해소 방법을 찾고, 마음을 돌아보고 쉴 수 있는 시간을 가져보자. 누가 뭐라고 해도 이 세상에서 가장 소중한 사람은 바로 '나' 자신이라는 것을 꼭 기억하자.

PART 02

나는 치과의 첫인상! 서비스 전문가 되기

CHAPTER 01

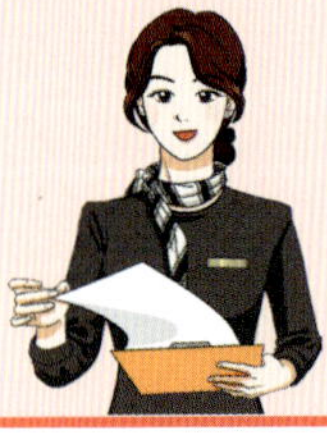

서비스 마인드

우리는 환자들에게 의료서비스를 제공하는 사람들이다. 사람의 몸을 다루는 직업이기에 세상 무엇보다 성스럽고 가치 있다고 생각한다. 특히 치과는 사람들에게 먹는 행복을 오랫동안 느낄 수 있도록 도와주며, 소화가 잘될 수 있도록 하여 건강한 신체를 유지할 수 있도록 하는 일을 한다. 우리는 그 업을 달성하게 하기 위한 최전방, 치과데스크에서 일을 한다. 환자가 치과를 만나는 첫 전화, 첫 메시지, 첫 내원 시 마주하는 얼굴, 우리 치과의 첫인상을 결정하는 것이 바로 '나'인 것이다.

우리가 어떻게 일을 하느냐에 따라 원장님 및 선생님들의 업무가 더욱 빛나 보이기도, 실망스러워질 수도 있다. 간과하지 말아야 하는 것은 우리가 이렇게 일할 수 있는 것은 환자가 있기 때문이라는 것이다. 그들이 없다면 우리도 없다. 개인적인 일로 기분이나 컨디션이 좋지 않더라도 일할 때만큼은 프로로서 환자를 대해야 한다. 물론 쉬운 일이 아니다. 그렇지만 기분이 업무태도에 반영되는 일이 반복되면 습관이 되고, 이후에는 일관성 없는 기복이 심한 사람이 되어버린다. 어떤 날은 매우 밝고, 어떤 날은 다가가기도 어려운 상황이 반복된다면 주위 사람들은 그 사람의 눈치를 보게 되고 결국엔 관계성을 해치는 결과를 낳게 된다. 일하는 나와 평상시의 나를 분리하여 일을 하면, 스트레스 관리에도 도움이 될 수 있으니 일할 때만큼은 치과전문가로서의 내가 되도록 노력해보자. 항상 감사하는 마음으로 환자를 따뜻하게 응대하며 전문적인 지식을 갖추어 그들의 필요를 충족시키고, 나아가 감동을 줄 수 있는 데스크 직원이 되기를 바란다.

이런 서비스 마인드를 기억하고 마음에 새기기 위해 다음 질문에 답을 적어보도록 하자. 생각을 밖으로 표출하여 기록하는 것이 가장 좋은 방법이지만 그렇게 하기 어렵다면 마음속으로라도 반드시 생각해보자. 마인드를 어떻게 세팅하느냐에 따라 그 생각이 내 몸에 일체화되어 목소리, 어조, 어투, 행동으로 표현되고, 그것들이 모여 전문적인 나를 만들게 된다는 것을 명심하자. 예를 들어 '나는 훌륭한 리더로 직장 내에 자리 잡고, 환자들에게는 최고의 전문가가 될 거야!'라고 마음먹으면 어떤 말이나 행동을 할 때 리더의 말이 나오게 되고, 전문가의 행동을 하게 된다. 그리고 부족하다고 느낀다면, 그런 사람이 되기 위해 채우려는 노력을 하게 될 것이다.

Q1

병원에 내원하는 '환자'를 어떻게 생각하는가?
단어로 정의해보자. 또한 그 이유는 무엇인가?

Answer 나는 환자를 ____________________라고 생각한다.

이유:

Q2

환자를 응대할 때 가장 중요한 것은 무엇이라고 생각하는가?

Answer 환자 응대에 있어서 가장 중요한 것은 ________________________이고, 나는 환자를 다음과 같이 생각하며 응대한다.

Q3
나는 환자에게 어떤 사람으로 기억되고 싶은가?

Answer

Q4
나는 치과에서 어떤 데스크 스탭(코디네이터)으로 인정받고 싶은가?

Answer

위 질문에 대한 정답은 없지만 답을 한 사람과 안 한 사람의 차이는 매우 클 것이다. 질문에 답을 하다 보면 '흘러가는 대로 시간을 보내는 사람'이 아닌 '직업적 철학과 소명의식을 갖고 사는 사람'으로 한층 더 성장해 있을 것이다. 스스로 생각한 데스크 전문가가 될 수 있도록 한 걸음 한 걸음 나아가보자. 목표를 달성하기 위해서 늘 배우려 노력하고 그것이 온전히 내 것이 될 수 있도록 적용하고 부족한 부분은 개선하도록 노력해보자. 나는 병원의 첫인상, 그리고 마지막 인상을 책임지고 있는 우리 병원의 믿음직스럽고 자랑스러운 데스크 스탭이라는 것을 잊지 말자.

CHAPTER 02

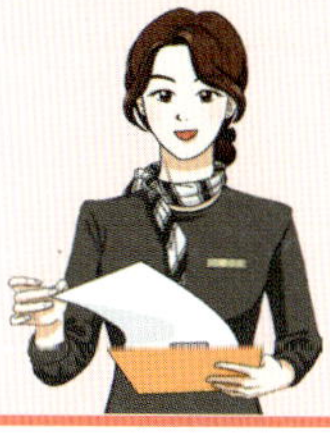

고객 경험 관리

1 고객 경험 관리(Customer Experience Management, CEM)

각 고객 접점에서 환자가 주관적, 감성적으로 느끼는 경험들을 개선하고 관리하는 것을 의미한다. 데스크에서는 다양한 접점에서 환자(고객)를 만나기 때문에 고객 경험 관리에 있어 매우 중요한 역할을 담당한다. 고객 경험을 관리하기 위해서 필요한 개념을 정리해보자.

1) 고객 접점(MOT, Moment of Truth)

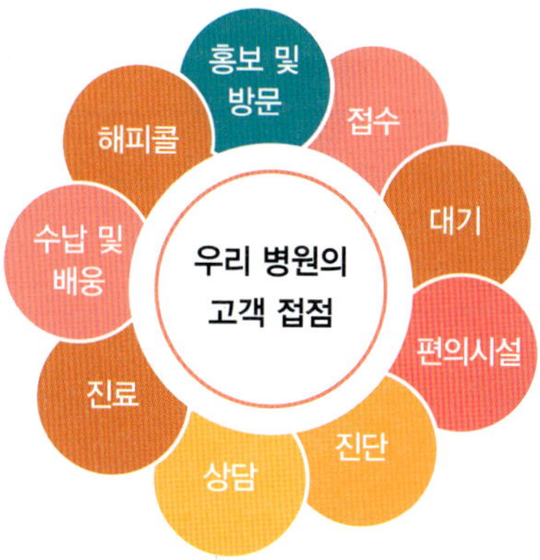
우리 병원의
고객 접점
홍보 및
방문
접수
대기
편의시설
진단
상담
진료
수납 및
배웅
해피콜

치과에서의 고객 접점

고객 접점이란 치과와 고객이 만나는 모든 순간을 의미한다. 고객과의 짧은 접점의 순간들이 모여 치과 전체의 이미지가 되기 때문에 접점을 잘 관리해야 서비스의 허점을 없앨 수 있다. 서비스 관리하는 업무를 하는 사람으로서 기본적으로 알아 두어야 할 개념이다.

2) 페르소나(Persona)

페르소나란 가상 고객 프로파일을 일컫는 말로, 서비스를 기획, 디자인하는 전반적인 과정에서 도움이 된다. 의료진의 관점이 아니라 고객의 관점에서 원하는 서비스를 제공할 수 있도록 연상하는 장치라고 볼 수 있다. 서비스 설계의 기준을 고객에게 두는 것이다. 그래야 고객이 원하는 서비스, 감동할 만한 서비스를 맞춤형으로 제공할 수 있기 때문이다.

페르소나를 설정할 때에는 우리 치과에 주로 오는 고객층을 연상하여 가상의 고객을 만든다. 꼭 치료를 받는 환자만 하는 것이 아니라 함께 온 보호자도 페르소나로 설정해 볼 수 있다. 실제 치과에 자주 올 만한 고객이라고 생각하고 현실감 있게 설정하는 것이 중요하다. 직원들과 함께 회의 시간이나 워크숍 등에서 아래의 예시처럼 작성해 보면 의미 있는 시간이 될 것이다.

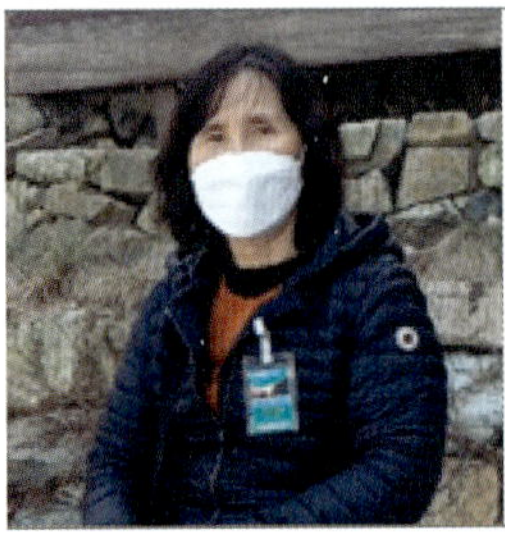

이름: 한희순
나이: 59세
직업: 가정주부
원하는 서비스: 다정다감하게 응대해 주고, 이야기를 잘 들어 주길 원함. 쉽게 설명해 주길 원하며, 복잡하고 어렵게 느껴지는 키오스크 등을 꺼려함.

3) 고객여정지도(Customer Journey Map)

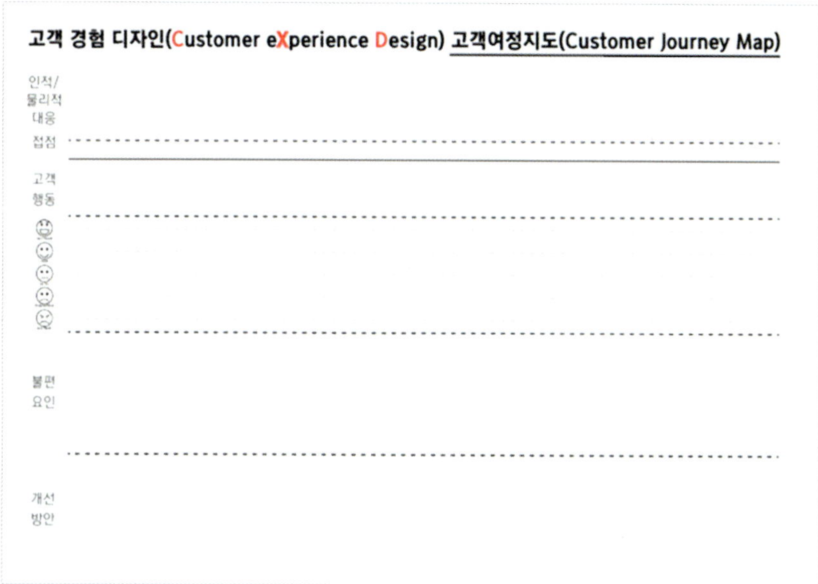

고객여정지도

'고객여정지도'란 치과의 구성원들이 직접 환자(페르소나)의 입장이 되어 고객 경험을 그려보고 디자인해본다는 의미의 마케팅 용어이다. 고객 경험 관리를 위해서 우리가 환자의 입장이 되어 치과의 고객 경험 동선을 따라 직접 경험해보며 우리 치과의 접점에서는 어떤 점이 불편한지, 어떤 부분이 개선되었으면 좋을지 찾아보는 과정이 필요하다.

고객이 치과를 경험하는 동선은 치과마다 다르며 같은 치과 내에서도 처음 방문한 환자인지, 재방문한 환자인지에 따라 다르다. 내가 속한 치과에서만이 아니라 치료를 위해 다른 병원을 방문하게 되었을 때도 고객여정지도를 그려보며 좋은 점과 불편한 점들을 찾아보고 치과에 도입해보자.

아래의 예시를 참고하여 우리가 언제 환자를 만나게 되고, 우리 병원의 환자들은 어떤 생각을 하며 진료를 받을지, 어떻게 하면 그 순간에 더 특별한 경험을 제공할 수 있을지 고민해보자.

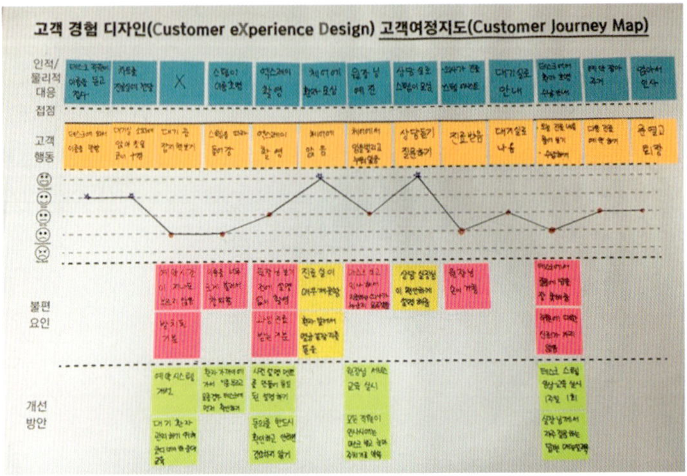

고객여정지도 작성 예시

고객여정지도 작성 및 활용법 9단계

Step 1. 주제 설정
어떤 프로세스를 주제로 작성할지 결정한다(예를 들어 신규 환자 경험, 임플란트 수술 환자 경험).

Step 2. 페르소나 설정
우리 치과의 주요 타겟층에 대해 나이, 성별, 취향, 기대서비스 등을 구체적으로 설정한다.

Step 3. 페르소나의 행동관찰 및 작성
페르소나의 행동을 순서대로 작성하여 포스트잇을 붙인다(시트가 없더라도 색깔을 나누어 가로로 나열하여 보드판이나 유리창에 붙이면 된다).

Step 4. 치과응대 관찰 및 작성
그 행동에 따른 응대 시스템(직원의 행동 및 물리적 대응)에 대해 작성하여 마찬가지로 붙인다. 아무 응대도 하지 않으면 비워둔다.

Step 5. 고객 경험 측정
그에 따른 고객(페르소나)의 기분을 5단계(아주 좋음–좋음–보통–나쁨–아주 나쁨)로 나누어 예측한 뒤 표시한다.

Step 6. 서비스 실패 포인트(Pain Point) 도출
고객만족도 보통 이하에 해당되는 사항을 확인하고 왜 그렇게 느꼈는지 예측해본다. 그 내용을 붙인다.

Step 7. 개선 아이디어 도출
그것을 해결하기 위한 개선방안 아이디어를 낸다. 다양한 의견을 포스트잇으로 붙인다.

Step 8. 실행 및 피드백
이 내용을 정리하여 한 달에 한 개에서 두 개씩 개선하고 피드백하도록 한다.

Step 9. 감동 포인트(Wow Point) 도출
서비스를 개선했다면 이번에는 고객들이 감동할 만한 서비스 아이디어를 도출하여 실행하도록 한다.

CHAPTER 03

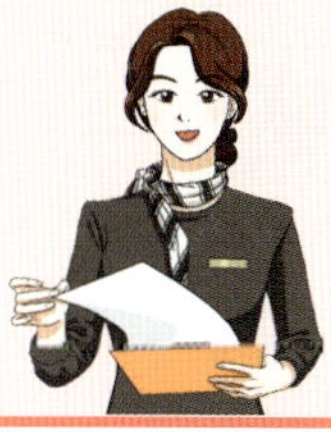

이미지 메이킹

1 첫인상의 중요성

- **시각(데스크에서의 용모)**

보이는 것이 모든 것이다. 첫인상을 결정짓는 데 걸리는 시간은 단 3초!

고객을 응대하는 예절 가운데 자신의 용모를 가꾸는 것은 가장 기본적이고 강력한 수단이 될 수 있다.

- 머리는 단정하게 정돈한다. 머리 길이가 어깨선을 넘으면 머리망을 착용하고, 머리 스타일이 유니폼과 조화를 이루는지 확인한다.

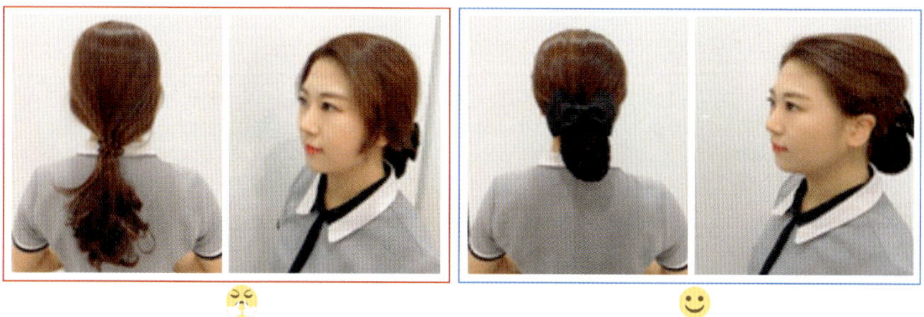

- 립스틱 색깔은 적당한지 화장이 과하진 않은지 확인한다.
- 맨얼굴은 환자에게 준비가 덜 되어있다는 느낌을 줄 수 있어서 지양한다.
- 손톱을 청결하게 관리하고, 네일아트 시 너무 튀는 색상이나 디자인은 피하도록 한다.

- 음식물이 치아에 끼지는 않았는지 확인한다.
- 유니폼이 구겨져 있진 않은지, 얼룩이 있지는 않은지 확인한다.
- 구두, 실내화를 구겨 신지 않는다.
- 양말, 스타킹이 너무 튀진 않은지, 이상은 없는지 확인한다.
- 명찰을 바르게 잘 달았는지 확인한다.
- 거울 앞에서 전체적인 이미지와 미소, 인상을 확인한다.

② 데스크 예절

항상 웃는 얼굴로 인사	데스크에서 굳은 얼굴로 외면하고 있으면 환자는 무시당한다는 느낌을 받을 수 있으므로 항상 웃는 얼굴로 인사하는 모습을 환자에게 보여야 한다.
올바른 자세	자세가 나쁘면 자신이 없는 듯하고 야무지지 못한 느낌을 줄 뿐 아니라 스스로도 피곤해지기 쉽다. 자세를 바로 하면 언어나 행동들도 저절로 정중하게 나오게 된다.
공평한 업무 처리	서비스 순서는 반드시 지켜야 한다. 환자의 신분이나 연령, 복장 등 외모에 따라 차별하는 일이 없도록 해야 한다.
어떠한 상황에서도 침착하게 응대	데스크가 혼잡할 때에는 동작이나 말씨가 성급해지거나, 상대의 용건을 끝까지 듣지 않고 추측해 판단하기가 쉽다. 또 상대방이 화를 내면 같이 얼굴을 붉히는 경우도 있다. 하지만 어떠한 상황에도 침착하게 행동하는 것이 응대의 기본이다.
문의에는 정확하고 신속하게 답변	환자의 질문에 당황하여 환자가 보는 앞에서 옆 사람과 상의를 하거나 우물쭈물하는 등 자신감이 없는 행동을 하지 않도록 한다. 이런 일을 방지하기 위해 평상시에 업무 지식을 익히도록 노력해야 한다.
예의 바르게 행동	버릇없는 태도, 경솔한 말씨의 사용에 주의하여야 하며, 환자에게는 항상 깍듯한 경어를 사용해야 한다. 올바른 경어 사용은 전문적인 이미지를 한층 높여 준다.

CHAPTER 04

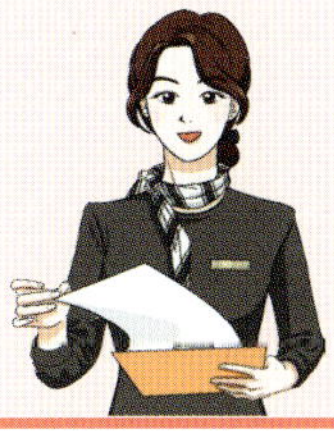

커뮤니케이션

병원에서 환자(고객)와 커뮤니케이션(소통)하는 능력은 매우 중요하다. 우리는 고객들에게 의료서비스를 제공하고, 고객들의 마음을 잘 읽고 의료정보 및 서비스에 대한 정보를 제대로 전달해야 하기 때문이다. 업무를 수행하는 과정에서 원활한 소통을 할 수 있고 게다가 만족스러운 서비스를 제공할 수 있다면 병원에 아주 필요한 인재가 될 것이라고 믿어 의심치 않는다.

1 경청의 자세

'올바른 대화의 자세, 대화를 잘하는 법'에 대해 찾아보면 상대방의 말을 잘 들어주는 것이 중요하다는 것을 알 수 있다.

- **눈을 마주친다.**
  '상대방의 눈을 마주하며 대화의 준비가 되었다'라는 비언어적 표현을 준다.
- **상대방의 감정에 공감한다.**
  기본적으로 미소를 짓지만, 상대방의 고통, 불안에 같이 공감하며 알맞은 표정 변화를 준다. 예를 들어 아파서 온 환자에게 미소를 지으며 말로만 공감해 준다면 상대방으로선 놀린다는 생각에 기분이 나쁠 수 있다.

- **맞장구를 친다.**

  입버릇처럼 하는 단순한 맞장구가 아니라 상대방의 이야기를 이해하고 있는지 상황에 맞는 알맞은 맞장구를 활용하여 '나는 당신의 말에 집중하고 있다'라는 메시지를 보낸다.

2 말하기 기술

나의 목소리 톤, 발음, 속도가 어떤지 파악하는 것이 제일 중요하다. 또한, 첫인사를 할 때에는 평상시 말하는 것보다 한 톤 정도 높게 말하는 것이 상대방에게 기분전환의 메시지를 준다.

- 부정적인 말투/강압적인 말투/성의 없는 말투의 답변은 지양한다.

NO
안 됩니다. 아, 네 잘 모르겠는데요. 글쎄요.

- 부드러운 대화를 위해 쿠션언어를 사용한다.

YES		
쿠션언어의 예시	**상황별 예시**	
죄송합니다만~ 번거로우시겠지만~ 양해해 주신다면~ 괜찮으시다면~ 바쁘시겠지만~	환자에게 질문을 해야 할 때	• 괜찮으시다면 연락처 말씀해 주실 수 있으세요? • 실례지만 성함이 어떻게 되세요?
	환자를 기다리게 할 때	• 잠깐 실례하겠습니다. • 죄송하지만 잠시만 기다려주시겠어요? • 담당자와 의논하여 곧 처리해 드리겠습니다.

* [ ] → 쿠션언어

• 완전한 문장으로 말한다.

Bad	Good
잠깐만요.	잠시만 기다려 주시면 확인해보고 안내 도와드리겠습니다.
네? or 뭐라고요?	죄송하지만 다시 한번 말씀해 주실 수 있으신가요?

• 명령보다는 권유형 표현을 한다.

Bad	Good
이쪽으로 오세요.	이쪽으로 오시겠어요?
읽어보세요.	읽어보시겠어요?

• 존대어와 겸양어를 바르게 사용한다.

Bad	Good
그 업무는 ○○과에 여쭤보세요.	그 업무는 ○○과에 가셔서 문의 부탁드리겠습니다.
그건 팀장님께 말씀하셔야 해요.	저희 팀장님 만나셔서 말씀해 보시겠어요?

• 질문이나 요구에 빨리 반응한다.

Bad	Good
지금은 좀 어려운데요.	예, 어떤 자료가 필요하세요?
확인해봐야 알겠는데요.	예, 바로 확인하고 말씀드릴게요.

• 기꺼이 한다는 의욕을 표현한다.

Bad	Good
빨라도 3일 걸립니다.	예, 제가 최대한 노력해보겠지만, 3일 정도 걸릴 것으로 예상돼요.
기다리세요.	예, 이 업무가 끝나면 제가 바로 처리해 드리겠습니다.

• 말하는 중간에 단답형, 부적절한 어휘를 사용하지 않도록 한다.

부적절한 어휘의 종류	
부정어	안 됩니다. / 아니에요. / 그렇지 않습니다.
명령어	~하세요. / ~하셔야 돼요.
훈계조	그건 아니죠. / ~라고요.
말버릇(어벽)	음~ / 그~ / 아~ / 예~
군말	이제 / 그니까 / 뭐 / 저게 / 일단 / ~했는데 / ~텐데 등
신뢰감이 떨어지는 어휘	~같아요. / ~일걸요? / 아마도~
책임을 회피하는 어휘	~라고 하시던데요.

환자: 예약시간을 변경하고 싶어요.	
Bad	Good
안 될 것 같아요.	죄송하지만, 예약을 이미 하신 환자분이 계셔서요. 혹시 화요일 오후나 금요일 오후 중에 오실 수 있는 시간이 있으신가요?

* 안 된다는 답변보다는 환자에게 왜 안 되는지 이유를 설명하고 부정적인 확답보다는 부드러운 거절 화투로 바꿔보자. 예약 변경 시 환자에게 선택할 수 있는 선택지를 제공함으로써 병원의 스케줄을 맞출 수 있을 뿐만 아니라 '병원은 당신의 진료에 관심이 있다'라는 인상을 줄 수 있다.

환자: 어제 사랑니를 뺐는데 너무 아파요.	
Bad	Good
아, 네 / 원래 아파요.	사랑니가 너무 누워있어서 or 염증이 심한 상태여서(환자의 상태를 알려주며) 약을 드셔도 통증이 있을 수 있어요. 이를 뺀 당일이 제일 불편하시고 그다음 날부터 조금씩 좋아지시는 경우가 많긴 한데 점점 심해지는 것 같으시면 치과로 연락 부탁드리겠습니다.

* 성의 없는 말투, 냉소적인 말투는 누구에게나 기분 좋게 느껴질 수 없다.
'당연한 질문을 왜 하는지'라고 생각할 수 있지만 환자 입장에서는 진료내용에 대한 궁금증과 자신의 통증에 공감해 주길 원하는 질문이다.

• 환자에게 명확하게 의사전달이 될 수 있도록 또박또박 말하는 습관, 말끝을 흐리지 않고 명확하게 문장을 모두 말하는 습관이 필요하다.

Bad	Good
원장님께서 지금 진료 중이셔서..	원장님께서 지금 진료 중이셔서 확인이 어렵습니다. 제가 10분 안으로 확인하고 다시 말씀드리겠습니다.

• 정확하고 자세한 정보를 제공한다.

Bad	Good
내일 오후에 보내드리겠습니다.	내일 오후 3시까지 보내드리겠습니다.

• 요구에 응해줄 수 없어 미안한 감정이 전달되도록 노력한다.

Bad	Good
다시 전화 주십시오.	번거로우시겠지만 다시 한번 전화 주실 수 있으신가요?
직접 방문해 주세요.	바쁘시겠지만, 직접 치과로 방문해 주시겠습니까?

• 전문지식을 바탕으로 응대하되 전문용어를 사용하지 않고, 누가 들어도 이해하기 쉬운 단어를 사용해야 한다.

Bad	Good
충치가 생겨서 엔도 하시고 크라운치료 하셔야 해요.	치아뿌리 쪽에 있는 신경까지 충치가 생겨서 감염된 신경을 제거하는 신경치료와 전체적으로 치아를 덮어서 씌워주는 크라운이라는 치료를 받으셔야 해요.

★ 선배의 Tips!

업무 초보로 보이지 않는 법

❶ 상대방이 말하고자 하는 이유를 파악합니다.

❷ 상대방의 감정을 공감하도록 합니다.

❸ 전달하고자 하는 내용이 맞는지 확인합니다.

모르는 부분에 대해서 환자가 질문하는 경우도 있고, 질문에 대한 확답을 하기 어려울 수도 있어요.
환자가 나에게 질문을 했을 때 모르거나 확답을 줄 수가 없다면 머뭇거리지 말고 "확인 후 말씀드리겠습니다."라고 답변을 드리고, 정확한 정보를 확인한 다음에 설명하는 것이 좋습니다.

❹ 말투뿐만 아니라 어떠한 표정으로 말을 하고 있는지 파악하도록 합니다.

❺ 혼자서라도 연습해봅니다.

업무 초보로 보이지 않기 위한 방법 중 하나는 사수의 말투와 답변을 따라 하고 말하기를 실천해보는 거예요. 또한, 조리 있게 말하기 위해서는 환자와 대화할 질문과 답변을 미리 머릿속으로 생각하여 연습해둔다면
능숙하게 대답할 수 있게 된답니다.

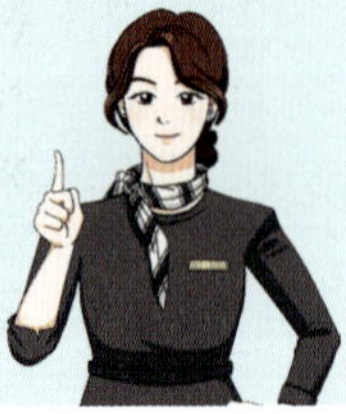

CHAPTER 05

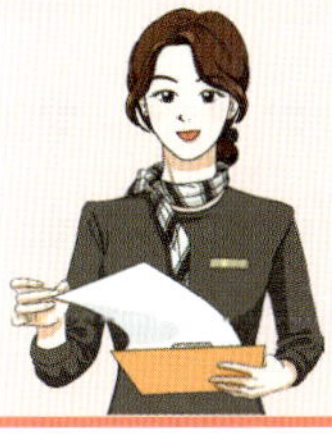

대면 응대법

1 구환 vs 신환별 응대법

구환	신환
• 환자의 특징과 이름을 기억하여 접수 시 환자의 이름을 부르도록 한다. • 지난 진료에 대해 증상을 확인한다. "OOO님이시죠? 접수해 드렸습니다. 지난번 진료받으시고는 어떠셨어요? 괜찮으셨어요?"	• 자리를 안내해 문진표 작성을 돕는다. • 내원 이유에 대해 꼼꼼히 기록하되, 전신 질환, 특이사항에 대해서는 주변에 들리지 않게 조심스럽게 묻는다. • 병원을 간단히 소개하여 안정감을 준다.

1) 공통 행동 태도

- 환자가 병원에 들어오면 일어서서 환자와 눈을 맞추고 인사를 건넨다.
- 환자가 편안한 느낌을 받을 수 있도록 미소를 짓는다.
- 환자의 성함 및 예약 확인을 한다.
- 접수 후 대기실 자리를 손으로 가리켜 안내를 돕는다. 방향을 가리킬 때는 손가락 전체를 핀 상태에서 손바닥이 위를 향하게 하고 손끝은 제시하는 방향을 가리킨다.
- 대기가 필요할 경우 대기 소요시간을 설명한 후 잡지, 차 등을 권하여 대기로 인한 불만(컴플레인)을 예방한다.
- 대기실에 있는 모든 환자의 접수 시점 및 진료 완료 시점을 파악한다.

★ 선배의 *Tips!*

예약에 따른 질문 포인트!

- Dressing (Dr)/Stitch out (SO)

  통증 정도는 어땠는지, 지혈은 잘 되었는지, 치과 약 복용 후 특별한 증상은 없었는지 파악합니다.

- Endodontics (근관치료)

  임시재료는 떨어지지 않았는지, 통증은 없었는지 파악합니다.

- Inlay & crown prep/set

  임시재료(혹은 임시치아)가 떨어지지 않았는지 파악합니다.

  set 후 불편함이 있는지 파악합니다.

- 턱관절 물리치료

  물리치료 후 지난 증상과 비교했을 때 변화가 있는지 파악합니다.

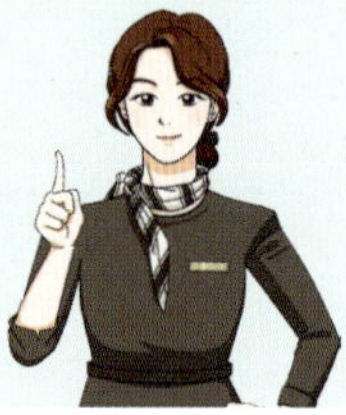

② 대기환자 응대 포인트

1) 상황에 따라 환자에게 적합한 자료를 미리 준비하여 배치해 두고, 환자 내원 시 예상되는 대기시간을 언급한다.

2) 대기시간을 언급 후

장시간 대기 시 중간중간 관심을 갖고 있다는 것을 환자에게 주지시키며 병원이 항상 환자를 주목하고 있고, 차별화된 서비스를 받고 있다는 것을 인식하게 한다.

3) 대기시간 중의 서비스 안내

대기실은 환자가 기다리는 동안 가장 편안하게 휴식을 즐기고 정보도 얻을 수 있는 공간이 되어야 한다. 대기하는 시간이 지루하거나 아깝다는 생각이 들기보다는 휴식을 취하고 대접받았다는 느낌을 받도록 세심하고 친절한 서비스를 제공해야 한다. 또한 다양한 볼거리와 음료 등을 제공하도록 한다.

- **다과 안내**

"OOO님, (음료가 있는 곳을 가리키며) 이쪽에 음료와 다과가 준비되어 있습니다. 드시면서 편하게 기다려 주세요."

- **화장실과 메이크업 룸 안내**

"OOO님, 화장실과 메이크업 룸은 이쪽(메이크업 룸 쪽을 가리키며)에 있습니다. 메이크업 룸에 가시면 양치도구(칫솔, 치약)가 준비되어 있으니 필요하시면 편하게 사용하시면 돼요."

* 화장실이 외부에 있는 경우에는 가는 방법을 간략하게 설명한다.

"화장실은 외부에 있습니다. 나가셔서 오른쪽으로 가신 후 코너를 돌면 바로 보입니다."

- **볼거리와 이외 서비스 안내**

"OOO님, 지루하지 않도록(서적이 있는 쪽을 가리키며) 이쪽에 읽을거리가 준비되어 있습니다. 읽으시면서 편하게 기다려 주세요."

"OOO님 이쪽에는(치과 홍보용 팜플렛 쪽을 가리키며) 저희 병원 진료들에 대해 자세한 설명이 들어가 있는 팜플렛이 준비되어 있습니다. 편하게 읽어 보시고 혹시 궁금하신 점 있으시면 문의해 주세요."

"OOO님, 저희 병원에 와이파이가 설치되어 있습니다. 사용을 원하시면 제가 연결 도와드리겠습니다."

* 대기실에 컴퓨터가 있는 경우 자리가 남아 있다면 컴퓨터 사용을 안내해드리는 방법도 좋다.

3 상황별 응대

1) 비예약 환자의 대기시간 안내

"안녕하세요. OOO님, 오늘 어느 쪽이 불편해서 오신 건가요? 네, 잘 알겠습니다. 불편하신 부분은 진료실 팀에서도 볼 수 있도록 꼼꼼히 메모 남겨두겠습니다. OOO님 죄송하지만, 저희 병원이 예약제로 진료가 진행되고 OO시에 예약되어 있으신 분들 먼저 진료실로 안내 도와드리고 있습니다. OO시부터 대기시간이

OO분 정도 발생할 수 있는데 괜찮으시겠어요? 양해해 주셔서 정말 감사합니다. OOO님께서 최대한 빨리 진료를 보실 수 있도록 진료실 팀에게 전달해드릴 테니 대기실에 편하게 앉아서 기다려주세요."

2) 예약 환자의 대기시간 안내

"안녕하세요. OOO님, 특별히 불편하셨던 곳은 없으신가요? 정말 죄송하지만 앞 시간 예약 환자분들 진료가 예상보다 길어져서 대기시간이 발생하고 있습니다. 제가 진료실 안쪽과 연락하여 어느 정도 기다리셔야 하는지 확인하고 안내해 드리겠습니다."

"제가 진료실에 확인해보니, 대기시간이 OO분 정도라고 합니다. 대기실에서 편하게 차 한잔하시면서 기다려주시면 저희가 진료실로 안내해 드리겠습니다. 양해해 주셔서 정말 감사합니다."

3) 예약시간보다 일찍 내원하신 환자의 대기시간 안내

간혹 예약시간을 잘못 알고 일찍 내원하여 대기실에 앉아 본인의 진료 차례가 오기를 기다리는 경우도 있다. 그런 불상사가 생기지 않도록 예약시간보다 일찍 온 환자가 있다면 인사하며 예약시간을 체크해본다.

"OOO님~ O시 예약이신데 일찍 오셨네요~^^ 대기실에서 편하게 차 한잔하시면서 기다려주시면 앞에 진료 중이신 환자분들이 끝나시는 대로 일찍 진료 도와드릴 수 있도록 하겠습니다."

4 다양한 환자 응대

1) 고령 환자 응대

- 접수: 전신질환과 복용 중인 약을 확인한 후 차트에 꼼꼼하게 기재한다. 호칭은 가능한 한 OOO님으로 부르도록 한다. 고령이라 하더라도 어머님, 아버님이라는 호칭을 싫어하는 환자도 많으니 주의한다. 혹여 원하는 호칭이 있다면 기록하여 부르도록 한다(사장님, 교수님, 박사님 등).

예 청력이 약한 환자는 진료실에서 진료 시 참조할 수 있도록 메모하기 – 설명할 때 크게 말해주세요.

- 진료실 안내: 거동이 불편한 경우 부축 또는 동행하거나 지시에 대한 이행이 빠르지 않을 수 있으므로 차분히 기다린다.
- 상담: 보호자와 함께 내원한 경우 함께 상담을 진행하고, 혼자 내원한 경우 상담 내용을 요약정리하여 보호자에게 전달한다.
- 진료 마친 후: 다음 예약일과 시간은 예약 카드에 작성하여 전달한다. 이때 다음 수납 금액과 복용 중인 약을 중단해야 할 시 중단 날짜도 함께 작성한다. 주의사항이나 약 복용 방법을 강조해서 설명한 후 이해 여부를 확인한다.

2) 미성년자 환자 응대

- 예약: 되도록 보호자와 함께 내원할 수 있도록 안내한다.
- 접수: 보호자의 연락처도 차트에 기재한다.
- 진료실 안내: 미성년자인 환자를 우선 안내하여 검진 or 치료 후 보호자에게 고지할 사항이 있을 시 보호자를 진료실로 안내한다.
- 상담: 보호자와 함께 내원한 경우 함께 상담을 진행한다. 미성년자 혼자 내원 시에는 보호자에게 전화하여 치과로 내방 요청하거나 전화로 안내한다.
- 보호자의 동의 없이 진료 진행은 금물!! 가급적 보호자가 내방하여 진료 동의를 얻은 후 진료를 진행한다.
- 나이가 어리다고 무조건 반말을 사용하는 것 또한 반드시 피한다. 친한 학생과 스스럼없이 대하는 것도 좋지만 인격적 응대를 우선시한다.

★ 선배의 Tips!

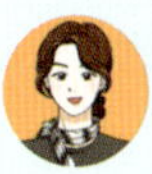

고령이든 아니든 어머님, 아버님이라는 호칭에 대해 환자분이 불쾌해하시는 경우가 있습니다. "나는 결혼도 안 한 사람인데 왜 내가 어머님이야?"라며 화내시는 환자분을 뵙고 난 후로 그 호칭을 쓰지 않고 있어요. 병원 분위기마다 다를 수 있지만 가능한 한 쓰지 않도록 하고 70대 이상은 병원의 지역이나 내원하시는 환자분의 성향, 연령층을 고려해서 사용하시는 것을 추천드립니다.

3) 환자 유형별 응대

환자 유형	응대 지침
전문가형	특징: 자신을 과시하는 타입으로, 자신은 모든 것을 다 알고 있는 전문가인 양 행동하는 환자
	요령: 환자의 능력에 대한 칭찬과 감탄의 말로 응수, 대화 중에 반론을 하거나 자존심을 건드리는 행위를 조심한다.
우유부단형	특징: 요점을 딱 부러지게 말하지 않고 빙빙 돌리는 환자
	요령: 자신의 생각을 솔직히 드러낼 수 있도록 유도하고 적절한 문제해결 방안을 제시한다.
빨리빨리형	특징: 일 처리가 조금만 늦어도 재촉이 심한 환자
	요령: 말은 시원시원하게, 행동은 빨리빨리, 진행사항이 늦어질 경우 늦어지는 사유에 대해 분명히 언급한 후 양해를 구한다.
트집형	특징: 사사건건 트집을 잡아 불평하는 환자
	요령: 상대방의 의견을 경청하고 미안하다는 뜻을 나타내는 대응법이 효과적이다.
거만형	특징: 소위 뽐내는 환자나 안하무인격으로 큰소리치는 거만한 환자
	요령: 칭찬해 주고 맞장구쳐주거나 큰소리가 날 경우에는 장소를 바꾸어서 분위기를 전환시키고 낮은 목소리로 응대하면 효과적이다.
쾌활형 (명랑형)	특징: 쾌활해서 상대하기 쉽고 대체적으로 무난한 환자
	요령: 일을 처리함에 있어 Yes/No를 분명히 하는 것이 효과적, 상대방의 쾌활함에 말려들어 예의를 벗어나는 일이 없도록 유의한다.
온순형	특징: "미안합니다만"하고 저자세의 온순한 유형이지만 속으로는 날카롭게 관찰하고 있는 무서운 환자
	요령: 정중하고 온화하게 대해주며 일은 차근차근 빈틈없이 처리해 주도록 한다. 말이 없다고 해서 불만이 해결된 것으로 착각하지 말아야 한다.
의심형	특징: 자신이 들은 내용이 맞는지 재차 확인하는 환자
	요령: 분명한 증거나 근거를 제시하며 때로는 책임자로 하여금 응대하도록 한다.
무조건 요구형	특징: 원칙에 어긋난 일을 부탁, 무리한 요구를 하는 환자
	요령: 환자 입장을 이해하고 있음을 알려준 후, 환자의 요구가 무리한 것임을 납득할 수 있도록 차근차근 설명한다.

5 기타(외부업체, 원장님 지인 방문 시) 응대법

1) 외부업체 방문 시

① 업체명을 확인한다(되도록 명함을 받아 담당자에게 건넨다).

② 사전에 약속했는지 확인한다.

③ 상담실 또는 미팅룸 안내 전 담당자에게 외부업체 방문 사실을 알린다.

예시

"안녕하세요."(웃으며 인사를 건넨다)
"어디서 오셨죠? 담당자분이랑 약속은 하셨나요?"
"명함 주시면 담당자분께 전달해 드리겠습니다."
(두 손으로 명함을 받고 성함 및 업체명을 다시 한번 확인한다)
"잠시만 기다려주시겠어요?"
(담당자 지시에 따라 상담실 또는 다른 날로 미팅시간을 유도한다)

2) 원장님 지인 방문 시

① 성함을 확인한다(여러 원장님이 계시다면 어느 원장님의 지인분인지 확인한다).

② 당일 원장님과 약속을 했는지 확인한다(사전에 방문 예정사실을 알고 있었다면 상담실 또는 미팅룸으로 안내해 드린다).

③ 원장님께 방문사실을 알려드린다.

④ 차나 커피를 대접한다.

예시

"안녕하세요."(웃으며 인사를 건넨다)
"성함이 어떻게 되세요?"
"OOO 원장님 소개로 오셨지요? 내용 전달받았습니다."
"이쪽으로 오시겠어요?"(상담실 또는 미팅룸으로 안내해 드린다)
"날씨가 추워서 오실 때 힘들지 않으셨어요?"(안부인사를 건네며 친근감을 표현한다)
"기다리시는 동안 차 한 잔 드릴까요?"

CHAPTER 06

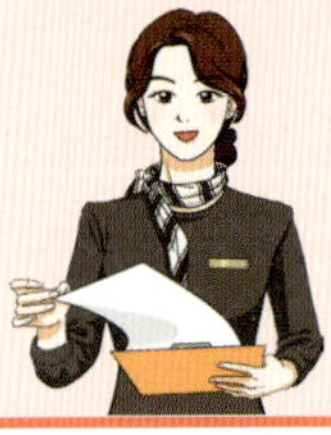

비대면 응대법

① 전화 응대

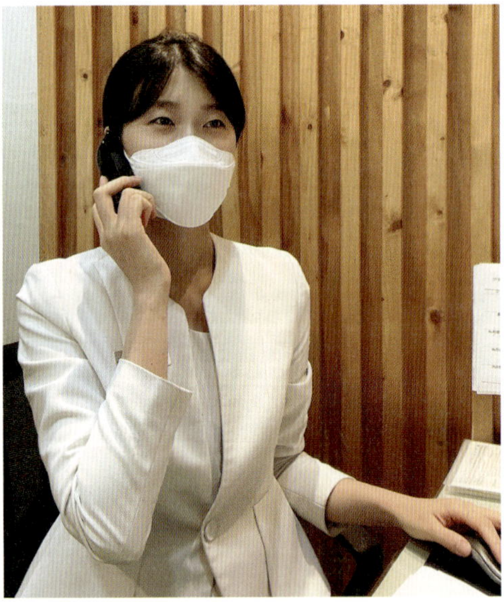

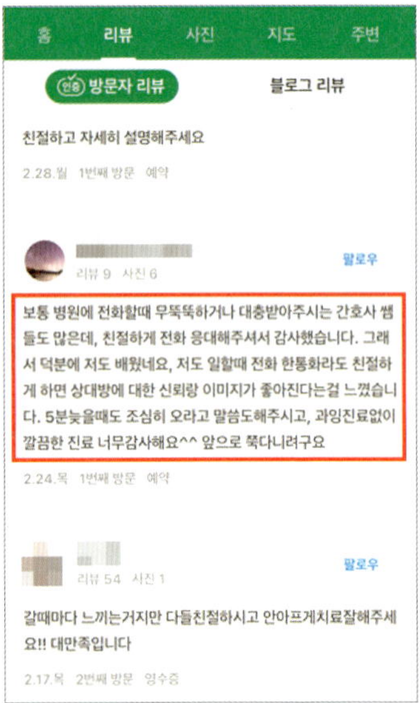

전화 응대 사진, 전화 응대 네이버 칭찬 리뷰

전화 응대의 경우 말의 내용 자체는 18%만 전달되고 82%는 어조에 의해서 결정된다. 자신의 의사를 표현하는 방식은 크게 언어적인 표현과 비언어적인 표현으로 나눌 수 있다. 언어적 표현의 요소는 말의 내용이며, 비언어적 표현의 요소는 시각적, 청각적 요소라 할 수 있다. 들리고, 보이는 것을 통해 의사소통을 하게 된다. 1971년 캘리포니아 대학 UCLA 심리학과 명예교수인 앨버트 메라비언은 사람들이 메시지를 전달할 때 목소리는 38%, 바디랭귀지는 55%, 말하는 내용은 7%의 비중을 차지한다고 한다. 이 이론을 '메라비언의 법칙'이라고 한다. **커뮤니케이션 상황에서 언어 자체가 차지하는 비율은 7%, 비언어적 요소가 차지하는 비율은 93%나 된다.** 내가 아무리 좋은 내용의 말을 해도 목소리나 억양이 귀에 거슬리거나 외모에서 신뢰가 느껴지지 않으면 신뢰가 생기지 않을 수 있다는 말이다.

전화는 더욱이 직접 대면하는 것이 아니므로 더욱 음성에만 의존하게 된다. 잡담이나 주변 소음이 전달되거나, 내 습관적인 말투 때문에 환자가 불쾌하게 받아들일 수 있어서 주의해야 한다. 간혹 만나서 말을 할 때에는 친절하다고 느끼는데 전화 응대에서는 불친절하다는 피드백을 받게 되는 경우가 있다. 이럴 때에는 부끄럽겠지만 내 목소리를 녹음해서 들어보는 것도 좋다. 개인적인 전화 통화를 하는 것과 환자 응대 전화는 완전히 다르다고 생각해야 한다.

즉 전화 응대에서 나의 메시지가 상대에게 잘 전달되기 위해서는 배움과 연습(노력)을 통한 세심한 관리가 필요하다. 진심을 다하는 마음과 전문적인 응대 기술이 더해지면 환자의 마음에 감동과 울림을 줄 수 있다. 또한 병원을 내원하기도 전에 브랜드 이미지를 상승시킬 수 있다.

전화 응대를 배워본 적이 없다면, 이번 챕터를 통해서 비대면 응대의 전문가가 되어보자.

1) 전화 응대의 이해

- **얼굴 없는 만남 / 예고 없는 만남**

비대면 방식으로 의사소통을 하게 되고, 데스크 직원의 입장에서는 대부분의 전화가 예고 없이 걸려오는 것이 특징 중 하나이다.

- **오해가 생기기 쉽다(습관적인 말투, 부정확한 발음 등).**

표정이 보이지 않고 목소리만으로 응대하게 되다 보니 비언어적 표현(표정, 손짓 등)을 사용할 수 없다. 대면한 상태의 의사소통인 경우 언어적 표현이 이해가 어렵더라도 비언어적 표현이 동반되면 이해할 수 있는 상황도 있는 반면에, 전화 응대는 언어적 표현만이 수단이 되어 부정확한 발음이나 억양 등으로 인하여 오해나 컴플레인이 발생할 수 있다.

- **보안이 되지 않는다.**

치과에서 받는 대부분의 전화는 환자나 동료직원 등이 통화 내용을 들을 수 있는 환경에 놓여 있는 경우가 많다.

- **환자(발신자)에게 비용이 발생한다.**

발신자 부담 전화로 걸려오는 전화를 받는 경우가 대부분이기 때문에 환자가 비용을 부담하게 된다.

2) 전화 응대의 준비

- **바른 자세**

고개를 많이 숙인 자세, 쪼그려 앉아 있는 자세에서는 전화를 받지 않도록 한다. 허리와 목을 바로 편 자세가 아니면 평소와는 다른 목소리가 나오게 되는데, 이때는 환자 입장에서 준비되지 않은 서비스를 받았다고 여길 수 있다.

- **예약표를 미리 띄우고 메모장 준비해두기**
  - 환자의 전화는 예약 관련 통화 혹은 진료 또는 비용 관련 통화가 대부분이다. 통화 중의 대기는 대면상태의 대기보다 더 길게 느껴질 수 있으니 가능한 빠른 응대를 위하여 전화가 울림과 동시에 예약표를 띄우고 메모지를 준비하는 습관을 가지도록 한다. 메모지는 항상 전화기의 옆(근처)에 미리 준비해 놓는 것이 좋다.
  - 메모한 내용은 누가 보더라도 이해할 수 있도록 해야 하며, 글씨를 흘려 쓰지 말고 또박또박 적도록 한다.

★ 선배의 Tips!

전화 메모 작성 시

성함/ 용건/ 전화번호/ 전화 받은 시간을 같이 작성하여 담당자에게 전달합니다.

전화 메모			
일시		받은 사람	
To		From	
용건			
통화결과			

- **메모가 필요한 경우에는 가능한 한 5W 3H로 메모하는 습관을 갖도록 해요.**

  예 OOO님이 어제 상담받은 내용 중에 궁금한 부분이 있으시다고 담당인 OOO 실장님과 통화 원하심. 오늘 오후 3-5시가 통화하시기 편한 시간이라고 하심.

  – 김태희 – (통화 후 메모한 사람의 이름 적는다)

5W		3H	
	Who (누가): 사람 Where (어디서): 장소 Why (왜): 이유 What (무엇을): 목적 When (언제): 때		How long (얼마 동안): 소요시간 How many (얼마만큼): 수량 How (어떻게):방법

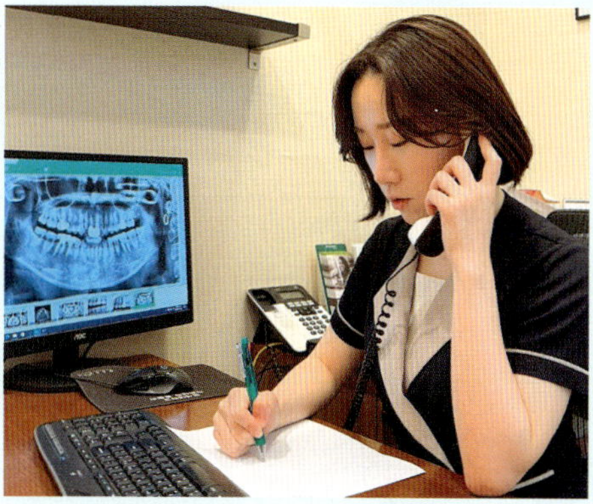

전화메모

TO. ________ 시간: ________

전화하신 분 ________

□ 전화왔었습니다. □ 전화바랍니다.

□ 다시 전화하시겠답니다.

연락처 ________

MEMO

작성자

- **데스크 일하는 자리에 바로 메모가 가능하도록 메모용 용지를 준비해 놓습니다.**

  전화 통화할 때 급하게 메모해야 하거나, 해야 할 일 등을 메모해 두면 잊지 않고 체크할 수 있어 효율적입니다.

3) 전화 응대의 기초

① 전반적인 응대

- **Voice Make up! 한 톤 높게 + 밝은 미소**

지나치게 낮은 목소리로 응대하는 경우 자칫하면 성의 없게 느껴질 수 있다. 반대로 과하게 높은 톤으로 응대하면 부담스럽게 느껴질 수 있다. 특히 전화라는 기계를 통해서 들리는 음성은 평상시 들리는 톤보다 낮은 톤으로 들리므로 한 톤 정도 높은 밝은 음성으로 통화한다. 고객의 톤에 맞추어서 응대하는 게 가장 편안하게 들릴 수 있다. 친근감이 느껴지는 톤이나 억양으로 진지하게 응대한다.

② 전화 응대의 3대 포인트

- **신속**
  - 간결하게 통화하며 문의사항에 대한 보고나 결과 통보의 경우 예정 시간 등을 미리 알린다.
  - 늦어지는 경우는 중간보고를 한다.

- **정확**
  - 인사와 소속, 이름을 밝히는 첫 멘트는 다소 천천히, 정확히 하여 상대가 되묻는 일이 없도록 한다.
  - 명확히 또박또박 발음을 한다.
  - 메모를 받는 경우, 해당자에게 정확한 내용을 반드시 전달하고 중요한 내용의 경우 재차 확인한다.
  - 정확성을 위해서는 업무지식을 제대로 알고 있어야 한다.
  - 모든 것을 다 알 수는 없기에 모르는 질문을 받으면 적극적으로 찾아서 안내하는 적극적인 태도가 중요하다.

- **친절**
  - 정성을 다하고 상대의 기분과 심리를 긍정적으로 만들어야 한다.
  - 호칭이나 직함에 주의하고 단어 선택에 신경을 쓴다.
  - “뭐라고요?” 등의 표현은 삼간다.

★ 선배의 Tips!

전화 응대의 잘못된 예와 좋은 예

잘못된 예(Bad 😣)	좋은 예(Good 🙂)
성함이요??	성함이 어떻게 되세요?
여보세요?!!! 여보세요? / 안 들려요.	전화 연결 상태가 좋지 않아 잘 안들려서 그러는데 다시 한번 전화 주시겠어요? 죄송합니다. 먼저 끊겠습니다.
잠깐만요. / 잠시만요.	잠시만 기다려 주시겠어요?
기다리세요.	죄송합니다만 잠시만 기다려 주시겠어요?
무슨 일이신데요??	무엇을 도와드릴까요?
뭐라고요? / 예?	죄송합니다만 다시 한번 말씀해 주시겠어요?
통화 중인데요.	지금 통화 중이셔서요. 연락처 주시면 전달해 드리겠습니다.
그거 모르셨어요?	제가 다시 설명드릴게요.
그 이전에 안 됩니다.	그 시간까지는 좀 어려울 것 같긴 한데 가능한지 한 번 더 알아보겠습니다.
그 시간에 꽉 차서 예약 안 돼요.	그 시간에 해드리고 싶은데 먼저 예약하신 분들이 많이 계셔서 어려울 것 같습니다.
3시간 정도 걸립니다.	3시간 정도 소요가 될 예정입니다. 혹시 그 안에 마무리되면 연락드릴게요.
지금 자리에 없는데요.	죄송합니다만 지금 자리를 비우셔서요. 메모를 남겨 주시면 연락드리라고 전달해 드릴게요.
다시 알아보고 전화하세요.	죄송합니다만 다시 한번 확인해보시고 연락 주시겠어요?
왜 그러시는데요?	네, 그렇습니다만 + 상황에 맞게 예 어떤 점이 궁금하셨어요?

··· 계속

간단한 전화기능

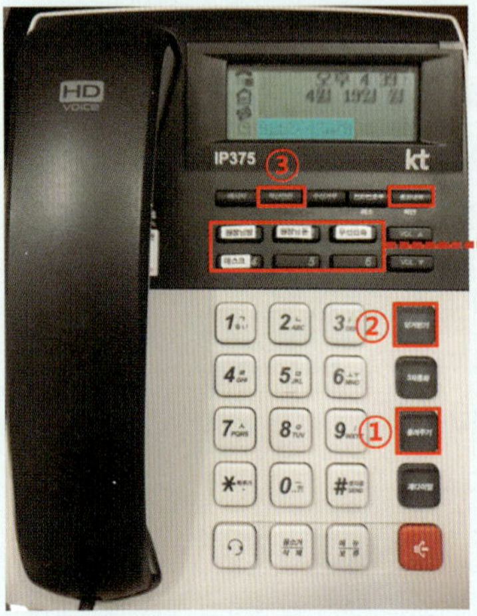

☎ KT 인터넷 키폰 전화 예시 ☎

① 돌려주기: 통화 중인 전화를 다른 사람에게 돌려주는 기능
[통화 중 → 돌려주기 → 돌려 줄 전화번호 → #]
[통화 중 → 돌려주기 → 메모리다이얼키 → 연결 확인 후 끊기]

* 메모리다이얼키 – 단축키에 번호 저장 [저장할 전화번호 → 메모리(단축번호) → 확인 → 저장한 번호는 이름 적어 붙여놓기]

② 당겨받기: 다른 자리 전화기에서 벨이 울릴 때 자신의 전화기로 당겨 받는 기능
[다른 전화기 벨 울림 → 당겨받기]

③ 착신전환: 걸려오는 전화를 설정된 번호로 착신전환하는 기능
* 설정: 착신전환 → 착신 전화번호 입력 → 통화내역/확인
* 해제: 착신전환

4) 전화 응대의 프로세스

01	02	03	04	05
맞이인사	욕구파악	응대	만족도 확인	배웅인사

① 맞이인사

밝고 친절한 목소리로 대화를 하며 대화 내용을 기록할 수 있도록 메모지와 펜을 준비해 둔다.

- **소개 및 인사**

전화를 받을 때는 "여보세요"라고 하지 않고 소속기관과 이름을 먼저 밝힌다. 또는 우리 병원의 장점을 담은 시그니처 인사말을 만드는 것도 좋은 방법이다.

예 시그니처 인사말

"안녕하세요. 믿을 수 있는 진료 OO치과 OOO입니다."
"정성을 다하겠습니다. OO치과 OOO입니다."
"행복을 드리는 OO치과 OOO입니다."

부득이하게 전화를 늦게 받았을 때는 공손하게 인사한다.

예 양해 인사말

"기다려주셔서 감사합니다. OO치과 OOO입니다."

▶ "늦게 받아 죄송합니다."라는 표현보다는 긍정적인 표현을 하는 것이 좋다.

② 욕구파악

환자가 요구하는 내용이 무잇인지 정확하게 파악한다. 요구사항을 기재할 경우 누가/언제/무엇을/어디서/어떻게/왜 육하원칙에 맞게 꼼꼼히 기록한다. 환자의 말에 알맞은 맞장구를 해주며 집중을 하고 있다는 표현을 해준다.

※ 환자가 요구하는 내용을 지레짐작한다거나 말하는 도중 말을 자르고 먼저 말을 하는 행동은 피해야 한다.

③ 응대

〈상황별 전화 응대 포인트〉

환자가 예약을 변경할 경우
"믿을 수 있는 진료 OO치과 OOO입니다. 무엇을 도와드릴까요?" "OOO님, O월 O일 진료 예약을 O월 O일 O시로 변경하신다는 거죠?" "변경 도와드리겠습니다."
병원의 사정으로 예약을 변경할 경우
"OOO님, 안녕하세요 OO치과 OOO입니다." "다름이 아니라 O월 O일 예약을 하셨는데 죄송하게도 원장님께서 갑자기 세미나 일정이 잡혀 예약을 변경해드려야 될 것 같습니다. 괜찮으신 시간이 있으신가요? or O월 O일로 변경 도와드려도 괜찮으신가요?" "감사합니다. 그럼 O월 O일에 뵙겠습니다."
예약 확인 전화할 때
"안녕하세요 OO치과 OOO입니다." "OOO님 맞으시죠? O월 O일 예약 확인차 전화드렸는데 변동사항 없으신가요?" "O월 O일에 뵙겠습니다."

해피콜

"안녕하세요, OO치과 OOO입니다. 오늘 수술 받으신 부위는 괜찮으신지 궁금해서 전화드렸습니다. 좀 어떠신가요? 마취는 풀리셨어요?"

① 피가 계속 나요.

"저희가 여분으로 드린 거즈가 더 있으시죠? 그걸 돌돌 말아서 피가 나는 부위에 1-2시간 정도 지그시 물고 계시면 압박되면서 지혈이 될 거예요. 그러고 나서도 지혈이 안 되고 삼켜야 할 정도로 피가 나면 꼭 연락해 주세요. 스며나오듯 나는 것은 정상입니다. 그런데 피를 '퉤'하고 뱉으시면 지혈이 안되고, 삼켜 주셔야 피가 멈춥니다."

② 마취 풀리니까 엄청 아파요.

"(추가로 진통제 처방한 경우) 저희가 따로 드린 알약 있죠? 그걸 한 알 드세요. 진통 효과가 더 센 진통제니까 드시고 30분 정도 지나시면 괜찮아지실 거예요." 또는 (추가적 진통제 처방하지 않을 시) "저희가 처방해 드린 약을 복용하셨는데도 통증이 가라앉지 않으시면 집에 상비하고 있는 진통제 추가 복용해 주셔도 괜찮습니다. 혹시라도 통증이 계속 심해지시면 병원으로 전화 부탁드려요."

③ 하나도 안 아파요.

"원장님이 수술하실 때 굉장히 신경 많이 쓰시면서 최대한 덜 아프시도록 수술하셨다고 하시더라고요. 정말 수술이 잘 되었어요! 그래도 약 끝까지 잘 챙겨 드셔야 해요~ 내일 뵙겠습니다."

④ 상악동거상술 수술한 경우

"코를 세게 풀거나 기침이나 재채기 세게 하시면 안 되는 거 알고 계시죠? 잊지 마시고 꼭 지켜주세요. 내일 뵙겠습니다."

컴플레인 전화 시

"불편하게 해드려 정말 죄송합니다. 최대한 빨리 알아보고 다시 연락드리겠습니다."
"많이 불편하셨겠네요. 최대한 빨리 예약 도와드리겠습니다."

※ 섣불리 잘못을 인정하는 듯한 말투는 삼가고 환자의 불편 사항에 대해서는 공감해준다.

가격을 문의할 경우

"정확한 건 원장님 검진 후 말씀드릴 수 있지만, 대략적인 비용에 대해 궁금하다고 하시면 OO비용은 OO만 원부터 최대 OO만 원까지 예상하시면 됩니다. 원장님 검진 및 진단 후에 더 정확하게 안내해 드리겠습니다."
"예약 도와드릴까요?"

담당자를 찾을 경우

"담당자분이 자리에 안 계셔서요. 메모 전달해드릴까요?"
"담당자분께 전화 연결해 드리겠습니다."

예 담당자가 자리에 없을 때

환자: 실장님 통화 가능할까요?
직원: "죄송하지만, 지금 자리에 안 계셔서요. 메모 남겨드릴까요? 전화드릴 수 있도록 전달해드리겠습니다." or "지금 자리에 안 계셔서 괜찮으시다면 실장님 오시면 전화드려도 될까요? 전화번호가 000-0000-0000 / 000님 맞으시죠? 통화 가능한 시간 말씀해 주시겠어요?"
환자: 네. 최대한 빨리 부탁드려요.
직원: 상담 끝나고 나오시는 대로 바로 말씀드리겠습니다.

대화 중 전화를 받게 되었을 때는 환자에게 양해를 구한 뒤 전화를 받는다.

"죄송합니다. 잠시만 기다려주시겠어요?"
전화 통화 후 "기다려주셔서 감사합니다." 대화를 이어 나간다.

전화 중 환자가 내원하였을 경우

전화 통화를 하고 있다고 해서 내원하는 환자를 모른척하면 안 된다. 우리에겐 비언어적 의사소통 능력이 있다. 그중 표정, 눈짓으로 내원하는 환자를 맞이할 수 있다.

전화가 들리지 않을 경우

"통화 음질이 좋지 않습니다. 조금만 더 크게 말씀해 주시겠어요?"
"죄송합니다만, 통화 음질이 좋지 않아 들리지 않습니다. 먼저 끊고 다시 전화드리겠습니다."

★ 선배의 Tips!

예약 상황별 안내 멘트

❶ 예약 잡을 때 치과 스케줄에 맞추어 예약 잡는 멘트

- 예약 잡을 때, 환자가 선택할 수 있는 시간을 병원 스케줄을 보고 가능한 두 가지 시간대를 권합니다.
  "오전 11시, 오후 3시 중에 어떤 시간이 편하세요?"

⋯› 계속

- 제안을 하지 않고, 환자가 원하는 시간을 계속 거절하게 되면 컴플레인이 발생할 수 있어요.

  예 전화 예약 시

  환자: 오른쪽 위 치아가 아파서 진료받고 싶은데 예약해야 하나요?

  직원: 네~ 예약 도와드리겠습니다. 언제 치과 내원이 가능하신가요?

  환자: 저 내일 오후에 하고 싶어요.

  직원: 네, 확인해보겠습니다. 내일 오후 4시나 6시 가능하신데 언제로 해드릴까요?

  환자: 4시요.

  직원: 네, 내일 오후 4시로 예약해드렸어요. 오른쪽 위 치아가 아프시다고 하셨는데 먼저 원장님 검진 후에 어떻게 치료해야 하는지 상담 도와드리겠습니다. 예약하신 날짜와 시간은 지금 문자로 보내드리겠습니다.

  환자: 네, 알겠습니다.

  직원: 네, 감사합니다. 내일 예약시간에 뵙겠습니다.

❷ 진료가 불가능한 사유별 안내 멘트

- **담당 원장님이 계시지 않는 경우**

  "OOO님, 죄송합니다만 말씀하신 날에는 담당 원장님께서 휴진인 날입니다. 괜찮으시다면 제가 담당 원장님께서 계신 날로 약속시간을 조율해드려도 될까요?"

- **오래 걸리는 진료 중인 경우**

  "OOO님, 죄송합니다. 말씀하신 시간에 약속을 도와드리고 싶지만, 담당 원장님께서 오래 걸리는 진료를 보고 계신 시간이라 내원하셔도 많이 기다리실 것 같습니다. 환자분께서 덜 기다리시는 시간으로 예약시간을 안내해드려도 될까요?"

- **동 시간대 예약 환자가 많을 경우**

  "OOO님, 죄송합니다만 원하시는 시간에 이미 먼저 예약하신 분들이 많아, 많이 기다리실 수 있습니다. 혹시 괜찮으시다면 제가 대기시간이 적은(또는 없는) 시간으로 안내해드리도록 하겠습니다."

④ 만족도 확인

환자가 요청한 내용에 대해 해결이 되었는지 확인한다.

예 "궁금하신 내용은 해결이 되셨나요?"
"혹시 더 궁금한 사항이 있으세요?"

⑤ 배웅인사

환자의 전화가 끊긴 것을 확인한 후 수화기를 내려놓는다.

환자가 통화를 종료하지 않을 경우 환자에게 확인 후 응답이 없으면 수화기 버튼을 눌러 통화를 종료한다.

예 "감사합니다."
"즐거운 하루 보내세요."
"예약하신 날 뵙겠습니다."

★ 선배의 Tips!

전화 응대의 기본수칙 정리

- 전화벨이 울리면 최대한 신속하게 전화를 받는다(전화벨이 3번 울리기 전에 받기).
- 먼저 소속과 이름 밝히기
- 상대방의 말을 경청하기
- 최대한 성실, 신속하게 답변하기
- 상대방이 먼저 전화를 끊은 후 수화기 놓기
- 전화 기능 숙지하기

사용하면 편한 전화 부가 서비스!!

환자가 리콜 전화를 받지 않을 때–발신정보 알리미서비스

- 요즘 보이스피싱 범죄의 증가로 인해 발신 정보를 모르는 전화에 대해 통화를 기피하는 경우가 많아요. 발신 시 발신정보명(치과명)을 알려줌으로써 통화성공률을 향상시키고, 부재중 전화 시 발신정보명으로 Call–Back을 유도하는 부가서비스를 활용합니다.

⋯ 계속

• 발신정보 알리미(KT유선전화/인터넷전화이용고객 – 서비스 이용료 발생): KT유선 전화를 이용하여 이동전화로 발신 시, 발신 고객이 미리 설정한 상호명을 이동전화벨이 울리는 동안 이동전화 화면에 상호명을 표시해 주는 발신 전용 부가서비스입니다.

예 서비스 가입 후 수신된 치과 전화 – 휴대폰 화면

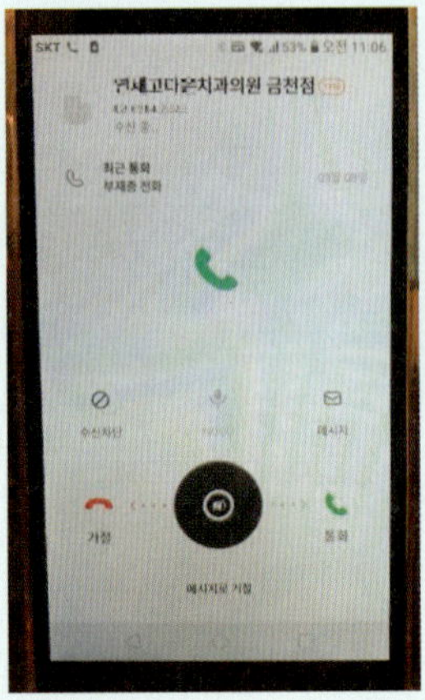

치과 휴진 시 걸려오는 전화 안내 멘트 설정 서비스

• 전화 수화음 설정하기(KT 전화기 부가 서비스–서비스이용료 발생): 치과의 휴진 안내 or 이벤트 멘트 설정하기 – 원하는 날 원하는 멘트로 통화 수화음을 설정할 수 있는 기능이 있어요.
'링고 비즈' 라는 기능인데, 사용법은 KT고객센터(☎100)에서 링고 비즈 가입 후 링고 센터(☎1577–1511) 또는 웹에서 통화 연결음 설정이 가능합니다. 상황에 따라 원하는 멘트로 음원을 제작(별도 제작비용 부과)하여 원하는 시간이나 날짜에 설정도 가능합니다.

예 안내 멘트

• 명절 휴진 안내
"전화 주셔서 감사합니다. OOO치과입니다. O월 O일 O요일부터 O월 O일 O요일까지 설날 연휴 휴진입니다. O월 O일 O요일부터 정상진료 하오니 문의사항이나 용건은 O월 O일 이후에 연락 부탁드립니다. 새해 복 많이 받으세요. 감사합니다."

• 세미나 참석 휴진 안내
"전화 주셔서 감사합니다, OOO치과입니다. 원장님 세미나 참석으로 O월 O일 O요일 휴진하오니 문의사항이나 용건은 O일 O요일 이후에 연락 부탁드립니다. 감사합니다."

❷ 문자(SNS) 응대

성인 10명 중 5명은 '콜 포비아(전화 공포증)'를 겪고 있으며, 카톡과 문자 등의 비대면 메신저를 통한 연락을 선호하는 것으로 나타났다. '콜 포비아'는 전화로 음성 통화하는 것에 두려움을 느낀다는 신조어다.

잡코리아와 알바몬은 성인 남녀 1,037명을 대상으로 '콜 포비아 현황' 조사를 실시한 결과, 성인 46.5%가 전화 통화에 두려움을 느끼는 '콜 포비아'를 겪고 있다고 24일 밝혔다. 또 10명 중 7명(67.6%)은 앞으로 '콜 포비아'가 증가할 것이라고 예측했다.

출처: 뉴스1 기사 중 https://www.news1.kr/articles/?3751338

위와 같이 전화보다는 문자로 소통하는 것을 선호하는 환자들이 늘어남에 따라 치과에도 카톡 채널을 운영하거나 SNS 등을 많이 활용하고 있다. 이에 관련해 데스크에서는 상황에 맞게 적절한 응대를 해야 한다.

1) 문자 응대의 전반적 응대

문자의 경우 어투에 따라 무성의하게 보일 수 있기 때문에 어투에 신경을 써야 한다. 그리고 아직 친분이 쌓인 상대가 아니기 때문에 과하게 줄인 말이나 이모티콘을 사용하지 않도록 한다.

2) 문자 응대 포인트

- 질문이나 목적에 맞는 답변을 작성한다.
- 되도록 질문의 답을 첫 문단에 제시, 강조하고 끝 문단에 다시 한번 언급한다.
- 오타는 없는지, 맞춤법이 맞는지 확인한다.
- 스팸 문자로 오해할 수 있으므로 병원 명칭을 작성한다.
- 답변이 늦었다면 사과 문장으로 먼저 인사를 한다.

예시

환자가 치료 비용에 대해 문의글을 남겼을 때 답변

OOO님, 안녕하세요. OO치과입니다.
답변을 늦게 드려 죄송합니다. OO치료 비용에 대해 문의를 하셨는데 정확한 것은 원장님 검진 후에 말씀드릴 수 있지만 대략 OO비용은 OO만 원부터 생각해 주시면 됩니다.
진료 예약을 원하신다면 성함과 연락처 남겨주세요. 감사합니다.

3) 문자 응대의 준비

빠른 응대를 할 수 있도록 출근 시 항상 운영 중인 채널의 알림을 알 수 있도록 켜 둔다. 자주 하는 질문은 미리 우리 치과만의 스크립트를 준비해 두면 도움이 된다.

③ 네이버 예약

1) 네이버 예약 시작하기

네이버 예약 기능을 사용하기 위해서는 우선 네이버 스마트플레이스(https://smartplace.naver.com/)에 로그인한 후, 네이버 예약 기능을 사용하려는 치과가 스마트플레이스에 업체 등록이 되어 있는지, 업체 노출 중인지 확인한 뒤, 동일한 네이버 아이디로 네이버 예약 파트너센터(https://easybooking.naver.com/)에 회원가입을 한다(네이버 스마트플레이스에 업체 등록이 되어 있지 않다면, 사업자 등록증을 첨

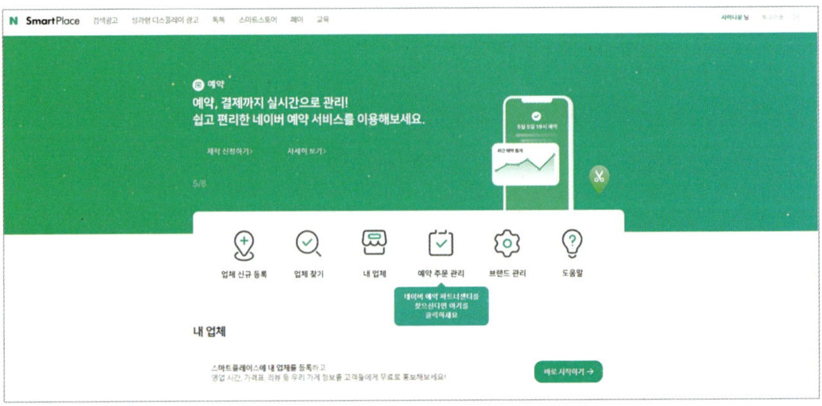

부하여 스마트플레이스에 업체 등록 후 업체를 노출 중으로 변경한 후에 네이버 예약 신규생성을 진행한다).

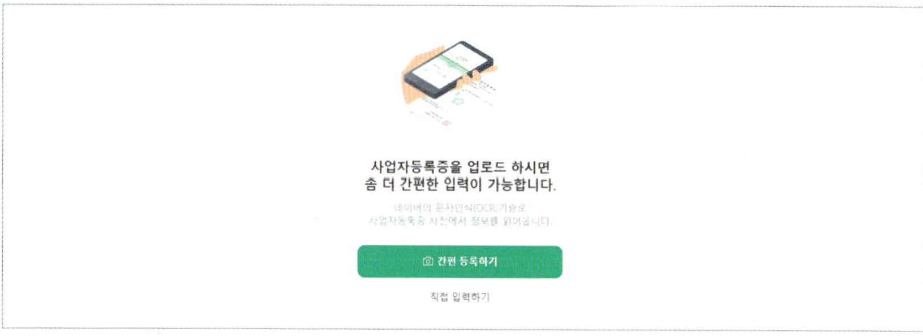
사업자등록증을 업로드 하시면
좀 더 간편한 입력이 가능합니다.
간편 등록하기
직접 입력하기

2) 네이버 예약 확인하기

네이버 예약 파트너센터 가입 시 입력했던 휴대폰으로 알림 문자가 도착하면 연동된 링크를 클릭하여 네이버 예약을 통해 들어온 예약을 확인한다.

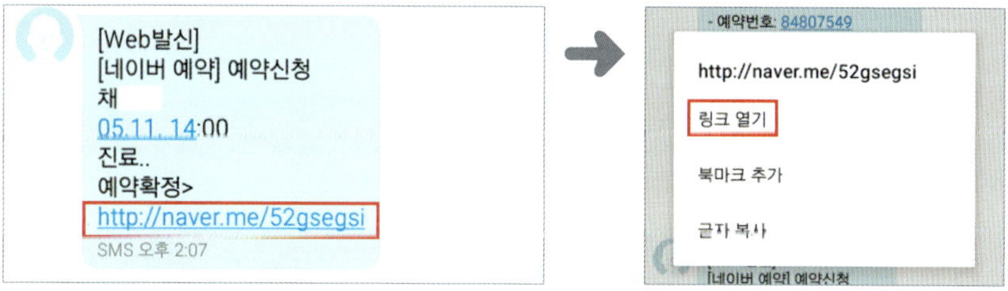

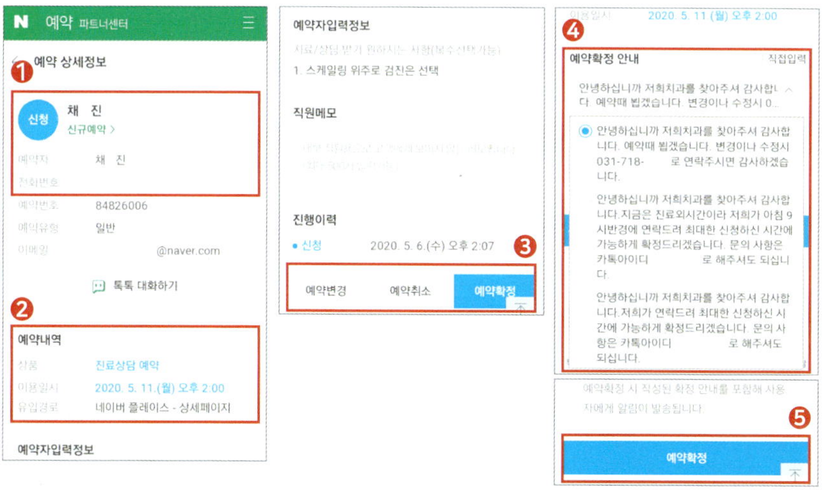

❶ 병원에서 사용하는 예약 프로그램(덴트웹, 아이프로, 두번에 등)에 예약 요청한 환자 정보를 검색한다. 동일한 성함을 가진 환자분이 있을 경우 휴대폰 번호 정보를 비교한다. 같은 경우 구환으로, 다른 경우 신환으로 예약한다.

❷ 병원 예약표를 확인하여 환자가 요청한 시간에 예약이 가능한지 확인한다.

❸ 환자가 요청한 시간과 날짜로 예약이 가능한 경우 바로 예약확정을 누른다.

• 환자가 예약 요청한 날짜와 시간으로 예약할 수 없는 경우 네이버 예약 프로그램에 등록되어 있는 환자의 번호로 전화를 걸어 계획을 조정하여 예약한다.

예 "OOO님, 안녕하세요. 여기는 OOO치과입니다. 네이버로 요청해 주신 예약 날짜 확인하였습니다. 정말 죄송하지만, O월 OO일 O요일 OO시에는 (진료를 볼 수 없는 사유)로 인해 예약이 어렵습니다. 제가 다른 날짜로 예약을 잡아드려도 될까요?"

환자가 예약변경에 대해 동의했다면 ❸ 예약변경을 누른 후 변경한 날짜 및 시간 설정 후 예약확정을 누른다.

❹ 예약확정 후 환자에게 안내될 예약확정 안내 멘트를 기입한다.

❺ 예약확정을 누르면 예약이 완료된다.

예 예약 완료 후 등록된 휴대폰으로 전송된 확정 문자

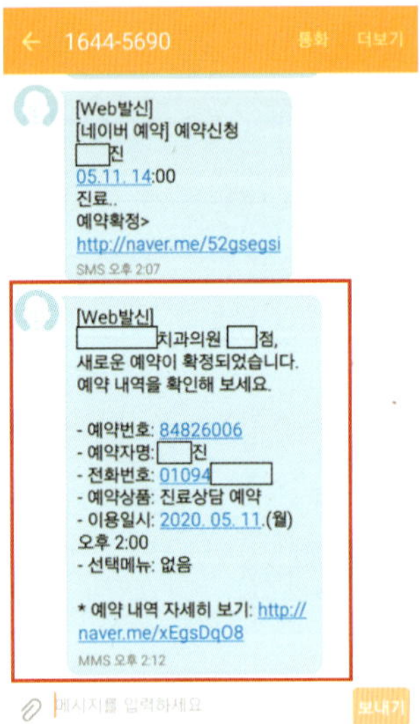

3) 네이버 예약 스케줄, 설정 변경하기

- 네이버 예약 파트너센터 – 예약관리에서 가능
- 시각 개별 설정: 각 상품별로 예약 가능/불가능 시간대를 설정한다. 단, 여기서 [가능]으로 설정된 시간이라고 하더라도 '요일별 예약 가능, 불가능 시각 지정'에서 [불가]로 되어 있다면 예약이 불가능하다.

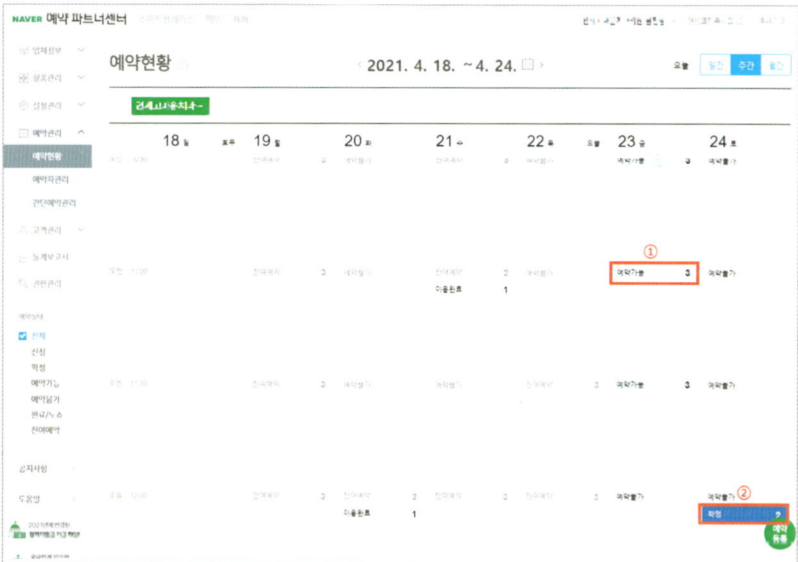

- ❶ 클릭 시 예약 가능/불가능, 예약 가능 인원 설정 변경 가능

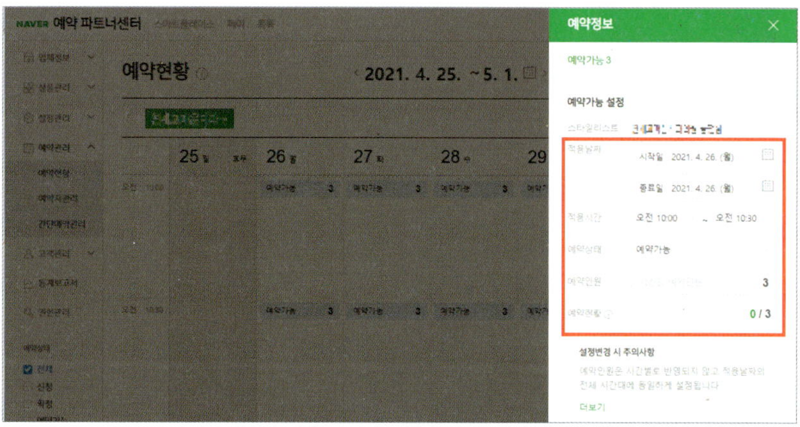

- ❷ 확정된 예약변경, 취소, 이용완료(이용완료 처리해야 후기 작성 가능) 설정 가능

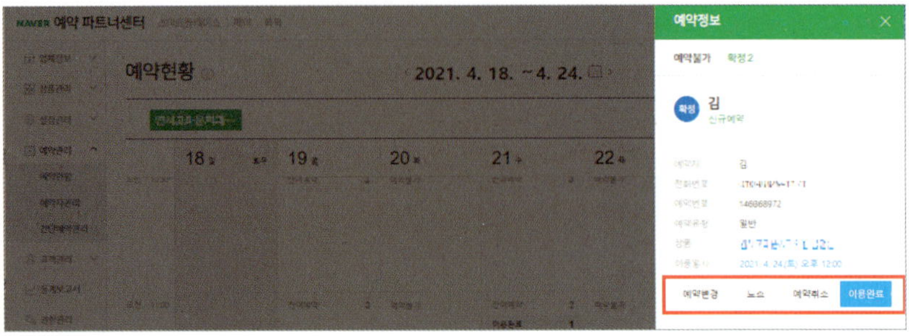

- 의사별 또는 진료 항목별 예약 설정 관리도 가능하다.
  내 업체 → [간단예약관리]를 클릭하거나 예약화면에서 상위 [간단예약관리]를 클릭한 뒤 항목별 예약 마감 설정이나 시간대별 예약 마감을 관리할 수 있다.

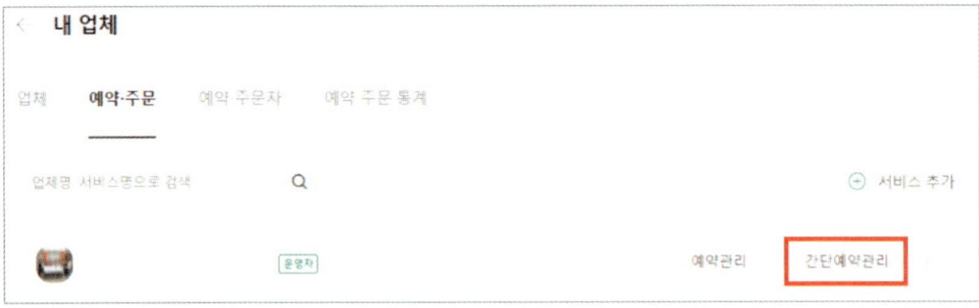

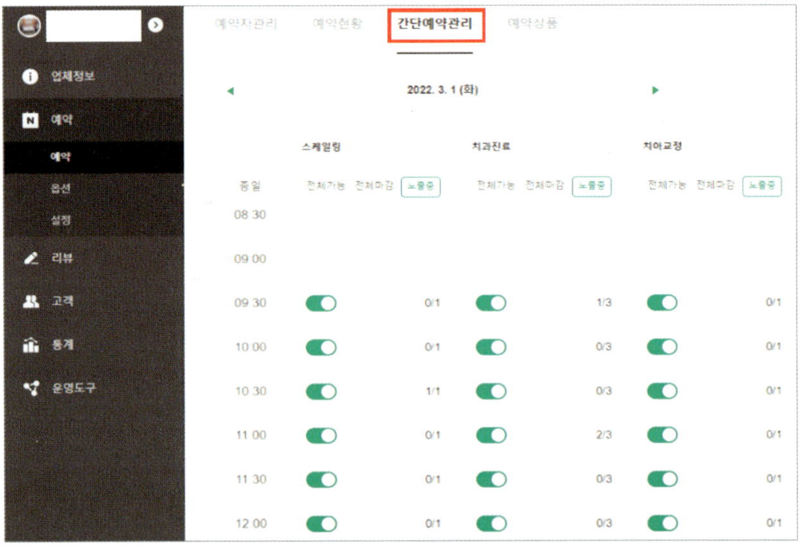

4) 덴트웹에서 네이버 예약 사용하기

덴트웹과 네이버 예약을 연동한 경우(연동 방법은 덴트웹 문의 및 덴트웹 사용 설명서 참조) 예약 신청이 들어오면 프로그램 오른쪽 하단에 네이버 예약 알림창이 뜬다.

- 덴트웹 프로그램 연계되어 있는 경우 덴트웹 화면에 뜬 알림창을 클릭하여 예약을 확인한다.

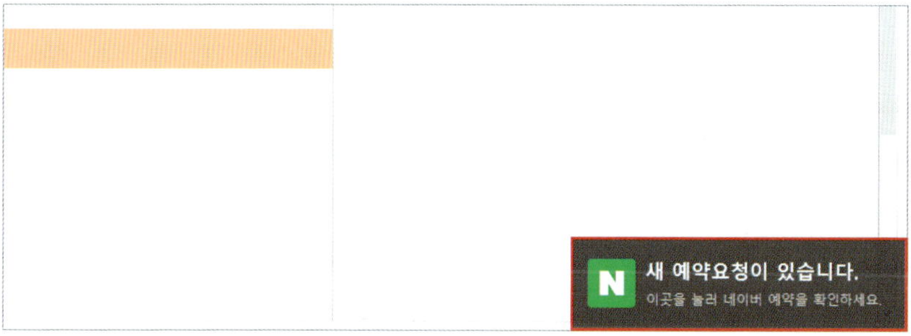

- 클릭하면 아래 화면처럼 네이버 예약 조회 화면이 나온다.

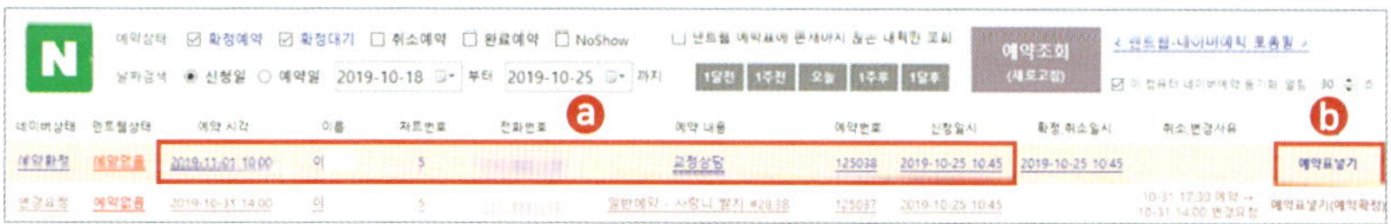

ⓐ 예약 신청 환자 정보 확인(신환/구환 여부 및 예약, 예약시간) → 병원 예약 현황 확인 후 예약 가능 시 ⓑ [예약표 넣기]를 클릭하면 예약이 확정된다.

① 덴트웹 예약 화면에서 네이버 예약시간 관리하기

- 예약표에 오른쪽 마우스 클릭하면 아래처럼 창이 뜬다.
  → N 네이버 예약 닫기 클릭 시 당일 시간별 예약 가능 → 불가능/일주일 요일별 예약 가능 → 불가능 시각 설정이 가능하고, N 네이버 예약 모두 닫기 클릭 시 당일 네이버 예약이 모두 불가능으로 변경된다.

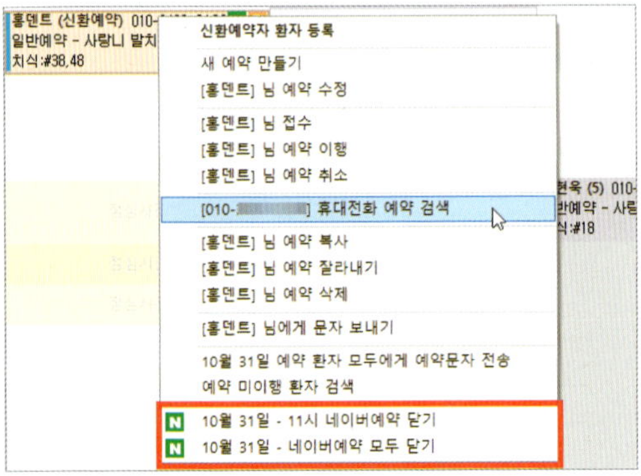

- 요일별 예약 가능 시간대 설정 : 각 요일별, 시간대별로 예약 가능/불가능 시간대를 설정한다(가능 을 클릭하면 불가 로 변경됨).

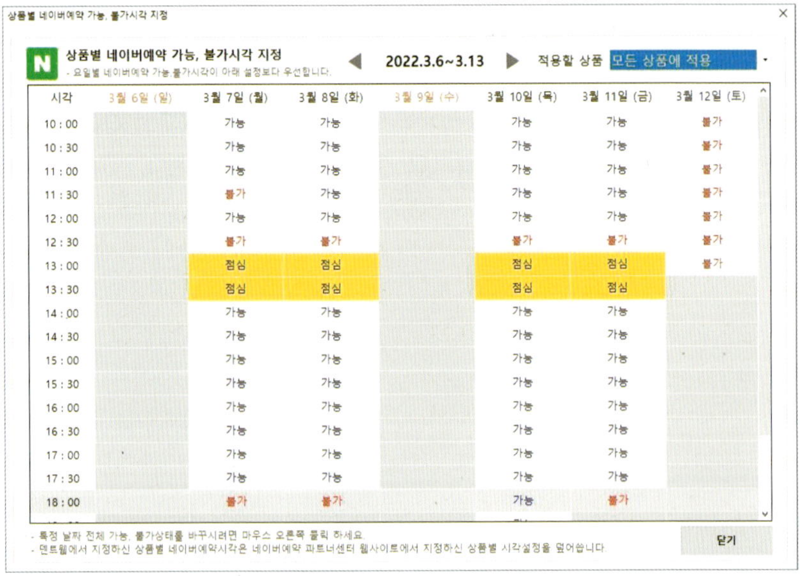

상품별 네이버예약 가능, 불가시각 지정

상품별 네이버예약 가능, 불가시각 지정
- 요일별 네이버예약 가능,불가시각이 아래 설정보다 우선합니다.

2022.3.6~3.13 적용할 상품 모든 상품에 적용

시각	3월 6일 (일)	3월 7일 (월)	3월 8일 (화)	3월 9일 (수)	3월 10일 (목)	3월 11일 (금)	3월 12일 (토)
10 : 00		가능	가능		가능	가능	불가
10 : 30		가능	가능		가능	가능	불가
11 : 00		가능	가능		가능	가능	불가
11 : 30		불가	가능		가능	가능	불가
12 : 00		가능	가능		가능	가능	불가
12 : 30		불가	불가		불가	불가	불가
13 : 00		점심	점심		점심	점심	불가
13 : 30		점심	점심		점심	점심	
14 : 00		가능	가능		가능	가능	
14 : 30		가능	가능		가능	가능	
15 : 00		가능	가능		가능	가능	
15 : 30		가능	가능		가능	가능	
16 : 00		가능	가능		가능	가능	
16 : 30		가능	가능		가능	가능	
17 : 00		가능	가능		가능	가능	
17 : 30		가능	가능		가능	가능	
18 : 00		불가	불가		가능	불가	

- 특정 날짜 전체 가능, 불가상태를 바꾸시려면 마우스 오른쪽 클릭 하세요.
- 덴트웹에서 지정하신 상품별 네이버예약시각은 네이버예약 파트너센터 웹사이트에서 지정하신 상품별 시각설정을 덮어씁니다.

닫기

② 예약 취소

덴트웹 예약화면에 네이버 예약 시 표시가 생긴다. 오른쪽 마우스를 클릭하면 예약 취소, 보류 또는 삭제하면 취소가 되면서 환자에게 네이버 예약 취소 알림이 발송된다.

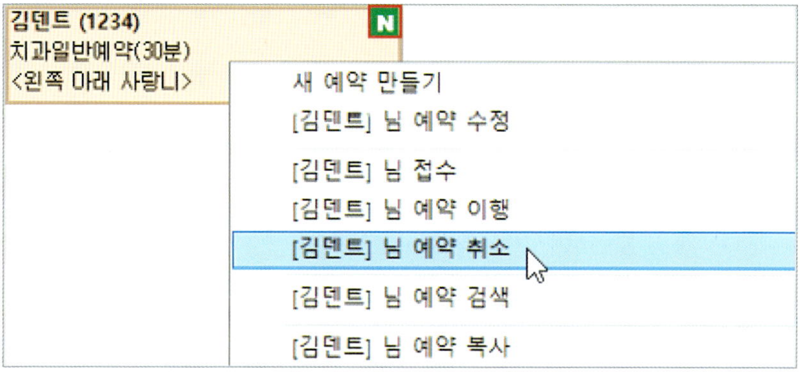

※ 덴트웹 예약표에서 네이버 예약을 접수, 이행, 취소, 보류 등으로 상태 변경하는 경우, 네이버 홈페이지 예약 스케줄에도 그 내용이 동기화되어 해당 네이버 예약의 상태가 변경된다.

CHAPTER 07

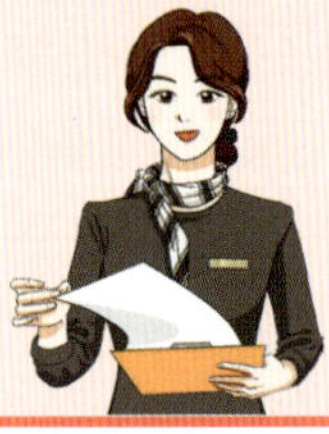

불만환자 응대

치과에서 일을 하다 보면 불만을 호소하는 환자들을 만나게 된다. 가능한 꼼꼼히 준비를 하고 예방하려 노력한다 하더라도 이러한 환자를 만나는 일이 생길 수 있다. 원인은 여러 가지가 있겠지만 우리 병원을 믿고 진료를 시작한 환자이기에 지혜롭게 대처하여 환자가 신뢰를 잃고 떠나지 않도록 노력해야 한다. 또한 나를 비롯한 의료진들의 마음이 다치지 않도록 대비하는 것도 필요하다.

불만환자의 현명한 응대가 중요한 이유

치과에서는 신규 환자 확보에 많은 노력을 기울인다. 한 조사에 따르면 신규 환자('신환'이라 부름)를 확보하는 데에 드는 비용이 기존 환자('구환'이라 부름)를 유지하는 비용의 5배 정도 더 소요된다는 경영학적인 분석도 있다.

> "일반적으로 신규고객을 유치하는 데 들이는 비용이 고객유지보다 훨씬 많이 든다. 고객유지 비율을 5%만 높여도 이익이 적게는 25%에서 많게는 95%까지 올라간다는 하버드대학의 연구결과도 있다. 고객유지 달성과 개선을 어떻게 하느냐에 사업의 성공이 달려 있다고 해도 과언이 아니다."
>
> 출처: 중앙일보 기사 중 https://www.joongang.co.kr/article/23549134

수많은 치과 중에서 우리 치과를 선택하여 치료를 결정하기까지 여러 사람의 시간과 노력이 필요하다. 이렇게 우리 치과에서 치료를 시작한 환자를 잃는다는 것에 대해 단순히 한 명의 환자를 놓쳤다고 생각하면 큰 오산이다.

왜냐하면 불만을 가진 환자는 한 명당 평균 4명에게 부정적인 얘기를 전하기 때문이다. 지인에게 부정적 이야기를 들은 잠재적 환자는 우리 치과에 대해 부정적 인식을 가지고 되고 치아에 문제가 생기더라도 다른 치과로 내원할 가능성이 매우 높아지게 된다.

또한 미숙한 응대로 인하여 상황이 악화된다면 초기 대응을 잘했을 때에 비해 다시 우리 치과 환자로 마음을 돌리기가 매우 어려워진다. 또한 훨씬 더 많은 시간과 노력이 필요하다(뒷부분에 그 내용을 자세히 설명할 예정이다).

반대로 구환들의 좋은 경험과 만족(그중 '매우 만족'의 경험의 힘은 더욱 높다)은 병원의 소개환자를 유치하는 데 상당한 도움이 된다. 또한 소개환자의 치료이행률은 상당히 높고, 상담시간 또한 절약된다(신뢰를 가지고 내원하기 때문에 소개환자의 경우 상담 동의율이 높다).

소개환자 내원의 비중이 높은 병원은 간혹 오해로 인한 불만이 생기더라도 이해의 폭이 넓고, 해결이 더욱 쉽기에 운영 전반에 있어서 에너지가 적게 들어간다. 간혹 치과에서 신환의 유치에만 열을 올리는 경우를 보게 되는데 위와 같은 이유가 바로 내원한 환사의 만족도를 높이는 것에 집중해야 하는 이유다.

진료 만족도를 높이기 전에 앞서서 환자들이 불편한 사항이 있는지를 확인하는 것이 매우 중요한데 불만환자에게서 우리 치과의 개선이 필요한 부분을 빠르게 찾아내고 실행할 수 있기 때문이다. 또한 환자의 불만이 생겼을 때 치과에서 빠르고 정확하게 해결하려는 노력을 보인다면 환자의 치과에 대한 신뢰도가 종전보다 더 높아질 수 있다.

【사례】

내가 경험한 불만 응대의 좋은 사례

나는 작년부터 청소용역서비스를 이용하고 있다. 바쁜 직장생활에 육아까지 병행하다 보니 집안일을 꼼꼼하게 하기가 어려워져 전문가의 도움을 받고 있다. 서비스에 만족하며 몇 달을 이용하고 있었는데 이사를 하게 되면서 담당 클리너(청소용역)가 변경되었다.

이전의 클리너는 내가 업무로 인하여 집을 비울 때 별다른 안내 없이도 비워 둔 집을 깨끗이 청소하고 정리를 해주셨기에 매우 만족하고 있었다. 처음에는 낯선 누군가가 비어 있는 내 집에 들어온다는 것이 여러 가지로 걱정되었는데 시간이 지날수록 불안감은 사라졌고 나중에는 이런 클리너를 만나고 양질의 서비스를 받았다는 것이 선물이라고 생각이 들 정도였다.
그런데 바뀐 클리너의 경우 첫날 집을 찾을 때부터 전화해 역에서 걸어오는데 예상했던 것보다 멀다며 나에게 불만을 토로하였다. 그때부터 당황스럽고 불편한 마음이 들기 시작했는데 역시나 청소상태도 예전과 비교하면 아쉬운 부분이 많았다. 그래도 털털한 성격이라 '그럴 수도 있지' 하고 넘기려 했었다.
무심코 집을 둘러보는데 와인 잔이 깨져 있었다. '나도 자주 깨뜨리지'하며 이 부분도 문제 삼지 않으려 했다. 그래도 '한 마디의 사과라도 하셨으면 좋았을 텐데...'라는 생각은 했다. 그러고 나서 화장실에서 손을 씻는데 세면대의 물이 잘 내려가지 않는 것이었다. 아침까지만 해도 잘 내려갔었는데 이상하다는 생각이 들어 덮개 사이로 핀셋을 넣어서 무엇 때문에 막혀있나 꺼내 보니 머리카락들이 이물질과 엉켜진 채로 나왔다. 바닥 배수구에 있던 이물질과 머리카락을 세면대에 버린 것이었다. 이물질과 머리카락을 쓰레기통에 버리는 것은 극히 기본적인 것 아닌가. 이때 '이건 문제가 있다'라는 생각이 들었다.
서비스센터에 전화해서 현재 청소상태와 깨뜨린 와인 잔, 그리고 세면대가 막혀있었다는 상황을 말했다. 서비스센터에서는 적극적으로 사과하며 대처해 주었다. 차후 일정금액을 보상해 주었고(와인 잔 가격에 준하는 비용) 클리너를 믿을 수 있는 분으로 변경해 주었다. 서비스센터의 현명한 응대로 기분은 풀렸고, 지금도 그 업체와 계속 거래하고 있으며 주위에도 추천해 주고 있다.

불만환자 응대 시 마음가짐

불만환자로 인하여 마음에 상처받는 경우가 많다. 직접적인 잘못을 하지 않았더라도 사과해야 하는 경우도 생기고 드물지만 고성과 욕설을 하는 환자를 만나고 나면 직업에 대한 회의감까지 들기도 한다. '내가 이런 소리를 들으려고 열심히 공부하고 노력했나. 나도 귀한 집 자식인데...'라는 생각이 들고 퇴사를 고민할 정도로 스트레스를 받게 된다. 이때 마음가짐에 대한 준비가 필요하다.

첫 번째, 환자의 입장에서 생각해본다.

'저 환자 입장이라면 기분이 상하고 화를 낼 수도 있을 것 같아'라는 생각과 '도대체 왜 저렇게까지 화를 내지?'라는 생각을 가질 때의 응대는 크든 작든 차이가 있다. 가능한 한 환자의 입장을 조금이라도 이해해보려 노력해보자. 화를 내는 환자가 이해되기 시작하면 그 응대를 하는 나도 상처를 덜 받게 된다. 그게 어렵다면 '저 환자가 내 가족이라면', '내 가족이 다른 치과에 가서 이런 상황에 놓여 불편했다면'이라고 상상해보는 것도 도움이 될 수 있다.

두 번째, 컴플레인 환자를 응대할 때는 '나' 자신과 직원으로서의 '나'를 분리하는 노력이 필요하다.

컴플레인 응대 시 받았던 스트레스와 상처를 마음 깊이 담아두고 퇴근하는 일이 없어야 한다는 말이다. 퇴근 시에도 나쁜 감정을 가져가게 되면 정신 건강에 해롭다. 나를 위해서도 부정적인 감정은 치과에 두고 오도록 노력해야 한다. 경험상 처음부터 잘 되지는 않는다. 처음 컴플레인 전화를 받고 울었던 기억이 아직도 또렷하다. '이 환자는 나 자체의 인성이나 나라는 사람에게 화내는 게 아니고 치과의 시스템과 불편한 상황에 화를 내는 것이기 때문에 내가 상처 받을 필요는 없고 개선하면 된다'고 되뇌다 보면 스트레스를 집까지 가져오지 않는 때가 온다.

만약 컴플레인이 나로 인해 발생했더라도 컴플레인에 대한 처리가 완료된 후에는 실수를 인정하고 머리에 기억해 두되 마음에는 남기지 않도록 한다. 계속 자책하면 내 마음만 괴롭다. 인정하고 사과하고 다시는 그런 일이 생기지 않게끔 하는 것이 중요하다. 정 비워지지 않는다면 어디든 기록하며 비워내는 것도 추천한다(개인적으로 사용했던 방법이다. 그 상황의 시작과 진행, 결말을 자세히 적고 털어내려 노력했다. 기록의 마무리는 '이번 일을 통해 잘 배웠다'였다).

세 번째, 컴플레인 사례를 찾아보거나 지인들과 의견을 나누며 부정적인 마음을 덜어내도록 한다.

내가 겪은 상황보다 심각한 상황을 보며 위안을 받고 또 그럴 때 어떻게 대처했는지를 보며 배울 수 있게 된다. 나만 겪는 일이라고 생각하면 우울해지는데 생각보다 컴플레인이 발생하는 상황은 많다. 신뢰할 수 있는 지인과 의견을 나누는 것도 방법이다. 어떻게 대처했고 어떻게 마무리가 되었는지를 공유하면서 상처받았던 마음의 응어리도 조금은 풀어지고 현명하게 대처할 수 있는 또 다른 방법을 찾는 계기가 되기도 한다. 이때 '내 잘못은 하나도 없다'라고 생각하며 의견을 나누게 되면 결국 영양가 없는 수다의 한 가지 주제로 대화가 끝나게 된다. 내 잘못이든 아니든 내가 소속한 치과에서 발생한 문제다 보니 나에게도 그런 일이 생길 수 있다는 것을 생각하고 의견을 나누는 것이 바람직하다.

1 불만 고객의 구분

구분	세부	고객 불만	응대 핵심
컴플레인	서비스에 대한 불만	"불친절해서 기분 나빴어요."	즉각적인 사과를 한다.
클레임	• 품질에 대한 불만 • 권리 요구	"치료받은 지 얼마 안됐는데..."	원장님께 내용 전달 후 병원의 AS 기준에 따라 보상한다.
블랙컨슈머	• 고의적 불만 • 과도한 보상 요구	"보상해 주세요."	환자의 과한 행동에 대비 및 응대한다. • 자세한 차팅 • 의료진 폭언이나 폭행에 대한 의료법 내용 설명 후 상호 녹음자료 • 합의서를 작성할 경우나 중재가 필요하다고 판단될 경우 변호사나 경찰관 등이 함께 착석해서 하는 것도 좋음.

* 응대자는 불만사항에 대한 사실관계 확인 후 객관적으로 대하도록 한다. 병원 입장에서만 방어적인 태도를 보이면 고객을 더욱 자극하게 되고 해결이 어렵게 될 수 있다.

2 미리 만나보는 컴플레인 유형

1) 대기실에서 일어날 수 있는 컴플레인 유형

- **상황 ①**

6시 예약환자 박OO 환자는 접수하지 않고 조용히 대기실에서 자신의 이름을 호명할 때까지 기다리고 있었다.

하지만 30분이 지나도록 호명되지 않자 데스크에 문의했지만 돌아오는 답변은 접수하지 않아 방금 내원한 것으로 확인되어 더 기다리라는 답변만 받았다. 서비스 대응에 불만족을 느낀 환자는 결국 화를 내며 진료를 취소하고 돌아가고 말았다.

예시

김 코디: 환자분이 데스크에 성함을 말씀해 주지 않아 접수가 안 되었어요. 지금 접수해 드렸으니까 앉아 계세요. (×)

김 코디: (안타까운 표정으로) 지금 바로 접수해 드릴게요. 저희한테 성함을 말씀해 주시지 않아서 접수를 못 해드렸네요. 우선, 제가 최대한 빨리 진료받으실 수 있도록 진료실에 곧바로 전달해 드리도록 하겠습니다. OO분 정도는 기다리실 것 같은데 괜찮으시겠어요? 다음엔 오시면 꼭 성함을 말씀해 주세요. (○)

- **상황 ① 해결방안**

대기실에 있는 환자 관리도 소홀히 하지 말자. 중간중간 환자를 파악하며 접수를 했는지 확인하며 대기시간이 길어지는 경우에도 진료실 상황을 확인한다. 보통 환자들은 대기시간 15분 정도가 지나면 불만이 발생하기 시작한다고 한다. 이와 같은 상황이 발생하였을 경우 소요시간 및 안타까움을 표현하는 행동을 취하는 것이 좋다. 또한, 대기실에 있는 환자에게 성함을 확인할 때는 이미 접수가 된 경우일 수도 있으므로 자연스럽게 다가가 물어본다.

- **상황 ②**

예약시간에 맞춰 병원에 왔지만 대기시간이 발생할 수 있다는 안내를 받지 못한 채 기다리고 있는 상황에 대해 불만을 제기하였다.

예시

김 코디: OOO님 오늘 O시 예약이신데 앞쪽에 진료가 조금 길어져서 OO분 정도 더 기다리실 것 같은데 괜찮으실까요? (정말 죄송하지만 혹시 빨리 나가 보셔야 한다면 다른 날로 예약을 도와드려도 괜찮을까요?) 이해해 주셔서 감사합니다.

- **상황 ② 해결방안**

예약은 환자와의 약속이다. 최대한 예약시간에 맞춰서 진료를 보는 것이 좋지만, 부득이하게 대기시간이 발생하였을 경우 환자에게 미리 대기 소요시간을 언급하여 양해를 구한다. 만약 환자가 시간이 안 되어 예약을 변경할 경우 다음 진료 시 꼭 대기시간 없이 진행할 수 있도록 조치한다.

- **상황 ③**

어린아이가 대기실 소파 위에 올라가 뛰며 놀고 있었다. 보호자와 함께 있었지만 아무런 제재가 되지 않은 상황이었다.

예시

김 코디: 보호자분, 다른 환자분들도 같이 계셔서 조금만 조용히 부탁드릴게요.

- **상황 ③ 해결방안**

어린아이의 안전뿐만 아니라 다른 대기환자의 불편함을 생각하여 보호자에게 양해를 구해야 한다. 하지만 부모의 관점에서 타인이 내 아이를 제재하는 것을 탐탁지 않아 할 수 있기 때문에 조심스럽게 접근해야 한다.

2) 유선상 일어날 수 있는 컴플레인 유형

- **상황 ①**

환자가 전화 통화 중 주변 웃음소리가 들렸는데 자기를 무시하는 것 같은 기분이 들었다고 불만을 호소하였다.

• **상황 ① 해결방안**

환자와 직접 대면하는 경우가 아닌 상황에서는 표정을 보여줄 수 없으므로 말투, 어조를 더 조심해야 한다. 특히 전화 통화 중 주변 소음이 같이 전달될 수 있으므로 전화 통화 중인 상황이라면 잡담을 금지해야 한다.

• **상황 ②**

환자와의 전화 통화 마무리 후 수화기를 내려놓는 과정에서 수화기를 놓치는 바람에 쿵 소리가 났다. 환자와의 통화내용이 다소 좋은 상황은 아니었기 때문에 수화기가 떨어지는 소리를 자신과의 대화가 탐탁지 못해 일부러 전화기를 세게 내려놓았다고 오해하여 기분 나빠했다.

• **상황 ② 해결방안**

환자와의 통화 후 상대방의 전화가 종료되었는지 확인 후 수화기를 내려놓았다면 수화기를 실수로 떨어뜨려도 쿵 소리를 접하지 못했을 것이다. 수화기를 실수로 떨어뜨린 것이 잘못이 아니라, 작은 배려가 큰 오해의 소지를 줄일 수 있는 해답이 될 수 있다.

• **상황 ③**

치료 중인 부분이 불편하여 진료 예약을 당일로 잡으려고 했지만, 대기시간이 길어질 것 같아 다음번으로 내원 예약을 권유하는 상황에서 컴플레인이 발생하였다.

예시

환자: 지금 OO치료 중인데 너무 아파서(혹은 임시치아가 떨어져서) 가야 할 거 같아요.

김 코디: 환자분 당일 예약은 대기시간이 길어질 것 같아서 괜찮으시면 내일로 예약을 도와드려도 될까요? (×)

김 코디: OO 부분이 불편하세요? (안타까움을 표현한다) OO 진료 중 통증이 발생할 수 있긴 한데 참기 어려울 정도로 많이 불편하시면 오셔서 원장님 체크 받아 보시는 게 좋긴 해요. 오늘 오실 수 있는 시간이 언제세요? 조금 대기시간이 있을 수 있긴 한데 다른 환자분들 진료상황 보고 가능한 한 빨리 진료 진행해드릴게요. (○)

- **상황 ③ 해결방안**

진료 중인 부분에 대해 불편한 부분이 발생하면 최대한 당일 진료를 권하여 진료에 대한 믿음을 주도록 한다. 또한, 환자에게 진료 중 생길 수 있는 불편한 점은 이 환자에게만 있는 불편한 점이 아닌 누구나 생길 수 있는 불편한 점이라는 걸 설명하며 안심을 시킨다.

3) 실수로 일어날 수 있는 컴플레인 유형

- **상황 ①**

환자의 기공물 도착일 전에 예약을 잡은 경우

예시

김 코디: OOO님 오늘 예약이신데 죄송하게도 기공물 도착일 오류로 O일 이후로 예약을 다시 잡아드려야 할 거 같아요. 일부러 시간 빼 두셨을 텐데 너무 죄송합니다. 이해해 주셔서 감사합니다.

- **상황 ① 해결방안**

환자가 내원하기 전이라면 미리 전화하여 자초지종을 설명하고 예약을 다른 날로 옮긴다. 사전에 실수를 예방하기 위해서는 (아침 회의 시간에) 세팅 환자의 기공물 도착일을 미리 확인하여 환자가 헛걸음하지 않게 방지한다.

- **상황 ②**

환자와 의사소통 오류로 보철물 종류 또는 계획에 착오가 생긴 경우

- **상황 ② 해결방안**

발생하면 안 되는 실수이지만, 만약 발생했다면 우선 상사에게 보고한다. 절대로 혼자 해결하려고 하지 말자.

• **상황 ③**

치료계획이 변경되어 처음 계획했던 치료가 아닌 다른 치료가 진행된 경우

• **상황 ③ 해결방안**

상담 시 모든 가능성을 열어 두고 상담을 진행해야 한다. 가능성이 적다고 하지만 장담할 수 없으므로 가능성에 대해 대략 비용, 과정, 기간을 설명해 두어야 한다. 예를 들어 Inlay prep 중 신경이 노출되었다면 구강 카메라로 해당 부위를 촬영하여 기존 치료계획과 달라졌기 때문에 다시 한번 상담 후 치료를 진행해야 한다.

4) 기타 클레임 유형(진료 품질에 대한 불만제기)

* 실제로 겪었던 의료사고로 인한 컴플레인 사례

• **상황 ①**

임플란트 수술 중 임플란트 픽스쳐가 상악동 내로 빠져버렸고, 담당 의사는 픽스쳐를 꺼낼 수 없는 경우

• **상황 ① 해결방안**

이 경우 스탭이 재빠르게 대학병원에 연락하여 응급 환자로 치료받을 수 있었다. 환자와 함께 대학병원으로 향해 픽스쳐를 꺼내고 병원을 퇴원할 때까지 곁에서 상태를 체크하고 귀가까지 동행했다. 이런 상황이 왜 일어났는지 설명하고 거듭 사과했다. 이후 정기적으로 연락하여 회복에 대한 상황을 체크했다. 고의적으로 한 일도 아니고 어쩔 수 없는 상황이었지만 환자 입장에서는 크게 화를 낼 수도 있는 일이었다. 하지만 원장님과 스탭의 발 빠른 대처와 진정성 있는 사과로 환자는 감동하였으며 큰 소동 없이 마무리될 수 있었다.

• **상황 ②**

사랑니를 발치하던 중 사랑니를 커팅하려던 버가 환자의 입술에 닿아 열상이 발생하였다. 환자는 크게 분노하였으며 치료비 및 보상금을 요구하였다.

- **상황 ② 해결방안**

우선, 상황에 대해 정확히 알리고 사과한다. 또한 의도적인 것이 아니라 원장님도 매우 속상하다는 진정성을 전해야 한다. 그리고 최대한 정상의 상태로 회복할 수 있도록 도와주어야 한다. 해당 상처의 병원 치료를 잘 받을 수 있도록 알아봐 주고 해당 사항의 치료비를 알아본다. 환자가 원하는 특정 병원이 있다면 그곳으로 갈 수 있도록 해주는 편이 낫다. 또한, 그에 상응하는 치료비 보상을 제안한다. 이에 응하면 보상을 시행하고 환자가 잘 치료받고 있는지 팔로우 업(Follow up) 한다. 사실 이런 경우는 원장님의 진료 실력에 신뢰를 잃을 수 있는 상황이고 환자 역시 불편한 마음이 있을 것이므로 좋은 마음으로 다른 치료를 받기는 어려울 수 있다.

하지만 불만을 제대로 해소해 주지 못할 경우 주변의 수많은 사람에게 우리 치과에 대한 부정적인 이야기를 할 수 있으므로 좋지 않다. 상황이 심각해질 경우, 더욱 적극적으로 우리 병원에서 일어난 피해를 알리게 될 수 있다. 요즘에는 개인이 지인이 아니더라도 절대다수에게 알릴 수 있는 소통의 경로가 매우 다양하므로 환자의 마음을 헤아리고 서운하고 속상한 마음을 풀어주는 것은 매우 중요하다.

- **상황 ③**

환자는 크라운 F/S 하는 날인 줄 알고 내원하였지만, 지르코니아 크라운에 천공(Perforation: 구멍이 뚫려 있는)되어 있어 다시 프렙하고 인상을 채득했다. 이 환자는 대표 원장님 지인 소개로 방문하였지만 진료 시 대표 원장님이 진료하지 않고 어린 원장이 진료하여 이런 불상사가 발생했다는 생각에 아무 잘못 없는 코디네이터에게 "당신 같으면 좋겠어? 미안한 게 문제가 아니라 좋겠냐고!" 등 소리를 질렀다.

- **상황 ③ 해결방안**

소개환자의 경우 소개자가 어떤 진료를 보았는지, 어느 원장님이 진료를 하셨는지를 파악하는 것이 우선이다. '어떤 점이 좋다더라, 어느 원장님이 진료를 잘한다더라' 등 소개받은 환자의 경우 소개자의 말을 믿고 병원에 내원하였지만 자기가 소개받은 내용과 다른 원장님 또는 진료비용 등이 달라진다면 환자 입장에서는 기대한 만큼 실망이 커지고 병원 및 소개자에 대한 신뢰가 하락하게 된다. 혹여라도 소개자를 치료한 원장님이 아닌 다른 원장님의 진료를 받게 된다면 미리 환자에게 원장님을 소개하여 안심하고 진료받을 수 있도록 해야 한다. 특히 원장님 소개환자와 VIP 환자의 소개환자의 경우에는 누구 소개로 왔는지 우리가 잘 알고 있어야하고, 응대부터 진료, 마무리까지 말 한마디라도 더 신경 써서 응대하도록 한다.

5) 불만환자 응대 적임자는 누구일까?

구분	세부	담당자	응대 핵심
컴플레인	서비스에 대한 불만	① 컴플레인을 접수한 1차 담당자	환자의 말을 끝까지 듣고 난 다음, 내용을 잘 정리하여 상급자에게 공유한다.
		② 2차 상급자 응대 시 팩트 확인 후 혹은 고객의 이야기 경청 후 팩트 확인 응대	
		③ 해당자의 사과를 요구할 경우 해당 직원이나 원장님	
클레임	• 품질에 대한 불만 • 권리요구	① 클레임을 접수한 직원	진료 품질에 관한 부분은 접수만 하고 공감하는 멘트만 한다. "그러셨어요? 많이 불편하셨겠어요…"
		② Dr. 확인 및 소견	진료에 관한 부분은 Dr. 확인 후 Dr.가 먼저 언급한다.
		③ 실장 혹은 팀장	• 부가적 설명 및 고객 안심 • 고객과 의견 조율
블랙 컨슈머	• 고의적 불만 • 과도한 보상 요구	① 컴플레인을 접수한 1차 담당자	적절한 장소로 안내하고 대기 안내
		② 실장	• 사전에 충분히 경청 • 중재자 역할 • 고객이 원하는 부분을 파악
		③ Dr.	• 환자 입장에서 대화 • 길지 않게
		④ 담당 실장 + 법조인 or 경찰관계자	• 의견 조율 • 금전적인 보상이 필요할 시엔 치과에서 가입된 보험적용 • 폭언이나 폭행으로 의료진에게 해를 입히거나 다른 환자들에게 불안감을 줄 경우: 가까운 경찰서 연락 • 의료사고 등으로 협의서를 작성하는 경우에는 가급적 변호사 등 법조인과 함께 작성

③ 불만 고객 응대 시 불만 확산 예방을 위한 전환 포인트

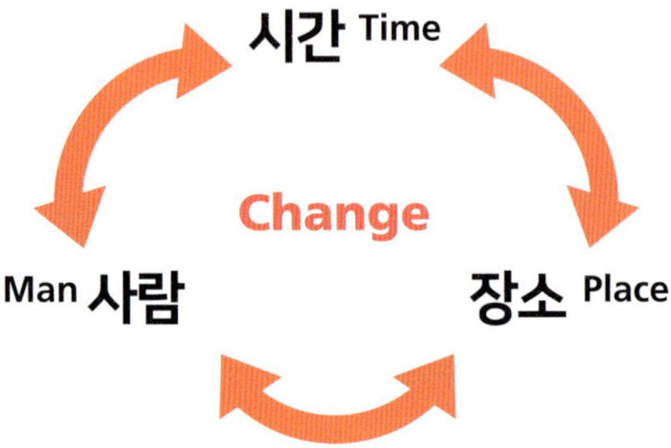

1) 불만 확산 방지를 위해 3가지를 바꿔라.

① 응대하는 사람

하급자 → 상급자, 여성 → 남성

② 시간

다짜고짜 화부터 내는 고객의 경우 혹은 목소리가 점점 커지는 고객의 경우 이성적으로 생각할 시간이 필요하므로 바로 안내하지 않고 진정할 시간을 갖는 게 필요하다.

→ 조용한 장소로 안내하고 계절과 선호에 따른 음료로 응대한다.

→ 처음엔 대꾸하지 말고 잠잠히 듣는다.

③ 장소

- 자리를 권한다(분노한 사람도 앉으면 가라앉는 경우가 많음).
- 조용하고 고객들이 없는 장소로 안내한다(상담실, 개별진료실 등).
- 원장님과 상담만 하는 경우 권위적인 장소는 고객을 진정하게 하는 데 도움이 된다.

4 불만 고객 및 고객의 소리 관리 프로세스

고객의 소리는 병원 성장의 중요한 요소로 MOT (Moment of Truth) 관리에 있어서 매우 중요하다.

참고

고객의 소리 VOC (Voice of Customer)란?

고객 불만사항을 접수부터 처리가 완료될 때까지 처리 상황을 실시간으로 관리하고 처리결과를 지표화하여 관리, 평가함으로써 고객의 체감서비스를 향상시키는 고객 관리시스템이다.
고객의 소리를 듣는 방법은 크게 두 가지가 있는데 진료 후에 문자를 보내는 방법과 치과 내에 고객 소리함을 설치하여 받는 방법이다. 경험상 진료 후에 바로 문자나 카톡을 보냈을 때 더욱 진솔한 이야기를 들을 수 있었으며, 많은 분들이 참여하여 효과가 좋았다. 이렇게 고객의 소리를 들으면 불만을 내부에 표출할 수 있는 기회가 되므로 네이버 후기나 개인 SNS에 불만 게시글을 올리는 것을 예방할 수 있다.

1) 고객의 소리 관리 시스템

- **긍정의 소리, 부정의 소리 정보 수집 [덴트웹]**

고객관리 → 고객 불만사항에서 등록 가능하다.

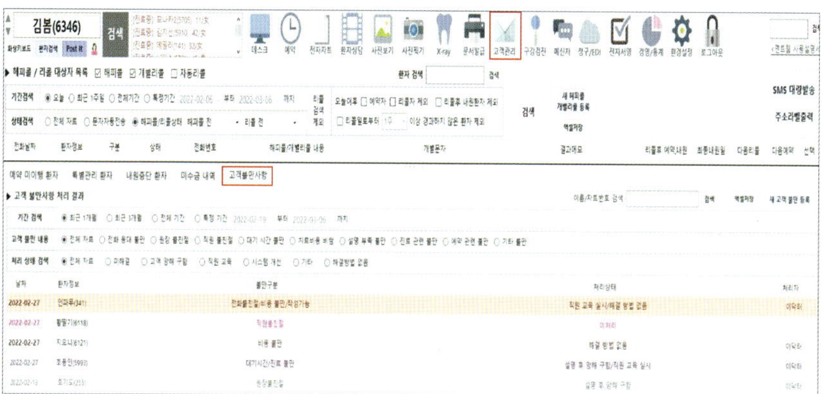

- **리스트화하여 주기별 회의 및 직원 공유 및 개선**

2주, 4주, 분기별 기간을 정하고, 전 직원에게 공유하여 같은 컴플레인이 발생하지 않도록 관리한다.

예 불만·만족환자 리스트 - 불만 6건(치료 불만 4건, 서비스 2건) / 만족 1건

이름	연령	내원 경로	구분	세부 내용
이ㅇㅇ	76	–	서비스 불만	수술하기 전 보호자 미연락(해당 환자분 치매 증상이 있다고 하심)
이ㅇㅇ	67	소개	치료 만족	OOO실장에게 진료 시 너무 잘해준 부분 데스크에서 표현
전ㅇㅇ	54	인터넷	치료 불만	임시치아 제작 스탭의 미숙한 부분과 손이 거칠고 움직임이 시끄러움
한ㅇㅇ	26	가족 소개	치료 불만	스탭 변경된 부분과 스케일링 너무 아픔
조ㅇㅇ	37	가족 소개	서비스 불만	수납 변경 시 처리과정 복잡한 부분
김ㅇㅇ	50	협력기관	치료 불만	장기간의 치료
이ㅇㅇ	23	인터넷	서비스 불만(주차)	유료 주차장 안내(주차할인권 받는 부분)

예 회의록

난생처음 치과 주간회의록			담당		부장	병원장
소속		직급		성명		보고일	
주제						
참여 부서						

내 용
1. 2021년 신입직원 대학교 병원설명회는 코로나로 인해 영상, 게시물로 대체 : 홍보영상 10분 소요 제작 + 학교게시판 부착용 A3 제작 + 배포용 A4 2. 발렛파킹 입간판 시안 완성, 직원 조끼 주문함. 3. 발렛파킹 직원대상 서비스 교육 실시함: 웰컴인사 + 환자 응대요령(쿠션용어 사용) 4. 발렛 근무조건: 주 5일 근무 원칙. 목요일 오프지만 주중 국경일이 있을 경우 목요일 근무로 대처 5. 외부 고객대상 이벤트는 부장님과 상의 중 6. 무전기 수리 의뢰: 총 22개 중 무전기와 인이어 7개 고장 + 충전기 2개 - 1달 소요 예정 7. 리콜 시스템 재점검: 리콜 + 해피콜 → 월말 부장에게 제출하여 재점검 Who: 데스크 직원 / What: 약속 불이행 환자, 치료 중단환자 / How: 덴트웹 - 환자 검색창 검색하여 수시로
8. 기기오톡 서비스 설문조사로 개선방안 크게 4가지로 요약 1. 세세한 설명 부족: 개선방안 – 진료 마무리할 때 모든 직원은 환자에게 질문을 통하여 설명이 부족한 부분은 만족시켜드린다. – 저년차 직원 환자 응대 스킬 요령과 지식적 설명법 재교육 – 일반과: 모든 환자에게 해피콜 실시 예정 - OOO 팀장 담당 – 교정과: 주기적 해피콜 횟수를 늘려서 더욱 관심을 보이겠음 2. 일반과 데스크 직원이 교정과보다 불친절 개선방안: CS 교육을 수요일 전체 회의 시간을 이용하여 실시할 예정 (눈높이 인사, 스몰토킹, 사과할 때 인사하는 정중례, 쿠션용어 사용 등) 3. 주차 문제 - 발렛으로 해결 4. 교정과 의료진 말이 빠르다: OOO 팀장이 교육 시행
9. 이번주 금요일에 월례회 진행 예정

- **고객들에게 게시**
  - 고객들이 작성한 의견을 잘 수렴했고, 앞으로 이렇게 개선하겠다는 이야기를 전달하기 위해 게시판과 블로그, 홈페이지 등에 매월 내용을 정리하여 게시한다.
  - 칭찬과 개선점 모두 편집하여 올려둔다.

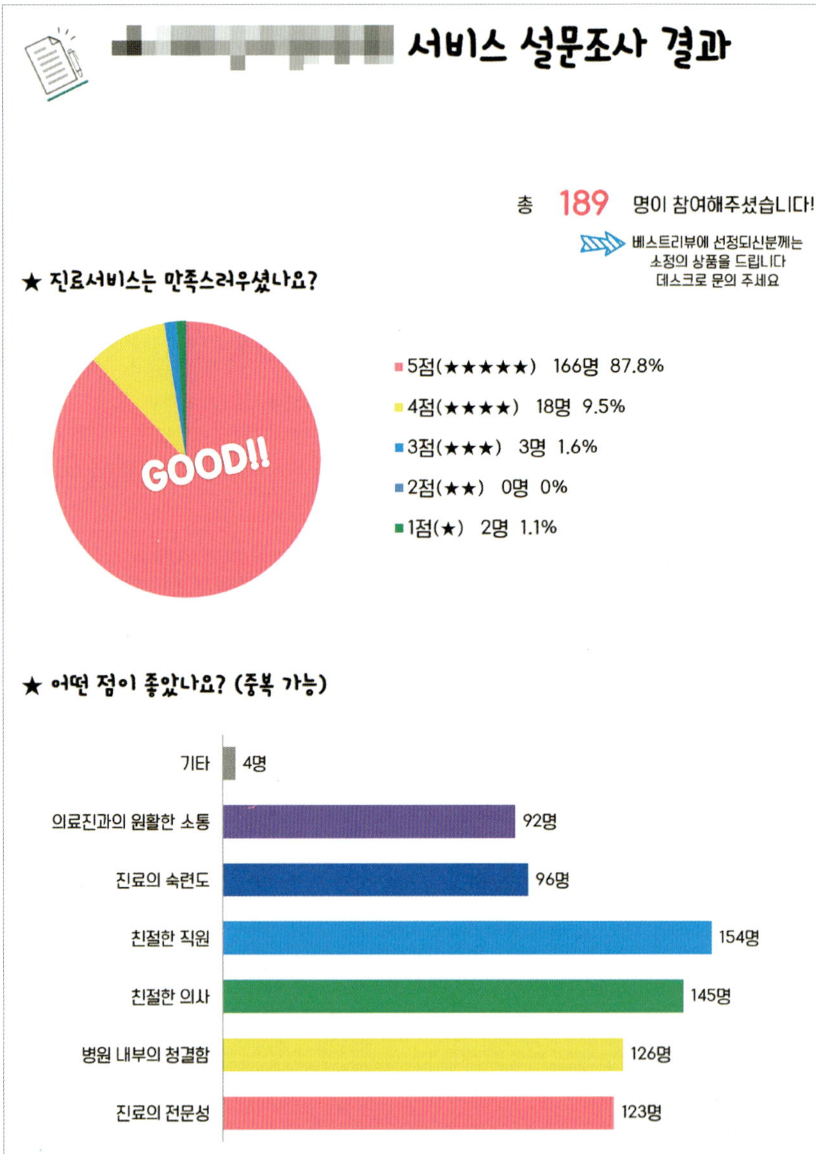

서비스 설문조사 결과

총 189 명이 참여해주셨습니다!

베스트리뷰에 선정되신분께는
소정의 상품을 드립니다
데스크로 문의 주세요

★ 진료후기

♥ 원장님 과잉진료안하시고 할수있는한 있는 장치로 잘 이용하셔서 부담없이 치료 잘 마무리 할수있게 도와주셔서 감사합니다.

♥ 치과치료 무서워하는데 환자에게 최대한의 배려를 아끼지않으셔서 무섭지않게 잘 진행하고 있습니다.

♥ 교정치료와 일반진료 한 곳에서 다이루어지니 좋네요. 부정교합 교정한지 6개월 되었는데 벌써 효과가 있네요. 적당한 교정장치치료에 전문성까지 믿고 맡길만 합니다.

♥ 의사샘 직원분들 모두 친절하셔서 만족해요. 치료 중에도 진행상황을 그때 그때 바로 말씀해주셔서 안심이 되고 믿음이 가서 좋았어요

♥ 담당 선생님과 간호사 친절서비스와 더불어 모두만족합니다. 제가 추천소개를 한다면 치과입니다 감사해요~♡

♥ 진료서비스 모두 부족함이 없어요. 치과에 대한 두려움과 불안함도 선생님들 덕분에 극복했고요.
언제든 마음 편하게 갈 수 있는 곳이예요. 마음까지 치유해주는 병원입니다.

♥ 원장님과 치위생사분들의 전문성과 환자들에 대한 배려에, 데스크 직원분들의 친절하고 세심한 응대에 교정하는 동안 믿음이 더 쌓이고 감사함이 더 커졌습니다

♥ 사랑해요

♥ 이가 깨져서 걱정 많이 했었는데 편안하게 치료 잘받았습니다 감사합니다

♥ 선생님들과 원장님의 친절한 서비스와 진료^^ 쾌적한 환경까지 너무 만족하고 치료 받고 있습니다

♥ 작년 11월 말에 교정했던 사람입니다. 현재 8월에 교정 마치고 유지기 착용중입니다. 원래 이런 거 귀찮아서 작성 안 하는데 작성할 정도면 얼마나 친절하시고 잘해주시는지 말 다했습니다. 원장선생님께서 친절하시고 교정도 잘해주시고 더 보완하고 싶은 점이 있는지 말씀해주시고 항상 인사해주셔서 매번 너무 감사드려요.
실장님께서도 친절하게 상담해주시고 불편한 곳은 없는 지 물어봐주셔서 감사드립니다. 데스크 직원분들도 항상 친절하게 말씀해주시고 직원분들도 친절하게 대해주셔서 매번 치과 갈 때 부서움이 없어졌습니다.
원래 2층에 계시는 원장님과 직원분들도 미백할 때 친절하게 잘 해주셔서 체크하려고 했는데 중복이 안 되네요 ㅠㅠ
제 동생도 여기서 교정하고 엄청 만족스러워요 저랑 동생이 교정이 빨리 되는 케이스여서 그런지 교정 속도도 일취월장해서 너무 좋았습니다. 여기 100점 만점 중 500점 드려요!

★ 개선할점

♥ 조금 더 환자의 상태를 잘 설명해주셨으면 좋겠습니다. 지금도 설명해주시지만 진행 상태, 경과 등 말씀해주시면 좋을 것 같습니다 !

↳ RE. 환자를 중심으로 생각하며 소통하도록 노력하겠습니다. 궁금한 사항이 있으시면 언제든지 문의주세요^^

♥ 다 만족해요. 주차장이 너무 불편해요. 특히 입구 길가에 양쪽 다 주차해놓으니 위험하기도 하고..주차부분이 아쉽네요

↳ RE. 환자분들의 원활한 주차를 위해 10월부터 발렛파킹서비스를 도입했습니다~ 부담없이 이용해주세요!

PART

03

기초부터 탄탄하게 치과진료 기초

CHAPTER 01

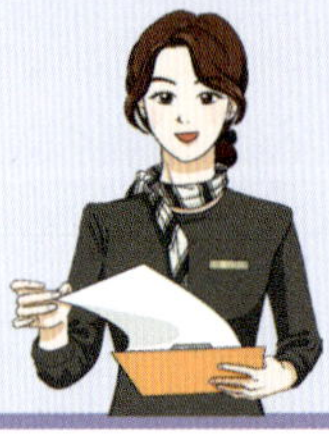

치아의 내부 구조

❶ 치아의 구조

1) 치관(크라운, Crown)

입안에서 눈으로 보이는 치아의 머리 부분. 치아의 치관 부위를 코로날(치관측, Coronal)이라고 한다.

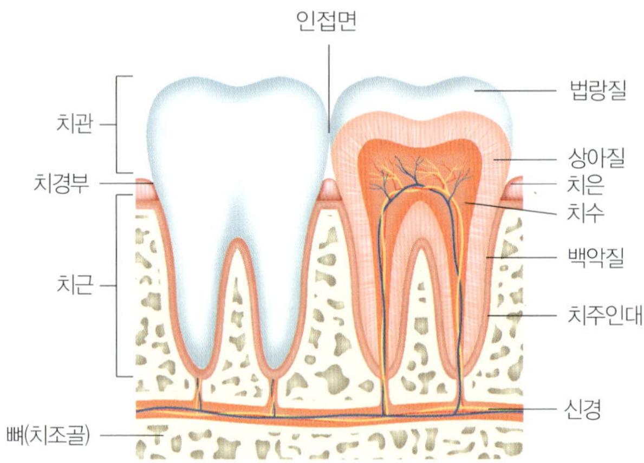

치아와 치주조직의 구조

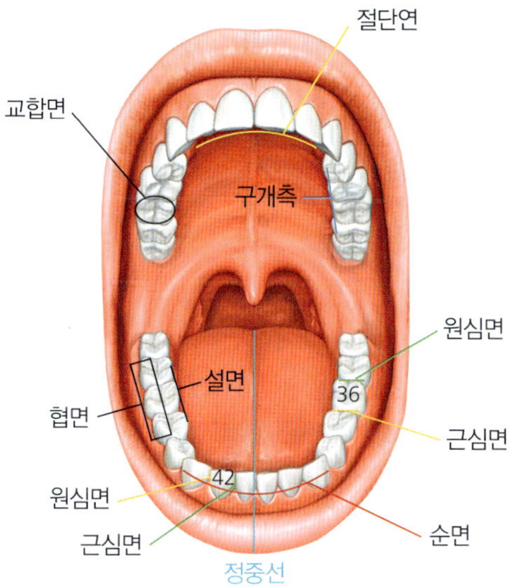

치아의 위치별 용어

2) 치근(루트, Root)

잇몸 속에 있어 눈으로 보이지 않는 치아의 뿌리 부분으로, 치아의 치근 부위를 에이피컬(치근측, Apical)이라고 하며 치아마다 치근의 개수에 차이가 있다.

- 단근치: 앞니(1, 2번), 송곳니(3번), 작은어금니(4, 5번: 상악 4번 치아 제외)에는 1개의 치근이 있다.
- 복근치: 위에 있는 작은어금니(상악 4번 치아)와 아래 큰어금니(하악 6, 7번)는 2개의 치근이 있다.
- 다근치: 위에 있는 큰어금니(상악 6, 7번)에는 3개의 치근이 있다. 치근의 개수가 많을수록 근관치료(신경치료)의 시간이 오래 걸린다.

  * 사람에 따라 치근의 개수가 다른 경우도 있다.

3) 치경부(서비컬, Cervical)

치관과 치근의 경계부이다. 법랑질이 가장 얇은 부위라서 치아 표면이 닳거나 깨지는 치경부 마모증이 흔히 발생한다. 이로 인해 치아가 시린 경우 시린 이의 증상을 완화시키는 지각과민처치를 하거나 시린 부위를 치과재료로 때우는 충전치료를 한다.

4) 인접면(프록시말, Proximal)

치아와 치아가 맞닿아 있는 부위로, 구강위생관리가 잘되지 않으면 충치가 잘 생길 수 있다.

5) 근심면(메지알, M, Mesial)

정중선에서 가까운 쪽의 치아면을 근심면이라고 한다.

6) 원심면(디스탈, D, Distal)

정중선에서 먼 쪽의 치아면을 원심면이라고 한다.

7) 순면(라비알, Labial)

전치부의 입술 쪽(순측) 면을 순면이라고 한다.

8) 협면(버컬, B, Buccal)

구치부의 볼 쪽(협측) 면을 협면이라고 한다.

9) 설면(링궐, L, Lingual)

구치부의 혀 쪽(설측) 면을 설면이라고 한다.

10) 구개측(팔라탈, P, Palatal)

치아의 입천장 쪽 면을 구개측이라고 한다.

11) 절단연(인사이절, Incisal)

앞니 끝 쪽의 연을 절단연이라고 한다.

12) 교합면(오쿨루잘, Occlusal)

어금니의 씹는 쪽 면을 교합면이라고 한다.
인접면과 마찬가지로 구강위생관리가 잘되지 않으면 충치가 잘 생길 수 있다.

❷ 치아의 구성조직

1) 법랑질(에나멜, Enamel)

- 치아(치관)의 가장 바깥층에 있으며 우리 몸에서 가장 단단하다.
- 씹는 힘이나 충치를 일으키는 산, 음식으로 인한 온도 변화 등으로부터 치아의 내부 구조를 보호하는 역할을 한다.
- 재생 능력이 없기 때문에 충치가 생겼거나 부러진 경우 때우거나 씌우는 치료가 필요하다.

2) 상아질(덴틴, Dentin)

뼈와 비슷한 강도를 가지고 있고, 누런색을 띠며 치아의 대부분을 차지하고 있는 조직으로 완충 작용을 한다. 상아세관이라는 작은 구멍들로 이루어져 있고, 법랑질이 손상되어 상아질이 노출되면 상아세관이 자극을 받아 그 자극을 치수(신경)에 전달하여 치아가 시리다고 느끼게 된다. 자극이 계속되는 경우 내부에서 2, 3차 상아질이 만들어진다.

3) 치수(신경, 펄프, Pulp, Dental pulp)

치아의 중심부에 위치한 연조직성의 고유조직이다. 치아에 영양을 공급하는 혈관과 감각을 대뇌로 전달하는 역할을 하는 신경이 분포되어 있다.

❸ 치아의 주위조직(치주조직)

1) 치은(잇몸, 진지바, 검, Gingiva, Gum)

구강점막의 일부로 치아의 치경부와 악골의 치조골 부위를 둘러싸고 있는 연조직이다. 건강한 치은은 밝은 분홍색을 띠고 있다.

2) 치주인대(페리오돈탈 리거먼트, Periodontal ligament)

치근의 백악질과 치조골을 연결하는 결합조직이다. 치아에 가해지는 충격(씹는 힘)

을 흡수하여 완충 역할을 한다. 혈관, 림프선이 있어 치은, 치조골, 시멘트질(백악질)에 영양을 공급한다.

3) 시멘트질(세멘텀, Cementum)

치근부의 겉면을 덮고 있는 석회화된 조직으로 치주인대를 통해 치아와 치조골을 결합한다.

4) 치조골(잇몸 뼈, 알베올라 본, Alveolar bone)

치아가 심어져 있는 뼈 부위이다. 치근을 둘러싸고 치아를 지지하며 치아에 가해지는 압력을 분산하고 흡수한다.

CHAPTER 02

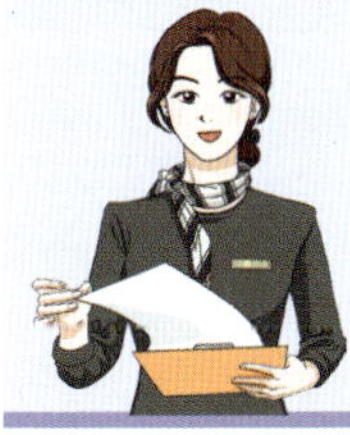

시기별 치열의 명칭

① 유치열기

생후 6개월부터 최초 맹출(치아가 잇몸 밖으로 나오는)하는 영구치(첫 번째 큰어금니)가 나오기 전 입안에 유치만 존재하는 시기를 말한다. 보통 만 3세가 되면 모든 유치가 맹출하게 된다.

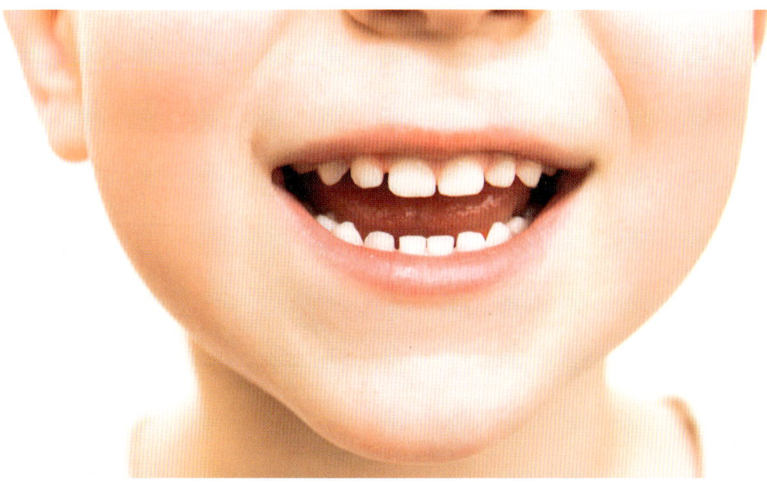

② 혼합치열기

유치와 영구치가 함께 존재하는 시기이다. 치아를 교환하는 시기로서 대개 만 6세에 영구치(첫 번째 큰어금니)가 나오면서 시작되고, 만 11-12세 정도 마지막 유치인 제2유치 어금니(또는 위 유치 송곳니)가 빠지면서 끝나게 된다. 시기는 개인별로 차이가 있다.

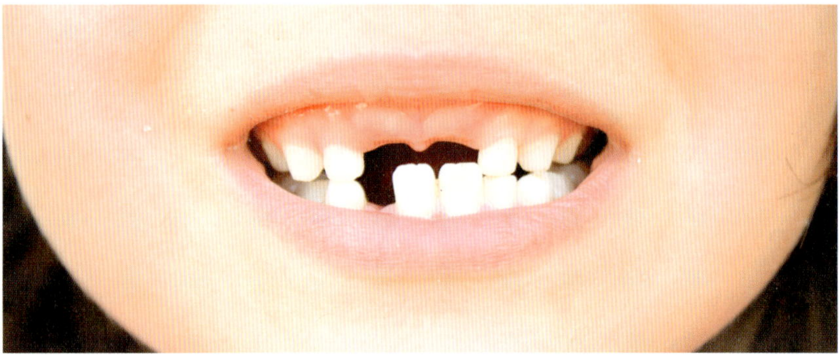

③ 영구치열기

마지막 유치가 빠지는 만 11-12세 이후에 입안의 치아가 모두 영구치로 이루어진 시기를 말한다.

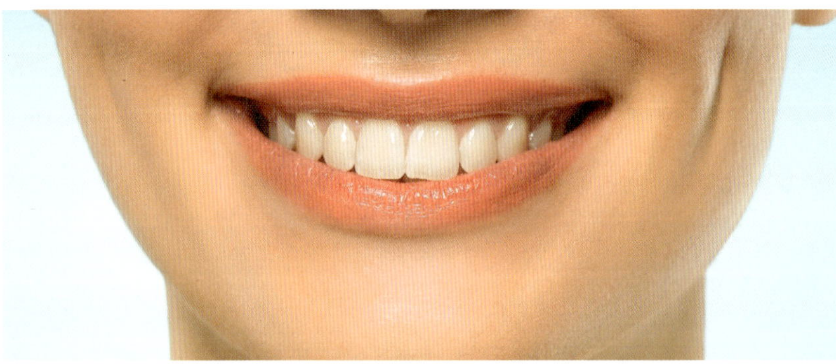

CHAPTER 03

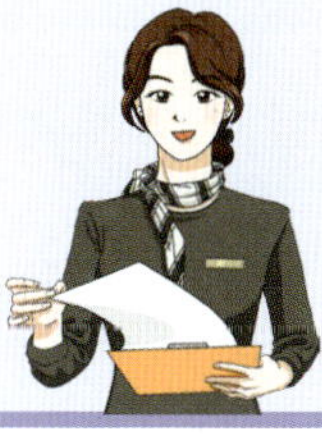

치아의 종류와 명칭

① 유치(젖니, 디시듀어스 티스, Deciduous teeth)

유치는 젖니라고도 하며 어린이 시절에 사용하는 치아이다. 생후 6개월부터 나기 시작하여 만 3세 전후에 모두 나게 되고, 상·하악의 좌, 우측으로 각 5개씩 총 20개의 치아가 있다. 유치는 영구치가 나오는 6세경부터 빠지기 시작하여 영구치와 교체된다.

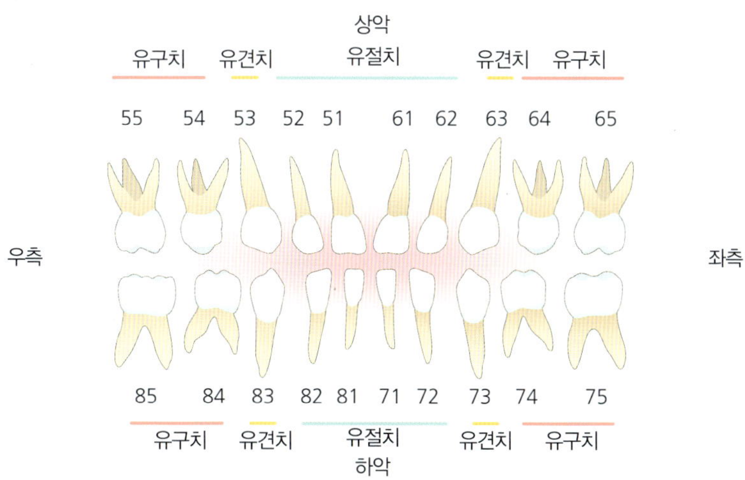

유치

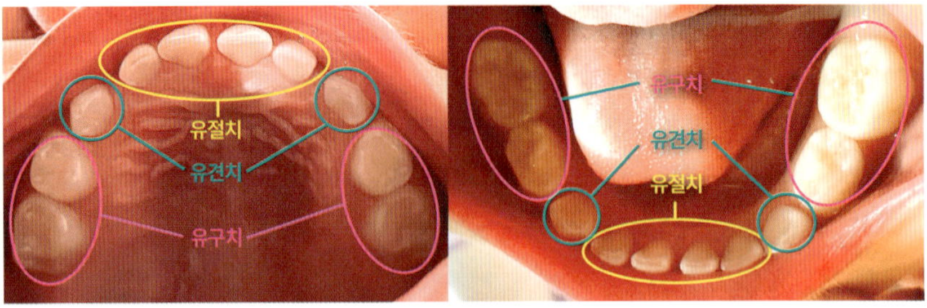

교합면에서 보는 유치 이름

1) 유절치(유치 앞니)

상, 하악 각각 4개씩 총 8개가 있다. 6–8세경에 빠진다.

❶ 유중절치(유치 중 중앙에 있는 2개 치아 → 51, 61, 71, 81번): 정중선과 가까운 안쪽, 가운데에 있는 앞니

❷ 유측절치(유중절치 양옆의 앞니 → 52, 62, 72, 82번): 가장자리 쪽, 바깥쪽에 있는 앞니

2) 유견치(유치 송곳니 – 53, 63, 73, 83번)

유측절치의 바깥쪽에 있다. 모양이 뾰족하다. 총 4개가 있고, 9–12세경에 빠진다.

3) 유구치(유치 어금니)

각각 2개씩 총 8개가 있다. 9–12세경에 빠진다.

❶ 제1유구치(54, 64, 74, 84번): 첫 번째 어금니

❷ 제2유구치(55, 65, 75, 85번): 두 번째 어금니

❷ 영구치(펄머넌트 티스, Permanent teeth)

젖니가 빠진 후 이를 대신하여 나오는 치아를 말하며 6세경에서 15세경까지 약 6–9년의 기간 동안 젖니 20개는 전부 탈락하고 32개(사랑니 포함)의 영구치가 나온다. 절치, 견치, 소구치, 대구치, 총 4가지 종류가 있다.

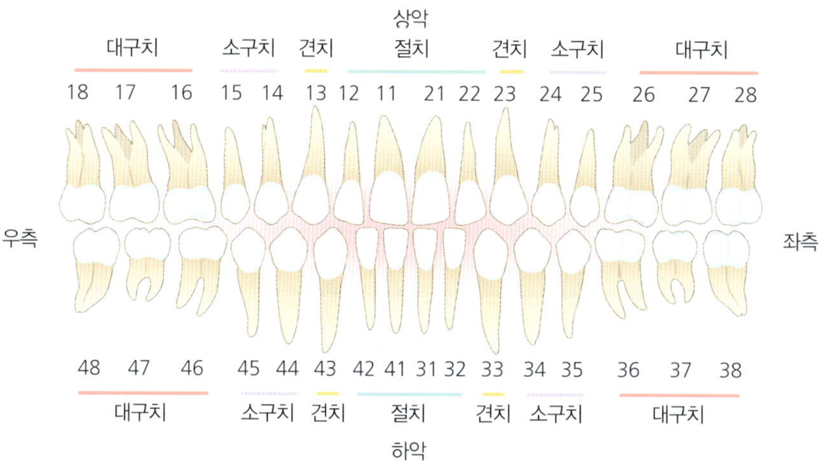

영구치

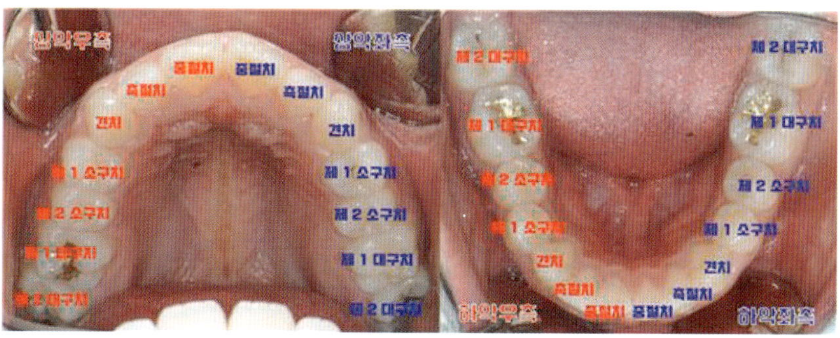

교합면에서 보는 영구치 이름

1) 절치(전치, 앞니, 인사이저, Incisor)

음식을 잘라내어 베어 먹을 수 있는 역할을 한다. 정중선에서 상·하악의 좌, 우측에 중절치와 측절치가 각각 2개씩 모두 8개 치아가 있다.

❶ 중절치(11, 21, 31, 41번): 안쪽(가운데) 앞니. 7–10세에 나온다.

❷ 측절치(12, 22, 32, 42번): 바깥쪽(가쪽) 앞니. 7–10세에 나온다.

2) 견치(송곳니, 캐나인, Canine, 13, 23, 33, 43번)

음식을 찢는 역할을 한다. 뾰족한 모양으로, 개(犬)의 치아를 닮아서 견치라고 부른다. 입안의 치아 중에서 뿌리(치근)가 제일 긴 것이 특징이다. 상·하악의 좌, 우측에 각 1개씩 모두 4개의 치아가 있다. 9–14세에 나온다.

3) 소구치(작은어금니, 프리몰라, Premolar)

음식을 부순 뒤 잘게 갈아주는 역할을 돕는다. 상·하악의 좌, 우측에 각 2개씩 모두 8개의 치아가 있다. 9–14세에 나온다. 교정치료 시 발치가 필요하다면 주로 소구치 중 한 치아를 발치한다.

❶ 제1소구치(14, 24, 34, 44번): 첫 번째 작은어금니. 9–13세에 나온다.

❷ 제2소구치(15, 25, 35, 45번): 두 번째 작은어금니. 11–14세에 나온다.

4) 대구치(큰어금니, 몰라, Molar)

음식을 강하게 부순 뒤 잘게 갈아주는 역할을 한다. 상·하악의 좌우측에 각 3개씩 모두 12개의 치아가 있다.

❶ 제1대구치(16, 26, 36, 46번): 첫 번째 큰어금니. 6–8세에 나온다.

❷ 제2대구치(17, 27, 37, 47번): 두 번째 큰어금니. 10–14세에 나온다.

❸ 제3대구치(18, 28, 38, 48번): 세 번째 큰어금니(사랑니). 보통 17–30세에 나오지만 사람에 따라 사랑니가 없는 경우도 있다.

CHAPTER 04

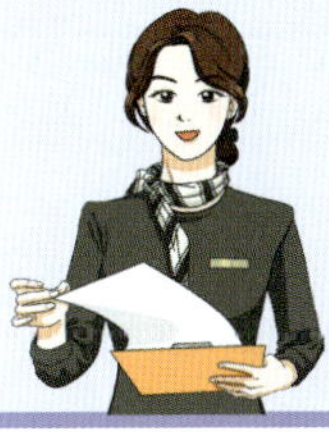

치아의 표기법

① 좌우측 및 상·하악 표기법

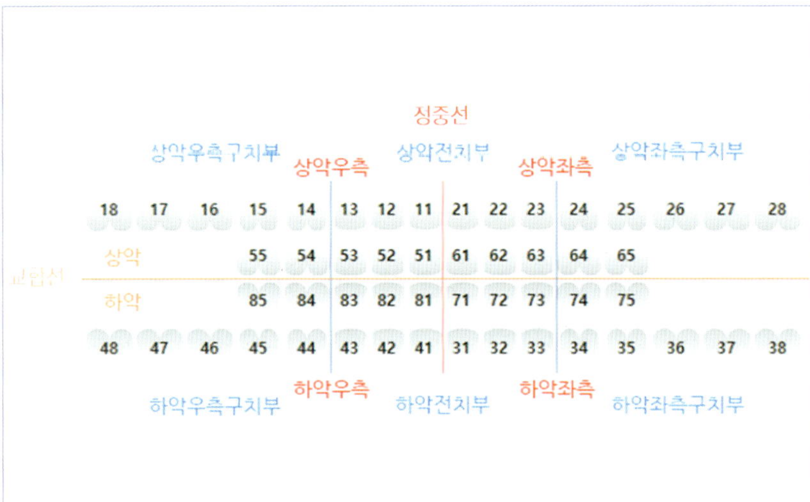

출처: 덴트웹

유치와 영구치의 표기법

1) 상악과 하악

앞의 그림 자료에서 노란 가로선을 교합선(오클루잘 라인, Occlusal line)이라 하고 이를 중심으로 위 치아를 상악(U, 어퍼, Upper), 아래 치아를 하악(L, 로어, Lower)이라 표기한다.

2) 좌측과 우측

앞의 그림 자료에서 가운데 빨간 세로선을 정중선(미드라인, Median line)이라고 하며 정중선을 중심으로 왼쪽에 위치한 치아는 실제로는 환자의 우측에 위치한 치아이기 때문에 우측이라고 표기하고, 반대로 오른쪽에 위치한 치아는 좌측이라 표기한다.

❷ 치아의 표기법

1) FDI system (국제 표준 표기법)

치아의 명칭을 말할 때 주로 사용하는 표기법이다.

① 영구치

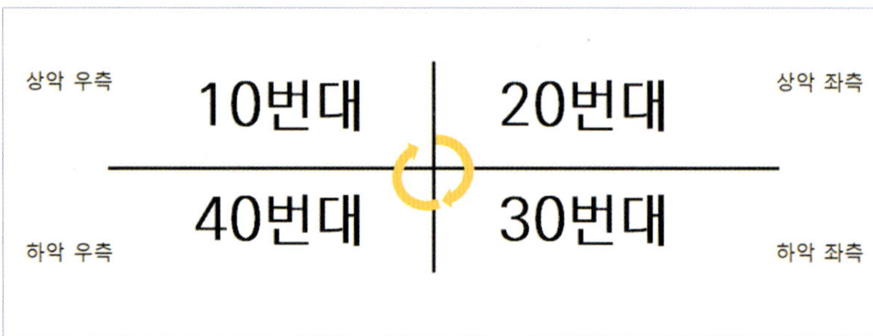

영구치의 표기법

- 두 자릿수 중 앞에 있는 숫자는 상하좌우를 구분하며 10, 20, 30, 40번대가 있다. 시계 방향 순서대로 상악 우측은 10번대, 상악 좌측은 20번대, 하악 좌측은 30번대, 하악 우측은 40번대라고 표기한다.

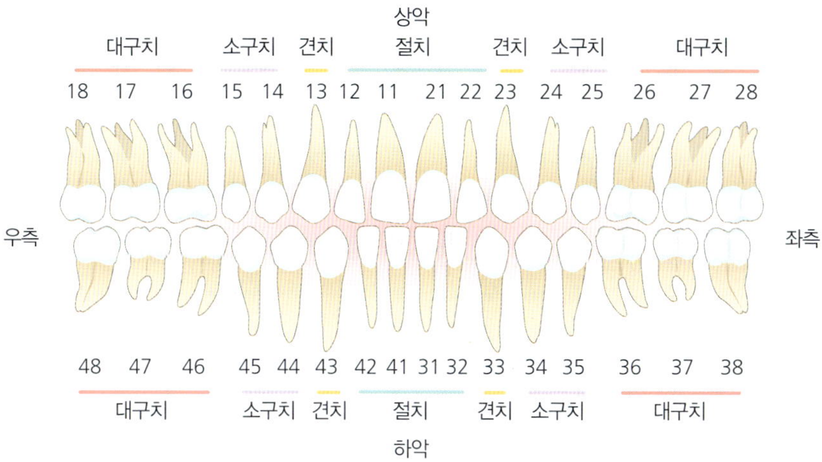

영구치의 표기법

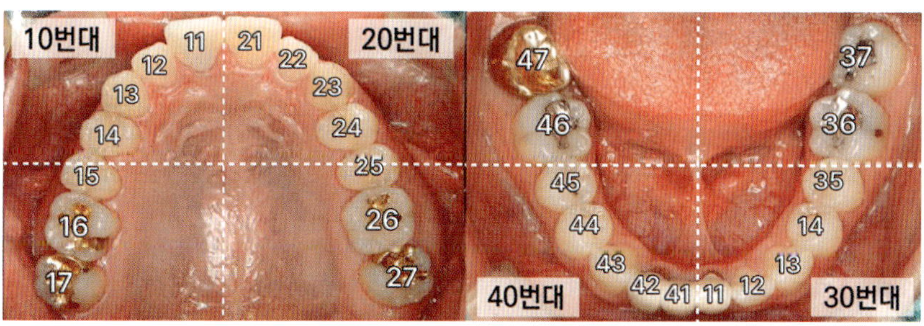

교합면에서 보는 영구치 FDI system 표기법

- 뒤에 있는 숫자는 정중선에서부터 1–8번째 치아라는 뜻으로 치아의 위치를 알려준다. 중절치를 '1'로 시작하여 제3대구치인 '8'까지 연속된 숫자로 표기한다.
- 표기할 때는 숫자 앞에 #을 붙인다. 예를 들어 하악 좌측 중절치를 차트에 작성해야 한다면 #31이라고 표기하고, 읽을 때는 31번(삼십일 번)이라고 읽는다.

예 #31 = 31번 = 하악 좌측 중절치 / #16 = 16번 = 상악 우측 제1대구치
#24 = 24번 = 상악 좌측 제1소구치 / #43 = 43번= 하악 우측 견치

② 유치

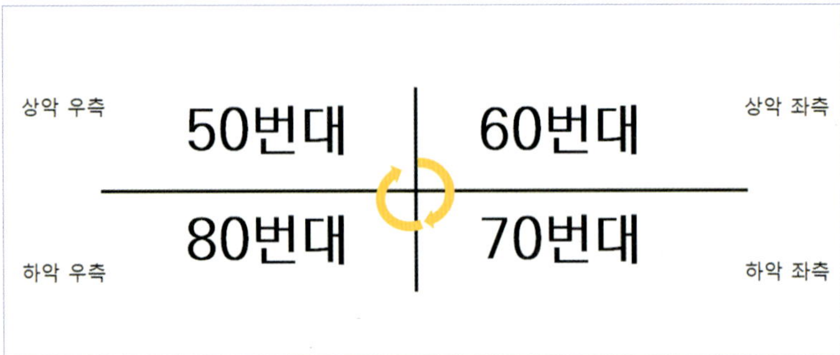

유치의 표기법

- 두 자릿수 중 앞에 있는 숫자는 상하좌우를 구분하며 50, 60, 70, 80번대로 구성되어 있다. 시계 방향 순서대로 상악 우측은 50번대, 상악 좌측은 60번대, 하악 좌측은 70번대, 하악 우측은 80번대라고 표기한다.

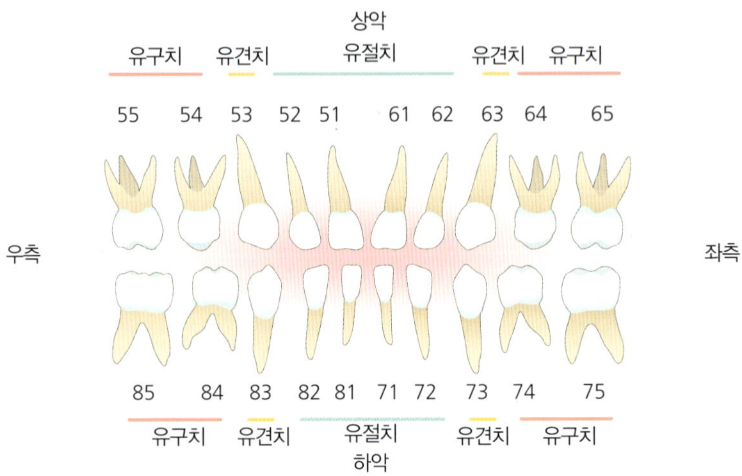

유치의 표기법

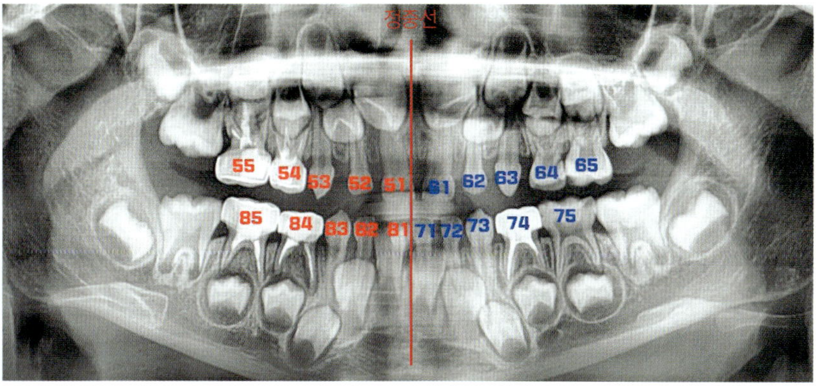

파노라마 엑스레이 사진으로 보는 유치 FDI system 표기법

- 뒤에 있는 숫자는 정중선에서부터 1–5번째 치아라는 뜻으로 치아의 위치를 알려준다.
- 표기할 때는 숫자 앞에 #을 붙인다. 예를 들어 하악 좌측 제1유구치를 차트에 작성해야 한다면 #74이라고 표기하고, 읽을 때는 74번(칠십 사번)이라고 읽는다.

예 #74 = 74번 = 하악 좌측 제1유구치 / #55 = 55번 = 상악 우측 제2유구치
#81 = 81번 = 하악 우측 유중절치 / #63 = 63번 = 상악 좌측 유견치

2) Palmer notation system (사분구획법)

치아번호를 차트에 작성할 때 주로 사용하는 표기법이다.

① 영구치

상악 우측		상악 좌측
8 7 6 5 4 3 2 1	|	1 2 3 4 5 6 7 8
8 7 6 5 4 3 2 1	|	1 2 3 4 5 6 7 8
하악 우측		하악 좌측

영구치의 표기법

- 상하좌우를 구분하며 '┘'는 상악 우측(10번대), '└'는 상악 좌측(20번대), '┌'는 하악 좌측(30번대), '┐'는 하악 우측(40번대), '┼'는 전악 표기이다.
- 영구치는 정중선에서 중절치를 '1'로 시작하여 제3대구치인 '8' 까지 숫자로 표기한다.

  예 5┘ = #15 = 15번 = 상악 우측 제2소구치
  ┌1 = #31 = 31번 = 하악 좌측 중절치

② 유치

상악 우측										상악 좌측
E	D	C	B	A	│	A	B	C	D	E
E	D	C	B	A	│	A	B	C	D	E
하악 우측										하악 좌측

유치의 표기법

- 상하좌우를 구분하며 '┘'는 상악 우측(50번대), '└'는 상악 좌측(60번대), '┌'는 하악 좌측(70번대), '┐'는 하악 우측(80번대), '┼'는 전악 표기이다.
- 유치는 유중절치를 'A'로 시작하여 제2유구치인 'E'까지 알파벳의 대문자로 표기한다.

  예 B┐ = #82 = 82번 = 하악 우측 유측절치
  └E = #65 = 65번 = 상악 좌측 제2유구치

치아의 명칭과 표기법 작성 연습

‖ 연습문제 ‖

1. 표기에 따른 치아의 명칭을 작성하세요.

예 5| = #15 = 15번 = 상악 우측 제2소구치

(1) |1 = #_____ = _____번 = ____________________________

(2) 8| = #_____ = _____번 = ____________________________

(3) A| = #_____ = _____번 = ____________________________

2. 명칭에 따른 치아의 표기를 작성하세요.

예 하악 좌측 중절치 = |1 = #31 = 31번

(4) 상악 우측 제1소구치 = ______ = #______ = _____번

(5) 하악 좌측 견치 = ______ = #______ = ______번

(6) 상악 좌측 유측절치 = ______ = #______ = ______번

3. 파노라마 엑스레이를 보고 치아의 명칭과 표기를 작성하세요.

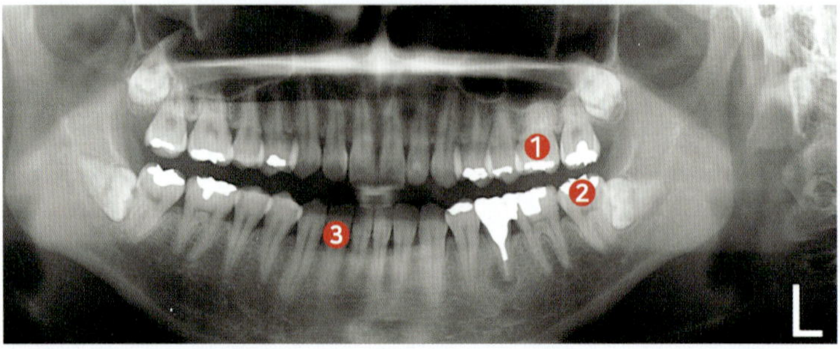

(7) ❶ 치아 명칭: ____________ / 표기: ______ = #______ = ______번

(8) ❷ 치아 명칭: ____________ / 표기: ______ = #______ = ______번

(9) ❸ 치아 명칭: ____________ / 표기: ______ = #______ = ______번

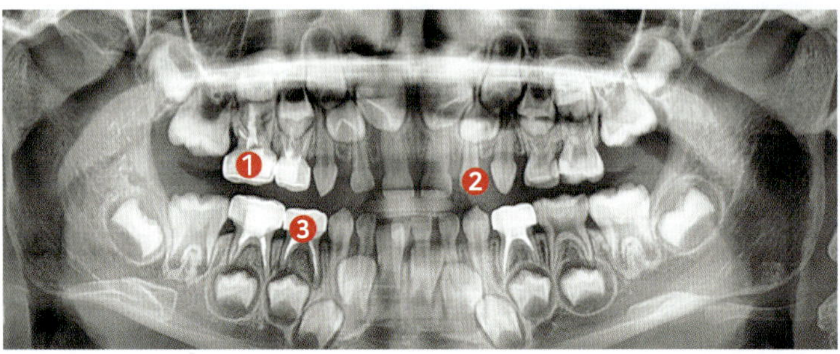

(10) ❶ 치아 명칭: ____________ / 표기: ______ = #______ = ______번

(11) ❷ 치아 명칭: ____________ / 표기: ______ = #______ = ______번

(12) ❸ 치아 명칭: ____________ / 표기: ______ = #______ = ______번

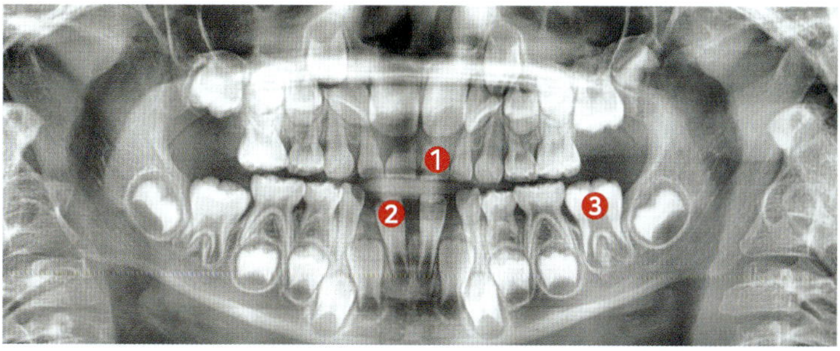

(13) ❶ 치아 명칭 : ____________ / 표기: ______ = #______ = ______번

(14) ❷ 치아 명칭 : ____________ / 표기: ______ = #______ = ______번

(15) ❸ 치아 명칭 : ____________ / 표기: ______ = #______ = ______번

‖ 정답 ‖

(1) ⌊1 = #21 = 21번 = 상악 좌측 중절치

(2) 8⌋ = #18 = 18번 = 상악 우측 제3대구치

(3) A⌉ = #81 = 81번 = 하악 우측 유중절치

(4) 상악 우측 제1소구치 = 4⌋ = #14 = 14번

(5) 하악 좌측 견치 = ⌈3 = #33 = 33번

(6) 상악 좌측 유측절치 = ⌊B = #62 = 62번

(7) 상악 좌측 제1대구치 / ⌊6 = #26 = 26번

(8) 하악 좌측 제2대구치 / ⌈7 = #37 = 37번

(9) 하악 우측 측절치 / 2⌉ = #42 = 42번

(10) 상악 우측 제2유구치 / E⌋ = #55 = 55번

(11) 상악 좌측 유측절치 / ⌊B = #62 = 62번

(12) 하악 우측 제1유구치 / D⌉ = #84 = 84번

(13) 상악 좌측 유중절치 / ⌊A = #61 = 61번

(14) 하악 우측 중절치 / 1⌉ = #41 = 41번

(15) 하악 좌측 제1대구치 / ⌈6 = #36 = 36번

CHAPTER 05

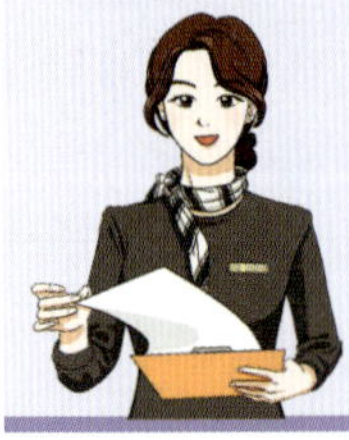

7일간 필수 치과 용어 암기

DAY 1: 치아의 구조 및 위치, 명칭 용어

일반적으로 대괄호 [ ] 안의 약어를 주로 사용한다.

용어	정의	용어	정의
Enamel (에나멜)	법랑질: 치아를 덮고 있는 치관의 제일 바깥 부분이며, 우리 인체에서 가장 튼튼한 경조직성 조직으로 96%의 무기질로 구성. 치아 내부를 보호. 무색 반투명한 조직	Dentin (덴틴)	상아질: 인체의 골조직과 가장 유사한 조직. 법랑질보다는 약하고 백악질보다는 강함. 담황색 또는 황백색, 불투명한 조직
Pulp (펄프)	치수: 치아의 중심부에 위치한 연조직성의 고유조직. 상아질을 형성, 치아의 영양을 공급하는 혈관과 지각을 담당하는 신경을 의미	Cementum (세멘텀)	백악질(시멘트질): 치아를 치조골에 고정시키는 역할. 골조직보다는 단단, 법랑질보다는 강도가 약함. 백색, 약간 불투명한 조직
Periodontal membrane; Periodontal ligament (페리오돈탈 멤브레인; 페리오돈탈 리거먼트)	치근막; 치주인대: 치아의 백악질(시멘트질)과 치조골이 연결되도록 하는 결합조직. 외부의 압력이나 장력에 치아가 충분히 견딜 수 있도록 힘을 분산 – 완충작용	Gingiva; Gum (진지바; 검)	잇몸

용어	정의	용어	정의
Alveolar bone (알베올라본)	치조골: 치아가 식립되어 있는 상악골과 하악골 * 대개 Bone(본)이라고 줄여 부르기도 한다.	① Free gingiva; Marginal gingiva (프리진지바; 마지널진지바)	유리치은; 변연치은: 치아와 치은열구(gingival sulcus)를 둘러싸고 있으며, 치은모서리를 포함하는 높이 1 mm 정도의 부분이다.
Crown [Cr] (크라운)	치관: 치아의 뿌리 쪽을 제외한 이의 머리 부분. 주로 입안에서 눈으로 보이는 부분을 생각하면 쉽다. * 보철 쪽에서는 씌우는 치료를 크라운이라고 한다.	② Attached gingiva (어태치드 진지바)	부착치은: 치아와 붙어있는 잇몸
Root [R] (루트)	치근: 치아의 뿌리. 치관을 뺀 나머지 잇몸 속에 있는 뿌리 부분	③ Interdental gingiva; Papilla gingiva (인터덴탈 진지바; 파필라 진지바)	치간치은; 치간유두: 치아와 치아 사이의 삼각형 모양의 잇몸
Cervical [Cer] (서비컬)	치경부: 치관과 치근의 경계부	Periodontal tissue [Perio] (페리오돈탈 티슈)	치아 주위의 조직. 잇몸, 잇몸 뼈, 치근막을 포함한다.
Upper [U] (어퍼)	상악: 위턱	Lower [L] (로어)	하악: 아래턱
Deciduous teeth (디시듀어스 티스)	유치	Permanent teeth (펄머넌트 티스)	영구치
Incisor (인사이저)	절치; 전치: 앞니	Central incision (센트럴 인시젼)	중절치: 한가운데 위치한 앞니
Canine (캐나인)	견치: 송곳니. 대부분 치아 중 가장 어두운 색을 가지고 있다.	Premolar (프리몰라)	소구치
Molar (몰라)	대구치	Wisdom tooth (위즈덤 투스)	사랑니
Supernumerary tooth (슈퍼뉴머러리 투스)	과잉치: 원래 있어야 하는 치아 외에 과잉으로 발생한 치아 * 과잉치의 표시 - 번호 표시(예: #19) - 위치 표시(예: #11^21)	Embrasure (엠브레저)	치간공극. 치아 사이의 틈. 치아가 벌어져서 생기는 공간(space)과는 다른 개념이므로 구분이 필요하다.

용어	정의	용어	정의
Cheek (치크)	볼	Fissure (피셔)	열구: 치아의 홈의 다른 명칭. 골짜기처럼 길게 움푹하게 패인 곳
Tongue (텅)	혀	Mesial [M] (메지알)	근심
Distal [D] (디스탈)	원심	Labial (라비알)	입술 쪽 면
Buccal [B] (버컬)	협면	Lingual [L] (링궐)	설면
Palatal [P] (팔라탈)	천정측(구개)	Occlusal [O] (오쿨루잘)	교합면
Mesio-Occlusal [MO] (메지오-오쿨루잘)	근심 교합면	Disto Occlusal [DO] (디스토-오쿨루잘)	원심 교합면
Mesio-Occulsal-Distal [MOD] (메지오-오쿨루잘-디스탈)	근원심 교합면	Linguo Occlusal [LO] (링구오-오쿨루잘)	설측 교합면
Bucco Occlusal [BO] (버코-오쿨루잘)	협측 교합면	Mesio-Incisal [MI] (메지오-인사이절)	근심 절단면
Disto-Incisal [DI] (디스토-인사이절)	원심 절단면	Mesio Lingual [ML] (메지오-링궐)	근심 설측
Mesio-Buccal [MB] (메지오-버컬)	근심 협측	Disto-Lingual [DL] (디스토-링궐)	원심 설측
Disto-Buccal [DB] (디스토-버컬)	원심 협측	Proximal (프록시말)	인접면: 치아와 치아가 맞닿아 있는 부위
Apical (에이피컬)	치근측	Coronal (코로날)	치관측

DAY 2: 진단 관련 용어

일반적으로 대괄호 [ ] 안의 약어를 주로 사용한다.

예 패이션트보다는 환자 또는 PT(피티)라고 말한다.

* 참고: 주로 사용하는 것에 별표(★) 또는 밑줄로 표시함.

용어	정의	용어	정의
★Patient [pt] (패이션트)	환자	★Oral examination [O.E] (오럴 이그제미네이션)	구강검진
★Treatment [Tx] (트리트먼트)	치료	★Diagnosis [Dx] (다이그노시스)	진단
★Recipe [Rx] (레서피)	처방	★Present illness [PI] (프레즌트 일너스)	현병력
Past Medical History [PH] (패스트 메디컬 히스토리)	병력	Diabetes Mellitus [DM] (다이어비티스 멜리너스)	당뇨
Blood pressure [B.P] (블러드 프레셔)	혈압	Drug allergy (드러그 알러지)	약물알러지
★Occlusal Adjustment [O.A] (오큘루잘 어드저스트먼트)	교합조정: 치아나 보철물의 높이를 교합지를 이용하여 조정하는 처치	Deciduous dentition (디시듀어스 덴티션)	유치열기: 입안이 유치로만 구성되어 있는 시기
Hepatitis B [Hepa B] (헤퍼타이티스 비; 헤파 비)	B형간염	★Chief Complain [C.C] (치프 컴플레인; 씨씨)	주된 증상호소: 환자가 호소하는 주된 증상

용어	정의	용어	정의
No-symptom; Non Specific [N.S]; [N/S] (노 심텀; 논 스퍼시픽)	이상 없음	Permanent dentition (펄머넌트 덴티션)	영구치열기: 입안이 영구치로만 구성되어 있는 시기
Mixed dentition (믹스드 덴티션)	혼합치열기: 입안이 유치와 영구치가 혼합되어 있는 시기(약 6-12세)	★Pain (페인)	동통, 통증
★Percussion reaction per (퍼커션 리액션 퍼)	타진 시 반응: 환부를 손이나 물체로 쳐 보며 진찰하는 것. 보통 치아를 톡톡 두들기며 '아프세요?' 라고 문진하게 된다. 통증이 있다고 하면 'P(+)' 통증이 없다고 하면 'P(-)'로 차팅한다.	★Periapical X-ray View [Peri]; Standard X-ray View [St.view] (페리애피컬 엑스레이 뷰, 스탠다드 엑스레이 뷰)	치근단 방사선 촬영 * PA라고 차팅하기도 한다.
Electric Pulp Test [EPT] (일렉트릭 펄프 테스트)	전기치수반응검사: 전기적 성질을 이용하여 치수 생활력 검사. 약한 전류를 치아에 흘려서 그 반응을 보고 치수 괴사의 유무를 판별하는 검사	★Cone Beam Computed Tomography [CBCT] (콘빔 컴퓨티드 토모그래피)	치과용 CT: 3차원 입체 방사선 영상 * CT라고만 부르는 경우가 많다(컴퓨터 단층촬영).
★Panoramic X-ray View [Pano, Pan-X] (파노라마 엑스레이 뷰)	파노라마 방사선 촬영 * 파노라마 또는 파넥스라고 부르는 경우가 많다.	Postero-Anterior X-ray (포스테로 안테리어 엑스레이)	전후방 방사선: 교정 진단에 주로 쓰이는 사진
★Cephalometric X-ray [Cephalo] (세팔로 엑스레이)	두부 계측 방사선: 교정 진단이나 악교정 수술 등에 반드시 필요한 방사선 사진. 옆모습으로 채득된다.	★Bite Wing X-ray (바이트윙 엑스레이)	교익 촬영: 여러 개의 치아를 찍을 수 있는 엑스레이. 치아 사이 충치를 확인할 수 있다.
Hand wrist X-ray (핸드리스트 엑스레이)	성장기 환자의 손바닥을 찍어 남은 성장 정도를 유추하기 위해 촬영하는 엑스레이	★Mobility (모빌리티)	치아 동요도: 치아의 흔들림. * 치아동요도 표시방법 = Mob+ ~ Mob+++ / M1~M3

용어	정의	용어	정의
★Caries (케리어스)	치아우식증; 충치 * 충치의 진행 단계에 따른 약어 표시(충치 이환이 적은 순서대로) C1 → C2→ C3 → C4	★Non-Vital tooth (논-바이탈 투스)	실활치: 신경이 죽은 치아
★Vital tooth (바이탈 투스)	생활치: 신경이 살아있는 치아	★Root Rest [r.r] (루트 레스트)	잔존치근: 치조골 내에 치아의 뿌리가 남아있는 경우
★Missing tooth (미씽 투스)	결손치: 상실된 치아 = 상실치 = 뺀 치아	★Abrasion [Abr] (어브레젼)	마모: 치아의 옆면이 닳거나 파이는 것
★Eruption (이럽션)	맹출: 치아가 나는 것	Occlusal Attrition (오클루잘 어트리션)	교모: 교합면이 닳아 있는 상태
★Abfraction [Abf] (어프렉션)	굴곡파절: 교합압에 의한 치아의 변형, 쐐기모양(V)의 함몰이나 날카롭게 깨진 모양	★Crack (크랙)	균열: 치아가 수직 또는 수평으로 금이 가 있는 상태
Erosion (이로젼)	침식, 부식: 화학적 작용에 의한 치질의 상실, 과다한 산에 노출되었을 경우 발생	★Abscess [Abs] (앱세스)	농양: 고름 주머니
Micro crack (마이크로 크랙)	잔금: 씹는 힘이 세거나, 악습관이 있는 환자의 경우 법랑질 표면에 있는 작은 잔금. 다수의 치아에 나타난다.	★Fracture [Fx] (프랙쳐)	파절: 치아가 깨지거나 부러진 상태
★Fistula [Ft] (피스츌라)	누공: 심부의 염증과 점막이 연결되어 점막에 동그랗게 나타나는 병적 조직	★Gingival Recession (진지발 리세션)	치은퇴축: 잇몸이 내려간 상태
★Ulcer (얼써)	궤양: 연조직이 헐었을 때를 칭하는 단어	★Plaque (플라크, 플라그)	치면세균막; 치태: 치아 표면에 끈적하게 붙어있는 세균막 * 플라크보다는 플라그라고 주로 말한다.

용어	정의	용어	정의
★Calculus (캘큘러스)	치석: 플라그가 침속의 칼슘(Ca), 인(P) 성분과 만나 딱딱하게 굳어진 것. 기계적(스케일러)으로만 제거 가능	★Gingivitis (진지바이티스)	치은염
★Periodontitis (페리오돈타이티스)	치주염: 잇몸병이 생긴 상태	★Swelling (스웰링)	종창: 연조직이 부어 있는 상태
★Bleeding (블리딩)	출혈	★Food Impaction (푸드 임팩션)	식편압입: 음식물이 치아 사이에 끼이는 것 푸드패킹(Food packing)이라고도 한다.
Redness (레드너스)	발적: 연조직이 염증으로 인하여 붉은 빛을 띠고 있는 상태	★Bruxism (브럭시즘)	이갈이
★TMJ = Temporo Mandibular Joint (티엠제이)	측두하악관절	★Pus (퍼스)	고름
Halitosis (헬리토시스)	구취	★Follow up [F/U] (팔로우업)	지속적으로 점검하고 관리한다.

DAY 3: 약제 및 재료 관련 용어

일반적으로 대괄호 [ ] 안의 약어를 주로 사용한다.

용어	정의	용어	정의
Block Anesthesia [B.A; B.I.A] (블록 애너스떼지아)	전달마취: 큰 신경관에 마취하여 마취한 부위는 물론 해당 신경이 영향을 미치는 부위까지 마취하는 방법	Infiltrative Anesthesia [I.A] (인필트레티브 애너스떼지아)	침윤마취: 치료하고자 하는 부위의 작은 종말 신경에 직접 주사하여 마취하는 방법
Periodontal Ligament Injection (페리오돈탈 리거먼트 인젝션)	치주인대 내 마취: 통상적인 마취 후에도 통증이 있는 경우 해당 치아의 인대 내에 부가적으로 하는 마취 방법	Intra-pulpal injection (인트라 펄팔 인젝션)	치수 내 마취: 근관치료 시 마취가 잘 안 되는 경우 치수 내에 직접 마취액을 투입, 투입 순간 통증은 크지만 곧 완화된다.
H_2O_2 (에이치투오투)	과산화수소수: 소독 효과가 있고, 혈액과 닿으면 거품이 나면서 지혈을 돕는다. 색은 없으나 시큼한 냄새가 있고 원액으로 쓰기도 하나 주로 희석하여 사용한다.	NaOCl (엔에이오씨엘)	차아염소산나트륨: 신경치료 시 사용되는 근관 소독액. 특유의 향이 있다. 삼키지 않도록 주의해야 하고, 피부나 옷에 닿지 않도록 해야 한다.
Saline (셀라인)	생리식염수; 식염수: 구강 내를 소독할 때 뿌리는 짭짤한 소금 맛의 액체	Hexamedine [hexa] (헥사메딘)	소독용으로 사용되는 투명한 액. 특유의 맛이 있다. 1일 2회 사용하며 아침, 자기 전에 사용한다. 착색이 되는 부작용이 있기 때문에 2주 이상 사용하면 안 된다. 이전엔 분홍색을 띄는 액체였으나, 요즘은 무색으로 바뀌어 셀라인과 구분하여 사용하여야 한다.
Dycal (다이칼)	수산화칼슘으로, 깊은 충치를 제거하고 신경을 보호하고자 할 때 사용하는 치과재료	Betadine; Potadine; Povidone iodine (베타딘; 포타딘; 포비돈 요오드)	환부를 소독할 때 쓰이는 짙은 갈색의 소독약

용어	정의	용어	정의
Lidocaine (리도카인)	치과용 마취제 중 한 종류. 주사기에 넣는 리도카인이 든 약병은 앰플(ampul)	Suction (석션)	흡입기: 입안의 침이나 피를 빼는 것
Retraction (리트랙션)	볼이나 혀를 치과용 미러(치경) 등을 사용하여 당김으로써 치료하고자 하는 부위의 시야를 확보해 주는 것	High speed handpiece (하이스피드 핸드피스)	고속핸드피스: 단단한 뼈나 치아를 삭제할 때 사용한다. 버(bur)를 끼워 사용하는데, 치아를 삭제할 때 발생하는 열을 식히기 위하여 물과 바람이 나온다.
Low speed handpiece (로우스피드 핸드피스)	저속핸드피스: 하이스피드보다 속도가 느리다. 충치 부분을 제거할 때, 보철물을 연마할 때 등등에 쓰임. 보통은 돌아갈 때 물이 나오지 않으나 물 호스가 연결된 로우핸드피스도 있다. * Straight angle, contra angle이 여기에 속한다.	Straight angle handpiece (스트레이트 앵글 핸드피스)	직선 모양으로, 로우스피드 엔진에 연결하여 사용한다. * 스트레이트 로우핸드피스라고도 부른다.
3-way syringe (쓰리웨이 씨린지)	치과 유니트 체어에 연결되어 있으며 왼쪽 버튼을 누르면 물이, 오른쪽 버튼을 누르면 바람이, 같이 누르면 물과 바람이 나온다. '왼물오바'(왼쪽은 물, 오른쪽은 바람)라 외우면 쉽다.	Gagging; Gag Reflex (게깅; 게그 리플렉스)	구역질
Bis in die [b.i.d] (비.아이.디)	하루 두 번 복용	Ter in die [t.i.d] (티.아이.디)	하루 세 번 복용
Quarter in die [q.i.d] (큐.아이.디)	하루 네 번 복용	Hora somni [h.s] (에이치.에스)	취침 시 복용
Bis in nocte (night) [b.i.n] (비.아이.엔)	하룻밤에 2회 복용	Quaque ~ hora [q. ~h] (큐. ~아워)	~시간마다 투약
Quaque die [q.d] (큐.디)	매일 투약		

DAY 4: 충치치료 및 치주 관련 용어

일반적으로 대괄호 [ ] 안의 약어를 주로 사용한다.

용어	정의	용어	정의
Dental surgical drapes (덴탈서지컬드레이프스)	소공포: 치과치료 시 얼굴에 덮는 구멍 난 작은 포 * 주로 소공포라는 말을 사용	Apron (에이프런)	치과치료 시 물 또는 재료가 튀지 않도록 환자의 몸에 두르는 것
Air (에어)	바람을 치아에 불어 시린 부위를 확인할 때 사용하는 검진방법. air +, ++, +++로 증상의 강도를 표시한다.	**불소겔도포**	젤과 같은 묽은 점도의 불소를 도포하는 처치
불소도포	불소화합물을 이용하여 치아의 내산성을 증가시켜 우식이 잘 생기지 않도록 하는 예방 처치 제품에 따라 점도의 정도는 상이하다.	Sealant (실란트)	치면열구전색: 치아 홈 메우기. 치아의 홈에 레진 재료를 메꾸어 충치가 생기지 않도록 예방하는 술식
불소바니시도포	끈적한 꿀 같은 점도의 불소를 도포하는 처치	**격리 및 방습**	치아에 침 또는 물이 닿지 않게 격리시키는 술식
Pit (핏)	소와: 치아 홈의 다른 명칭. 좁고 깊은 곳을 뜻한다.	Etching (에칭)	접착력을 높이기 위해 산성을 띠는 재료로 치아 표면을 산 부식시키는 과정
치면세마	치아의 표면을 매끈하게 닦아주는 술식	**건조**	치아나 잇몸에 있는 침 또는 물을 마르게 하는 과정
와동형성	충치를 제거하고 치료하기 알맞은 형태로 만드는 과정	Curing (큐어링)	조작 가능했던 레진을 단단하게 굳게 하는 술식. 파란색 빛이 난다.
수세	물을 뿌려 깨끗하게 씻는다는 뜻	**교합 확인**	위아래 치아가 고르게 잘 맞물리는지 확인하는 과정
본딩제 도포	치아 표면과 재료의 접착력을 높이는 본딩제를 바르는 과정	Glass ionomer [GI] (글래스 아이오노머)	보험이 되는 치아색깔 충전 재료 중의 하나. 충전 또는 충치 깊은 부위 베이스로도 사용된다.

용어	정의	용어	정의
Amalgam [Am] (아말감)	수은과 다른 금속의 합금으로 구성되어 있는 보험 적용되는 은색 재료. 요즘은 수은 때문에 거의 사용하지 않는 추세이다.	Resin (레진) = composite resin (컴퍼짓레진) * 일반적으로 컴퍼짓레진을 레진으로 부른다.	치아색과 유사한 일종의 플라스틱으로 심미적인 치료에 사용되는 재료. 손상된 치아 부위가 비교적 크지 않거나, 미적으로 잘 보이는 위치에 있는 경우 사용하는 재료
Flowable resin (플로어블 레진)	흐름성이 강한 레진	Diastema resin filling (다이아스테마 레진 필링)	벌어진 치아 사이의 공간을 레진으로 메우는 치료
Resin filling (레진필링)	레진충전	Polishing (폴리싱)	연마: 치아 또는 치과재료의 거칠한 표면을 매끄럽게 만드는 처치
Cervical abrasion Resin filling [CRF]/[CA] (서비컬 어브레젼 레진필링)	치경부레진충전: 치경부 마모 레진 수복	Onlay [on] (온레이)	2개의 교두를 덮을 정도의 크기일 경우 적용되며, 범위가 넓은 인레이라고 생각하면 된다.
Inlay [In] (인레이)	손상된 부위를 대신해서 씹는 면의 일부만 금, 레진, 도자기 등으로 채워 넣는 치료	Bridge [Br] (브릿지)	크라운이 2개 이상 연결된 보철
Crown [Cr] (크라운)	치아의 손상으로 인하여 치아 기능회복이 어려운 경우 씌우는 치료	Base (베이스)	충치가 깊어 치수(신경)와 가까울 때 사용함. 치수를 보호해주는 치과재료. 레진 또는 인레이 치료하기 전에 사용한다.
Preparation [Prep] (프레퍼레이션; 프렙)	지대치 형성: 보철물을 만들기 위해 치아를 삭제하는 행위	Shade (쉐이드)	치아 색상
Secondary Caries (세컨더리 캐리어스)	2차 우식: 이전에 치료한 부위 주변이나 하방에 생긴 충치	Gingivectomy (진지벡토미)	치은절제술: 잇몸 하방으로 충치가 있거나 잇몸이 병적으로 부어 가라앉지 않는 경우 등에 잇몸을 잘라내는 처치

용어	정의	용어	정의
Crown Lengthening procedure [CLP] (크라운 렝쓰닝 프로시저)	치관확장술: 치관의 길이가 보철을 하기 충분하지 않을 때 잇몸 절제 또는 골삭제를 동반하여 치관 길이를 연장하는 처치	Impression [IMP] (임프레션)	인상채득: 크라운 또는 보철물을 만들기 위해 본을 뜨는 행위
Fermit (퍼밋)	인레이 · 온레이 임시충전재: 인레이나 온레이 치료를 위해 형성한 와동에 임시로 충전하는 재료 이름	Temporary filling (템퍼러리 필링)	임시충전: 임시로 치아 와동을 충전하는 행위
Adaptation [adap] (아답테이션; 아답)	시적: 보철물을 입안에 넣어서 맞춰보는 술식	Stain (스테인)	착색: 원인에 따라 검은색, 갈색, 녹색 등을 띤다.
Cementation (시멘테이션)	접착 또는 합착: 보철물을 치과용 시멘트 등을 이용해 접착하는 술식	Oral hygiene [OH] (오럴 하이진)	구강위생상태 * OH poor = 구강위생(상태)불량
Tooth brushing instruction [T.B.I] (투스 브러싱 인스트럭션)	칫솔질 교육: 환자에게 맞는 칫솔질 교육을 시행하는 것	Root Planing [RP] (루트 플래닝)	치근활택술: 치근에 부착된 치석과 염증 제거하는 치치. 마취는 필요한 경우에만 시행
Probing (프루빙)	치주낭 측정검사: 잇몸뼈와 잇몸 사이 주머니 깊이를 측정하는 술식. 4 mm 이상이 되면 치주질환이 진행되고 있는 상태로 본다.	Flap Operation [Flap op] (플랩오퍼레이션 또는 플랩 오피)	치은박리소파술: 스케일링 등의 전처치 후 중증의 잇몸질환인 경우 시행
Curettage [Cu] (큐렛테이지; 큐렛)	치주소파술: 잇몸에 마취를 하고 치석과 염증 조직을 제거하는 술식	Bur (버)	치아를 삭제하는 기구. 핸드피스에 꽂아서 사용한다.
치주 후 처치	치주 치료 후에 하는 Dressing 또는 stitch out (실 제거하는 행위)	Periodontal pack (페리오돈탈 팩)	치주팩: 잇몸 수술을 하거나 치유가 필요한 부위에 부착함. 수술 부위를 압박하여 출혈을 방지하고 감염을 최소하기 위해 사용한다.

용어	정의	용어	정의
봉합사	재료에 따라 실크(Silk), 나일론(Nylon) 등이 있으며 니들의 두께와 길이, 흡수성에 따라 다양한 봉합사가 있다.	**Wire splinting** (와이어 스플린팅)	치아가 흔들리거나 맞닿는 치아가 없어 치아가 움직일 수 있을 때 움직이지 않게 철사 또는 레진으로 고정하는 술식

DAY 5: 보존, 보철 관련용어

일반적으로 대괄호 [ ] 안의 약어를 주로 사용한다.

용어	정의	용어	정의
Endodontic treatment [ENDO] (엔도돈틱 트리트먼트)	근관치료; 신경치료: 신경을 제거하고 생체친화적 물질로 채우는 처치	Root canal (루트캐날)	근관, 신경관: 치수(신경) 조직을 포함하고 있는 치아 내부의 공간, 치아의 뿌리와 근관의 개수는 다를 수 있다.
가역적치수염	신경에 염증이 있지만 원래의 상태로 회복이 가능한 상태, 이때 치료시기를 놓치지 않고 적절한 치료를 하는 것이 매우 중요	비가역적치수염	시간이 지나도 원래의 상태로 돌아갈 수 없는 치수의 상태. 방치하면 극심한 통증이 지속될 수 있다.
Pulpotomy (펄포토미)	치수절단술: 치아 머리 부분만 신경을 제거하고 뿌리 쪽 신경은 고정시키는 술식	Pulp extirpation [P/E] (펄프 익스터페이션)	발수: 신경을 신경관에서 적출하는 술식
Working Length Determination [WLD] (워킹 렝쓰 디털미네이션)	근관장 측정: 근관의 길이 측정	Canal enlargement [C/E] (캐날 인라지먼트)	근관확대: 근관충전을 하기 좋게 근관을 넓히고 모양을 만드는 치료
Canal shaping [C/S, C/P] (캐날 쉐이핑)	근관성형: 근관세척, 근관충전하기에 알맞은 모양으로 근관 모양을 성형하는 술식	Canal irrigation [C/I] (캐날 이리게이션)	근관세척: 근관내부를 소독하고 세척하는 치료
Rubber dam [R/D] (러버댐)	신경치료 또는 충치치료 시 술자의 시야확보에 도움이 된다. 또한 치료 중 치료 부위에 세균이나 물이 들어가는 것을 막는 역할을 하는 재료	Soaking (쏘킹)	'액체 속에 푹 담그다, 적시다'라는 뜻. NaOCl을 근관 내부에 충분히 넣어 기다린 후 세척하는 과정

용어	정의	용어	정의
Caviton filling (캐비톤 필링)	캐비톤 충전: 신경치료 진행 중인 치아를 임시재료인 캐비톤으로 충전하는 행위	Canal filling [C/F] (캐날 필링)	근관충전: 염증과 신경을 제거한 후 깨끗하게 소독한 신경관 내부를 생체친화성이 있는 인체에 무해한 재료로 채워 넣는 술식
Re-endo (리엔도)	신경치료를 했던 치아에 문제가 생겨 다시 신경치료를 시행하는 술식	C-shape canal (씨-쉐입 캐날)	C형 근관: 근관이 C형으로 연결되어 있는 모양으로 치료 난이도가 높다.
Apicoectomy (에이피코엑토미)	치근단절제술: 신경치료가 완료되었음에도 불구하고 치아뿌리끝에 염증이 생겼을때 치아뿌리를 절제하는 술식	Glass ionomer core [GI core] (글래스아이오노머 코어; 지아이코어)	글래스아이오노머라는 재료로 충치치료 또는 신경치료를 하기 위해 형성한 와동에 메꿔 놓는 술식
Resin Core (레진코어)	레진이라는 재료로 충치치료 또는 신경치료를 하기 위해 형성한 와동에 메꿔 놓는 술식. 푸른색을 띠는 블루레진코어와 치아색의 레진코어 두 가지를 사용한다.	Post (포스트)	포스트(기둥): 건전한 치질의 양이 부족한 경우 치아 내부에 기둥을 세워 보강하여 보철물을 제작한다.
Fiber post (파이버포스트)	섬유 재질의 기성품 포스트. 불투명 흰색을 띤다.	Metal post (메탈포스트)	금속포스트: 메탈 소재의 기성품 포스트
Casting post (캐스팅포스트)	주조포스트: 메탈 또는 골드 소재의 맞춤형 포스트. 본을 떠서 별도 제작해야 한다.	Crown preparation [Cr. Prep] (크라운프레퍼레이션; 크라운프렙)	크라운을 만들기 위해 치아를 삭제하는 술식
Gold crown [G. Cr] (골드 크라운)	금관: 골드로 제작된 크라운	Zirconia crown [Z. Cr] (지르코니아 크라운)	지르코니아(인공관절에도 쓰임)라는 재료로 제작된 치아색 나는 크라운
Metal crown [M. Cr] (메탈 크라운)	금속관: 메탈로만 제작된 크라운.	Porcelain fused Metal crown [PFM Cr] (포세린 퓨즈드 메탈 크라운)	도재금속관: 메탈로 된 캡 위에 포세린을 덮은 크 라운. 시간이 지나면 금속에 닿는 잇몸 부분이 변색되거나 비쳐보여 어둡게 보일 수 있는 단점이 있다.

용어	정의	용어	정의
Porcelain fused Gold crown [PFG Cr] (포세린 퓨즈드 골드 크라운)	도재금관: 골드로 된 캡 위에 포세린을 덮은 크라운. 보철물이 무겁고 비싸다.	Porcelain fused zirconia crown [PFZ Cr] (포세린 퓨즈드 지르코니아 크라운)	도재 지르코니아관: 지르코니아로 제작된 캡 위에 포세린을 덮은 크라운
All Ceramic Crown (올 세라믹 크라운)	안에도 밖에도 모두 세라믹으로 제작되는 크라운. 더 심미적인 세라믹	Laminate (라미네이트)	치아를 적게 삭제해서 심미적인 부분을 보완하는 술식. 주로 앞니에 시행
무삭제 라미네이트	치아 삭제 없이 라미네이트를 부착하는 치료	Temporary Crown [Temp]. [Cr/Jacket] (템퍼러리 크라운)	임시치아
Pontic (폰틱 = 파닉)	인공치, 브릿지에서 치아 뿌리 없이 매달려 있는 부분	**지대치**	치료하는 치아, 쉽게 말해 보철이 들어가야 되는 치아
Bite (바이트)	교합관계를 본뜨는 것	**대합치**	치료하는 부위에 맞닿는 치아
Hook (훅)	보철물을 임시접착한 상태에서 쉽게 세거하기 위해 만들어 놓은 고리, 완전히 붙일 땐 제거한다.	Temporary setting [T/S] (템퍼러리 세팅)	임시장착: 보철물을 임시 장착하는 처치
Final setting [F/S] (파이널 세팅)	최종장착: 보철물을 영구 접착제로 완전히 장착하는 처치	Removable partial denture [RPD] (리무버블 파셜 덴쳐)	부분틀니; 국소의치
Full denture [F/D]; Complete denture [C/D] (풀 덴쳐; 컴플리트 덴쳐)	전체틀니; 완전틀니; 총의치	Flexible Denture (플렉서블 덴쳐)	금속 고리가 없는 가벼운 틀니

용어	정의	용어	정의
Implant Overdenture (임플란트 오버덴쳐)	임플란트 틀니: 틀니의 단점을 보완하기 위해 잇몸 뼈에 임플란트를 심은 뒤 임플란트에 틀니를 지지할 수 있는 처치 후 장착하는 틀니	Clasp (클래스프)	틀니고리: 부분틀니를 치아에 거는 고리 부분의 명칭
Individual tray (인디비쥬얼 트레이)	개인트레이: 틀니의 정밀 인상을 뜨기 위해 만드는 맞춤형 트레이	Rest (레스트)	지지대: 부분틀니가 잇몸을 과하게 누르지 않도록 만든 말안장 형태의 틀니 지지대의 명칭
Surveyed crown (서베이드 크라운)	부분틀니를 사용할 때 지지 역할을 하는 크라운	Temporary denture [T/D] (템퍼러리 덴쳐)	임시틀니: 최종 틀니를 기다리는 동안 하고 있는 임시틀니
Flipper (플리퍼)	임시부분틀니: 치아가 부분적으로 빠진 경우 양쪽 치아에 철사를 걸어서 쓸 수 있는 틀니		

DAY 6: 임플란트 및 외과 용어

일반적으로 대괄호 [ ] 안의 약어를 주로 사용한다.

용어	정의	용어	정의
Simple Extraction [Ext] (심플 익스트랙션)	단순발치: 치은절개나 치아분할 없이 간단하게 치아를 뽑는 경우	Surgical Extraction [Surg.ext] (서지컬 익스트랙션)	난발치, 수술발치: 치아를 분리해서 뽑거나 잇몸을 절개해서 뽑는 경우
Alveoloplasty (알비올라플라스티)	치조골성형술: 뾰족하게 형성된 잔존치조골을 매끈하게 성형하는 술식	Incision and drainage [I&D] (인시젼 앤 드레이너지)	구강내소염술: 구강내에 누공이 없는 농양이 생겼을 때 절개 및 절제를 통해 치료하는 처치
Recurettage of extracted socket (리큐렛테이지 오브 익스트랙티드 소켓) * 주로 리큐렛테이지 또는 재소파술이라고 말한다.	발치와재소파술: 발치와가 정상적으로 아물지 않는 경우 발치와를 깨끗이 긁어내어 치유를 도모하는 술식	Radicular cyst enucleation (래디큘러 시스트 이누클레이션)	치근낭적출술: 염증의 결과물로 생긴 치근 주위의 낭을 제거하는 술식
Replantation (리플랜테이션)	치아재식술: 외상으로 치아가 빠졌거나 뿌리끝 염증으로 인해 발치하여 처치 후 원래 자리에 재식립하는 술식	Dressing (드레싱)	소독: 수술 시행한 부위를 셀라인 등으로 소독하는 처치
Stitch out [S/O] (스티치 아웃)	발사: 봉합사(실밥)를 제거하는 진료	Membrane (멤브레인)	차폐막: 뼈이식재가 뼈를 고정시키고, 흘러나가지 않도록 막아주는 역할
Fixture (픽스쳐)	고정체: 임플란트 뿌리 부분	자가골	환자 본인의 뼈
Bone graft (본그래프트)	뼈이식: 뼈가 부족한 환자에게 사람 뼈 또는 인공뼈(합성골) 등을 이식하는 술식	이종골	다른 동물의 뼈를 사용하여 제작한 골 이식재

용어	정의	용어	정의
동종골	다른 사람의 뼈를 사용하여 제작한 골 이식재	**Sinus elevation [Sinus]** (싸이너스 엘리베이션) * Sinus lift(싸이너스 리프트 라고도 한다.)	상악동거상술: 위턱에 임플란트를 심을 때 임플란트 식립 공간이 부족한 경우 상악동을 올리는 술식
합성골	뼈와 유사한 성분을 화학적으로 합성하여 제작한 골 이식재	**Lateral approach** (라테랄 어프로치)	측벽 접근법: 상악동거상술 방법 중의 하나, 뼈가 많이 없을 때 위턱 뼈의 측면에 구멍을 뚫어 상악동막을 들어 올려 뼈이식을 하는 방법
Crestal approach (크레스탈 어프로치)	수직거상법; 치조정접근법: 상악동거상술 방법 중의 하나, 뼈가 어느 정도 있는 경우 아래에서 위로 상악동막을 들어올리는 시술 방법	**Ridge Split** (릿지 스플릿)	치조골분할술: 임플란트 심을 때 치조골의 폭이 얇은 경우 치조골을 분리해서 임플란트를 심는 술식
1st Operation [1차 OP] (퍼스트 오퍼레이션; 퍼스트 오피)	1차 수술: 픽스쳐를 식립하는 수술	**2nd Operation [2차 OP]** (세컨 오퍼레이션; 세컨 오피)	2차 수술: 잇몸 뼈에 박혀 있는 cover screw를 Healing abutment로 교체해주는 술식
Cover screw [CS] (커버스크류)	잇몸 뼈 안에 있는 픽스쳐의 뚜껑	**Healing abutment [HA]** (힐링 어버트먼트)	잇몸 모양을 어버트먼트 모양으로 아물게 해주는 작은 기둥

DAY 7: 교정 및 기타 용어

일반적으로 대괄호 [ ] 안의 약어를 주로 사용한다.

용어	정의	용어	정의
Orthodontics [Ortho] (올쏘돈틱스)	치아교정	**정상교합**	위아래의 치아가 잘 맞물리고 기능과 심미에 있어서도 적절한 상태를 의미한다.
1급 부정교합 [Class Ⅰ/Cl Ⅰ] (클래스 원)	구치부의 교합은 정상이나 전치부가 부정교합인 경우	**2급 부정교합** [Class Ⅱ/Cl Ⅱ] (클래스 투)	상악 제1대구치 근심이 하악 제1대구치 중앙보다 앞으로 나와 있는 경우
3급 부정교합 [Class Ⅲ/Cl Ⅲ] (클래스 쓰리)	상악 제1대구치 근심이 하악 제1대구치 중앙보다 뒤로 들어가 있는 경우	Open bite (오픈바이트)	개방교합: 어금니를 다물었을 때 앞니들이 서로 맞닿지 않고 떠 있는 경우
Deep bite (딥바이트)	과개교합: 어금니를 다물었을 때 윗니 앞니가 깊게 물려 위 앞니만 보이고 아래 앞니가 잘 안 보이는 경우	Cross bite (크로스바이트)	교차교합: 윗니가 아랫니를 덮어야 하는데 아랫니가 윗니를 덮는 부위가 있는 경우
1차 교정치료	소아교정: 악골(턱뼈)의 성장조절 및 영구치가 수월하게 맹출할 수 있도록 유도하는 교정치료 방법	**2차 교정치료**	장치교정, 성인교정: 영구치가 다 맹출한 후 12–14세 치료 시작, 성인교정과 수술 교정도 포함
발치교정	교정치료 중에 교정목적의 발치가 필요한 교정치료	**비발치교정**	교정치료 중에 교정목적의 발치를 하지 않는 교정치료
순측교정	교정장치인 브라켓을 치아 앞쪽(입술 쪽)에 붙여서 교정하는 방법	**설측교정**	교정장치인 브라켓을 치아 뒤쪽(혀 쪽)에 붙여서 교정치료 방법. 주로 설측 교정장치가 해당
부분교정	전체 교정이 아닌 부분으로 교정하는 방법	Indirect bonding System [IDBS] (인다이렉트 본딩 시스템)	장치를 붙이기 위한 틀이 있어 간접적으로 교정장치를 부착하는 방법

용어	정의	용어	정의
Direct bonding System [DBS] (다이렉트 본딩 시스템)	교정장치를 치아에 바로 부착하는 방법	Non-self ligation bracket (논-셀프라이게이션 브라켓)	비자가결찰교정장치: 브라켓에 와이어를 고정할 때 철사나 오링 등을 이용해서 결찰하는 브라켓 종류
Self ligation bracket (셀프라이게이션 브라켓)	자가결찰교정장치: 브라켓에 와이어를 고정할 때 클립을 열고 닫음으로써 쉽게 결찰하는 브라켓 종류	SAS (Skeletal anchorage system)/Mini screw [SAS 식립] (싸쓰, 미니스크류 식립)	미니스크류 식립: 잇몸뼈에 나사를 식립하여 고정원으로 사용하는 방법
Rapid palatal expansion appliance [RPE] (라피드 팔라탈 익스펜션 어플라이언스)	급속악궁확대장치: 정중구개 봉합을 벌려서 좁은 악궁에서 정상적인 악궁 형태로 확장하는 장치	Arch Wire (아치 와이어)	철사, 브라켓에 연결하는 교정장치
Bracket (브라켓)	교정 재료 중 하나, 교정하기 위해 치아에 붙여 이동을 하기 위해 필요한 교정장치	Uprighting (업라이팅)	직립이동: 기울어져 있는 치아를 교정치료로 세우는 치료 방법
Elastic (엘라스틱)	고무줄: 교합을 정밀하게 맞추는데 사용하는 교정용 고무줄	Intrusion (인트루젼)	함입: 치아가 정상적인위치보다 잇몸 쪽으로 들어간 경우
Extrusion (익쓰트루젼)	정출: 치아가 맞닿는 치아가 없어 교합라인보다 머리 방향으로 솟아오른 경우. 쉽게 말해 상악은 치아가 내려오거나 하악은 치아가 올라온 경우	Removable retainer (리무버블 리테이너)	가철식 유지장치: 뺐다 꼈다 하는 유지장치. 종류로는 Circum(썰컴), Wrap around(랩어라운드) 등이 있다.
Fixed retainer (픽스드 리테이너)	고정식 유지장치: 교정치료가 마무리된 후에 치아가 다시 예전 위치로 되돌아가는 것을 방지하기 위해 앞니 안쪽에 붙이는 유지장치	Clear retainer (클리어 리테이너)	투명유지장치: 투명한 유지장치로 심미적인 이유로 장착하는 유지장치. 내구성이 약해 장기간 사용은 권장하지 않는다.

용어	정의	용어	정의
Bleaching (블리칭)	치아미백: 치아 색상을 밝게 하는 치료 방법	Non vital bleaching (논 바이탈 블리칭)	실활치 미백: 신경이 죽어 치아가 변색된 경우 신경치료 후 치아내부에 미백제를 넣어 시행하는 방법
Home bleaching (홈 블리칭)	자가미백: 집에서 환자가 스스로 하는 미백치료 방법	Office bleaching (오피스 블리칭)	전문가미백: 병원에서 전문가가 하는 미백치료 방법

CHAPTER 06

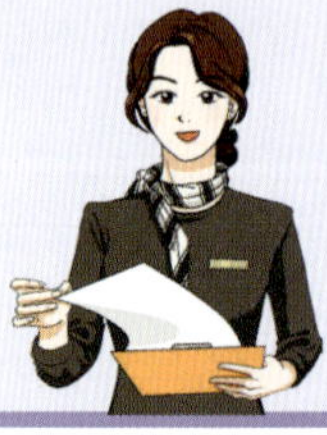

치과의 내부 구조 및 진료 흐름 알기

1 치과의 내부 구조

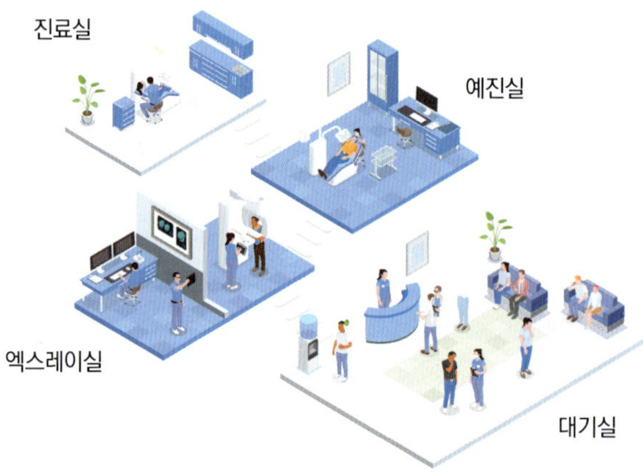

치과의 내부 구조

치과의 내부 구조는 치과의 규모와 특성에 따라 다르다. 보통 데스크, 대기실, 예진실, 엑스레이실, 상담실, 진료실, 수술실, 파우더룸, 소독실, 스탭실, 의국 등으로 구성되어 있으며 그 외에 물리치료실, 수술 대기실, 입원실, VIP 대기실, 접견실 등이 추가될 수 있다.

1) 데스크

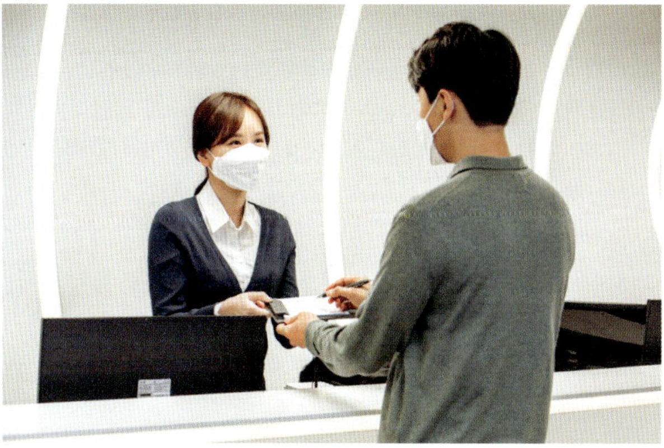

데스크

- 환자가 치과에 내원하게 되면 가장 먼저 마주하는 공간으로 병원에 대한 첫인상과 끝인상을 담당하는 장소인 만큼 항상 잘 정돈되어 있어야 한다.
  - 초진* 환자(신환*)인 경우
    종이나 키오스크*를 활용하여 문진표를 작성하고 대기실에서 순서를 기다린다.
  - 재진* 환자(구환*)인 경우
    접수 시 데스크에 증상이나 불편감 등을 말한 후 대기실에서 순서를 기다린다.
- 주로 데스크 스탭(코디네이터, 실장 등)이 상주해 있으며 환자와 스몰토크를 나누며 라포를 형성한다.

기초 치과 용어*

- **초진:** 해당 치과에 처음 내원한 경우
  (쉽게 정의하자면 위의 정의와 같으나, 건강보험 청구에서 의미하는 초진이란 해당 상병으로 동일 의료기관, 의사에게 진료받은 경험이 없는 경우를 말한다)
  (진찰: 의사가 여러 가지 방법으로 환자의 병이나 증상을 살피는 일, 진료: 의사가 환자를 진찰하고 치료하는 일)
- **신환:** 해당 치과에 처음 방문한 환자
- **키오스크:** 터치스크린 방식의 무인 단말기로 치과에서는 주로 접수 시에 사용한다.
- **재진:** 이전에 방문한 적이 있거나 계속적으로 치료받기 위해 내원한 경우
- **구환:** 해당 치과에 방문했던 적이 있는 환자

2) 대기실

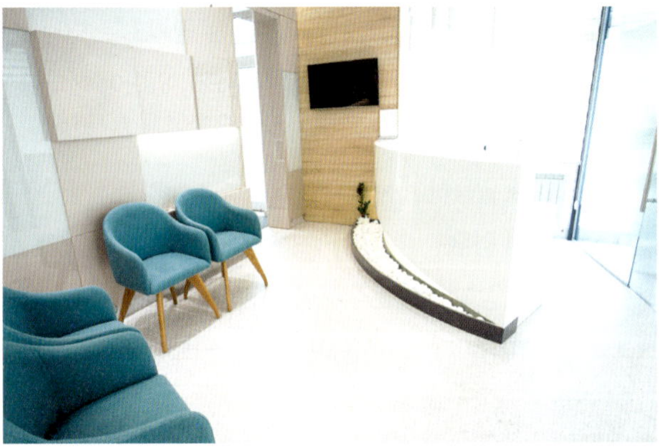

대기실

- 접수 후 진료를 위해 대기하며 휴식을 취하는 공간으로 환자들이 대기시간을 길게 느끼지 않도록 하기 위해 다양한 방법과 도구를 활용한다.
- 주로 데스크 스탭이 데스크에 상주하며 대기실을 함께 관리한다. 대기시간을 관리하는 방법은 치과마다 다양하며 우리 치과에 내원하는 환자의 연령대, 취향 등에 맞춰서 운영해보자.

★ 선배의 Tips!

대기실을 관리하는 방법

❶ 청각적 요소

대기실에서 음악을 틀면 데스크뿐만 아니라 진료실에도 함께 들리기 때문에 환자들의 긴장을 풀 수 있고, 진료실 스탭과 원장님들이 진료에 집중할 수 있는 편안하고 잔잔한 음악을 선정합니다. 또한 같은 음악이 지속적으로 반복되면 지루할 수 있으니 주기적으로 바꾸면 좋습니다. 내원하는 환자들의 특성과 원장님의 취향을 고려한 음악을 재생하도록 합니다.

❷ 후각적 요소

호불호가 갈리지 않는 은은한 향이 담긴 디퓨저나 향초를 여러 군데에 둡니다. 치과의 인테리어나 분위기에 어울리는 디자인의 제품을 배치합니다.

❸ 시각적 요소

책이나 잡지, TV, 태블릿 PC 등을 통해 볼거리를 제공하고, 기종별 휴대폰 충전기나 콘센트를 비치하여 환자의 휴대폰이나 노트북 등을 충전할 수 있도록 준비합니다

❹ 그 밖의 요소

카페테리아나 병원 내 카페에서 음료나 간단한 간식을 제공합니다. 유료로 이용해야 하는 카페가 있는 경우 대기시간이 길었던 환자에게 음료 쿠폰을 제공하기도 하고, 상황에 따라 안마기, 안마의자 등으로 쉴 거리를 제공하기도 합니다. 소아치과의 경우 놀이방에서 놀이 기구나 장난감을 이용할 수 있게 합니다.

이 외에도 환자가 대기실에 들어섰을 때 치과(병원) 같지 않고, 편안하고 쾌적한 휴식 공간으로 느낄 수 있도록 다양한 장소나 자료에서 아이디어를 얻어 우리 치과에 도입하는 것을 추천합니다.

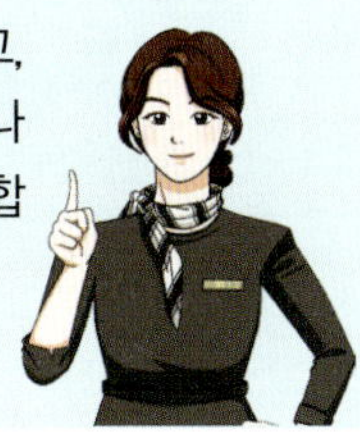

3) 예진실

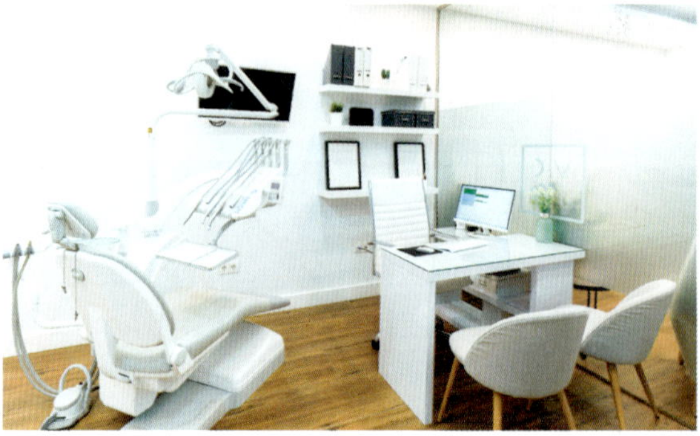

예진실

- 예진실은 치료에 들어가기 전 엑스레이나 구강내 사진 등을 촬영하여 구강상태를 진단하고 치료계획을 세우는 과정, 즉 예진을 진행하는 공간이다.
- 의사와 진료실 스탭 그리고 상담자가 함께 참여하여 진단 내용을 확인한다.

4) 엑스레이실

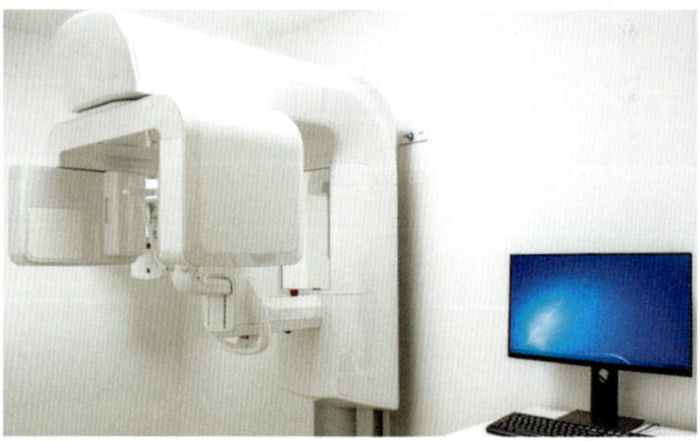

엑스레이실

- 다양한 종류의 엑스레이(방사선) 촬영을 진행하는 공간으로 엑스레이 기계와 납 방어복 등이 있다.
- 대부분의 치과에서는 초진 환자의 구강상태 확인을 위해 파노라마를 먼저 촬영하기 때문에 진료실보다 더 먼저 마주하는 곳일 수 있다.

- 진료실 스탭이 환자와 함께 들어가서 기계의 위치와 환자의 자세를 맞춘 후 문을 닫고 나와서 버튼을 눌러 촬영을 한다. 저장된 엑스레이는 예진실이나 진료실의 모니터에 띄운다.

5) 상담실

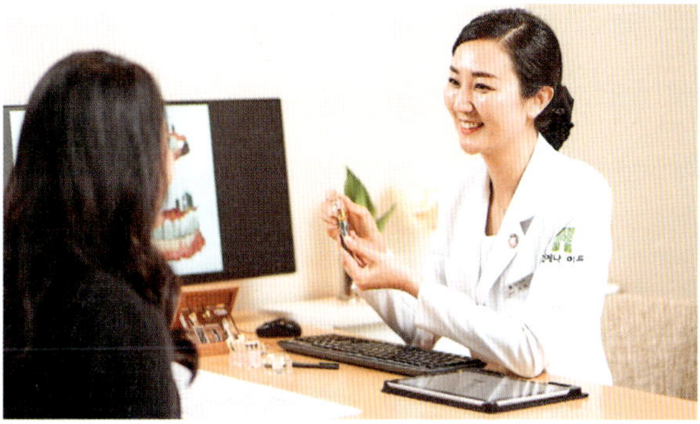

상담실

- 환자와 상담자가 함께 들어가서 전체적인 치료의 방법, 과정, 기간, 비용 등에 대한 이야기를 나누는 공간으로 상담에 필요한 도구나 자료들이 함께 비치되어 있다.
- 별도의 응접실이나 교육 공간이 없는 경우 손님을 맞이하거나 스탭들의 교육(세미나)을 진행하는 등 다양하게 활용한다.

6) 진료실

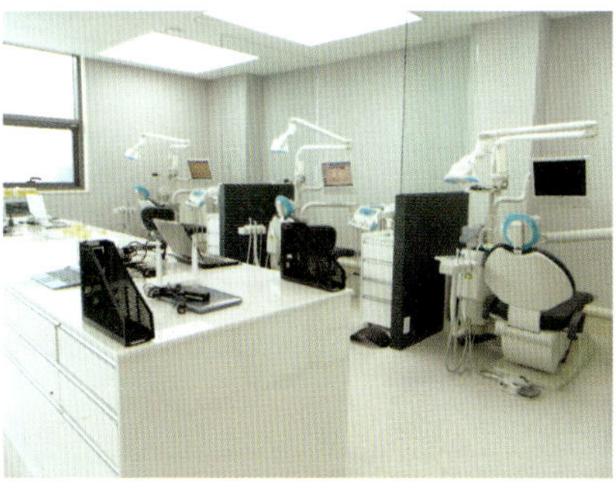

오픈 형태의 진료실

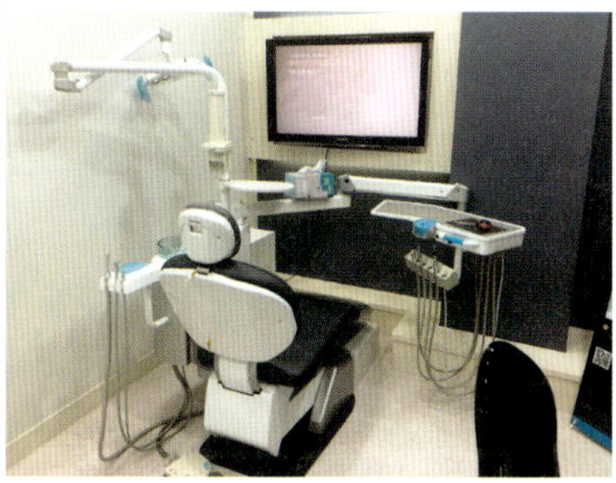

룸 형태의 진료실

- 치과진료가 행해지는 공간으로 유니트 체어(치과진료의자)와 진료에 필요한 재료와 기구들이 구비되어 있다.
- 넓은 진료실 내에 여러 대의 유니트 체어가 있는 오픈 형태의 진료실과 각 방마다 1대의 유니트 체어가 있는 룸 형태의 진료실이 있다.
- 치과 내 공간이 부족하거나 진료 스탭의 동선 확보를 위해 오픈된 진료실만 있는 치과도 있고, 환자의 프라이버시 보호와 교차감염 방지를 위해 룸으로 된 진료실만 있는 치과도 있으며 오픈 진료실과 룸 진료실이 혼합되어 있는 치과도 있다.

7) 수술실

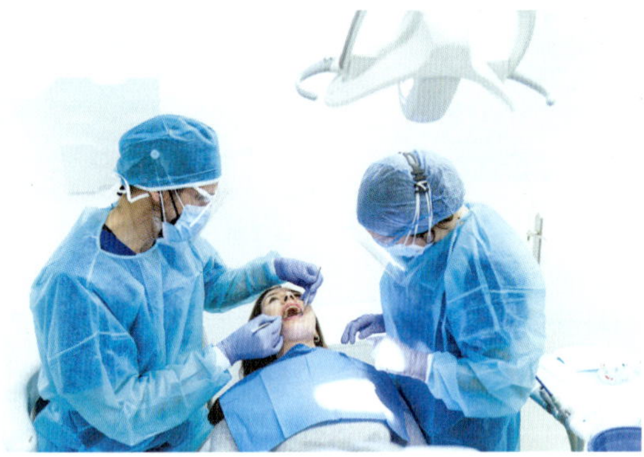

수술실

- 치과임플란트 식립, 뼈이식, 매복치 발치술, 치은박리소파술 등과 같은 치과적 수술을 진행하는 공간으로 유니트 체어와 수술에 필요한 재료와 기구들이 구비되어 있다.
- 주로 의사와 2-3명의 진료실 스탭이 수술에 참여한다.
- 필요한 경우 수술 환자를 위한 별도의 대기실이나 입원실을 두기도 한다.

8) 소독실

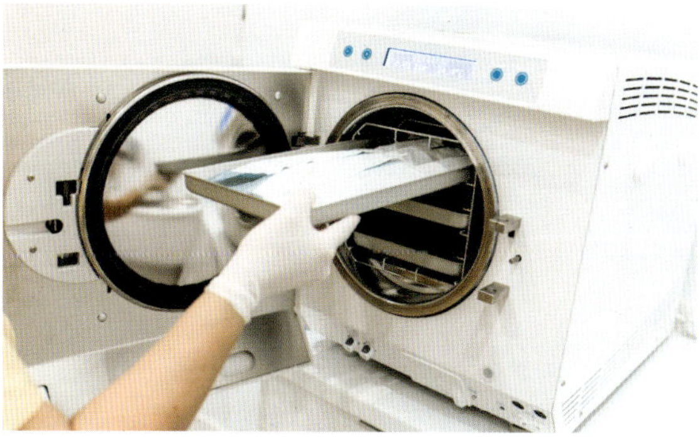

소독실

- 사용한 기구를 세척하고 건조한 뒤 포장한 다음 멸균*을 하는 등의 과정을 진행하는 공간으로 세척용 도구들과 멸균기(기구들을 멸균하는 기계) 등이 있다.
- 치과에서 가장 기본적으로 사용하는 멸균기는 오토클레이브(고압증기멸균기, Autoclave)이며 물을 끓여 만든 수증기로 높은 온도와 압력을 만드는 원리로 멸균을 진행한다.
- 병원의 공간이 넓지 않은 경우 소독실과 스탭실을 한 공간 안에 같이 만들기도 한다.

9) 물리치료실

턱관절 물리치료를 진행하는 공간으로 각종 물리치료 기계가 있다.

기초 치과 용어*

- **멸균**(Sterilization)

  물체의 표면과 내부에 존재하는 모든 세균, 바이러스, 곰팡이 및 원생동물 등의 영양세포 및 포자를 사멸 또는 제거해서 무균 상태로 만드는 것.

10) 파우더룸

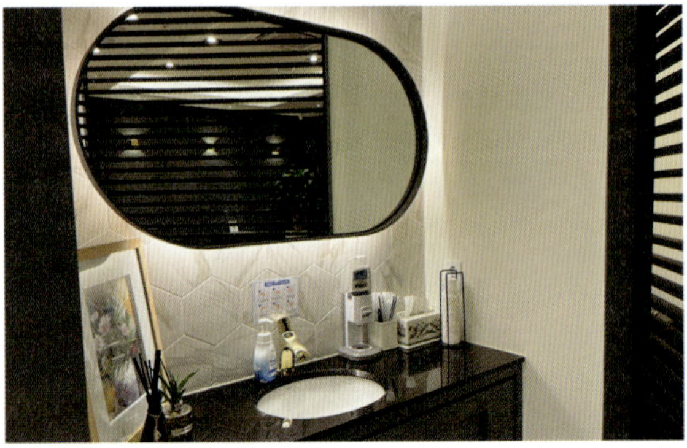

파우더룸

- 환자가 진료 전후로 옷이나 머리를 정돈하거나 양치를 할 수 있도록 하는 공간. 거울, 세면대, 휴지, 일회용 칫솔, 치약, 손 세정제, 드라이기(고데기), 디퓨저 등이 비치되어 있다.
- 진료실에 들어가기 전 데스크와 가까운 곳에 있으며 주로 데스크 스탭이 청결 관리, 재고 확인, 물품 주문 등을 진행한다.

11) VIP 대기실, 접견실

VIP 환자가 대기할 수 있는 별도의 공간을 마련하여 음료와 다과를 제공한다.

12) 스탭실(스탭 휴게실)

직원들이 환복을 하고, 식사를 하며 쉴 수 있는 공간. 별도의 원내 식당이 없고, 스탭실이 가장 넓은 공간인 경우 병원 구성원들이 다 같이 모여 식사를 하기도 한다(중형급 이상의 치과인 경우 식당이 별도로 있는 경우도 있다).

13) 원장실(의국)

의사들이 환복을 하고, 식사를 하거나 쉴 수 있는 공간.

★ 선배의 Tips!

치과의 진료흐름 알기[고객 접점]

치과마다 진료시스템이 다르지만, 환자의 입장에서 볼 때 진료가 전반적으로 어떻게 진행되는지 살펴볼까요?

❶ 신환의 고객 경험 접점(장소)

예약문자나 전화를 받는다(데스크). → 병원을 방문한다(주차장, 건물, 엘리베이터). → 접수 후에 문진표를 작성한다(데스크). → 순서를 기다린다(대기실). → 검진을 받는다(예진실). → 필요시 엑스레이를 촬영한다(엑스레이실). → 상담을 듣는다(상담실). → 진료를 받는다(진료실). → 주의사항 설명을 듣는다(진료실 or 데스크). → 다음 진료 예약을 하고, 결제 후에 필요한 경우 약 처방전을 받는다(데스크). → 귀가 후에 오늘 치과 방문에 어려움은 없었는지 물어보는 전화를 받는다(데스크).

❷ 구환의 고객 경험 접점(장소)

예약문자나 전화를 받는다(데스크). → 병원을 방문한다(주차장, 건물, 엘리베이터). → 접수를 한다(데스크). → 순서를 기다린다(대기실). → 진료를 받는다(진료실). → 필요시 엑스레이를 촬영한다(엑스레이실). → 주의사항 설명을 듣는다(진료실 or 데스크). → 다음 진료 예약을 하고, 결제 후에 필요한 경우 약 처방전을 받는다(데스크). → 귀가 후에 오늘 치료에 불편함이 없었는지 물어보는 전화를 받는다(데스크).

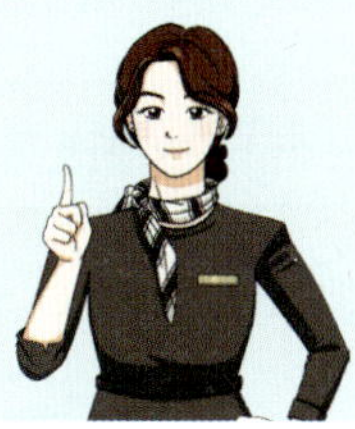

CHAPTER 07

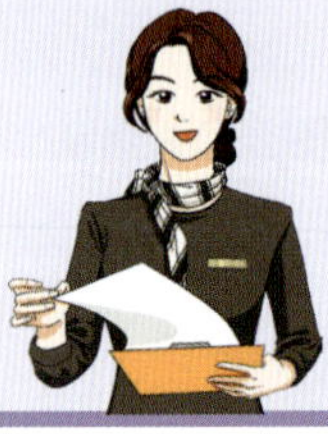

치과 유니트 체어의 구성 및 용도

① 치과 유니트 체어(치과진료의자, Dental unit chair)

구강진료를 하는 과정에 환자를 앉혀서 진료를 능률적으로 할 수 있게 하는 의자로 모니터, 라이트, 타구, 석션, 레스트, 브라켓 테이블 등이 연결되어 있다.

② 치과 유니트 체어의 구성 및 용도

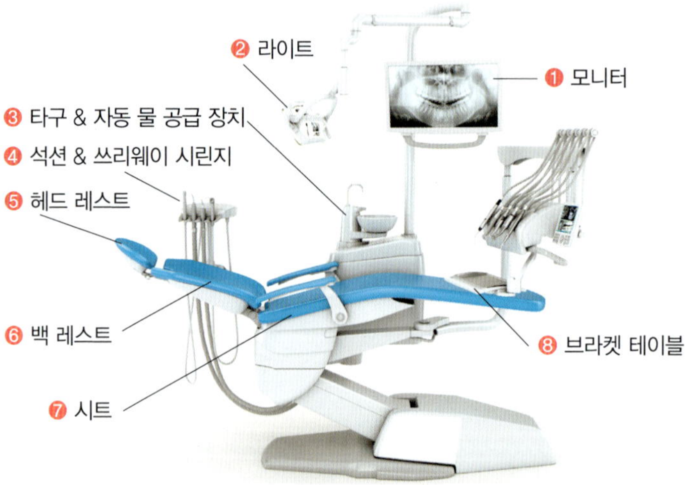

치과 유니트 체어의 구성

1) 모니터(Monitor)

촬영한 엑스레이나 구강내 사진 등을 띄워 놓을 수 있다. 검진 및 치료를 할 때 해당 부위를 보면서 정확한 진단과 치료를 할 수 있고, 체어 옆에서 환자에게 직접 보여주며 진단 내용에 대한 설명이나 상담을 할 수도 있다.

2) 라이트(조명등, Dental light)

좁고 어두운 진료 부위를 밝게 비춰 주어 검진이나 치료를 할 수 있도록 한다. 환자의 자세에 따라 세밀한 각도 조정이 필요하며 필요에 따라 껐다 켰다 하거나 빛의 세기를 조절할 수 있는 버튼이 별도로 있다. 수술실에서는 그림자가 지지 않고, 수술 부위를 세세하게 볼 수 있는 무영등을 사용하기도한다.

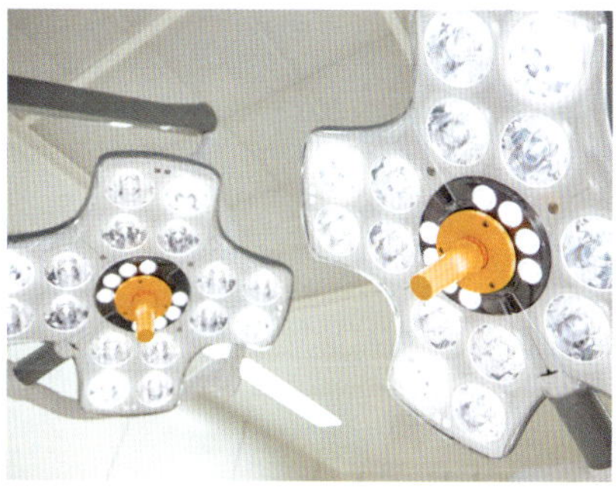

무영등

3) 타구(Spittoon) & 자동 물 공급 장치(Auto cup filler)

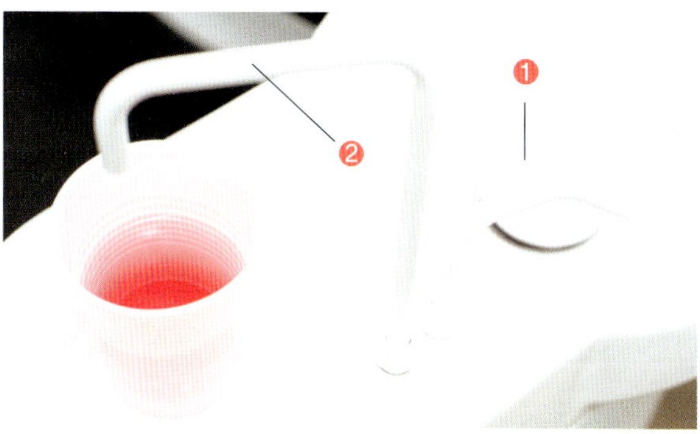

타구, 자동 물 공급 장치

① **타구:** 환자가 입안에 있는 이물질을 물로 헹군 뒤 뱉는 곳으로 내부에는 거름망이 있어서 이물질을 걸러낸다.

② **자동 물 공급 장치:** 컵을 놓으면 센서가 작동하여 자동으로 물이 나오기 때문에 진료 중간이나 후에 입안에 있는 이물질을 바로 편하게 헹굴 수 있도록 해준다.

4) 석션(Suction) & 쓰리웨이 시린지(공기 사출기, 물 사출기, 3-way syringe)

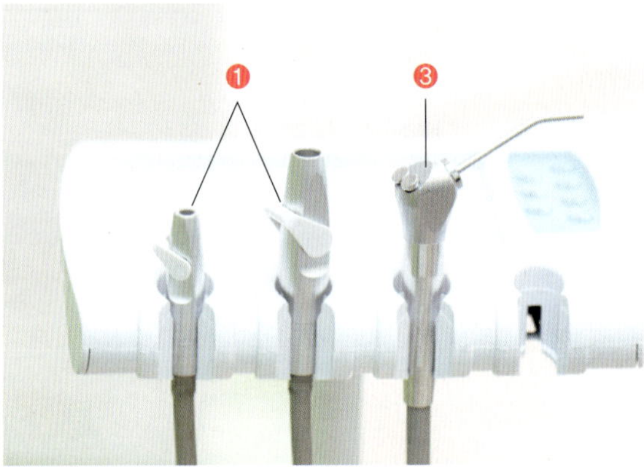

석션, 쓰리웨이 시린지

① **석션:** 입안에 고이는 물, 침, 피 등을 흡입하는 기구로 왼쪽의 작은 석션은 비교적 약한 힘으로 빨아들이며 주로 일회용 플라스틱 석션팁을 연결하여 사용한다. 오른쪽의 큰 석션은 빨아들이는 힘이 더 강하며 주로 메탈로 된 석션팁을 연결하여 사용한다.

② **석션팁(Suction tip)**

- 일회용 플라스틱 석션팁

  물이나 침을 흡입하여 입안에 물이 고이지 않게 하기 때문에 치료 부위가 가려지지 않고, 환자가 호흡할 수 있도록 한다. 일반적인 진료에서 기본적으로 사용한다.

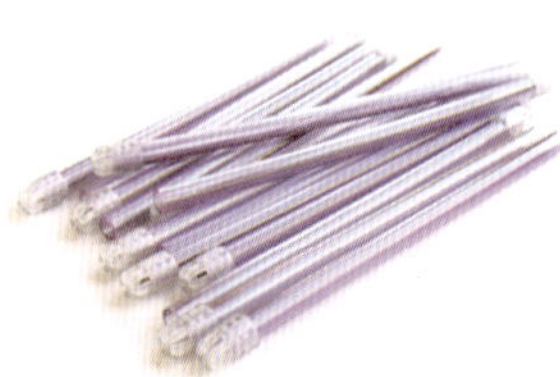

일회용 플라스틱 석션팁

• 메탈 석션팁

피나 조직액 등을 강하게 흡입하고 제거하여 치료 부위가 가려지지 않게 한다. 수술이나 발치, 잇몸치료와 같이 피가 나는 치료에서 주로 사용한다.

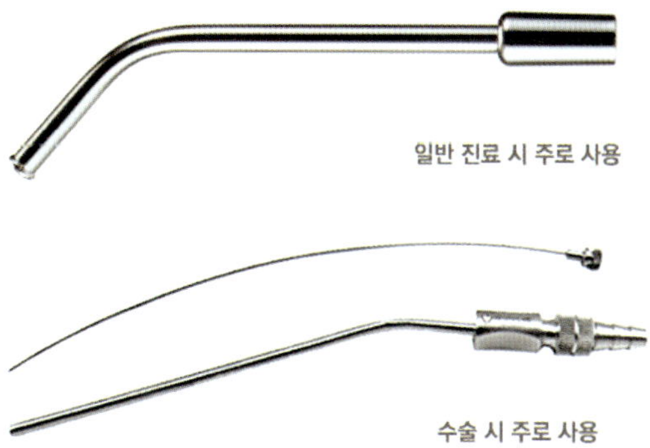

메탈 석션팁

③ 쓰리웨이 시린지(3-way syringe)

좌측 버튼을 누르면 물이, 우측 버튼을 누르면 바람이, 두 버튼을 동시에 누르면 물과 바람이 함께 나온다. 입안에 물을 뿌려야 할 때나 건조해야 할 때 사용한다.

5) 헤드 레스트(머리 받침대, Head rest)

환자의 머리가 닿는 부위이며 진료 시 시야 확보를 위해 각도를 조절할 수 있다.

6) 백 레스트(등 받침대, Back rest)

환자의 등이 닿는 부위

7) 시트(Seat)

환자의 엉덩이가 닿는 부위

8) 브라켓 테이블(Bracket table)

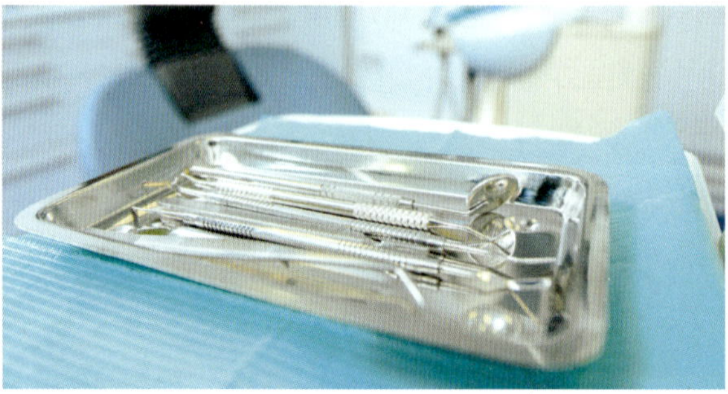

브라켓 테이블 위쪽

브라켓 테이블 위에는 치과진료 시 필요한 기구나 재료들을 올려놓고 사용한다.

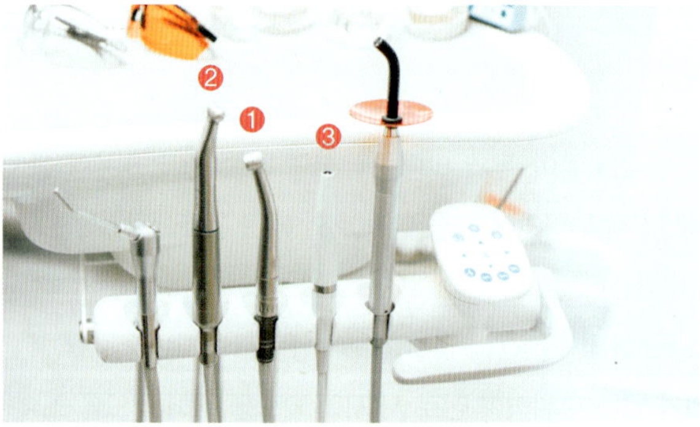

브라켓 테이블 앞쪽

브라켓 테이블의 앞쪽에는 쓰리웨이 시린지와 각종 핸드피스 및 스케일러가 연결되어 있다. 핸드피스와 스케일러는 아래 나오는 내용을 통해 자세하게 알아보자.

① 하이스피드 핸드피스(High speed handpiece)

핸드피스의 머리 부위에 절삭용 버(Bur)를 끼운 뒤 사용한다. 매우 빠른 속도로 돌기 때문에 치아를 깎거나 충치나 보철물을 제거할 수 있고, 삭제 시 열이 많이 발생하기 때문에 항상 물이 같이 나온다.

② 로우스피드 핸드피스(Low speed handpiece)

핸드피스에는 절삭 및 연마용 버(Bur)를 끼운 뒤 사용한다. 하이스피드 핸드피스보다 느리게 돌며 치아를 깎거나 충치 부분을 제거하고, 보철물을 연마할 수 있다. 필요한 경우 쓰리웨이 시린지로 물을 뿌려주거나 물이 나오는 라인이 연결된 로우스피드 핸드피스 제품을 사용한다.

③ 초음파 스케일러

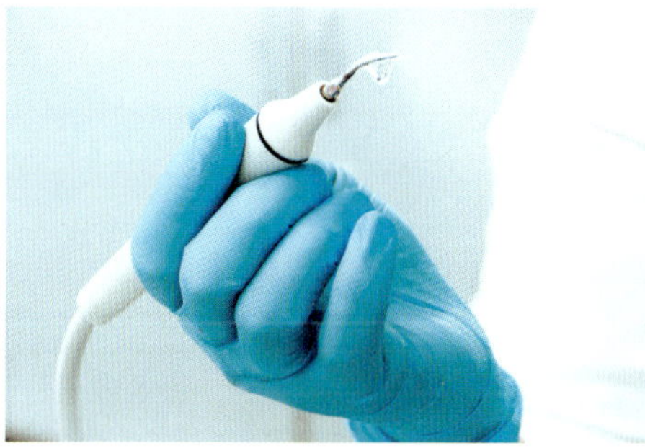

초음파 스케일러

초음파를 이용하여 미세한 진동을 발생시켜 치석 등을 제거하는 기구. 멸균된 스케일러팁을 연결하여 사용하며 열이 발생하므로 팁 끝에서 물이 분사된다. 치석의 양이나 치아의 민감도에 따라서 강도와 분사되는 물의 양을 조절하여 스케일링을 진행한다.

CHAPTER 08

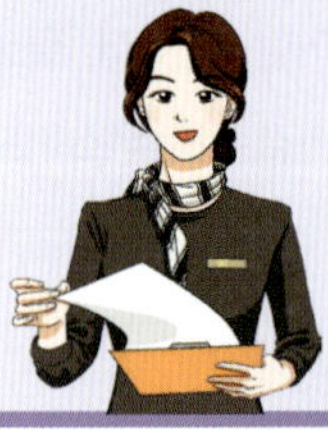

치과 기본기구의 종류

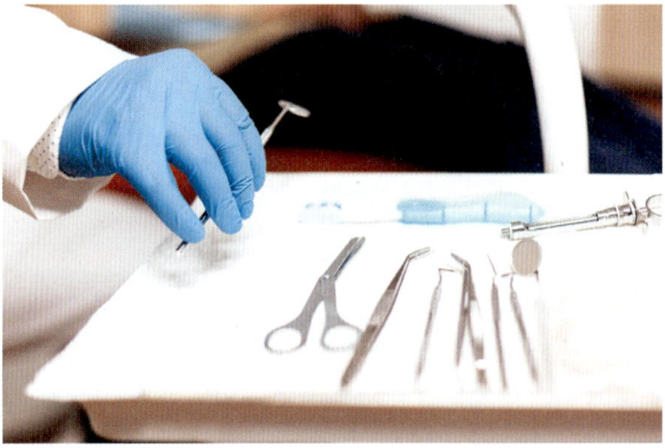

브라켓 테이블

1 기본기구의 종류와 용도

기본기구는 치과진료 시에 기본적으로 사용하는 기구로 미러, 핀셋, 익스플로러 등이 있으며 브라켓 테이블 위에 올려 두고 사용한다.

1) 미러(치경, Mirror)

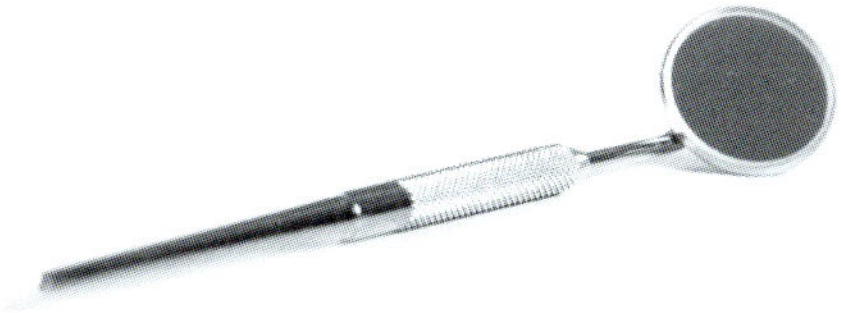

미러

미러는 술자*의 왼손으로 잡아서 치료하는 부위를 거울에 비추어 구강 내부를 간접적으로 보거나, 구강조직을 잡아당겨 치료 부위가 잘 보이게 하거나, 핸드피스 버에 의해 혀나 볼이 다치지 않도록 당겨서 보호하는 용도로 사용한다(*술자는 시술이나 수술을 시행하는 사람을 의미한다).

2) 익스플로러(탐침, Explorer)

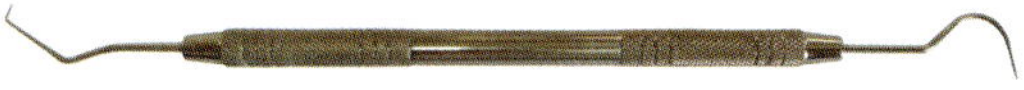

익스플로러

익스플로러는 술자의 오른손으로 잡아서 치아의 씹는 면이나 사이 부위를 긁어보며 충치가 있는지, 형태에 이상이 없는지, 표면이 매끈한지 여부를 확인하거나 보철물 접착 후 접착제를 제거하는 등의 용도로 사용한다.

3) 핀셋(pincette)

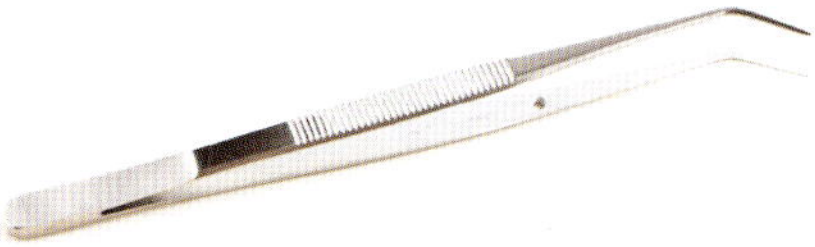

핀셋

핀셋은 술자의 오른손으로 잡아서 작은 크기의 치과재료를 잡아서 옮기거나, 구강 내에 있는 이물질을 빼내거나, 치아의 흔들림의 정도를 확인하는 등의 용도로 사용한다.

② 치과진료 시 사용하는 재료

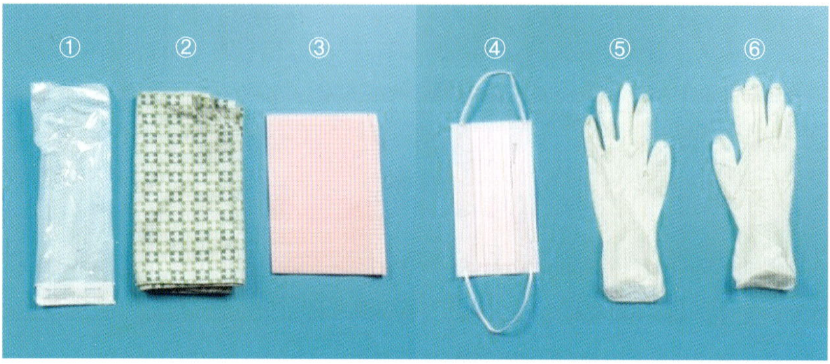

치과재료들

1) 멸균 포장지(봉투, 파우치, Sterilization pouch)

포장지 안에 기구를 넣고 밀봉한 뒤 멸균을 진행한다. 멸균 후에도 공기 중에나 손에 있는 세균이 기구 표면에 닿아서 재오염이 되지 않도록 보호한다.

2) 소공포(포, Small hole towel)

가운데 구멍이 나 있어 환자의 코와 입을 제외한 나머지 부위를 가려서 라이트의 빛이나 핸드피스의 물과 같은 외부 자극으로부터 얼굴을 보호한다.

3) 에이프런(Apron)

환자의 가슴 앞부분을 가려주어 물, 피, 인상재 등이 옷에 묻지 않도록 한다.

4) 마스크(Mask)

술자의 코와 입을 가려 에어로졸*로부터 술자를 보호한다.

(*에어로졸: 기체 중에 매우 미세한 액체나 고체 입자들이 분산되어 있는 부유물. 출처: 네이버 지식백과)

5) 글러브(Glove)

라텍스 고무로 만들어지며 술자의 손에 껴서 진료 시 환자의 침이나 피가 묻지 않도록 보호하고, 술자의 손에 있는 세균이 환자의 입안으로 들어가지 않게 한다.

★ 선배의 Tips!

진료 전 환자 준비 순서

일반적으로 진료실 스탭이 진행하지만 간혹 일손이 부족한 경우 데스크 스탭이 참여해야 할 수도 있기 때문에 기억해 두도록 합니다.

❶ 환자를 앉힐 체어의 모니터 화면에 있는 엑스레이 프로그램을 열고 환자의 차트번호를 입력한 뒤 파노라마 엑스레이를 띄웁니다. 환자가 체어에 앉을 때 불편하거나 부딪히지 않도록 체어나 라이트 등을 정리해 둡니다. 타구, 브라켓 테이블, 체어, 바닥 등이 깨끗한지 한 번 더 확인하도록 합니다.

❷ 유니트 체어로 안내합니다. 환자가 자리에 편안하게 위치할 수 있도록 손을 사용해 제대로 방향을 안내합니다.

"(손바닥을 쭉 펴 환자 체어 쪽을 가리키며) 이쪽 큰 의자에 등 대고 앉으시면 됩니다. 신발은 벗으셔도 되고 신은 채로 앉으셔도 돼요."

❸ 멸균 포장지를 열어서 안에 있는 기본기구를 브라켓 테이블 위에 올려 둡니다. 이때 기구가 손에 닿지 않도록 주의하고, 여는 과정에서 아래의 멘트를 하는 것을 권유드립니다.

"멸균된 기구 오픈하겠습니다."

환자에게 멸균된 기구임을 알려서 안심하고 진료를 받을 수 있게 하고, 우리 병원이 특별한 병원으로 느껴질 수 있게 하기 때문입니다.

❹ 환자의 목에 에이프런을 두릅니다. 에이프런의 한쪽은 방수포로 물이 스며들지 않도록 되어 있고 다른 한쪽은 종이처럼 물을 흡수하게 되어 있어요. 종이면이 바깥쪽으로 오도록 해 고정해 줍니다(유니트 체어에 에이프런을 고정할 집게가 함께 걸려있어요).

"옷에 물이 튀지 않게 둘러 드릴게요."

❺ 종이컵을 빼서 타구 대 위에 올려놓고 물을 받아 놓습니다.

"종이컵 빼 드릴게요."

새 종이컵임을 알 수 있는 멘트를 하도록 합니다. 멘트 없이 빼서 종이컵 빼는 상황을 보지 못한 환자는 사용한 종이컵은 아닌지 의심하게 돼요. 만약 의심하는 상황이라면 지체 없이 환자가 보는 앞에서 새것으로 교체합니다.

❻ 오늘의 진료 내용과 과정에 대해 설명합니다.

"오늘은 충치를 제거하고, 모양을 만들어서 인레이 본을 뜰 거예요. 원장님이 곧 오셔서 마취 먼저 진행하실 거니까, 잠시만 기다려주세요."

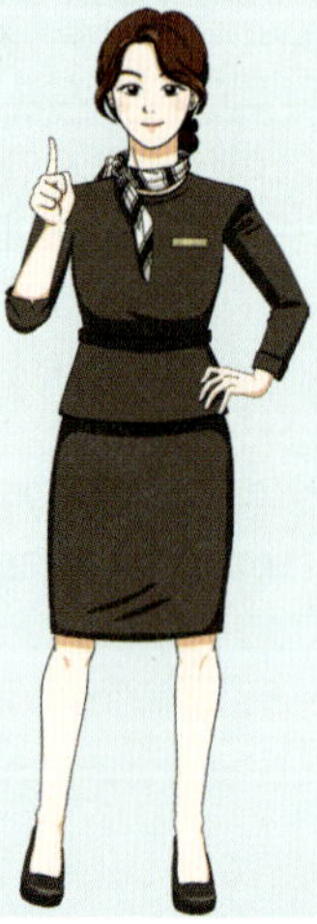

PART

04

치과에서 꼭 알아 두어야 할 전신질환 및 약 복용

CHAPTER 01

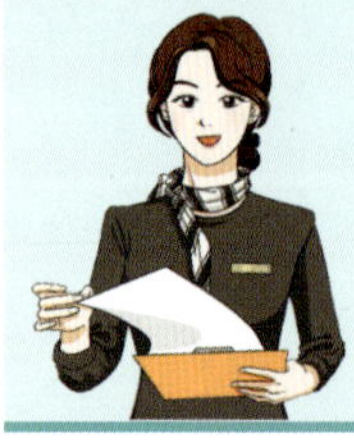

치과진료 전 전신질환 파악하기

① 전신질환의 이해

※ 다음 질문은 치과진료에 직접 관련되어 있으니 정확하게 답하여 주십시오(V).

1. 현재 다음과 같은 질환이 있습니까?

☐ 고혈압 ______ mmHg ☐ 간염
☐ 당뇨(식전) ______ mg/100ml ☐ 결핵
☐ 심장질환 ☐ 성병
☐ 알레르기 ☐ 류마티즘
☐ 신장질환 ☐ 혈액질환
☐ 뇌혈관질환 ☐ 수술, 기타(　　　　)

2. 현재 특별한 약을 복용하거나 장기적으로 복용하고 있는 약이 있습니까?

☐ 예(약명:　　　　　　) ☐ 아니오

3. 약 복용 후 부작용을 경험한 적이 있습니까?

☐ 예(약명:　　　　　　) ☐ 아니오

4. 상처가 나거나 이를 뽑았을 때 피가 멈추지 않은 적이 있습니까?

☐ 예 ☐ 아니오

5. 담배를 피우십니까?

☐ 예 ☐ 아니오

6. 치과 마취 후 부작용을 경험하신 적이 있습니까?
□ 예 □ 아니오

7. 여성분의 경우, 현재 임신 중이십니까?
□ 예(: 개월, 또는 주) □ 아니오 □ 임신 가능성 있음

8. 여성분의 경우, 현재 수유 중이십니까?
□ 예 □ 아니오

전신질환 설문지

환자가 치과에 처음 내원한 경우 문진표와 전신질환 설문지를 작성해야 한다. 전신질환이 있는 경우 치과치료를 미뤄야 하거나 치과치료 전후로 지켜야 할 주의사항이 생길 수 있고, 치과치료 진행 중에 감염이나 출혈이 되면 전신건강에 안 좋은 영향을 미칠 수 있기 때문에 데스크에서 환자를 접수할 때에는 환자의 질환, 복용 중인 약, 약 부작용 등에 대해 꼼꼼하게 확인하고 차트에 기록한 뒤, 진료실과 공유해야 한다.

1) 당뇨(Diabetes Mellitus [DM])

① 정의

인슐린의 분비량이 부족하거나 정상적인 기능이 이루어지지 않는 대사질환의 일종으로, 혈중 포도당 농도가 높은 것이 특징이다.

② 당뇨 환자가 복용하고 있는 약물 예시

설포닐우레아계	아마릴, 클리클라지드, 디아미크롱, 다오닐, 크리메피드, 다이그린
비구아나이드계	다이아벡스, 글루코파지, 메가폴민, 클루코다운, 클루파
알파-글루-코시다제억제제	글루코바이, 베이슨, 보글리코스, 아카보즈
글리나이드계	노보넘, 마스틱, 글루패스트, 나테글리니드
클리나이드계	아반디아, 액토스, 클루코논, 글루타존
DPP-4 억제제	자누비아, 가브스정

인슐린 주사제(조속효성)	휴마로그, 노보래피드, 애피드라
인슐린 주사제(중간형)	휴무린 엔, 인슈라타드이노렛
인슐린 주사제(혼합형)	휴마로그믹스, 노보믹스, (장시간형) 란투스 레버미어

③ 당 검사 방법

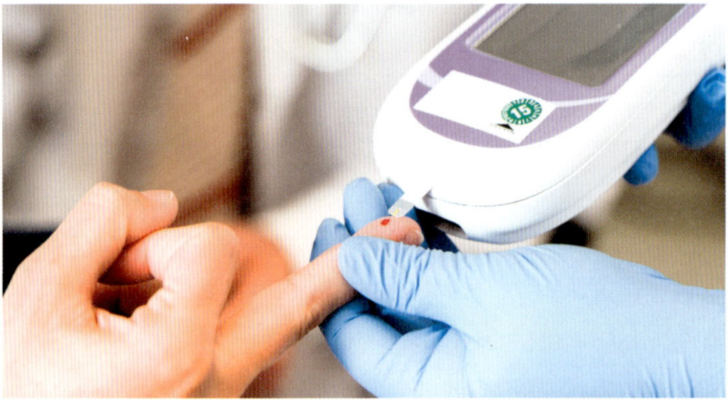

당 검사

① 채혈 전 채혈할 부위를 깨끗이 알코올 솜으로 닦아준다.

② 혈당 측정 검사지를 측정기에 삽입한다.

③ 채혈기를 사용하여 혈액을 준비한다.

④ 혈당 측정 검사지의 혈액 투입구에 혈액을 흡입한다(혈액 투입구에 혈액을 완전히 채워야 하며, 혈액이 잘 나오지 않는 경우 손가락 끝을 너무 쥐어짜면 실제 혈당값이 부적합한 결과를 보일 수가 있다).

④ 혈당 수치

- 당뇨: 식후 혈당 200 mg/dl 이상
- 정상: 공복 시 80–120 mg/dl 이하, 식후 혈당 90–180 mg/dl 이하
- 저혈당: 70 mg/dl 이하

⑤ 치과치료 시 주의사항

- 간단한 치과치료라면 별문제 없이 진료할 수 있지만, 외과적인 치료가 필요한 경우 당 조절이 안정적으로 되고 있는지 확인하고, 그렇지 않다면 치과치료 전에 반드시 내과와 협진*이 필요하다.
- 아침 식사 후 이른 오전에 내원할 수 있도록 안내한다.
- 수술과 같은 외과적 치료 전에는 예방적항생제(감염이 일어나기 전 예방적으로 투여하는 항생제)를 투여한다.
- 치료 후에도 면역력이 약하고 감염에 취약하며 치유가 더디고, 치료 예후가 좋지 않으며 잇몸병의 진행속도가 일반 환자보다 빠르기 때문에 정기검진을 권유한다.

기초 치과 용어*

*** 협진**

- 서로 다른 과가 함께 협력하여 진료하는 것을 의미한다.
- 전신적 건강상태에 대한 확인이 필요한 경우 소견서를 작성하여 환자가 현재 진료를 받고 있는 병원의 주치의에게 치과치료 가능 여부, 필요한 전후 조치에 대해 확인할 수 있다.
- 순서: 치과의사가 환자에게 소견서를 발급한다. → 환자는 다니고 있는 혹은 약 처방을 받는 병원에 방문하여 주치의에게 진료를 받고, 주치의는 소견서를 작성한다. → 환자가 소견서를 다시 치과로 가져오면 치과의사가 확인하여 이후의 진료 계획을 잡는다.
- 치과 내에 여러 과가 있다면 과별로 협진을 진행할 수도 있다(이 경우 과별 담당 진료 항목과 환자의 진료 과정을 확인하여 예약을 잡을 때 주의한다).

예 치주과에서 치주치료, 구강외과에서 임플란트 수술, 보철과에서 임플란트 보철 제작

2) 간 질환(간염 환자)

① 정의

간염은 간세포 혹은 간 조직에 염증이 발생하는 질환으로 A형, B형, C형으로 나뉘며 특히 B형 간염의 경우 혈액 등을 통해 전염되기 때문에 더욱 주의가 필요하다.

② 치과치료 시 주의사항

- 급성 간 질환자, 활동성 간 질환자의 치과치료는 응급치료 이외에는 금한다.
- 치료가 가능한 경우라도 간 질환이 있는 경우엔 외과적 시술 후 과다 출혈의 가능성이 있으므로 혈액응고시간을 검사해야 할 수 있다.
- 간염 보균자는 치료 시 사용한 기구를 별도로 관리하여 교차감염에 주의해야 한다.
- 치유 지연의 가능성이 있어 예방적항생제(감염이 일어나기 전 예방적으로 투여하는 항생제)가 필요할 수 있으며 간 기능을 저하시키거나 간 독성이 있는 약제들을 피하거나 용량을 줄인다.

예 간 독성이 있는 약제: 아세트아미노펜 계열(타이레놀), 아스피린, 바비튜레이트 등

3) 골다공증

① 정의

골다공증이란 뼈를 이루는 조직들의 양과 질적인 변화로, 뼈의 강도가 약해져서 골절이 일어날 가능성이 큰 상태를 말한다.

② 치과치료 시 주의사항

- 골다공증 자체가 치과치료에 큰 영향을 미치는 것은 아니지만 만약 환자가 골다공증 치료제 중 하나인 비스포스포네이트 계열의 약물을 장기간 투여받은 경우 치과치료 후에 잇몸이나 치조골이 잘 아물지 않거나 괴사가 일어날 수도 있다.
- 환자가 정확한 약제의 이름을 모르는 경우 현재 치료 중인 병원이나 약을 조제받은 약국에 전화하여 약제의 이름을 정확하게 확인해야 함을 안내한다.
- 만약 비스포스포네이트 계열의 약을 복용 중이거나 주사치료를 받고 있다면 임플란트 수술 등의 외과 수술을 하기 전에 현재 골다공증 치료를 받고 있는 병원에 진료소견서를 발급하여 내과의와의 협진 후 3개월 정도 약을 중단하거나 다른 성분의 약으로 대체한 다음 수술을 진행하는 경우가 일반적이다(다만, 비스포스포네이트 관련한 의견은 치과의사마다 다를 수 있으니 담당의의 지시에 따라 환자에게 설명하는 것을 권장한다).

③ 비스포스포네이트 계열 약제

비스포스포네이트 제제	에티드론산	다이놀
	파미드론산	파노린
	알렌드론산	포사맥스
	이반드론산	본비바
	리세드론산	악토넬
비스포스포네이트 + 비타민D	알렌드론산 + 칼시트리올	맥스마빌
	알렌드론산 + 콜레칼시페롤	포사맥스플러스
	이반드론산 + 콜레칼시페롤	본비바플러스
	리세드론산 + 콜레칼시페롤	리세넥스플러스

4) 고혈압

① 정의

심장이 혈관 속에 혈액을 전신으로 보내기 위해 펌프질을 할 때 발생하는 압력이 높은 상태를 의미하며 성인 기준 수축기 혈압이 140 mmHg 이상이거나 이완기 혈압이 90 mmHg 이상이라면 고혈압으로 판단한다.

② 치과치료 시 주의사항

- 적절한 치료를 받고 있는 환자는 치과치료가 가능하나 오전 시간에 짧게 치료를 진행하여 스트레스와 불안으로 인해 혈압이 높아지는 것을 방지한다.
- 치과에서 사용하는 마취제는 혈관을 수축시키는 성분을 포함하고 있으므로 마취하게 되면 혈관이 수축하여 혈압을 상승시킬 수도 있기 때문에 혈관수축제(에피네프린)가 포함되지 않거나 농도가 적은 마취제를 사용하고, 다량의 마취가 필요한 치료는 주의가 필요하다.
- 문진표 작성 시 아스피린이나 혈액순환제를 복용하고 있는지 확인해야 하고, 복용 여부를 모른다면 현재 치료 중인 병원이나 약을 조제 받은 약국에 확인한다(확인을 위해 진료소견서를 발급해야 할 수 있다). 만약 복용 중이라면 중단 가능 여부를 먼저 확인한 다음 3–7일 정도 해당 약을 중단한 후 치료를 진행해야 될 수 있고, 심한 출혈로 인해 생기는 문제를 막을 수 있다.

★ 선배의 Tips!

- 고혈압 환자가 아스피린이나 혈액순환제를 복용하는지 빠르게 알아야 한다면 환자에게 고혈압 약을 몇 알 정도 복용하는지 확인합니다. 만약 1알이라면 고혈압 약만 복용 중일 것이고, 2알 이상이라면 아스피린이나 혈액순환제를 함께 복용하고 있을 가능성이 높습니다.
- 일부 고혈압 환자의 경우 건강상의 이유로 아스피린이나 혈액순환제를 중단하면 안 될 수도 있기 때문에 소견서를 발급하여 내과의와 상의해야 합니다.

5) 심혈관질환 및 뇌혈관질환

① 정의

심혈관질환에는 협심증, 심근경색증, 부정맥, 허혈성 심장질환, 관상동맥질환, 동맥경화증 등이 있으며 뇌혈관질환(뇌졸중)에는 뇌경색, 뇌출혈, 뇌색전증, 뇌혈전증 등이 있다.

② 치과치료 시 주의사항

- 심혈관질환 및 뇌혈관질환의 발생이나 시술 후 6개월 이내에는 응급처치만 가능하며 6개월 이후에 주치의와 상의 후 치과치료를 진행해야 한다(소견서 발급 필요). 만약 치료가 가능하다고 한다면 오전 시간에 짧게 진행하여 환자의 스트레스와 불안을 줄인다.
- 심혈관질환 및 뇌혈관질환이 있었거나 진행 중이라면 치과치료 시 혈액 속에 타고 도는 세균들이 이상 조직에 들러붙어 염증을 만들며 세균감염을 일으킬 수 있다. 이로 인해 합병증이 발생될 수 있으므로 내과와 협진하여 치과치료 전 예방적항생제를 처방한다.
- 출혈 경향이 있는 시술(치료 시 피가 나는 시술) 전에는 시술이 가능한지, 복용 중인 아스피린, 와파린 등의 항응고제 중단이 가능한지, 가능하다면 얼마나 중단해야 하는지 담당의와 상의한 후에 진행한다.

③ 치과시술별 출혈 경향

아스피린, 혈액순환제, 항응고제 등의 약제를 복용하고 있는 환자가 출혈 경향이 있는 시술을 할 경우 일정 기간(약 3–7일) 약을 중단한 후 치료를 해야 과다 출혈로 인한 문제 발생을 막을 수 있다.

출혈 경향이 거의 없는 시술	출혈 경향이 있는 시술	
	출혈 경향이 낮은 시술	출혈 경향이 높은 시술
• 국소마취, 기본 치주검사 • 치은연상 치태조절 및 치석 제거 • 치은연상의 충전치료 • 근관치료 • 인상채득 및 보철치료 • 교정장치 장착	• 1–3개 치아의 단순발치(치근이 하나인 치아 기준) • 치은연하 및 치근부 치석 제거 • 치근활택, 치주소파 • 치은연하 충전치료	• 3개 이상의 단순발치(치근이 하나인 치아 기준) • 외과적 발치 • 치주 판막 수술, 치근단 수술 • 치관확장술, 치은성형술 • 치과임플란트 • 조직검사

6) 천식

① 정의

폐로 연결되는 통로인 '기관지'의 질환으로, 특정한 유발 원인 물질에 노출되었을 때 기관지의 염증에 의해 기관지가 심하게 좁아져 기침, 천명(숨 쉴 때 쌕쌕거리는 소리), 호흡곤란, 가슴 답답함이 반복적으로 발생하는 질환이다.

② 치과치료 시 주의사항

- 천식 환자는 평소에는 괜찮다가 치과치료 시 스트레스로 인한 호흡곤란, 발작이 올 수 있기 때문에 최대한 스트레스를 유발하지 않는 상황에서 치료를 받도록 해야 하며 천식 발작을 일으키는 원인 요소와 발작 시 처치 방법에 대해서 알고 있어야 한다.
- 약물 사용에 주의해야 하며 페니실린이나 아스피린은 급성 발작을 일으킬 수 있으므로 피한다.
- 일반적으로 처방되는 NSAIDs (비스테로이드성 소염진통제) 계열의 소염진통제도 피하도록 한다.

예 비스테로이드성 소염진통제: 이부프로펜, 케토프로펜, 아세클로페낙, 디클로페낙, 나프록센, 로즈마린산, 살리실산, 세레콕시브, 인도메타신 등

7) 갑상선질환

① 정의

- 갑상선이란 목 앞 중앙에 있고 앞에서 보면 나비 모양으로 후두와 기관 앞에 붙어 있는 내분비기관이다.
- 갑상선질환에는 갑상선 기능 항진증, 저하증 등이 있다.

② 치과치료 시 주의사항

- 급성 발작의 가능성이 있기 때문에 적절한 내과적 관리가 되지 않는 경우 관리가 될 때까지 치과치료를 미뤄야 한다. 만약 급성 감염으로 치료가 필요한 경우 치료 전 주치의와 상담 후 진행한다.
- 마취제 내에 있는 혈관수축제인 에피네프린에 매우 민감하므로 사용해서는 안 된다.

8) 결핵

① 정의

결핵균이 일으키는 만성 육아종성 감염

② 치과치료 시 주의사항

- 감염된 비말을 흡입하거나 섭취하여 전파되며 타액으로 전파가 가능하므로 활동성 결핵 환자의 경우 응급처치만 진행하도록 한다.
- 치료가 꼭 필요한 경우 환기가 잘되는 격리된 치료실에서 무균법을 적용하여 치과치료를 진행한다.
- 현재 활동성이 아니라면 치과치료가 가능하다.

9) 임신 & 수유 중 치과치료 시 주의사항

① 임신 중

- 임신 중 치과치료 시에는 산부인과와 상의 후 치료를 진행하는 것이 좋다. 특히 초기에는 치과치료를 피하는 것이 좋고, 안정기인 중기(4–6개월)에 내원을 권한다.
- 중기에 내원하여 치료를 받게 되면 검진, 스케일링, 응급처치 등을 진행하며 마취, 약 처방에 주의한다.
- 임신 후에 나타나는 호르몬의 변화로 임신성 치은염이 생길 수 있다(잇몸이 붓고 피가 남).
- 가능하면 치과 X-ray 촬영은 피하는 것이 좋으나 꼭 필요한 경우 방사선을 막아주는 납 방어복으로 자궁 부위를 보호한 다음 촬영할 수 있다.

② 수유 중

수유 중에는 치료 시 마취와 약 처방에 주의하며 치과치료가 끝난 뒤 최소 3시간 후에 모유 수유를 하도록 설명한다.

CHAPTER 02

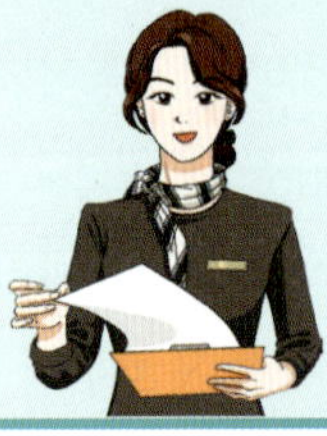

치과에서 자주 하는 약 처방과 이해

- 치과에서는 감염을 방지하기 위해 치과치료 전후로 약을 처방한다. 처방은 의사가 하지만 환자가 약국에 제출할 처방전을 발급하는 일은 데스크 스탭이 하게 되므로 의사의 차팅을 꼼꼼하게 확인하며 정확한 약의 종류와 복용 횟수, 처방일수를 입력해야 한다.
- 만약 처방전이 잘못 발급되어 약에 대한 부작용이 발생한다면 심한 설사, 메스꺼움, 구토, 위장장애, 급격한 복통, 두드러기, 경련, 대변의 피, 심한 발열 등이 나타날 수 있고, 심한 경우 아나필락시스, 쇼크, 사망에 이를 수 있기 때문에 원장님께서 처방한 약의 종류와 해당 환자에 대한 처방전이 맞는지 꼼꼼하게 확인 후 발행해야 한다.
- 약제의 종류는 크게 급여 약제와 비급여 약제가 있으며 건강보험이 적용되는 치과치료 항목(만 65세 급여 치과 임플란트, 발치, 근관치료 등)에서는 약제도 보험이 가능하나 보험이 안 되는 비급여 진료(비보험 임플란트 수술, 교정치료를 위한 발치 등)에서는 건강보험으로 약 처방이 발행되는 것은 불가능하다.
- 보험이 안 되는 진료의 약 처방은 비보험(기타)으로 선택하여 처방해야 하며 환자에게는 비보험(비급여) 진료 시 약값이 더 많이 발생됨을 미리 설명한다(미리 고지하지 않는다면 약국에서 약을 조제 받은 후 예상보다 큰 비용을 지불하여 화가 난 환자의 전화를 받게 될 수 있다).

❶ 처방의 원칙(의료법 시행규칙 참조)

- 처방전 발행 시 『본인 부담 구분기호, 환자의 인적사항, 의료기관의 명칭 및 의료인 성명, 면허 종류·번호, 의료기관 전화번호 및 팩스 번호, 주소, E-mail 등, 질병분류기호, 약품명/성분/용량/투약 횟수, 의약품 조제 시 참고사항(단, 환자가 기재를 원치 않은 경우 생략할 수 있다), 처방전의 교부 연월일 및 사용 기간』을 작성한 후 처방한 의사의 서명 또는 도장을 찍어야 한다.
- 약국 보관용, 환자 보관용으로 처방전 2부 발행을 원칙으로 하되, 환자가 추가 발급을 요구할 경우 팩스·컴퓨터를 이용하여 송신할 수 있다.
- 환자를 치료하는 데 필요하다고 인정되면 다음 내원일 전에 사용할 의약품에 대하여 미리 처방전을 발급할 수 있다.
- 대리수령 시 수령자의 신분증, 환자와의 관계를 증명할 수 있는 서류(가족관계증명서, 주민등록표 등본 등), 환자의 신분증(주민등록증이 발급되지 않은 만 17세 미만의 환자는 제외), 대리수령 신청서를 제시해야 한다.
- 조제 후 약을 분실하여 다시 처방을 받는 경우 비보험으로 전액 환자가 비용을 부담한다.
- 조제 받지 않은 상태에서 처방전 분실 시 유효기간 이내에는 기존 처방전을 재발행하되 재발급한 사실을 표기하고, 진찰료는 별도로 산정할 수 없다.
- 조제 받지 않은 상태에서 처방전 분실 시 유효기간 이후에는 해당 요양기관에 방문하여 다시 발급받아야 하며 본인부담금(재진료)이 발생한다.

❷ 치과에서 자주 처방하는 약의 종류

1) 항생제

- 세균을 죽이거나 번식을 억제하여 세균 감염을 치료하는 데 사용되는 약물이다.
- 중간에 복용을 중단하거나 꼭 필요하지 않은 상황에도 계속 복용할 경우 약에 대한 내성이 생겨서 해당하는 항생제가 더 이상 몸속에 있는 세균을 죽이거나 억제하지 못하게 될 수 있다.
- 데스크에서 환자에게 처방전을 발급할 때는 치료 후에 아프지 않더라도 의사가 처방한 약을 모두 복용해야 약에 대한 내성이 생기지 않음을 꼭 설명해야 한다.

① 치과에서 볼 수 있는 대표적인 항생제의 종류

계열	예시
페니실린 계열	아목시실린, 오구멘틴, 아목클란듀오
세파 계열	대화 세파클러
메트로니다졸 계열	후라시닐정
복합항생제	로도질정

- 페니실린 계열 항생제의 경우 치성 감염에 기본이 되는 항생제이고, 외과적 시술 후 감염 예방 목적으로는 아목시실린 계열의 항생제가 기본적으로 사용된다. 넓은 범위에서 두 가지의 목적을 가지고 있는 경우 복합 항생제를 사용한다.
- 자주 쓰이는 페니실린 항생제에 부작용이 있는 환자의 경우 세파 계열에도 부작용이 있을 수 있다. 이 경우 메트로니다졸, 마크로라이드 계열의 항생제로 대체 처방이 가능하다.

② 항생제의 종류별 적응증과 용법·용량

〈아목시실린 500 mg〉

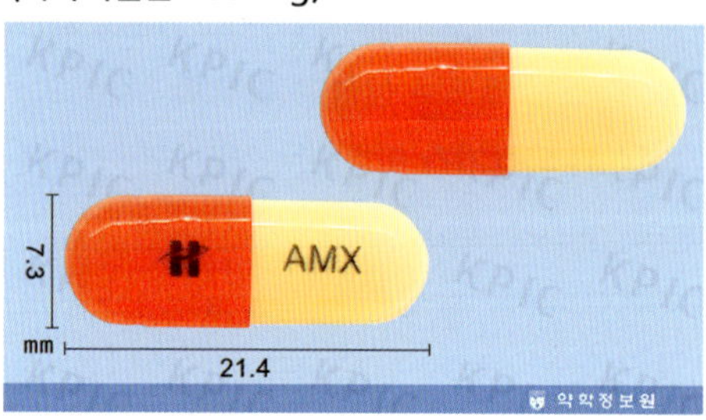

- 적응증: 연조직염, 창상 및 수술 후 2차 감염, 부비동염, 발치 후 감염, 골수염
- 용법 · 용량: 성인 및 20 kg 이상인 소아의 경우 1회 250–500 mg 하루 세 번, 체중 20 kg 미만인 소아의 경우 1일 체중 kg당 20–40 mg을 3회 분할 투여(나이, 증상에 따라 적절히 증감한다).

〈오구멘틴정〉

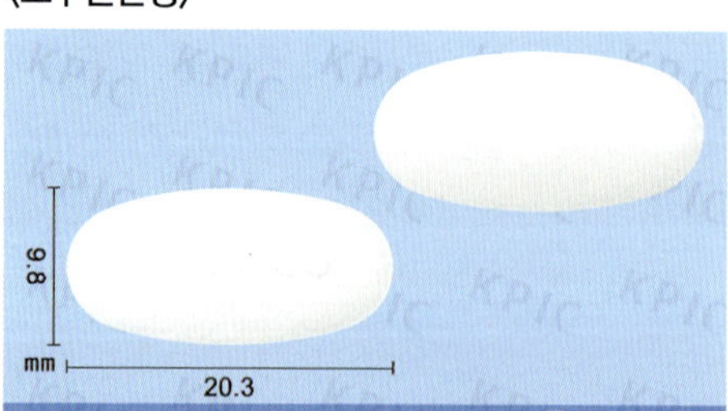

- 적응증: 급 · 만성 기관지염, 부비동염, 연조직염, 상처 감염, 종기 및 농양, 골수염, 치과 감염
- 용법 · 용량: 성인 및 12세 이상 또는 체중 40 kg 이상, 소아인 경우 1회 250 mg 하루 세 번. 중증일 경우 1회 500 mg으로 증량할 수 있다.

〈대화세파클러 캡슐 250 mg〉

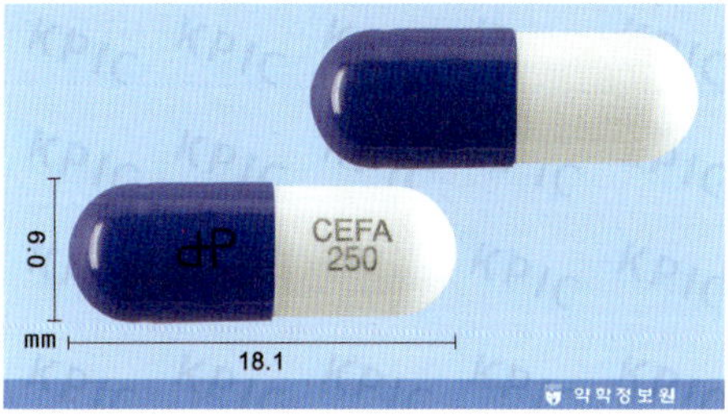

- 적응증: 연조직염, 창상감염, 피하농양, 편도염, 감염성 죽종
- 용법 · 용량: 성인의 경우 1회 250 mg 8시간마다(중증감염증과 감수성이 낮은 감염증의 경우 2배로 증량 투여 가능), 소아의 경우 1일 체중당 20 mg 8시간마다(1일 최대용량은 1 g) 신기능 손상 환사의 경우 용량 변화 없이 투여할 수 있다. 타 용혈성 연쇄구균 감염의 치료는 적어도 10일간 투여해야 한다.

〈후라시닐정 250 mg〉

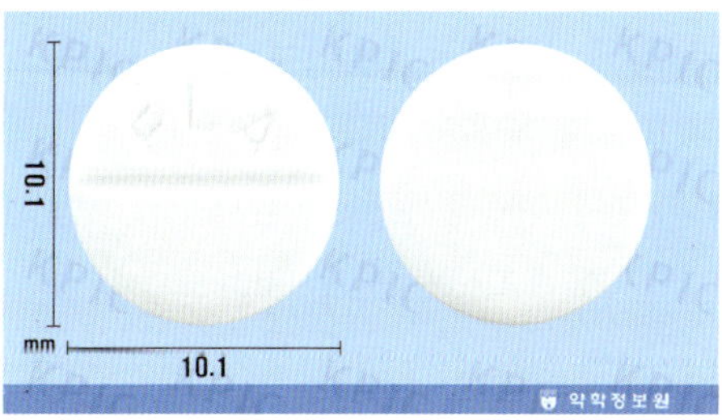

- 적응증: 피부 및 피부조직 감염증, 혐기성균에 의한 수술 후 감염의 예방
- 용법 · 용량: 혐기성균 감염증 치료일 경우 성인 1회 500 mg씩 1일 3–4회 경구 투여한다. 1일 최대량은 4 g를 초과하지 않도록 하고, 일반적으로 7 10일간 치료한다.
- 수술 후 예방: 이 약으로서 보통 성인 초회 1 g, 1회 250 mg 씩 1일 3회 경구 투여한다.

〈로도질정〉

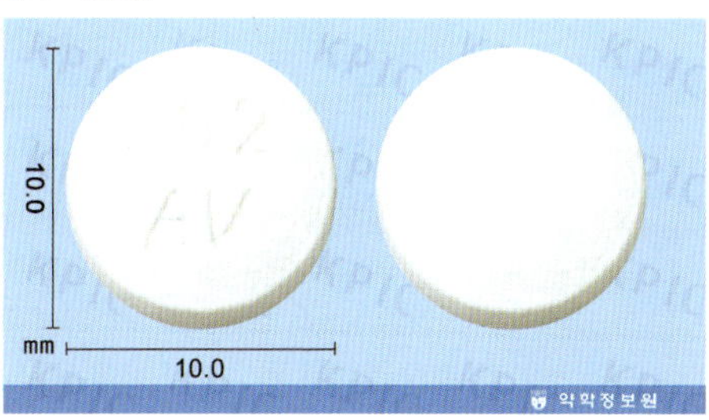

- 적응증: 급 · 만성 또는 재발성 구강 감염증
- 용법 · 용량: 성인 및 15세 이상 소아인 경우 1회 2정, 2–3회 경구 투약한다. 10–14세의 경우 1회 1정, 1일 3회 경구 투여한다. 6–9세인 경우 1회 1정, 1일 2회 복용한다.

※ 6세 미만, 알코올 복용환자 금기

2) 소염진통제

- 소염제는 염증을 가라앉히는 데 사용되는 약물이고, 진통제는 소염효과 없이 통증을 가라앉히는 약물이며 소염진통제는 염증을 가라앉히고 통증을 완화시키는

데 효과적인 약물이다.

- 대표적인 치과 소염진통제로는 아세틸살리실산 계열, NSAIDs 계열(비스테로이드계 항염증제), 아세트아미노펜 계열, 마약성 진통제로 나눌 수 있다.

① 치과에서 볼 수 있는 대표적인 소염진통제의 종류

계열	예시
아세틸살리실산 계열	아스피린
NSAIDs 계열(엔세이드, 비스테로이드계 항염증제)	부루펜정, 낙센에프정
아세트아미노펜 계열	타이레놀
마약성 진통제	울트라셋정

- NSAIDs 계열의 약물의 경우 심혈관질환, 신장질환, 천식 환자, 위장관질환, 임산부의 경우 복용 시 주의해야 한다. 또한, 천식 환자에게는 아스피린에 대한 과민반응이 나타나므로 반드시 금기해야 한다. 이와 같은 전신질환자의 약 처방 시에는 평소 어떤 진통제를 복용하는지 환자에게 직접 물어보는 것이 좋다.
- NSAIDs 계열의 부작용 반응으로는 위장 장애, 신장 장애, 혈소판 억제, 유산 등이 있다. 만약 부작용이 있는 경우 타이레놀로 대체 처방하는 것이 적합하다.

② 소염진통제의 종류별 적응증과 용법·용량

〈바이엘아스피린정 100 mg〉

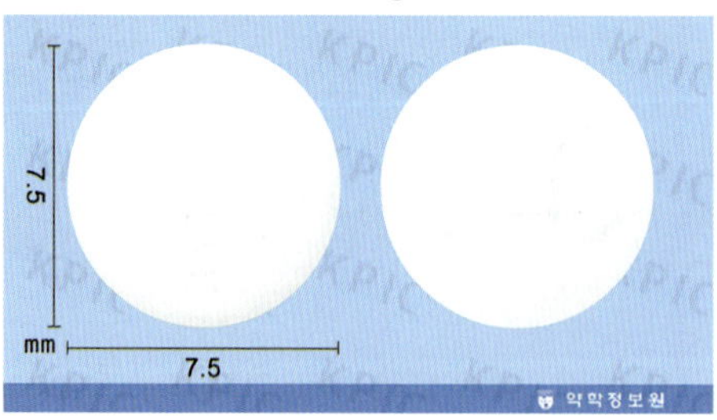

- 적응증: 두통, 치통, 인후통, 생리통, 근육 및 관절의 통증, 요통, 감기로 인한 통증 및 열 증상 완화
- 용법·용량: 성인 및 만 15세 이상의 소아의 경우 1회 500 mg–1,000 mg을 최소 2시간 이상 간격으로 복용한다. 1일 최대 용량으로서 4 g을 초과하지 않도록 한다.

※ 신장 장애, 간 장애, 천식 환자, 임산부, 진통제·소염제, 향류마티스제에 대한 과민증 및 다른 알레르기 질환의 병력 환자, 만 15세 미만의 소아 금기

〈부루펜정 400 mg〉

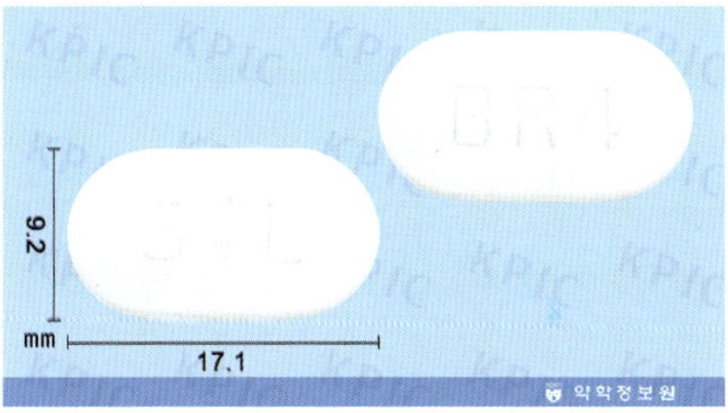

• 적응증: 수술 후 동통, 치통, 신경통, 연조직 손상
• 용법·용량: 1일 250 mg 3–4회 투여(1일 최대 3,200 mg). 소아의 경우 체중당 30–40 mg 1일 3–4회 투여

※ 임부 복용 금기 – 임상적 사유가 있는 경우 사용 가능

※ NSAIDs 부작용 있는 자 금기

〈어린이부루펜시럽 80 mL〉

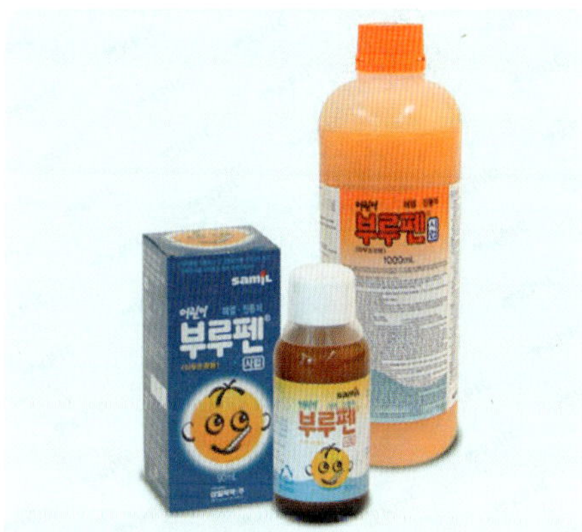

• 적응증: 수술 후 동통, 치통, 두통, 근육통, 신경통, 연조직 손상, 어린이 급성 상기도 감염의 발열
• 용법·용량: 체중이 30 kg 미만인 어린이는 1일량이 500 mg (25 mL)을 초과해서는 안 되며 공복시 투여는 피하는 것이 좋다.

11–14세: 200–250 mg (10–13 mL)
7–10세: 150–200 mg (8–10 mL)
3–6세: 100–150 mg (5–8 mL)
1–2세: 50–100 mg (3–5 mL)

〈낙센에프정 500 mg〉

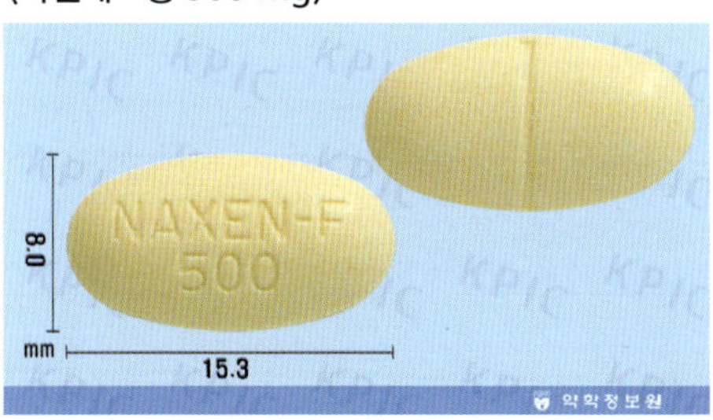

• 적응증: 수술 후 동통, 발치 후 동통의 골격근 장애
• 용법·용량: 성인의 경우 250–500 mg 하루 두 번(1일 최대 1,250 mg)

※ 임부 복용 금기 – 임상적 사유가 있는 경우 사용 가능

※ NSAIDs 부작용 있는 자

〈휴로펜정〉

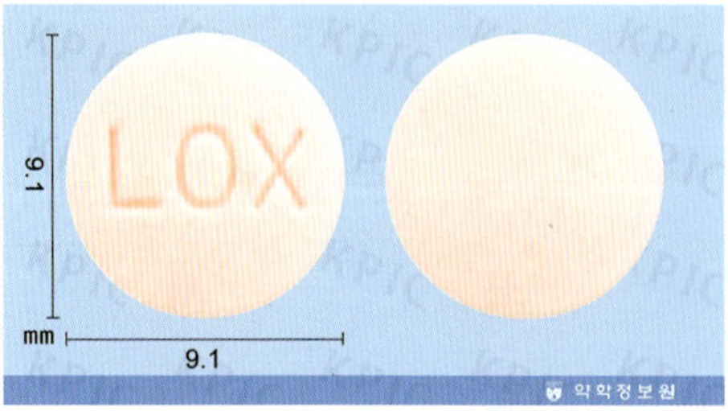

- 적응증: 수술 후, 외상 후 및 발치 후의 소염·진통, 급성 상기도염
- 용법·용량: 성인의 경우 1회 60–120 mg 하루 세 번 또는 1회 60 mg 경구 투여. 원칙적으로 1일 2회, 1일 최대 180 mg까지 투여할 수 있다.

※ 임부 복용 금기 – 임상적 사유가 있는 경우 사용 가능

〈타이레놀 8시간이알서방정 650 mg〉

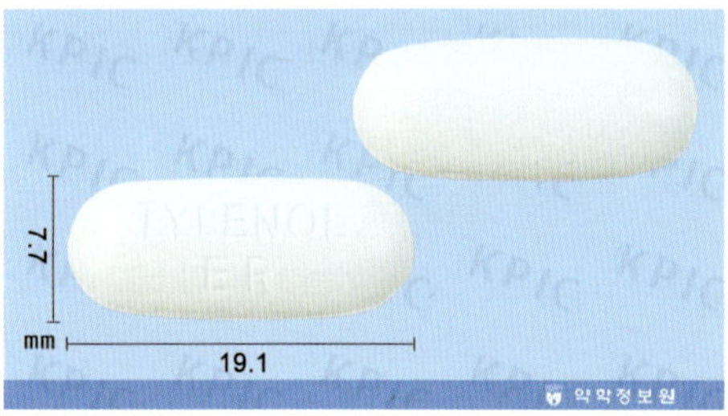

- 적응증: 동통, 치통, 관절통의 완화
- 용법·용량: 12세 이상의 소아 및 성인의 경우 1일 2정씩 하루 세 번(24시간 동안 6정을 초과하지 말 것)

※ 12세 미만 연령 금기

※ 심한 혈액 이상, 간 장애, 신장 장애, 심장기능 저하 환자 및 아스피린 천식 또는 병력이 있는 환자 연령 금기

〈울트라셋정〉

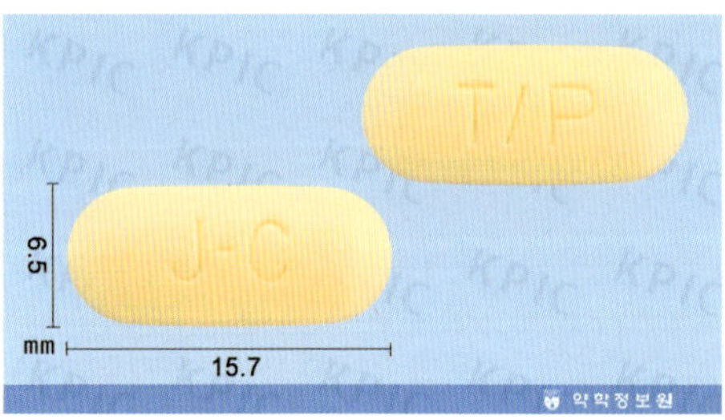

- 적응증: 중증도 급성, 만성 통증(강력한 진통제)
- 용법·용량: 성인의 경우 초회 용량으로 2정 투여를 권고하며, 그 이후 투여 간격은 최소 6시간 이상으로 하되 1일 8정을 초과하지 않도록 한다.

※ 임부 복용 금기 – 임상적 사유가 있는 경우 사용 가능

※ 12세 미만 복용 금기

3) 위장보호제

- 속 쓰림, 위통, 위염 등 제산 작용 및 증상을 개선해주는 약물이다. 2017년 11월부터 시메티딘 계열의 경우 현재 치과에서는 처방이 불가하다.
- 무분별한 소화관 약제 청구의 경우 삭감이 될 수 있으므로 약 처방 시 속쓰림상병(R12)을 추가하여 처방한다.

① 위장보호제의 종류별 적응증과 용법·용량

〈알마시드정〉

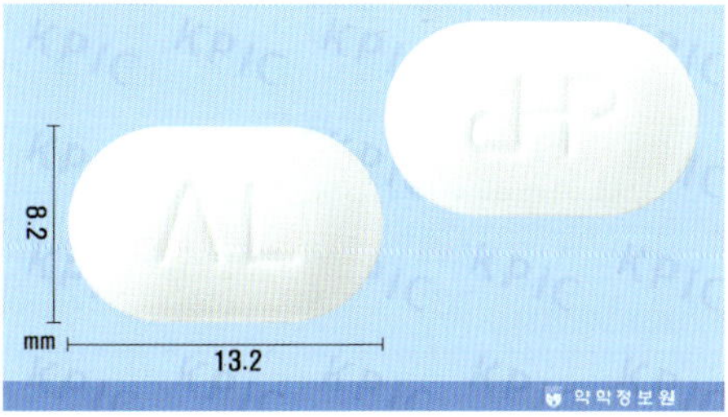

- 적응증: 위·십이지장궤양, 위염, 위산과다, 속 쓰림, 구역, 구토, 위통, 신트림
- 용법·용량: 성인 및 12세 이상 소아의 경우 1회 1 g 하루 세 번

〈모사드정〉

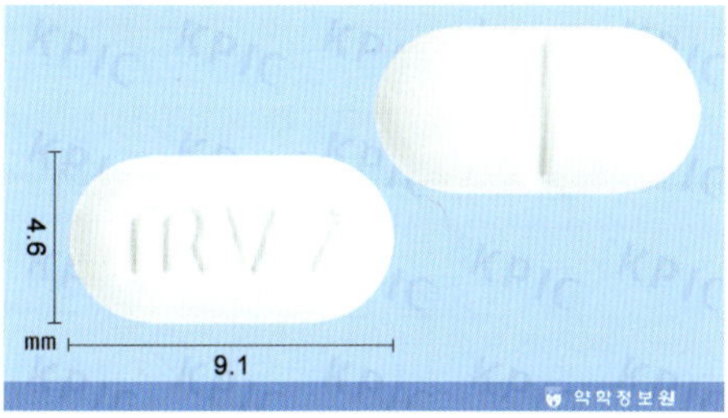

- 적응증: 속 쓰림, 구역, 구토
- 용법·용량: 성인의 경우 1일 15 mg 하루 세 번

4) 근육이완제

근육의 이완작용을 시키는 약물로 치과에서는 턱관절 부위에 불편감이 있는 환자에게 주로 처방한다.

① 근육이완제의 종류별 적응증과 용법·용량

〈엑소닌정〉

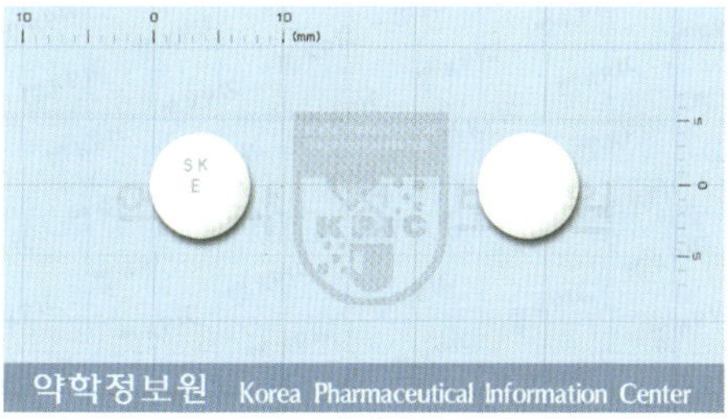

- 적응증: 근골격계질환에 수반하는 동통성 근육 연출
- 용법·용량: 성인의 경우 1회 50 mg 하루 세 번

※ 졸음이 올 수 있으므로 운전 시 주의. 임산부, 수유부의 경우 전문가와 상의 필요

〈엑소페린정〉

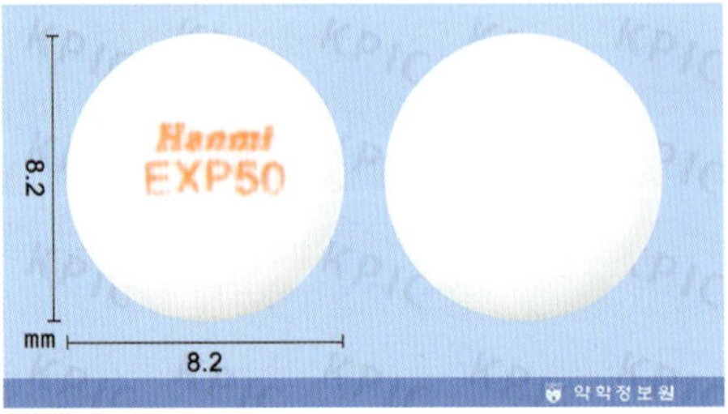

- 적응증: 근골격계질환에 수반하는 동통성 근육 연출
- 용법·용량: 성인의 경우 1회 50 mg 하루 세 번

※ 무기력증, 졸음 유발
임산부, 수유부의 경우 전문가와 상의 필요

5) 삼차신경계 및 상악동염약

〈소론도정 5 mg〉

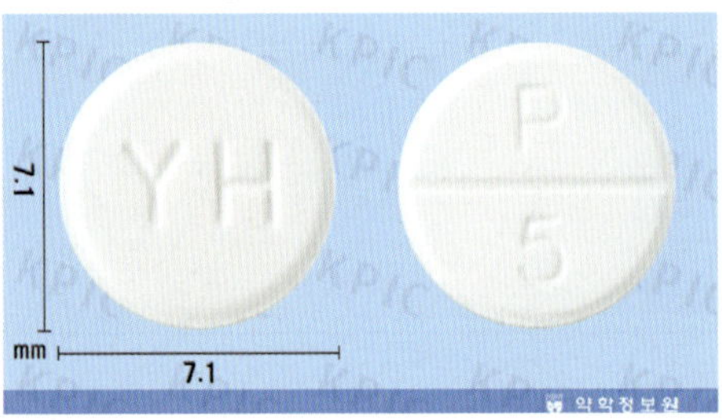

- 적응증: 부신피질호르몬제(스테로이드 약물), 주로 감각 이상이 있는 경우나 심하게 부을 것으로 예상되는 경우에 투여
- 용법 · 용량: 성인의 경우 5–60 mg을 1–4회 분할 복용

※ 임부 복용 금기 – 임상적 사유가 있는 경우 사용 가능

〈뉴론틴정〉

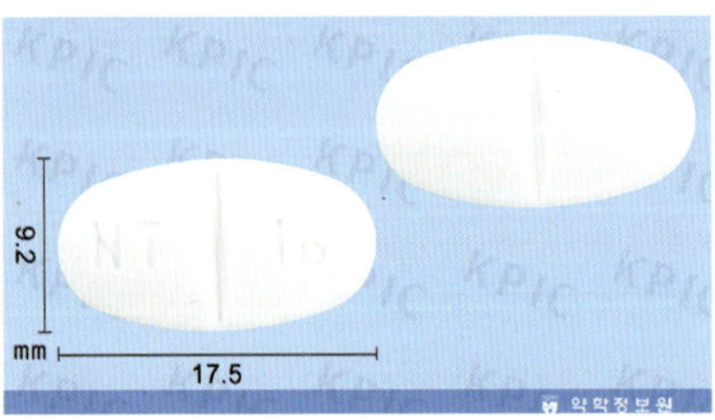

- 적응증: 신경병증성 통증
- 용법 · 용량: 성인(18세 이상)의 경우

첫째 날: 이 약 300 mg 캡슐을 1일 1회 혹은 이 약 100 mg 1캡슐을 1일 3회 투여(가바펜틴 300 mg/day)

둘째 날: 이 약 300 mg 캡슐을 1일 2회 혹은 이 약 100 mg 2캡슐을 1일 3회 투여(가바펜틴 600 mg/day)

셋째 날부터: 이 약 300 mg 캡슐을 1일 3회 혹은 이 약 100 mg 3캡슐을 1일 3회 투여(가바펜틴 900 mg/day) 혹은 위의 방법 외에 시작용량으로 이 약 300 mg 1캡슐을 1일 3회 투여할 수도 있다(가바펜틴 900 mg/day).

필요시, 일주일 내에 가바펜틴으로서 1,800 mg/day까지 증량할 수 있으며, 1일 총 투여량은 가바펜틴으로서 3,600 mg을 초과하지 않는다. 약 투여 시 1일 총 투여량은 3회로 나누어 투여해야 한다. 신경병증성 통증의 치료에서 5개월 이상의 투여 기간에 대한 안전성 및 유효성은 평가되지 않았다.

※ 호흡기계 위험요인이 있는 환자의 경우 금기

〈슈다페드정 60 mg〉

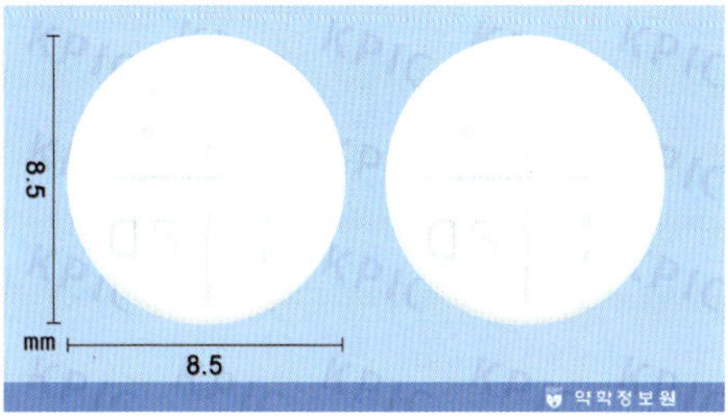

- 적응증: 부비동염(상악동염), 상기도 알레르기
- 용법·용량: 성인의 경우 1회 30–60 mg 1일 3–4회 복용(1일 최대 투여량 240 mg), 6세 이상 11세 이하의 경우 1회 30 mg 1일 3–4회 복용

※ 임부 복용 금기 – 임상적 사유가 있는 경우 사용 가능

★ 선배의 *Tips!*

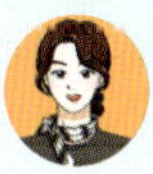

호흡기관 약 처방 시 효능·효과를 파악하여 상병명을 결정해야 합니다. 슈다페드정의 경우 감기, 부비동염, 상기도 알레르기의 효능·효과를 가지고 있어 상악동 상병명을 적용하여 처방합니다.

6) 기타

〈헥사메딘액 100 mL〉

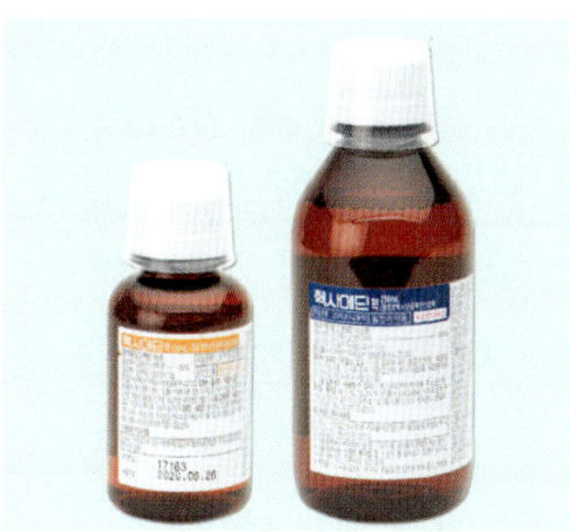

- 적응증: 보철에 의한 염증, 아구창 등의 구강내 칸디다 감염증, 치은염, 인두염, 아프타성 구내염, 치근막 수술 후 살균 소독
- 용법·용량: 1회 15 mL 1일 2회 사용

* 1회 처방 시 100 mL 내에 급여산정 가능하다.
총 투약일수 = 1병(100 mL)

구분	약품명	1회 투약량	1일 투약횟수	총 투약일수	용법
외용약	헥사메딘액0.12%(클로르헥시딘글루콘산염액)_(0.6mL/100mL)	1	1	1	1일 2회 구강 소독

③ 약 처방전 묶음 예시

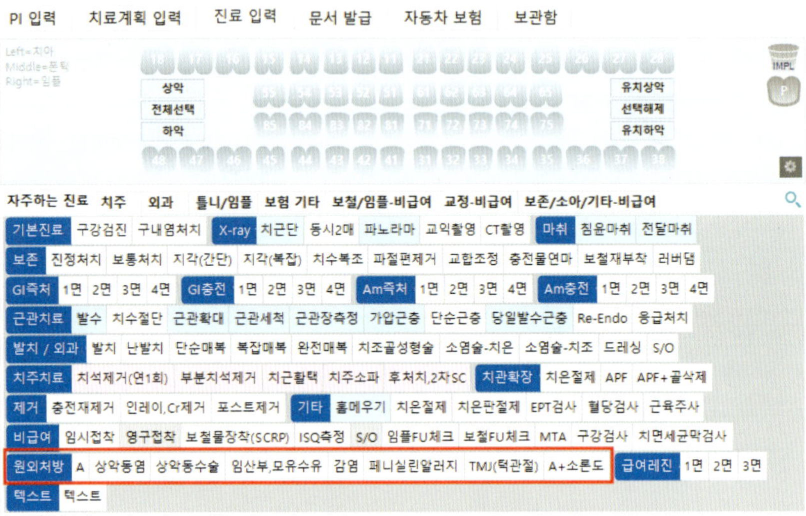

덴트웹 프로그램에서의 원외처방 묶음버튼 예시

처방하는 약의 종류는 치과마다, 의사마다 다를 수 있기 때문에 우리 치과에서 자주 처방하는 약에 대해서는 기억해두는 것이 좋다. 인터넷 검색창에 정확한 약의 이름만 입력하면 쉽게 관련 내용을 찾을 수 있다. 간혹 환자가 약에 대해 질문할 경우 전문가답게 답변할 수 있도록 준비한다.

처방전을 발급할 때마다 약을 하나씩 선택하여 처방하게 되면 오류가 생길 가능성이 커지고 시간이 많이 소요되기 때문에 약의 종류를 확인하여 프로그램상에 묶음버튼으로 설정해두는 것을 추천한다.

일반적으로 차트에 작성되어 있는 의사의 처방에 따라 해당하는 버튼을 누르면 되지만 전신질환, 약 부작용, 임신 등 환자의 상황에 따라 다른 약으로 바뀌는 경우에는 차트에 약의 종류를 별도로 기입하기 때문에 차팅을 꼼꼼하게 확인한 후 발급해야 한다.

아래의 예시를 통해 다양한 치과에서의 묶음버튼에 대해 살펴보자.

1) 기본적인 처방전 묶음

치과치료 후 필요한 경우 일반적으로 많이 나가는 약 처방의 예시는 아래와 같다.

• A 치과[항생제 + 위장보호제 + 소염진통제]

▶ 처방 내역 | 환자 투약 안내문 입력 | 처방일수 3 일 ☑ 처방일수 변경시 투약일수 함께변경 | 의약품 검색 / 추가

구분	약품명	1회 투약량	1일 투약횟수	총 투약일수	용법
내복약	휴클러캡슐(세파클러수화물)_(0.25g/1캡슐)	1	3	3	식사 30분 후 복용
내복약	휴모리드정5mg(모사프리드시트르산염수화물)_(5.29mg/1정)	1	3	3	식사 30분 후 복용
내복약	휴로펜정(록소프로펜나트륨수화물)_(68.1mg/1정)	1	3	3	식사 30분 후 복용

• B 치과[항생제 + 위장보호제 + 소염진통제]

▶ 처방 내역 | 환자 투약 안내문 입력 | 처방일수 3 일 ☑ 처방일수 변경시 투약일수 함께변경 | 의약품 검색 / 추가

구분	약품명	1회 투약량	1일 투약횟수	총 투약일수	용법
내복약	종근당아목시실린캡슐500밀리그램_(0.5g/1캡슐)	1	3	3	식사 30분 후 복용
내복약	스티렌정(애엽95%에탄올연조엑스(20→1))_(60mg/1정)	1	3	3	식사 30분 후 복용
내복약	쎄레브렉스캡슐200밀리그램(세레콕시브)_(0.2g/1캡슐)	1	3	3	식사 30분 후 복용

• C 치과[항생제 + 위장보호제 + 소염진통제]

▶ 처방 내역 | 환자 투약 안내문 입력 | 처방일수 3 일 ☑ 처방일수 변경시 투약일수 함께변경 | 의약품 검색 / 추가

구분	약품명	1회 투약량	1일 투약횟수	총 투약일수	용법
내복약	아목클란듀오정500밀리그램(아목시실린.클라불란산칼륨(7:1))_(1정)	1	2	3	식사 30분 후 복용
내복약	알마겔정(알마게이트)(수출명:유한가스트라겔정)_(0.5g/1정)	1	2	3	식사 30분 후 복용
내복약	낙센에프정(나프록센)_(0.5g/1정)	1	2	3	식사 30분 후 복용

2) 수술 처치 시 처방전 묶음

임플란트, 치은박리소파술, 치근단절제술 등의 수술적 치료 후에 나가는 약 처방의 예시는 아래와 같다.

• A 치과[항생제 + 위장보호제 + 소염진통제 + 가글액]

▶ 처방 내역 | 환자 투약 안내문 입력 | 처방일수 3 일 ☑ 처방일수 변경시 투약일수 함께변경 | 의약품 검색 / 추가

구분	약품명	1회 투약량	1일 투약횟수	총 투약일수	용법
내복약	휴온스아목시크라정625밀리그램(아목시실린수화물.묽은클라불란산칼륨)_(1정)	1	3	3	식사 30분 후 복용
내복약	휴모리드정5mg(모사프리드시트르산염수화물)_(5.29mg/1정)	1	3	3	식사 30분 후 복용
내복약	휴로펜정(록소프로펜나트륨수화물)_(68.1mg/1정)	1	3	3	식사 30분 후 복용
외용약	헥사메딘액0.12%(클로르헥시딘글루콘산염액)_(0.6mL/100mL)	1	1	1	1일 2회 구강 소독

- B 치과[항생제 + 항생제 + 위장보호제 + 소염진통제]

▶ 처방 내역 | 환자 투약 안내문 입력 | 처방일수 3 일 ☑ 처방일수 변경시 투약일수 함께변경 | 의약품 검색 / 추가

구분	약품명	1회 투약량	1일 투약횟수	총 투약일수	용법
내복약	로도질정_(1정)	1	3	3	식사 30분 후 복용
내복약	아목클란듀오정500밀리그람(아목시실린:클라불란산칼륨(7:1))_(1정)	1	3	3	식사 30분 후 복용
내복약	알마겔정(알마게이트)_(0.5g/1정)	1	3	3	식사 30분 후 복용
내복약	나프록소정(나프록센나트륨)_(0.275g/1정)	1	3	3	식사 30분 후 복용

- C 치과[항생제 + 위장보호제 + 소염진통제 + 소염진통제]

▶ 처방 내역 | 환자 투약 안내문 입력 | 처방일수 6 일 ☑ 처방일수 변경시 투약일수 함께변경 | 의약품 검색 / 추가

구분	약품명	1회 투약량	1일 투약횟수	총 투약일수	용법
내복약	아목클란듀오정500밀리그람(아목시실린:클라불란산칼륨(7:1))_(1정)	1	2.00	5	식사 30분 후 복용
내복약	알마겔정(알마게이트)(수출명:유한가스트라겔정)_(0.5g/1정)	1	2.00	5	식사 30분 후 복용
내복약	낙센에프정(나프록센)_(0.5g/1정)	1	2.00	5	식사 30분 후 복용
내복약	울트라셋정_(1정)	1	1.00	6	필요시 복용

3) 상악동거상술 시 처방전 묶음

상악동거상술 후에는 상악동 부위에 염증을 막기 위한 약을 함께 처방한다.

- A 치과[항생제 + 위장보호제 + 소염진통제 + 호흡기관 약]

▶ 처방 내역 | 환자 투약 안내문 입력 | 처방일수 3 일 ☑ 처방일수 변경시 투약일수 함께변경 | 의약품 검색 / 추가

구분	약품명	1회 투약량	1일 투약횟수	총 투약일수	용법
내복약	휴온스아목시클라정625밀리그램(아목시실린수화물·묽은클라불란산칼륨)_(1정)	1	3	3	식사 30분 후 복용
내복약	휴모리드정5mg(모사프리드시트르산염수화물)_(5.29mg/1정)	1	3	3	식사 30분 후 복용
내복약	휴로펜정(록소프로펜나트륨수화물)_(68.1mg/1정)	1	3	3	식사 30분 후 복용
내복약	슈다페드정(슈도에페드린염산염)_(60mg/1정)	1	3	3	식사 30분 후 복용

- B 치과[항생제 + 위장보호제 + 소염진통제 + 호흡기관 약]

▶ 처방 내역 | 환자 투약 안내문 입력 | 처방일수 3 일 ☑ 처방일수 변경시 투약일수 함께변경 | 의약품 검색 / 추가

구분	약품명	1회 투약량	1일 투약횟수	총 투약일수	용법
내복약	오구멘틴정375밀리그램(아목시실린·클라불란산칼륨(2:1))_(1정)	1	3	3	식사 30분 후 복용
내복약	스티렌정(애엽95%에탄올연조엑스(20→1))_(60mg/1정)	1	3	3	식사 30분 후 복용
내복약	아나프록스정(나프록센나트륨)_(0.275g/1정)	1	3	3	식사 30분 후 복용
내복약	슈다페드정(슈도에페드린염산염)_(60mg/1정)	1	3	3	식사 30분 후 복용

- C 치과[항생제 + 위장보호제 + 진통소염제 + 진통소염제 + 호흡기관 약]

▶ 처방 내역 | 환자 투약 안내문 입력 | 처방일수 6 일 ☑ 처방일수 변경시 투약일수 함께변경 | 의약품 검색 / 추가

구분	약품명	1회 투약량	1일 투약횟수	총 투약일수	용법
내복약	아목클란듀오정500밀리그램(아목시실린:클라불란산칼륨(7:1))_(1정)	1	2	5	식사 30분 후 복용
내복약	알마겔정(알마게이트)(수출명:유한가스트라겔정)_(0.5g/1정)	1	2	5	식사 30분 후 복용
내복약	낙센에프정(나프록센)_(0.5g/1정)	1	2	5	식사 30분 후 복용
내복약	울트라셋정_(1정)	1	1	6	아프실때만 복용
내복약	슈다페드정(슈도에페드린염산염)_(60mg/1정)	1	2.00	5	식사 30분 후 복용

4) 페니실린 & 세파 알레르기 처방전 묶음

페니실린이나 세파 계열의 항생제에 알레르기가 있어 다른 약으로 처방이 필요한 경우 아래와 같이 처방한다.

- A 치과[항생제 + 위장보호제 + 소염진통제]

▶ 처방 내역 | 환자 투약 안내문 입력 | 처방일수 3 일 ☑ 처방일수 변경시 투약일수 함께변경 | 의약품 검색 / 추가

구분	약품명	1회 투약량	1일 투약횟수	총 투약일수	용법
내복약	록도릴정_(1정)	1	3	3	식사 30분 후 복용
내복약	휴모리드정5mg(모사프리드시트르산염수화물)_(5.29mg/1정)	1	3	3	식사 30분 후 복용
내복약	휴로펜정(록소프로펜나트륨수화물)_(68.1mg/1정)	1	3	3	식사 30분 후 복용

- B 치과[항생제 + 위장보호제 + 소염진통제]

▶ 처방 내역 | 환자 투약 안내문 입력 | 처방일수 3 일 ☑ 처방일수 변경시 투약일수 함께변경 | 의약품 검색 / 추가

구분	약품명	1회 투약량	1일 투약횟수	총 투약일수	용법
내복약	훌그램캡슐(클린다마이신염산염)_(0.15g/1캡슐)	1	3	3	식사 30분 후 복용
내복약	알마펜정(알마게이트)_(0.5g/1정)	1	3	3	식사 30분 후 복용
내복약	나프록소정(나프록센나트륨)_(0.275g/1정)	1	3	3	식사 30분 후 복용

④ 처방전 발급 과정

① 차트상에 있는 의사의 차팅을 통해 어떤 약제로 처방되었는지 확인한다.

② 환자의 문진표(전신건강 설문지)에서 약 부작용 여부를 확인한다(진료실에서도 확인하지만 데스크에서의 더블 체크를 통해 문제를 방지할 수 있다).

③ 부작용이 없다고 쓰여 있더라도 오래전에 작성했거나 환자의 체질이 변한 경우 부작용이 있을 수 있으므로 환자에게 한 번 더 확인한다.

"혹시 부작용이 있는 약이 있으신가요?"

④ 모두 확인이 되었다면 해당하는 약 처방 묶음버튼을 누른 후 인쇄를 누른다.

⑤ 처방전을 드리며 약 복용 시 주의사항에 대해 간략하게 설명한다.

"오늘 치료받은 부위가 덧날 수 있으니 아프지 않아도 약은 모두 다 드셔야 하고, 혹시라도 약을 드신 후에 부작용이 발생한다면 즉시 복용을 중단하고 치과로 연락주세요. 저희 치과에서 가까운 약국은 OO쪽과 OO쪽에 있으니까 편한 곳으로 가시면 돼요."

Q&A

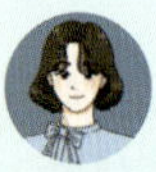

Q1

약국에서 보내온 대체조제 처방전은 치과에 보관해야 하나요?

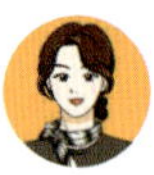

네, 보관해야 합니다.

약사법

제27조(대체조제)

① 약사는 의사 또는 치과의사가 처방전에 적은 의약품을 성분 · 함량 및 제형이 같은 다른 의약품으로 대체하여 조제하려는 경우에는 미리 그 처방전을 발행한 의사 또는 치과의사의 동의를 받아야 한다.

② 제1항에도 불구하고 약사는 다음 각 호의 어느 하나에 해당하면 그 처방전을 발행한 의사 또는 치과의사의 사전 동의 없이 대체조제를 할 수 있다. 〈개정 2013.3.23〉

1. 식품의약품안전처장이 생물학적 동등성이 있다고 인정한 품목(생체를 이용한 시험을 할 필요가 없거나 할 수 없어서 생체를 이용하지 아니하는 시험을 통하여 생물학적 동등성을 입증한 의약품을 포함한다)으로 대체하여 조제하는 경우. 다만, 의사 또는 치과의사가 처방전에 대체조제가 불가하다는 표시를 하고 임상적 사유 등을 구체적으로 적은 품목은 제외한다.
2. 처방전에 기재된 의약품의 제조업자와 같은 제조업자가 제조한 의약품으로서 처방전에 적힌 의약품과 같은 성분 · 제형은 같으나 함량이 다른 의약품으로 같은 처방 용량을 대체조제하는 경우. 다만, 일반의약품은 일반의약품으로, 전문의약품은 전문의약품으로 대체조제하는 경우만 해당한다.

3. 약국이 소재하는 시 · 군 · 구 외의 지역에 소재하는 의료기관에서 발행한 처방전에 적힌 의약품이 해당 약국이 있는 지역의 지역처방의약품 목록에 없고, 해당 약국의 지역처방의약품 목록 중 처방전에 적힌 의약품과 그 성분 · 함량 및 제형이 같은 의약품으로 대체조제하는 경우로서 그 처방전을 발행한 의사 또는 치과의사의 동의를 미리 받기 어려운 부득이한 사정이 있는 경우

③ 약사는 제1항 또는 제2항에 따라 처방전에 적힌 의약품을 대체조제한 경우에는 그 처방전을 지닌 자에게 즉시 대체조제한 내용을 알려야 한다.

④ 약사는 제2항에 따라 처방전에 적힌 의약품을 대체조제한 경우에는 그 처방전을 발행한 의사 또는 치과의사에게 대체조제한 내용을 1일(부득이한 사유가 있는 경우에는 3일) 이내에 통보하여야 한다. 다만, 미리 그 처방전을 발행한 의사 또는 치과의사의 동의를 받거나 처방전에 기재한 전화 · 팩스번호가 사실과 다른 경우 등 보건복지부령으로 정하는 사유가 있는 경우에는 그러하지 아니하다. 〈개정 2015.12.29〉

⑤ 의사 또는 치과의사의 사전 동의 없이 처방전에 적힌 의약품을 대체조제한 경우에는 그 대체조제한 의약품으로 인하여 발생한 약화(藥禍) 사고에 대하여 의사 또는 치과의사는 책임을 지지 아니한다.

⑥ 제1항과 제4항에 따른 동의와 통보의 방법 및 절차 등에 필요한 사항은 보건복지부령으로 정한다. 〈개정 2008.2.29, 2010.1.18〉

약사법 제27조에 나와 있듯이 약사는 대체조제할 경우 의사 또는 치과의사에게 알릴 의무가 있습니다. 여기서 대체조제란 처방약과 동등한 약효를 갖고 있다고 증명된 다른 약을 환자와 의사에게 알리고 조제하는 것을 말합니다. 쉽게 설명하자면 치과에서 처방한 약과 동일한 약이 약국에 없다면 다른 제약 회사에서 만든 동일 성분의 약을 대신 처방하는 것입니다.

약국에서 대체조제가 필요하다면 치과에 미리 전화하여 이 내용을 알리고, 의사의 동의 후에 대체조제한 처방전을 치과의 팩스로 송신하게 되는데 이 처방전은 차트에 보관해야 합니다.

단, 프로그램상에 입력한 약제는 바꾸지 않아도 됩니다(약국에서 대체조제를 한 경우 기존에 치과에서 처방한 약과 대체조제한 약을 모두 청구하기 때문에 치과 프로그램에서는 바꾸지 않고 그대로 청구해도 삭감되지 않습니다. – 심평원 통화 내용).

Q2
원외 처방전 발급 후 상병명이 잘못되었다는 걸 알았다면 어떻게 해야 될까요?

약국에서 심사평가원에 발송하는 자료에는 상병명을 전송하지 않기 때문에 치과에서 심사평가원에 청구하기 전에만 적절한 상병으로 수정하여 청구하면 됩니다.

Q3
원외 처방전의 유효기간 언제까지인가요?

처방전 유효기간에 주말 및 공휴일이 포함되어 있으면 다음 날까지 연장됩니다. 예를 들어 유효기간이 3일인 경우 금요일에 처방전을 발급받았다면 월요일까지 하루가 연장됩니다.

Q4
원외 처방전의 유효기간은 어떻게 설정하나요?

덴트웹 기준으로 원외 처방전의 유효기간은 5일로 설정되어 있습니다. 병원시스템에 맞게 수정을 원할 경우 처방전 발급 시 유효기간을 변경하면 마지막으로 변경한 유효기간이 프로그램상에 설정됩니다.

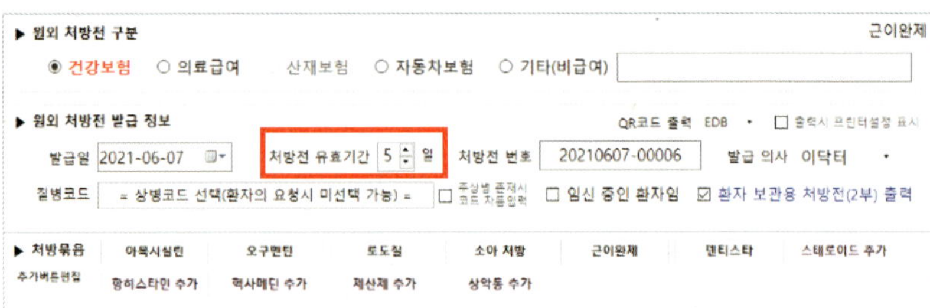

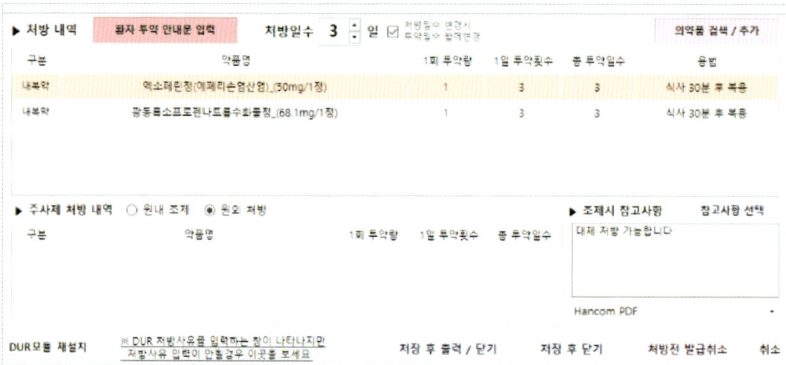

Q5
처방전 도장은 어떻게 등록하나요?

아래의 순서대로 해주세요. [덴트웹]

① 도장 이미지를 준비한다.

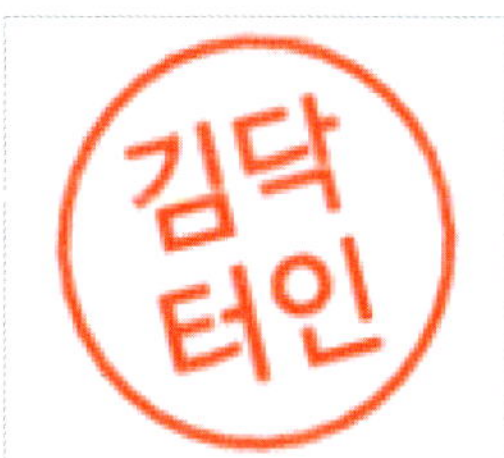

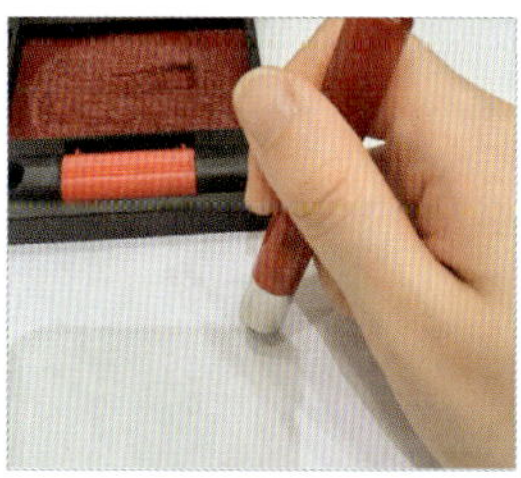

② 상단 [환경설정] – [직원 정보] 클릭한다.

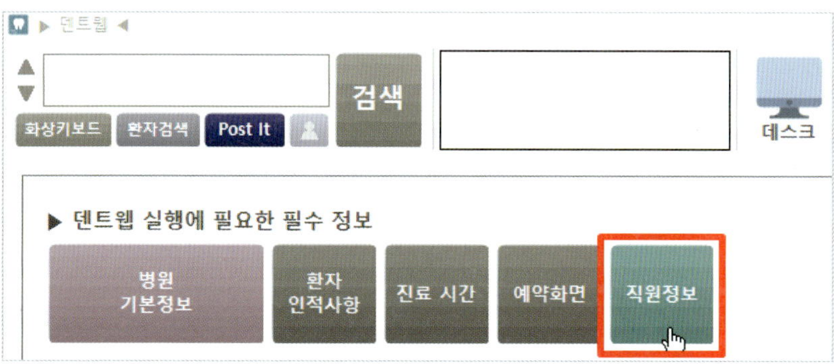

③ 의사를 선택한 후, 사진처럼 아래의 공란을 클릭하여 1번에서 준비한 도장 이미지를 등록한 후 저장을 누른다.

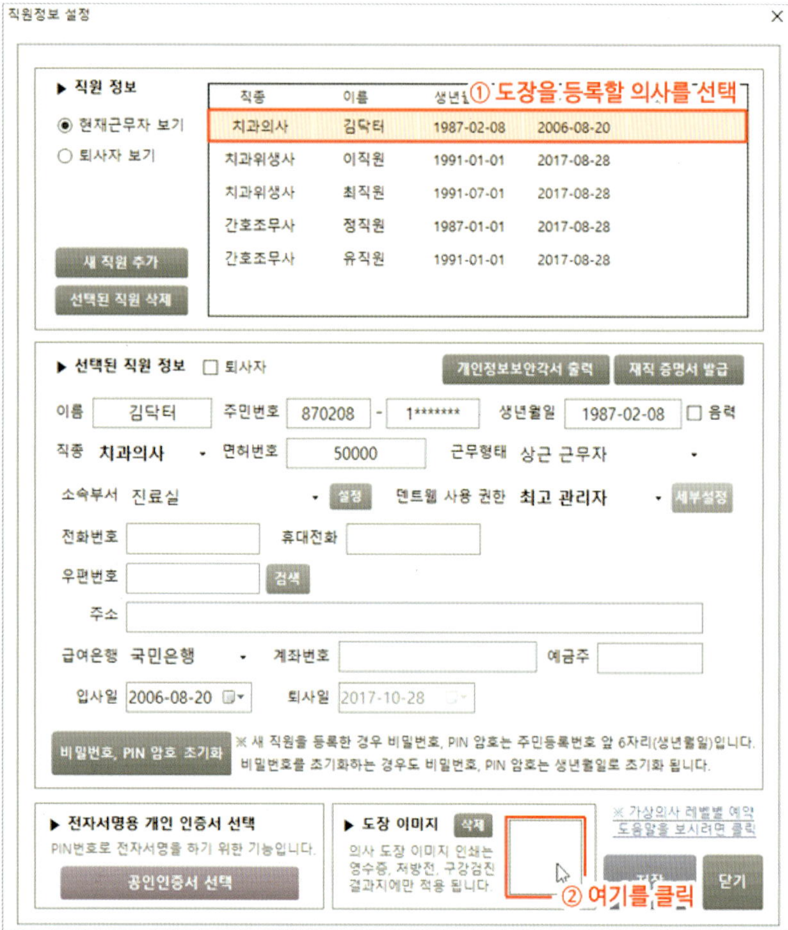

Q6

소염진통제를 두 알(낙센에프정, 울트라셋정) 처방했더니 울트라셋정이 조정되었어요.

NSAIDs 계열 진통제와 울트라셋을 동시 처방하는 경우 조정이 될 수도 있고 되지 않을 수도 있어요. 건강보험심사평가원 2010년 7월 5일 심의 내용을 참고하면 '중등도–중증의 통증'일 경우 인정한다고 되어있습니다. 통증이 심할 것으로 예상되어 병용투약(두 가지 진통제를 처방) 하였는데 조정이 되었다면 재심사조정청구를 해보시는 것을 추천드립니다.

PART

05

진료의 첫 단계, 접수

01 문진표의 이해 및 활용하기

02 신환 차트 만들기

03 구환의 접수

CHAPTER 01

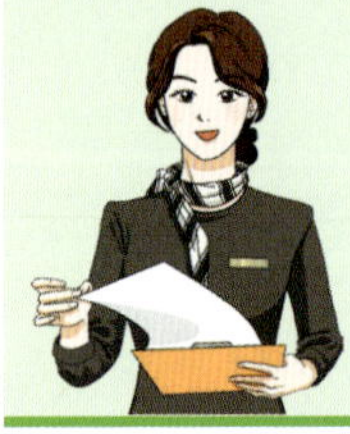

문진표의 이해 및 활용하기

❶ 문진표의 이해

문진표 작성은 의사가 질문을 통해 환자의 병력사항 및 얻고 싶은 정보를 파악하는 진료의 첫 단계라고 볼 수 있다. 환자와의 첫 소통과 마찬가지이다. 병원에 처음 환자가 내원했을 때 문진표를 작성하게 되는데 이 문진을 통해서 여러 가지의 정보를 얻을 수 있고, 병원은 이에 맞춰 환자에게 더 좋은 진료서비스를 제공할 수 있게 된다.

문진표 예시 & 항목에 대한 설명

❶ 환자의 기본 정보

요즘 개인정보 유출에 대해 걱정하는 환자가 많다. 문진표에도 주민등록번호를 끝까지 적어야 하는지 물어보는 경우가 있는데 병원에서는 주민등록번호 전체를 알아야 국민건강보험 조회를 할 수 있고, 그래야 국민건강보험 혜택을 받을 수 있다. 데스크에서는 이를 잘 설명할 수 있어야 한다.

❷ 환자가 병원을 찾은 이유 파악

환자가 병원에 온 가장 큰 이유를 파악하는 것이 중요하다. 어떤 병원에서는 환자가 병원에 온 이유와 목적보다 의료진이 중요하다고 생각하는 부분부터 먼저 설명하거나 강조하는 경우도 있는데, 이럴 경우 환자는 내가 해결하고 싶은 것이 아닌 다른 주제를 설명하는 것에 불만이 생길 수 있다. 우선 환자의 주요 증상(Chief Complaint/C.C)을 정확히 파악하고, 해결 방법을 제시한 다음 환자의 의사를 확인한 뒤 다른 설명을

1 이름		연락처	
주민번호		주소	

번거로우시더라도 좋은 치료 결과를 위해서 아래의 내용에 상세히 답변해주세요. 최선의 진료로 보답하겠습니다.

2 설문내용	해당되는 곳에 ☑ 표를 하세요. (☑ 예)
치과에 오신 이유(불편한 곳과 증상)는 무엇입니까?(자세히 적어주세요)	
3 어떠한 방향으로 치료받길 원하십니까?	□ 불편한 부위만 치료를 원합니다. □ 전체적으로 검진 후 상담을 원합니다.
4 저희 치과에 오시게 된 경로를 알려주세요.	□ 가족이 다녀서(이름:) □ 지인의 소개(이름:) □ 직원, 원장의 소개(이름:) □ 인터넷(검색어:) □ 직장, 집 근처 □ 광고를 보고 □ 지나가다 □ 기타( )

5

1. 다음 중 현재 가지고 있거나 앓은 적이 있으신 질환에 체크해 주세요.
   □ 특별한 질환 없음 □ 임신중/임신가능성 □ 수유중
   □ 고혈압(□ 혈액순환제/혈전용해제 복용(와파린, 아스피린 등)) □ 저혈압 □ 당뇨
   □ 위장장애 □ 리도카인 알레르기 □ 페니실린 알레르기 □ 골다공증약(□ 장기복용 시 체크)
   □ 관절염 □ 만성간경화 □ A/B/C형 감염 □ 만성신부전 □ 신장투석 □ 우울증
   □ 심장질환 □ 호흡기질환/천식 □ 간질 □ 결핵 □ 갑상선기능항진증/저하증
   □ 협심증/심근 경색 □ 뇌경색/뇌졸중 □ 만성판막 질환 □ 출혈성질환
   □ 기타:

   ※ 복용 중인 약: ※ 부작용이 있는 약:

2. 과거에 수술이나 입원경력이 있으십니까? □ 없음 □ 있음
   (구체적으로: 언제:)

3. **장애인 복지카드**를 소지하고 계십니까?
   □ 아니오 □ 뇌성마비 □ 지적장애인 □ 자폐성장애 □ 정신장애 □ 뇌병변장애

6

4. **진료예약, 시간안내의 목적**으로 **문자메시지 전송**에 동의하십니까? □ 예 □ 아니오

7

※ 진료실 및 대기실에 도난방지 및 의료진의 안전을 위한 CCTV가 설치되어 있습니다.

※ 만 14세 미만 아동의 경우 반드시 법적 대리인의 동의가 필요합니다.

※ 개인정보 제공자가 동의한 내용 외의 다른 목적으로 활용하지 않으며, 제공된 개인정보의 이용을 거부하고자 할 때에는 개인정보 관리책임자를 통해 삭제를 요구할 수 있습니다.

※ 개인정보보호법 등 관련 법규에 의거하여 상기 본인은 위와 같이 개인정보 수집 및 활용에 동의합니다.

20 년 월 일
이름: (인)
법적대리인: (인)

해야 한다. 되도록 환자에게 직접 질문하며 불편한 부위가 어느 쪽인지, 언제부터 불편했는지, 증상은 어떠했는지 물어본다. 간혹 증상이 불분명할 경우 환자의 말을 그대로 작성한다.

예 '아픈 것 같기도 해요', '아파질 것 같아요' 등

환자의 주요 증상을 물어보는 것도 중요하지만 환자의 불편감에 공감하면서 대화를 이어 나가는 것도 필요하다.

예 (안타까운 표정과 목소리로) "아…그러세요. 언제부터 그러셨어요?"

❸ 환자의 니즈(Needs) 파악

당장 급한 치료만 원하는지, 전체적으로 치료를 원하는지 또는 과거 치과치료 중 어떤 점이 불편했는지 등 환자의 니즈를 파악하여 만족의 효과를 높일 수 있는 질문을 통해서 의료진의 효율을 높일 수 있다. 다른 진료에 대해 전혀 원하지 않는데 전체적인 설명을 길게 하는 경우에는 오히려 부담스러워할 수 있고 병원에 대한 신뢰도가 하락할 수 있다. 환자의 니즈를 파악했다면 진료실에서도 알 수 있도록 차트에 별도로 표시해둔다.

❹ 환자의 내원 경로 파악

병원 마케팅 분석에 중요한 질문이다. 소개환자의 내원율이 높은 경우 치료 만족도가 높다는 것으로 해석할 수 있으며 인터넷 마케팅을 하고 있다면, 그 효과에 대해 확인할 수 있다. 환자가 체크하지 않았다면 환자에게 다가가 "저희 병원은 어떻게 알고 오셨는지 여쭤봐도 될까요?"라고 물어본다.

기존 환자의 소개로 내원하였을 경우 동명이인일 경우가 있을 수 있으므로 되도록 전화번호나 생년월일 등을 확인하여 정확하게 기재해야 한다. 소개자의 정보는 상담 시에 참고하여 대화를 이끌어나갈 수 있다.

❺ 전신질환 및 약 복용 확인

환자의 건강상태를 확인해서 치과치료 진행 시에 주의할 것은 없는지 파악하는 것이 중요하다. 예를 들면 고혈압 약 중에 아스피린, 와파린 등을 복용하고 있다면 출혈이 발생할 수 있는 치주수술이나 외과치료 시 진료 후에 지혈이 잘 되지 않는 응급상황이 생길 수 있다(전신질환 및 약 복용에 대해서는 **PART 04**에서 자세히 다루었으니 꼭 공부하도록 하자). 만약 환자가 본인이 어떤 약을 먹고 있는지 잘 모를 경우 어느

병원에 다니는지 확인하여 진료 전 환자의 동의하에 통화해보고 정확한 약의 종류를 파악하여 기재해둔다. 또한, 환자의 과거 병력 사항 여부도 꼼꼼히 확인해야 한다. 심근경색 수술을 받은 환자의 경우 수술부위 감염을 줄이기 위해 치료 전 예방적 항생제를 복용하거나 때에 따라서 치과치료가 미뤄지는 일도 있다. 안전한 치과진료를 위해 매우 중요한 항목이다.

❻ 예약문자 전송 확인

이 부분은 따로 확인하기도, 개인정보보호법과 함께 확인하기도 하는데 간혹 문자를 보내는 것을 꺼려하시는 경우가 있어서 따로 항목을 만들었다. 진료 예약시간 확인 등을 위해서 문자를 보내는 것이라고 명시하면 본인의 편의를 위해서 기꺼이 동의하는 경우가 많다.

❼ CCTV 설치 안내 및 개인정보 수집 및 활용 동의

개인정보보호법에서는 정보 주체의 동의 없이 개인정보를 처리할 수 있는 경우를 명시하고 있다. 진료 목적으로만 개인정보를 수집하는 경우 의료법에 근거하여 환자의 동의 없이 수집할 수 있다.

하지만 진료와 관계없이 예약 안내 문자 발송 등 진료 목적 외에 활용한다면 환자에게 동의서를 받고 진행해야 한다. 만 14세 미만의 환자의 경우 진료 목적 외에 개인정보를 활용한다면 법정대리인의 동의가 필요하다.

참고

진료기록 보관 기간

병원은 현행법상(의료법 시행규칙 제15조) 진료에 관한 내용을 진료기록지에 기재하고, 일정 기간 보관할 의무가 있다. 보관 기간은 아래와 같다. 또한 보관 기간이 지나면 해당 자료를 파기해야 한다. 개인정보보호법에 의해 개인정보 처리 목적이 달성돼 불필요하게 되면 해당 정보를 파기하도록 규정하고 있기 때문이다.

종류	보관 기간
환자 명부	5년
진료기록부	10년
처방전	2년
검사소견기록	5년

방사선사진 및 그 소견서	5년
간호기록부	5년
진단서 등의 부본	3년

2 문진표 활용하기

데스크 스탭은 신규 내원한 환자가 원활하게 문진표를 작성할 수 있도록 도와주어야 한다. 문진표를 작성하는 방법은 종이와 펜을 활용하는 방법 또는 노트북, 태블릿 등을 활용하는 방법이 있다. 컴퓨터를 활용하는 경우, 사용을 어려워하는 경우에 대비해 종이에 작성하실 수 있도록 함께 데스크에 비치하여 문진표를 작성할 수 있도록 돕는다.

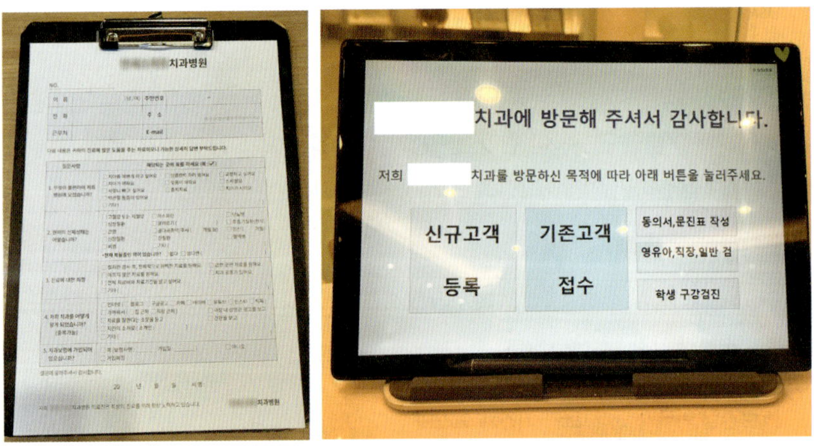

종이 문진표를 활용하는 방법과 태블릿을 활용하는 방법

1) 환자분과의 대화 예시

"안녕하세요~ 진료 도와드릴까요? 예약은 하셨나요?"

[예약 후 내원 시]

"네 예약되어 있으시네요. 우선 차트 만들어드릴게요. 잠시만 앉아서 기다려주시겠어요?"

"오늘 처음 내원하셔서 문진표 작성 부탁드립니다."

[예약 없이 내원 시]

"네, 저희가 예약제로 운영 중이어서 지금 진료 보시면 OO분 정도 대기하실 것 같은데 시간은 괜찮으신가요? 상황 봐서 더 빨리 들어가실 수 있으면 최대한 빨리 안내 도와드리겠습니다."

- '네, 괜찮아요'라고 답변 시: "네 그러면 이쪽으로 오시겠어요? 접수 도와드릴게요."
- '아니요'라고 답변 시: "오늘 진료 진행 도와드리지 못해 죄송합니다. 그러면 편하신 시간으로 예약해 드릴까요? 가능한 한 대기 없이 진료받으실 수 있도록 해드릴게요. (예약 후) 예약 도와드렸습니다. O요일에 뵙겠습니다. 안녕히 가세요."

Q&A

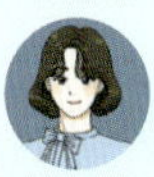

Q1

접수 시 대기시간을 어떻게 설명해야 할까요?

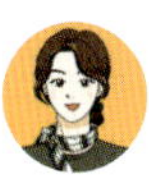

상단의 데스크 아이콘을 마우스 오른쪽 버튼으로 우클릭하면 의사별, 체어별, 직원별로 접수/진료 현황을 볼 수 있어요. 현황을 참고하여 대략적인 대기시간을 설명드려주세요.

Q2
경찰에서 특정 환자의 진료기록을 요청하는 경우 어떻게 해야 할까요?

의료법 제21조에 따라 일반적인 수사 협조 요청일 경우 환자의 동의하에 제공할 수 있으나 형사소송법에 근거한 압수수색이나 민사소송법에 근거한 문서 제출을 요구하는 경우 환자의 동의 없이 제공할 수 있어요.

Q3
보험회사에서 환자의 진료기록부 사본을 요청하면 어떻게 해야 할까요?

보험회사 직원의 신분증 사본, 환자가 자필로 서명한 동의서, 위임장, 신분증을 갖춰 요청한다면 진료기록부 사본을 제공해야 해요. 반대의 경우는 제공할 수 없다는 것도 기억해 주세요.

FAQ

Q1
주민등록번호를 뒷자리까지 다 써야 하나요?

네. 건강보험 혜택을 받으시려면 주민등록번호 뒷자리까지 작성해 주셔야 해요. 양해 부탁드립니다.

CHAPTER 02

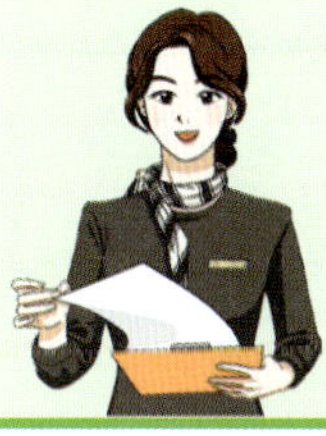

신환 차트 만들기

인적사항이 기재된 문진표를 PC를 통해 환자가 직접 등록한 경우에는 이름과 주민번호, 주소 등 기본 정보는 연동되어 입력이 되며, 추가적으로 필요한 것만 스탭이 입력하면 되고, 종이로 받은 경우에는 스탭이 프로그램에 직접 입력해야 한다.

차트 만들기 [덴트웹]

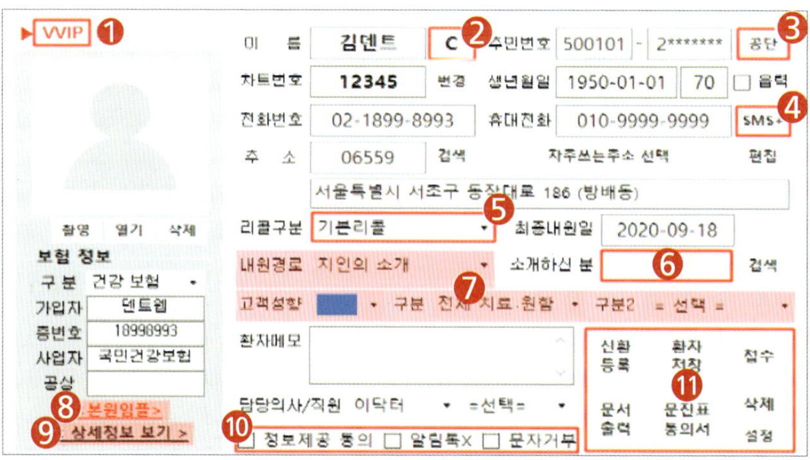

❶ VIP 구분 또는 특별관리 환자: 소개환자 수, 수납 금액에 따른 환자 VIP 구분 또는 특별관리 환자를 표시한다. VIP이면서 특별관리 환자인 경우 특별관리로만 표시되며, 진료실 모드에서는 이 칸이 표시되지 않는다.

❷ 환자 접미사: 환자 이름에 A, B, C와 같은 접미사가 붙는다. 접미사는 동명이인(同名異人)인 환자를 구별하기 위한 목적으로서 순서대로 부여된다. 접미사의 종류는 환경설정 – 환자 인적사항에서 설정할 수 있다. 접미사는 직접 부여하거나 수정할 수도 있다.

❸ 공단 버튼: 수진자 자격조회, 치석제거 등록, 보험 임플란트/틀니 등록, 틀니 유지관리행위 등록 등 공단 관련 업무를 실행한다.

❹ SMS 버튼: 환자에게 문자메시지·알림톡을 전송하거나, 환자 보호자의 휴대전화번호를 등록한다. 보호자 번호가 등록된 경우 아이콘이 보라색으로 표시된다.

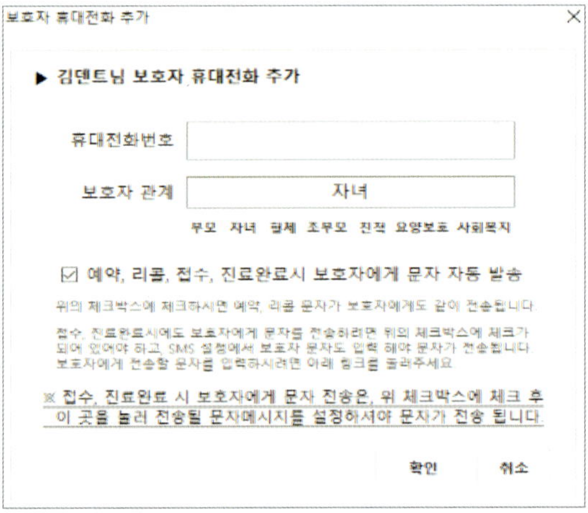

환경설정에서 **SMS 전송 설정** 보호자 문자 전송을 설정해두면 위의 '예약, 리콜, 접수, 진료완료 시 보호자에게 문자 자동 발송'에 체크된 환자의 보호자에게 예약 알림 문자, 접수 · 진료 완료 문자가 자동으로 전송된다. 보호자 휴대전화번호가 등록되어 있고 '예약 알림, 접수 · 진료 완료 문자 보호자에게 자동 발송'이 체크된 환자는 SMS+ 아이콘이 이렇게 **SMS+** 노란색으로 표시된다.

❺ 리콜구분: 자동리콜이 지정된다(환경설정 – 환자 인적사항 – 자동리콜 기능 설정 시).

❻ 소개하신 분: 신환 등록 시 소개한 환자 정보를 입력할 수 있다.

환경설정에서 **SMS 전송 설정** 소개자 감사 문자가 전송되도록 설정해두었다면, 소개자 등록 시 휴대전화로 감사 문자가 전송된다. 데스크 화면의 환자 히스토리와 경영/통계에서 소개자에 따른 소개자 수, 결제 금액 등을 확인할 수 있다.

❼ 내원 경로, 고객 성향, 고객 구분1, 2: 환자의 내원 경로, 성향, 구분1, 구분2를 지정할 수 있다. '성향'은 색상으로 표시되며 환자 선택 시 상단의 [검색] 버튼의 색깔이 변경된다. 항목별 설정은 환경설정 – 환자 인적사항에서 할 수 있다.

❽ 보험 틀니/임플란트 정보: 보험 틀니, 보험 임플란트가 가능한 환자의 경우, 보험 틀니, 보험 임플란트 관련 정보가 표시된다.

❾ 수진자 조회 상세정보: 최근 수진자 조회 내용을 다시 조회하거나, 의료급여 환자의 진료 의뢰 기관 정보가 변경된다.

❿ 진료 외 개인정보 제공 동의, 문자 거부 – 진료 외 개인정보 제공 동의: 진료 외 개인정보 제공 동의 여부를 체크한다. 체크된 환자가 동의한 환자이다. 덴트웹 [문진표/동의서/커스텀차트]에서 기본 제공하는 '개인정보 수집, 활용 / 영상정보 수집 동의서'를 통해 진료 외 개인정보 제공 동의를 받았다면 여기에 자동 체크된다.

- 알림톡 X: 체크하면 이 환자에게 보내는 메시지는 카카오 알림톡이 아닌 일반 문자 메시지로만 발송된다(카카오 알림톡을 사용하는 치과에서 특정 환자가 일반 문자 메시지로 안내받길 원하는 경우).
- 문자 거부: 체크하면 예약문자, 리콜문자 등 자동 전송되는 문자의 전송이 모두 중단된다. [환자검색]에서 일괄 발송하는 문자와 [고객관리]에서의 대량 SMS 전송에서 해당 환자가 선택되었더라도 발송에서 제외된다. 다만, 그 환자를 직접 선택해서 ❸번의 SMS+ 버튼을 이용하여 문자를 발송할 수는 있다.

⓫ 신환 등록, 환자 저장, 접수, 문서 출력, 문진표/동의서, 삭제, 설정

- 신환 등록: 신환 등록 시 주민등록번호 또는 건강보험증 번호로 수진자 조회, 등록이 가능하며 보호자의 이름과 주민등록번호로 환자의 건강보험증 번호를 조회하여 신환 등록이 가능하다. 부모와 함께 온 소아 환자의 주민등록번호를 모를 경우에 유용하다(내국인 건강보험 환자만 가능).
- 환자 저장: 현재 선택된 환자의 정보를 저장한다.
- 접수: 현재 선택된 환자를 접수한다.

- 삭제: 현재 선택된 환자 정보를 삭제할 수 있다. 단, 진료기록이 있는 환자의 정보는 삭제할 수 없다.
- 설정: 차트 번호 부여방식, 환자 내원 경로, 고객 구분, 고객 성향, VIP 구분 등을 설정할 수 있다.

참고

데스크에서 환자 접수 시

- 오늘의 C.C / 오늘 해야 할 진료, 주의사항 / 정신병력 등을 환자분께 물어보고, 접수 화면에서 미리 입력해두면, 진료실에서 진료가 수월하다.

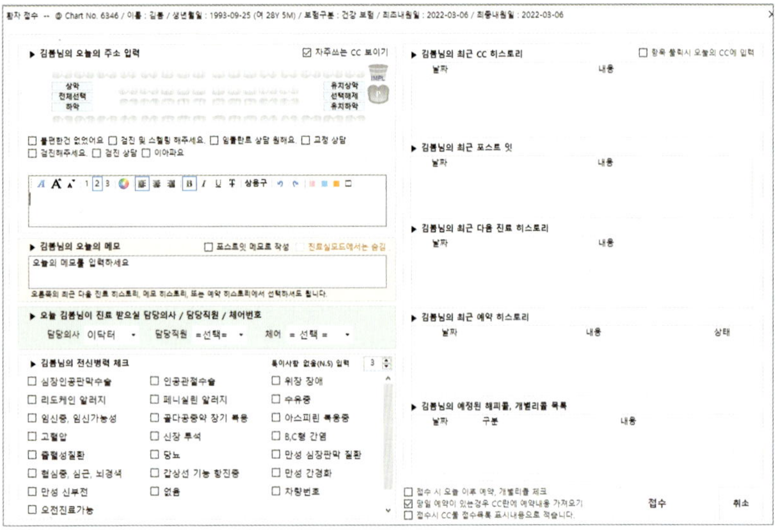

- 주민등록번호가 없는 외국인의 경우 주민등록번호 뒷자리는 – 1000000 또는 2000000으로 자릿수를 채워 저장한다. 뒷번호 첫 숫자 입력 시 남자 환자는 1, 여자 환자는 2, 남아는 3, 여아는 4로 해야 엑스레이 상에 연령이나 성별이 제대로 표시된다.

★ 선배의 *Tips!*

아이콘 활용하기

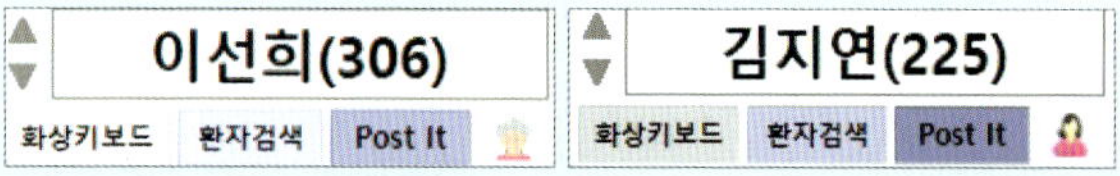

환자 성함 밑 아이콘으로 환자의 성별 및 연령을 한눈에 파악할 수 있어요. 급여 틀니, 임플란트가 가능한 환자분은 할머니나 할아버지 아이콘으로 나타나고, 연 1회 치석제거가 가능한 환자는 성인 남성, 성인 여성 아이콘으로 나타납니다. 캐릭터를 마우스 왼쪽 버튼으로 클릭하면 다양한 메뉴가 보이며, 오른쪽 버튼 클릭 시 선택된 환자의 예약이 검색됩니다.

환자 메모 활용하기

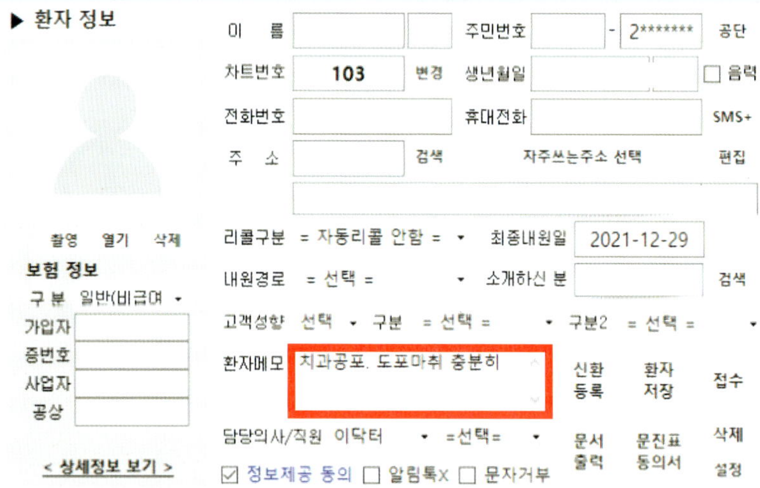

[환자 메모] 사항을 이용하여 특이사항을 기재하면 진료 입력 시 특이사항을 한 번에 확인할 수 있어요. 단, [환자 정보 보기]를 설정해둬야 합니다.

[환자 정보 보기]란?

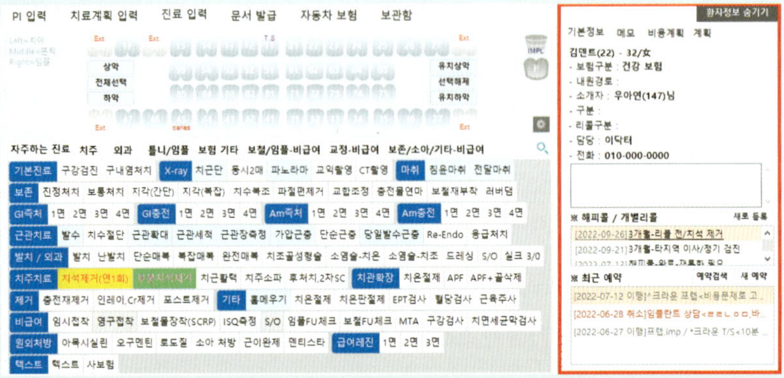

진료 입력창 우측 편으로 [환자 정보 보기] 기능이 있다. 환자의 기본 정보 및 메모, 비용 계획, 치료계획을 한눈에 볼 수 있는 기능으로 환자 응대 시 내원 경로 및 소개자를 한눈에 파악할 수 있고, 진료 시 중요하게 생각되는 부분을 간단하게 메모할 수 있어 진료적으로도 유용하게 사용됩니다. 환자 정보 기능은 숨기기도 가능하여 이용한다면 꼭 노출을 시켜야 합니다.

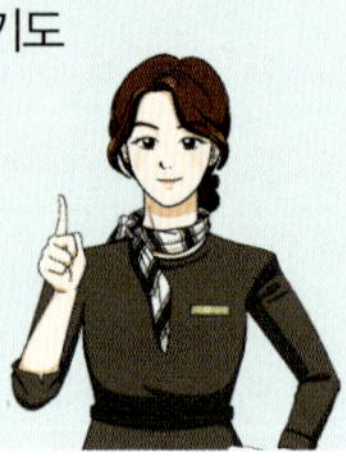

CHAPTER 03

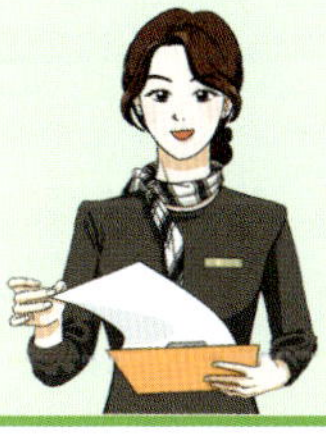

구환의 접수

구환의 경우 접수 단계를 크게 3가지로 나눌 수 있다.

❶ 인사하기

당연하지만 당연한 만큼 우리가 많은 실수를 하는 부분이기도 하다. 소문난 맛집도 인사 응대가 불친절하면 찾지 않게 된다. 말로만 소통하는 것뿐만 아니라 아이 콘택트를 통해 환자와의 친밀감을 쌓는다. 여러 대학에서 아이 콘택트에 대한 실험을 통해 서로의 호감도가 상승했다는 연구결과가 나타난 만큼 상대방과 눈을 맞추는 것에 대한 중요성은 많이 입증되었다.

「미국 심리학자 캘러먼과 루이스는 남녀 48명을 모집해 눈 맞춤 실험을 진행했다. 한 그룹에게는 특별한 지시 없이 있게 했고 다른 한 그룹에게는 2분간 상대의 눈을 바라보게 했다. 이 결과 특별한 지시가 없었던 그룹에 비해 눈 맞춤을 지시한 그룹이 서로에 대한 호감도가 상승했다고 한다.」

❷ 성명 및 생년월일 확인 후 접수하기

방문한 환자가 신환인지, 구환인지 파악한다. 자주 내원하는 환자의 경우 매번 먼저 알아보고 접수를 하는 것이 좋다.

3 증상 체크하기

지난 진료에 대한 증상 확인 후 진료실에 전달한다. 환자에게 물을 때에는 환자의 이야기를 먼저 듣고, 눈을 마주치고 고개를 끄덕이며 듣고 메모할 것이 있으면 메모한다.

참고

상황별 응대 포인트

예약환자	"OOO님 접수해 드렸어요. 잠시만 앉아 계시면 진료실로 안내해 드릴게요."
미예약환자	"OOO님 오늘 치아가 어떻게 불편하셔서 오셨어요? 앞에 대기환자분이 계셔서 OO분 정도 기다리실 것 같은데 괜찮으세요?"
예약시간보다 일찍 오신 경우	"OOO님 오늘 일찍 오셨는데 앞에 대기환자분이 계셔서 아마 예약시간에 들어가실 것 같아요(안타까운 표정으로). 최대한 빨리 봐 드릴게요. 잠시만 기다려주세요."
예약시간보다 늦게 오신 경우	"OOO님 오늘 OO시 예약이셨는데 늦으셨네요(약간 우려하는 표정으로). OO시경에도 예약하고 오시는 분들이 계셔서 조금 기다리셔야 될 것 같아요. 대략 OO분 정도 대기시간이 예상됩니다."
기타	진료시간이 부족한 경우 추가 질문을 통해 환자 스스로 결정하도록 유도한다. 환자에게 설명할 때에는 병원 일정보다 환자의 진료를 위해 시간이 필요하다고 설명한다. 또한, 비어 있는 시간이나 가장 빠른 예약일로 예약을 도와준다.

PART 06

스마트한 예약관리

CHAPTER 01

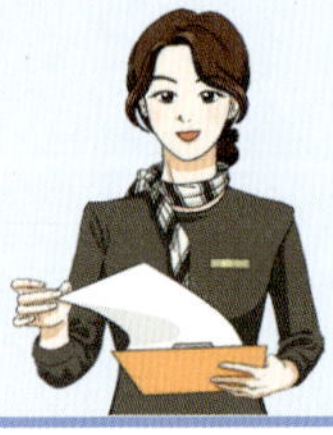

우리 병원 진료 스타일 알기

병원은 정해진 시간 내에 환자를 봐야 한다. 이 시간을 어떻게 관리하느냐에 따라 병원의 경영 환경과 환자의 만족도가 달라질 수 있다. 의료진의 시간이 소중한 만큼 환자의 시간 역시 매우 중요하게 생각해야 한다. 대기시간을 오래 가지는 것을 좋아하는 사람은 없을 것이다. 환자가 밀려서 쫓기듯이 진료를 보게 되면 아무래도 의료 서비스의 질이 떨어지게 될 수도 있다. 양질의 서비스를 제공하고 낭비하는 시간을 막기 위해 대부분의 치과에서는 예약제 시스템을 도입하여 운영하고 있다. 진료시간 내에 경영의 효율성을 채우고, 환자의 만족도를 높이기 위해 예약시스템을 구축하는 것이 매우 중요하고, 예약시스템을 제대로 이해하고 관리하는 데스크 스탭의 역량이 필요하다.

1 스마트한 예약관리를 위해 어떤 점을 알아야 할까?

다음과 같은 상황을 고려하여 치아당 소요시간을 정하여 예약시스템을 잡는다.

- 의사와 스탭의 수
- 진료 체어의 수
- 의사별 예약 건수 및 진료별 소요시간
- 의료진의 역량 확인 및 근무인원 파악

1) 예약 약어 및 진료별 평균 소요시간

대부분의 치과에서 진료 예약 내용을 파악하기 위해 약어를 사용한다. 예시에 나온 약어나 소요시간은 치과, 의료진, 치아의 부위 및 개수 등에 따라 다를 수 있으니 개별적으로 파악한 다음 사용하도록 한다.

예시

진료	진료내용	시간 (1치아 기준)	진료	진료내용	시간 (1치아 기준)
Endo (P.E, WLD)	발수	30분	Endo2 (C.E)	근관확대	30분
Endo3 (C.I)	근관세척	15분	Endo4 (C.F)	가압근충	30분
Re-endo	재신경치료	30분	Check	체크, 간단한 검사	15분
Ext	치아단순발치	30분	Core-prep, imp	단단한 보강재를 채운 후 크라운을 씌우기 위해 다듬고 본뜨는 과정	40분
Sur.Ext	치아수술발치	40분	Inlay set	인레이 세팅	20분
T/S	크라운 임시 접착	30분	F/S	크라운 완전 접착	30분
Implant s/o	임플란트 부위 실밥제거	15분	Implant d/s	임플란트 부위 소독	15분
Implant check	임플란트 체크	15분	Implant O.P	임플란트 수술	1시간(2개 치아까지)=1개 치아 추가당 30분
Implant O.P (B)	뼈이식 동반 임플란트 수술	1시간(2개 치아까지)=1개 치아 추가당 30분	Implant O.P (S)	상악동거상술 동반 임플란트 수술	1시간(2개 치아까지)=1개 치아 추가당 30분
Implant 2차 수술	임플란트 2차 수술	30분	Implant imp	임플란트 임프레션(본뜨기)	30분

Implant Cr Set	임플란트 크라운 세팅	30분	Hole resin	임플란트 홀을 레진으로 메우기	15분
Resin Wire Splint	치아에 부목을 대는 치료	30분	inlay prep	인레이 프렙, 보통 이날 임프도 진행	20분
Br.prep	브릿지 프렙	1시간	C.ab RF (CRF)	서비컬 레진 필링	30분
RF	레진 필링	30분	GI	글래스아이오노머충전	30분
AF	아말감충전	30분	Wire denture delivery	와이어 덴쳐 장착	30분
덴쳐 개인트레이임프	틀니 첫 번째 인상	30분	**덴쳐 파이날 임프**	틀니 제작을 위한 마지막 정밀인상	30분
Wax rim	틀니 과정 중 왁스를 이용하여 맞추어 보는 과정	30분	**치아배열틀니**	틀니 완성 전 치아를 배열하여 치아의 크기나 배열 상태, 색상 등을 확인하는 것	30분
Denture. delivery	완성된 틀니를 구강내에 맞춰보는 것	30분	Polishing	매끄럽게 다듬는 것	15분
Scaling	스케일링	30분	**2차** Scaling	두 번째 스케일링	30분
R/P	치근활택술	30분	Cu	치주소파술	30분
Dressing	드레싱(소독)	15분	S/O	실밥 제거	15분
Br.setting	브릿지 세팅	30분	Cap adap	캡 맞춰보기	30분
상담	상담 약속	30분	**교정체크**	교정환자 체크	30분
턱관절 물리치료	턱관절 치료	30분	Re-make	다시 만드는 것	30분
DBS OR DBD	교정장치부착or 제거(악당)	30분	**미백**	전문가 미백	30분
정기검진	정기적인 검진	15분	**신환 검진**	신규 환자 검진	15분

2) 자주하는 진료의 치료 예약 순서

진료	치료 기간	예약 순서↓	치료 과정/일정
레진 치료	당일 치료 가능(한 번 내원)	레진 필링(RF)	충치 삭제 → 레진 필링→ 다듬기 → 완성
인레이 치료	보통 2번 내원	① 인레이 프렙(G.inlay prep / R.inlay prep)	충치 삭제 → 인레이 프렙 → 본뜨기 → 임시재료 넣어주기
		② 인레이 세팅(G.Inlay set / R.Inlay set)	임시재료 제거 → 인레이 맞춰보기 → 끼워주기 → 교합 조정 및 다듬기→ 완성 ※ 보철 세팅 예약은 기공물 도착 날짜 확인 후 잡는다.
크라운 치료 (신경치료 진행 시)	• 크라운 제작 2–3회 (일주일 정도 기간) • 신경치료 후 크라운 진행 시 총 5–7회 내원 • 보통 신경치료(대구치 기준) 3–4번 내원 • 보통 2–3일 간격으로 예약, 특수한 경우(환자의 사정 혹은 치아의 상태에 따라) 더 길어지거나 짧아질 수 있음. • 약 2–3주 소요	① 발수 endo1 (P/E, WLD)	근관내 치수, 염증조직 제거
		② 근관확대 endo2 (C.E)	근관내 염증조직, 감염조직 제거 근관충전을 위해 근관 내부 확대
		③ 근관세척 endo3 (C.I) * 생략할 수 있음	근관내부 소독
		④ 가압근충 endo4 (C.F)	근관내부에 세균이 침투 못하도록 약제를 사용하여 근관 내부 폐쇄
		⑤ 크라운 프렙 core–prep, imp	코어 빌드 업 → 프렙 → 본뜨기 → 임시치아 제작, 세팅
		⑥ 크라운 세팅 Setting (T/S or F/S)	임시치아 제거 → 크라운 맞춰보기 → 교합 조정 → 임시 접착 or 완전 접착 ※ 보철 세팅 예약은 기공물 도착 날짜 확인 후 잡는다.

임플란트 (발치를 하고 진행하는 경우)	• 임플란트 1차 수술과 2차 수술을 한꺼번에 하는 경우도 있음. • 하악: 약 2–3개월 소요 • 상악: 약 4–6개월 정도 소요 (뼈의 상태, 건강, 부위에 따라 개인차가 있으므로 사람마다 다름을 꼭 고지해야 함)	① 발치 * 임플란트픽스처를 심는 날에 동시에 시행할 수 있음	발치 후 잇몸 상태에 따라 임플란트 수술 약속 잡음
		② 임플란트 수술 (Implant O.P)	수술 당일
		③ 임플란트 소독 (Implant d/s)	수술 다음 날
		④ 임플란트 실밥 제거 (Implant s/o)	수술 7–10일 후
		⑤ 임플란트 체크 (Implant check)	수술 한두 달 후
		⑥ 임플란트 2차 수술 (Implant 2nd O.P) * 수술 시 힐링을 체결한 경우 생략할 수도 있음	골유착 정도(부위, 골질)에 따라 결정
		⑦ 임플란트 본뜨기 (Implant imp)	
		⑧ 임플란트 크라운 세팅 (Implant Cr set) * 홀 레진과 함께 진행할 수 있음	원장님 판단하에 진행됨(차트 참조) ※ 보철 세팅 예약은 담당 기공소 제작 일정 확인 후 잡는다.
		⑨ 홀 레진 충전(hole resin)	
		⑩ 정기점검 (Implant check)	

부분틀니 (발치를 하고 진행하는 경우)	보험 청구 단계↓	① 발치	발치 후 잇몸 상태에 따라 인상 약속 잡음(발치 부위 잇몸이 아무는 동안 임시틀니 제작하는 경우도 있음)
		② 서베이드 크라운 제작	크라운 제작 과정과 동일
	1단계: 진단 및 치료계획	③ 틀니 예비인상 (individual tray imp)	Indi.imp는 크라운 세팅 후 바로 떠도 상관없음
	2단계: 인상채득	④ 틀니 기능인상 (Final imp)	※ 담당 기공소 제작 일정 확인 후 다음 예약을 잡는다.
	3, 4단계: 금속구조물 시적, 악간관계 채득	⑤ 레코딩 베이스 & Frame 시적 (보통 함께 진행)	
	5단계: 납의치 시적	⑥ 배열 후 확인 * 생략하는 경우 있음	
	6단계: 의치 장착 및 조정	⑦ curing 후 delivery	
전체 틀니	보험 청구 단계↓	① 발치	발치 후 잇몸 상태에 따라 인상 약속 잡음(발치 부위 잇몸이 아무는 동안 임시틀니 제작하는 경우도 있음).
	1단계: 진단 및 치료계획	② 틀니 예비인상 (individual tray imp)	※ 담당 기공소 제작 일정 확인 후 다음 예약을 잡는다.
	2단계: 인상채득	③ 틀니 기능인상 (Final imp)	
	3단계: 악간 관계 채득	④ Wax-rim	
	4단계: 납의치 시적	⑤ 배열 후 확인	
	5단계: 의치 장착 및 조정	⑥ curing 한 denture delivery	

CHAPTER 02

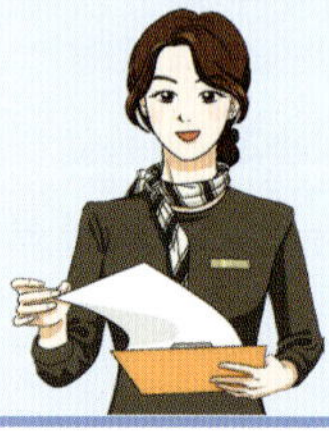

효율적인 예약관리의 원칙

예약은 환자와의 약속이다. 병원에 대한 신뢰도와 직결되기 때문에 되도록 환자의 예약시간에 맞춰 진료를 볼 수 있도록 시스템을 마련해야 한다. 또한, 환자에게도 시간 약속의 중요성을 인식시키며, 예약시간을 자주 미루거나 취소하는 환자의 경우에는 페널티를 부가한다.

① 기본 개념

시간의 소중함을 인식하고 병원의 시간 못지않게 환자의 시간 또한 중요하다는 것을 유념한다.

예시

"다음 주 월요일, OOO님께 집중해서 상담해 드리려고 원장님 진료시간을 많이 비워 두었습니다. 변경 없이 꼭 내원 부탁드립니다."
"내일은(다음에는) 오래 걸리는 진료여서 꼭 시간 맞춰 내원 부탁드립니다."

② 예약관리의 원칙

- 도착 후 가능한 한 진료실로 들어갈 수 있어야 한다.
- 심리적 시간* 개념을 이해한다.

* 심리적 시간 – 주관적인 경험에 따라 시간을 판단하는 것 ≠ 물리적 시간

- 예약은 가급적 느슨하지 않게 잡는다.
- 신환이 예약을 원하는 경우 가급적 빠른 날짜에 잡는다.
- 병원에서 정한 우선순위에 따라 예약을 잡는다.

③ 예약의 기술

병원마다 진료시스템이 다르기 때문에 각 병원에 맞게 예약시스템을 구축한다. 예약을 효율적으로 관리하기 위해서는 기본적으로 진료의 흐름이 머릿속에 그려져야 하는데 '원장님이 이 진료를 본 뒤에 이쪽에 가면, 원활하게 진료 진행이 되겠구나...' 혹은 '이렇게 되면 진료 스탭 중 한 명만 풀 케이스 인상이 가능하니 손이 부족하겠구나...' 이렇게 예측할 수 있어야 한다.

지금부터 설명할 예약 방법은 하나의 예시이며 원장님의 진료 참여도에 따라 예약을 관리하는 방법이다.

예약표에서 Class A (A군) 예약만 봐도 한눈에 하루의 매출을 예측할 수 있다.

또한 모든 예약을 관리하기 어려울 수 있기 때문에 Class A의 예약만큼은 부도가 나지 않도록 집중하여 관리하도록 한다.

의료진에 역량에 따라 세로열을 두 줄 혹은 네 줄로 설정하기도 한다. 한 명의 치과의사를 기준으로 열을 설정한다. 어떤 예약 프로그램이든 설정이 가능하니 방법이 어렵다면 사용하고 있는 예약관리 프로그램의 고객센터에 문의해보자.

예약 방법		
Class A (A군)	Class B (B군)	Class C (C군)
• 주요 수입원이거나 많은 시간을 요하는 진료 • 원장님이 주로 시행하는 진료	• 주요 수입원은 아니지만 어느 정도 시간을 요하는 진료 • 원장님이 50% 정도 시행하는 진료	• 원장님이 잠깐 시행하는 진료 • 주로 진료 스탭에 의해 이루어질 수 있는 진료(스탭이 90% 시행하는 진료)

Class A	Class B	Class C
Bridge, Crown, Inlay preparation Endo (P.E/C.E/C.F) 전치부 인접면 Resin filling Bracket bonding Implant operation (2개 이하: 1시간 3개 이상: 1시간 30분–2시간) Surgical extraction Implant crown setting Bridge, Crown setting	R.P & Cu Denture 관련 C.I Inlay setting 소아 진료 전부 Amalgam restoration Orthodontic wire change Simple extraction Implant impression taking Resin filling (전치부 레진 제외)	Recall check Scaling Dressing Stich out 정기검진

1) 기본 예약 방법

- A/B/C군은 치과에 따라 항목이 달라질 수 있으며 우리 치과의 사정에 맞도록 배치하여 게시하고 외우도록 한다.
- 1시간당 반드시 Class A를 1명씩 배치하고 비어있는 시간에 B나 C군을 적절히 배치한다.

  예 (A, B) (A, B, C) (A, C) (A, C, C) (B, C)
- 같은 시간대에 (A, A)는 피해야 한다. 그래야 원장님의 진료에 대한 집중도를 높일 수 있다(예를 들어 동시간대에 두 명의 프렙 환자 예약을 잡은 경우 둘 중에 한 명은 오래 기다려야 할 수 있다).
- C군은 예약시간에 크게 영향이 없다.

2) 전략적 공석 설정

전략적으로 중간에 약 30분 정도의 자리를 비워둠으로써 바로 진료가 필요한 신환이 내원한 경우 당일에 치료를 시작할 수 있어 환자의 이탈을 막고, 만족도를 높일 수 있게 한다.

3) 마지막 타임

- 오버타임을 막기 위해 마지막 진료는 복잡하고 시간이 오래 걸리는 진료보다는 단순한 진료로 잡는다.
- 매출이 높아지는 것으로 인해 오버타임이 당연시되는 경우가 있다. 이는 단기적으로 보면 매출 증대라는 장점이 있지만, 장기적으로는 의료진들의 체력이나 의욕이 저하되어 몸과 마음이 지친 직원이 퇴사하는 일이 발생할 수 있다. 결국, 주어진 시간 내에 최대의 효율을 낼 수 있도록 진료 예약을 세팅하는 것이 병원 경영에 더 도움된다고 볼 수 있다.
- A군은 가능하면 퇴근시간 한 시간 전까지만 예약을 잡고, B군 환자도 1–2명만 예약한다.

4) 예약 취소 시

- 구환의 경우 예약 취소 연락을 하였을 때 안타까워함과 동시에 실망감을 표시한다.
  "아이고... 정말요... 약속을 잘 지키시는 분이라 저희는 걱정도 안 했었습니다."
- 신환의 경우 다음 약속을 정할 때 약속의 중요성을 잘 설명한다.
- 첫 예약 취소 및 미내원 때 잘 대응해야 한다. 이유가 합당치 않다고 판단될 때는 다음 약속을 어렵게 만든다.
  "이번에 변경하시면 예약이 2주 후에나 가능합니다. 오늘은 정말 시간이 안 되시는 거죠?"
- 환자가 약속을 지키지 못하는 문제의 해결책을 예의 바르게 제시한다.
  "마침 오늘 오후 O시에 가능한데요, 혹시 이 시간에라도 오실 수 있을까요?"
- 동시에 여러 명의 환자가 내원한 경우 예약시간을 지키지 않는 환자는 치료의 일부만 진행하기도 한다.
- 습관성 예약 취소나 미이행 환자는 이중 예약(다른 환자 예약시간과 같은 시간에 예약)을 하기도 한다.

★ 선배의 Tips!

예약을 잡을 때 Next (N)

- Setting의 경우 기공물 도착시간을 고려해서 예약을 잡습니다.
- 전체적인 치료계획을 확인하는 습관을 가지고, 같은 부위 치료 시 함께 해도 괜찮은 진료는 함께 예약을 잡아 환자와 병원의 시간을 효율적으로 관리합니다.
- 임플란트 환자의 수술 예약이 잡힌 경우에는 수술 일주일 전과 수술 전날에 예약 확인 전화를 합니다. 전신질환을 미리 확인하여 중단이 필요한 약을 복용 중인 경우 한 번 더 고지하면서 예약 이행의 중요성도 함께 설명합니다.
- 60대 이상의 환자 중에서 원하는 경우 예약 날짜와 시간을 종이에 적어 전달하기도 합니다(날짜를 잊지 않으시도록 예약표, 예약 카드를 활용).

대기환자의 응대

- 보통 15분 정도가 지나면 불만이 생기기 시작합니다.
- 무엇 때문에 기다려야 하는지를 설명하고 양해를 구합니다.
- 대기시간이 15분 지나면 스케일링이나 TBI 등 스탭이 먼저 할 수 있는 것을 진행합니다.
- 파노라마 엑스레이를 촬영해야 한다면 환자에게 동의를 구하고 촬영한 뒤 대기하도록 합니다.

5) 미내원 환자의 예약관리

미내원 환자란 예약한 날짜에 내원하지 않아 진료가 중단되거나 정기적인 검진(임플란트, 교정) 대상으로 검진 권유 문자를 받았음에도 내원하지 않은 환자를 말한다.

① 예약 당일 환자가 미내원한 경우

예약 당일 환자가 예약시간으로부터 10분 이상 경과하였음에도 내원하지 않은 경우 환자에게 전화하여 내원 가능 여부를 확인한다. 만약 환자가 예약한 날짜, 시간에 내원이 불가능하다고 한다면 가능한 날짜와 시간에 곧바로 재예약을 할 수 있도록 유도한다.

② 재예약 날짜 확정이 어려운 경우

재예약 날짜와 시간을 통화할 당시 확정하지 못하거나 전화 연결이 되지 않을 때에는 예후에 대한 고지가 포함된 문자를 발송 후 미내원 리콜 명단에 즉시 입력한다. 내원의사는 있으나 상황과 여건(금전적, 시간적 이유 등)이 안 되어 연락을 주고 내원하겠다는 환자는 적절한 시점(1–2개월 후)에 리콜 설정을 한다.

③ 재예약을 원하지 않는 경우

명백하게 미내원 의사를 밝히거나 멀리 이사를 한 경우, 경제적인 어려움으로 치료 이행이 불가한 경우, 타 치과로 옮긴 경우, 1년 이상 장기 미내원 상태로 전화 연결이 안 되는 경우, 여러 원인으로 내원이 불가능한 경우, 연락을 원치 않은 경우는 차트에 내용을 기재하고 리콜 대상에서 제외한다

CHAPTER

03

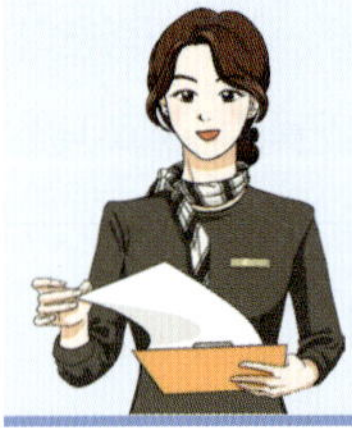

예약 실습해보기

덴트웹 프로그램 예시

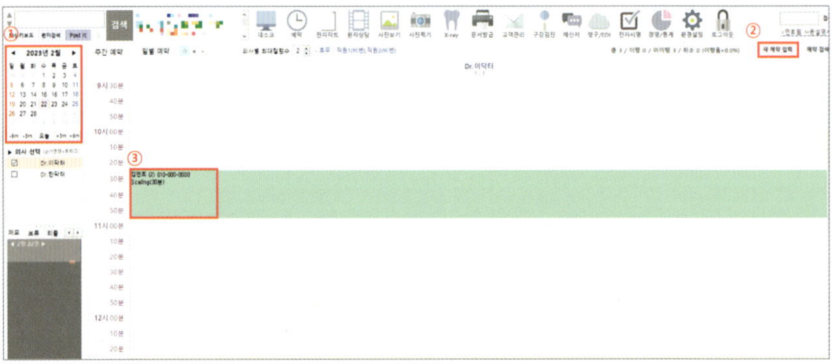

❶ 왼쪽 윗부분의 달력에서 예약을 조회할 날짜, 또는 주를 선택한다.

❷ 새 예약 입력: 예약표의 빈칸 또는 예약 내용을 더블클릭하거나, 오른쪽 위의 '새 예약 입력' 버튼을 누르면 아래와 같은 예약 입력창이 나타나며 예약을 입력할 수 있다.

❸ 예약을 마우스 가운데 버튼(휠 버튼)으로 클릭하면 해당 환자의 전자차트가 팝업 된다.

- 신환 예약일 때는 예약 칸의 왼편에 하늘색 색상 표시가 세로로 길쭉하게 표시된다.

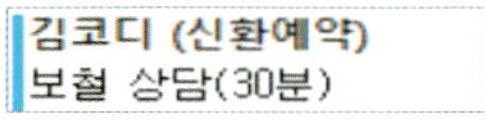

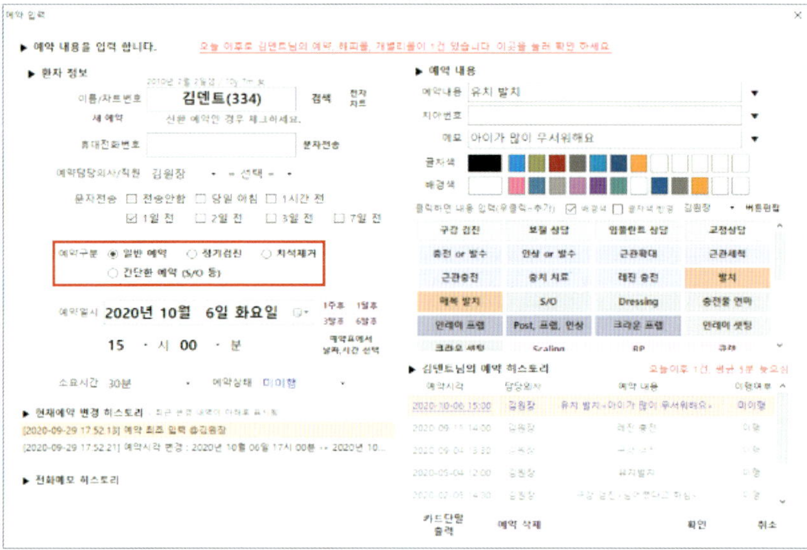

- 위의 그림 에서 '예약 구분'을 일반 예약에서 정기검진, 치석제거, 간단한 예약으로 바꾸면 아래 그림처럼 예약 칸에 '[정기]', '[치석제거]', '[간단]'이 표시되고, 셀 왼쪽에 길쭉한 색상 표시가 생긴다.

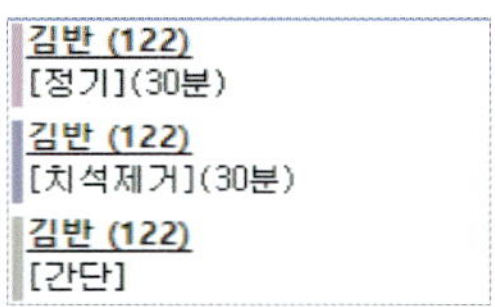

- 해당 환자에게 지정된 환자 성향의 색상이 설정되어 있는 경우 셀 왼쪽의 길쭉한 색상 표시는 환자 성향 색 > 정기검진/치석제거/간단 예약 환자 성향 순서로 상위 개념만 표시된다.

예) 예약 구분이 치석제거일 때 환자 성향 색상이 따로 지정되어 있다면 환자 성향 색상만 표시된다.

- 아래 그림에서 오른쪽의 주황색 사각형은 담당 의사를 나타내는 고유색상이다.

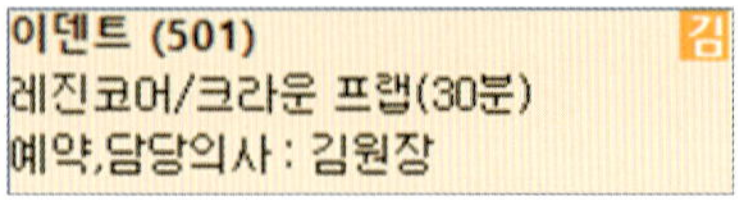

- 아래 그림에서 이름 밑의 밑줄(____)은 해당 환자의 예약이 당일에 2개 이상임을 나타내는 표시이다.

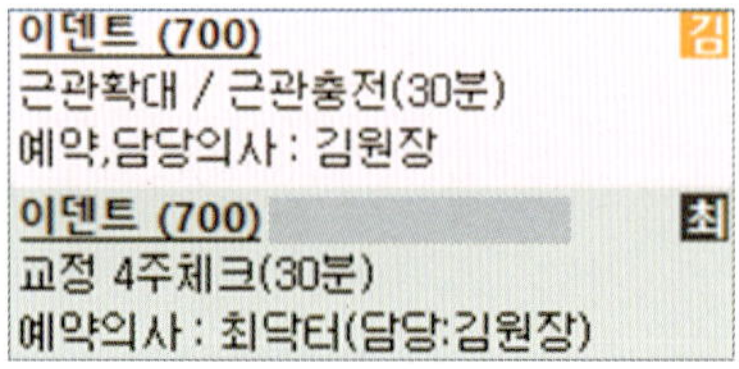

CHAPTER 04

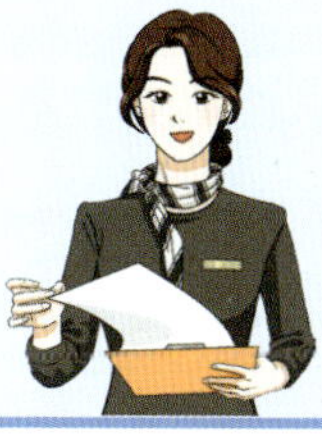

예약 시 진료 순서 판단하기

① 진료 순서 잡기

발치나 수술 등 출혈이 발생하는 외과적 진료와 스케일링과 같은 출혈이 적거나 거의 없는 비외과적 진료를 진행하게 되면 스케일링을 먼저 진행하도록 한다. 외과적 치료 후에는 지혈을 위해 거즈 압박을 시행해야 하기 때문에 다른 진료를 하기 어려워 나중에 시행한다.

- 발치 + 스케일링 → 스케일링 후 발치
- 발치 + 교정 → 교정진료 후 발치
- 발치 + crown & inlay prep/set → crown & inlay prep/set 후 발치
- 발치 + bridge prep & 발치 + 틀니 제작 → 발치 후 2–3주 뒤 bridge prep & 발치 + 틀니 제작

발치 후 보철 임프레션의 경우 잇몸이 아문 뒤 진행한다. 예를 들어 #12.11.21.22 발치, #13–23 신경치료 및 브릿지의 경우 발치를 하지 않고 보철치료하는 경우와 달리 시간이 더 필요하다. 대게 발치 후 2–3주 뒤 보철 임프레션을 진행한다.

★ 선배의 *Tips!*

이중 예약을 하는 방법

이중 예약(여러 진료를 하는 한 명의 환자 진료 예약을 두 개 이상 잡는 예약)의 경우 진료시간 확보 및 진료내용 확인에 효과적이에요.

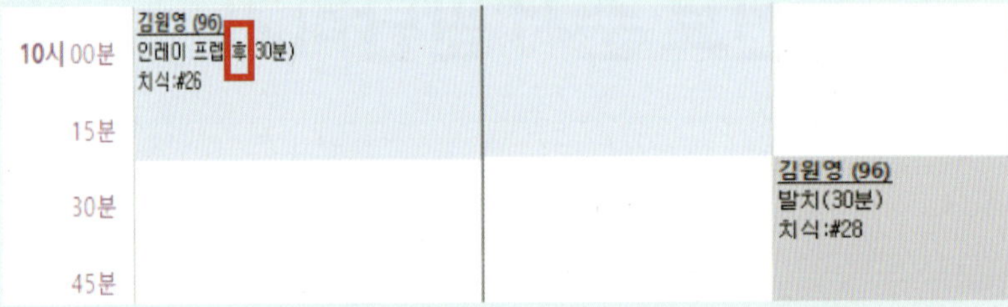

진료 예약 입력할 때 진료 내용에 '-후'를 입력한다. 암묵적으로 '-후'가 있는 예약은 당일 다른 진료가 있는 예약으로 진료 예약을 파악한다. 이때 뒤에 발생한 진료 건에 대해선 접수가 아닌 예약 이행을 적용하여 접수 건수에 변동 사항이 없도록 한다.

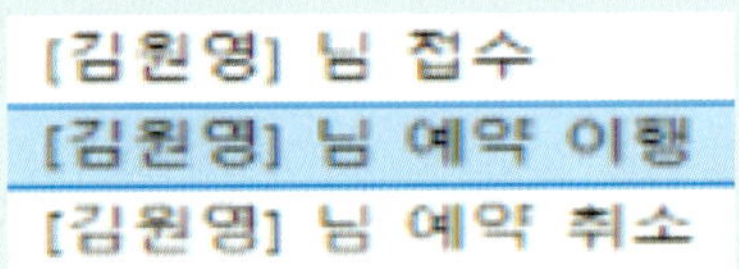

또한, 두 번째 진료의 경우 예약 시 SMS 전송을 해제하여 환자에게 예약 변동 시간 착오를 없앤다.

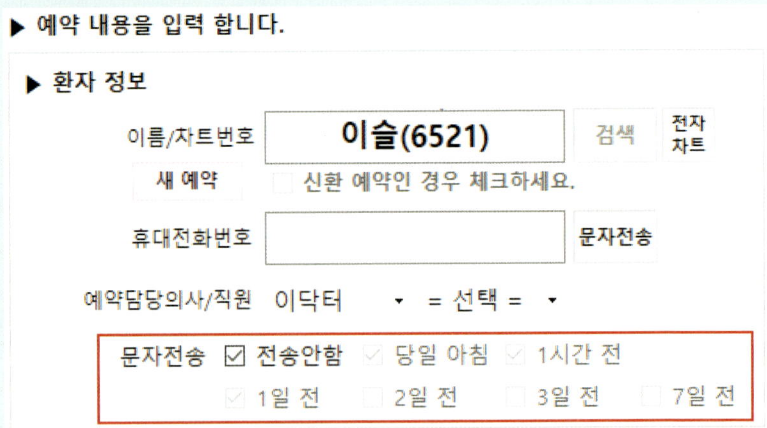

2 환자의 상황에 맞게 진료 예약 잡기

치료계획	치료 진행 순서
• #35 Endo + Cr • 교정 DBS	1. #35 Endo 2. #35 Tempo cr prep/set 3. DBS & DBD 4. #35 cr prep/set 5. Fixed&Circum del (교정유지장치 부착)

환자의 상태, 병원 진료 스타일에 따라 다르지만, 교정과 보철치료를 해야 하는 경우 교정 전후 교합상태가 다르므로 임시치아 상태로 교정진료를 진행한 후, 교정 완료 후에 보철을 제작한다. 또한 임플란트 치아의 경우에도 교정으로 이동할 수 없기 때문에 교정 완료 후 수술이 가능하다.

치료계획	치료 진행 순서
• #11 Ext • #12–21 Endo + br	1. #12–21 Tempo br 제작 2. #11 Ext + #12–21 Endo + tempo br prep/set 3. #12–21 br prep/set

앞니 치료의 경우 환자가 부담감을 많이 느끼는 치료이다. 특히 보철치료처럼 치아의 삭제나, 발치가 있는 경우 심미적으로 부담감을 느끼기 때문에 임시치아를 제작하여 부담감을 낮추되 임시치아이기 때문에 치료 기간 중 떨어질 수가 있다는 점을 주의시킨다. 발치 후 보철을 제작하는 경우 잇몸이 어느 정도 회복된 후 최종 보철을 제작하므로 제작 기간이 길어질 수 있음을 미리 설명하고, 최종 보철물 시 수정작업을 통해 보완작업을 할 수 있다는 점을 미리 알려줌으로써 컴플레인을 방지할 수 있다.

치료계획	치료 진행 순서
• #25.26 Ext + Implant • #35 Endo +Cr • #24 Inlay	1. #24 Inlay prep + #25.26 Ext 2. #24 Inlay set 3. #35 Endo + Cr 4. #25.26 Implant

환자의 주요 증상(C.C)에 따라, 병원 진료 스타일에 따라 치료 순서는 변경될 수 있다. 다만, 치료 기간이 길어질수록 환자가 지칠 수가 있으므로 같이 진료를 진행할 수 있는 치료 항목에 대해서는 같이 예약을 잡는다.

CHAPTER 05

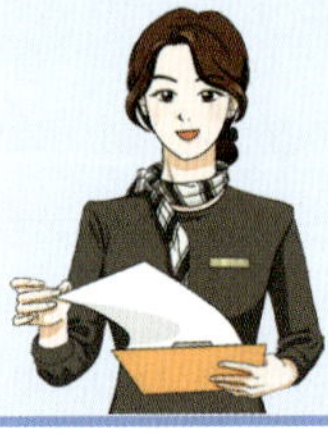

예약 이행률을 높이기 위한 방법

예약의 연기나 취소 등으로 예약을 불이행하는 환자들이 많아져 부도율이 높아지면 병원 경영에 악영향을 미치게 된다. 이를 최소로 줄이기 위해 데스크 스탭은 여러 가지 시스템을 세팅하여 시행하여야 한다.

병원의 사정으로 환자가 요구하는 일정에 예약이 불가능할 경우 환자의 불만이 가장 높을 수 있고, 동의율이 떨어지므로 예약의 동의율을 높이기 위해선 가급적 환자의 스케줄에 맞춰 예약을 잡도록 해야 한다. 만약 환자와 예약 일정을 맞추기가 불가능한 경우 충분한 대화를 통해 양해를 구한 후 예약 일시를 조정해야 한다.

1 예약문자 발송 [덴트웹]

환경설정 – SMS 전송 설정에서 예약 알림 문자, 예약 미이행 알림 문자, 리콜 문자 등 자동으로 전송할 문자 내용, 전송 시각 등을 설정할 수 있다.

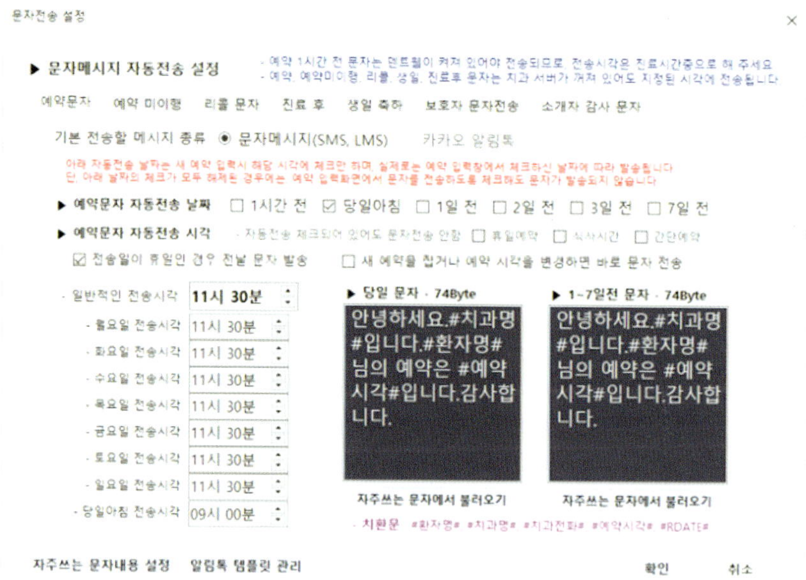

② 예약 확인 전화

전체 환자에게 모두 예약 전화를 할 수 없다면, 진료시간이 오래 걸리는 예약 환자와 예약부도군 환자에게는 예약 확인 전화를 직접 하여 내원 여부를 체크한다. 통화가 완료되었는지 혹은 부재인지, 통화 중인지 표기하여 환자의 예상 내원수를 파악한다.

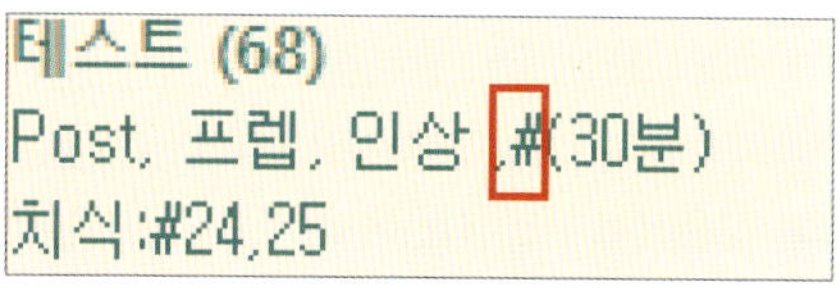

#: 통화 완료

예약한 당일 2회 이상 예약변경을 한 환자(횟수는 병원마다 기준을 달리 정할 수 있다)는 예약부도군으로 분류하여 관리한다. 예약부도군의 환자는 전날에 예약 이행 여부를 반드시 확인하고, 불이행 예상 시에는 시간에 융통성이 많은 환자 혹은 신환으로 대처한다(데스크 스탭의 판단력과 융통성을 요하는 부분이다).

부재, 통화 중, 전화 거절 상태 환자의 경우 예약 당일 다시 한번 전화하여 내원 여부를 확인한다. 일일이 전화하여 확인한다는 점이 수고스러울 수도 있지만, 우리의 부지런함이 환자의 예약 이행률을 높일 수 있는 하나의 방법이 될 수 있다.

③ 페널티 부여

예약 취소 및 이행률이 낮은 환자의 경우 예약 잡을 시 '이행률 낮음' 표시 또는 중복으로 예약을 잡도록 한다. 중복으로 예약을 잡을 시 환자에게 다음 예약 때에도 예약을 당일 변경하거나 내원하지 않는 경우 추후 예약 시에 불이익이 있을 수 있는 부분을 고지한다.

★ 선배의 Tips!

예약 취소 및 미이행으로 인한 중간 시간 활용법

- 특별한 날, 정해진 시간대에만 가능한 환자나 예약이 마감되어 미룰 수밖에 없었던 환자의 리스트를 만들어서 해당 시간에 예약 취소가 발생한 경우 전화를 드려서 내원이 가능한지 확인합니다.
- 예약 메모에 '취소 상황 발생 시 연락을 취할 수 있는 환자 리스트'를 만들어 두어 예약을 관리하는 스탭 모두가 볼 수 있도록 공유합니다.

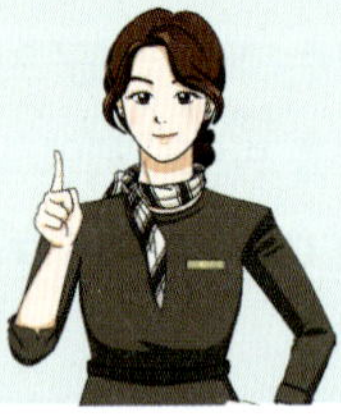

PART

07

진료의 마무리, 정확한 수납관리

CHAPTER 01

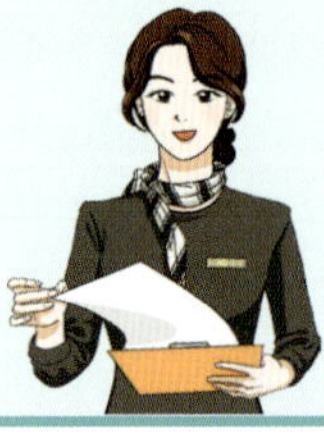

수납 시 응대법

진료비 수납은 데스크 업무 중 가장 어렵고, 중요한 업무 중의 하나이다. 1~2만 원 정도의 보험 진료비도 있지만 최대 몇백, 몇천만 원대인 고액의 진료비가 오고 가기 때문에 수납을 하다 보면 환자와의 껄끄러운 상황이 일어나기도 한다. 치과 커뮤니티 게시판을 보면 환자가 수납했다고 하는 금액과 치과에서 수납 확인이 되는 금액이 서로 달라 난처하다는 글이 올라오곤 하는데 이런 일이 발생하면 병원과 환자 사이에 쌓아왔던 신뢰를 잃을 수 있다. 이런 불상사가 일어나지 않기 위해서는 확실한 수납 안내와 정확한 수납 후 철저한 관리가 필요하다.

1 수납 시 응대

• "OOO님~ 이쪽에서 마무리 도와드리겠습니다~" • "오늘 치료 괜찮으셨어요? 주의사항에 대해서 들으셨나요?" (주의사항 다시 한번 간단히 설명 & 주의사항 문자 발송) • "네. O일 뒤에 내원하셔야 하는데요, 다음은 OO진료를 받으실 거고, 약 OO분 정도 예상됩니다. 편하신 날짜 말씀해 주시면 확인해 드리겠습니다." • "네. 오전과 오후 중 언제가 편하세요?" • "그럼 오후 2시와 4시 중 편한 시간 선택해 주세요. 네, O월 O일 O시로 예약되셨습니다."	예약을 잡을 때 두 가지 시간 중 한 가지를 선택할 수 있게 한다(병원 스케줄상 적절한 시간을 물어본다).

[카드 결제 시] • "오늘 치료 비용은 OOO원입니다." • "할부로 결제 도와드릴까요?" • "금액과 개월 수 확인 부탁드립니다." • "네. 서명 부탁드립니다." • "여기 영수증과 카드 받으시겠어요?" **[현금 결제 시]** • "O원 받았습니다. 거스름돈 O원 받으시고요." • "현금영수증 필요하신가요?" • "영수증 여기 있습니다."	• 펜은 환자 쪽을 향하여 준다. • 서명하는 패드를 손바닥으로 가리킨다. • 영수증과 카드 혹은 거스름돈을 모아 한꺼번에 드린다.
[비보험 진료비 수납 시] "진료비 총 금액 OO만 원 중에 OO만 원 수납해 주셨고, OO만 원 남으셨는데 결제는 얼마를 해드리면 될까요?" **[수납 완료 후]** • "OO만 원 수납하셨고 OO만 원 남으신 것 확인하시고 여기 확인 서명 부탁드릴게요." • "나머지 OO만 원 수납은 진료가 마무리되는 날(본뜨는 날 or 수술하는 날 등) 결제해 주시면 돼요. 감사합니다."	• 수납확인 서명을 남긴다. • 수납계획 변경 시 상담지에 내용을 작성한다.

★ 선배의 *Tips!*

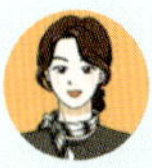

치과에서 시재*는 어떻게 보관할까?

보통 10~30만 원 정도의 시재를 데스크에서 보관하는데, 이렇게 잠금 기능이 있는 데스크 서랍 안에 일반 수납함이나 금전함의 수납함을 이용하여 시재를 보관해요.

* 시재란 데스크에서 잔돈을 거슬러 드리기 위해 보관하고 있는 돈이다.

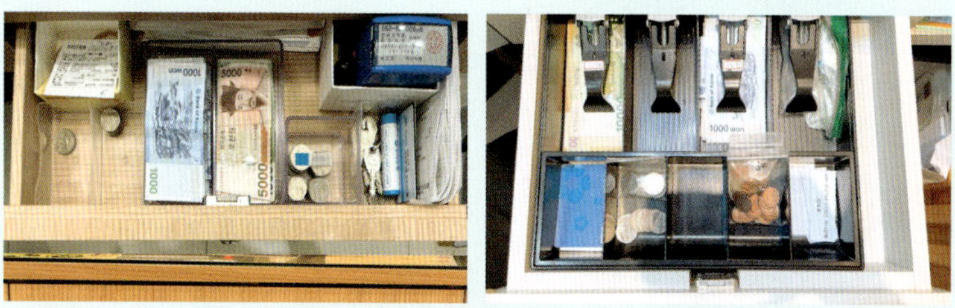

수납함 예시

CHAPTER 02

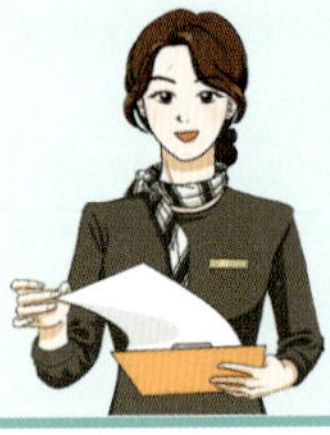

다양한 결제 수단별 수납법

진료비를 수납하고 프로그램상에 바로 입력하는 습관을 가지도록 한다. 하루 종일 바쁘게 일하다 보면 마감 시 금액이 맞지 않는 경우가 있을 수 있다. 이를 방지하기 위해 시간이 될 때 중간중간 마감 업무를 미리 하면 마지막 마감 시 마무리 시간도 적게 소요되고, 오차를 줄일 수 있다.

① 일반 카드 결제

1) IC 카드 체크기 기본 사용법

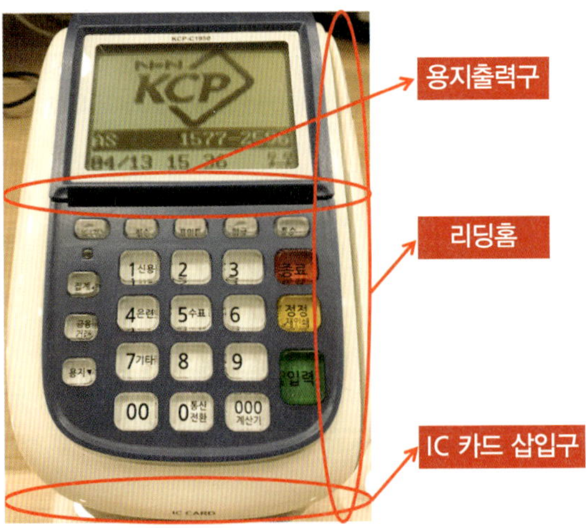

① IC 카드 삽입구에 카드의 칩 방향을 위로 하여 삽입, IC칩 입력 오류 시 리딩홈에 카드를 긁기, 삼성페이일 경우 리딩홈 쪽으로 핸드폰을 접촉시킨다(서명패드가 멀티패드일 경우 – 패드에 핸드폰 접촉).

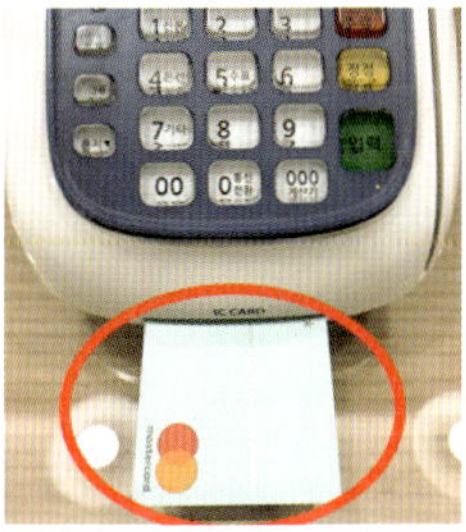
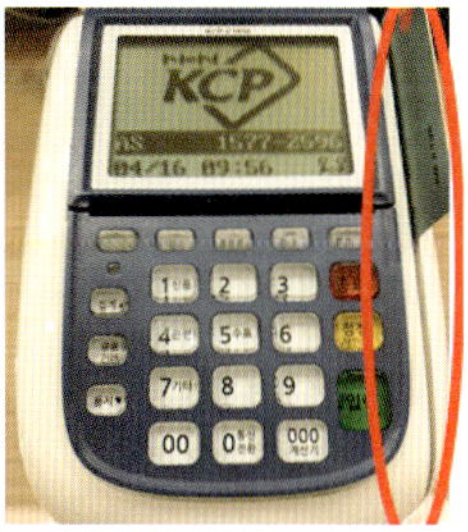
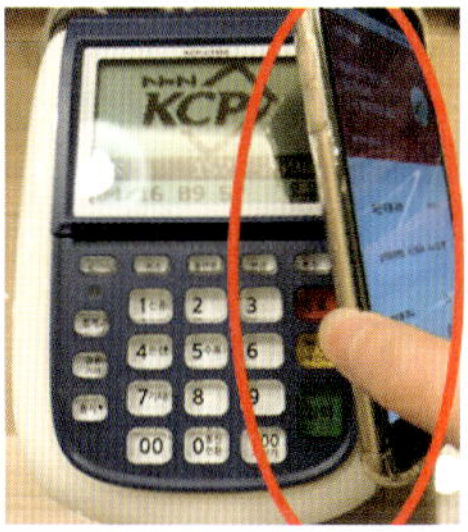

② 결제 금액을 누른 후 입력 버튼을 누른다.

③ 5만 원 미만일 경우 무서명 처리가 되어 전표 출력이 되고, 그 이상일 경우에는 할부 개월 수 입력 화면이 나타난다. 환자가 할부를 원할 시 원하는 할부 개월 수 입력한다(일시불 결제일 경우 입력 버튼을 누르면 바로 처리).

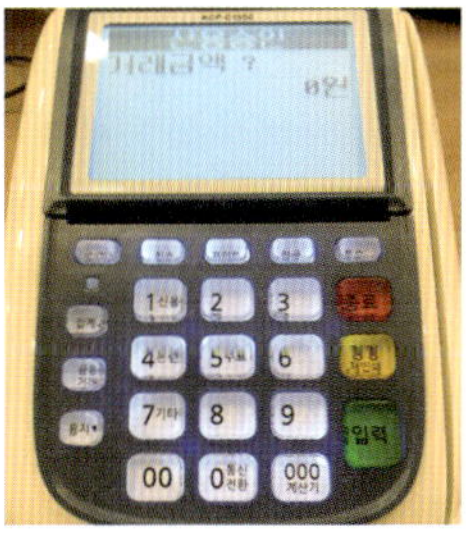
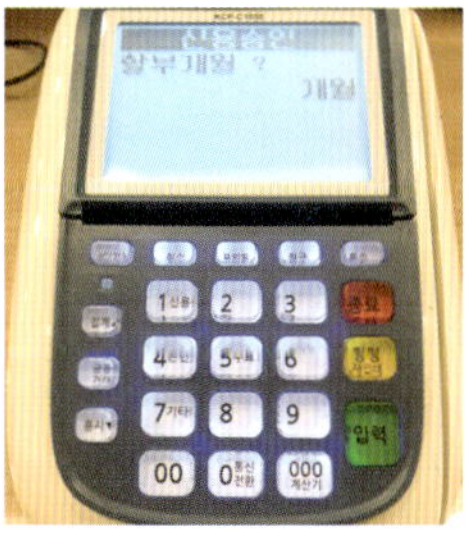

④ 결제 승인 전표 출력 시 1번 전표는 환자(고객용)에게, 2번 전표(가맹점)는 영수증에 결제한 환자의 성함을 기록한 후 치과에 보관한다(결제 여부를 확인하기 위해 영수증의 여백에 환자의 성함을 샤프나 펜으로 작성한다).

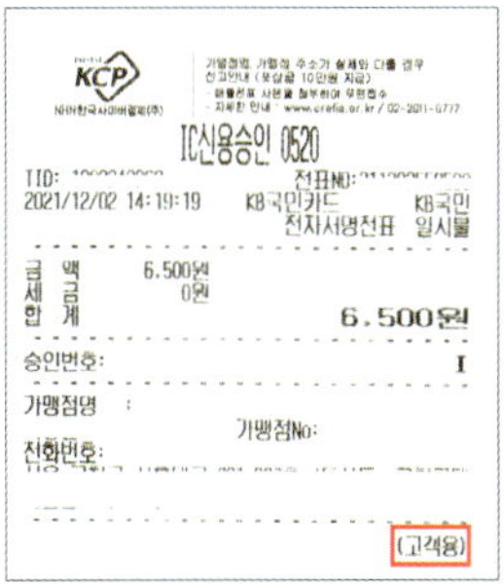

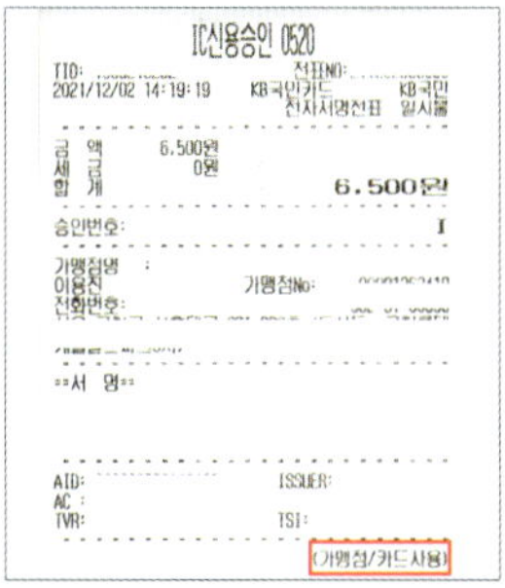

⑤ 카드 결제 완료 후 전산에 등록한다.

참고

덴트웹 카드수납 → 카드수납, 결제 카드사 선택(카드사별 매출 집계 가능) → 저장

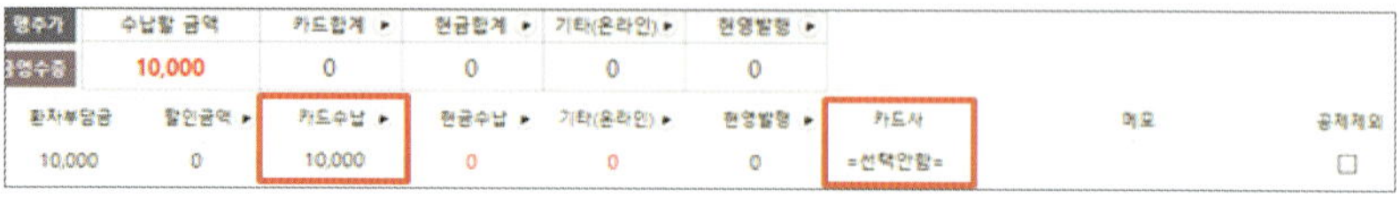

❷ 현금 결제

1) 현금 결제 방법

- 현금을 건네받음과 동시에 받은 금액을 말로 재확인한다.
  "네. 5만 원 받았습니다."
- 거스름돈을 전달할 때 금액을 말로 재확인하면서 전달한다.
  "여기 거스름돈 36,500원입니다."
- 현금영수증 발행 여부 확인한다.
  "현금영수증 발행해드릴까요?"
  - ▸ 현금영수증 발급을 원하는 경우 발행
  - ▸ 현금영수증 발급을 원하지 않지만 자진발급을 해야 하는 금액(10만 원 이상 의무발행)일 경우 5일 이내 자진발급 시행
- 현금 결제 완료 후 전산에 등록한다.

2) 현금영수증 발급법(사용하는 단말기에 따라 버튼의 위치나 선택 항목별 순서가 다를 수 있으니 정확하게 확인 후 숙지하도록 한다).

① 단말기의 현금 버튼을 누른다.

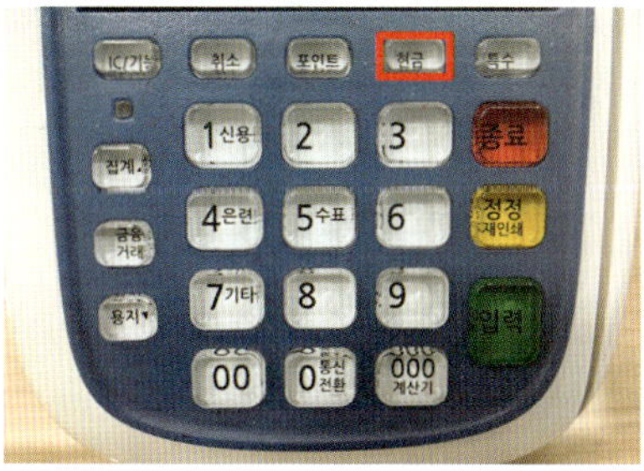

② 환자에게 현금영수증 발급 대상이 개인인지 사업자 지출증빙용인지 확인한 뒤 번호를 입력한다. 소비자소득공제(개인)인 경우 핸드폰 번호를 입력하게 되고 사업자 지출증빙인 경우 사업자 번호를 입력하게 된다.

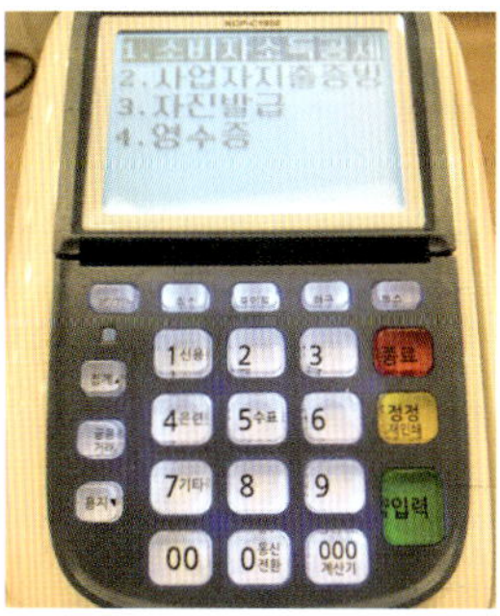

③ 환자에게 직접 번호 입력을 요청한 뒤 결제 금액을 누른 후 입력 버튼을 누른다.

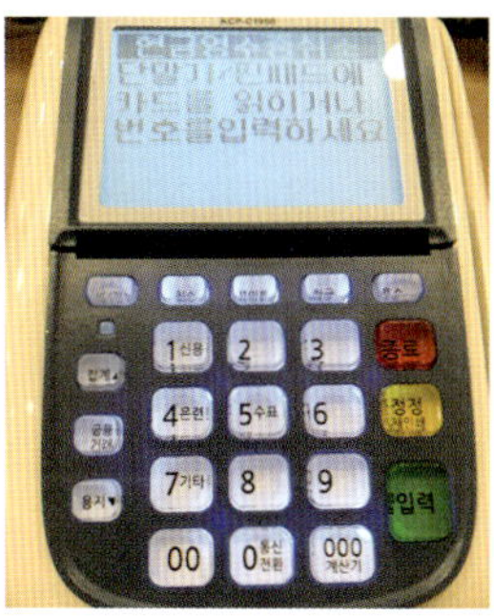

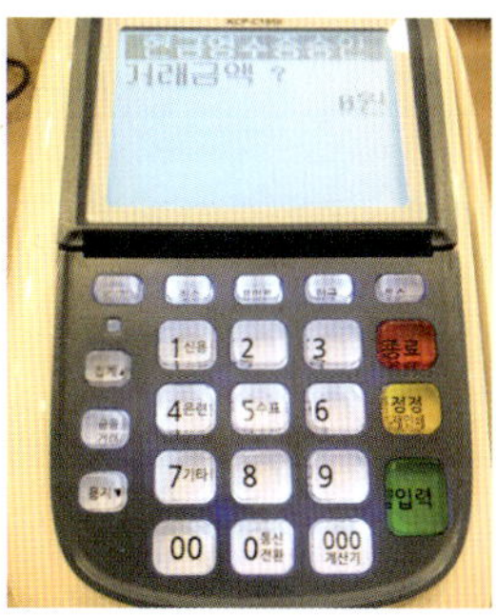

④ 결제 승인 전표 출력 시 1번 전표는 환자(고객용)에게, 2번 전표(가맹점)는 치과에서 보관한다.

⑤ 국세청 카드를 제시하는 경우 현금 버튼을 누르고 소비자소득공제를 선택한 뒤 카드 리딩홈에 국세청 카드를 긁고 금액을 입력하면 현금영수증 전표가 발행된다.

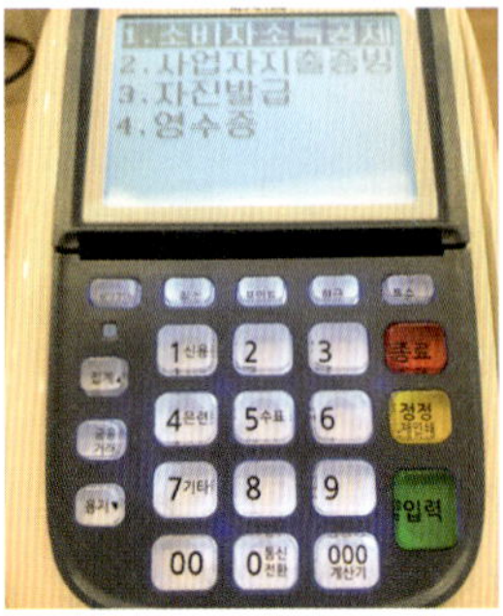

⑥ 현금 결제 완료 후 전산에 등록한다.

참고

덴트웹 현금수납 → 현금/현금영수증 발급 후 현영 발행 클릭 → 저장

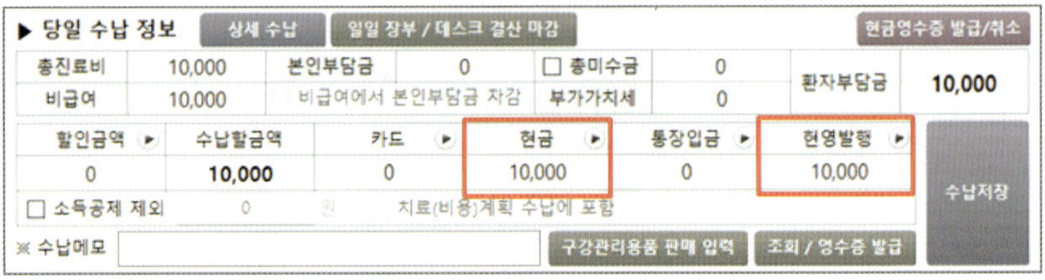

※ 환자가 현금영수증을 원치 않을 경우라도 결제 금액이 10만 원 이상일 때에는 자진발급을 해야 한다.

→ 카드 5만 원 현금 5만 원 결제하더라도 건당 10만 원 이상의 거래가 되어 현금으로 받은 5만 원에 대해서는 현금영수증 발급 의무가 있다.

참고

자진발급

카드단말기 현금영수증 → 자진발급 기능 사용 or 국세청 지정코드 '010-000-1234', 두 가지 방법으로 발행이 가능하다(사용하는 단말기에 따라 버튼의 위치나 선택 항목별 순서가 다를 수 있으니 정확하게 확인 후 숙지하도록 한다).

1. 자진발급 기능 사용 시

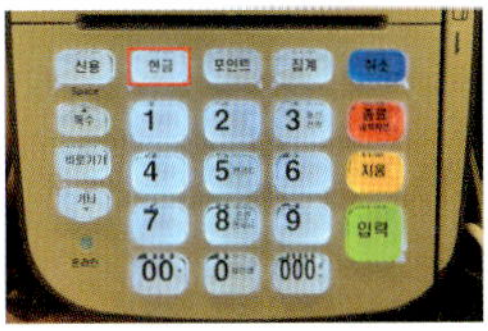	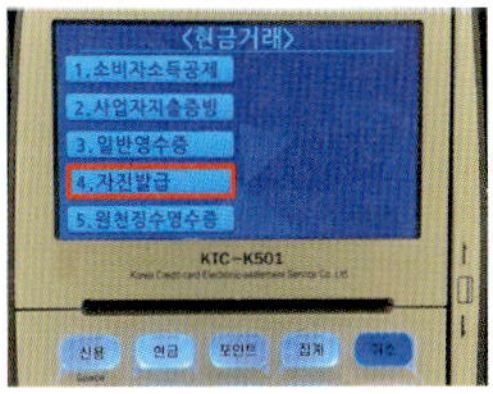	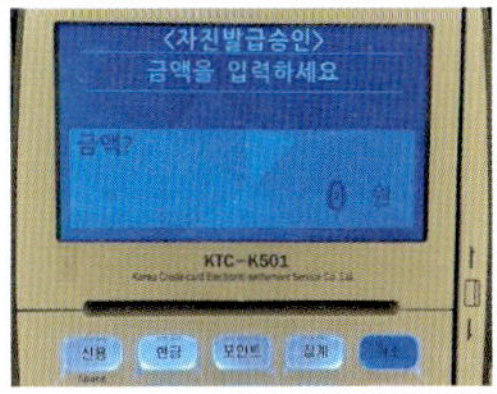
① 현금 버튼 선택	② '자진발급' 선택	③ 금액 숫자버튼으로 입력 후 입력 버튼 선택

2. 소비자소득공제 & 국세청지정코드 기능 사용 시

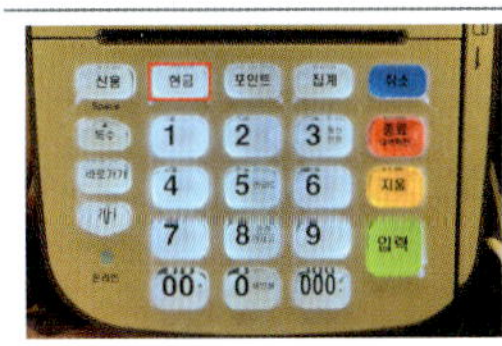

① 현금 버튼 선택

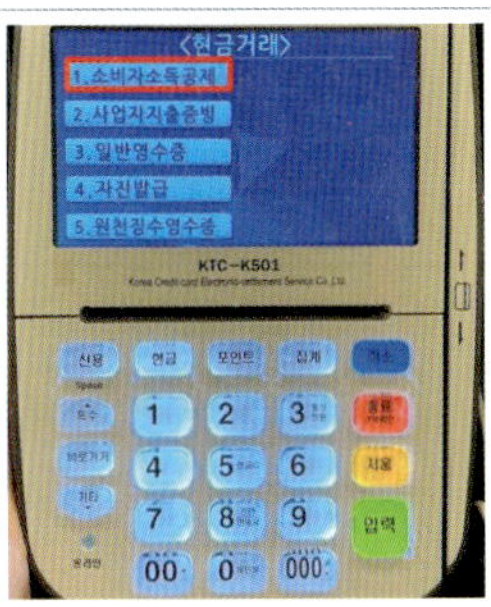	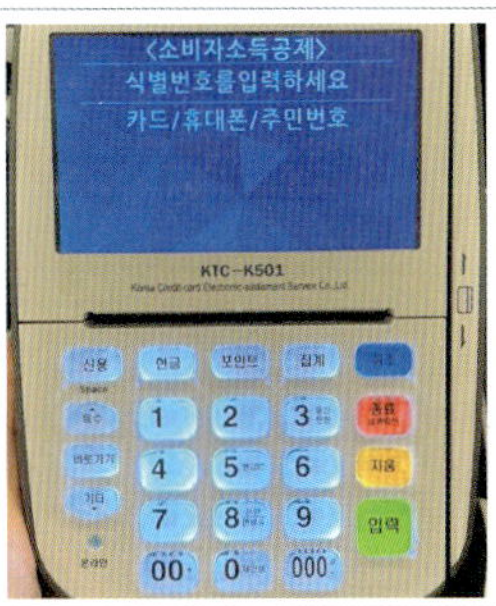	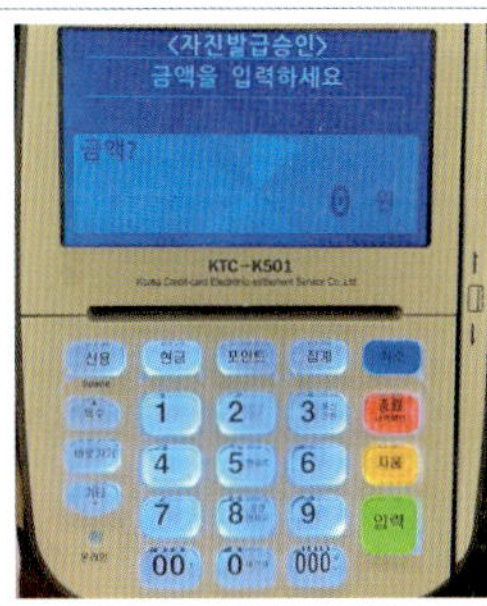
② '소비자소득공제' 선택	③ 식별번호에 국세청 지정코드 010-000-1234 입력	④ 숫자버튼으로 금액 입력 후 입력 버튼 선택

③ 계좌이체 결제

결제 금액 및 계좌 안내 → 입금 확인 후 현금영수증 발급 → 전산 등록

참고

덴트웹 계좌 입금 시 → 통장입금/현영발행 → 저장

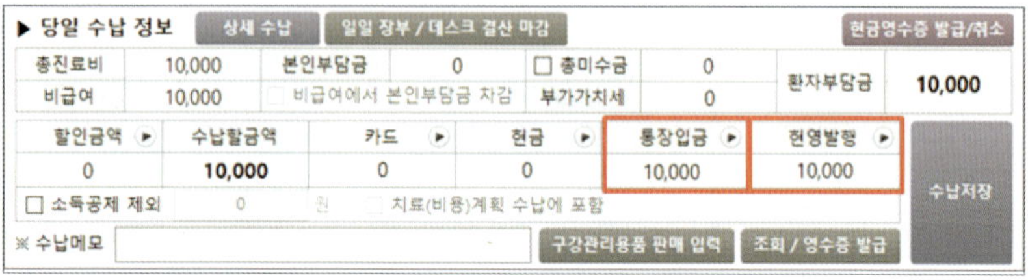
▶ 당일 수납 정보
상세 수납
일일 장부 / 데스크 결산 마감
현금영수증 발급/취소
총진료비 10,000
본인부담금 0
총미수금 0
비급여 10,000
비급여에서 본인부담금 차감
부가가치세 0
환자부담금 10,000
할인금액 0
수납할금액 10,000
카드 0
현금 0
통장입금 10,000
현영발행 10,000
수납저장
소득공제 제외
치료(비용)계획 수납에 포함
※ 수납메모
구강관리용품 판매 입력
조회 / 영수증 발급

④ 모바일 지역화폐 결제 시

- 지역화폐 바코드 보여드리고 결제 금액 안내 → 환자 핸드폰으로 결제 내역 확인 및 병원 핸드폰 어플 설치 시 결제 내역 확인 가능 → 전산 등록

참고

덴트웹 지역화폐 결제 → 카드수납/카드사 → 제로페이(지역화폐)선택 → 저장

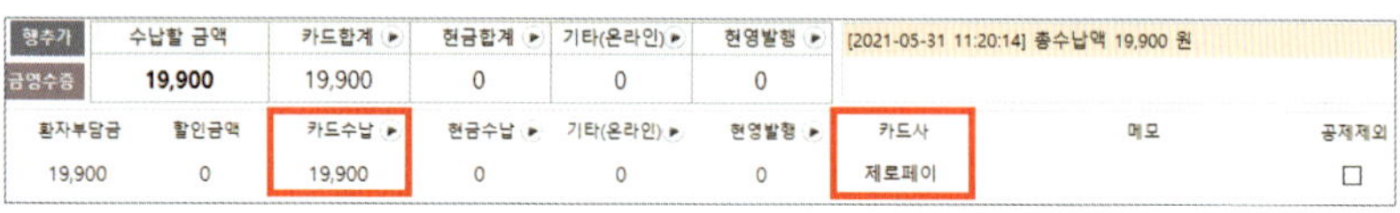

- 모바일 지역화폐는 현금영수증이 자동으로 발행되기 때문에 따로 현금영수증을 발급하지 않아도 되지만, 지류(종이) 지역화폐 결제 시 현금영수증을 별도로 발급해야 한다.

* 요즘 지자체에서 소비자가 지역화폐 충전 또는 지역상품권 구입 시 5-10% 정도의 금액을 지역경제 활성화를 위해 할인해 주면서 지역화폐에 대한 사용이 늘어나고 있다. 각 해당 지자체 지역화폐 홈페이지에서 가맹점 등록 및 사용법 안내를 받을 수 있다.

Q&A

Q1
원장님이 여러 명일 경우 어떻게 전산 입력하나요?

원장님별 진료비를 입력하는 방법에는 다음과 같은 두 가지 방법이 있습니다. [덴트웹]

첫 번째 방법

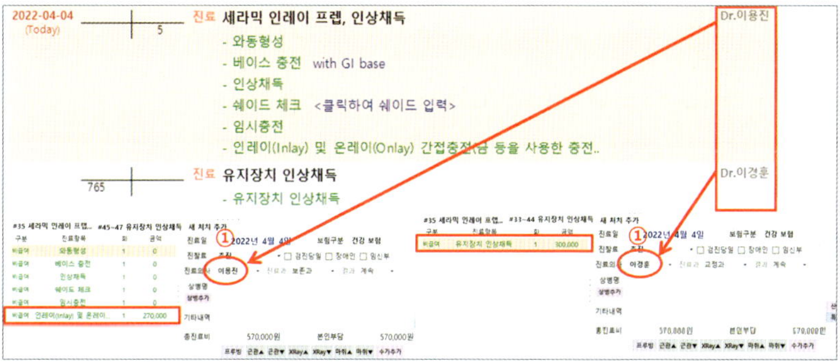

① 프로그램 차트 지료(보험, 비보험) 입력 시 진료의사를 구분하여 시행한 진료를 입력합니다.

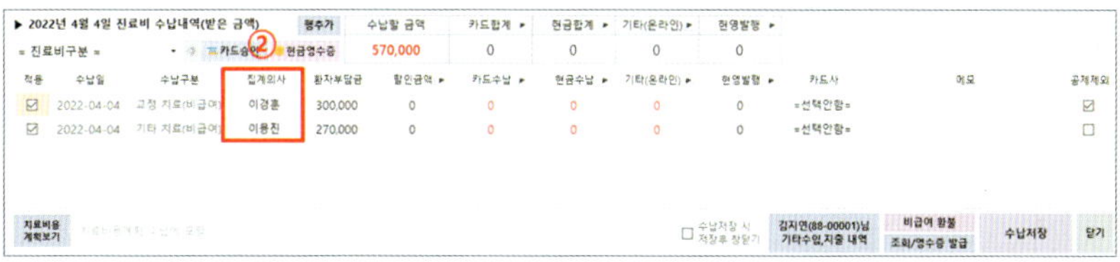

② 수납창에 진료의사별로 분리되어 수납입력이 가능해요.

두 번째 방법

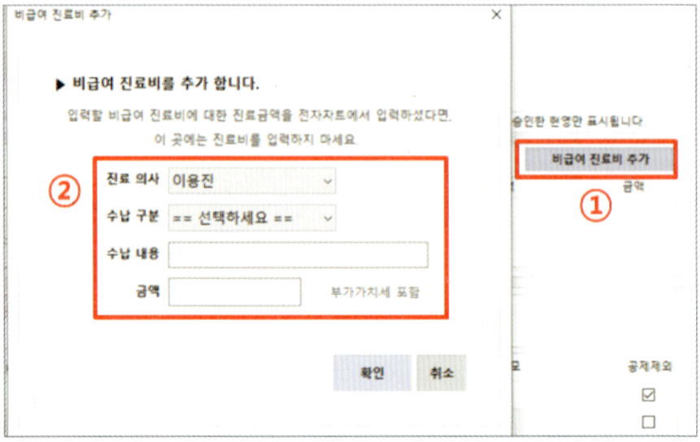

① 수납창 [비급여 진료비 추가] 버튼 클릭 시 ② 진료의사별 수납 내용 구분하여 금액 등록 후 수납하는 방법도 있습니다.

Q2
가족 환자 방문 시 수납을 한 명이 모두 결제할 때에는 어떻게 수납하고, 전산 입력하나요?

가족 환자 모두 수납해야 할 금액을 합산하여 카드 또는 현금 수납 후 각 환자의 수납 차트에 분배하여 입력해야 해요.

⑤ 국민행복카드 결제

'건강보험 임신 및 출산 진료비 지원', '청소년 산모 임신 및 출산 진료비 지원' 및 '사회서비스 전자 바우처' 등 정부의 여러 바우처 지원을 공동으로 이용할 수 있는 카드이다.

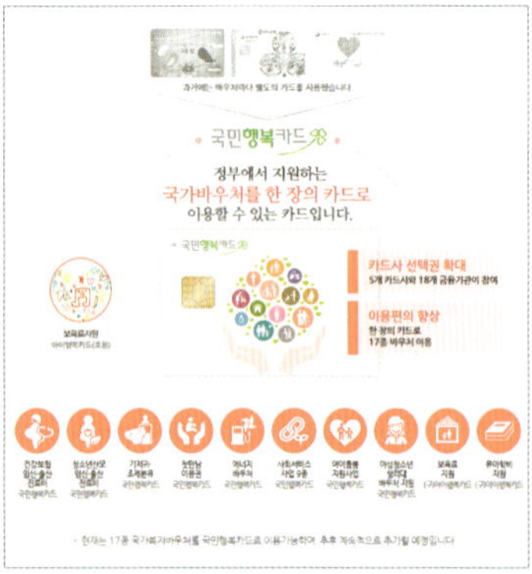
국민행복카드
정부에서 지원하는
국가바우처를 한 장의 카드로
이용할 수 있는 카드입니다.
카드사 선택권 확대
이용편의 향상

출처: 국민행복카드 홈페이지

1) 건강보험 임신 및 출산 진료비 지원 제도란?

임신 및 출산에 관련된 의료비 부담 경감을 위해 진료비 등의 본인부담금(급여, 비급여) 결제에 사용할 수 있는 이용권(국민행복카드)을 건강보험공단에서 제공하는 제도이다. 기존 지원 항목은 임신, 출산 관련 진료비 및 처방에 의한 약제, 치료재료 구입비로만 사용 가능했지만 2022년 1월 1일 이후 신청 건부터 모든 진료비(모든 요양기관-약국 포함) 및 약제, 치료재료 구입비로 사용 가능하도록 제도가 확대되었다.

2) 국민행복카드 결제 방법

요양기관에서는 국민행복카드(바우처) 결제 시 단말기 할부 개월란에 '38' 승인코드를 입력(할부 개월 수를 38개월로 입력)한 뒤 결제해야 한다.

참고

할부 개월 설정 변경 방법

- 일반적인 카드단말기에서는 5만 원 이상의 금액에서만 '할부 개월 입력란'이 생성되므로, 국민행복카드 결제 시 5만 원 이하 금액 입력 시에도 '할부 개월 입력란'이 생성되도록 설정을 바꾸어야 한다.
- 할부 개월 입력설정 및 관련 문의는 사용하는 카드단말기 고객센터로 문의해야 한다. 카드단말기 기종에 따라 5만 원 이하 결제 시 할부 개월란이 생성되지 않는 단말기의 경우 단말기 업그레이드/설정이 필요할 수 있다.

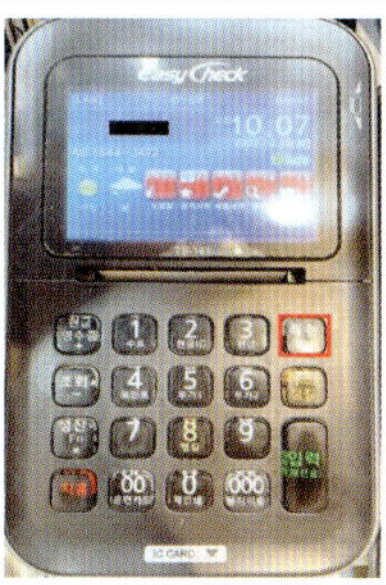

① 오른쪽 상단 '특수' 버튼 누르기

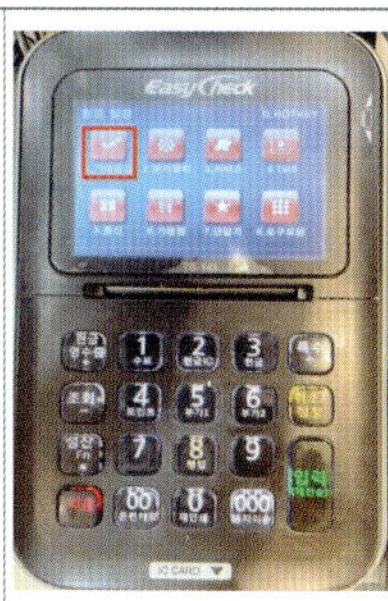

② '거래옵션' 누르기

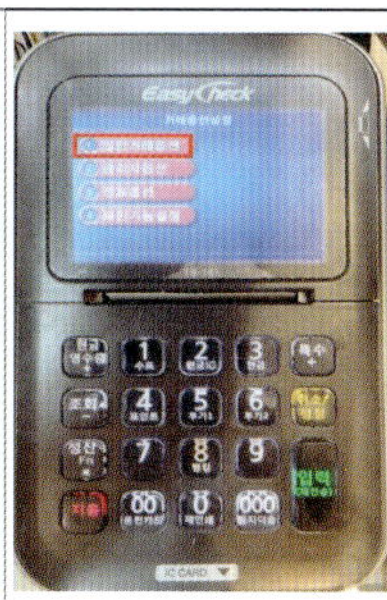

③ '일반거래옵션' 누르기

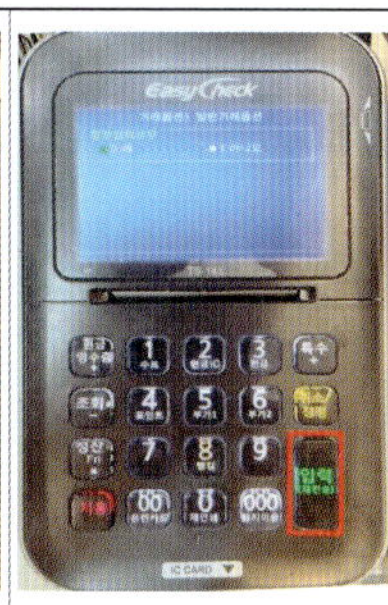

④ '예' 체크 확인 후 입력 누르기

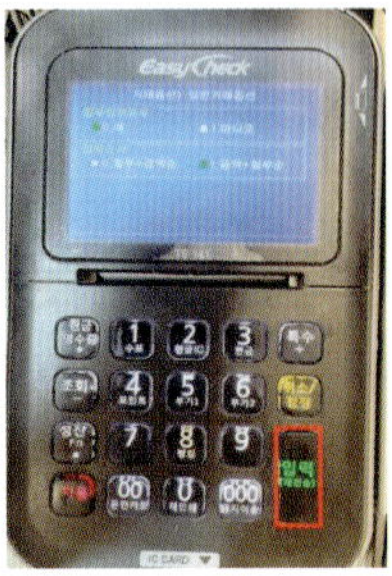	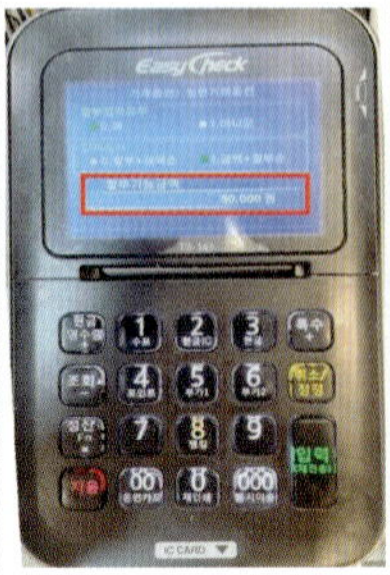	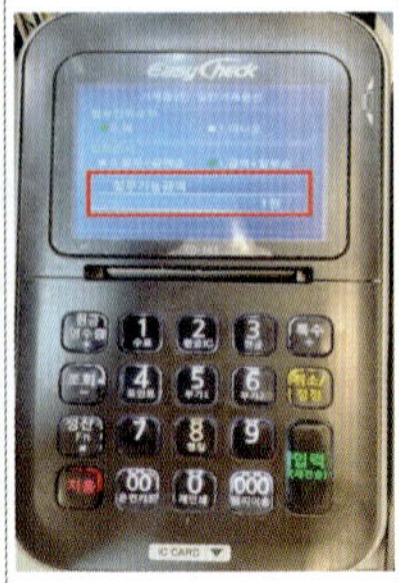	설정 완료 후 결제 시 모든 금액에서 할부 개월 수 입력하는 창이 뜨게 된다.
⑤ '금액+할부순' 체크 확인 후 입력 누르기	⑥ 할부가능금액 50,000원에서	⑦ 1원으로 변경 → 완료	

덴트웹 연동 단말기 결제법

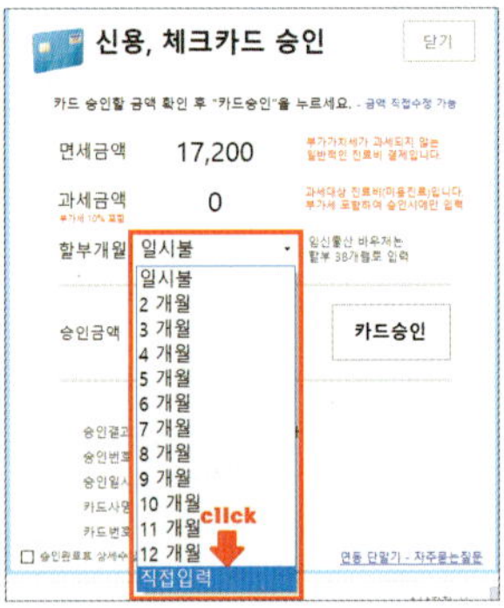	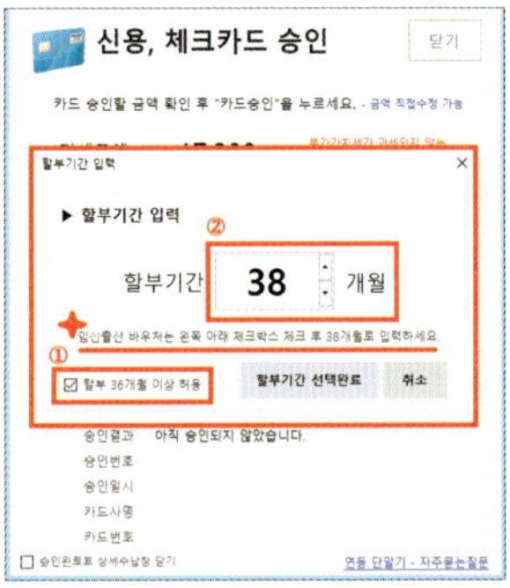
카드수납 → 카드승인 → 할부 개월 설정 → 직접입력 클릭	① 할부 36개월 이상 허용 □ 체크 → ② 38개월 작성 → 할부기간 선택 완료

국민행복카드 결제 영수증

영수증의 아래를 보면 사용한 금액과 국민행복카드의 잔액이 표시된다.

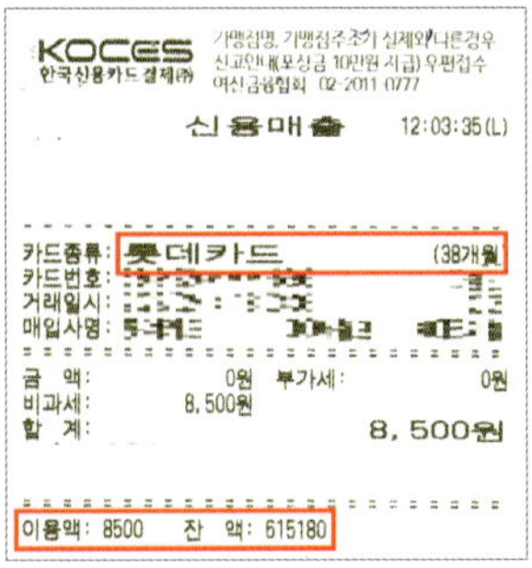
KOCES
한국신용카드결제(주)
신용매출 12:03:35(L)
카드종류: 롯데카드 (38개월)
카드번호:
거래일시:
매입사명:
금 액: 0원 부가세: 0원
비과세: 8,500원
합 계: 8,500원
이용액: 8500 잔 액: 615180

3) 국민행복카드 결제 시 주의사항

- 입원·외래 진료 구분 없이 지급금 범위 내에서 결제 가능하다(사용한도, 사용 횟수 제한 없음)
- 카드 결제 시 2021년 12월 31일 이전 신청자(임신, 출산, 유산 관련 진료비 및 처방에 의한 약제, 치료재료 구입비)와 2022년 1월 1일 이후 신청자(모든 진료비)의 진류비 사용범위를 확인하여 결제해야 한다.
  - ▶ 2021년 12월 31일 이전 국민행복카드 신청자의 사용범위는 임신, 출산, 유산 관련 진료비 및 처방에 의한 약제, 치료재료 구입비이기 때문에 2021년 12월 31일 이전 신청자는 치과진료비 결제가 불가능하다.

참고

국민행복카드 신청 날짜 확인하는 법

요양기관정보마당(포털사이트) → ① 임신출산 → ② 임신출산정보조회/입력 → ③ 정보입력 후 조회 → ④ ★바우처 신청일자 확인(2022.01.01 이후여야 치과에서 사용 가능)

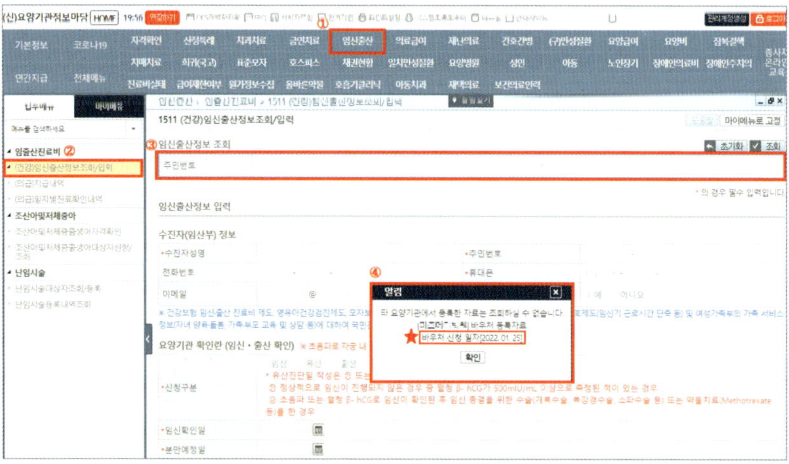

- 국민행복카드 진료비 결제 시 해당 금액은 소득공제 증빙자료 제출 제외 대상이므로 '공제제외' 체크 후 수납 저장해야 한다.

예 덴트웹 상세 수납창

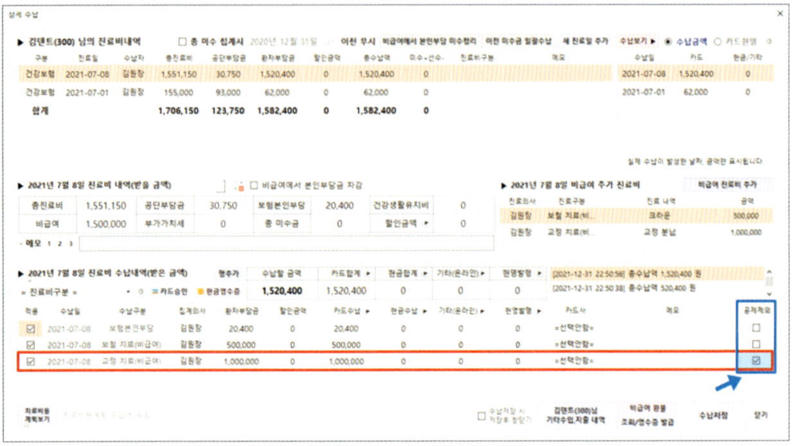

★ 선배의 Tips!

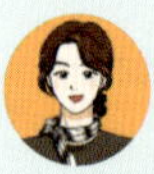

임신, 출산 진료비 지원 국민행복카드는 임신 사실 확인 후 바로 발급이 가능해요. 발급 후 유산이 되었을 경우에도 발급받은 국민행복카드는 사용이 가능하므로, 외적인 모습만으로 임신 여부를 판단하고 응대하지 않도록 주의해주세요.

Q&A

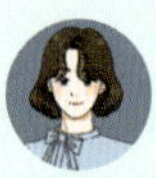

Q1

결제를 하려는데 환자에게 실물 카드가 없는 경우 또는 전화로 카드 결제 요청 시 어떻게 해야 하나요?

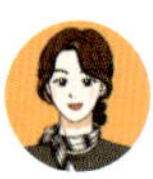

실물 카드 없이 결제하는 방법에는 2가지가 있습니다. 첫 번째 방법 '키인 승인 요청'은 카드단말기 회사에 직접 요청하는 방법입니다. 키인 승인을 하기 위해서는 사전에 사용하고 있는 카드단말기 관리회사에 연락하여 "키인 승인을 하려고 한다"라고 하면 전산으로 키인 승인을 할 수 있도록 전산처리를 도와줍니다. 현대카드, 하나카드를 제외한 카드만이 키인 승인이 가능하며 키인 승인을 할 수 있도록 전산처리가 끝난 후 환자에게 결제할 카드 정보 카드번호/카드유효기간을 확인하고 카드단말기에서 신용 → 신용승인 → 카드번호 입력 → 유효기간 입력 → 금액 입력 → 할부 개월 입력하면 결제가 완료됩니다. 카드사마다 키인 승인 결제 가능한 금액의 한도가 정해져 있을 수 있으니 고액일 경우 한도를 카드사에 확인하여 결제해야 해요.

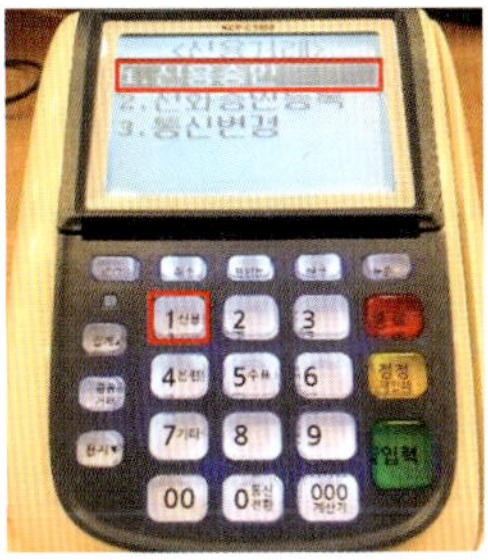

① 신용 → 신용승인

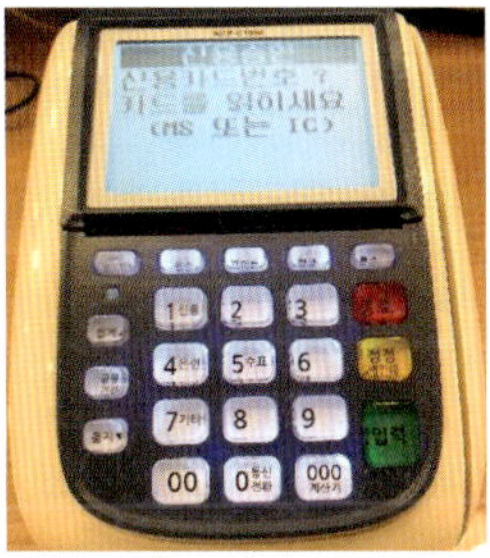

② 결제할 카드번호 입력

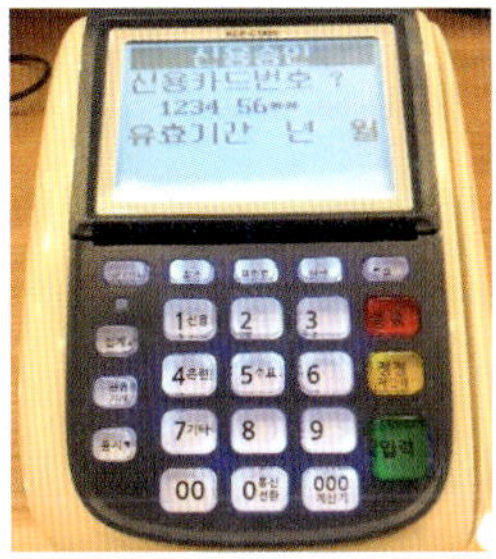

③ 결제할 카드유효기간(년/월) 입력

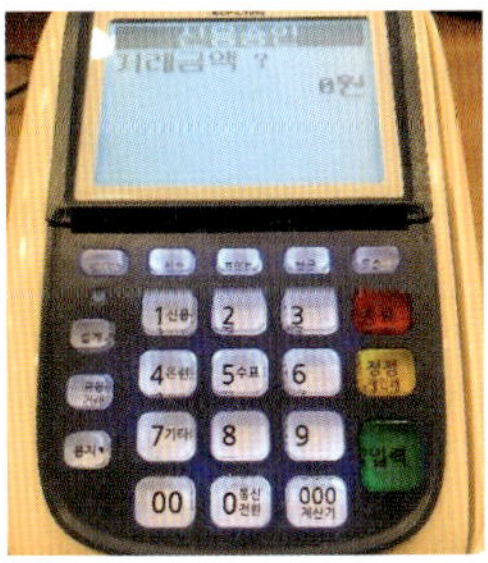

④ 결제할 금액 입력

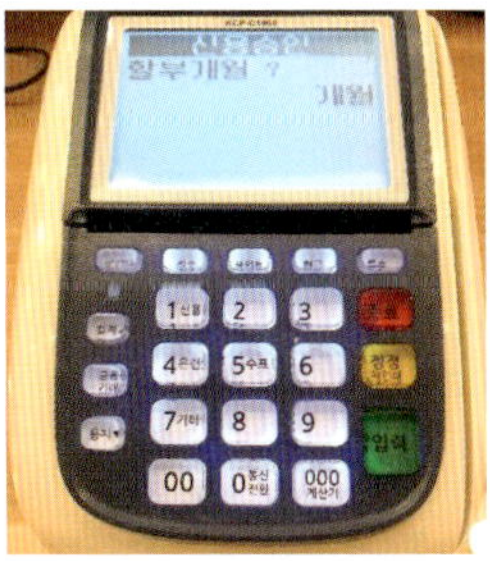

⑤ 할부 시 할부 개월 수 입력 → 결제완료

두 번째 방법은 '카드 전화 승인 방법'으로, 실물 카드가 없을 경우에도 가능하고, 카드단말기로 결제가 불가능한 상황(카드단말기 고장, 정전 또는 외부적인 요인)일 때에도 결제할 수 있는 방법입니다. 카드사마다 결제 가능한 금액의 한도가 정해져 있을 수 있으니 고액일 경우 한도를 확인한 뒤, 결제할 해당 카드회사의 고객센터에 전화 연결하여 전화 승인으로 들어가 카드번호/카드유효기간/결제금액을 누르면 승인번호를 알려줍니다. 그렇게 받은 승인번호를 사용하는 카드 기기에 등록해야 하는데 '신용 → 전화등록승인 → 카드번호 입력 → 거래 매출 일자 입력 → 전화로 받은 승인번호 누르고 확인'을 누른 뒤 영수증이 출력되면 결제가 완료됩니다(해당 버튼이 없는 카드단말기일 경우 카드사에 동일하게 전화하여 카드 매입으로 들어가 승인번호를 알려주고 매입 요청).

혹시나 카드 기기 등록에 실패할 시 사용하는 카드단말기 회사에 전화하여 결제 내역 확인 요청을 해야 하는데, 확인이 되면 해당 결제 내역의 영수증을 팩스로 전송해 주기도 합니다.

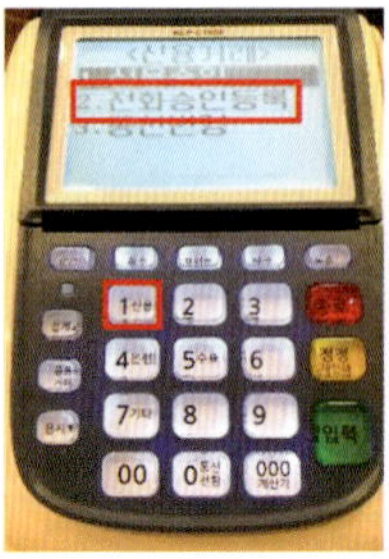

① 신용 → 전화승인 등록

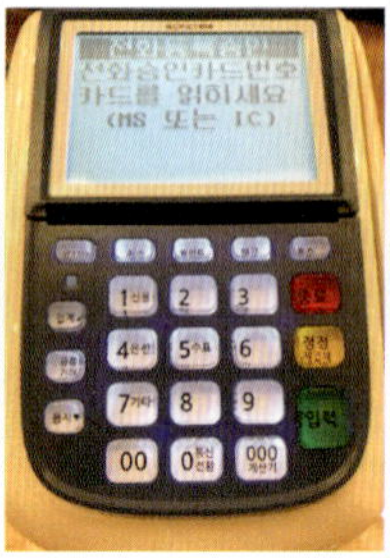

② 결제할 카드번호 입력

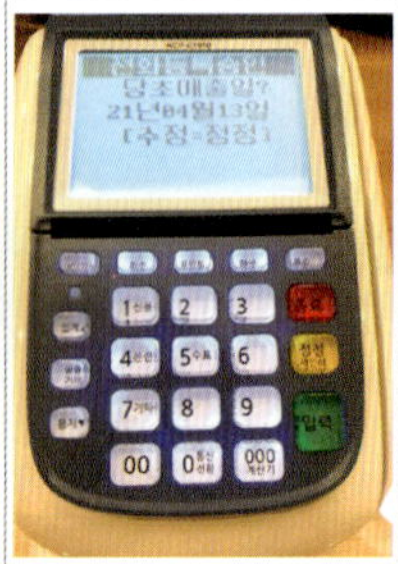

③ 전화 승인 매출 일자 입력

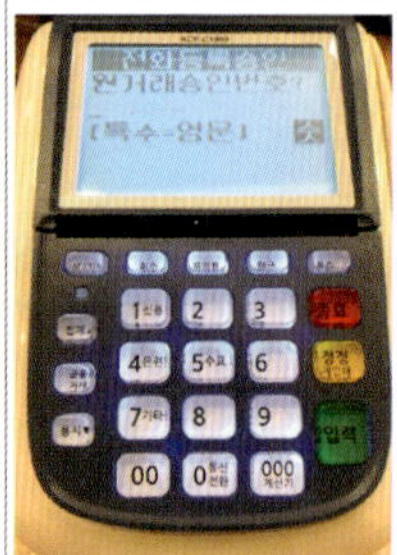

④ 카드사에서 발급받은 승인번호 입력

★ 선배의 *Tips!*

카드 용지 떨어졌을 때 교체하는 법

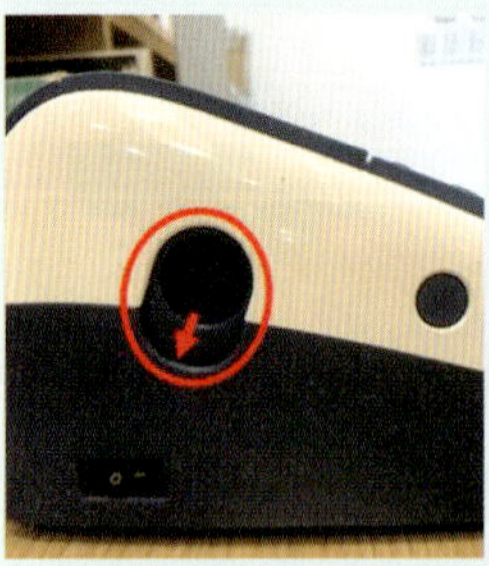

① 그림과 같이 화살표 방향으로 누릅니다.

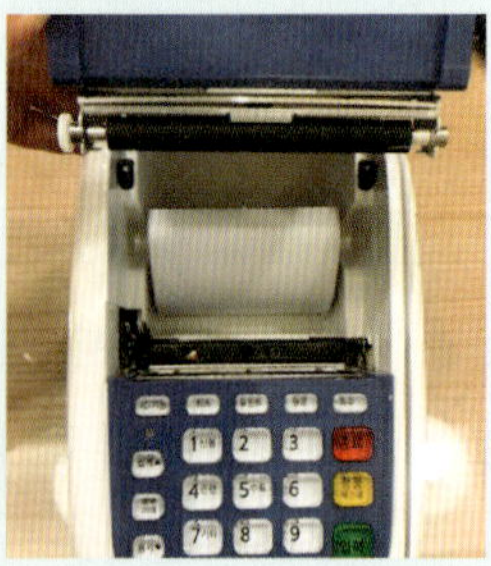

② 이렇게 카드단말기 상단이 열리면 안에 다 사용한 카드 용지 심을 꺼내고 새로운 카드 용지를 넣어줍니다.

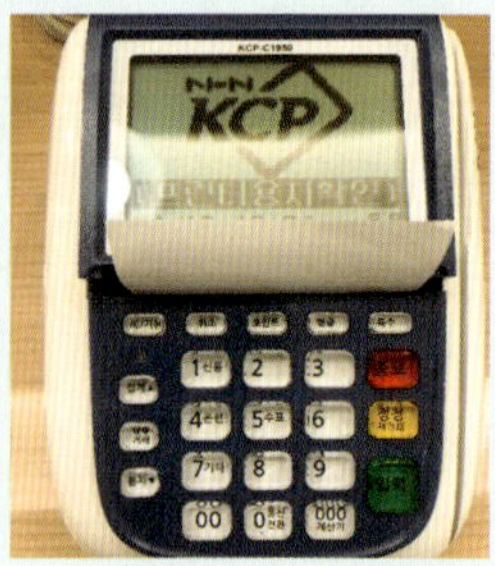

③ 새 용지를 넣고 닫아 주면 완료. 자투리 종이는 저절로 밀려 나옵니다(용지이송을 눌러주어야 용지가 나오는 단말기도 있음).

★ 선배의 Tips!

카드 용지 신청하기

카드 용지는 담당 카드단말기 회사에서 택배로 보내주기 때문에 사용할 카드 용지 여유분을 남겨 놓고 미리 신청해놓는 것을 추천합니다. 담당 카드단말기 회사 연락처는 대부분 카드단말기 화면에서 확인할 수 있습니다.

예

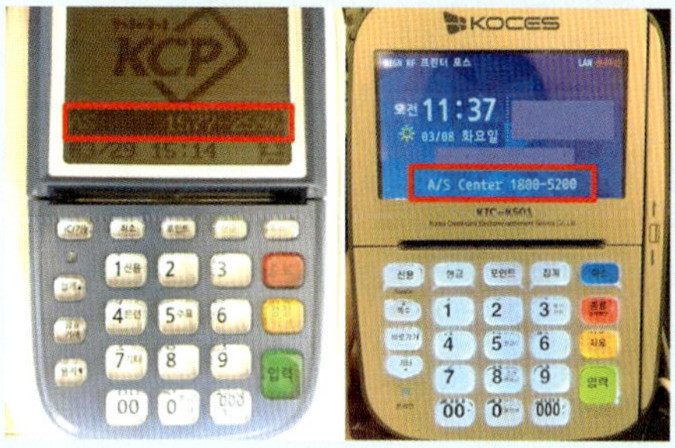

카드 종류별 무이자 할부 안내

할부 혜택은 카드사마다, 카드 가맹점마다 모두 상이합니다. 그러므로 카드 무이자 할부 행사 및 기간 안내는 카드회사에서 보내주는 '할부 행사 안내' 관련 우편물로 확인이 가능하지만 행사가 끝나는 시점이나 카드회사 모두가 우편물 안내를 해주는 건 아니기 때문에 번거롭더라도 직접 카드사에 전화해서 확인해보는 것을 추천합니다.

처음에는 모든 카드회사에 전화해서 확인해야 하기 때문에 번거로울 수 있지만, 무이자 할부 행사 기간이 다르기 때문에 그 이후로는 행사 끝나는 시점에 해당하는 카드회사에만 전화해서 확인하면 되므로 간단합니다.

〈카드사별 대표전화〉
비씨: 1588-4500
국민: 1588-1688
하나: 1800-1111
현대: 1577-6000
신한: 1544-7000
삼성: 1588-8700
농협: 1644-7400
롯데: 1588-8100

또 다른 방법으로는 사용하는 카드단말기 회사 홈페이지에서 확인이 가능한 경우도 있으니 먼저 단말기 회사에 문의해보는 것도 방법입니다.

* 카드사 문의 시 카드사별 치과 가맹점 번호를 미리 알고 있으면 도움이 되는데, 각 카드사별 가맹점 번호는 담당 카드단말기 회사에서 관리하기 때문에 문의하면 쉽게 가맹점 번호를 알 수 있으니 참고해 주세요.

예 무이자 할부 안내문

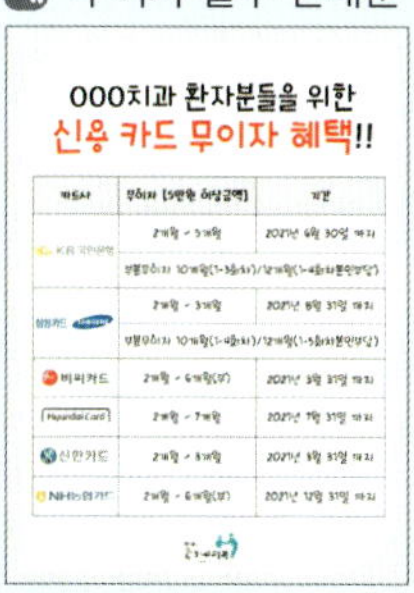
OOO치과 환자분들을 위한
신용 카드 무이자 혜택!!

예 단말기 회사 홈페이지 무이자 할부 안내 공지

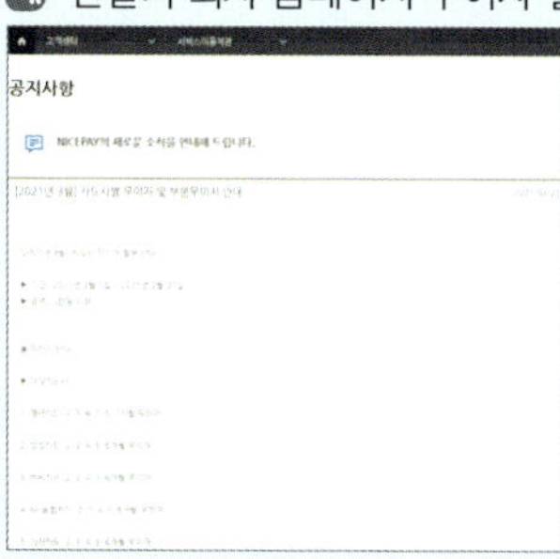

덴트웹 카드사 추가 및 수수료 설정 방법

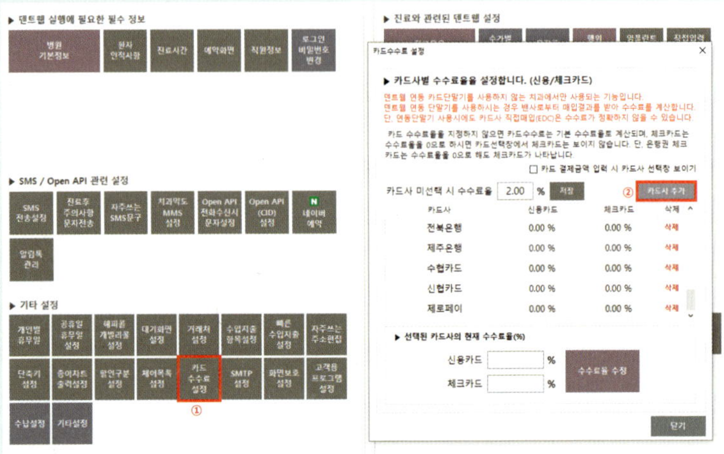

환경설정→ ▶기타설정 → ① 카드 수수료 설정 → ② 카드사 추가 후 수수료율 수정 완료(카드 수수료율은 담당 카드단말기 회사에서 확인 가능)

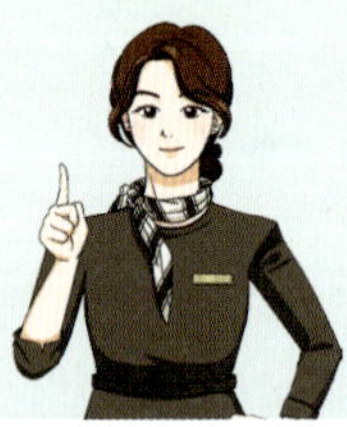

CHAPTER 03

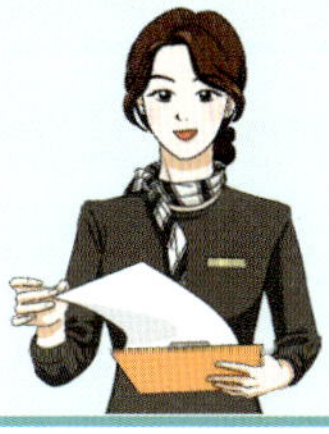

수납 취소 및 진료비 환불

카드결제의 취소나 현금영수증의 취소는 결제한 날짜 기준 기간이 3개월 이내라면 거래 영수증 확인(결제 금액/할부 개월/카드 결제일/승인번호)하에 단말기 취소가 가능하다.

3개월 이후 결제 내역이라면 카드결제 취소 시 해당 카드회사로 전화하거나 현금영수증 발급 취소 시 국세청 ARS(☎126)를 통해 취소가 가능하다.

★ 선배의 Tips!

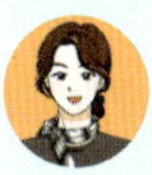

결제 영수증 보관하기

카드나, 현금영수증 취소를 위해서는 결제 정보(결제 금액/할부 개월/카드 결제일/승인번호)가 필요해요. 모든 결제 정보는 결제 시 출력된 영수증에 기재되어 있습니다. 환자가 결제 취소를 원하지만 영수증을 폐기한 경우를 대비하여 가맹점용 카드 영수증을 1년 정도 보관해 놓으면 취소 업무 요청 시 카드 결제 정보를 수월하게 찾을 수 있습니다.

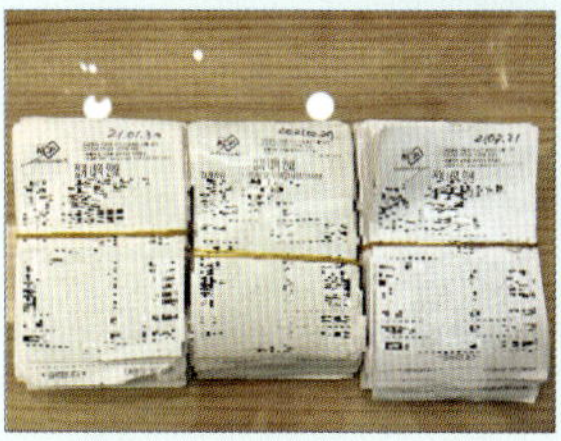

매월 영수증 묶어서 보관

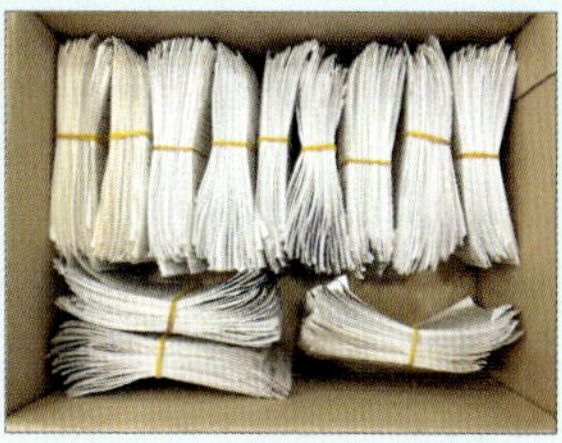

1년치 영수증 보관하기

① 카드 취소

카드 결제를 취소하기 위해서는 결제하였던 실물 카드, 삼성페이라면 휴대폰, 결제 정보(승인번호) 등이 필요하다.

카드 영수증은 환자가 가지고 오지 않아도 치과에서 보관하고 있는 영수증으로 취소 가능하다. 그렇기 때문에 카드 영수증은 기간별로 정리하여 보관하길 권장한다.

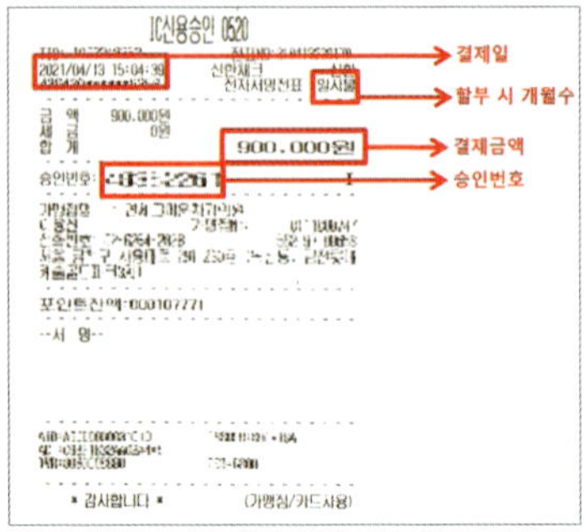

결제 영수증

1) 카드단말기 취소

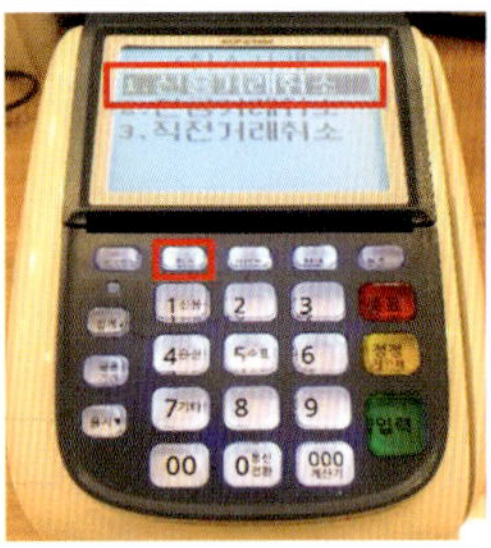

① 취소 → 신용거래취소

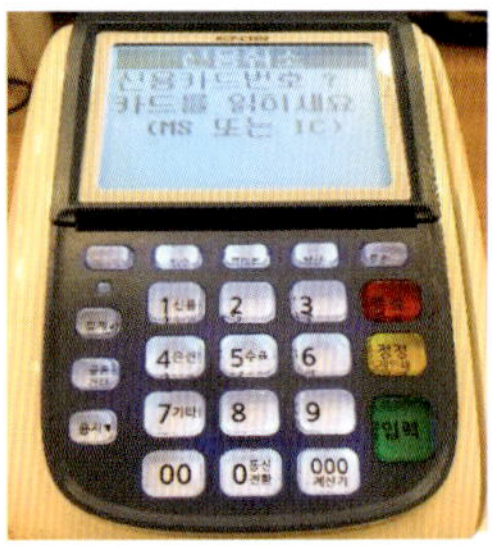

② 취소 카드 삽입 or 삼성페이 결제 시 해당 핸드폰 인식

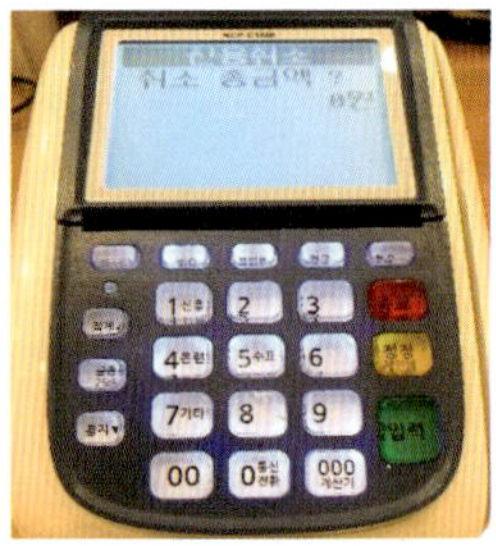

③ 결제 금액 입력 → 할부 시 금액 입력 후 할부 개월 입력
* 결제 영수증 참조

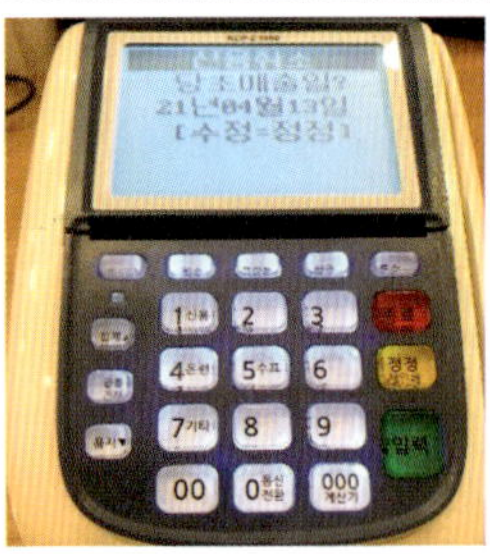

④ 카드 결제일 입력
* 결제 영수증 참조

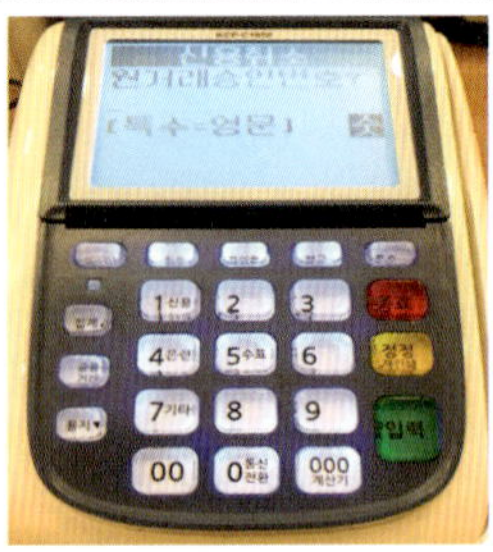

⑤ 승인번호 입력 → 취소 영수증 출력
* 결제 영수증 참조

2) 카드사 전화 취소

취소를 원하는 결제의 영수증(결제 금액/할부 개월/카드 결제일/승인번호)을 찾은 뒤 해당 카드사로 전화하여 상담원 연결 하에 카드 취소가 가능하다.

* 카드 무이자 안내 부분의 카드사 전화번호 참고

★ 선배의 *Tips!*

취소 요청한 체크카드 & 신용카드 상계처리

단말기, 전화 취소 후 당일 취소한 카드사와 같은 카드사 승인 금액이 있는 경우 상계 처리하여 카드 취소 처리가 완료되지만 같은 카드사 결제 금액이 취소 당일 없는 경우에는 취소 금액을 해당 카드사로 입금 처리해야 취소 처리가 가능합니다(입금 계좌 및 입금 금액은 카드사에서 안내).

❷ 현금영수증 취소

현금영수증 취소는 취소사유(거래취소/오류발급/기타)에 해당하면 해당 단말기로 3개월 이내 승인내역 취소 가능하고, 국세청 ARS(☎126)로 전화하면 18개월 전 승인 내역까지 취소가 가능하다(당초 결제 기록이 없어지는 게 아니고 마이너스 매출로 적용).

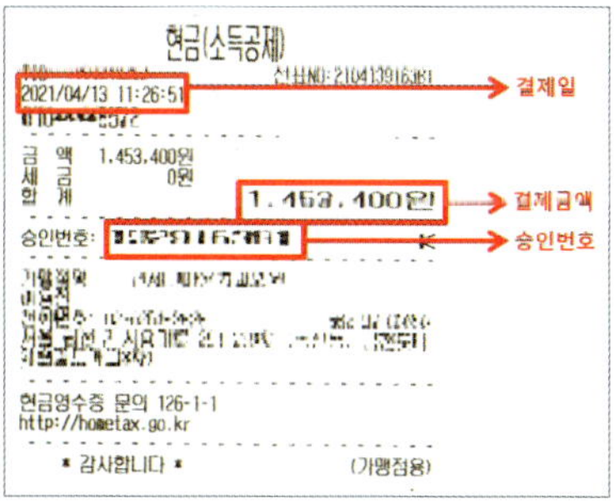

현금영수증

1) 현금영수증 단말기 취소

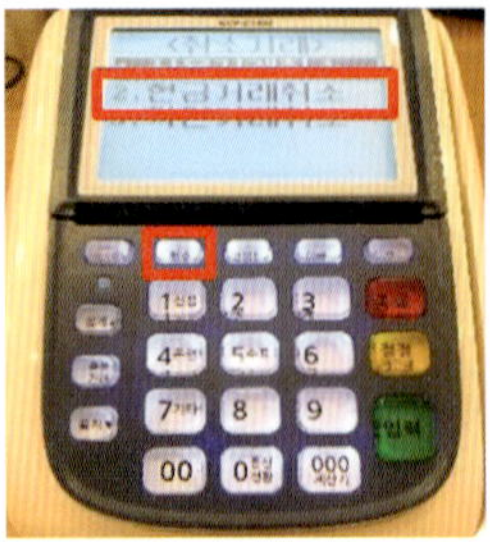

① 취소 → 현금거래취소

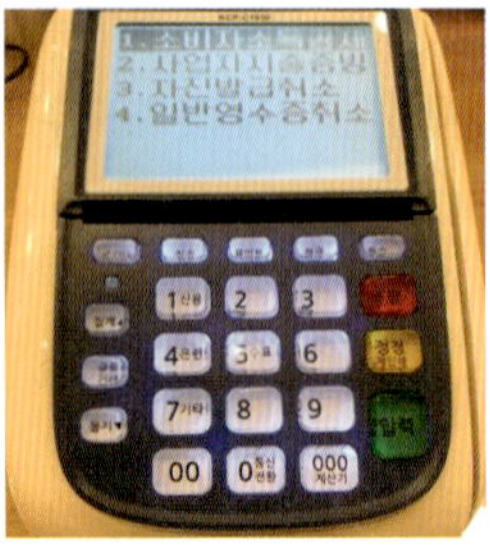

② 현금영수증 발급 시 입력했던 소비자 or 사업자 선택 후 발급 시 입력한 번호 or 발급 카드 읽히기

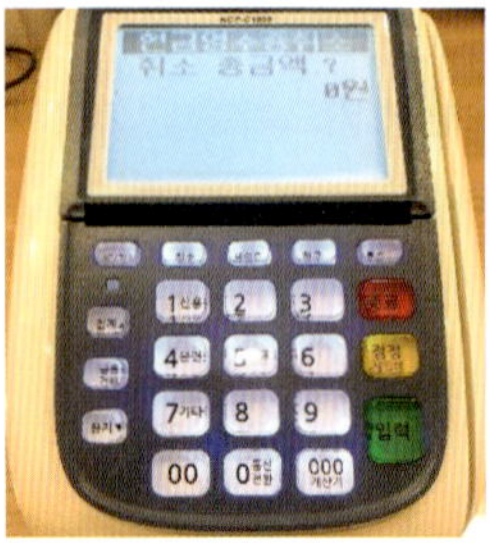

③ 결제 금액 입력
* 결제 영수증 참조

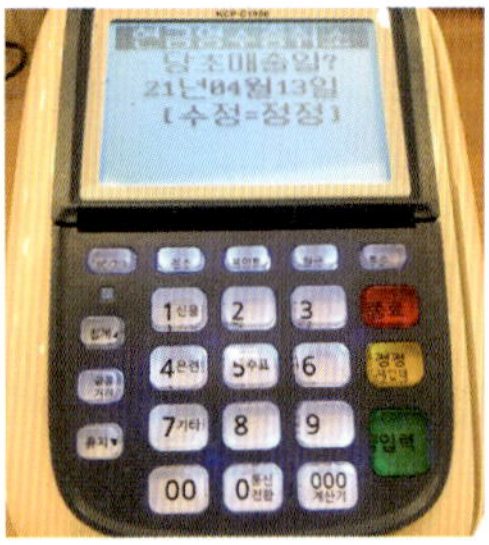

④ 현금영수증 발급일 입력
* 결제 영수증 참조

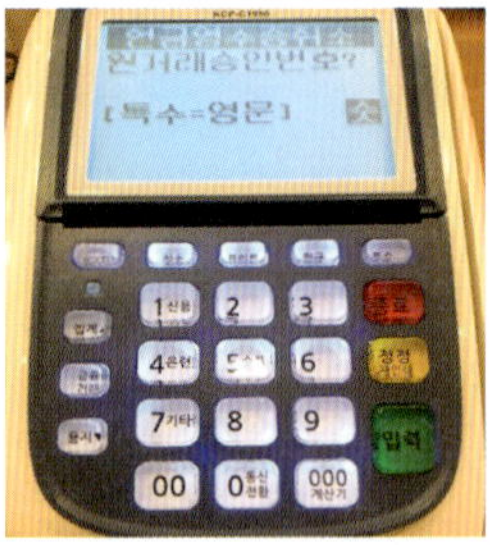

④ 승인번호 입력(취소번호가 있으면 취소번호 입력해야 함/단말기에 따라 상이함) * 결제 영수증 참조

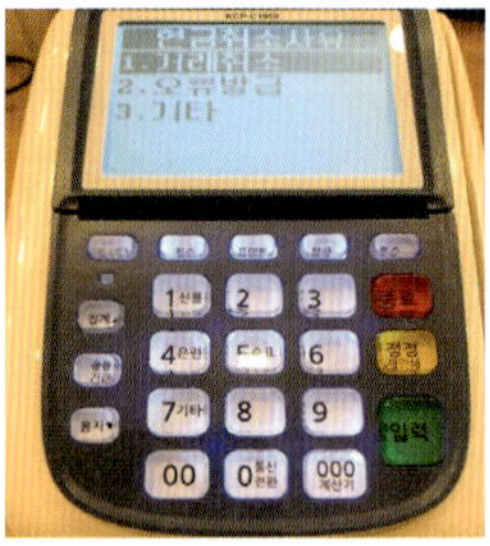

⑤ 환불로 인한 취소는 거래취소 또는 실수로 잘못 발급한 경우는 오류 발급 선택, 취소영수증 출력

※ 사업자번호로 발급한 현금영수증을 취소할 때에는 당시에 발급한 사업자번호를 입력해야 취소가 가능하다.

③ 결제 취소 후 프로그램 입력 [덴트웹]

① 취소분 결제일 수납 내역 띄워서 취소한 금액 부분 (−)값을 입력하여 환불 내역을 넣어준다(아래 그림에서 수납액이 어떻게 입력되어 있는지 확인).

▶ 2017년 12월 31일 진료비 수납 내역(받은 금액) 행추가	수납할 금액	카드합계	현금합계	기타(온라인)	현영발행
= 진료비구분 = 카드승인 현금영수증	0	-500,000	-200,000	0	-200,000

적용	수납일	수납구분	진계의사	환자부담금	할인금액	카드수납	현금수납	기타(온라인)	현영발행
☑	2017-12-31	본인부담금 수납	김닥터	0	0	0	-200,000	0	-200,000
☑	2017-12-31	비급여 수납	김닥터	0	0	-500,000	0	0	0

환불 입력을 할 때도 반드시 본인부담금/비급여 구분을 꼭 해주어야 한다.

※ 일자별 수납내역에 여러 개의 수납일자 입력이 가능하므로 취소 내역 입력 시 수납일을 반드시 체크

② 비급여 진료비 자체가 줄어들어야 할 때는 아래처럼 해당 일자에서 비급여 진료비를 수정해 주어야 한다(아래 그림 참조).

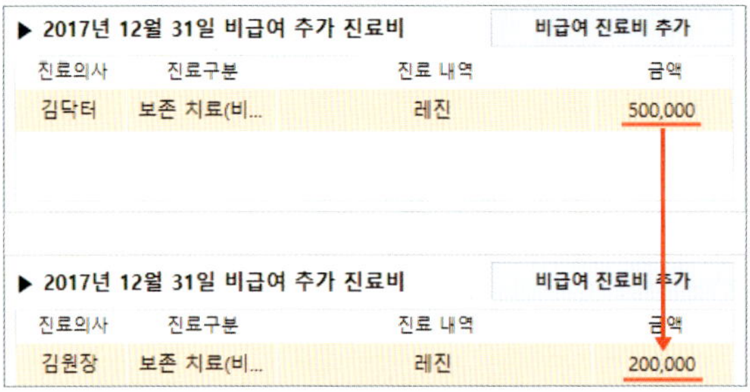

이렇게 비급여 진료비 자체를 줄여주거나

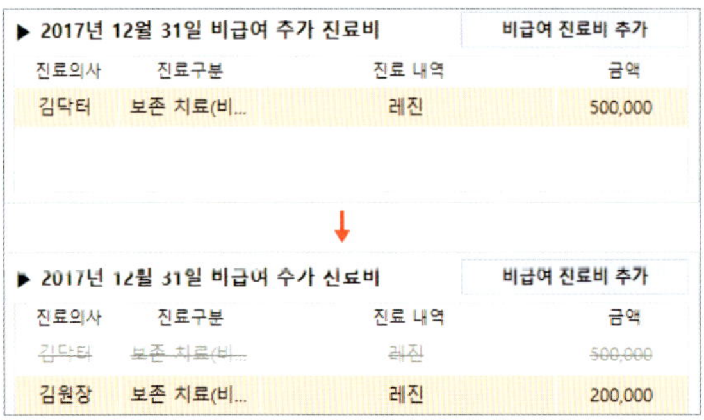

아니면 우클릭하여 적용 취소 후에 새로 입력한다.

★ 선배의 *Tips!*

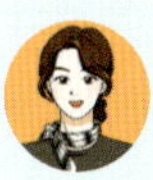

CASE를 통해 알아보는 결제 취소

환자가 현금 30만 원 결제 후 현금영수증이 필요 없다고 하여 현금영수증을 자진발급한 후, 며칠 뒤 내원하여 다시 현금영수증을 요청한 상황이라면 어떻게 해야 할까요?

3개월 이내라면 자진발급 현금영수증 취소가 가능합니다.

카드단말기에서 취소 버튼 → 현금영수증 → 자진발급 취소 → 영수증 정보 입력 후 취소 가능 → 취소 완료 후 환자의 정보로 현금영수증 재발행

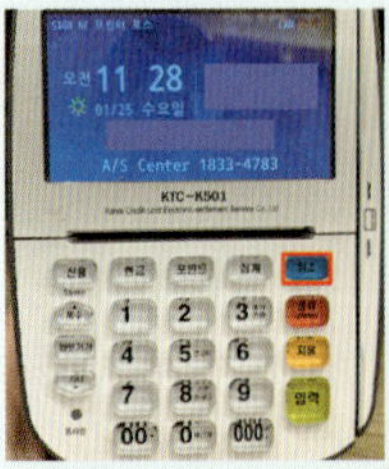
① 취소

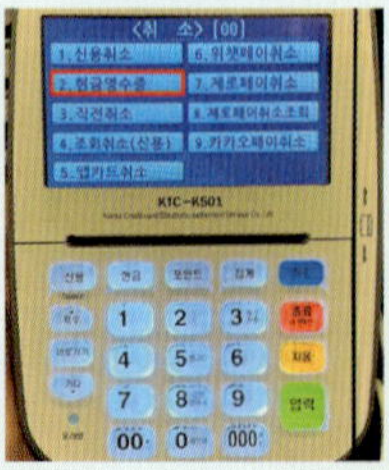
② '현금영수증' 선택

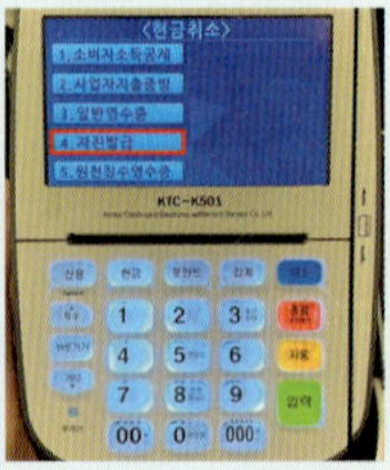
③ '자진발급' 선택

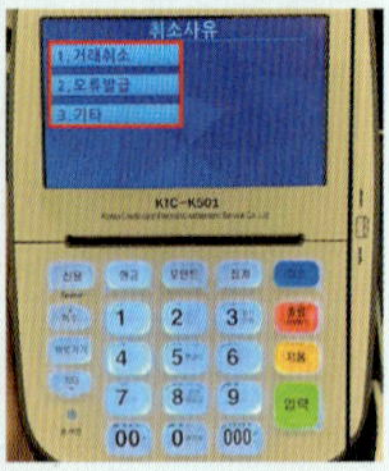
④ 취소사유 입력

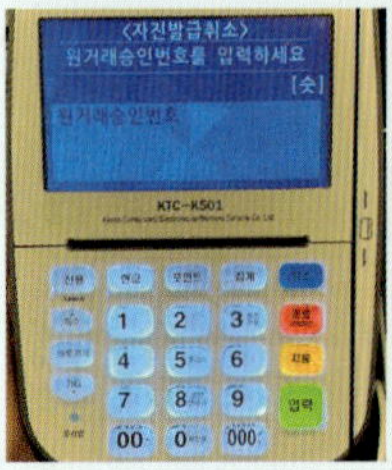
⑤ 거래승인번호(영수증 참조)

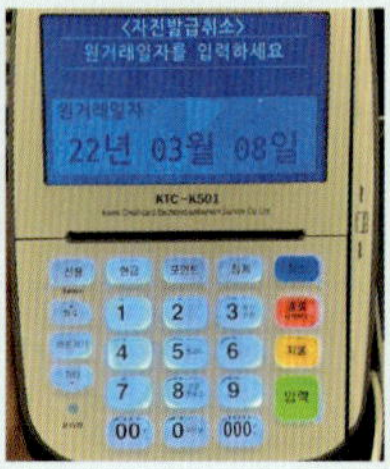
⑥ 거래일자

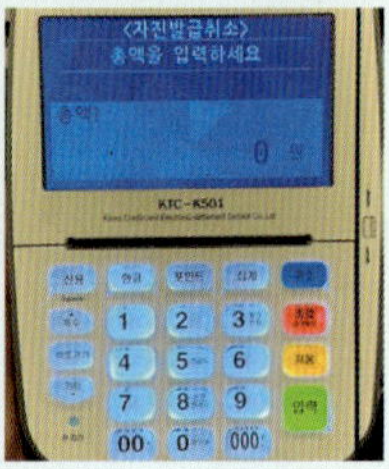
⑦ 취소 금액 누른 후 입력 → 완료

자진발급분 현금영수증 소비자 등록하는 방법

위처럼 카드단말기로 취소를 하고 재발급하는 방법도 있지만, 자진발급한 영수증으로 환자가 직접 홈택스 홈페이지에 로그인하여 자진발급분 영수증 정보를 환자의 정보로 변경할 수 있습니다(단말기 취소가 불가능할 시, 환자에게 자진발급 영수증 정보와 소비자등록법을 알려드리는 것도 방법).

국세청 홈택스 홈페이지 로그인 후 → 조회/발급 → 현금영수증 수정 → 자진발급분 소비자 등록 클릭

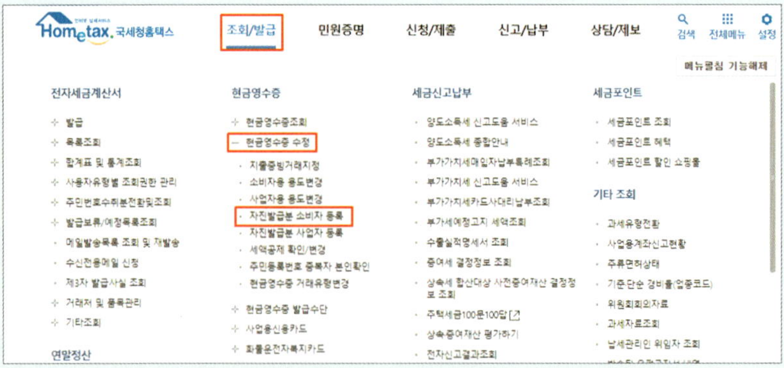

자진발급 영수증에 기재되어 있는 승인번호/거래일자/금액 작성 → 조회하기 → 정보 나오면 등록하기 클릭 → 완료

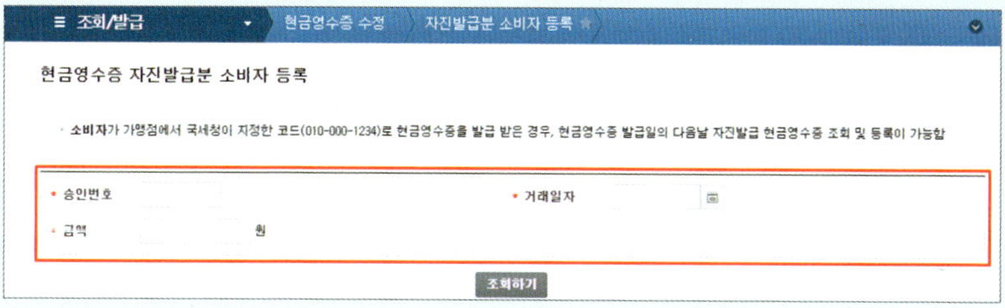

CHAPTER 04

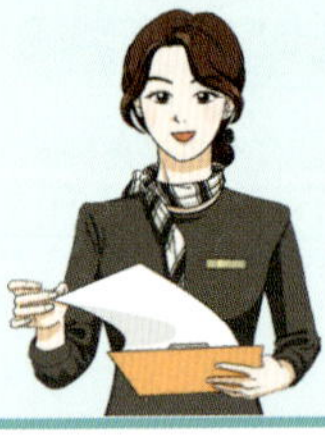

일일 결산(일 마감) 방법

❶ 일일 정산(결산)

- 일일 수납한 내용이 정확한지 확인하는 절차이다(보통 진료 시간 마감 직후 나 마감 30분 전에 시행하는 경우가 많다. 정산하는 시기는 내규에 따른다).
- 카드 및 현금(현금수납, 온라인 입금, 현금지출)내역을 입력한 프로그램, 일일 일계표, 영수증과 일치하는지 확인해야 한다.
- 카드 같은 경우는 카드단말기와 프로그램 및 일계표, 영수증이 일치하는지 확인한다.
- 현금은 진료 시작 전 보유하고 있던 현금(시재금), 현금영수증, 현금지출영수증, 일계표 및 프로그램 입력한 내용 등이 일치하는지 확인한다.
- 현금지출이 있다면 소액이라도 영수증을 받아서 보관해 두도록 한다. 전산에 기록이 남지 않기 때문에 일일 정산 시 오류가 가장 자주 발생하는 부분이다.
- 소규모의 치과인 경우 담당자가 정해져 있는 경우가 많으나 규모가 큰 경우 여러 사람이 수납을 받기 때문에 정산 시 오류가 있을 가능성이 크다. 규모가 크고 내원 환자가 많은 경우에는 중간정산을 하는 것도 추천한다.
- 수납받는 사람이 여러 명인 경우 반드시 수납자가 누구인지 기록한다. 수납자를 입력한 경우에 오류가 발생했을 때 해결하기 수월하다. 또한, 수납은 여러 명이 받더라도 일일 정산 담당자는 한 명으로 정하여 그날 하루치의 정산은 그 담당자가 하도록 한다. 여러 사람이 같이 일일 정산하게 되면 오류가 생길 가능성이 크다.

★ 선배의 Tips!

- 중간정산 후 카드 영수증 중간정산한 부분을 접어두거나, 포스트잇을 붙여두는 등 확인 표시(중간정산 완료 시점 = 마감 일치 시점)를 해두면 추후 마감이 맞지 않을 경우 새롭게 진행된 영수증만 확인하여 오류를 찾으면 되기 때문에 수월합니다.
- 카드 취소가 대부분 3개월 이내의 건만 단말기상에서 처리할 수 있으므로 3개월치 영수증은 데스크에서 보관하는 것이 좋습니다.

1) 카드단말기 정산(사용하는 단말기에 따라 버튼의 위치나 선택 항목별 순서가 다를 수 있으니 정확하게 확인 후 숙지하도록 한다).

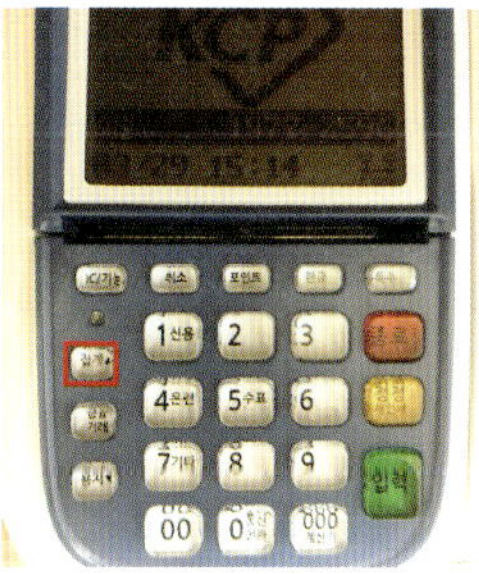

① 집계

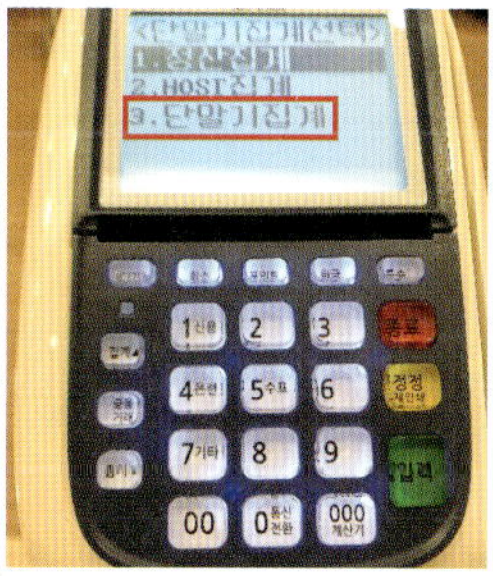

② '단말기집계' 선택

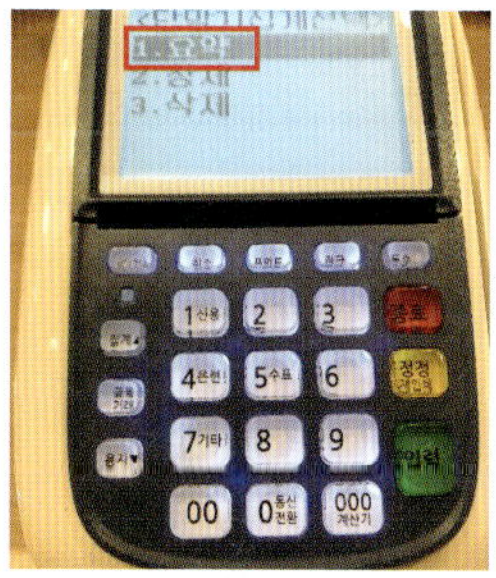

③ '요약' 선택

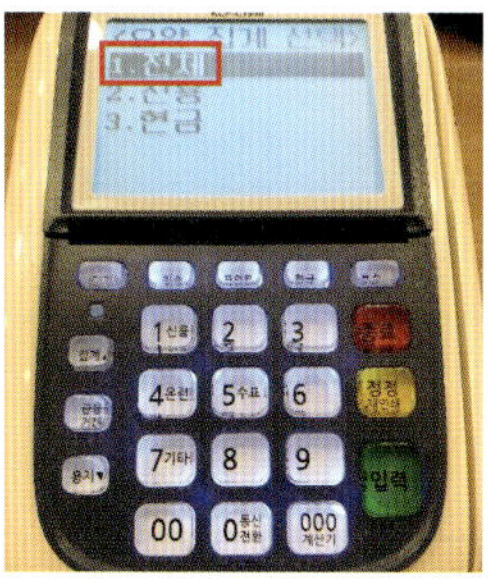

④ '전체' 선택

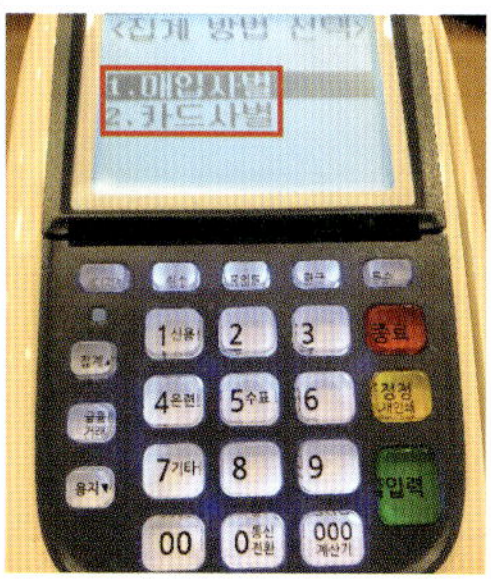

⑤ '매입사별', '카드사별' 둘 중 어떤 걸 선택해도 집계 가능

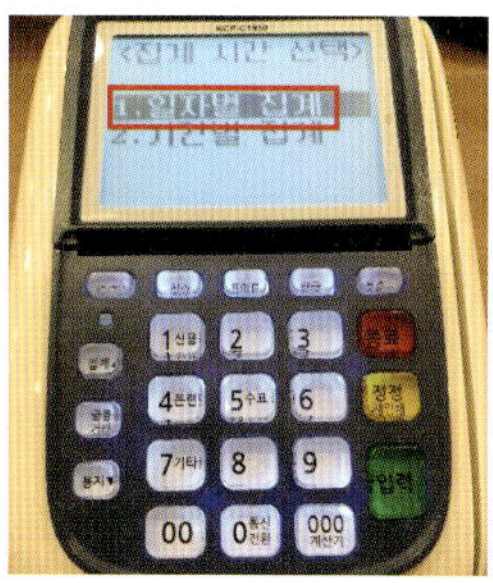

⑥ '일자별 집계(일일 집계)' 선택

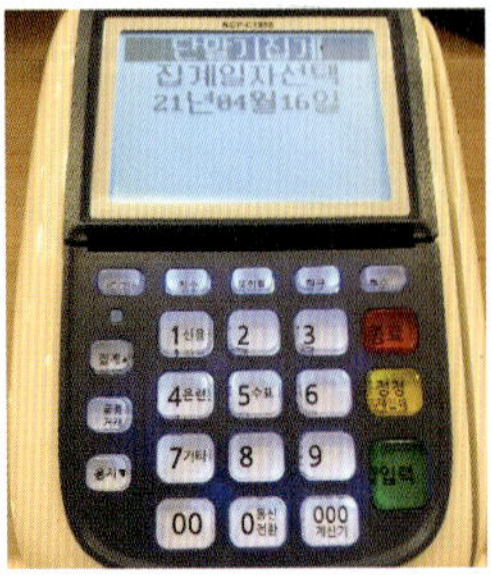

⑦ 집계 일자 누른 후 입력

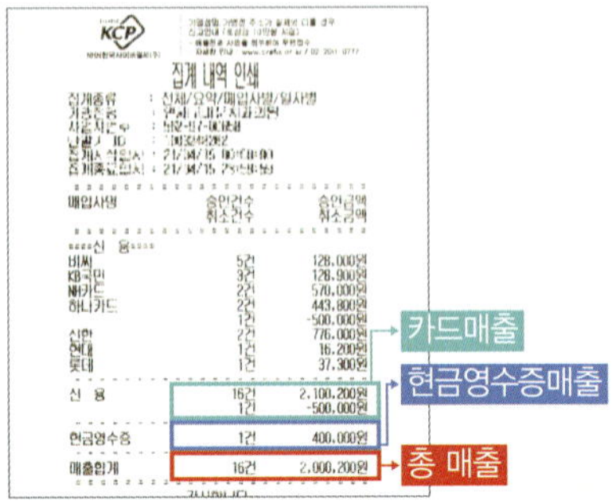

2) 프로그램(덴트웹) 확인하기

상단의 경영/통계 – [일일 장부]에서는 수입, 지출내역, 내원 환자 수, 데스크 현금 잔액 등을 확인할 수 있다.

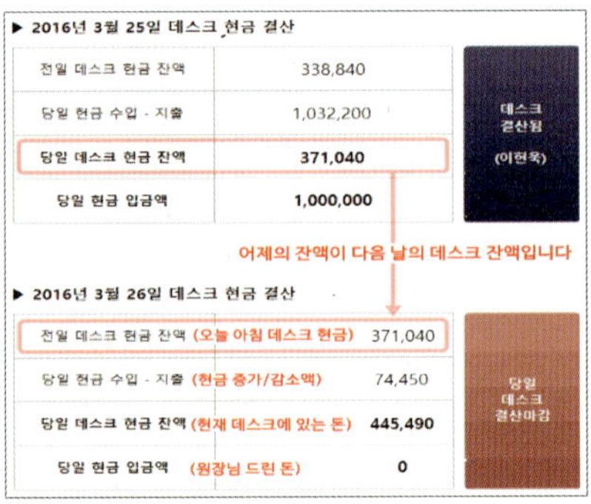

* (당일 데스크 현금 잔액) = (전일 데스크 현금 잔액) + (당일 데스크 현금 수입) – (당일 데스크 현금지출) – (당일 현금 입금액)

진료 수입은 수납내역에서 입력한 내용이 표시되며, 기타 수입(구강관리용품 판매, 공단부담금 입금, 폐금 처리 대금 등)은 [수입내역 추가], 지출은 [지출내역 추가]를 눌러 입력해야 한다.

기본적으로 공단부담금 청구액은 집계되진 않으나, 집계를 원할 경우 [수입내역 추가]를 눌러 수입으로 입력할 수 있다.

[당일 데스크 결산마감]은 데스크 현금 중 원장님에게 입금한 현금을 제외한 데스크 현금 잔액이 계산되며, 마감 시 당일 보험 진료에 대한 오류, 수납할 금액이 있는데 수납금액이 없는 환자, 치석제거환자 공단등록 여부 등을 체크할 수 있게 도와준다.

또한 [당일 데스크 결산마감]은 날짜가 경과한 데스크 현금내역은 상세수납창이나 일일장부의 내역추가 등을 이용하여 과거 어떤 날의 수입/지출 내역을 추가/수정/삭제한다 해도, 해당일의 데스크 현금내역은 이를 반영하지 않는다.

데스크 현금내역을 제외한 모든 장부들, 예를 들면 일일장부, 환자의 상세수납, 진료비 수납내역 등은 날짜가 경과됐더라도 해당일 데이터가 새로 추가/수정/삭제되면 자동으로 이를 반영한다. 날짜가 경과되지 않았다면 결산마감을 했어도 언제든지 당일 취소가 가능하다.

참고

덴트웹 프로그램 관리자 권한 부여

병원 수입 · 지출통계, 상담통계 등 민감한 정보를 볼 수 있는 권한을 부여할 수 있다.
상단의 환경설정 → 직원 정보설정 → 세부권한 설정을 클릭하여 권한을 조정한다.

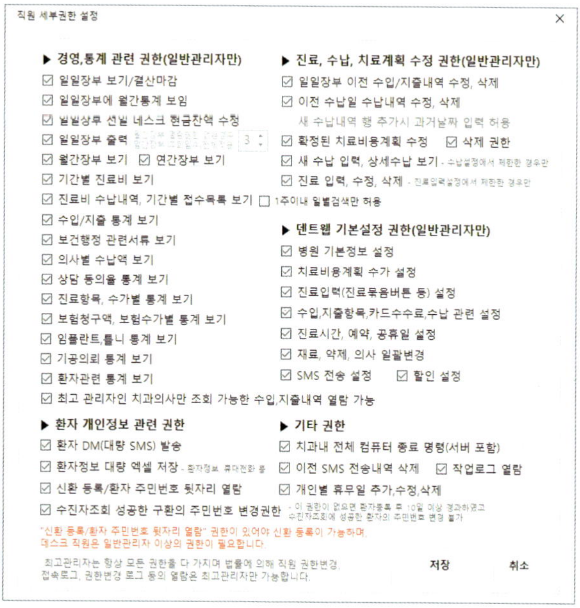

★ 선배의 Tips!

- 수납은 정확하게 받도록 합니다. 두 번, 세 번 확인해도 지나치지 않아요. 빠르고 정확하게 확인하고 수납하도록 해요.
- 보험진료를 한 경우 환자 수납 전에 보험진료를 입력하여 미리 비용을 확인하고, 보험진료 금액은 차팅을 보고 정확하게 입력 및 확인 후 수납합니다.
- 비용 수납 후 수납자의 이름과 금액을 프로그램 또는 일계표에 정확하게 입력합니다.
- 비보험(비급여) 진료비와 보험진료비를 전부 확인하고 미수금이 있는 환자인지 확인 후 수납합니다.
- 카드단말기 활용법을 정확하게 숙지하고 수납을 받도록 해요. 할부 결제, 삼성페이, 일반 결제, 현금영수증 발급 등의 방법을 미리미리 숙지해놓습니다.

3) 엑셀로 정리하기

① 일일 장부 엑셀에 당일 날짜, 진료의를 작성한다. 어제의 금일 누계의 합을 당일 전일 누계의 값에 복사하여 붙여놓는다.

* ⑦ 문항 참고

② 진료 완료 후 덴트웹에 원장님별로 수납을 올리는 것과 동일하게 엑셀 파일에 이름/차트번호/수납을 원장님별로 작성한다.

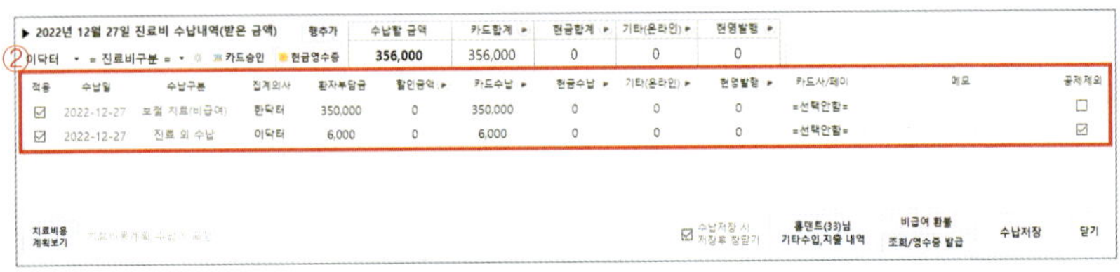

이 원장님				
NO.	이름	현금	카드	메모
	장덴트			
	홍덴트#			
	박덴트			
	김실장#			

한 원장님				
NO.	이름	현금	카드	메모
	홍덴트			
	김덴트			
	김실장			

- 두 명의 치과의사가 동일인의 진료를 봤을 경우 의사별 엑셀에 작성하되, 두 명의 의사에게 진료 보았음을 표시하기 위해서 환자 이름 뒤에 **[#]**을 붙여 표기한다.

- 수납이 없는 경우에는 엑셀에 작성하여 당일 진료 환자목록을 확인한다.
- 진료를 받지 않고, 수납만 한 경우에도 수납을 확인하기 위해 엑셀에 작성한다.

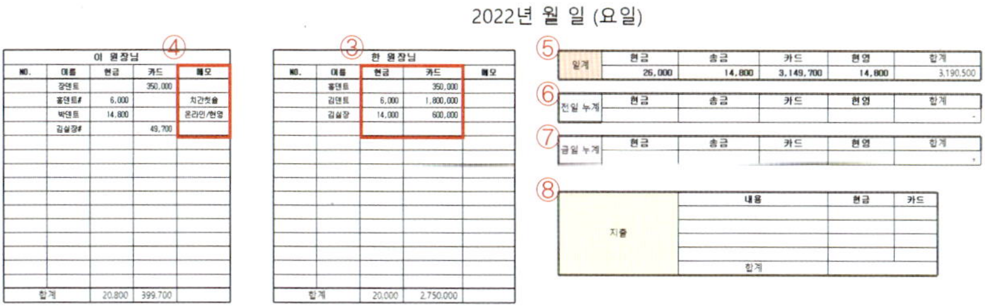

③ 수납작성 시 현금/카드로 나눠 작성한다.

- 온라인(송금)의 경우 현금으로 작성하고 메모란에 온라인 또는 송금으로 표시한다.
- 현금영수증의 경우 메모란에 현영(현금영수증)으로 작성한다.

④ 메모란에는 '온라인, 현영, 구강용품, 수술, 카드/현금 취소 또는 재결제' 등 특이사항을 기재한다.

⑤ 일계(일일 장부)

- [엑셀 일일 장부]와 덴트웹 경영/통계 – [일일 장부]의 금액이 일치하면 당일 마감은 완료된다.

엑셀 활용하기

- 현금/카드 합계는 [sum] 수식을 활용하여 합계를 구한다.
  → 엑셀 상단 수식–합계Σ 클릭하여 값을 구하고자 하는 셀을 지정하고 합계의 값을 생성한다.

일계	현금	송금	카드	현영	합계

- 일계(현금) – 송금을 제외한 현금의 결과값만을 지정한다.
  → 결과값을 표시할 칸(보라색 셀)에 = SUM(원장님(들) 현금의 합계) – 일계(송금, 주황색 셀)을 입력하여 결과값을 산출한다.

- 일계(송금) – 현금 중 송금만의 값을 지정한다.
  → 결과값을 표시할 칸(주황색 셀)에 = (해당 셀) + (해당 셀)을 입력하여 결과값을 산출한다.
  메모란에 기재를 잘 해두었다면 송금 여부를 한눈에 파악하기 쉽다.
- 일계(카드) – 카드의 값을 지정한다.
  → 결과값을 표시할 칸(파란색 셀)에 = SUM(원장님(들) 카드의 합계) + (원장님(들) 카드의 합계)을 입력하여 결과값을 산출한다.
- 일계(현영) – 현금 중 현금영수증의 결과값을 지정한다.
  → 결과값을 표시할 칸(회색 셀)에 = (해당 셀) + (해당 셀)을 입력하여 결과값을 산출한다.
  메모란에 기재를 잘 해두었다면 현금영수증 여부를 한눈에 파악하기 쉽다.

⑥ 전일 누계 : 전일까지의 수납 누계의 합이다.

⑦ 금일 누계 : 현재까지의 수납 누계의 합이다.

- 어제의 금일 누계 합을 당일 전일 누계의 표에 삽입하여 당일 금일 누계의 합을 만든다.
- 예를 들어 당일이 11월 19일이라고 가정해보자. 전일인 11월 18일까지의 금일 누계가 당일(11월 19일) 전일의 누계로 옮겨져, 당일 일일 누계와 합산하여 새로운 금일의 누계가 생긴다.
- 누계의 합산이 쌓이다 보면 당월의 합계를 한눈에 파악할 수 있다.

엑셀 활용하기

금일 누계	현금	송금	카드	현영	합계
					-

- 어제의 금일 누계의 값을 복사한다 Ctrl + C (복사하기)

전일 누계	현금	송금	카드	현영	합계
					-

- 복사한 어제의 금일 누계 값을 당일 전일의 누계에 붙여넣는다.
  Ctrl + Alt + V (값 및 숫자 서식 붙여넣기)

⑧ 지출 내역 : 당일 지출내역을 기재한다.

	내용	현금	카드
지출			
	합계		

★ 선배의 *Tips!*

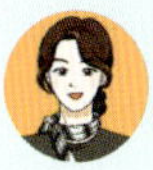

덴트웹 [당일 데스크 결산 마감] 상단에 있는 [2000년 0월 0일 본인부담금 수납대장]을 누르면 당일 본인부담금 수납내역을 확인할 수 있어 마감 통계 오류를 찾을 때 수월해요.

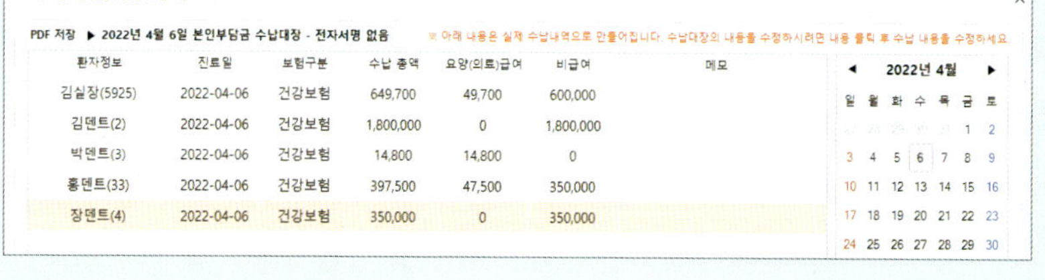

2022년 4월 6일 본인부담금 수납대장 보기

PDF 저장 ▶ 2022년 4월 6일 본인부담금 수납대장 - 전자서명 없음

※ 아래 내용은 실제 수납내역으로 만들어집니다. 수납대장의 내용을 수정하시려면 내용 클릭 후 수납 내용을 수정하세요.

환자정보	진료일	보험구분	수납 총액	요양(의료)급여	비급여	메모
김실장(5925)	2022-04-06	건강보험	649,700	49,700	600,000	
김덴트(2)	2022-04-06	건강보험	1,800,000	0	1,800,000	
박덴트(3)	2022-04-06	건강보험	14,800	14,800	0	
홍덴트(33)	2022-04-06	건강보험	397,500	47,500	350,000	
장덴트(4)	2022-04-06	건강보험	350,000	0	350,000	

CHAPTER 05

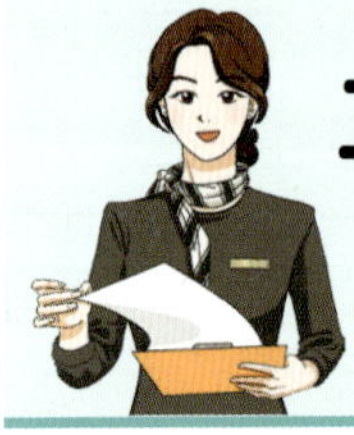

과세 vs 면세, 의료비 세액공제의 이해

1 치과치료 과세 vs 면세

일반적인 의료 용역은 부가가치세가 면세되지만 치과의 일부 진료는 부가가치세가 과세된다.

면세	과세
특정한 사유에 의하여 조세의 전부에 대한 납부 의무를 면제하는 것으로, 일단 과세 대상에 포함되었으나 특정한 경우에 조세 납부 의무가 해제되는 것이다.	세금을 매긴다는 뜻으로, 일반적인 사업자는 상품이나 서비스를 제공함으로써 벌어들인 매출액의 10%를 부가가치세로 납부해야 한다. 일반적인 상품이나 서비스는 세금(부가가치세 10%)을 내야 하는 과세물품에 해당한다.

참고

치과진료 중 과세 진료 항목(진료 금액의 10% 부가세 포함하여 청구)

- 치아 성형
- 치아 미백
- 라미네이트(충치치료 제외)
- 잇몸 성형술
- 악안면교정술(치아교정치료 선행 제외)
- 보톡스(사용 목적에 따라 과세 여부 판단 – 치과에서 교근에 처치함으로써 악관절 완화나 저작력 완화를 위한 것은 미용목적이 아니니 비과세 대상)
- 교정은 면세(단, 의료비 소득공제 적용은 안 됨)

※ 면세사업자가 과세 사업을 추가로 영위하고자 하는 경우 면세사업자가 아닌 과세사업자로 정정 신고해야 한다.

★ 선배의 Tips!

우리 치과는 면세사업자일까 과세사업자일까?

사업자 등록번호 10자리 중 000-00-00000 가운데 4, 5번째 숫자를 보면 알 수 있어요.

01-79까지의 코드 사용 시 개인사업자 중 과세사업자

90-99까지의 코드 사용 시 개인사업자 중 면세사업자

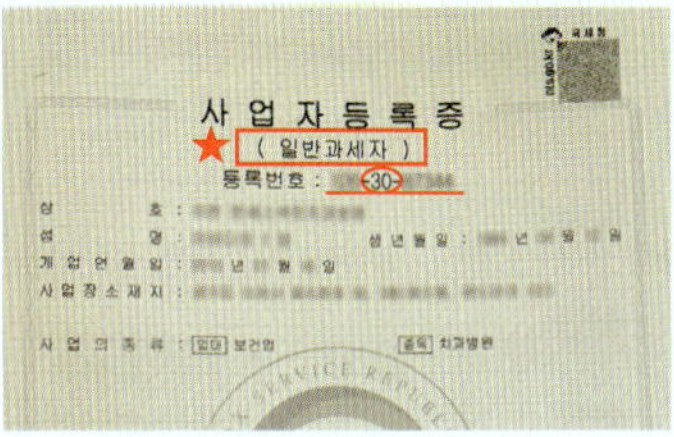

과세사업자 등록증

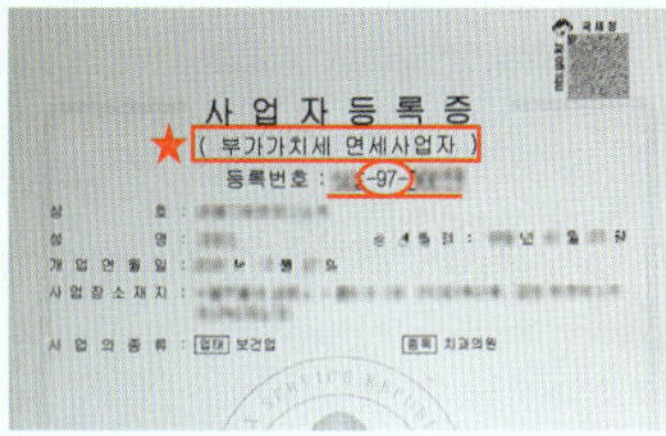

면세사업자 등록증

사업자 번호를 확인해도 알 수 있지만 사업자 등록증을 보면 과세사업자인지 면세사업자인지 명시가 되어 있습니다.

과세 진료 항목이든 면세 진료 항목이든 환자가 현금으로 결제하면 모두 현금영수증 발급이 가능하다. 환자가 현금으로 결제한 부분은 현금영수증을 발급함으로써 환자가 현금을 사용한 것에 대한 세액공제를 받는 것이고, 의료비 세액공제는 질병으로 진료받은 것에 대해 수납한 부분만(위의 과세 진료 항목 및 교정은 해당 안 됨) 인정이 된다. 그러므로 연초에 치과에서 작성해서 보내는 의료비 세액공제 증빙자료 제출 시 과세 진료 항목 및 교정 수납 내역은 제외하고 보내면 된다.

CHAPTER 06

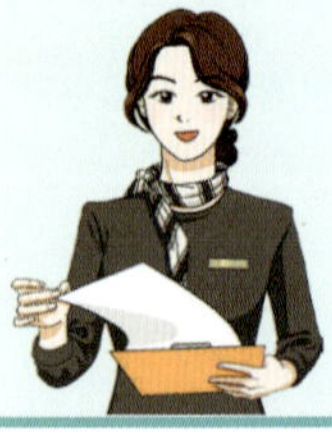

의료비 세액공제

'의료비 세액공제 증빙자료 제출'은 직장인들의 연말정산 항목 중, 의료비 세액공제를 위해 전국의 모든 병·의원에서 1년 동안 수납받은 진료비 금액내역을 국세청에 전송하는 것이다(국세청은 전송받은 납세자의 의료비 지출에 대해 근로소득세를 감면해 줌).

단, 질병에 의한 의료비 지출인 경우에만 세액공제 대상이 된다. 따라서 비급여 교정 및 미백, 라미네이트, 보톡스 등의 미용치료와 진단서 등 문서 발급비용이나 칫솔 등 구강위생용품을 구입한 금액은 질병에 의한 의료비가 아니므로 제외하고 제출해야 한다.

참고

세액공제를 위한 진료비 계산법

국세청에 전송해야 하는 금액 = (의료비 수납액) – (질병에 의한 의료비가 아닌 수납액)

① 공제 대상 의료비

- 보철 · 틀니 · 질병 예방 차원의 스케일링, 임플란트
- 치열 교정비: 의사의 '저작 기능장애 진단서'가 첨부된 경우

참고

교정치료 비용이 의료비 공제 혜택을 받을 수 있는 경우

① 선천성 악안면 기형으로 인한 악골 발육장애
② 종양 및 외상의 후유증으로 인한 악골 발육장애
③ 뇌성마비 등 병적 상태로 인해 초래되는 악골 발육장애
④ 악안면 교정 수술 교정치료 전 상·하악 전후 교합차가 10 mm 이상
⑤ 양측으로 1개 치아씩 편측으로 2개 이하만 교합되는 부정교합
⑥ 상·하악 중절치 치간선이 10 mm 이상 어긋난 심한 부정교합

- 라식·라섹 수술비
- 임신 중 초음파와 양수 검사비, 출산 관련 분만비용
- 불임으로 인한 인공수정을 위한 검사·시술비
- 선천성구순열(언청이) 수술비
- 건강진단비용
- 질환(천연두, 마마 등)의 성형수술의 경우에는 의사의 진단 및 처방에 의하여 질병 치료임이 확인되면 공제 가능
- 보험급여 제한 사유로 피보험자가 부담한 의료비
- 건강보험이 되지 않는 비급여의료비
  예 제왕절개수술 시 맞은 진통제
- 진료기간의 초과로 추가 부담한 진료비는 납부한 날이 속하는 연도의 연말정산에서 공제
- 의료기관에 지출하는 예방접종비·식대·응급환자 이송비용·무통분만비·정관(포경)수술
  ▸ 응급환자 이송업체에 지급한 이송 처치료는 의료비 공제대상 아님
- 진료, 질병 예방 목적의 MRI 촬영비
- 약국에서 처방전 없이 구입한 파스 등 의약품

② 공제받을 수 없는 의료비

★ 선배의 Tips!

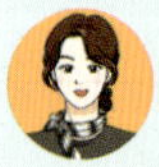

공제받을 수 없는 의료비

공제받을 수 없는 의료비는 의료비 공제 대상은 아니지만, 마트나 식당에서 결제한 것처럼 일반소득공제*는 가능합니다.

* 일반소득공제란 현금을 사용하고 발급한 현금영수증 금액, 카드(신용+직불) 사용 금액을 말합니다.

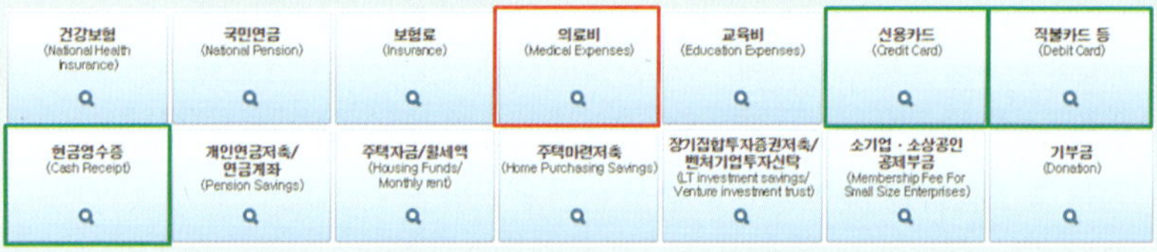

- 미용 · 성형수술비, 한의원 보약 등 건강증진 약품구입비, 약국에서 구입한 건강기능식품(건강보조식품) 구입비
  - ▸ 지방흡입수술비, 보톡스 시술비, 모발이식비 등
  - ▸ 치아미백, 라미네이트, 치아 교정, 성형 미용목적 시술, 교정목적 임플란트 시술비 등
  - ▸ 한의원의 보약구입비
  - ▸ 약국에서 구입한 건강기능식품(건강보조식품)은 의약품이 아닌 식품에 해당되어 공제 안 됨.
- 제대혈 보관비용
- 진단서 발급비용
- 외국의 의료기관에 지출하는 비용
- 언어치료를 위해 사설학원에 지출한 학원비
- 간병인에게 개인적으로 지급한 비용(치매 · 중풍 노인 간병비)
- 사내근로복지기금으로부터 지급받은 의료비
- 보험회사로부터 수령한 보험금으로 지급한 의료비

- 회사에서 지급받는 의료보조금, 건강보험법 · 산업재해보상보험법, 근로기준법 등에 의해 지급받는 요양비 · 요양급여
- 국민건강보험공단으로부터 지급받는 건강생활유지비 또는 출산 전 진료비지원금(국민행복카드)으로 지출한 의료비
- 당해 연도에 지출되지 않은 미지급된 의료비
- 다른 가족이 기본공제 받은 부모님, 자녀, 형제자매 등의 의료비
- 간이영수증, 환자명, 질병명 등 기재사항이 없거나 의사나 약사의 서명날인 없는 영수증, 카드매출전표, 신용카드 사용 내역서로는 의료비 공제를 받을 수 없음.
- 2019년부터 실손의료보험금으로 보전 받은 의료비(실손의료보험금은 홈택스-My NTS-실손의료보험금 조회에서 조회가능)

〈한국납세자연맹 홈페이지 참고〉

③ 의료비 세액공제 사례

구 분	의료비 세액공제
보험회사로부터 수령한 보험금으로 지급한 의료비(선지급 후 보험금 수령)	공제대상 아님
국민건강보험공단으로부터 본인부담상한제에 따라 보전 받는 사후환급금	공제대상 아님
맞벌이 배우자를 위하여 본인이 지출한 의료비(중복공제는 안됨)	공제대상
국민건강보험공단으로부터 출산 전 진료비 지원금액('국민행복카드')	공제대상 아님
형이 부양하는 아버지를 위해 본인이 지출한 의료비	공제대상 아님
일반응급환자이송업체 소속 구급차 이용비용	공제대상 아님
지방자치단체가 지정한 발달재활서비스 제공기관에 지출한 장애인 자녀의 언어 치료비용	공제대상
외국 병원에 지출한 의료비	공제대상 아님
의료기관이 아닌 간병인에게 개인적으로 지급하는 비용	공제대상 아님
진단서 발급비용	공제대상 아님
건강기능식품 구입비용	공제대상 아님
질병을 원인으로 유방을 절제한 후 이를 재건하기 위하여 의료기관에 지급한 비용	공제대상

④ 연말정산간소화서비스 : 의료비 세액공제 증빙자료 제출

1) 제출 일정과 제출 가능한 시간을 확인한다(매해 1월 7일/변동될 수 있음).

자료 제출 일정은 대부분 매해 1월 7일 기준이다. 가급적 미리 준비하여 이 기간 안에 제출하도록 하는 것이 가장 좋으나, 부득이한 사정으로 자료 제출을 하지 못한 경우에 제출할 수 있는 기간도 따로 정해져 있다.

참고

자료 제출 일정(2023년 기준)

- 자료 제출 대상 기간: 22.01.01–22.12.31
- 자료 제출 기간: 23. 01. 01 – 23. 01. 07 (제출 시간: 06시 – 22시) → 부득이한 경우 '23. 01. 13. 22시'까지 자료 제출 가능/23. 01. 13까지 제출한 자료는 23. 01. 15부터 간소화 서비스에서 조회된다.
- 수정 · 추가 자료 제출 기간: 23. 01. 15. – 23. 01. 18 (제출시간: 18–22시) → 01. 18. 22시 이후 자료 제출 불가능/수정 · 추가분을 포함한 간소화 자료는 23. 01. 20.부터 조회된다(수정 · 추가 자료 제출 시 환자분들께 정확한 자료 조회는 20일부터 가능함을 미리 고지).

  * 매해 일정 달라질 가능성 있음

2) 제출 방법을 숙지한다.

각 청구 프로그램에 따라 제출 방법을 자세하게 알려주는 게시물을 홈페이지에 게시하니 참고하여 전송한다. 이 책에서는 덴트웹 프로그램의 전송 방법을 설명하고자 한다.

예시

덴트웹 프로그램 증빙자료 생성

① [청구/EDI] → [국세청 의료비 세액공제 증빙자료 전송] 탭 선택 → ★요양기관정보에 치과 정보가 잘 기입되었는지 확인하기

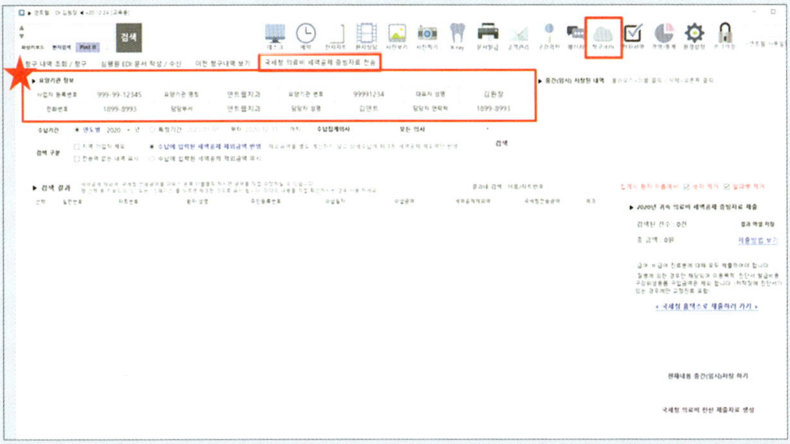

② 검색 구분의 옵션을 적절히 선택하고 [검색] 버튼 클릭 → 검색 구분 선택요령 아래 설명 참고하여 선택 → 개원과 같이 특별한 사유가 있는 치과라면 개원 시점 등에 따라 적절하게 수납기간 지정

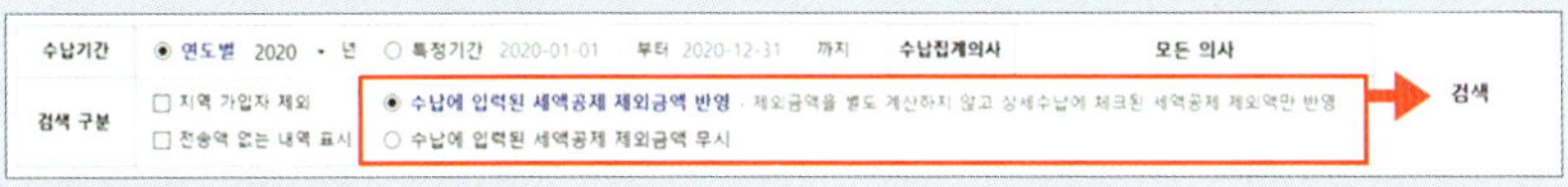

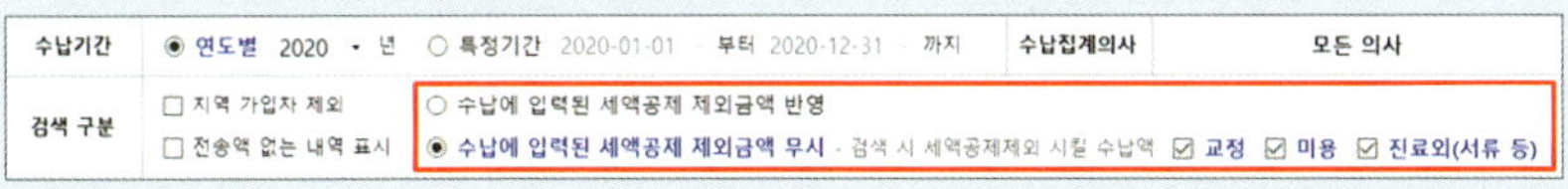

★ 선배의 Tips!

검색구분 선택 요령

* '수납에 입력된 세액공제 제외금액 반영' 선택 시

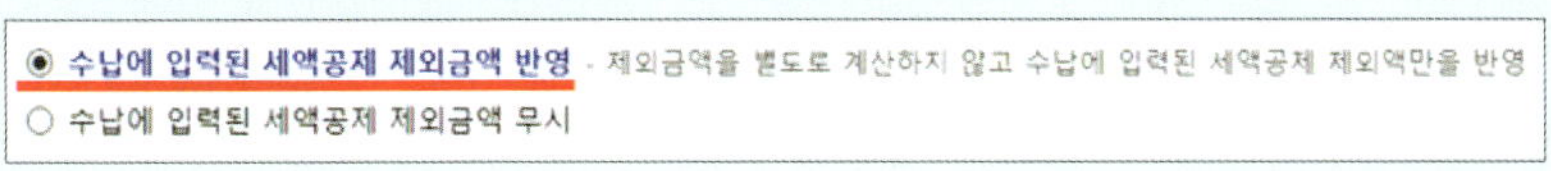

'수납에 입력된 세액공제 제외금액 반영'을 선택하면, '세액공제 제외금액'이 진료비 수납 금액에서 자동으로 제외되어 증빙자료가 생성됩니다.
'수납에 입력된 세액공제 제외금액'은 상세수납에서 ★공제제외에 체크된 수납금액을 말합니다.
아래 그림과 같이 수납내역 입력 시 ★공제제외 선택이 가능해요.

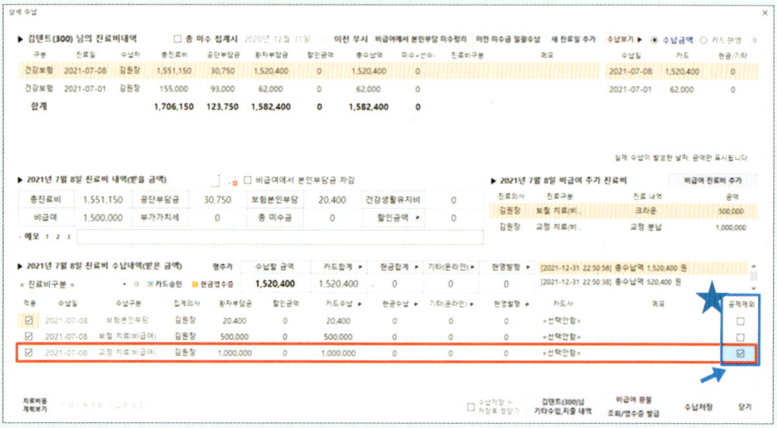

* '수납에 입력된 세액공제 제외금액 무시' 선택 시

○ 수납에 입력된 세액공제 제외금액 반영
◉ 수납에 입력된 세액공제 제외금액 무시 - 검색 시 세액공제제외 시킬 수납액 ☑ 교정 ☑ 미용 ☑ 서류발급

'수납에 입력된 세액공제 제외금액 무시'를 체크하면, 상세수납의 '세액공제제외'에 입력된 금액을 전혀 반영하지 않으며, 교정진료비 / 미용진료비 / 서류발급비 제외 옵션이 활성화됩니다.

'수납구분'의 종류에 의해 국세청전송금액에서 제외된다고 할 때의 '수납구분'이란, 아래 그림과 같이 상세수납에서 특정 수납구분으로 입력된 수납금액을 말합니다. '수납에 입력된 세액공제 제외금액 무시' 옵션을 선택하면 어느 수납구분을 제외할지 선택할 수 있으며, 옵션에서 선택한 수납구분은 국세청에 전송할 금액에서 제외하도록 합니다.

적용	수납일	수납구분	집계의사	환자부담금	할인금액	카드수납 ▶	현금수납 ▶
☑	2021-07-08	교정 치료(비급여)	김원장	1,000,000	0	1,000,000	0
☑	2021-07-08	미용 치료(과세)(...	김원장	600,000	0	600,000	0
☑	2021-07-08	부가가치세	김원장	60,000	0	60,000	0
☑	2021-07-08	진료 외 수납	김원장	10,000	0	10,000	0

※ 세액공제가 되지 않는 진료비(교정진료비, 미용진료 등)를 평소에 세액공제 제외에 정확히 체크하였다면 '수납에 입력된 세액공제 제외금액 반영'을 선택, 수납구분을 평소에 정확히 입력했다면 '수납에 입력된 세액공제 제외금액 무시'를 선택, 각각의 제외 옵션을 활용합니다.

③ 검색이 완료되면 화면 아래쪽에 엑셀파일처럼 정리된 증빙자료가 정렬된다. 여기서 직접 수정이 필요하다면 세액공제제외액, 국세청 전송금액을 더블클릭하여 직접 수정할 수 있다.

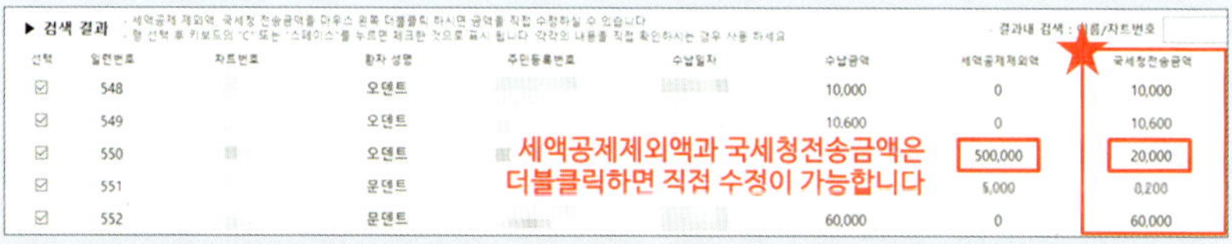

※ 국세청(홈택스)에 실제 전송되는 금액은 '★국세청전송금액'항목에 있는 부분이다. 수납금액, 세액공제제외액은 전송되지 않는다.

- 국세청(홈택스)에 전송되는 정보는 위의 화면에 있는 정보 중 환자 성명, 주민등록번호, 수납일자, 국세청전송금액 4가지뿐이다. 수납액에 대해서는 본인부담금 수납, 비급여 수납이 구분되어 전송되지 않으며, '★국세청전송금액' 하나만 전송된다. 수납받은 금액에 따른 선수나 미수 여부도 전송되지 않는다.

④ 자료 작성이 완료되면 '국세청 의료비 전산 제출자료 생성'을 클릭 → 생성이 완료되면 메시지와 함께 홈택스 홈페이지가 열린다. 증빙자료는 바탕화면 [20XX년 귀속 의료비 세액공제 제출자료] 폴더에 저장된다.

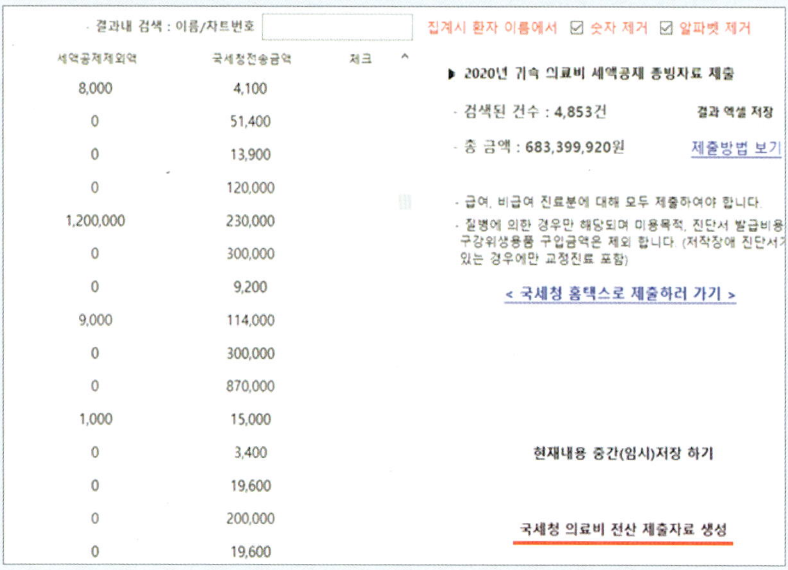

참고

증빙자료 제출 방법(홈택스에 전송하기)

① 홈택스 홈페이지(hometax.go.kr)로 접속(회원가입 필요 – 가입 후 공동인증서 로그인 가능)

② 홈택스 로그인한 후에 메인 화면의 '조회/발급' 메뉴에서 '연말정산 간소화'를 클릭한다.

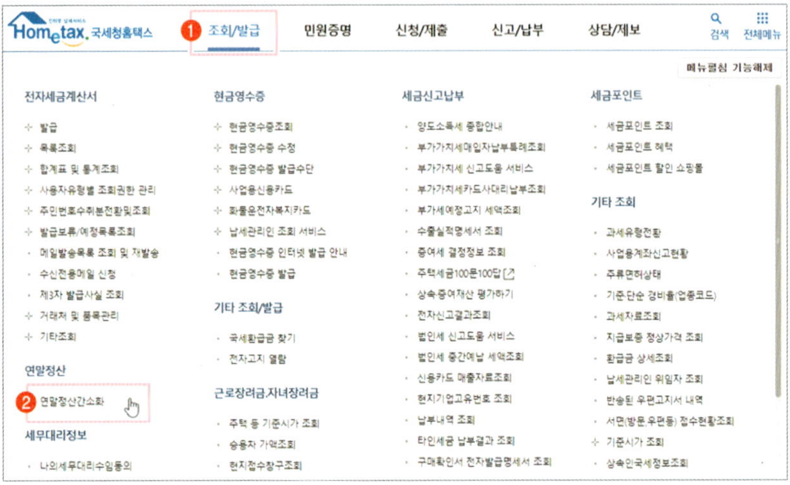

③ 아래 그림 순서대로 진행한다.

화면 하단의 '소득·세액공제 자료 제출'을 클릭한다.

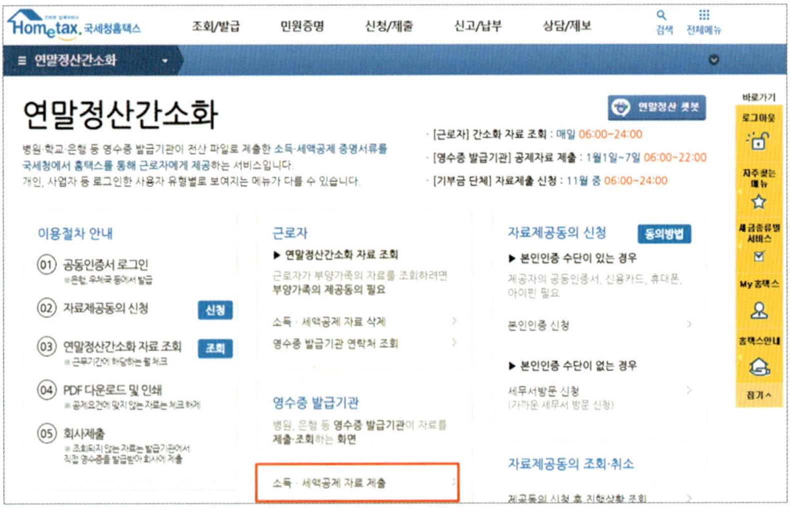

'의료비' 선택 후, [제출화면 이동]을 클릭한다.

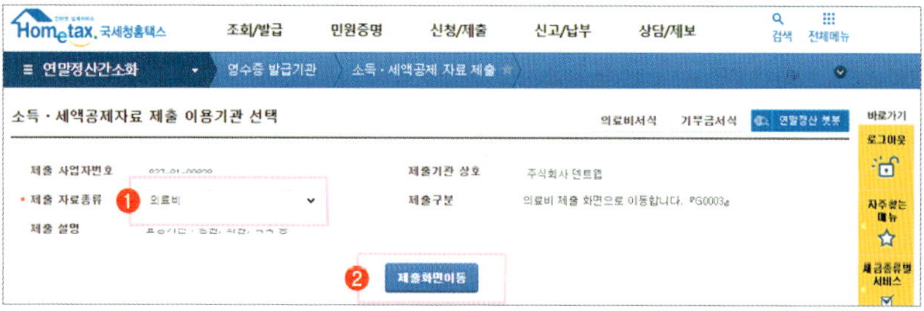

파일을 선택한다.

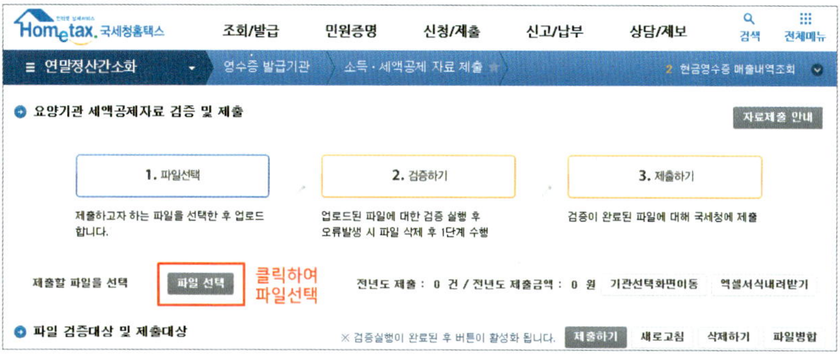

파일찾기를 클릭하고 바탕화면의 '20XX년 귀속 의료비 세액공제 제출자료' 폴더를 열어 덴트웹에서 생성한 소득공제 파일을 선택 후 업로드한다.

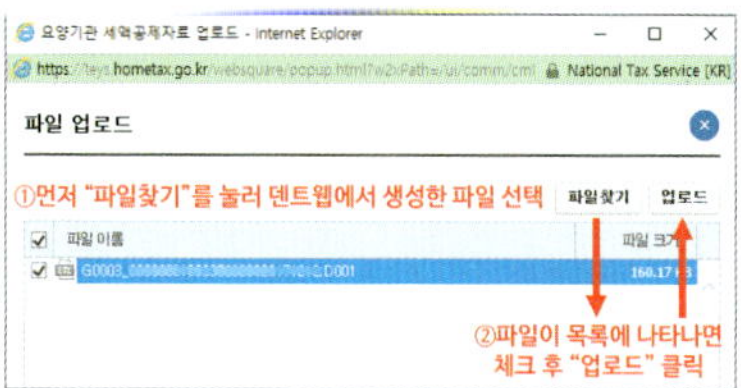

그림의 설명대로 [검증하기] 후에 [제출하기]

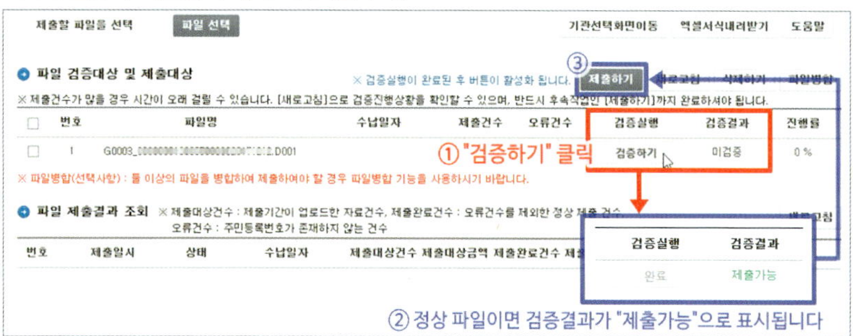

완료된 화면

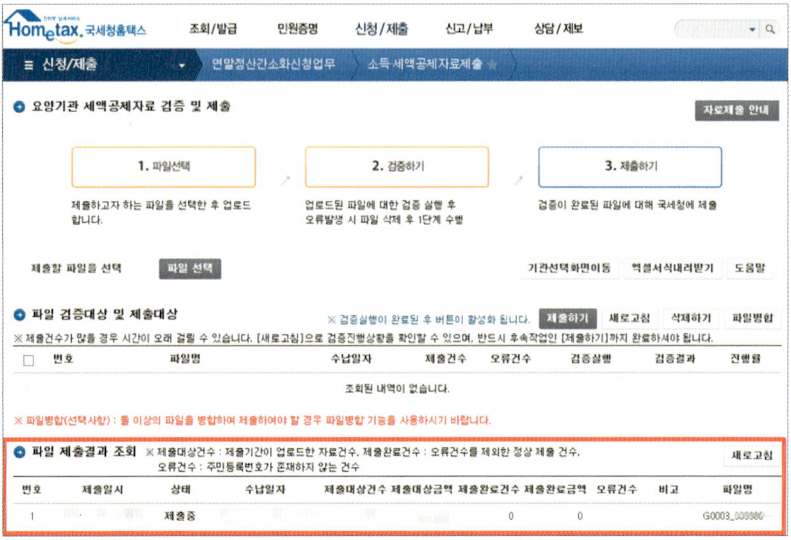

Q&A

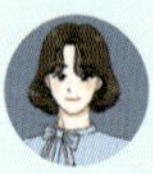

Q1

연말정산 기간이 되면 환자 중에 현금영수증을 휴대전화번호로 발급받았는데 연말정산 자료에서 누락되었다고 하시는 분들이 있어요. 이럴 경우엔 어떻게 확인해야 할까요?

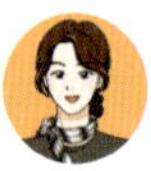

이런 경우 현금영수증 내역을 확인하여 환자가 요청한 휴대전화번호가 맞는지 확인하고, 등록한 휴대전화번호가 맞는데 누락이 된 경우 국세청에 현금영수증 용도로 등록한 휴대전화번호가 맞는지 환자에게 확인 요청을 해야 해요. 간혹 국세청에 따로 휴대전화번호를 등록해야 하는지 모르는 분들이 있어 연말정산 자료에서 누락이 되었다고 찾아오시는 경우도 있으니 참고해 주세요.

Q2

그럼 지금까지 등록이 안 된 휴대전화번호로 신청했던 현금영수증은 무효인가요?

다행히 사후에라도 해당 번호를 국세청에 등록하면 그 번호로 발급했던 현금영수증이 모두 조회되어 적용 가능합니다.

Q3

세무사 사무실에서 매출 신고를 위해 기간별 카드매출 집계와 현금영수증 집계 자료 요청 시 어떻게 해야 하나요?

세무 신고에 필요한 카드매출(연 단위)이나 현금영수증 매출 확인은 사용하는 카드단말기 회사에 전화하여 요청하면 바로 팩스로 보내주기도 합니다. 직접 확인하길 원할 시에는 카드매출 집계는 여신금융협회(https://www.cardsales.or.kr) 가입, 로그인 후 '매입내역'에서 일/월/기간별 매출 조회가 가능하고, 현금영수증 집계 자료는 국세청 홈택스(https://www.hometax.go.kr) 가입, 로그인 후 '현금영수증 매출내역조회'에서 확인이 가능합니다.

PART

08

미수금 환자 관리하기

CHAPTER 01

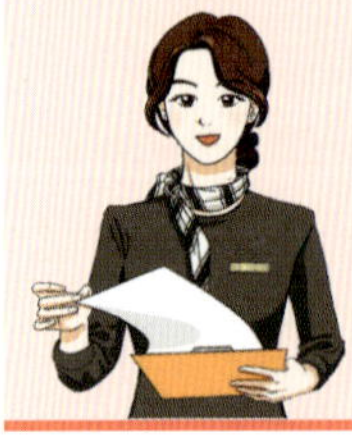

미수금 예방하기

미수금은 진료가 종결된 후에도 수납되지 않고 남아 있는 진료비용이다. 미수금으로 남은 진료비는 진료 진행 중일 때 수납받는 것보다 수납이 더 어렵기 때문에 가능한 한 미수금이 남지 않도록 담당하는 직원을 포함하여 병원의 모든 직원이 함께 노력해야 하고, 수납 전에 받아야 할 미수금을 재차 확인하여 잘못된 비용을 전달하는 일은 절대 없도록 해야 한다. 일반적인 수납 시에도 당연히 정확한 비용을 전달해야 하지만 미수금 수납 시에 환자가 더 예민한 상태이기 때문에 주의를 기울여야 한다.

★ 선배의 *Tips!*

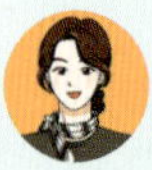

미수금 수납 요청 시 주의할 점

- 환자의 지불 능력에 대한 지레짐작은 하지 않도록 해야 해요. "비용 준비가 힘드시면…", "그렇게 크게 부담되는 금액은 아니시죠?" 등의 발언은 환자 성향에 따라 컴플레인으로 이어질 수 있어요.
- 미수금을 수납할 때에는 과하게 저자세를 취하지 않는 게 좋아요. 환자의 성향에 따라 거만한 태도를 보이는 경우도 있는데, 우리는 치료와 서비스를 제공하고 그에 적절한 비용을 수납받는 것이기 때문에 예의 있고 정중하게 응대하되 미안한 마음을 가질 필요는 없어요.

1 미수금 예방

미수금 예방의 첫 번째는 정해진 시기에 정확한 비용 수납이다. 수납을 받아야 하는데 바빠서, 그리고 실수로 받지 못하고 마무리 후 귀가하게 되면 미수금이 발생하게 되는 것이다.

- 담당 실장(상담자), 수납 담당 직원, 데스크 코디네이터 모두가 구체적으로 진료비를 알고 환자에게 전달할 수 있어야 한다. 우선 상담자는 상담지를 꼼꼼히 작성해야 하며, 어느 누가 보더라도 언제 얼마의 비용을 수납하기로 했는지 알아볼 수 있게 작성하도록 한다.
- 진료비를 받아야 할 코디네이터나 담당 직원은 수납을 하는 기본적 매뉴얼(보철은 인상채득 시 완납, 수술은 1차 수술 시 치료비 반액 완납, 이벤트 환자인 경우 상담 시 완납, 브라켓 본딩 시 장치비 완납, 교정 월 치료비 매달 수납 등)을 정하여 공유하고, 환자가 수납하기 전, 수납해야 할 정확한 금액을 미리 파악해 놓아야 한다.
- 미수금은 대부분 전체적인 치료가 들어가는 경우 즉, 수납해야 하는 금액이 크고 계획이 복잡하여 치료기간이 긴 경우 발생할 가능성이 높다. 치료계획이 복잡할수록 미리 정리하고 파악해 둔다.
- 환자 상담 및 응대 시 수납 관련 시기나 비용에 대해 언급한 내용이 있었다면 반드시 차트에 메모를 작성하여 공유하도록 한다. 비용, 시기 등과 관련하여 내용이 부정확하거나, 전달 오류로 상담 때와 다른 내용을 전달하게 되면 컴플레인으로 이어질 가능성이 매우 높다.
- 수납계획이 변경되거나 미수금이 발생하였을 경우 추후 수납하기로 한 날짜를 확정한 후 납입하기로 한 날짜를 기록해둔다. 환자가 수납 시기를 부정확하게 말하는 경우 정확한 시기를 정중하게 묻고 확인한 후 기록한다.
- 장기 미납 시 연락한 내역과 통화 내용, 문자 발송한 내용 등을 차트에 기록한다.

★ 선배의 Tips!

미수금 예방하는 상담지 작성 요령 [덴트웹]

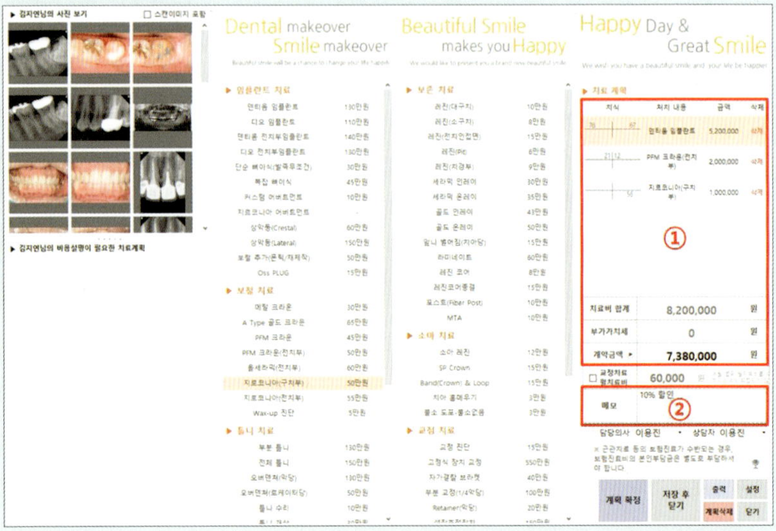

상담지 작성 – ① 치료계획 및 ② 메모란에 수납계획 및 기타 사항 메모 후 계획을 확정합니다.

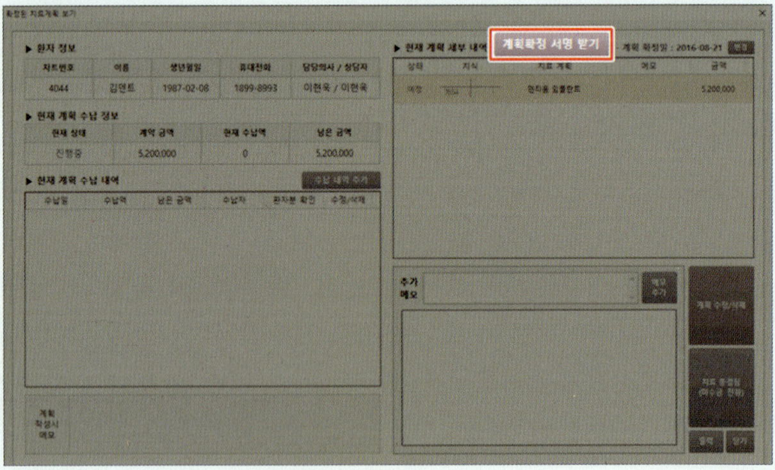

치료(비용)계획 탭에서 확정된 치료(비용)계획을 열고 '계획확정 서명 받기' 버튼을 클릭합니다.

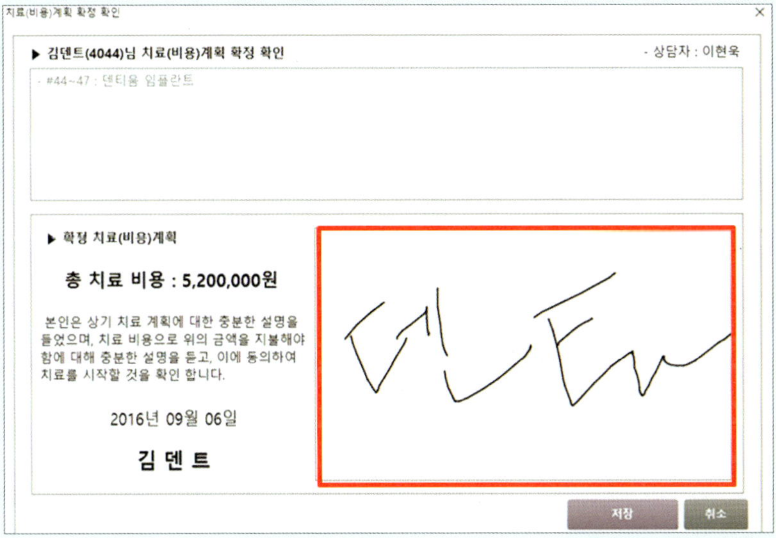

서명란에 환자분의 치료계획 확정 서명을 받고 저장합니다.

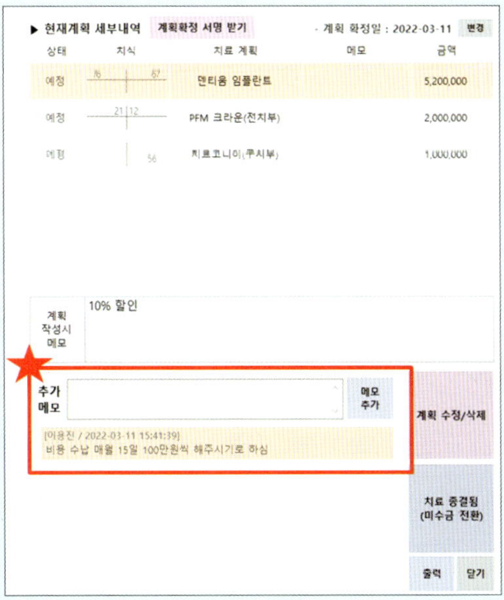

수납 관련 메모는 모두가 볼 수 있도록 상담지 또는 수납계획서에 꼭 메모해 놓도록 합니다.

미수금 예방하는 수기 상담지 작성 요령

• 치료계획 동의서 및 수납

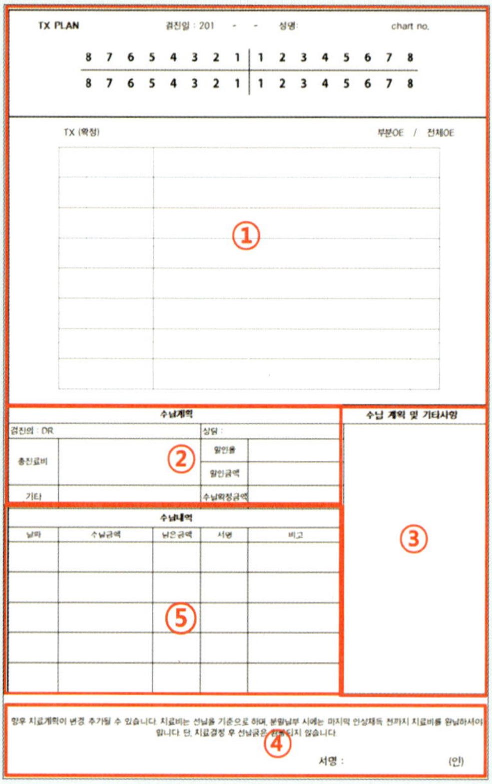

① 치료계획 작성

치료 진행하기로 한 진료에 대해 환자도 알아볼 수 있도록 쉽고 정확하게 작성

② 총 진료비 및 할인율, 수납확정금액 작성

③ 수납계획 및 수납 관련 내용 작성

수납계획이나 수납에 대한 사항을 누가 봐도 알아볼 수 있게 그때그때 메모해 놓도록 합니다.

④ 계획 확정 서명 받기

치료비 완납에 대한 사항을 다시 한번 강조 후 동의 서명을 받습니다.

⑤ 수납 시 수납 금액, 잔액, 수납에 대한 확인 서명 받기

비용 수납 시 환자 앞에서 바로 작성하고 잔액 확인 후 서명을 꼭 받도록 합니다.

• 교정치료비 동의서 및 수납

교정 치료비 동의서 20 년 월 일 상담자

장치종류		정가		진단비	
결정금액					
납부방법	①				
유지장치비	포함		미포함		
추가장치	Screw(개당10만원)		시림시 결제		
	기타				
* 월비 [본딩~디본딩 까지, 내원하지 않아도 매달 납부원칙]			매월 ( )		

- 교정치료 비용에는 충치치료, 잇몸치료, 치료 후 보철치료 등의 치료비용과 외과적인 수술의 비용은 포함되지않습니다.
- 일반 납입된 치료비는 원칙저으로 반환하지 않습니다.
- 환자의 부주의로인해 교정 장치가 파손된 경우, 환자의 사정에 의해 장치를 재부착 하는 경우 등에 추가비용을 받습니다.
- 추가 변동 사항 있을 수 있음.

②

위와 같이 교정 치료비 계약에 동의합니다.

20 년 월 일 환자(보호자) (인)

결제내역 ③

날짜	금액	지불조건	월	확인	날짜	금액	지불조건	월	확인

① 교정치료 계획 작성
교정진료비는 여러 종류의 장치(교정장치, 유지장치, 추가장치 등)비용 및 월비가 들어가기 때문에 항목별로 꼼꼼하게 작성을 합니다.

② 계획 확정 동의 서명 받기
교정진료비에 대한 안내 후 동의서 서명을 받도록 합니다.

③ 수납 시 수납 금액, 잔액, 수납에 대한 확인 서명 받기
장비치와 월비 구분하여 비용 수납 시 환자 앞에서 바로 작성하고 잔액 확인 후 서명을 꼭 받아야 합니다.

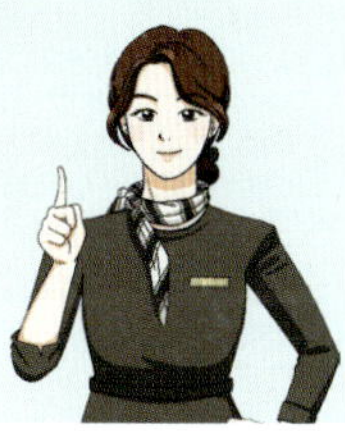

② 미수금 수납 응대 시 주의할 사항

- 신속하게 지속적으로, 긍정적이면서도 정중하게 응대한다.
- 상황에 맞게 전화 또는 편지 등을 활용하고 이에 적합한 메시지를 준다.
- 환자의 특성을 파악하여 이에 맞게 대응한다.
- 관련된 법적 지식을 갖추어야 한다.

  * 미수금 관련 법적 대응하는 법은 '309p 03. 미수금 환자 수납하기' 참고.
- 진료비 금액이 클수록 정확하고 꼼꼼하게 응대한다.

  → 치과임플란트, 보철, 교정 등의 전체적인 치료 및 수납할 금액이 큰 환자의 경우 해당되는 치료에 대한 금액 수납 시 총 치료비에 대한 잔금을 환자와 함께 확인 후 기록하고 환자의 사인을 받아 수납이 완료된 부분을 체크하도록 한다.

★ 선배의 Tips!

진료비 수납 후 서명 받기 [덴트웹]

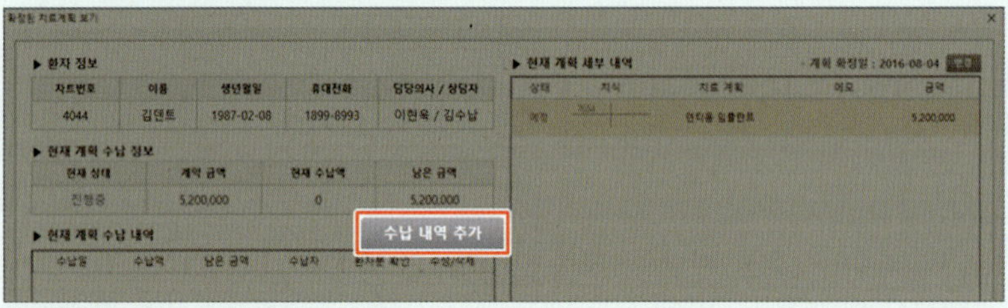

[환자상담]의 '확정된 치료계획 보기' 창에서 치료(비용)계획의 수납 내역을 바로 입력할 수 있어요.

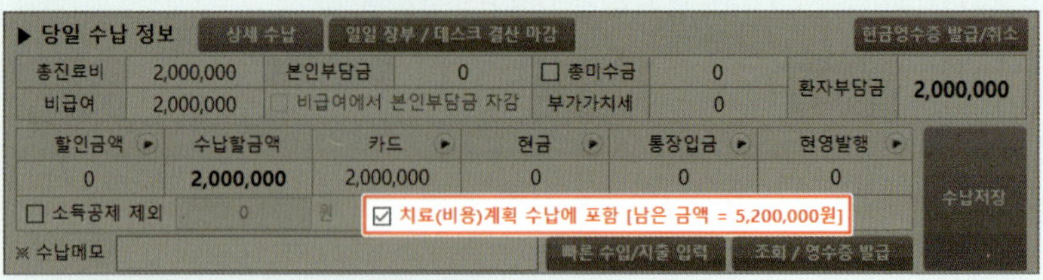

데스크나 상세수납의 수납창에서 '치료(비용)계획 수납에 포함' 기능을 이용해도 됩니다.

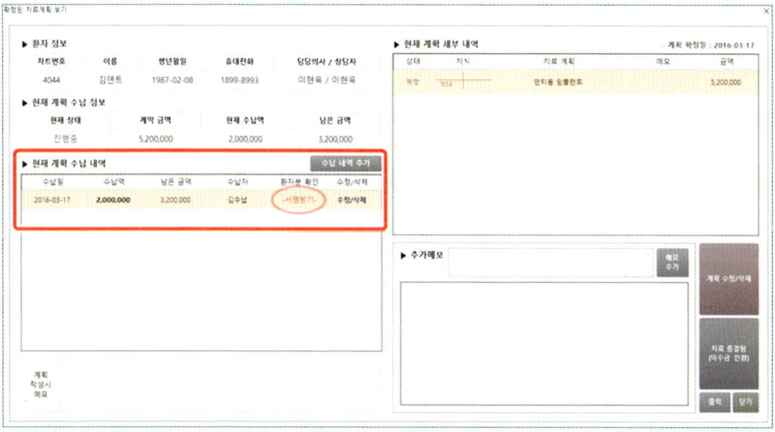

위와 같이 수납 내역이 입력되면 치료계획 보기창에서 '–서명받기–'를 눌러 환자의 서명을 받을 수 있어요.

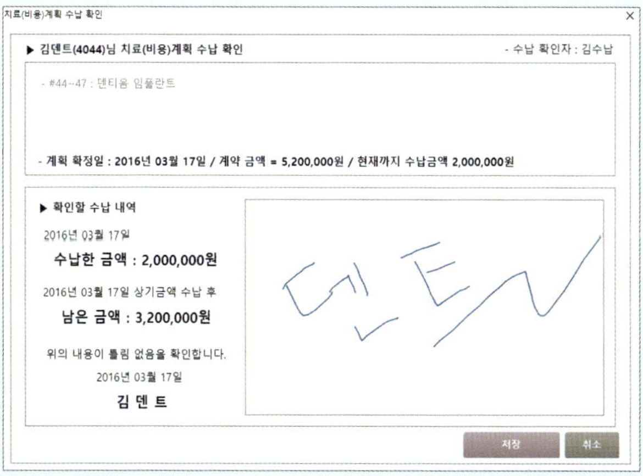

서명 완료 후 저장합니다.

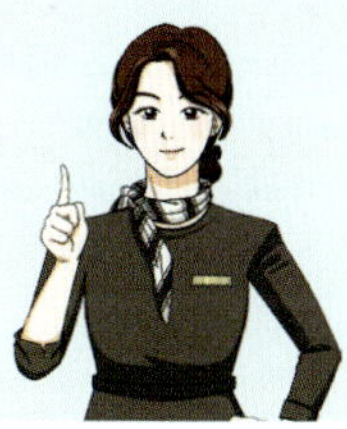

CHAPTER 02

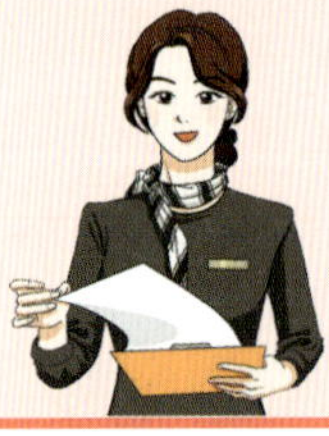

미수금 관리하기

1) 미수금 환자 관리 원칙

- 미수금 환자 장부는 일반 수납장부와는 별도로 작성하고 관리한다.
- 미수금 환자 발견 즉시 미수금 환자 장부에 기록한다.
- 일일 결산 시 수납하지 못한 부분들을 확인한다.
- 일일 결산 시 미수금 환자가 없었더라도 정기적으로(3개월에 한 번 정도) 수납 상황을 정리하여 체크한다.
- 할인금액이 있는 경우 누락되지 않도록 상담 시 이야기 나눈 내용을 꼼꼼히 작성한다.

★ 선배의 Tips!

덴트웹에서 미수금 관리하기

덴트웹의 기능 중 '특별관리'라는 기능을 사용하면 미수금이나 치료중단 등으로 따로 관리해야 할 환자들의 관리가 수월해요.

예 특별관리로 등록된 환자 및 사유

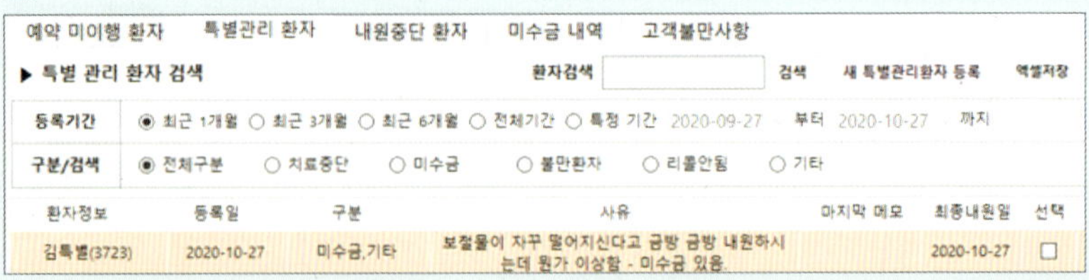

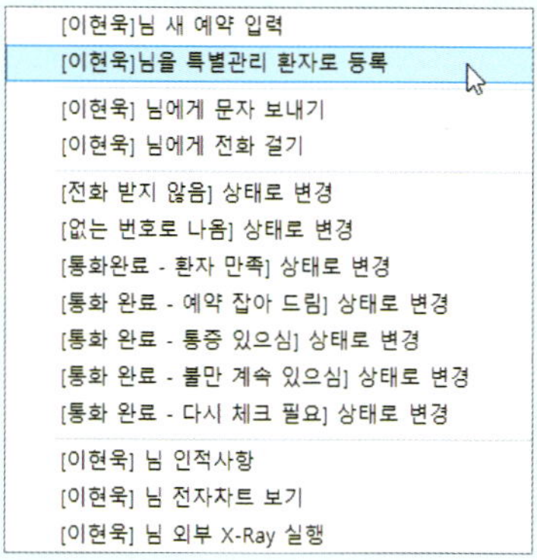

특별관리 환자 등록하는 법

데스크 화면의 예약 미이행 환자, 해피콜/리콜목록에서 해당 환자를 마우스 오른쪽 클릭 후 특별관리 환자로 등록을 하면 빠르게 등록이 가능해요.

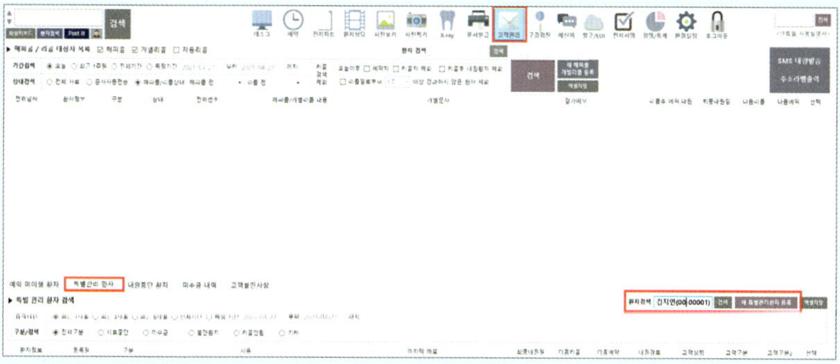

고객관리 → 특별관리 환자 → 환자 검색 후 등록하는 방법도 있어요.

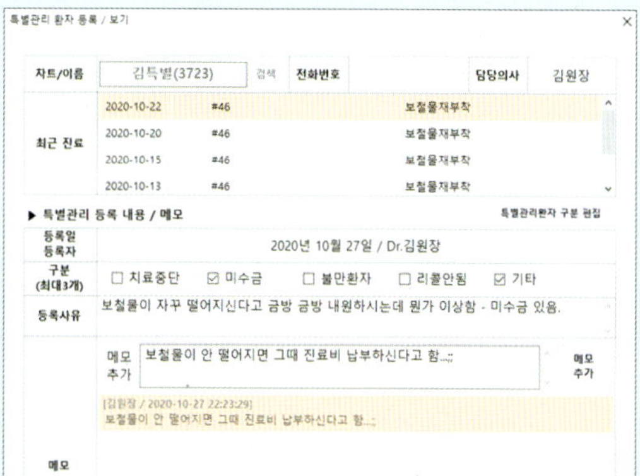

특별관리 목록에서 원하는 환자를 마우스로 클릭하면 특별관리 환자 상세화면이 나타나며, 해당 환자에 대한 메모를 계속 추가할 수 있어요. 미수금 환자라면 연락한 내용 및 수납에 대한 정보를 기입하여야 합니다.

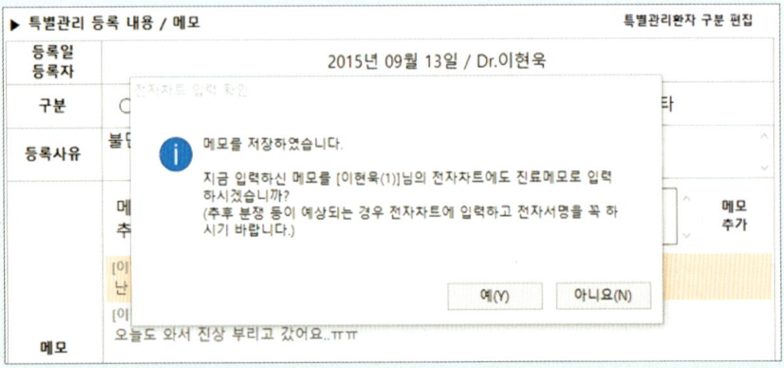

메모를 추가하면 아래와 같이 전자차트에도 메모를 추가할지 물어보는 창이 뜨는데, 미수금이나 치료 중단 환자의 경우 추후 분쟁 등이 있을 수 있으므로 전자차트에도 메모를 추가하고 전자서명하기를 추천합니다.

2) 환자의 미수금 파악하기

- 환자가 내원하기 전날 해당 환자가 수납해야 할 부분이 있는지 미리 파악하여 메모해둔다. 이때 수납 차트 및 상담지를 참고하여 체크한다.
- 비용이 큰 진료의 경우 선수납으로 미리 받아 둔 비용이 있을 수 있기 때문에 미수금을 확인할 때 놓치지 않고 확인하여 환자에게 안내하도록 해야 한다.

★ 선배의 Tips!

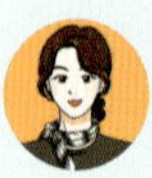

- 미수금 관리의 제일 좋은 방법은 예방입니다. 미수금이 발생하지 않도록 수납을 받는 것이 가장 중요해요.
- 그럼에도 발생한 미수금은 즉시 미수금 명단에 입력하고 별도 관리를 해야 합니다.
- 환자 차트에도 별도의 메모를 해두어 누락되는 일이 없도록 합니다.
- 미수금 환자의 경우 소액이더라도 서명 받는 것을 추천해요.
- 미수금 수납이 완료된 경우 즉시 미수금 명단에 수납하였음을 체크하도록 합니다.

CHAPTER 03

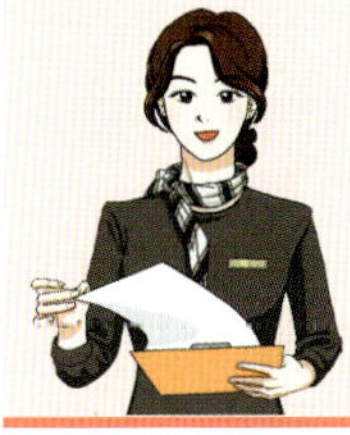

미수금 환자 수납하기

미수금이 발생하지 않도록 하려면 초기 상담을 했던 상담자의 역할이 중요하다. 환자에게 언제까지, 얼마를 수납해야 함을 명확하게 안내해야 한다. 불만환자가 미수금 환자로 이어질 수 있기 때문에 불만환자의 컴플레인이 가라앉았다고 해서 안심하지 말고 컴플레인 수습 후 비용에 관한 부분을 제대로 파악해 두어야 한다.

★ 선배의 *Tips!*

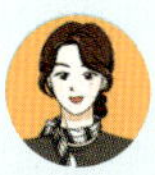

상담 시 환자에게 명확하게 안내할 수 있는 수납 조건 예시

- 치과임플란트 수술: 진단 CBCT, 진단 모델 채득 시 선수납 10만 원(추후 총 비용에서 10만 원 차감 설명), 식립 시 치당 100만 원(총 금액의 2/3 정도), 크라운 본뜨는 날 잔액 완납
- 당일에 치료가 완료되는 치료: 치료 전 치료 금액을 안내하고 동의 받은 후 당일 완납
- 본을 뜬 후 세팅이 필요한 치료(인레이, 크라운, 라미네이트): 본뜨는 날 완납

1 미수금 환자의 미수금 통보 절차

1) 문자나 전화

전화로 미수된 사유에 관하여 파악한다. 미수금 환자의 정확한 금액을 확인하여 환

자에게 재차 납부를 부탁하고, 환자의 사정을 고려하여 납부기일이나 분납할 수 있는 방법을 정하여 알려준다. 문자로 계좌번호와 미수 금액을 정확히 보낸다. 필요시 지불 각서를 작성하도록 한다.

① 문자

예 OOO님 안녕하십니까? OOO치과입니다.
OOO님의 치료가 20OO년 O월 O일에 시작되어 20OO년 O월 O일 마지막 내원을 하셨습니다.
치료 진행이 된 부분에 대한 진료비를 OOO님께서 여러 가지 사정이 있어 수납 시기에 수납이 힘들고, 분납을 희망하셔서 다른 환자분들과의 형평성에 맞지 않음에도 OOO님께서 약속하신 시기까지 입금해 주시기를 기다려드렸지만 약속한 날짜에 내원을 하시지 않고, 수차례 연락을 드렸으나 계속적으로 연락이 닿지 않아 이렇게 문자로 연락을 드립니다. 아직 계획된 치료도 마무리가 되지 않은 상황이므로 미납 진료비를 수납해 주신 후 이어서 치료 진행하시기를 부탁드립니다.
저희 치과에서 진행하신 진료에 대한 비용과, 납부하신 금액을 제외한 나머지 진료비 차액에 대하여 내용을 정리하여 보내드립니다.
미납 진료비 OOO원에 대하여 20OO년 O월 O일까지 하단에 기재된 병원 명의 계좌로 입금해 주시기를 바랍니다. 진료비의 입금이 지연되거나 지속적으로 연락이 닿지 않을 경우에는 내용증명 전송이나 소송 등 법적인 조치를 취할 수밖에 없음에 대해 고지해 드립니다.
남은 치료도 빨리 마무리하셔서 빠른 시일 내에 구강건강을 회복하실 수 있기를 바랍니다.

OOO치과 계좌번호 OO은행 OOOOOOOOO
진행된 진료 내역 -
진료비 OOO원 - 수납분 OOO원
입금하실 미납 진료비: 총 OOO원
입금 기한: 20OO년 O월 O일까지

입금 후 현금영수증 발급을 위해 치과로 전화 연락 부탁드립니다. 감사합니다.

② 전화

한번 미뤄진 진료비는 미뤄지기 전보다 비용 수납이 더 어렵다. 일단 법으로 해결하는 것은 차후의 문제이고, 우선 확인 전화가 우선이다. 미수금 확인 전화를 걸 때는 "안녕하세요. OOO님, OO치과입니다. 많이 바쁘시죠?" 등의 대화를 통해 인사나 안부를 묻는다. 이어 미수된 진료비를 안내하고, 지불 방법 및 정확한 지불 날짜를 약속해야 한다.

예 "지난달에 OOO님의 진료비 중 지불되지 않은 진료비 OO만 원이 있어 확인 부탁드리려고 전화드렸습니다. 요즘 경기가 어려워 쉽지는 않으시겠지만 빠른 시일 내에 지불해 주시면 감사하겠습니다. 언제 치과에 나오실 수 있으세요? 방문이 어려우시면 병원 입금 계좌번호를 남겨 드릴게요. 감사합니다."

2) 내용증명

우체국에서 우편물의 내용을 서면으로 증명해 주는 제도로 발신자가 우편물의 기재 내용을 소송상의 증거 자료로 삼으려고 할 때 이용된다.

① 내용증명 작성 요령

A4 용지(210×297 mm) 한쪽 면만을 사용하여 상대방에게 알리고자 하는 내용을 육하원칙에 따라 작성한다. 내용 문서의 처음과 끝부분에는 발송인 및 수취인의 주소 성명을 반드시 기재하여 누가 누구에게 발송한 내용 문서임이 확실히 나타나야 한다.

참고

내용증명 발송인 수취인 작성 예시

- **수신인(받는 분)주소**
  성 명:
- **발송인(보내는 분)주소**
  성 명:

② 발송 절차

내용 문서의 작성이 완료되면 원본 + 2부를 복사한 후(내용 문서의 매수가 2매 이상일 경우 합철한 부분에 발송인의 인장이나 지장으로 각각 계인) 원본과 함께 우체국 접수창구에 제출한다. 만약 발송인이 내용문서의 성질상 원본을 보내기 어려울 경우에는 복사본 3부만을 제출하여도 된다. 작성 완료 후 우체국으로 직접 방문하여 등기우편으로 발송한다(직접 방문해서 보내야만 배달증명의 방법이 활용됨).

③ 이용 범위 및 재증명 청구

내용증명 우편물 발송 후 발송인이나 수취인이 내용 문서의 등본*이나 원본을 분실하였거나 새로운 등본이 필요할 때에는 당해 내용증명 우편물을 발송한 다음 날로부터 3년까지는 발송 우체국에서 내용증명의 열람이나 재증명을 청구할 수 있다.

* 등본: 원본의 내용을 전부 베낀 서류

④ 내용증명의 작성과 활용

내용증명 자체로서 직접적인 법적 효력을 갖는 것은 아니다. 다만, 분쟁 발생 시 수취인에게 어떠한 내용을 보냈다는 '증명력'을 가짐과 동시에 공신력 있는 문서로서 상대방에게 자기의 권익 보호를 위해 최선의 노력을 다한 사실을 입증할 수 있는 수단일 뿐이다. 그렇다 하더라도 내용증명은 금전 채권 관계에서 채무자를 심리적으로 압박하는 중요한 수단일 뿐만 아니라, 후일 소송을 제기할 경우에 중요한 증거서류가 되기도 한다.

⑤ 내용증명을 발송하는 목적

어떠한 내용에 대하여 그 이행 등을 독촉한 사실을 증거로 확보할 필요가 있을 때나, 어떠한 채권이 소멸시효에 임박하였을 때에는 시효를 중단시킬 필요가 있을 때 내용증명을 발송하여 최고*를 한 후 6개월 이내에 소송을 제기하여야 그 중단효과가 발생하는데, 그 최고를 증명할 수 있는 방법이 내용증명에 의한 방법일 것이다. 금전채권관계에서 채무자 등이 차일피일 이행을 미루거나 이행(채무의 변제 등)을 하지 않을 경우에 내용증명을 보냄으로써 채무자가 채무를 이행하지 아니하면 소송비용의 부담 및 불측의 손실과 기타 불이익을 초래할 수 있음을 상기시켜 채무자 등으로 하여금 채무 등의 이행을 실현하고자 하는 목적이 있고, 계약당사자 중 일방의 불이행으로 계약을 해지하고자 할 때나 기타 무능력, 착오, 시기, 강박 등으로 인하여 그 계약을 취소하고자 할 경우 등에는 후일의 분쟁을 방지하는 차원에서 그 증거를 확실히 남길 필요가 있고 이를 위하여 필요한 증거확보 차원에서 내용증명을 발송하는 것이 바람직하다. 기타 이 밖에도 채권양도에 따른 채권양도 통지의 경우 등도 내용증명 우편으로 하여 이를 명확히 하여 둘 필요가 있다.

* 최고: 재촉하는 뜻을 알림

예

내 용 증 명 서

수 신 :
주 소 :
성 명 : 채무자 (주민등록번호 : -)

발 신 : 치과의원 원장
주 소 :
제 목 : 치료비 채무이행 청구의 건

1. 귀하의 댁내에 행복이 가득 하시기를 기원 드립니다.
2. 귀하께서 당 치과의원을 내원하여 치료한 내역 중 치료비 미지급 내역은 다음과 같습니다.

내원 년월일	치료내역	관련비용	비 고
20☆☆년 ☆월☆☆일	Crown 2개	80만원중	60만원입금
합 계		미납금 20만원	

3. 이상의 내역과 같이 귀하께서 당 의원에 지급하여야 할 치료비는 20☆☆년 ☆월 ☆일 현재 기준으로 금 이십만원이 됩니다.
4. 상기 치료비는 20☆☆년 ☆월 ☆일에 지급되었어야 불구하고 여러번 전화 통화 했지만 현재까지 채무 이행이 지체되고 있는 바, 20☆☆년 ☆월 ☆일 까지 당 의원의 계좌(**은행 12344-3323-233 예금주 : 치과의원)로 입금하시거나 내원하시어 진료비 결재를 해주시기 바랍니다.
5. 위 기한까지 치료비에 대한 채무이행이 완전히 변제되지 않을 경우 당 의원으로서는 연 20%의 법적 지연이자를 포함한 금액은 물론 귀하를 상대로 진행하는 향후 법적 소요비용(변호사수임료, 소장제출에 따른 소송비용등)도 부담하시게 됨을 양지하여 주시길 바랍니다.
6. 당 치과의원은 귀하께 법적인 대응조치를 시행하기 전에 우선 귀하와 사전에 원만한 협의를 바라는 의미로 본 내용증명서를 발송드리오니, 추후에 법적분쟁이 발생되어 경제적으로 더 큰 손실이 없도록 귀하의 현명한 판단을 바랍니다.

20☆☆년 ☆월 ☆☆일
치 과 의 원 원 장

출처: 경기도 치과의사회 홈페이지

⑥ 작성 후 주의사항

- 도달일과 발송일

  내용증명 서류가 수신인에게 도달하는 날짜부터 효력이 발생한다.

  예 5/20 우체국에서 발송 - 발송일: 효력 없음
  5/26 수신자에게 수신 - 도달일: 효력 발생

- 반송되는 경우 사유에 따라 대처 방법이 다르다.
  - 부재중: 1회에 수령을 하나, 1회차에서 반송이 되었다면 2회, 3회 발송한다.
  - 고의적 기피: 3회 발송을 했음에도 반송이 된다면 추가적인 조치를 취한다. 이럴 경우 공시송달*을 이용한다.

  * 공시송달: 중요서류 전달 시 주소를 알 수 없을 때 사용하는 방법으로 일정 공간, 홈페이지 등에 전송되어야 할 서류를 게시하는 방법으로 송달한 것과 효력이 같다.

★ 선배의 Tips!

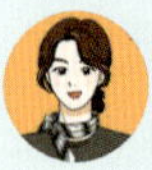

법적으로 진료비 환수 조치를 하기 위해서는 환자 거주지 주소가 필요한데 거주지 주소가 불분명하고, 핸드폰 번호만 아는 경우 경찰서에 '진료비 미납 사유'로 고발하면, 경찰에서는 해당 핸드폰 고객센터를 통하여 주소 등 신원 확인을 해주어야 하며, 환자 주소 등을 확인한 후에 환자에게 '진료비 미납 관련 채무이행 통지서'를 내용증명으로 보내고, 그래도 환자가 채무이행을 안 할 시에는 법원에 지급명령 신청을 할 수 있어요.

3) 지급명령

① 지급명령(독촉)의 의미

소송 절차, 조정 절차와 함께 법원이 관여하여 주요한 민사분쟁을 해결하는 절차의 하나이다. 의료비 체납 시 본인이 직접 지급명령 신청을 할 수 있다.

② 지급명령(독촉) 절차의 장점

- 서류심리*만으로 지급명령을 발령

  * 심리: 법률 재판의 기초가 되는 사실 관계 및 법률관계를 명확히 하기 위하여 법원이 증거나 방법 따위를 심사하는 행위

- 신속하게 분쟁해결을 할 수 있다.

- 채권자가 법원에 납부하는 각종 비용이 저렴하다. 즉, 채권자는 지급명령을 신청할 때에 소송의 10분의 1에 해당하는 수수료와 당사자 1인당 4회분의 송달료만 납부하면 되므로 소송절차에 비하여 소요되는 각종 비용이 저렴한 편이다.
- 지급명령이 확정되면 확정판결과 동일한 효력이 있다. 또한 지급명령이 확정될 때에는 원칙적으로 별도의 집행문 부여 없이 강제집행할 수 있도록 강제집행상이 특례를 규정하고 있다.

③ 지급명령절차 채권자가 법정에 나오지 않고서도 신속하고 적은 소송비용으로 민사분쟁을 해결할 수 있다는 데 그 절차적 장점이 있지만, 상대방이 지급명령에 대하여 이의신청(2주 이내)을 하면 결국은 통상의 소송절차로 옮겨지는 잠정적 분쟁해결절차의 구조를 가지고 있다.

④ 지급명령의 송달불능과 이에 대한 조치 지급명령이 발령되면 먼저 채무자에게 지급명령 정본을 송달한다. 그런데 채권자가 지급명령신청서에 기재한 주소에 채무자가 실제로 거주하지 않는 등의 이유로 지급명령 정본이 송달되지 아니하면 법원에서는 채권자에게 일정한 보정기한 내에 송달 가능한 채무자의 주소를 보정하거나 주소보정이 어려울 때에는 민사소송법 제466조 1항에 의거하여 소제기신청을 할 수 있다. 그리고 채권자가 주소보정을 하면 보정된 주소로 재송달을 하고, 소제기신청을 하면 통상의 소송절차로 이행되어 처음부터 소를 제기한 경우와 같이 재판절차가 진행된다. 그러나 채권자가 만일 위와 같은 조치를 취하지 아니한 채 보정기한을 도과시킨 경우에는 지급명령신청서가 각하되므로 채권자는 이점을 주의할 필요가 있다. 한편 채무자가 지급명령 정본을 송달받고도 이의신청을 하지 아니한 채 2주일이 경과한 때에는 지급명령이 확정되고 채권자는 채무를 이행하지 않는 채무자의 재산에 대하여 확정된 지급명령 기한에 강제집행을 신청할 수 있다.

⑤ 지급명령에 대한 이의신청의 경우 채무자는 지급명령 정본을 송달받은 후 2주일이 경과하기 전에는 언제든지 지급명령에 대한 이의신청을 할 수 있다. 그리고 이의신청을 하면 지급명령은 그 효력을 상실하고 통상의 소송절차로 옮겨져서, 그 이후에는 청구금액에 따라 2,000만 원 이하의 경우에는 소액사건, 1억 원 이하인 경우에는 중액사건, 1억 원을 초과하는 경우에는 합의사건으로서 소송절차가 진행되어 채무자는 일반 소송절차에서처럼 피고의 지위에서 자신의 주장을 법원에 충분히 진술할 수 있는 기회를 보장받게 된다.

예

지급 명령 신청서

채권자 (이름) (주민등록번호 -)
(주소)
(연락처)

채무자 (이름) (주민등록번호 -)
(주소)
(연락처)

청 구 취 지
채무자는 채권자에게 아래 청구 금액 및 독촉절차 비용을 지급하라는 명령을 구함.
1. 금 원
2. 위 1항 금액에 대하여 이 사건 지급명령정본이 송달된 다음날부터 다 갚은 날까지 연 %의 비율에 의한 지연 손해금
3. 독촉절차 비용 원(내역 : 송달료 원, 인지대 원)

청 구 원 인
치료비 청구에 대한 설명을 기재하시기 바랍니다.(치료행위일시 미지급받은 치료비 금액 등 기재)

첨 부 서 류
1) 진료기록부 사본
2) 채무이행통지서 등 채무자에게 보냈던 내용 사본 등

20☆☆. ☆ . ☆ ☆ .
채권자 (날인 또는 서명)

지방법원 귀중

유 의 사 항
·채권자는 연락처란에 언제든지 연락 가능한 전화번호나 휴대전화번호(팩스번호, 이메일 주소등도 포함)를 기재하기 바랍니다.
·이 신청서를 접수 할 때에는 당사자 1인당 4회분의 송달료를 현금으로 송달료 수납은행에 예납하여야 합니다.(다만, 송달료 수납은행이 지정되지 않은 시·군법원의 경우에는 우표로 납부)

출처: 경기도 치과의사회 홈페이지

★ 선배의 Tips!

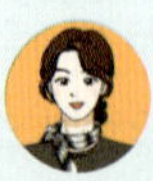

진료비 미수금에 대한 채권 소멸시효 기간은 3년
3년 이내 미수금 수납이 완료되지 않았을 시에는 미수금의 분할납부 및 납부 기한의 연장 조치를 해야 해요. 채권 소멸 기간(3년)의 연장을 위한 지불각서를 확보하거나 내용증명을 발송해야 합니다.

미수금 회수 원칙

① 회수 경비는 최소한으로 지출
② 조속히 회수
③ 최소의 노력으로 회수를 극대화시켜야 합니다.

4) 미수금 발생되지 않기 위한 방법

수납 예고하기

- 진료가 끝난 후 진료비 수납 또는 다음 예약을 잡을 시에 다음 내원에 치료 후 수납해야 할 비용이 있다면 미리 고지를 한다.

예 "오늘 진료비는 보험 진료비 OO원 비보험 진료(진행한 진료에 대한 간단한 설명) OO원 총 OOO원입니다. 다음 번 진료는 ~진료 진행 예정이시고 그때 수납해 주셔야 할 진료비는 OOO원입니다."

"OOO님, 다음 번 예약은 임플란트 수술 예약이에요. 상담하셨을 때 안내받으셨던 대로, 임플란트 수술 비용은 총 OOO만 원이고 다음 수술 약속 때 OO만 원 결제해주시면 됩니다."

참고

병원에 따라 임플란트 수술 당일 해당하는 임플란트 개수에 따른 총 비용을 100% 완납하는 경우도 있고, 수술 당일 일정 금액을 수납하고, 잔액을 임플란트 본뜨는 당일에 나누어 수납하는 경우도 있으니, 병원 상황에 맞추어 수납을 조절하면 된다.

예 "OOO님, 다음번에 오시면 보철물을 만들 수 있는 본을 뜨게 됩니다. 본을 뜨면 맞춤형 보철물 제작이 시작되기 때문에 본을 뜨시는 날 수납이 완료되어야 합니다. 다음 예약 때 남은 비용 수납 부탁드리겠습니다."

- 비용 수납 예정 날짜 예약 시 수납할 금액을 미리 고지 및 환자 예약표 기타란에 메모해 놓는다.

FAQ

Q1

치료가 다 끝나지도 않았는데 왜 돈을 다 완불해야 하나요? 끝나는 날 완불하는 거 아닌가요?

아, 네~ 상담하셨을 때 미리 설명을 드렸었는데 전달하는 과정에서 착오가 있었나 봅니다. 다시 설명을 해드리면, 오늘 본뜬 것을 저희가 기공소라는 곳에 보내서 환자분한테 꼭 맞게 씌우는 치아를 제작하게 됩니다. 그 과정 중에서 제작비용도 발생되고, 이런 치료 과정 자체가 진료비에 포함되는 것이기 때문에 저희는 이렇게 본을 뜰 때 비용을 완납하시는 것을 원칙으로 합니다. 양해 부탁드립니다.

Q2

비용을 완불하고 치아가 아프거나 문제가 있으면 어떻게 하죠?

네~ 이 부분 걱정하실 수 있죠. 원장님께서 잘 치료해 드려서 웬만하면 그런 일들이 없습니다. 혹여 보철물이라고 하는 것이 맞지 않는 부분이 있으면 수정을 한다든지, 말씀하신 것처럼 아프시거나 혹여 문제가 있으면 저희 치과 보증기간 내에서 적절한 방법으로 다시 후속 치료를 진행해 드리니 그 부분은 걱정 안하셔도 됩니다.

PART

09

소개환자가 많은 치과의 환자 관리

CHAPTER 01

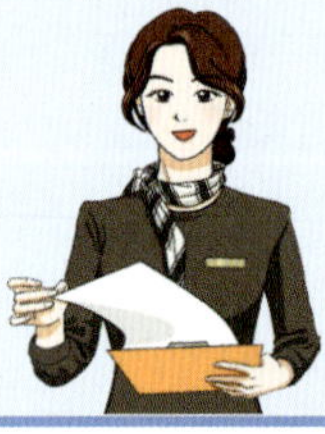

구환의 관리

① 구환 관리의 중요성

치과에 처음 방문한 환자를 신환, 기존에 다니고 있는 환자를 구환이라고 한다. 치과에서 환자 관리나 마케팅을 할 때 신환에 초점이 맞춰져 있는 경우가 많으나 신환 못지않게 구환 관리도 매우 중요하다. 구환을 잘 관리하면 고객 만족도와 충성도가 높아져 재방문과 소개로 이어질 수 있으며, 이는 매출에도 영향을 미치게 된다.

신환이 치과에 내원했을 때 작성하는 문진표에는 내원 경로를 파악하기 위한 부분이 있는데 그 내용들을 월별로 통계를 내어 상담과 마케팅 등에 활용하게 된다.

그중 구환의 소개로 내원한 환자는 이미 우리 치과에 대한 좋은 이야기를 듣고 치료를 하고자 내원하는 경우가 많기 때문에 다른 경로들에 비해 상담 동의율이 높을 뿐 아니라 소개가 아닌 환자에 비해 비교적 치료가 큰 케이스가 많아서 매출 증대에도 많은 영향을 끼친다(만약 기존에 임플란트를 식립한 구환의 소개를 받은 환자라면 임플란트치료 예정일 가능성이 높다).

따라서 병원의 매출을 올리기 위해 소개환자의 비율을 높이는 것이 좋으며, 이를 위해서 구환의 관리가 꼭 필요하다.

예 문진표 – 신환 내원 경로 파악 질문

6. 저희 치과를 아시게 된 계기는?
- □ 간판
- □ 주변소문
- □ 소개(소개하신 분:)
- □ 광고(광고매체:)
- □ 인터넷
- □ 기타

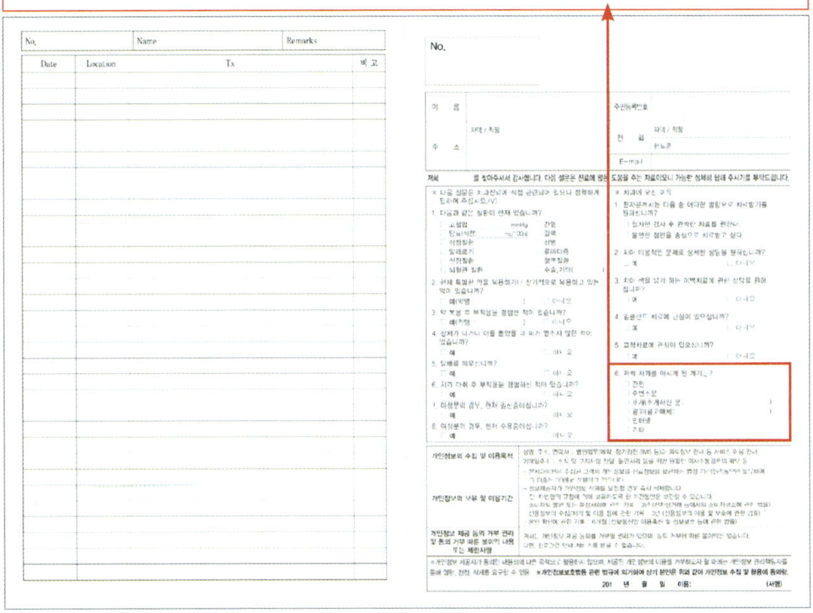

❷ 구환 관리 방법

구환 관리를 위해서는 우리 치과에 내원할 때부터 진료가 끝날 때까지 매 순간마다 좋은 진료와 서비스 경험들을 제공하고, 환자와 좋은 관계를 맺으며 만족시켜야 한다. 또한 진료가 끝난 이후에도 정기적인 연락을 통해 환자가 내원할 수 있도록 유도하고, 타 치과로의 이탈을 막을 수 있도록 노력해야 한다. 나아가 친근한 관계관리나 소개 활성화 시스템으로 소개환자를 창출할 수 있다면 최고의 인재가 될 수 있을 것이다. 어떤 경험을 제공하고, 어떤 관계를 맺어야 환자들이 만족할 수 있을까? 질문에 답하기가 어렵다면 나는 어떤 병원을 좋은 병원 혹은 다시 가고 싶은 병원이라 생각하는지 한번 적어보자. 생각이 나지 않는다면 치과에서 일하지 않는 지인들에게 물어보는 것도 좋다.

다 작성해 보았다면 여러분이 생각했던 방법들과 다음에 나오는 방법들을 잘 접목시켜 우리 치과에 맞는 구환 관리 방법을 도입해보자.

1) 3 Ware 진단 진행하기

3 Ware란 병원의 가치를 결정짓는 가치 전달 3요소를 말하며 하드웨어(Hardware), 소프트웨어(Software), 휴먼웨어(Humanware)가 있다. 3 Ware 진단이란 환자의 동선을 따라 이동하며 각 항목들이 잘 갖춰져 있는지 진단하고, 세 가지 요소 중 보완되어야 할 점들을 찾아내어 개선을 유도하는 분석 기법이다.

하드웨어	소프트웨어	휴먼웨어
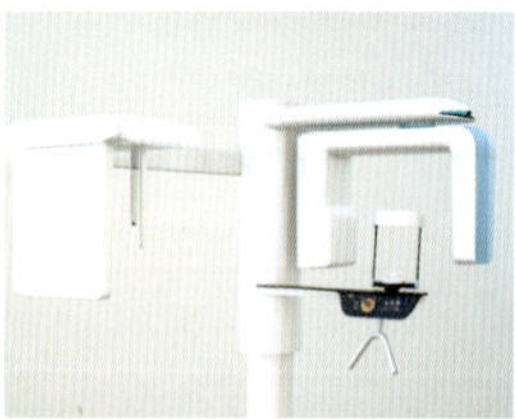	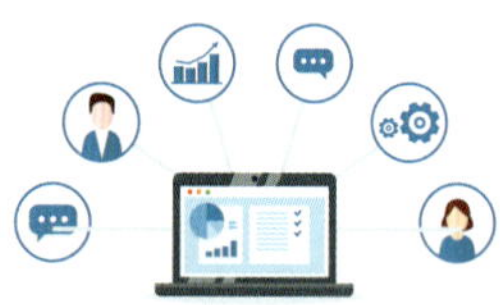	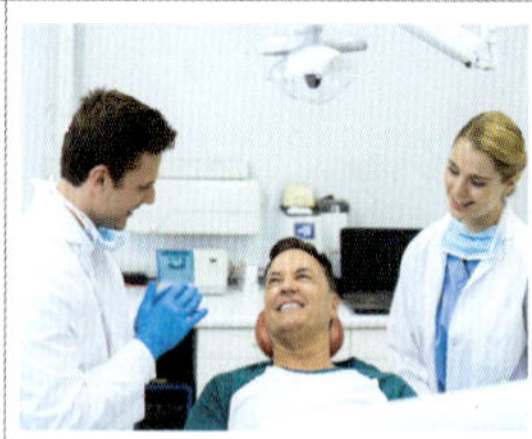
• 고객이 보고 느끼고 체험하는 공간 • 건물과 환경 • 매장 분위기 • 의술, 첨단 의료장비, 시설, 인테리어 • 주차장 등 시설	• 고객이 접하는 서비스 시스템 • 업무 처리 절차 • 업무 처리 기간 • 고객 불만처리 체계 • 정보 제공	• 고객이 느끼는 직원의 고객 지향도 • 접객 태도, 친절도 • 용모, 복장 • 매너, 성실성 • 신뢰성, 업무지식

① 하드웨어(Hardware)

환자가 보고 느끼고 체험하는 공간으로 주로 병원의 규모, 시설, 서비스 환경, 간판, 인테리어, 기구 및 장비, 게시물 등을 말한다. 진료와는 크게 관련이 없지만 환자의 만족도와 편의성에 영향을 미쳐 치과에 대한 긍정적인 인상을 만들어 줄 수 있고, 평가하기가 쉬워 치과의 첫인상을 결정짓는 요소가 될 수 있다.

간판은 눈에 잘 보이는지, 안내판은 치과로 들어오는 길을 쉽게 알 수 있게 하는지, 인테리어와 조명이 전반적으로 잘 어우러지는지, 어떤 톤의 가구가 있는지, 최신 기구와 장비를 사용하는지, 기본 기구는 잘 패킹되어 있는지, 치과의 모든 장소가 정돈이 잘 되어 있고 청결한지, 주차 시설은 잘 구비되어 있는지, 게시판의 게시물이나 치과 안내 자료집은 주기적으로 교체되는지, 광고들은 잘 게시되어 있는지 등을 점검한다.

② 소프트웨어(Software)

접수부터 수납까지의 치과 내 모든 운영, 관리 시스템을 말하며 환자 관리, 진료 관리, 경영 관리, 마케팅 관리로 나눌 수 있다. 환자와의 유대관계가 유지되고 발전되고 있는지, 진료가 전담제로 진행되고 있는지(직원의 손이 바뀌지는 않는지), 예약 관리 시스템이 잘 운영되는지, 불만고객 응대 시스템이 잘 진행되고 있는지, 리콜 및 해피콜과 같은 사후 관리가 잘 진행되는지, 상담 과정이 원활한지, 분납 시스템이 잘 갖춰 있는지, 서류 발급 시스템이 있는지 등을 점검한다.

③ 휴먼웨어(Humanware)

고객이 느끼는 직원의 고객 지향도, 즉 원장이나 직원의 응대 태도, 말투, 표정, 친절도, 이미지, 성실성, 신뢰성 등을 말한다. 환자는 진료의 질에 대해 객관적인 판단이 어렵기 때문에 친절하고 설명을 잘하는 치과를 좋은 치과, 가치가 높은 치과로 인식하게 되므로 치과의 성장과 발전을 위해 가장 중요한 요소라고 볼 수 있다. 그렇기 때문에 지속적으로 점검하며 개선해야 한다.

2) 치과의 진료 과정을 점검하고, 최상의 진료를 제공하자.

① 치과의 본질을 기억하자.

우리가 항상 기억해야 할 것은 치과의 본질이 구강병의 예방과 치료라는 것이다. 환자에게 진료 외적인 서비스를 만족스럽게 제공한다 하더라도 치료를 받은 치아가 불편하고 아프다면 병원에 대한 신뢰도가 하락함으로 병원을 떠나게 되는 일이 생긴다. 따라서 전반적인 진료 과정(Process)에서 부족한 부분은 없는지 점검하고 진료 매뉴얼을 만들어 모든 환자에게 동일한 과정의 진료, 높은 퀄리티의 진료를 제공해야 한다.

② 수납, 예약할 때 환자가 말하는 것들에 귀를 기울이자.

특히 데스크에서는 진료실에서는 말하지 못했던 환자의 이야기(아팠다, 힘들었다, 불편했다 등)를 많이 듣게 된다. 환자가 불만을 호소했다면 사과와 위로로 마무리하는 것이 아니라, 차트에 관련 내용을 반드시 기록하고, 진료실 직원들과 공유를 통하여 개선하도록 해야 한다. 이 같은 과정을 거치지 않는다면 문제는 계속 반복되고 켜켜이 쌓여 해결하기에 복잡하고 어려운 컴플레인으로 이어질 수 있다.

3) 환자와 관련된 모든 일들을 꼼꼼하게 기록하자.

치료 전후 반응과 같은 진료적인 내용은 물론이고, 진료 외적인 내용들까지 차트에 기록하여 전 직원이 함께 내용을 공유하도록 한다. 차트에 작성한 기록을 토대로 환자를 기억하여 내원 경로별, 진료과목별, 연령별, 성향별로 분류하여 응대한다면 맞춤형 진료와 응대가 가능해지고, 환자가 우리 치과를 더 특별하게 생각하고 지속적으로 내원할 수 있게 된다. 또한 블랙컨슈머로부터 우리 치과를 지키는 중요한 자료로도 활용할 수 있다.

4) 환자에게 지속적인 관심을 보이자.

구환과의 관계를 잘 맺기 위해서는 지속적인 관심이 필요하다. 연애를 할 때에도 연애의 시작 때와 달리 나에게 관심이 없어졌다고 느껴지면 서운한 것과 같은 맥락이다. 특히 진료비를 완납한 환자한테 수납 전의 세심한 응대와 다른 태도로 응대하게 되면 서운함을 넘어 컴플레인으로 이어지기도 한다. 이를 방지하기 위해서 우리가 할 수 있는 몇 가지 방법들을 알아보자.

① 진료 전, 중, 후 상담을 진행하자.

일반적으로는 진료 전에만 상담을 진행하지만 케이스가 큰 경우나 교정진료 같이 긴 진료인 경우에는 중간 상담과 진료 마무리 상담도 함께 진행하는 것이 좋다.

- **중간 상담**

진료 과정의 중간 정도에 진행하며 현재 진료가 어디까지 진행되었는지 설명하고, 치과에 내원하는 것과 진료를 받는 것이 힘들지 않은지 만족도를 확인한다.

• **마무리 상담**

진료를 마치고 전후 사진을 비교하여 보여주며 치료가 잘 마무리되었음을 시각적인 자료로 보여준다. 진료 만족도에 대해 직접 들을 수도 있으며, 만족도가 높은 환자라면 후기 작성을 통해 마케팅으로 활용하거나 신환 소개를 요청하기도 한다. 반대로 만족하지 못한 환자의 경우 원인을 파악하고 개선하여 더 나은 진료 서비스를 제공하도록 한다.

② 기본적인 진료의 품질수준과 적정 치료비 수준을 유지하도록 한다.

고객의 소리함 등을 활용하여 진료의 품질이나 치료비에 대한 환자들의 의견을 조사하여 반영한다. 주관식으로 작성하기도 하고, 체크리스트를 만들어서 만족도를 조사하기도 한다. 후기를 작성하는 환자에게 소정의 선물을 제공한다.

③ 리콜, 해피콜을 적극적으로 활용하자.

리콜과 해피콜 매뉴얼을 제작하여 데스크에서 실행하도록 한다.

예 진료 과목별 리콜 및 해피콜 진행, 소개환자 내원 시 소개한 환자에게 리콜, 미내원 환자 관리, 미수 환자 관리, VIP 환자 관리 등에 대해 응대 매뉴얼을 각각 작성하여 공유, 응대할 것

5) 월별로 이벤트와 행사를 진행하자.

연초에 월별 이벤트를 기획하여 전 직원과 공유하고 준비하고, 이벤트 시 환자에게 감사한 마음으로 작은 선물을 제공하기도 한다.

예 어버이날 카네이션, 어린이날 작은 선물, 명절에 VIP 고객 선별하여 카드와 선물 제공, 결혼, 수능, 취업 등에 대한 이벤트 진행

6) VIP 환자(충성 고객)를 별도로 관리하자.

우리 병원의 VIP 분류 기준을 정하고, 명단을 작성하여 관리한다. 매출, 소개환자 수 등을 확인하여 정할 수 있으며 특별함을 느낄 수 있도록 새로운 서비스를 제공한다.

예 전용 대기실과 진료실, 전담 원장님과 스텝, 음료와 다과 제공, 대기 없이 바로 진료 진행, 주차비 배려, 해피콜, 리콜 등

7) 진료 후 귀가 시 웃으면서 나갈 수 있게 하자.

환자가 컴플레인을 했거나 오해든 실수든 어떠한 문제로 인해 기분이 상한 상태로 진료를 진행하더라도 가능한 긍정적인 마무리를 한 후 치과에서 나갈 수 있도록 해야 한다. 그래야 우리 치과에 다시 찾아올 때 서로 불편함이나 어려움이 없고 불만을 제대로 해결한 우리 치과에 대해 만족함으로써 자연스럽게 가족이나 친구들에게 소개를 할 수 있기 때문이다. 환자와 좋은 관계를 유지하기 위해서 진료의 시작과 마무리를 담당하는 데스크의 역할이 매우 크다. 우리의 응대를 통해 환자가 다시 오고 싶은 병원을 만들도록 하자.

CHAPTER 02

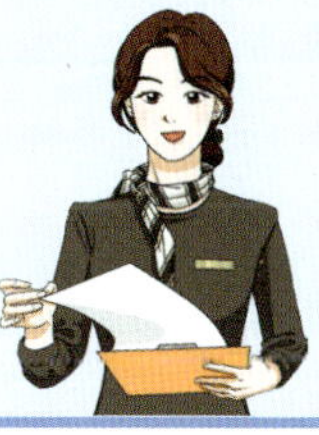

상담 후 보류 환자의 관리

데스크 업무의 중요한 것 중 한 가지는 상담 후 치료 여부를 결정하지 못한 환자가 치료를 결정할 수 있도록 지속적으로 컨택(Contact)하고 관리하는 것이다.

❶ 상담 비동의 환자 확인하기 [덴트웹]

① [경영/통계] → ② [상담 동의율 통계] 클릭 → 상담 진행한 월별/연도별 검색 → ③ 각 상담자별 상담 통계와 상담자 더블클릭 시 → ④ 상담자별 상담 내역 목록이 나타난다.

* [동의 후 치료 진행 중인 환자], [상담 비동의 환자] 구별이 가능하다.

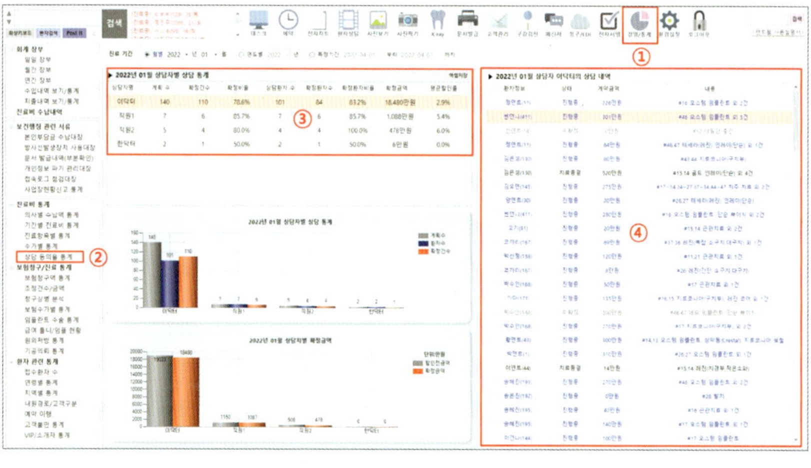

② 상담 일지 작성하여 관리하기

엑셀 파일로 작성하여 상담 동의 환자와 상담 비동의 환자를 구별하여 관리한다.

① 상담 동의한 내역 작성 및 보류 사유 작성 → ② 각 환자에 대한 내용 기재(리콜 내역 등)

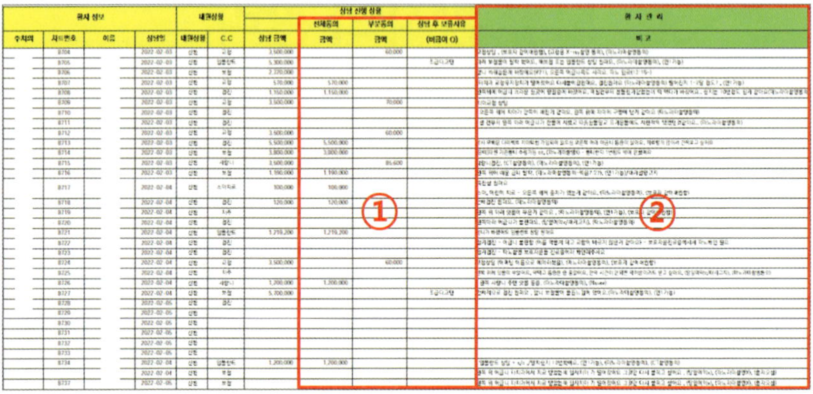

③ 비동의 환자 리콜

1) 비동의 환자 리콜은 담당 상담자가 하는 것을 원칙으로 한다.

① 치과임플란트, 교정 등 매출에 큰 영향을 주는 진료가 아니더라도 담당 상담자가 직접 연락해야 환자의 신뢰도를 높이고, 만족도를 높여 재내원 및 동의율을 높일 수 있다.

② 담당 상담자는 해당 환자 성향을 가장 잘 파악하고 있고, 상담 진행 시 형성된 라포(Rapport)로 인해 같은 정보를 전달하더라도 환자가 긍정적으로 받아들일 수 있게 한다.

2) 비동의 환자 리콜 전 체크해야 할 사항

① 리콜 방법 결정

환자 성향에 따라 통화를 선호할 수 있고, 문자나 메신저를 더 편하게 여길 수 있다. 환자 특이사항, 메모 등을 체크하여 환자의 특성을 파악한다.

② 리콜 시간 결정

환자의 직업적 특성상 연락 받기 편한 시간이 있을 수 있다. 오전, 오후, 퇴근 전, 점심시간 등, 환자가 연락 받기 편한 시간을 파악하여 리콜 시간을 정한다.

③ 리콜하기 전에 환자의 치료계획 및 치료 비용에 대한 내용을 숙지한다.

- 환자의 파노라마 및 구강내 사진, 진료기록, 치료계획, 지난번 내원 시 메모, 전신질환 등을 미리 숙시하여 환자가 질문하였을 때 머뭇거리거나 망설이는 부분 없이 대답할 수 있도록 준비한다.
- 치료계획이 여러 가지이거나 내용이 많은 경우 메모를 이용하는 것도 방법이다. 전자차트를 이용하는 경우 바로 확인이 가능하기도 하지만 주요 내용은 전화 통화 전 눈에 잘 띄게 메모해두는 것을 추천한다. 마음이 급하면 눈에 잘 들어오던 부분도 잘 안 들어오게 되고 특히, 전화 통화에서의 침묵은 실제 대면 대화에서보다 더 길게 느껴져 성격이 급한 환자의 경우 답답하다고 여기거나 준비가 덜 되었다고 여길 수 있기 때문이다.
- 환자 소개로 내원한 환자인 경우 우리 치과를 소개해 준 환자에 대한 정보도 미리 파악한다. 어떤 진료를 했고 비용을 얼마를 냈으며 혜택이 있었나면 어넌 혜택이 있었는지, 소개환자와는 어떤 관계인지 미리 파악하는 것이 좋다. 환자가 기존 환자에 대해서 언급할 수 있기 때문이다.

3) 비동의 환자 리콜 시 주의사항

① 메신저든 통화든 인사를 먼저 하고 자기소개를 한다. 그리고 지금 통화(또는 메신저로 대화)가 가능한지 확인한다.

환자가 지금은 통화나 대화가 어렵다고 한다면 대화나 통화가 편한 시간을 물어보고 다시 연락을 기약하며 전화를 끊는다. 만약 통화나 대화가 가능하다고 한 경우에는 대화를 이어 나간다.

"안녕하세요? OOO님, OO치과 OOO 실장이에요. 혹시 지금 통화 가능하신가요?"

② 환자의 성향, 반응, 상황을 고려하여 통화한다.

- 환자의 시간이 많지 않은데 설명해야 하는 것이 많은 경우 충분히 설명을 들을 수 있을 때 다시 거는 것도 방법이다. 바쁜 중에 전화를 받은 경우 통화에 집중이 어려워 원활한 정보 전달이 어려울 수 있다.
- 연락을 받을 때부터 환자가 기분 나쁜 듯한 어투나 억양이라면 연락을 다시 하는 것도 좋은 방법이다. 개인적인 일로 기분이 상해 있는 상태에서는 설명을 하더라도 좋은 쪽으로 받아들이기 힘들기 때문이다. 만약 환자가 기분이 상한 억양이나 어투임에도 설명을 듣기를 원한다면 지난번 상담 시에 기분이 상한 부분은 없었는지를 질문을 통해 파악하여 대처하도록 한다. 불편했던 부분이 있다면 잘 들어주고 불만사항이 있다면 블랙컨슈머가 아닌 이상 적극적으로 해결을 위한 제스처를 취한다.
- "O월 O일 상담하시고 가셨는데 치료는 어떻게 결정하셨는지, 불편하다고 하셨던 부분은 어떠신지 궁금해서 전화드렸어요. 좀 어떠셨어요? 상담받으시면서 혹은 상담받고 나서 궁금하신 건 없으신가요?"
  "아~ 그날 대기를 오래 해서 많이 힘드셨죠? 그날 응급 수술이 길어져서 원래는 그렇게 대기하시는 일이 정말 드문데... 그날따라 대기가 길어져서 정말 죄송했어요. 다음번에 진료받으실 땐 제가 신경 써서 대기시간 없이 진료받으실 수 있게 예약 도와드릴게요."

③ 치료 결정을 망설이는 이유를 확인하고 결정할 수 있도록 돕는다.

비용이 부담되는 경우 할부, 분납 등을 설명하고 할인을 원하는 경우 내규에 따라 안내를 한다. 치료받을 시간을 내기가 어렵다면 야간진료, 토요일 진료에 대해 설명하고 통증이 이유라면 지금 치료해야 통증이 덜할 것을 설명한다(자세한 내용은 치과 상담의 정석 등 치과 상담 책 참고).

④ 지금 결정이 어렵다고 한다면 다시 연락을 해도 될지 의견을 묻는다.

연락을 원하지 않는 경우 메모에 적어 두고 리콜을 종료한다. 다시 연락을 달라고 하면 일주일 정도 후 연락을 다시 하겠다는 안내를 하고 통화 또는 연락을 종료한다.

⑤ 비동의 환자가 연락을 받지 않는 경우

리콜 문자를 남기되 리콜 문자 간격은 내규에 따라 정해진 대로 보내도록 한다. 일반적으로 3–7일 간격으로 보내는 경우가 많다. 3차 정도까지 문자를 보내고 전화를 했음에도 연락이 닿지 않는다면 메모를 한 후 치료의사가 없음으로 여겨 리콜을 종료하기도 한다.

4) 비동의 환자가 리콜을 통해 치료받으러 내원한 경우

- 환자가 내원하였을 때 상담 중이 아니라면 담당 상담자가 대기실이나 진료실에서 반갑게 맞이하는 것이 중요하다. 이때 환자 성향이 내향적이라면 과하게 반갑게 맞이하기보다는 누구인지 알아봐 주는 정도로 하는 것을 추천한다.
- 통화했던 내용을 간단히 정리하고 전달하면서 치료를 결정한 것에 대한 감사함과 더 미루지 않고 치료를 결정한 것이 좋은 결정이었다는 것을 확인시켜 준다.
- 오늘 치료할 부분과 소요시간, 마취 여부 등을 간단하게 전달하고 치료 담당 스탭에게 잘 부탁한다고 인사를 한다.
- 가능하다면 진료 마무리 시에도 인사하는 것을 추천하다

5) 비동의 환자가 리콜을 통해 재상담을 받으러 내원한 경우

- 환자맞이는 담당 상담자가 하도록 한다.
- 가능한 한 대기시간이 없이 상담실 또는 조용한 상담이 가능한 곳으로 안내한다.
- 환자 성향에 따라 안부를 묻거나 혹은 치료 관련 상담으로 바로 시작한다.

★ 선배의 *Tips!*

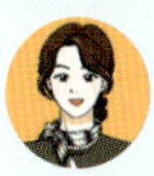

비동의 환자가 리콜을 통해 다시 치과에 내원하는 것은, 신환이 수많은 치과 중 우리 치과로 내원을 결정한 것만큼이나 어려운 일이에요. 환자가 결정을 망설인 이유에 대해 데이터화하여 추후 상담이나 환자 응대에 사용할 수 있도록 활용한다면 환자의 만족도를 높이고 효율적인 상담과 응대에 도움이 될 거예요.

CHAPTER 03

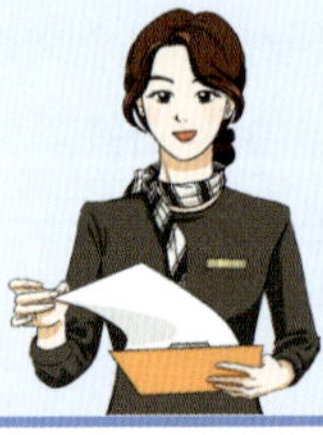

환자와의 오랜 관계 유지를 위한 리콜 방법

리콜이란 고려대 한국어대사전에 따르면 회사 측이 제품에 결함이 있을 때, 그 제품을 회수하여 점검한 후에 교환·수리·보상해 주는 소비자 보호 제도를 뜻한다. 그러나 치과에서는 치료 후 고객을 관리하기 위한 방법을 뜻한다.

이 리콜은 구환과의 관계관리를 위한 중요한 업무이며, 환자의 동의를 바탕으로 진행된다. 이 업무를 통해 환자에게 정기점검 시기나 유용한 정보 등를 제공한다.

1 리콜

- 개별리콜: 차후에 후속치료나 F/U (follow-up, 후속)체크가 필요한 환자를 관리하면서 리콜 날짜에 전화나 문자로 연락하는 경우

  예 임플란트, 교정진료 후 정기적인 검진, 장기 미내원 시, 발치 후 체크 예약 등

- 해피콜: 진료 후 상태 확인이 필요한 경우 또는 상담 후 리콜이 필요한 경우

  예 발치 or 수술 후 다음 날 확인, 상담 후 진료 진행 여부 확인, 수술값이 큰 케이스 진료 예약 전날 확인 등

1) 리콜 주기(정기적 리콜 방법)

① 원장님의 판단, 환자의 상태, 병원 내 매뉴얼에 따라 리콜을 진행할 날짜나 요일, 담당자를 정하여 리콜이 필요한 환자 명단을 확인하고 주기적으로 진행한다.

예 • 다음 날, 1주, 1개월, 3개월, 6개월, 1년 등

- 정기검진(3, 6, 12개월): 원장님의 진료철학, 주로 시행하는 진료를 감안하여 개월 수를 정함.
- 소아검진: 유치발치는 1개월, 충치검진은 3개월
- 임플란트 정기검진: 처음은 1개월, 그다음은 3개월, 괜찮을 경우 6개월 등

② 2년간 3–6개월 주기로 리콜 문자를 반복 설정하면 편리하게 관리할 수 있다(설정법 아래 설명).

2) 리콜 준비사항

습관적으로 혹은 개인 사정으로 전화를 받지 않는 환자들의 경우 치과 번호에 대해 스팸 번호로 등록되어 있지는 않은지 미리 체크하여 부재를 방지하고, 가족들의 전화번호나 집 전화번호도 함께 알아 두는 것이 좋다.

- 리콜 매뉴얼, 스크립트, 리콜 대상 명단(리스트). 즉 리콜이 필요한 자료와 환자 명단을 작성, 제작하여 비치하고 주기적으로 리콜을 진행한다(장부는 임플란트 환자, 풀케이스 환자, 미내원 환자, 미수 환자, 발치와 체크, 2nd op 등).
- 환자를 잘 알고 있는 담당 스탭 또는 상담을 했던 실장이 리콜을 진행하면 내원할 확률이 높아진다.
- 리콜 전 차트를 통해 이전 치료내역, 리콜 시 확인하기로 했던 초기 충치, 치주상태 등을 확인하며 리콜 시 전달해야 할 내용들을 메모하여 정리한 후 리콜한다.

3) 리콜을 하는 여러 방법

리콜 수단에는 문자, 전화, 카카오 채널, 이메일, 우편 등이 있다. 연령, 성향, 환자의 라이프스타일에 따라 시간대나 방법을 선택한다.

예 노인환자: 낮 시간, 전화 / 직장인: 점심, 저녁시간, 문자나 카톡 / 감사 인사: 전화, 편지(우편)

① **필수 리콜 대상: 수술이나 다수 치아 프렙 등의 큰 케이스 예약 건**(예약시간 1시간 이상 혹은 당일 결제 금액이 100만 원 이상)

- 1주 전, 2일 전, 1일 전에 미리 내원 가능 여부 확인 전화를 한 다음 예약표에 기록한다.

- 혈액순환제 중단이 필요한 수술 환자의 경우 중단을 시작해야 하는 날짜에 미리 안내 전화를 한다.

② 진료 예약 변경이 잦거나 미내원 또는 미수 환자가 예약한 시기에 내원하지 않을 경우

- 발생할 수 있는 문제점과 치료계획 변경 가능성을 설명한다. 이때 금액 관련한 내용은 최대한 삼가는 것이 좋다. 금액에 민감한 경우 컴플레인으로 이어질 수 있다.

③ 정기검진

- 현재 불편하지 않아도 이전 치료 부위에 대한 지속적인 관리를 위해 검진이 필요하며 정기검진 시 본원에서 진행하고 있는 구강 관리 방법이나 프로그램 등을 설명하며 내원을 권유한다.
- 올바른 시기에 진료나 관리를 받지 않았을 경우 발생할 수 있는 문제점과 보증에 대한 불이익 등을 설명하고 내원을 통해 더 큰 문제를 막을 수 있음을 알린다.

예시

치과임플란트 정기검진 문자

문자를 보낼 때에는 일률적이고 상투적인 내용보다는 개인에 맞춘 메시지를 보냈을 때 효과가 더 크다.

“OOO님 안녕하세요. 임플란트 치료하셨던 OO치과입니다. 임플란트 검진하신 지 6개월이 지나 연락드렸습니다. 지난번에는 음식물이 약간 낀다고 하셨었는데 지금은 좀 어떠신가요? 혹시 다른 불편한 부분은 없으셨나요? 불편하신 부분이 없으시더라도 치과에 오셔서 검진을 받으시면 치료한 부위를 편안하게 오래 사용하실 수 있습니다. 또한 임플란트는 신경이 없기에 아프실 때 오면 늦는 경우가 많습니다. 임플란트 특별 관리 프로그램을 진행해 드릴 예정이니 편하신 날 정해서 예약 전화 주시기 바랍니다. 감사합니다.”

④ 차트와 리콜 장부에 모든 내용을 기록한다.

날짜, 시간, 담당자 이름, 통화의 내용과 환자의 대답 차팅(기록) 하기

❷ 리콜 설정법 [덴트웹]

1) 새 해피콜/개별리콜 등록 버튼을 누르면 아래와 같은 창이 뜬다.

데스크, 전자차트(진료입력), 고객관리 화면의 곳곳에서 해피콜/개별리콜 등록이 가능하다.

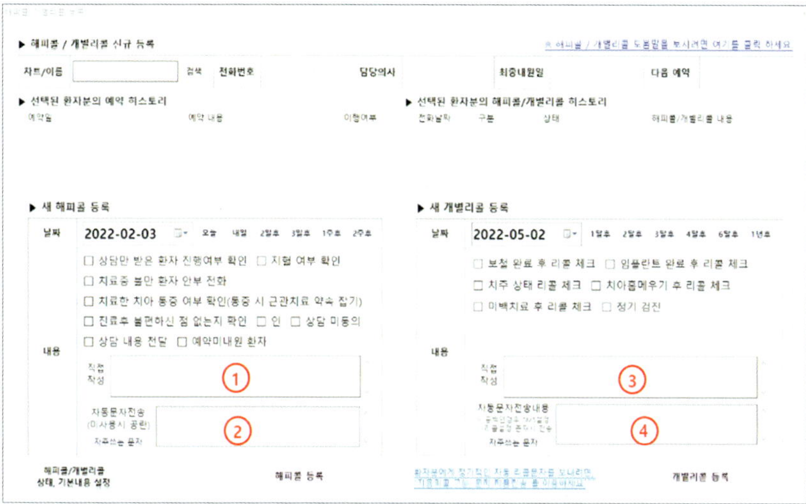

2) 해피콜/개별리콜 신규 등록

위 이미지의 왼쪽은 해피콜 등록, 오른쪽은 개별리콜 등록란이다. 둘 다 동시에 작성하고 등록할 수 없다. 예를 들어 해피콜, 개별리콜을 모두 작성한 후 개별리콜 등록버튼을 누르면 개별리콜만 등록된다. 등록 창은 동시에 뜨지만 각각 등록을 해야 한다.

- ①과 ③에는 해피콜/개별리콜 사유를 적는다. 이 내용은 치과에서만 확인할 수 있다.
- ②와 ④에는 환자에게 전송되어야 할 문자가 있다면 미리 문자 내용을 적어 둘 수 있다. 문자 내용을 등록하면 등록된 날짜에 자동으로 문자 전송이 된다.

3) 해피콜 자동문자-해피콜 등록 시

위 이미지에서 ② 자동문자 전송에 문자 내용을 적어 두면 [환경설정] → [SMS 전송설정] → [리콜 문자]에 설정된 시각에 맞춰 전송되며, 공란으로 두면 해피콜과 관련된 문자는 발송되지 않는다.

4) 개별리콜 자동문자 – 개별리콜 등록 시

④ 자동문자 전송내용에 문자 내용을 입력해 두면 [환경설정] → [SMS 전송설정] → [리콜 문자]에 설정된 시각에 맞춰 해당 내용의 문자가 발송된다. 환경설정의 개별리콜 알림 문자 자동전송 기능을 사용하지 않더라도 이 문자는 발송된다.

5) 문자 발송일이 휴무일인 경우

문자 발송일이 휴무일이라 발송해야 하는 시간에 덴트웹 서버가 꺼져 있어도 문자가 발송된다. 실제로는 휴무 전에 덴트웹 문자서버에 전송되어야 할 해피콜/개별리콜 문자를 업로드해두기 때문이다(단, 덴트웹상에 치과 휴무일이 실제에 맞게 등록되어 있어야 한다).

6) 개별리콜일 이후 예약이 잡혀 있는 환자인 경우

- [환경설정] → [SMS 전송설정] → [리콜 문자]의 '리콜일 이후 예약 있는 환자에게는 전송 안함' 옵션에 체크해두면, 개별리콜일 이후로 예약이 있는 환자에게는 개별리콜 문자를 전송하지 않는다. 개별리콜을 잡을 때, '자동문자 전송내용'에 문자내용을 적어 둔 경우 개별리콜일 이후로 예약되어 있다면 문자가 발송되지 않는다[337p 이미지 참고].
- 자동리콜은 이 옵션과 무관하다. 즉, 위처럼 옵션에 체크해 놓지 않아도 자동리콜일 이후로 예약이 있다면 그 자동리콜 문자가 발송되지 않는다.
- 해피콜도 이 옵션과 무관하다. 해피콜 문자는 기본적으로 자동 전송되지 않지만, '자동문자 전송'에 내용이 입력되어 있다면 개별리콜 문자 발송시각에 같이 문자가 전송되는데, 이 옵션과 무관하게 추후에 예약이 잡혀 있더라도 해피콜 문자는 자동 발송된다.

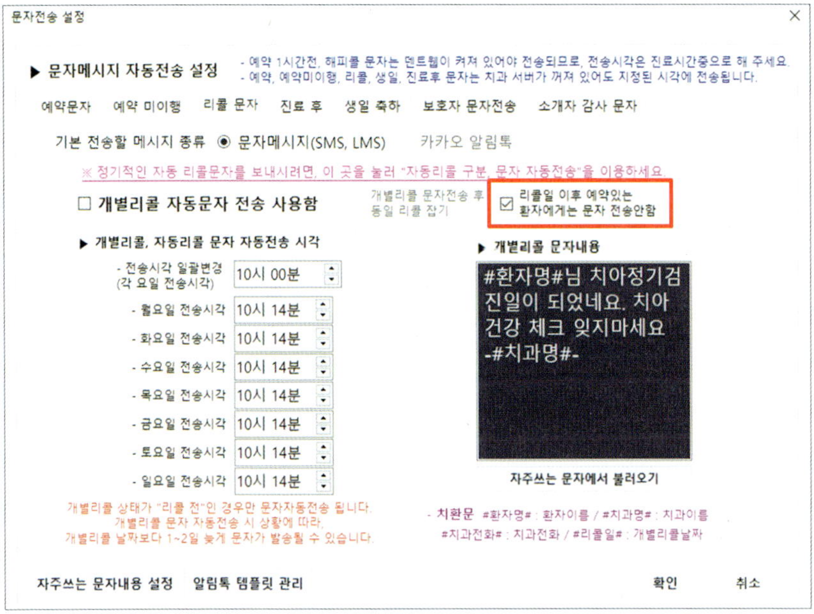

'리콜일 이후 예약 있는 환자에게는 전송 안함' 옵션

③ 해피콜/개별리콜 관리 [덴트웹]

1) 당일 해피콜/개별리콜 목록 확인하기

① 데스크 화면의 우측 하단 해피콜/개별리콜 탭에서 확인할 수 있다.

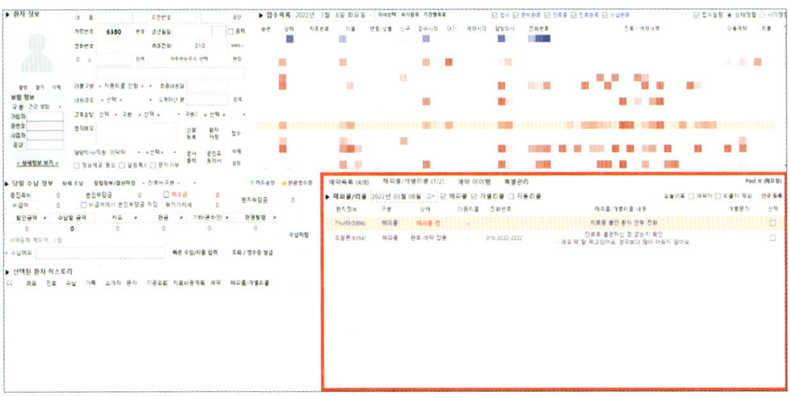

② 당일 해피콜/개별리콜 진행 후 결과를 아래 그림에서처럼 목록의 [상태]열을 클릭하여 변경이 가능하다.

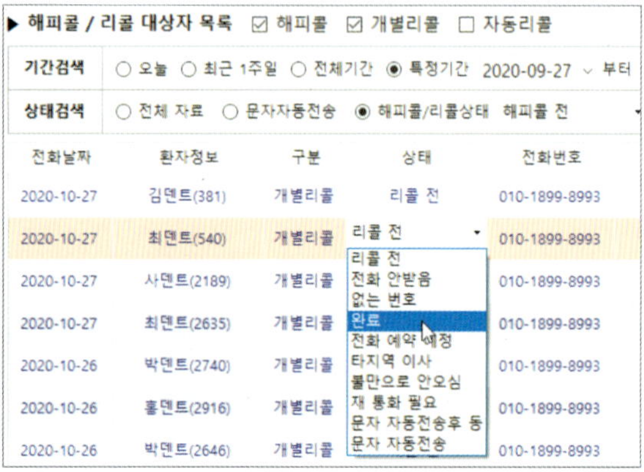

③ 해당 해피콜/개별리콜 더블클릭 시 아래와 같은 해피콜/개별리콜 상세 화면이 나타난다. 기존에 잡혀 있던 해피콜/개별리콜의 수정이나 해피콜/개별리콜 후의 결과 내용을 작성하여 저장할 수 있다.

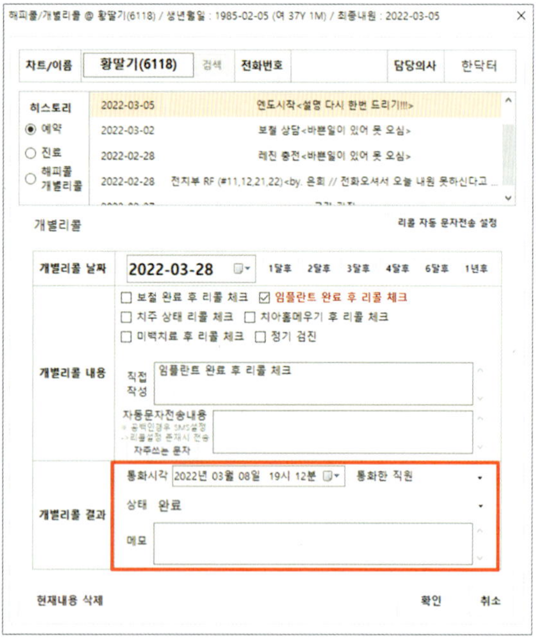

❹ 자동리콜

치료를 받은 환자가 정기적인 내원이 필요하여 이를 문자로 주기적으로 알려주는 목적의 경우 사용된다.

1) 발송규칙 설정하기 [덴트웹]

① 발송주기와 최대기간을 자동리콜의 종류마다 다르게 설정 가능하다.

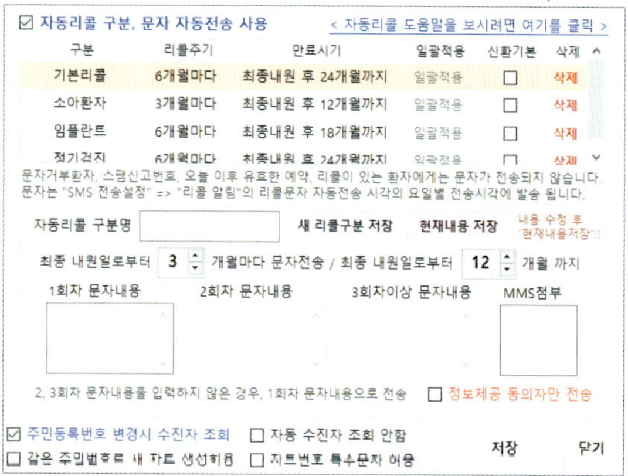

② 자동리콜 종류마다 문자내용을 지정할 수 있다.

- 2, 3회차 문자내용이 없고, 1회차에만 문자내용이 등록되면 1회차 문자내용으로 계속 발송된다.
- 문자내용이 모두 비어 있으면 "진료 후 몇 개월이 지나셨고, 구강건강을 위한 정기검진이 바람직합니다"라는 내용으로 문자가 발송된다.

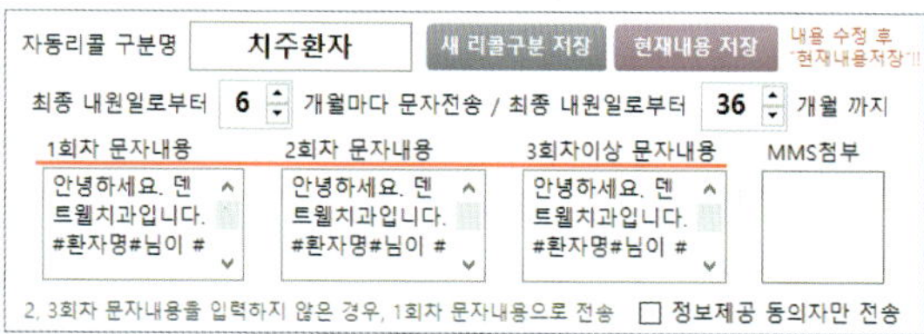

③ 자동리콜은 '최종 내원일' 이후 설정한 개월 수마다 전송되는데, 이때의 최종 내원일은 접수/진료/원외처방/CC/Next 중 어느 하나라도 입력된 마지막 날짜로

간주한다.

④ 자동리콜 문자의 발송 시각은 [환경설정] → [SMS 전송설정]의 '리콜 문자' 설정을 따른다.

⑤ 치과의 월평균 환자 수에 따라 일당 최대 발송량이 50-1,000건으로 제한된다. 만약, 오늘 발송되어야 할 리콜 문자가 발송 제한 한도에 걸려 발송되지 않았다면 다음 날 발송된다.

⑥ 모든 조건이 충족되어 자동리콜 문자가 발송되어야 할지라도, 해당 환자에게 최근 2개월 이내의 예약(예약 이행여부 관계없음)이나 해피콜/개별리콜(해피콜과 개별리콜의 결과와 관계없음)이 잡혀 있었다면 자동리콜 문자 발송은 보류된다. 즉, 조건이 충족되더라도 마지막 예약과 마지막 해피콜/개별리콜 이후 2개월이 경과되어야 자동리콜 문자가 발송된다.

⑦ 미래에 예약 또는 해피콜/개별리콜이 잡혀 있는 환자는 자동리콜 문자 발송이 보류된다.

2) 자동리콜 설정하기 [덴트웹]

① [데스크] 화면의 환자정보에서 적용 가능하다.

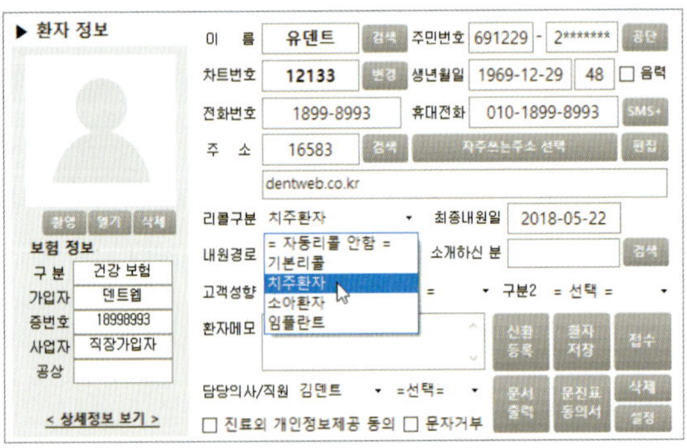

② '일괄적용'을 누르면 자동리콜 대상 환자를 일괄적으로 검색하여 적용할 수 있다.

구분	리콜주기	만료시기	일괄적용	신환기본	삭제
기본리콜	6개월마다	최종내원 후 24개월까지	일괄적용	☑	삭제
치주환자	6개월마다	최종내원 후 36개월까지	일괄적용	☐	삭제
소아환자	3개월마다	최종내원 후 12개월까지	일괄적용	☐	삭제

③ 자동리콜 필터를 적절히 사용하여 적용할 수 있다.

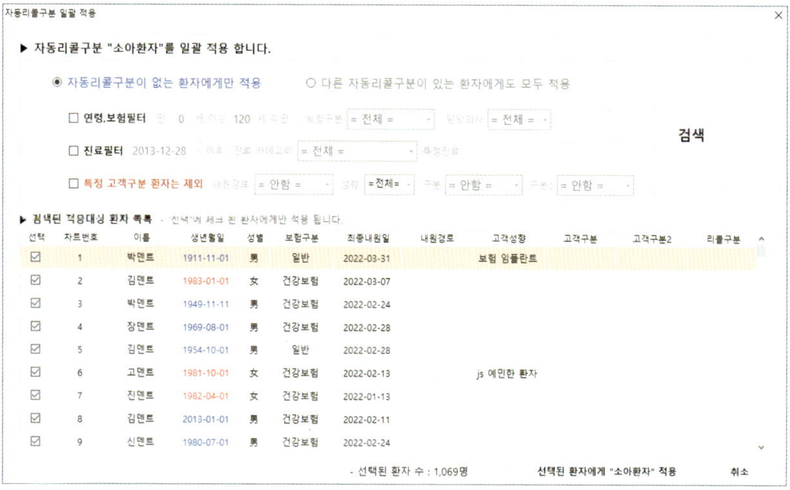
자동리콜구분 일괄 적용
▶ 자동리콜구분 "소아환자"를 일괄 적용 합니다.
◉ 자동리콜구분이 없는 환자에게만 적용
○ 다른 자동리콜구분이 있는 환자에게도 모두 적용
☐ 연령,보험필터
☐ 진료필터 2013-12-28
☐ 특정 고객구분 환자는 제외
검색
▶ 검색된 적용대상 환자 목록
선택 차트번호 이름 생년월일 성별 보험구분 최종내원일 내원경로 고객성향 고객구분 고객구분2 리콜구분
1 박덴트 1911-11-01 男 일반 2022-03-31 보험 임플란트
2 김덴트 1983-01-01 女 건강보험 2022-03-07
3 박덴트 1949-11-11 男 건강보험 2022-02-24
4 장덴트 1969-08-01 男 건강보험 2022-02-28
5 김덴트 1954-10-01 男 일반 2022-02-28
6 고덴트 1981-10-01 女 건강보험 2022-02-13 js 예민한 환자
7 진덴트 1982-04-01 女 건강보험 2022-01-13
8 김덴트 2013-01-01 男 건강보험 2022-02-11
9 신덴트 1980-07-01 男 건강보험 2022-02-24
- 선택된 환자 수 : 1,069명
선택된 환자에게 "소아환자" 적용
취소

5 보류예약 관리 [덴트웹]

덴트웹 예약화면 왼쪽하단에서는 해당 주 또는 해당 날짜의 예약메모, 보류예약, 해피콜/리콜 목록, 예약 통계를 확인할 수 있다.

① 예약을 보류예약으로 변경하려면, 마우스로 예약을 드래그하여 보류예약 칸에 떨어뜨리면 된다.

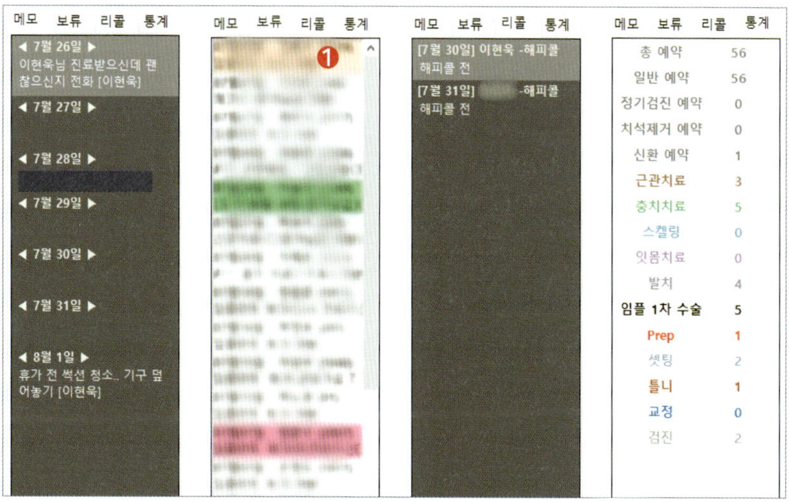

② 특정기간을 설정하여 보류예약 목록을 확인할 수 있다.

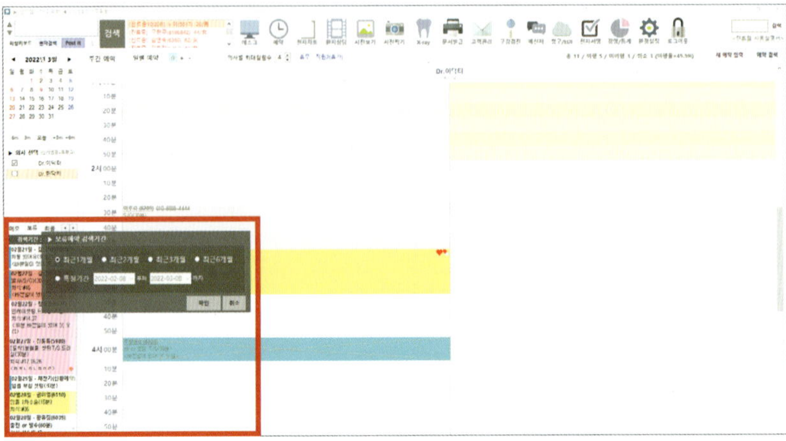

★ 선배의 *Tips!*

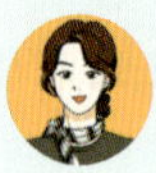

덴트웹 고객관리 기능

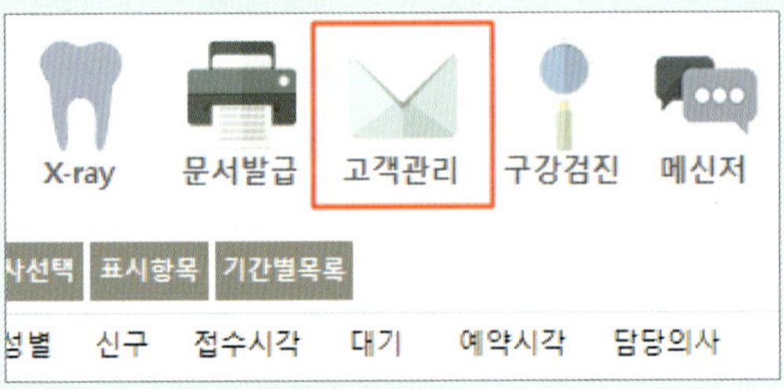

예약 미이행 환자 검색

특정 기간 동안 예약을 이행하지 않은 환자를 검색하는 방법

[고객관리] → 오른쪽 하단 [예약 미이행 환자] 검색 조건 입력 후 검색하기

예약 미이행 환자 | 특별관리 환자 | 내원중단 환자 | 미수금 내역 | 고객불만사항

▶ 예약 미이행 환자 검색 ☑ 오늘이후 예약자 제외 ☑ 미이행 이후 내원자 제외

예약 기간 ○ 최근 3일 ○ 최근 1주일 ○ 최근 1개월 ◉ 특정기간 2022-01-01 부터 2022-04-05 까지 모든의사

예약날짜/시각	환자정보	전화번호	담당의사	예약 내용	예약구분	이행여부	최종내원일	다음리콜	다음예약
2022-04-04 11시00분	[illegible]	[illegible]	정우성	크라운 프렙. 왼쪽 아래도 크라운바꾸고싶어요<상담후진행,전화예약>	일반예약	취소	2022-03-22	2022-09-22	
2022-04-02 13시20분	[illegible]	[illegible]	간단한것	신경치료 받은곳 통증이있어요<3-4개월 되심>	일반예약	취소			
2022-03-31 13시40분	[illegible]	[illegible]	정우성	왼쪽 위 치아흔들림 빼고임플란트해야할것같아요<전화예약>	일반예약	취소	2021-07-15		
2022-03-31 13시40분	[illegible]	[illegible]	간단한것	레진 충전<5-10분 늦어요.전화예약>	일반예약	취소	2022-03-25		
2022-03-29 13시40분	[illegible]	[illegible]	간단한것	임플란트상담<설봉수님 지인 치료바로원하심 당일식립 안된다 설명드림>	일반예약	취소			
2022-03-29 13시40분	[illegible]	[illegible]	정우성	인레이 프렙<전화예약>	일반예약	취소	2022-03-25		
2022-03-28 12시00분	[illegible]	[illegible]	간단한것	3달check<12.20.전화예약>	일반예약	취소	2022-03-15		

내원 중단 환자 검색하기

오늘 이후로 예약이나 개별리콜이 잡혀 있는 환자는 제외하고, 최종 내원일이 오래된 환자를 검색하는 방법

[고객관리] → 오른쪽 하단 [내원중단 환자] 검색 조건 입력 후 검색하기

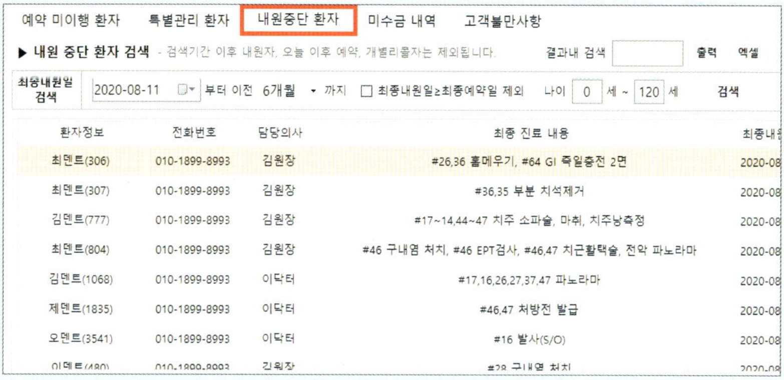

- 최종 내원이 특정기간에 속하는 환자들을 검색하되, 오늘 이후로 예약이 있거나 개별리콜이 잡혀 있는 환자는 제외돼요.
- '최종내원일>최종예약일 제외'에 체크하면, 최종내원일이 최종예약일과 동일하거나 그 이후인 경우도 검색에서 제외되니까 기억해 주세요.

PART

10

데스크 문서 관리 마스터

CHAPTER 01

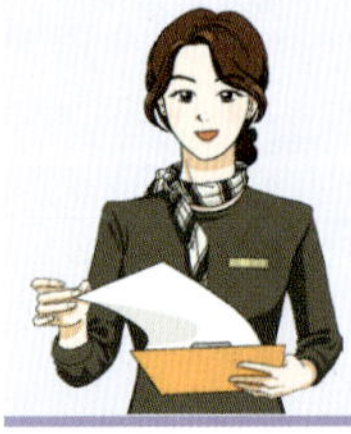

개인정보보호 관리

개인정보보호법이 강화되면서 치과에서도 개인정보보호에 관련된 업무를 제대로 이해하고, 관리해야 한다. 실제로 이것을 잘 알지 못해 행정처분을 받는 일도 종종 발생하고 있다.

행정안전부가 행정처분 발표한 2019년 6월 결과 중

<table>
<tr><td rowspan="4">8</td><td rowspan="4">○○ 의원</td><td rowspan="4">서울특별시 강남구</td><td>제21조 제1항</td><td>개인정보 파기 미이행
– 보유기간의 경과, 개인정보의 처리 목적 달성 등 그 개인정보가 불필요하게 되었을 때 지체 없이 그 개인정보를 파기하지 않음</td><td rowspan="3">2019. 2. 27.</td><td>과태료 300만 원</td><td rowspan="4">1회 과태료 부과 총 금액이 1천만 원 이상</td></tr>
<tr><td>제26조 제1항</td><td>업무위탁에 따른 개인정보의 처리 제한(문서) 위반
– 개인정보 처리 위탁계약 시 문서에 의하지 않음</td><td>과태료 200만 원</td></tr>
<tr><td>제29조</td><td>개인정보 안전성 확보조치 위반
– 개인정보보호책임자가 내부관리 계획의 이행실태를 점검 관리하지 않음
– 개인정보처리시스템에 대한 접근 권한을 업무담당자에 따라 차등 부여하지 않음 등</td><td>과태료 600만 원</td></tr>
<tr><td colspan="3">계</td><td>과태료 1,100만 원</td></tr>
<tr><td colspan="8">2019년 6월 27일
행 정 안 전 부 장 관</td></tr>
</table>

참고

개인정보보호법 가이드라인

병원 내부의 근로자 모니터링을 위하여 CCTV를 설치할 수 있는가?

근로자 참여 및 협력증진에 관한 법률 제20조 제1항 제14호에 의하면, 사업장 내 근로자 감시 설비의 설치에 대하여 근로자와 사용자로 구성되는 노사협의회에서 협의할 수 있다고 되어 있는 바, 회사 내부의 근로자 모니터링이 위법은 아니다.

따라서 병원의 사용자는 병원 내부에 근로자 모니터링 목적으로 CCTV를 설치할 수 있다. 더불어 CCTV가 설치된 회사 내부가 일반인에게 공개된 장소가 아니라면 개인주택의 경우처럼, CCTV에 관한 법령상의 의무 규정이 적용되지 않는다. 다만 병원 내부의 근로자 모니터링을 위한 CCTV라도 개인정보를 수집하고 있으므로 촬영범위에 있는 모든 사람들의 동의를 얻어야 하며, 만일 CCTV가 설치된 병원 내부의 장소가 일반인의 출입이 잦은 곳이라면 공개된 장소로 보아야 할 것이므로 CCTV에 관한 법령상의 의무 규정이 적용된다.

대형병원 안에 여러 대의 CCTV를 운영 중인데, 이 경우 CCTV마다 안내판을 설치해야 하는가?

건물 안에 여러 대의 CCTV를 설치하고 운영하는 경우, 출입구 등 사람들에게 잘 노출되는 곳에 해당 건물 안에 여러 대의 CCTV가 운영되고 있다는 내용으로 안내판을 설치하면 되고, CCTV마다 별도의 안내판을 설치할 필요는 없다. 다만 출입구가 여러 군데에 있어서 사람들의 동선이 일치하지 않은 경우에는 동선을 고려하여 출입구마다 별도로 안내판을 설치하는 것이 바람직하다.

병원 안의 지갑 소매치기를 잡기 위하여 피해자에게 CCTV 영상자료의 열람을 허락해도 되는가?

정보주체가 의사표시를 할 수 없는 상태에 있거나 주소불명 등으로 사전 동의를 받을 수 없는 경우로서 명백히 정보주체 또는 제3자의 급박한 생명, 신체, 재산의 이익을 위하여 필요하다고 인정되는 경우에는 정보주체의 동의 없이 개인영상정보의 열람을 허락할 수 있다.

병원 안의 소매치기를 잡기 위하여 피해자에게 CCTV 영상자료를 보여주는 경우는 정보주체가 의사표시를 할 수 없는 상태이거나 주소불명 등으로 사전 동의를 받을 수 없고 나아가 급박한 재산의 이익을 위하여 필요한 경우이므로 정보주체의 동의 없이도 피해자에게 CCTV 영상자료의 열람을 허락해도 된다. 다만 이러한 경우라도 사전에 미리 점검하여 필요한 최소한의 범위 내에서만 열람을 허락해야 하고, 불필요한 영상이 노출되지 않도록 주의를 기울일 필요가 있다.

CCTV 영상자료는 며칠이나 보유하고 있어야 하는가?

CCTV를 통하여 얻은 개인영상정보는 수집 이후 30일 이내에 파기하거나 삭제해야 한다. 다만 법령에 특별한 규정이 있는 경우, 개인영상정보를 수사나 재판 자료로 제공하는 경우, 기타 정당한 이유가 있는 경우에는 기간을 초과할 수 있다. 기타 정당한 이유가 있는 경우로는 CCTV 설치목적 등 설치자의 특성에 따라 CCTV 영상자료 보관 목적 달성을 위해 필요한 최소한의 기간이 30일을 초과하는 경우를 들 수 있다. 이 경우에는 영상정보처리기기 운영 · 관리지침에 사전에 이러한 내용이 반영되어 있어야 한다.

출처: 보안뉴스 기사 중 https://www.boannews.com/media/view.asp?idx=36818

1) 환자 개인정보 수집 시

- 환자의 개인정보를 진료목적으로만 수집할 경우, 진료실 내 CCTV가 설치되어 있지 않은 경우: 동의서 필요 없음
- 환자의 개인정보를 이용하여 문자, 이메일을 통해 진료 외 추가 서비스할 경우, 진료실 내 CCTV 운영하는 경우: 아래의 동의서 필요

예 개인정보 수집·활용·CCTV 촬영에 관한 동의서 서식

개인정보 수집 · 활용 동의서

■ 기본 개인정보 수집 · 활용

수집하는 기본 개인 정보 항목	이름	
	주민등록번호	
	주소	
	연락처	(전화 또는 휴대전화)
	E-mail	(선택정보)
개인정보의 수집 및 이용목적	성명, 주소, 연락처: 병원업무와 의학정보 안내 등 서비스 이용 안내 이메일 주소: 소식 및 고지사항 전달, 불만처리 등을 위한 원활한 의사소통 경로의 확보 등	
개인정보의 보유 및 이용기간	– 정보제공자가 개인정보 삭제를 요청할 경우 즉시 삭제합니다. 단, 타 법령의 규정에 의해 보유하도록 한 기간 동안은 보관할 수 있습니다. • 소비자의 불만 또는 분쟁처리에 관한 기록: 3년(전자상거래 등에서의 소비자보호에 관한 법률) • 신용정보의 수집/처리 및 이용 등에 관한 기록: 3년(신용정보의 이용 및 보호에 관한 법률) • 본인 확인에 관한 기록: 6개월(정보통신망 이용촉진 및 정보보호 등에 관한 법률)	
개인정보 제공 동의 거부 권리 및 동의 거부 따른 불이익 내용 또는 제한사항	귀하는 개인정보 제공 동의를 거부할 권리가 있으며, 동의 거부에 따른 불이익은 없음. 다만, 진료관련 안내 서비스를 받을 수 없음.	

□ 의료법에 명시된 환자명부(5년), 진료기록부(10년), 처방전(2년), 수술기록(10년), 검사소견서(5년), 방사선 사진 및 소견서(5년) 등에 대해 보존기간을 연장하는 것에 동의합니다.

이름: (인)

□ 진료실 내 CCTV 촬영 및 저장에 동의합니다.

이름: (인)

※ 만 14세 미만 아동인 경우 반드시 법적대리인의 동의가 필요함.
[법정대리인 동의서] 본인은 미성년자의 법정대리인으로 OO병원 서비스 이용 신청에 동의합니다.

법정대리인 성명	(인/서명)
법정대리인 연락처	
법정대리인과의 관계	

※ 개인정보 제공자가 동의한 내용외의 다른 목적으로 활용하지 않으며, 제공된 개인정보의 이용을 거부하고자 할 때에는 개인정보 관리책임자를 통해 열람, 정정, 삭제를 요구할 수 있음.

「개인정보보호법」 등 관련 법규에 의거하여 상기 본인은 위와 같이 개인정보 수집 및 활용에 동의함.

20 년 월 일 이름: (인)
치과명:
주소:
TEL: FAX:

예 문진표 & 개인정보 수집·활용·CCTV 촬영에 관한 동의서 서식

친절한 치과

성함		주민번호	
연락처		주소	

설문내용	해당되는 곳에 V 표를 하세요
치과에 오신 이유(불편한 곳과 증상)는 무엇입니까?	
다음 중 어떠한 방향으로 치료받기 원하십니까?	□ 철저한 검사 후 전체적으로 완벽한 치료를 원한다. □ 불편한 점만을 중심으로 치료받고 싶다. □ 치료 전 상담만 받고 싶다.
치과진료를 받으면서 가장 중요하게 생각하는 것은 무엇입니까?	□ 친절함 □ 치료 시 통증 □ 치료 시간 □ 진료비 □ 기타(　　　　)
저희 치과를 어떻게 아시고 내원하시게 되었습니까?	□ 소개　　　님 (관계:　　　　) □ 지도 검색 □ 인터넷 검색 □ 집/직장 근처 □ 간판 □ 입소문

1. 다음 중 현재 가지고 있거나 앓은 적이 있으신 질환에 체크하여 주십시오. □ 특별한 전신질환 없음
   □ 고혈압 □ 당뇨병 □ 간질환 □ 간염(　형) □ 위장질환 □ 뇌질환 □ 암 □ 심장질환
   □ 류마티스 □ 혈액질환 □ 관절염 □ 결핵 □ 신장질환 □ 골다공증 □ 폐기종 □ 천식
   □ 정신질환 □ 갑상선질환 □ 알레르기 □ 후천성면역결핍증(에이즈) □ 기타
2. 현재 복용 중인 약물이나 맞고 있는 주사제가 있으십니까? □ 예(　　　　) □ 아니오
3. 최근 5년 이내에 병원에 입원하거나 수술하신 적이 있으십니까? □ 예(　　　　) □ 아니오
4. 상처가 났을 때 잘 아물지 않거나 피가 잘 멈추지 않은 적 있으십니까? □ 예(　　　　) □ 아니오
5. 어떤 약에 알레르기 반응이나 과민반응을 일으킨 적이 있으십니까? □ 예(　　　　) □ 아니오
6. 담배를 피우십니까? □ 예(하루　　개비/갑) □ 아니오
7. (여성분) 현재 임신 중이거나 임신되었을 가능성이 있습니까? □ 예(　　개월) □ 아니오

방사선촬영 동의서	치과진료에 필요한 치근단 / 파노라마 등 방사선촬영에 동의함
병원 내 CCTV 촬영동의서	• 촬영목적: 범죄예방 및 시설 안전, 분쟁소지 자료 확보 등 • 촬영장소 및 시간: 대기실 2대, 상담실 1대, 진료실 4대, 복도 1대(24시간 촬영) ※ 개인정보보호법 등 관련 법규에 의거하여 상기 본인은 위와 같이 CCTV의 촬영에 동의함
개인정보의 수집 및 이용 목적	• 성명, 주민번호 주소, 연락처: 병원업무(예약, 정기검진 SMS 등) 의학정보 안내 등 서비스 이용안내 • 이메일주소: 소식 및 고지사항 전달, 불만처리 등을 위한 원활한 의사소통 경로의 확보 등
개인정보의 보유 및 이용 기간	• 정보제공자가 개인정보 삭제를 요청할 경우 즉시 삭제합니다. (단, 타 법령의 규정에 의해 보유하도록 한 기간 동안은 보관할 수 있습니다) • 소비자의 불만 또는 분쟁처리에 관한 기록: 3년(전자상거래 등에서의 소비자 보호에 관한 법률) • 신용정보의 수집/처리 및 이용 등에 관한 기록: 2년(신용정보의 이용 및 보호에 관한 법률) • 본인확인에 관한 기록: 6개월(정보통신망 이용촉진 및 정보보호 등에 관한 법률)
개인정보 제공동의 거부 권리 및 동의 거부에 따른 불이익 내용 또는 제한사항	귀하는 개인정보 제공 동의를 거부할 권리가 있으며, 동의 거부에 따른 불이익은 없음. 다만, 진료관련 안내 서비스를 받을 수 없음.

※ 개인정보 제공자가 동의한 내용 외의 다른 목적으로 활용하지 않으며 제공된 개인정보의 이용을 거부하고자 할 때에는 개인정보 관리 책임을 통해 열람, 정정, 삭제를 요구할 수 있다.

※ 개인정보보호법 등 관련 법규에 의거하여 상기 본인은 위와 같이 개인정보 수집 및 활용에 동의함.

20　　년　　월　　일　　환자/보호자 성명:　　　　　(인)

예 덴트웹 개인정보 수집·활용·CCTV 촬영에 관한 동의서 서식(태블릿으로 작성 가능)

개인정보 수집 및 활용 동의서(선택) ☐ 개인정보 수집, 활용에 동의함

- 수집하는 기본 개인정보 항목 : 성명(김지연) / 연락처
- 개인정보의 수집 및 이용목적 : 성명, 주소, 연락처 : 병원업무와 의학정보 안내 등 서비스 이용 안내
- 개인정보의 보유 및 이용기간 : 연세고마운치과는 수집된 고객의 개인정보를 보관하는 법정 기간 동안만 보유하며 그 이후는 DB에서 삭제하고 있습니다. 정보제공자가 개인정보 삭제를 요청할 경우 즉시 삭제합니다. 단, 타법령의 규정에 의해 보유하도록 한 기간 동안은 보관할 수 있습니다.
- 동의 거부 따른 제한사항 : 귀하는 개인정보 제공 동의를 거부할 권리가 있으며, 동의 거부에 따른 불이익은 전혀 없습니다.

영상정보(CCTV) 수집 동의서(필수) ☐ 영상정보 수집에 동의함

- 영상정보의 수집 및 이용목적 : 시설안전, 방범, 화재예방 및 분쟁소지 자료확보
- 영상정보 녹화범위 및 보유기간 : 연세고마운치과 내부 / 영상정보 보유기간 : 7일

개인정보 제3자제공 동의서(선택) ☐ 개인정보 제3자 제공에 동의함

- 개인정보를 제공받는 곳 : 조직검사, 혈액검사를 수행하는 수탁(의료)기관
- 제공하는 개인정보 항목 : 환자분의 이름, 주소, 연락처, 주민등록번호, 병력
- 개인정보의 제공목적 : 조직검사, 혈액검사 등의 검체검사 위탁시 수탁기관에서의 환자 구분, 검사기록 작성 및 보험청구를 위함
- 개인정보 제3자 제공 동의거부에 따른 제한사항 : 귀하는 개인정보 제공 동의를 거부할 권리가 있으며, 동의를 거부할 시 일반 진료에는 전혀 제한이 없으나, 조직검사, 혈액검사 등의 검체 위탁검사를 받으실 수 없습니다.

※ 개인정보 제공자가 동의한 내용외의 다른 목적으로 활용하지 않으며, 제공된 개인정보의 이용을 거부하고자 할 때에는 개인정보 관리책임자를 통해 열람, 정정, 삭제를 요구할 수 있음

전체 동의

※ 만 14세 미만 아동인 경우 반드시 법적대리인의 동의가 필요합니다.

법정대리인 성명 ______ 연락처 ______ 법정대리인 관계 부모

2021년 03월 29일

치과 귀하

저장 취소

- 주차장, 복도, 대기실 내에 CCTV를 설치하여 이용할 경우 환자들이 볼 수 있는 곳(출입문, 접수 창구 등)에 안내판 설치

예

범죄예방과 시설안전을 위해

'CCTV녹화중'

설치장소 : 대기실 1대,진료실 3대
촬영범위 : 범죄예방 및 시설물 관리
촬영시간 : 24시간
책임자 : OO치과 원장 홍길동 010.000.0000

2) 개인정보 안정성 확보

• 근무 직원으로부터 정보보안서약서를 받아 보관

예

치과 원내 개인정보 및 업무정보 보안서약서

성명		직책	
주민등록번호			
거주지 주소			
전화번호		휴대폰 번호	

본인은 ________ 치과의원에 근무하는 기간 동안 '정보보안관리'를 충실히 이행할 것이며, 퇴직 후에도 근무 시 습득된 환자의 개인정보 및 근무자 개인정보는 물론 치과경영과 관련된 업무제반정보를 외부에 일체 유출시키지 않을 것입니다. 만약 이를 어길 시에는 의료법 제19조 비밀누설금지 위반(3년 이하의 징역이나 1천만 원 이하의 벌금), 형법 제317조 업무상비밀누설(3년 이하의 징역이나 금고, 10년 이하의 자격정지 또는 700만 원 이하의 벌금) 등 관련법규에 따라 민 · 형사상의 책임을 질 것이며 아래의 사항을 준수할 것을 서약합니다.

– 아래 –

1. 치과에서 습득되는 성명, 주민등록번호, 질병, 치료내역, E–mail 주소, 자택 · 근무처 주소, 휴대폰 번호 등 환자 및 근무자 개인정보에 대하여 그 정보보호 및 관리에 만전을 기하겠습니다.

2. 치과내 영업기밀 등 일체의 경영정보에 대한 비밀준수를 철저히 하겠습니다.

① 원장님과 상의하에 공인인증서와 환자관리프로그램, 보험청구 프로그램, 홈페이지 비밀번호 등은 주기적으로 변경하며, 치과 내 담당자 퇴직 또는 변경 시에도 반드시 비밀번호를 변경하도록 하겠습니다.

② 컴퓨터 · 장비관리, 보험청구 프로그램 등 업체의 유지보수 업무 수행 중 개인정보 유출이 발생하지 않도록 관리하겠습니다.

3. 위 1, 2에 기술된 치과내 정보를 업무 이외의 목적으로 사용하지 않으며 외부로부터 환자정보, 근무자정보 및 경영정보에 대한 정보 유출이 감지되었을 때에는 지체 없이 원장에게 통보하고 그 해결을 위하여 노력하겠습니다

4. 정보 보관 의무 기한이 지난 정보의 폐기 시에는 원장 허락하에 컴퓨터 및 서류 등 그 데이터 폐기에 만전을 기하겠습니다.

5. 이 서약을 성실하게 이행하도록 하며 위반이 있을 시에는 그에 상응하는 책임을 지겠습니다.

20 년 월 일

서약자: (인)

______________ 치과병 • 의원 원장 귀중

(치과의원 소재지:______________________________)

• 상시 근무인원 **6인 이상** 치과의료 기관은 반드시 개인정보 내부관리계획 수립

예

[개인정보 내부관리계획]

제정: 2022. 00 .00.

제1조(목적) ○○○ 치과병원(이하 '본원')에서 수집 · 관리되는 환자의 개인정보를 안전하게 보호하고 이용 · 관리하고 환자의 권리를 보호함을 목적으로 한다.

제2조(적용범위) 이 지침은 본원이 개인정보를 처리하는 데 있어서 '의료법', '개인정보보호법', 정보통신망이용촉진 및 정보보호 등에 관한 법률 등의 법령에 관련 규정에 있는 경우에는 해당 법률, 시행령, 시행 규칙이 규정하는 바에 의한다.

제3조(개인정보보호책임자의 지정)
개인정보보호 및 보안 업무를 총괄 관리하고 시행하는 개인정보보호책임자를 본원의 대표자 또는 관련 부서의 장으로 한다.

제4조(개인정보보호책임자의 의무와 책임)
① 개인정보보호책임자는 다음 각 호의 업무를 수행한다.
1. 개인정보 보호 계획의 수립 및 시행
2. 개인정보 처리 실태 및 관행의 정기적인 조사 및 개선
3. 개인정보 처리와 관련한 불만의 처리 및 피해 구제
4. 개인정보 유출 및 오용 · 남용 방지를 위한 내부통제시스템의 구축
5. 개인정보 보호 교육 계획의 수립 및 시행
6. 개인정보파일의 보호 및 관리 · 감독

② 제1항의 규정을 위반한 경우 관계 법률에 의한 불이익을 받을 수 있다.

제5조(개인정보취급자의 범위 및 의무와 책임)
① 개인정보취급자란 본원에서 진료, 검사, 수납 등을 담당하는 모두를 포함한다.
② 개인정보취급자는 직무상 알게 된 개인정보를 누설 하거나 타인에게 제공하는 등 부당한 목적을 위하여 사용하여서는 아니 되며, 수집한 개인정보가 안전하게 보관되고 이용될 수 있도록 관리적, 기술적 조치를 다하여야 한다.
③ 개인정보를 취급하는 자는 규정에서 정하는 각자의 책임과 의무를 명시한 보안(비밀유지)서약서를 작성하고 이를 유지 · 관리하여야 하며, 인사이동 등에 따라 개인정보취급자의 업무가 변경되는 경우에는 개인정보에 대한 접근권한을 변경 또는 말소해야 한다.

제6조(기술적 보호조치)
① 개인정보에 대하여 분실, 도난, 누출 또는 훼손되지 않도록 안전성 확보를 위하여 아래와 같은 기술적 대책을 강구해야 한다.
1. 업무수행에 필요한 최소한의 범위로 권한 차등 부여
2. 방화벽 등 접근통제시스템 설치 · 운영
   (업무용 컴퓨터만을 이용해 개인정보 처리 시, OS, 보안프로그램의 접근통제기능 이용)
3. 개인정보가 안전하게 저장, 전송될 수 있도록 하기 위한 암호화 등 조치
   (암호화 대상: 고유식별정보, 비밀번호, 바이오정보)
4. 접속기록의 보관 및 위조 · 변조 방지를 위한 조치(최소 6개월 이상 보관)
5. 보안프로그램의 설치 및 주기적인 갱신 · 점검 조치
   (백신소프트웨어 등 보안프로그램 설치, 자동 또는 일 1회 이상 업데이트)

② 정보보안을 위한 생활수칙을 의무화한다.
1. 자동업데이트가 가능한 백신 소프트웨어 설치 및 실시간 감시기능 사용
2. 출처, 첨부파일이 의심스러운 E-mail은 열람하지 말고 삭제
3. 운영체계(윈도우 등)에서 제공하는 자동업데이트 및 방화벽 기능 사용
4. 패스워드는 영문, 숫자, 특수기호 등을 조합하여 유추가 어렵도록 설정하고 주기적으로 변경
5. 개인 컴퓨터에 부팅, 로그인, 화면보호기의 패스워드를 설정하고 반드시 사용
6. 공유폴더 사용은 최소화하고 필요할 경우 반드시 비밀번호를 설정하여 사용
7. 웹 사이트 방문 시 설치하는 프로그램은 인증서 및 디지털 서명을 참고하여 신뢰성 확인 후 설치

8. 중요한 자료는 패스워드를 설정하여 저장하고 인터넷이 연결된 PC에 저장 금지
9. 정품 소프트웨어 사용
10. 중요한 자료는 메일을 통해 주고받지 말고 불가피한 경우 첨부파일에 비밀번호 설정

제7조(물리적 접근제한)
① 환자정보가 관리되는 전산실, 자료보관실 등은 출입통제시스템을 설치하여 출입을 제한한다.
② 종이문서 형태의 개인정보파일(진료차트 등)이 보관되는 곳은 잠금장치를 설치하여 출입 및 열람을 제한하도록 한다.

제8조(자체감사 주기 및 절차)
연 1회 이상 개인정보책임자가 기간을 정하여 자체 감사를 실시하도록 한다.

제9조(자체감사 결과 반영)
개인정보책임자는 자체 감사결과를 바탕으로 도출된 미비점, 개선사항에 대하여 즉시 반영하도록 한다.
① 부적합한 내용을 확인한다.
② 부적합한 원인을 특정하고, 시정 조치 및 예방 조치 대책을 마련한다.
③ 기한을 정하여 마련된 조치를 시행한다.
④ 시행된 시정 조치 및 예방 조치의 결과를 기록한다.

제10조(개인정보보호 교육의 실시)
① 정보보호 및 보안 교육과 훈련 대상은 개인정보와 의료서비스에 관련된 모든 임직원 및 수탁자를 대상으로 한다.
② 정보보호 및 보안 교육과 훈련은 정기적으로 실시하며, 정보보호정책이나 절차 및 역할의 변경이 있는 경우에는 수시로 실시한다.

3) 위반 시 벌칙조항

구분	주요 내용	처벌 및 벌칙
수집·이용	민감정보(사상 · 신념 · 정당가입 · 건강 등) 처리기준 위반(제23조)	5년 이하 징역 또는 5천만 원 이하 벌금
	고유식별정보(주민등록 · 여권 · 운전면허 번호 등) 처리기준 위반(제24조)	
	부당한 수단이나 방법에 의해 개인정보를 취득하거나 개인정보처리에 관한 동의를 얻는 행위를 한 자(제59조)	3년 이하 징역 또는 3천만 원 이하 벌금
	개인정보의 수집기준 위반(제15조)	5천만 원 이하 과태료
	만 14세 미만 아동의 개인정보 수집 시 법정대리인 동의획득여부 위반(제22조)	
	탈의실 · 목욕실 등 영상정보처리기기 설치 금지 위반(제25조)	
	최소한의 개인정보 외 정보의 미동의를 이유로 재화 또는 서비스 제공을 거부한 자(제16조, 제22조)	3천만 원 이하 과태료
	주민등록번호를 제공하지 아니할 수 있는 방법 미제공(제24조)	
	동의획득방법 위반하여 동의 받은 자(제22조)	1천만 원 이하 과태료

구분	주요 내용	처벌 및 벌칙
제공·위탁	정보주체의 동의 없는 개인정보 제3자 제공(17조)	5년 이하 징역 또는 5천만 원 이하 벌금
	개인정보의 목적 외 이용·제공(제18조, 제19조, 제26조)	
	개인정보 주체에게 알려야 할 사항을 알리지 아니한 자(제15조, 제17조, 제18조, 제26조)	3천만 원 이하 과태료
	업무위탁 시 공개의무 위반(제26조)	1천만 원 이하 과태료
개인정보 안전관리	개인정보의 누설 또는 타인 이용에 제공(제59조)	5년 이하 징역 또는 5천만 원 이하 벌금
	개인정보의 훼손, 멸실, 변경, 위조, 유출(제59조)	
	영상정보처리기기 설치 목적과 다른 목적으로 임의 조작하거나 다른 곳을 비추는 자 또는 녹음기능을 사용한 자(제25조)	3년 이하 징역 또는 3천만 원 이하 벌금
	직무상 알게 된 비밀을 누설하거나 직무상 목적 외 사용한 자(제60조)	
	안전성 확보에 필요한 보호조치를 취하지 않아 개인정보를 도난·유출·변조 또는 훼손당하거나 분실한 자(제24조, 제25조, 제29조)	2년 이하 징역 또는 1천만 원 이하 벌금
	안전성 확보에 필요한 조치의무 불이행(제24조, 제25조, 제29조)	3천만 원 이하 과태료
	영상정보처리기기 설치·운영기준 위반(제25조)	
	개인정보를 분리해서 저장·관리하지 아니한 자(제21조)	1천만 원 이하 과태료
	개인정보처리방침 미공개(제30조)	
	개인정보관리책임자 미지정(제31조)	
	영상정보처리기기 안내판 설치 등 필요조치 불이행(제25조)	
	개인정보영향평가(제33조, 제29조)	3천만 원 이하 과태료
정보주체 권익보호	개인정보의 정정·삭제요청에 대한 필요한 조치를 취하지 않고, 개인정보를 계속 이용하거나 제2자에게 제공한 자(제36조)	2년 이하 징역 또는 1천만 원 이하 벌금
	개인정보의 처리정지 요구에 따라 처리를 중단하지 않고 계속 이용하거나 제3자에게 제공한 자(제37조)	
	개인정보 유출사실 미통지(제34조)	3천만 원 이하 과태료

구분	주요 내용	처벌 및 벌칙
정보주체 권익 보호	정보주체의 열람 요구의 부당한 제한·거절(제35조)	1천만 원 이하 과태료
	정보주체의 정정·삭제요구에 따라 필요 조치를 취하지 아니한 자(제36조)	
	처리 정지된 개인정보에 대해 파기 등의 조치를 하지 않은 자(제37조)	
	시정명령 불이행(제64조)	
	정보주체의 열람, 정정·삭제, 처리정보 요구 거부 시 통지의무 불이행(제35조, 제36조, 제37조)	
	관계물품·서류 등의 미제출 또는 허위제출(제63조)	
	출입·검사를 거부·방해 또는 기피한 자(제63조)	
파기	개인정보 미파기(제21조)	3천만 원 이하 과태료

CHAPTER 02

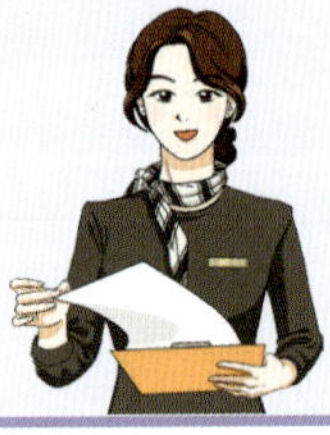

사보험(민간보험) 서류 발급

치과치료는 대부분 비급여 항목으로 이루어져 있어 실비보험으로 대체하기가 어렵기 때문에 치아보험을 준비하여 진료를 받으러 오는 환자가 늘고 있는 추세이다. 확연하게 치아보험 서류 요청이 많이 늘었으며, 보험회사마다 치료받는 진료항목에 따라 준비해야 하는 서류가 다양하다. 보험 서류 요청이 들어오면 서류 준비에는 일정의 시간이 소요되므로 즉시 발급은 어렵고, 서류를 준비할 수 있는 기간이 필요하다는 것과 보험사 제출용 서류의 종류에 따라 제증명수수료가 발생함을 설명한다. 가입되어 있는 치아보험회사마다 요청하는 서류가 다를 수 있으니 환자에게 가입한 보험사로 연락하여 필요로 하는 서류에 대해 정확하게 확인하여 서류 발급 요청이 필요함을 설명한다.

1) 서류별 보관 기간

기간	구분
10년	진료기록부, 수술기록
5년	환자 명부, 검사소견기록, 방사선 사진 및 그 소견서, 간호기록부, 조산기록부 건강보험 관련 자료 환자 명부, 검사소견기록 CD, 구강검진 문진표/결과표
3년	진단서 등의 부본(진단서 · 사망진단서 및 시체검안서 등을 따로 구분하여 보존할 것)
2년	처방전, 기공지

참고

의료시행규칙 제15조(진료에 관한 기록 보존)

의료인이나 의료기관 개설자는 법 제22조 제2항에 따른 진료기록부 등을 다음 각 호에 정하는 기간 동안 보존하여야 한다. 다만, 계속적인 진료를 위하여 필요한 경우에는 1회에 한정하여 다음 각 호에 정하는 기간의 범위에서 그 기간을 연장하여 보존할 수 있다(의료업을 폐업하거나 1개월 이상 휴업 시 관할 시장, 군수, 구청장에게 신고 후 진료기록부 등의 내용을 관할 보건소장에게 넘겨야 한다).

예 서류 발급 신청서

제증명 서류 발급 신청서

환자(정보주체)	성명:	생년월일:	연락처:
신청인[대리인] (관계:)	성명:	생년월일:	연락처:
목적(서류용도)	☐ 보험회사 제출용(보험회사명:) ☐ 타 병원 ☐ 공공기관(경찰서, 법원제출용) ☐ 기타( )		

필요 서류(V체크)	양식	수수료	필요 부수
☐ 진료확인서(상병코드, 진료내역, 진료일자 기재)	병원양식	3,000원	부
☐ 진료확인서(보험사양식에 따라 기재)	보험회사양식	3,000원	부
☐ 진단서(진단명, 상병코드, 초진일, 수술일, 수술명 등 기재)	병원양식	20,000원	부
☐ 소진 기록시(차트 사본–초신 신료 시 승상 및 진료 내역)	1–5매(장당)	1,000원	부
☐ 의무 기록사본(차트 사본–진료 일자별 진료내역)	6매 이상(장당)	100원	부
☐ 치료 전후 X–ray(파노라마)	종이	1,000원	부
☐ 진료비 영수증	병원양식	무료	부
☐ 통원일자별 영수증	병원양식	무료	부
☐ 진료 세부내역서	병원양식	무료	부

위와 같이 신청합니다.

신청일 20 년 월 일

본인: (인)

대리인: (인)

2) 제증명 서류의 수수료

참고

의료기관의 제증명 수수료 항목 및 금액에 관한 기준

제1조(목적) 이 고시는 「의료법」 제45조의3에 따라 의료기관에서 발급하는 제증명서의 항목 및 그 금액에 관한 기준을 정함으로써, 국민생활과 밀접한 관련이 있는 제증명수수료를 합리적으로 운영하여 국민들의 부담을 최소화하기 위함을 목적으로 한다.

제2조(정의) 이 고시에서 제증명수수료 금액이란 진찰료 및 각종 검사료 등이 포함되지 않은 제증명서의 금액을 말한다. 다만, 채용신체검사서는 검사료 등이 포함된 금액을 말한다.

제3조(적용대상) 이 고시는 「의료법」 제45조제2항 및 같은 법 시행규칙 제42조의2제2항에 따른 제증명수수료를 징수하는 모든 의료기관에 적용한다.

제4조(제증명수수료 항목 및 금액)
① 제증명수수료 항목 및 금액 기준은 다음 각 호의 사항을 고려하여 정한다.
1. 「의료법」 제45조의2에 따른 비급여 진료비용 등 현황조사 · 분석자료
2. 그 밖에 보건복지부 장관이 제증명수수료 항목 및 금액 기준 설정에 필요하다고 인정하는 사항
② 제1항에 따른 제증명수수료 항목 및 금액 기준은 별표★와 같다.

제5조(제증명수수료 운영 기준)
① 의료기관의 장은 0원부터 별표의 상한금액 범위 내에서 해당 의료기관의 제증명수수료 금액을 정해야 한다.
② 의료기관의 장은 제증명수수료를 환자 및 환자 보호자에게 징수하는 경우 제1항의 금액의 범위 내에서 징수할 수 있다.
③ 의료기관의 장은 제4조제2항의 별표에서 정하고 있는 제증명서 이외에 별도의 명칭, 서식(내용)으로 작성되는 제증명서에 대해서는 의료기관에서 자체적으로 그 금액을 정하여 징수할 수 있다.
④ 의료기관의 장은 제1항 및 제3항의 제증명수수료 금액을 「의료법」 제45조제2항 및 같은 법 시행규칙 제42조의2제2항에 따라 환자 및 환자의 보호자가 쉽게 볼 수 있는 장소에 고지·게시하여야 하며, 동시행규칙 제42조의2제3항에 따라 인터넷 홈페이지를 운영하는 의료기관은 인터넷 홈페이지에 따로 표시하여야 한다. 이 경우 세부 고지 방법 및 절차 등은 「비급여 진료비용의 고지지침(보건복지부고시 제2016-262호)」을 따른다.
⑤ 의료기관의 장은 제1항에 따른 제증명수수료의 금액을 정함에 있어 합리적이고 명확하게 하기 위하여 노력하여야 한다.
⑥ 의료기관의 장은 제1항에 따른 제증명수수료의 금액을 변경하려는 경우에는, 변경일 14일 전까지 그 변경내역(변경 전후 금액 비교 등)을 의료기관 내 환자 및 환자 가족들이 쉽게 볼 수 있는 장소에 게시하여야 한다.

★ 의료기관의 제증명수수료 항목 및 금액에 관한 기준(제4조제2항 관련)

연번	항목	기준	상한금액(원)
1	일반진단서	의료법 시행규칙 [별지 제5호의2서식]에 따라 의사가 진찰하거나 검사한 결과를 종합하여 작성한 진단서를 말함	20,000
2	건강진단서	취업, 입학, 유학, 각종 면허 발급 등을 위해 의사가 건강상태를 증명하는 진단서를 말함	20,000
3	근로능력평가용 진단서	국민기초생활 보장법 시행규칙 제35조 [별지 제6호서식]에 따라 의사가 근루능력 평가를 위해 발급하는 진단서를 말함	10,000
4	사망진단서	의료법 시행규칙 [별지 제6호서식]에 따라 의사가 환자의 사망을 의학적으로 확인 후 그 결과를 기록한 진단서를 말함	10,000
5	장애 정도 심사용 진단서(신체적장애)	장애인복지법 시행규칙 [별지 제3호서식]에 따라 의사가 장애에 대한 결과를 종합하여 작성한 진단서를 말함 * 보건복지부고시 '장애 정도 판정기준'에 따른 신체적 장애	15,000
6	장애 정도 심사용 진단서(정신적장애)	장애인복지법 시행규칙 [별지 제3호서식]에 따라 의사가 장애에 대한 결과를 종합하여 작성한 진단서를 말함 * 보건복지부고시 '장애 정도 판정기준'에 따른 정신적 장애	40,000
7	후유장애진단서	질병, 부상 등이 원인이 되어 신체에 발생한 장애로, 의사가 더 이상의 치료효과를 기대할 수 없다고 판단하는 진단서를 말함	100,000
8	병무용 진단서	병역법 시행규칙 [별지 제106호서식]에 따라 군복무 등을 위해 의사가 진찰하거나 검사한 결과를 종합하여 작성한 진단서를 말함	20,000
9	국민연금 장애심사용 진단서	보건복지부고시 「국민연금장애심사규정」 [별지 제1호서식]에 따라 국민연금수혜를 목적으로 의사가 장애의 정도를 종합하여 작성한 진단서를 말함	15,000
10	상해진단서 (3주 미만)	의료법 시행규칙 [별지 제5호의3서식]에 따라 질병의 원인이 상해(傷害)로 상해진단기간이 3주 미만일 경우의 진단서를 말함	100,000
11	상해진단서 (3주 이상)	의료법 시행규칙 [별지 제5호의3서식]에 따라 질병의 원인이 상해(傷害)로 상해진단기간이 3주 이상일 경우의 진단서를 말함	150,000
12	영문 일반진단서	의료법 시행규칙 [별지 제5호의2서식]에 따라 의사가 영문으로 작성한 '일반진단서'를 말함	20,000
13	입퇴원확인서	환자의 인적사항(성명, 성별, 생년월일 등)과 입퇴원일을 기재하여, 입원사실에 대하여 행정적으로 발급하는 확인서를 말함(입원사실증명서와 동일)	3,000
14	통원확인서	환자의 인적사항(성명, 성별, 생년월일 등)과 외래진료일을 기재하여, 외래진료사실에 대하여 행정적으로 발급하는 확인서를 말함	3,000
15	진료확인서	환자의 인적사항(성명, 성별, 생년월일 등)과 특정 진료내역을 기재하여, 특정 진료사실에 대하여 행정적으로 발급하는 확인서를 말함(방사선 치료, 검사 및 의약품 등)	3,000
16	향후진료비추정서 (천만 원 미만)	계속적인 진료가 요구되는 환자에게 향후 발생이 예상되는 치료비가 1천만 원 미만일 경우 발급하는 증명서를 말함	50,000

17	향후진료비추정서 (천만 원 이상)	계속적인 진료가 요구되는 환자에게 향후 발생이 예상되는 치료비가 1천만 원 경우 발급하는 증명서를 말함	100,000
18	출생증명서	의료법 시행규칙 [별지 제7호서식]에 따라 의사 또는 조산사가 작성하는 태아의 출생에 대한 증명서를 말함	3,000
19	시체검안서	의료법 시행규칙 [별지 제6호서식]에 따라 주검에 대하여 의학적으로 확인 후 그 결과를 기록하여 발급하는 증명서를 말하며, 출장비를 포함하지 않음 * 검찰, 경찰의 업무 처리를 위한 시체검안서는 제외	30,000
20	장애인증명서	소득세법 시행규칙 [별지 제38호서식]에 따라 장애인공제 대상임을 나타내는 증명서를 말함	1,000
21	사산(사태)증명서	의료법시행규칙 [별지 제8호서식]에 따라 의사 또는 조산사가 작성한 태아의 사산(死産) 또는 사태(死胎)에 대한 증명서를 말함	10,000
22	입원사실증명서	환자의 인적사항과 입원일이 기재되어 있는 확인서로 입퇴원확인서 금액기준과 동일함	입퇴원확인서와 같음
23	채용신체검사서 (공무원)	「공무원 채용 신체검사 규정」[별지 제1호서식]에 따라 국가공무원을 신규로 채용할 때에 그 직무를 담당할 수 있는 신체상의 능력을 확인하는 증명서를 말함 * 계측검사, 일반혈액검사, 요검사, 흉부방사선검사 비용을 포함하며, 그 외 마약류 검사 및 특이질환 검사 비용 등은 제외	40,000
24	채용신체검사서 (일반)	근로자를 신규로 채용할 때에 그 직무를 담당할 수 있는 신체상의 능력을 확인하는 증명서를 말함 * 계측검사, 일반혈액검사, 요검사, 흉부방사선검사 비용을 포함하며, 그 외 마약류 검사 및 특이질환 검사 비용 등은 제외	30,000
25	진료기록사본 (1–5매)	의료법 시행규칙 제15조제1항에 따른 진료기록부 등을 복사하는 경우를 말함(1–5매까지, 1매당 금액)	1,000
26	진료기록사본 (6매 이상)	의료법 시행규칙 제15조제1항에 따른 진료기록부 등을 복사하는 경우를 말함(6매부터, 1매당 금액)	100
27	진료기록영상 (필름)	방사선단순영상, 방사선특수영상, 전산화단층영상(CT) 등 영상자료를 필름을 이용하여 복사하는 경우를 말함	5,000
28	진료기록영상 (CD)	영상진단, 내시경사진, 진료 중 촬영한 신체부위 등 영상 자료를 CD를 이용하여 복사하는 경우를 말함	10,000
29	진료기록영상 (DVD)	영상진단, 내시경사진, 진료 중 촬영한 신체부위 등 영상 자료를 DVD를 이용하여 복사하는 경우를 말함	20,000
30	제증명서 사본	기존의 제증명서를 복사(재발급)하는 경우를 말함(동시에 동일 제증명서를 여러 통 발급받는 경우 최초 1통 이외 추가로 발급받는 제증명서도 사본으로 본다)	1,000

* 주) 상한금액은 진찰료 및 각종 검사료 등 진료비용을 포함하지 않음

예 심평원 비급여 항목 가격고지 의무서식에 따른 제증명 수수료 안내문 예시

진단서 및 증명 수수료 안내문

연번	항목	기준	주)상항금액 (원)
1	일반진단서	**의료법 시행규칙[별지 제5호2서식]**에 따라 의사가 진찰하거나 검사한 결과를 종합하여 작성한 진단서를 말함	20,000
7	후유 장애 진단서	질병, 부상 등이 원인이 되어 신체에 발생한 장애로, 의사가 더 이상의 치료 효과를 기대할 수 없다고 판단하는 진단서를 말함	100,000
10	상해진단서 (3주 미만)	**의료법 시행규칙 [별지 제5호의3서식]** 에 따라 질병의 원인이 상해(傷害)로 상해진단 기간이 3주 미만일 경우의 진단서를 말함	100,000
11	상해진단서 (3주 이상)	**의료법 시행규칙 [별지 제5호의3서식]** 에 따라 질병의 원인이 상해(傷害)로 상해진단 기간이 3주 이상일 경우의 진단서를 말함	150,000
12	영문 일반진단서	**의료법 시행규칙[별지 제5호의2서식]**에 따라 의사가 영문으로 작성한 '일반 진단서'를 말함	20,000
14	통원확인서	환자의 인적 사항(성명, 성별,생년월일 등)과 외래 진료일을 기재하여, **외래진료 사실에 대하여 행정적으로 발급하는 확인서를 말함**	3,000
15	진료확인서	환자의 인적 사항(성명,성별,생년월일 등)과 **특정진료내역을 기재하여, 특정 진료 사실에 대하여 행정적으로 발급하는 확인서를 말함(방사선치료, 검사 및 의약품등)**	3,000
16	향후 진료비 추정서 (천 만원 미만)	계속적인 진료가 요구되는 환자에게 향후 발생이 예상되는 치료비가 1천만 원 미만일 경우 발급하는 증명서를 말함	50,000
17	향후 진료비 추정서 (천 만원 이상)	계속적인 진료가 요구되는 환자에게 향후 발생이 예상되는 치료비가 2천만 원 이상일 경우 발급하는 증명서를 말함	100,000
25	진료기록사본 (1~5매)	**의료법 시행규칙 제15조 제1항에 따른 진료기록부 등을 복사하는 경우를 말함**(1~5매까지, 1매당 금액)	1,000
26	진료기록사본 (6매이상)	**의료법 시행규칙 제15조 제1항에 따른 진료기록부 등을 복사하는 경우를 말함**(6매부터, 1매당 금액)	100
27	진료기록영상 (USB/인쇄)	발사선 단순영상, 발사선 특수영상, 전산화 단층 영상(CT)등 **영상 자료를 USB또는 인쇄하는 경우를 말함**	5,000
30	제증명서 사본	기존의 제 증명서 **복사(재발급)하는 경우를 말함(동시에 동일 제 증명서를 여러 통 발급받는 경우 최초 1통 이외 추가로 발급받는 제 증명서도 사본으로 본다.)**	1,000

주) 상한금액은 진찰료 및 각종 검사료 등 진료 비용을 포함하지 않음

예 게시방법 예시 – 책자 제작 게시 & 게시판 이용한 게시

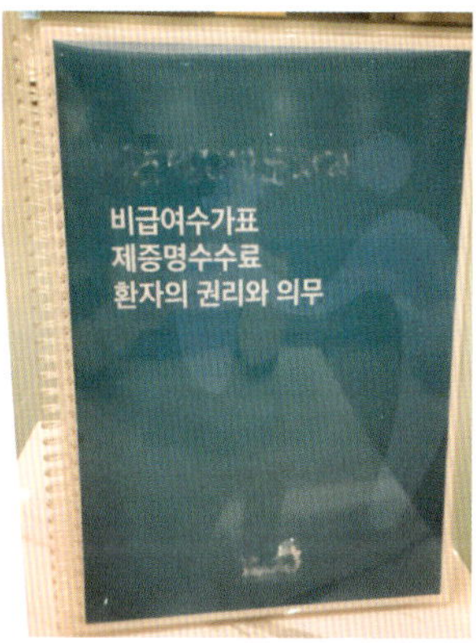

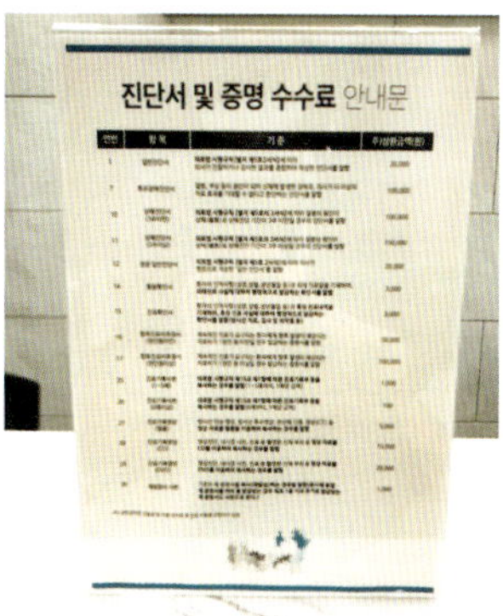

3) 치과에서 주로 발급하는 제증명서류의 이해

① 초진 기록지(초진차트 사본)

초진 진료 시 환자의 진료내용에 대한 사항을 기록하는 서식

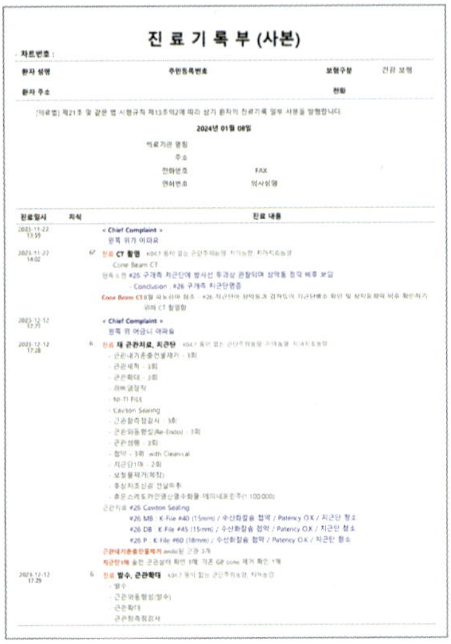

진 료 기 록 부 (사본)

- 차트번호 :

환자 성명 주민등록번호 보험구분 건강 보험

환자 주소 전화

2024년 01월 08일

의료기관 명칭

주소

전화번호 FAX

면허번호 의사성명

진료일시	치식	진료 내용
2023-11-22 13:59		< Chief Complaint > 왼쪽 위가 아파요
2023-11-27 14:02	67	진료 CT 촬영 - Cone Beam CT #26 구개측 치근단에 방사선 투과상 관찰되며 상악동 점막 비후 보임 - Conclusion : #26 구개측 치근단병종 Cone Beam CT
2023-12-12 17:21		< Chief Complaint > 왼쪽 위 어금니 아파요
2023-12-12 17:28	6	진료 재 근관치료, 치근단 - Caviton Sealing 근관치료 #26 Caviton Sealing #26 MB : K-File #40 (15mm) / 수산화칼슘 첩약 / Patency O.K / 치근단 청소 #26 DB : K-File #45 (15mm) / 수산화칼슘 첩약 / Patency O.K / 치근단 청소 #26 P : K-File #60 (18mm) / 수산화칼슘 첩약 / Patency O.K / 치근단 청소
2023-12-12 17:29	6	진료 발수, 근관확대 - 발수 - 근관확대

② 치과 진료기록 사본

보험 청구할 치료받은 진료내역이 차팅되어 있는 부분의 차트 사본

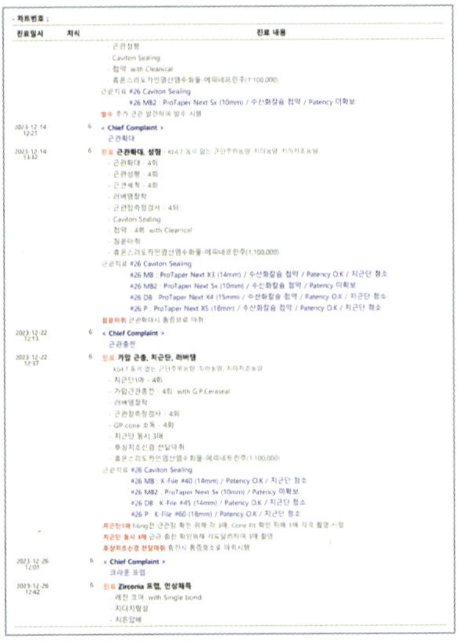

- 차트번호 :

진료일시	치식	진료 내용
		- Caviton Sealing - 첩약 with Cleanical 근관치료 #26 Caviton Sealing #26 MB2 : ProTaper Next Sx (10mm) / 수산화칼슘 첩약 / Patency 미확보
2023-12-14 12:21	6	< Chief Complaint > 근관확대
2023-12-14 13:32	6	진료 근관확대, 성형 - Caviton Sealing - 첩약 - 4회 with Clearical 근관치료 #26 Caviton Sealing #26 MB : ProTaper Next X3 (14mm) / 수산화칼슘 첩약 / Patency O.K / 치근단 청소 #26 MB2 : ProTaper Next Sx (10mm) / 수산화칼슘 첩약 / Patency 미확보 #26 DB : ProTaper Next X4 (15mm) / 수산화칼슘 첩약 / Patency O.K / 치근단 청소 #26 P : ProTaper Next X5 (18mm) / 수산화칼슘 첩약 / Patency O.K / 치근단 청소
2023-12-22 12:13	6	< Chief Complaint > 근관충전
2023-12-22 12:37	6	진료 가압 근충, 치근단, 러버댐 - 가압근관충전 - 4회 with G.P.Ceraseal - GP cone 소독 - 4회 근관치료 #26 Caviton Sealing #26 MB : K-File #40 (14mm) / Patency O.K / 치근단 청소 #26 MB2 : ProTaper Next Sx (10mm) / Patency 미확보 #26 DB : K-File #45 (14mm) / Patency O.K / 치근단 청소 #26 P : K-File #60 (18mm) / Patency O.K / 치근단 청소
2023-12-26 12:01	6	< Chief Complaint > 크라운 프렙
2023-12-26 12:42	6	진료 Zirconia 프렙, 인상채득 - 레진 코어 with Single bond

- 차트번호

진료일시	치식	진료 내용
		- 인상채득 - 쉐이드 체크 #26 A2 - 임시치아 접착 with temp bond - Zirconia Cr

③ 진료비 납입 확인서

진료비를 납부한 사실을 확인하기 위한 서식(연말정산용/기간 설정하여 수납한 기간별로 출력)

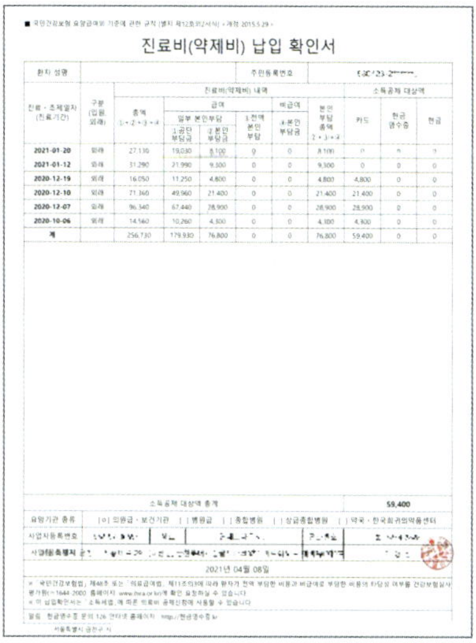

진료비(약제비) 납입 확인서

진료·조제일자 (진료기간)	구분 (입원, 외래)	총액 ①+②+③+④	①공단 부담금	②본인 부담금	③전액 본인 부담	④본인 부담금	본인 부담 총액 ②+③+④	카드	현금 영수증	현금
2021-01-20	외래	27,130	19,030	8,100	0	0	8,100	0	0	0
2021-01-12	외래	31,290	21,990	9,300	0	0	9,300	0	0	0
2020-12-19	외래	16,050	11,250	4,800	0	0	4,800	4,800	0	0
2020-12-10	외래	71,360	49,960	21,400	0	0	21,400	21,400	0	0
2020-12-07	외래	96,340	67,440	28,900	0	0	28,900	28,900	0	0
2020-10-06	외래	14,560	10,260	4,300	0	0	4,300	4,300	0	0
계		256,730	179,930	76,800	0	0	76,800	59,400	0	0

소득공제 대상액 총계 59,400

2021년 04월 08일

④ 진료비 영수증

진료비를 납부한 사실을 확인하기 위한 서식(일자별로 출력)

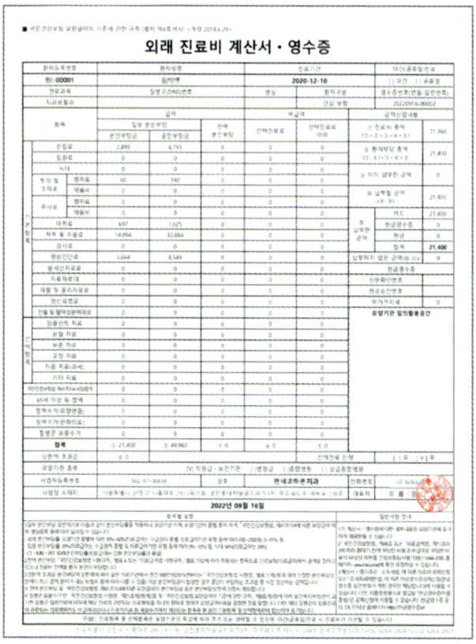

외래 진료비 계산서·영수증

2022년 09월 16일

⑤ 진료비 세부 산정 내역서

- 진료 항목별 진료 행위 코드, 진료 명칭, 진료비용 등 상세하게 작성된 영수증 양식
- 진료 행위코드 확인이 필요한 경우 세부산정내역서를 출력해 주면 된다.

■ [별지 제1호 서식] 진료비 세부산정내역 서식

진료비 세부산정내역

발급번호 : 20220916-00003

환자등록번호	환자성명	진료기간	병실	환자구분	비고
[illegible]	[illegible]	2020-12-19 ~ 2021-12-09	외래	건강 보험	종별가산율 15%

항목	일자	코드	명칭	금액	횟수	일수	총액	급여			비급여
								일부본인부담		전액본인부담	
								본인부담금	공단부담금		
기본진료료	2020-12-19	AA200	재진진찰료-치과의원, 보건의료원 내 치과	9,650	1	1	9,650	2,895	6,755		
기본진료료	2020-12-19	AA200030	재진진찰료-치과의원, 보건의료원 내 치과(토요09-13)	2,520	1	1	2,520	756	1,764		
처치 및 수술	2020-12-19	U2222	치주치료후처치-치주 수술 후	3,380	1	1	3,887	1,166	2,721		
기본진료료	2021-01-12	AA200	재진진찰료-치과의원, 보건의료원 내 치과	9,800	1	1	9,800	2,940	6,860		
영상진단료	2021-01-12	G9701	파노라마 일반	11,490	1	1	13,214	3,964	9,250		
영상진단료	2021-01-12	G9101	치근단1매	3,600	2	1	8,280	2,484	5,796		
기본진료료	2021-01-20	AA200	재진진찰료-치과의원, 보건의료원 내 치과	9,800	1	1	9,800	2,940	6,860		
기본진료료	2021-01-20	AL801	외래환자 의약품관리료-1일분(치과의원)	210	1	1	210	63	147		
마취료	2021-01-20	L0905	치과전달마취(하치조신경블록)	4,680	1	1	5,382	1,615	3,767		
처치 및 수술	2021-01-20	U2242	치관수복물또는보철물의제거[1치당]-복잡한것	5,830	1	1	6,705	2,012	4,693		
처치 및 수술	2021-01-20	U2232	치석제거[1/3악당]	7,530	0.5	1	4,330	1,299	3,031		
의약품	2021-01-20	670603440	휴온스리도카인염산염수화물-에피네프린주(1:100,000)(수	356	2	1	712	214	498		
기본진료료	2021-12-09	AA100010	초진진찰료-치과의원, 보건의료원 내 치과(야간)	18,820	1	1	18,820	5,646	13,174		
처치 및 수술	2021-12-09	U2233	치석제거[연1회]	33,530	1	1	38,560	11,568	26,992		
			계				131,870	39,562	92,308		
			끝수처리 조정금액				20	162	-142		
			합계				131,850	39,400	92,450		

[출력시각 : 2022-09-16 오후 3:22:35 / 다음 페이지에 계속]

⑥ 통원 확인서

환자의 통원 진료 사실을 확인하는 내용의 양식

입·통원진료 기록확인서

진료과	
작성자	
일자	년 월 일

성명	○○○	성별	○	연령	세
주민등록번호	-				
주소	○○○				
병명	○○○				
진료기록					
입원사유					
입원기간	년 월 일 ~ 년 월 일				
통원사유					
통원기간	년 월 일 ~ 년 월 일				
상세통원기록	○월○일				
	○월○일				
	○월○일				

상기와 같이 진료 받았음을 확인함

년 월 일

요양기관명
요양기관주소 :
전문의 면허번호

담당의 : (인)

⑦ 진단서

의사가 환자의 상태를 진찰하거나 검사한 결과를 종합하여 생명이나 건강의 상태를 증명하기 위하여 작성한 문서(진료한 의사가 직접 작성해야 한다)

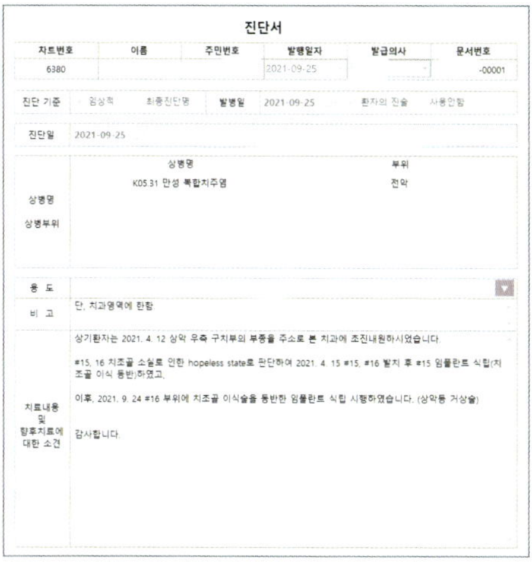

진단서

차트번호	이름	주민번호	발행일자	발급의사	문서번호
6380			2021-09-25		-00001

진단 기준	임상적	최종진단명	발병일	2021-09-25	환자의 진술	사용안함

진단일	2021-09-25

상병명 상병부위	상병명	부위
	K05.31 만성 복합치주염	전악

용 도	
비 고	단, 치과영역에 한함.
치료내용 및 향후치료에 대한 소견	상기환자는 2021. 4. 12 상악 우측 구치부의 부종을 주소로 본 치과에 초진내원하시었습니다. #15, 16 치조골 소실로 인한 hopeless state로 판단하여 2021. 4. 15 #15, #16 발치 후 #15 임플란트 식립(치조골 이식 동반)하였고, 이후, 2021. 9. 24 #16 부위에 치조골 이식술을 동반한 임플란트 식립 시행하였습니다. (상악동 거상술) 감사합니다.

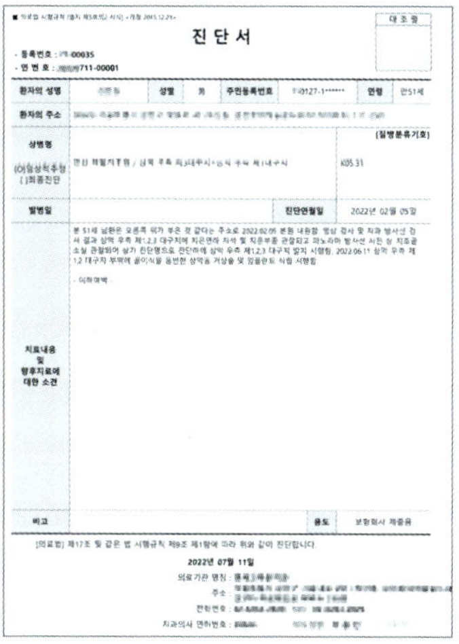

진 단 서

대조필

- 등록번호 : -00035
- 연 번 호 : 711-00001

환자의 성명		성별	男	주민등록번호	127-1******	연령	만51세
환자의 주소							
상병명 (O)임상적추정 ( )최종진단						(질병분류기호) K05.31	
발병일				진단연월일		2022년 02월 05일	
치료내용 및 향후치료에 대한 소견							
비고				용도		보험회사 제출용	

[의료법] 제17조 및 같은 법 시행규칙 제9조 제1항에 따라 위와 같이 진단합니다.

2022년 07월 11일

의료기관 명칭 :

주소 :

전화번호 :

치과의사 면허번호 :

⑧ 치료확인서

- 환자의 치료 사실을 증명하는 내용의 문서
- 병명의 기록 없이 진료 날짜만 표기할 경우에는 의사의 직접 확인 없이 제증명 창구에서 발급이 가능하지만, 병명 기재가 꼭 필요할 경우는 담당 의사의 별도 확인 절차가 있어야 한다.

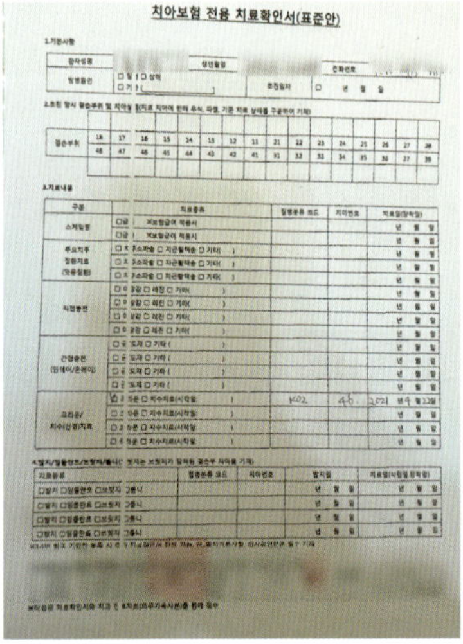

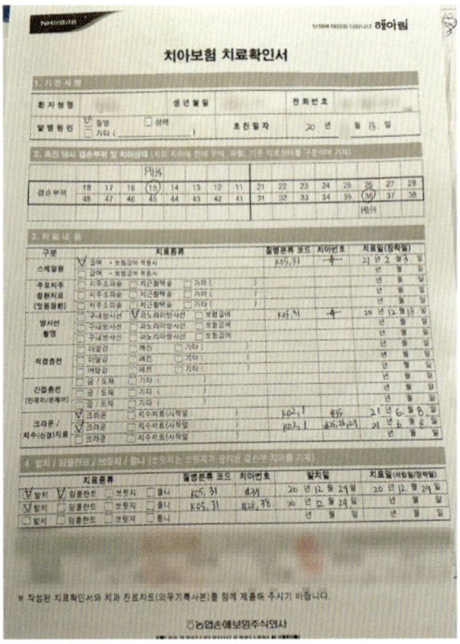

참고

개인정보보호법을 원칙으로 서류 및 증명서 발급 시 필요한 서류

개인정보 수집, 목적 범위에 따라 다음의 사항을 따른다.

- **환자 본인이 직접 서류를 발급받는 경우**

  본인 확인이 가능한 신분증 지참

- **환자의 배우자, 직계존비속이 서류를 발급받는 경우**
  - 서류 발급을 하는 신청자의 본인확인이 가능한 신분증
  - 환자의 신분증 사본(단, 환자가 만 17세 미만으로 주민등록증 발급 안 된 경우 제외)
  - 친족관계임을 증명할 수 있는 서류(가족관계증명서, 주민등록등본)
  - 환자가 자필 서명한 동의서(보건복지가족부에서 배포한 별지 9-2/단, 만 14세 미만의 미성년자인 경우 제외)

- **환자가 지정하는 대리인이 서류를 발급받는 경우(보험사 등)**
  - 서류 발급을 하는 신청자의 본인확인이 가능한 신분증
  - 환자가 자필 서명한 동의서 및 위임장(보건복지가족부에서 배포한 별지 9-2, 9-3/ 단, 환자가 만 14세 미만인 미성년자인 경우에는 법정대리인이 작성하며, 가족관계증명서 등 법정대리인임을 확인할 수 있는 서류 첨부)
  - 환자의 신분증 사본(단, 환자가 만 17세 미만으로 주민등록증 발급 안 된 경우 제외)

- **환자의 동의를 받을 수 없는 경우(사망, 의식불명, 중증질환 등으로 자필서명을 할 수 없는 경우)**
  - 서류 발급을 하는 신청자의 본인확인이 가능한 신분증 또는 사본
  - 친족관계인을 증명할 수 있는 서류(가족관계증명서, 주민등록등본)
  - 환자의 현상태를 알 수 있는 증빙서류(진단서, 소견서 포함)

참고

라이나 치아보험 서류 작성의 경우

Cigna 라이나생명

치아보험 보험금 청구서류 안내

> 환자가 진행한 치료에 따라 준비해야 하는 필요서류가 다르니 읽어보고 상황에 맞게 서류를 준비한다.

보내실 곳: (우편번호 03156) 서울특별시 종로구 삼봉로 48, 18층 라이나생명 보험금심사 담당자 앞(고객센터 ☎ 1588-0058)

■ **공통서류**: 1. 보험금청구 및 개인(신용)정보 처리 동의서(당사양식) 2. 수익자 신분증(주민등록증(앞면), 운전면허증, 여권 등) 사본

치아 보철치료(틀니, 브릿지, 임플란트)보험금 청구 시

1. 공통서류
2. 당사 치과치료확인서 또는 의료기관 증명서(진단서 등)
   ■ 필수기재사항
   - 내원일 (초진일)
   - 진단명, 한국표준질병분류번호
   - 영구치 치식(치아번호), 발거진단일 및 발거일
   - 발거 부위에 시행한 보철치료의 종류 및 치료일일
3. 치과진료기록 사본(원본대조필)
4. 영구치 발거 전후의 X-RAY 또는 파노라마 사진 또는 이에 준하는 판독자료

※ 상기 서류 이외에 보험금 심사에 필요할 경우 추가로 판독자료를 요청드릴 수 있습니다

치아 충전, 크라운치료 보험금 청구 시

1. 공통서류
2. 당사 치과치료확인서(치과 병/의원 담당자가 작성)
   ■ 필수기재사항
   - 내원일(초진일)
   - 진단명, 한국표준질병분류번호
   - 치료한 치아번호
   - 치료 받은 치아의 치료의 종류(치료한 재료 포함)
   - 치과치료 진단일 및 치료시작일, 치료(예정) 종료일

발치, 치수(신경), 치석제거(스케일링) 치료 보험금 청구 시

1. 공통서류
2. 당사 치과치료확인서(치과 병/의원 담당자가 작성)
   ■ 필수기재사항
   - 내원일(초진일)
   - 진단명, 한국표준질병분류번호
   - 발거한 영구치의 치아번호
   - 영구치 발거진단일 및 발거일자
   - 치수(신경)치료 치아번호
   - 치수(신경)치료일자
   - 보험급여 적용된 치석제거(스케일링) 치료일자

치과통원 보험금 청구 시

1. 공통서류
2. 국민건강보험법의 요양급여 및 의료급여 항목이 확인되는 통원일자 별 진료비 납입 영수증 (카드결제영수증은 접수 및 심사 불가)

주요치주질환(잇몸질환) 치료, 방사선촬영 보험금 청구 시

1. 공통서류
2. 당사 치과치료확인서(치과 병/의원 담당자가 작성)
3. 국민건강보험법의 요양급여 및 의료급여 항목이 확인되는 요양급여비용명세서 또는 진료비납입영수증

■ 회사는 상기 서류 이외에 추가로 서류를 요청할 수 있으며, 구비서류는 원본(또는 원본대조필)을 제출하여야 합니다.

■ 입금계좌를 수익자 아닌 타인계좌로 위임할 경우 보험금 수령 위임장(당사양식, 인감날인) 및 원 수익자의 인감증명서(보험금청구 및 수령 위임용)를 첨부하셔야 합니다.

■ 수익자가 미성년자인 경우에는 친권자 또는 후견인이 청구 및 수령하셔야 하며, 친권 확인을 위한 미성년자(수익자)기준의 **기본증명서, 가족관계증명서와 친권자 서명의 변제의무확인서(당사양식) 또는 대표수익자지정동의서(당사양식, 동의자 인감날인 및 인감증명서 포함)을 첨부하셔야 합니다.**

■ 구비서류중 인감증명서는 본인서명사실확인서로 제출 가능하며, 본인서명사실확인서를 첨부하신 경우 본인서명으로 인감날인을 대신합니다(단, 본인서명은 본인서명사실확인서에 등록된 서명과 동일해야 함)

치아보험 주요 안내사항

치아보험 보장 내용에 대한 주요 안내사항 입니다. 가입하신 상품별 보장 내용이 상이할 수 있으니 기타 자세한 사항은 해당 약관을 참조 하시기 바랍니다.

■ **치아 보철치료 (틀니, 브릿지, 임플란트) 주요 안내사항**

1. 보철치료 보장은 보철치료 보장개시일부터 치아우식증 (충치) 또는 치주질환 (잇몸질환) 을 원인으로 **영구치를 발거한** 경우 가능하며, 보험계 약일로부터 2년이내 보철치료 시, 치료보험금의 **50%**를 지급합니다.
2. 가철성의치 (Denture, 틀니) 치료보험금은 보철치료보장개시일 이후 **연간 1회** 한도로 지급합니다.
3. 고정성가공의치(Bridge, 브릿지) 및 임플란트(Implant)의 치료보험금은 보철치료보장개시일 이후 영구치를 발거한 부위에 치료를 받았을 때 **영구치 발거 1개당 연간 3개 한도**로 지급합니다. 다만, 연간 한도 초과 시 치료시기에 상관없이 해당 치료보험금을 지급하지 않습니다.
4. 보철치료에 대하여 수리, 복구 및 대체치료의 경우 해당 보철치료보험금을 지급하지 않습니다.

■ **치아 충전, 크라운 치료 주요 안내사항**

1. 충전치료보장은 보장개시일 이후 치아우식증**(충치)**을 직접적인 원인으로 최초로 영구치에 충전치료를 받았을 때 연간 한도에 따라 보장하여 드립니다.
2. 크라운치료보장은 보장개시일 이후 치아우식증**(충치)**, 치주질환 을 직접적인 원인으로 최초로 영구치에 크라운치료를 받았을 때 연간 한도에 따라 보장하여 드립니다.

■ **치과통원, 주요치주질환(잇몸질환), 치석제거(스케일링), 방사선촬영 보험금**

1. 의료기관 중 치과에 국민건강보험법의 요양급여 및 의료급여 항목에 해당하는 치료를 직접적인 목적으로 치료 또는 통원 시 보장해드립니다.
2. 치석제거(스케일링)치료는 건강보험 적용 시 **연간 1회 한도**로 보장합니다.
3. 건강보험 미적용시 보장대상이 아닙니다.

※ "연간"이라 함은 치료보장개시일 이후 계약일로부터 매 1년 단위로 도래하는 계약응당일 전일까지의 기간을 의미합니다.
※ 치아보험의 보장내용은 보험계약일 및 상품종류에 따라 보장 내용이 상이할 수 있습니다.

관리번호 : CLAIM_DENTAL_20180401

> 치아보험 보장에 대한 안내사항이니, 읽어보고 환자에게 도움이 될 만한 정보는 체크하여 환자에게 미리 알리는 것이 좋다.

환자 정보 작성 및 초진일 작성
* 초진일 – 받은 진료에 대한 진단일

환자명		주민번호		초진일	년 월 일

■ 초진 당시 결손 부위 ※해당 치아 숫자에 ○ 표시를 해 주십시오. (용도 : 보험회사 제출용)

18	17	16	15	14	13	12	11	21	22	23	24	25	26	27	28
48	47	46	45	44	43	42	41	31	32	33	34	35	36	37	38

초진 당시 발치되어 있던 치아 ○ 표시

■ 기타치료 ※건강보험 급여치료 내용에 한하여 기재하여 주시기 바랍니다.

치료내용	질병분류 코드	치아번호	치료 종류(□ 란에 'V' 표시)	치료일
스케일링				년 월 일
주요치주질환치료(잇몸질환)				년 월 일
				년 월 일
				년 월 일
방사선 촬영				년 월 일
				년 월 일

질병분류 코드– 보험청구 시 적용하는 상병명 기재
(예: K02, K04, K05)
* 진료행위 코드와 질병분류 코드는 다르다. 진료행위 코드는 진행한 진료의 수가코드 – 진료비세부산정 내역을 보면 쉽게 확인할 수 있다.

치료 진행한 날짜 작성

■ 충전/크라운 ※최종치료(장착일, 신경치료완료일)내용에 한해서 기재하여 주시기 바랍니다(임시치료 제외)

치료내용	질병분류 코드(□ 란에 'V' 표시)	치아번호	치료 종류(□ 란에 'V' 표시)	치료일(장착일)
직접충전	□K02 □기타( )		□아말감 □레진 □기타( )	년 월 일
	□K02 □기타( )		□아말감 □레진 □기타( )	년 월 일
	□K02 □기타( )		□기타( )	년 월 일
	□K02 □기타( )		□기타( )	년 월 일
간접충전(인레이)	□K02 □기타( )		)	년 월 일
	□K02 □기타( )		)	년 월 일
	□K02 □기타( )		□금/도재 □기타( )	년 월 일
	□K02 □기타( )		□금/도재 □기타( )	년 월 일
크라운/치수(신경)치료	□K02 □K04 □K05 □기타( )		□크라운 □치수(신경)치료	년 월 일
	□K02 □K04 □K05 □기타( )		□크라운 □치수(신경)치료	년 월 일
	□K02 □K04 □K05 □기타( )		□크라운 □치수(신경)치료	년 월 일
	□K02 □K04 □K05 □기타( )		□크라운 □치수(신경)치료	년 월 일

치료받은 치아의 FDI 표기법에 따른 치아번호 작성
(예: 47)

인레이 or 크라운 진행 시 세팅한 날짜 작성

■ 발치/임플란트/브릿지/틀니 ※질병코드 K02, K04, K05(S02 재해가입자 한해) 이외는 보장하지 않습니다(의무기록 첨부필수)

치료 종류(□ 란에 'V' 표시)	질병분류 코드	치아번호	발치일	치료일(식립일/장착일)
□발치 □임플란트 □브릿지 □틀니			년 월 일	년 월 일
□발치 □임플란트 □브릿지 □틀니			년 월 일	년 월 일
□발치 □임플란트 □브릿지 □틀니			년 월 일	년 월 일
□발치 □임플란트 □브릿지 □틀니			년 월 일	년 월 일

임플란트 – 식립일
틀니, 브릿지 – 장착일

상기 질환으로 인하여 치료하였음을 확인합니다. ※병(의)원 (직인) 및 의사 (인)이 누락된 경우 본 치료확인서는 무효입니다.

병 원 명	(직인)	의사성명	(인)	면허번호	
전화번호	( ) -	작 성 일			년 월 일

※보장내용은 가입하신 상품에 따라 상이 할 수 있으며, 정확한 심사처리를 위해 해당 서류 이외에 추가 서류를 요청 드릴 수 있습니다.

[1/2] 관리번호 : CLAIM_DENTAL_20170901

치과 정보 작성 및 도장 or 원장님 서명

참고

* 덴트웹 치료 전후 사진 출력하는 법

① 해당 환자를 선택한 후 데스크화면 인적사항 아래의 '문서출력' 버튼을 클릭한다.

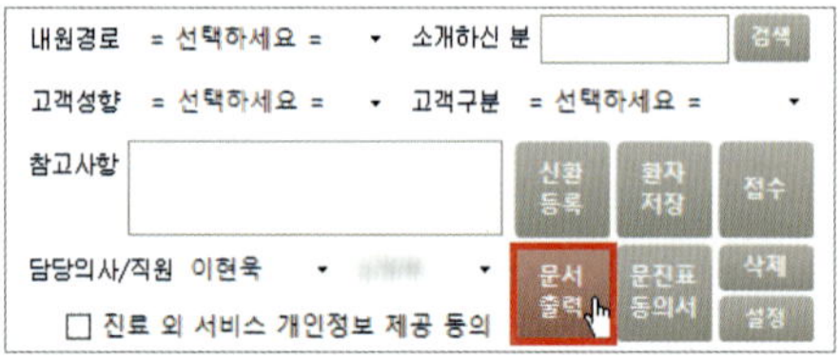

② 출력할 문서 목록에서 '보험회사 제출용 치료 전후 사진'을 더블클릭한다.

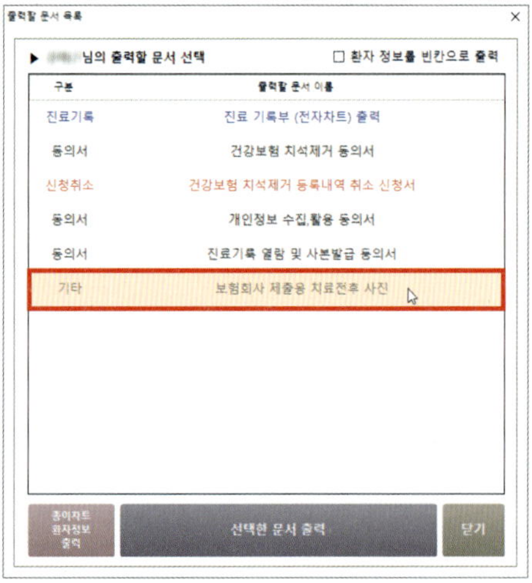

③ 치료 전후 사진 선택창이 나타나면 '파일열기' 버튼을 눌러 사진 선택창을 연다.

④ 사진 선택창이 열리면 환자에게 저장되어 있는 사진 목록이 나타난다. 사진을 선택하고 더블클릭하면 사진이 선택된다. 치료 전, 치료 후 사진을 선택한다.

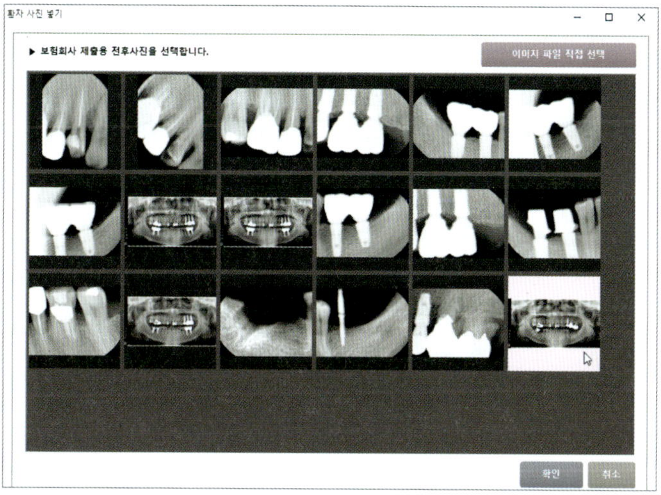

⑤ 치료 전, 치료 후 사진 선택을 마치면 아래와 같이 출력할 사진이 모두 나타난다.

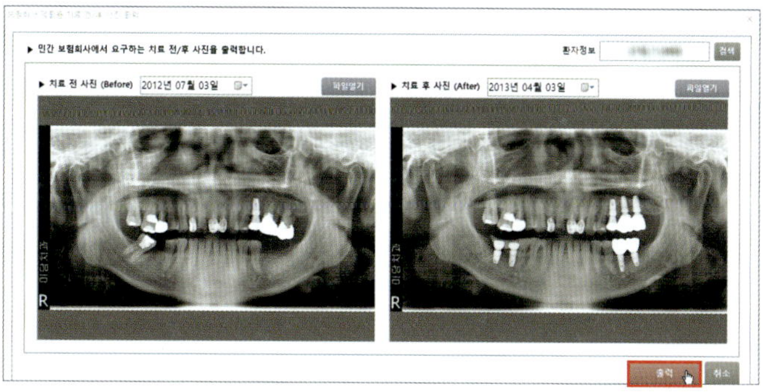

⑥ 위 이미지 오른쪽 아래의 '출력' 버튼을 누르면 아래와 같이 치료 전후 사진이 출력된다(도장을 찍어서 환자에게 전달하면 된다).

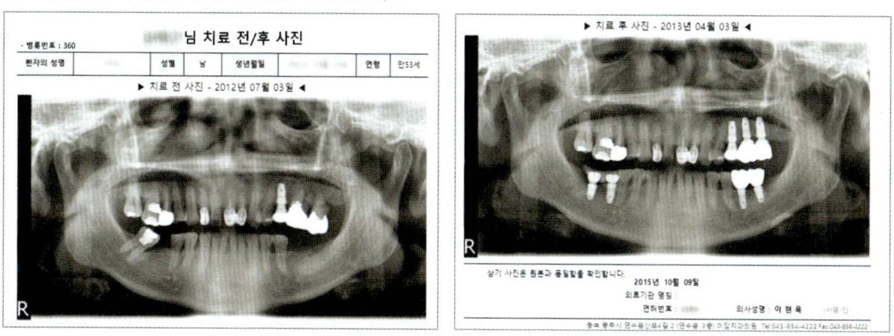

* 보험사 서류 관리

요즘 정말 많은 회사의 치아보험들이 있다. 환자가 보험 서류를 요청할 때, 어떤 환자는 보험 회사 확인서 서식이 있는지 모르는 경우도 있고, 아니면 번거롭게 팩스로 보내거나 직접 서류를 받아오는 경우도 있다.

이런 번거로운 절차 없이, 각 보험사마다 보험 청구 서류서식을 PDF 파일로 만들어 배포하고 있으니, 치과 컴퓨터에 폴더를 하나 만들어 각 치아보험회사 서류들을 저장해놓으면 좋다. 환자가 어디 보험사라고 확인만 해주면 폴더에서 찾아 바로 서류를 준비할 수 있다.

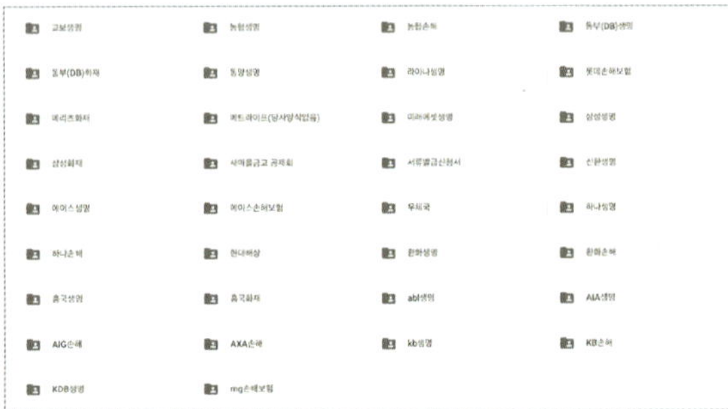

* 환자 연말정산 서류 발급

환자 연말정산용 서류는 연말정산자료를 치과에서 직접 국세청으로 전송하여 국세청에서 연말정산 간소화 서비스를 제공하기 때문에 따로 요청하는 경우가 많진 않지만 연말정산 간소화 서비스를 이용하기 어렵거나 환자의 자녀가 연말정산을 하는 경우, 자녀의 의료비를 연말정산하기 위해 자료가 필요로 할 때 요청하는 경우가 있다.

각 청구 프로그램에 따라 '진료비 납입확인서 or 연말정산 확인서'를 진료 기간 해당 연도 1–12월까지 날짜 설정하여 출력해 발급하면 된다.

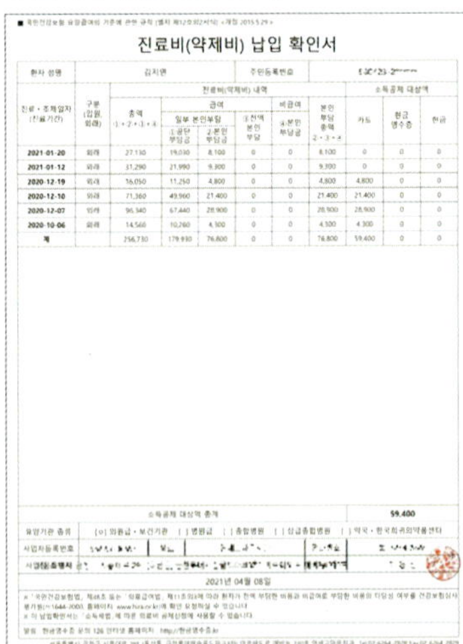

진료비(약제비) 납입 확인서

환자 성명	김지연	주민등록번호	[illegible]

진료·조제일자 (진료기간)	구분 (입원, 외래)	총액 ①+②+③+④	①공단 부담금	②본인 부담금	③전액 본인 부담	④본인 부담금	본인 부담 총액 ②+③+④	카드	현금 영수증	현금
2021-01-20	외래	27,130	19,030	8,100	0	0	8,100	0	0	0
2021-01-12	외래	31,290	21,990	9,300	0	0	9,300	0	0	0
2020-12-19	외래	16,050	11,250	4,800	0	0	4,800	4,800	0	0
2020-12-10	외래	71,360	49,960	21,400	0	0	21,400	21,400	0	0
2020-12-07	외래	96,340	67,440	28,900	0	0	28,900	28,900	0	0
2020-10-06	외래	14,560	10,260	4,300	0	0	4,300	4,300	0	0
계		256,730	179,930	76,800	0	0	76,800	59,400	0	0

소득공제 대상액 총계 59,400

2021년 04월 08일

CHAPTER 03

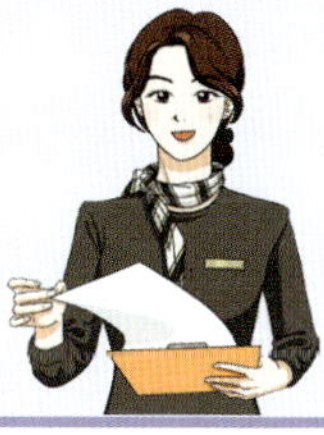

세무회계 지식 및 자료 관리

데스크에서는 치과의 매출과 지출을 모두 관리하다 보니, 세무회계에 관련된 기본 지식을 알고 있는 것이 좋다.

세무사 사무실에서는 때가 되면 자료를 요청하는데 그것에 응해줄 필요가 있다.

1) 치과에서 알아 두면 좋은 세무회계 용어

① 세무사 사무소(실)

세무사가 개업을 한 사무소(실)로 세부업무(세무기장)를 대리해준다.

* 세무서: 국세청 산하의 지방국세청에 소속되어 관할 구역의 내국세의 부과·감면·징수에 관한 사무를 담당하는 세무행정기관

출처: 두산백과

② 총수입금액(매출액)

병의원을 운영하며 얻은 진료 수입을 말한다. 보험공단청구액, 신용카드, 현금영수증, 순수 현금 등이 있다.

③ 경비(지출액)

병의원을 운영하기 위해 지출한 임차료, 인건비, 매입액(재료, 비품 등), 기공료, 수수료 그 밖의 경비 등을 말한다. 이 내역들을 증빙하기 위해 자료를 잘 모아두어야 한다.

④ 사업자등록증

세금계산서를 발급받을 이메일 주소를 사업자등록증에 써서 인쇄 및 스캔해두면 업무처리 시 편리하다. 또한 여러 장 인쇄하여 파일에 꽂아 두면 편리하다.

⑤ 일반과세자

일반과세자는 매출액 8천만 원 이상을 기준으로 하며, 세금계산서 발급이 가능하여 의무발행해야 한다.

또한 판매금액의 10%를 부가세로 내야 한다(예를 들어 미백치료로 33만 원을 받았다면 3만 원의 부가세는 나라에 내야 한다).

반대로 치과운영을 위해 지출하는 비용에 대해서는 부가가치세를 전액 공제받을 수 있다.

일반과세자는 연 2회(매년 1월 1일~6월 30일분은 7월 1일~25일에 신고 / 매년 7월 1일~12월 31일분은 다음 해 1월 1일~25일에 신고) 부가세를 신고하는데 이때, 기간 내에 내가 받은 부가가치세 총액보다 내가 낸 부가가치세 총액이 작다면 차액을 나라에 내야 하고, 반대의 경우 부가가치세를 환급받을 수도 있다.

⑥ 면세사업자

납세 의무가 면제되는 재화나 용역을 공급하는 사업자이다. 국가에서 국민후생을 위해 병/의원 관련 부분에는 부가세를 환자에게 부과하지 않는다. 그렇기 때문에 치과는 면세사업자이기도 하지만, 치료목적이 아닌 미용과 관련된 시술 및 치과용품 판매에 대해서는 과세를 한다. 미용 관련 시술에는 대표적으로 치아 미백, 라미네이트, 미용을 위한 잇몸성형술 등을 말하며 미용 관련 시술을 하거나 치과용품을 판매하는 곳은 면세사업자가 아니라 일반과세자로 등록해야 한다.

* 사업장 현황 연 1회(2월 10일) 신고한다(사업장 현황 신고서 / 의료업자 수입금액 검토표 / 치과병의원 수입금액 검토부표).

⑦ 성실신고확인제도 – 성실신고대상자

성실신고확인제도란 성실신고 수입금액이 업종별로 일정규모 이상인 개인사업자가 종합소득세를 신고할 때 장부기장내용의 정확성 여부를 세무사 등에게 확인받은 후 신고하게 함으로써 개인사업자의 성실한 신고를 유도하기 위해 도입한 제도이다.

성실신고 대상자는 기준수입금액이 업종별로 다르며, 치과병의원이 해당되는 보건업의 기준은 해당년도 수입금액(본인부담금+보험청구액+비보험수입 등)이 5억원 이상 발생하는 경우 해당된다. 성실신고대상자가 신고를 하지 않는다면 5%의 가산세와 세무조사대상자가 될 수 있으므로 주의해야 한다.

⑧ 세무조사

일반적으로 '세무소사'라 하면 각 세법에 규정하는 질문조사권 또는 질문검사권에 의하여 특정납세자에 대한 세무조사의 명령을 받은 세무공무원이 납세자 또는 당해 납세자와 거래가 있다고 인정되는 자 등을 상대로 질문을 하거나 장부·서류·기타 물건을 검사, 조사 또는 확인하는 행위를 말한다.

출처: 네이버 지식백과 시사상식사전

⑨ 적격증빙

병원에서 지출한 것을 증빙할 수 있는 서류로 세금계산서 및 계산서, 신용카드 전표, 지출증빙용 현금영수증 등을 반드시 수취해야 한다.

⑩ 적격증빙 수취의무

지출증빙 서류로 계산서나 세금계산서, 직불카드, 현금영수증, 신용카드 매출전표 등을 수취하게 되어 있다. 이는 (부가가치세 포함) 3만 원 이상의 거래에 대해 적용되며 거래에 대한 증명 서류는 신고기한부터 5년간 보관하여야 한다.

⑪ 계산서

면세사업자(부가가치세가 없음)가 발행하며, 그중 한 곳에 해당하는 치과기공소는 의료보건 용역에 해당하여 면세가 적용되며, 치과에 기공물 납품 시 계산서를 교부하게 된다.

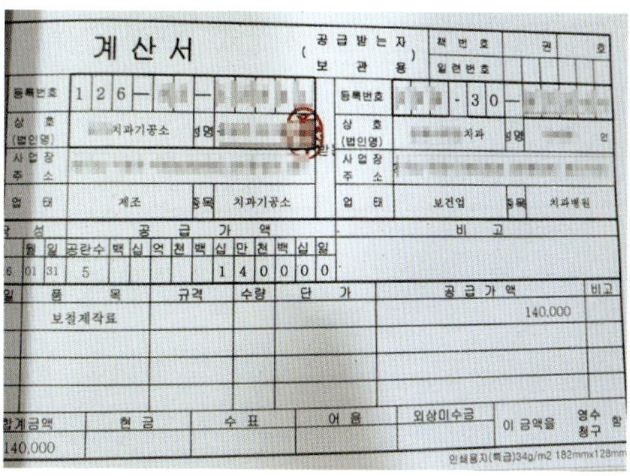

계산서 (공급받는자 보관용)

등록번호 126-
상호(법인명) 치과기공소
업태 제조 / 종목 치과기공소
상호(법인명) 치과
업태 보건업 / 종목 치과병원
공급가액 140000
품목 보철제작료 / 공급가액 140,000
합계금액 140,000

이 외에 의학연구소, 의료폐기물처리, 운용리스로, 관리비(수도요금) 등에 해당하는 업체가 발행한다. 전자, 종이 계산서가 있다.

⑫ 세금계산서

일반사업자가 발행(부가가치세가 있음), 전자 세금계산서와 수기 세금계산서가 있다. 재료 구매 시나 마케팅비, 비품 구매 시 계좌이체를 했다면 꼭 세금계산서를 받아야 한다.

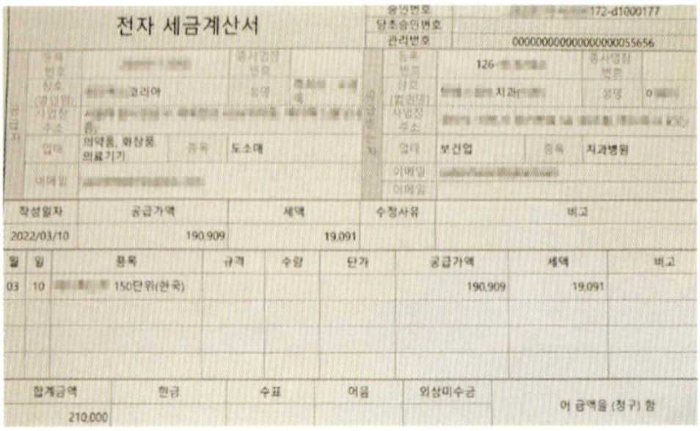
전자 세금계산서

작성일자	공급가액	세액	수정사유	비고
2022/03/10	190,909	19,091		

월	일	품목	규격	수량	단가	공급가액	세액	비고
03	10	150단위(한국)				190,909	19,091	

합계금액	현금	수표	어음	외상미수금	이 금액을 (청구) 함
210,000					

⑬ 신용카드전표

신용카드 사용내역이라고 생각하면 된다. 국세청에 등록이 되어 있는 카드를 사용했다면 별도로 영수증을 보관하지 않아도 된다.

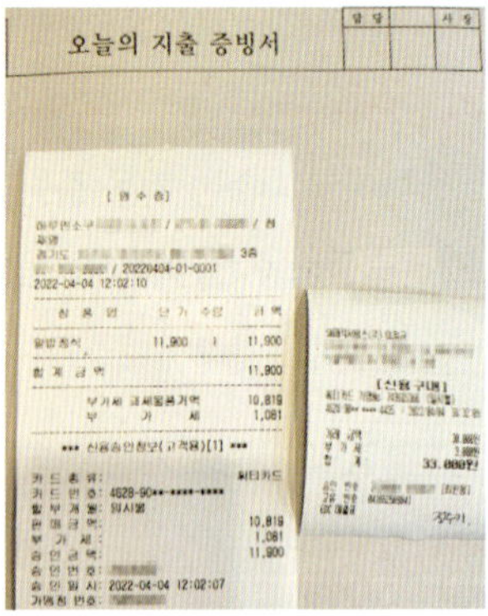
오늘의 지출 증빙서

[영수증]

2022-04-04 12:02:10

합계금액 11,900

부가세 과세물품가액 10,819

부가세 1,081

승인일시: 2022-04-04 12:02:07

⑭ 지출증빙용 현금영수증

치과에서 현금을 내고 지출했다면, 사업자번호로 지출증빙용 현금영수증을 발급받아서 보관해야 한다.

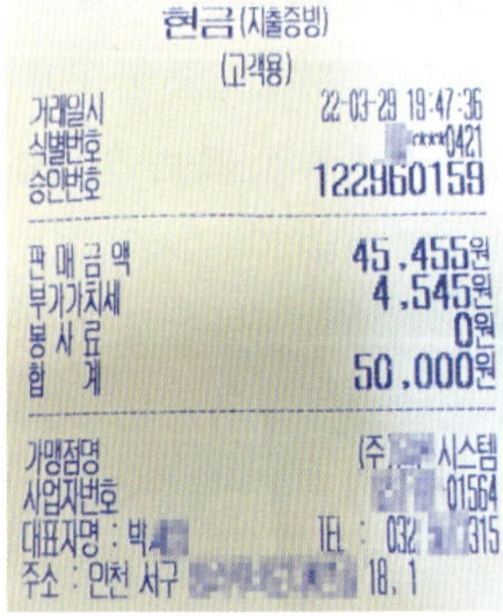
현금(지출증빙)

(고객용)

거래일시 22-03-28 19:47:36

승인번호 122960159

판매금액 45,455원

부가가치세 4,545원

봉사료 0원

합계 50,000원

가맹점명 (주) 시스템

주소 : 인천 서구 18, 1

⑮ 간이영수증

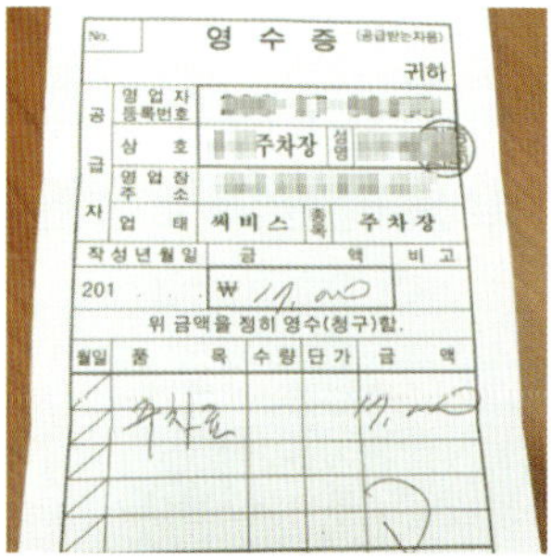

과세의 의무를 가지는 과세업자가 서비스나 물품을 상대방에게 제공한 후 발행해 주는 약식 세금계산서라고 생각하면 된다. 사업자라면 소득세법상 계산서를 발행해야 하지만 사업의 규모나 종류에 따라서 계산서의 작성 능력이 부족하거나 작성 필요성이 크게 요구되지 않는 경우에 한해 세금계산서의 '필요적 기재사항' 가운데 공급받는 자와 부가가치세를 기재하지 않고 공급자와 관련된 사항만 약식으로 기재한다. 적격증빙은 아니지만 제한 금액만 인정하고 있다. 일반경비 3만 원까지, 접대비의 경우에도 3만 원까지 증빙자료로 인정받을 수 있다.

⑯ 현금영수증

병의원은 현금영수증 발행 의무 업종이다. 10만 원 이상의 진료를 받고 현금을 내면 의무적으로 현금영수증을 발급해야 한다. 만약 환자가 현금영수증을 원치 않은 경우라고 해도 의무적으로 자진발급을 해야 한다. 이것을 실행하지 않았을 경우, 추후 매출 누락 혐의로 세무조사를 받을 수 있고, 그 항목에 대한 소명을 해야 하거나 각종 가산세를 내야 할 수 있으므로 주의해야 한다(참고로 현금영수증 미발행 신고 시 포상금이 20% 이상이다).

⑰ 거래명세서

거래내역을 거래일자, 거래내용, 공급가액, 세액 등을 작성하는 양식이다. 이것은 적격증빙이 아니라 거래한 내역을 확인하기 위한 문서이니 계산서, 세금계산서와 혼동하지 말아야 한다.

치과재료 거래명세서(치과재료 구입대장)는 5년간 보관해야 하며, 재료구입대장을 따로 작성하는 시에도 거래명세서는 보관해야 한다. 업체별로 파일을 만들어 각각 구입 날짜순으로 모아 놓으면 명세서 필요시 원하는 명세서를 쉽게 찾을 수 있다. 거래명세서 양이 많아 파일에 보관이 어려우면 컴퓨터로 스캔하여 재료 폴더를 만들어 보관하는 것도 방법이다.

* 5년이 지난 거래명세서는 폐기 가능

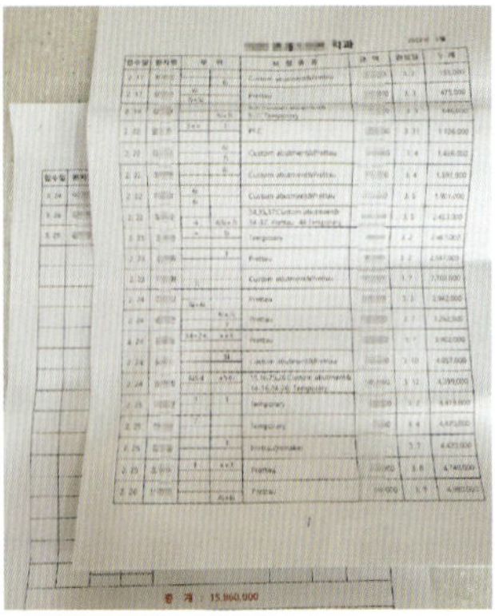

예 거래명세서 파일

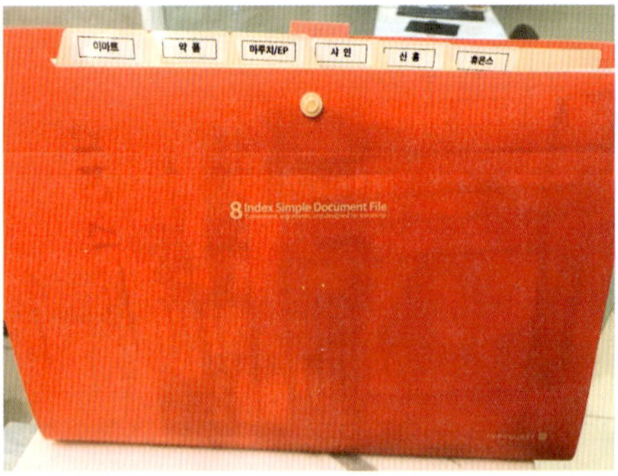

종이 거래명세서는 파일이나 컴퓨터 스캔 파일로 보관하고, 다음 그림과 같이 재료 구입 내역을 재료명, 구입 날짜, 구입한 가격별로 엑셀 문서로 작성해 놓으면 거래명세서를 찾아보지 않고도 언제 어떤 재료를 얼마에 구입했는지 확인이 가능하여 재료 관리가 용이해진다.

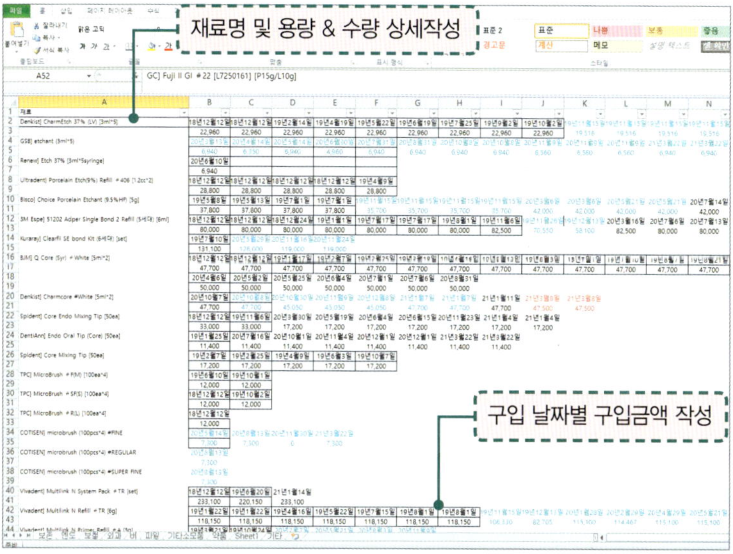

재료 내역 관리 엑셀 문서

⑱ 부가가치세

일반 사업자가 판매한 금액의 10%를 소비지에게 미리 받아, 추후 징부에 납부하는 구조이다. 사업자가 받은 부가가치세에서 내가 납부한 부가가치세를 뺀 금액을 납부하게 된다. 예를 들어 환자에게 받은 부가가치세(미용목적의 치료 10%)보다 내가 지출한 부가가치세(물품구매 시 10%)가 더 많다면 오히려 부가가치세를 환급받게 된다. 연말정산 제도와 비슷하다고 생각하면 된다.

⑲ 과세표준(과표)

과세표준이란 세금을 부과할 때 기준이 되는 금액이다. 치과에서는 매출(수입) 전부를 세금으로 내야 하는 것이 아니라 운영을 위해 필요한 경비를 제외하고 난 수익금액에 대해서 세금을 내게 된다. 자세히 설명하면 1년간 발생한 연 매출액에서 경비로 인정되는 항목과 소득공제액을 제외한 금액을 과세표준이라고 한다. 이 금액이 어느 과세표준구간에 들어가느냐가 중요하다.

*** 과세표준 = 종합소득금액(총수입금액 – 필요경비) – 소득공제액**

해당 치과가 어디 구간에 해당되는지 알고 세율이 정해졌다면, 산출세액을 구할 수 있다.

누진공제액이란 각각의 구간에서 별도로 세율을 적용해서 계산해야 하지만 계산의 편리성을 위해 미리 계산해 놓은 금액이다.

과세표준의 최고 세율을 적용하여 계산한 다음, 누진공제액을 차감하여 계산한다.

*** 산출세액 = (과세표준×세율) − 누진공제액**

과세표준이 7,000만 원인 경우

A. 각 구간별로 계산하여 합산하는 방법

[1,200만 원(1단계 구간)×6%] + [3,400만 원(2단계 구간)×15%] + [2,400만 원(3단계 구간)×24%] = 1,158만 원

B. 최고세율 적용 후 누진공제액을 빼는 경우

[7,000만 원(3단계 구간)×24%] − 522만 원 = 1,158만 원

A와 B는 계산방식이 다르지만 결과값은 같다.

과세표준이 적용되기에 같은 매출의 치과라도 경영방식에 따라 세금은 엄청난 차이가 날 수 있다.

A치과의 경우

총매출: 10억 원

인정경비: 6억 원

소득공제액: 5천만 원

− 과세표준: 10억 원 − 6억 원 − 5천만 원 = 3억 5천만 원

− 세율: 40%

− 산출세액: (3억 5천만 원×0.4) − 2,540만 원 = 1억 1,460만 원

B치과의 경우

총매출: 10억 원

인정경비: 7억 원

소득공제액: 3천만 원

– 과세표준: 10억 원 – 7억 원 – 3천만 원 = 2억 7천만 원

– 세율: 38%

– 산출세액: (2억 7천만 원×0.38) – 1,940만 원 = 8,320만 원

이제 과세표준과 산출세액을 이해했다면, 최종 납부할 금액이 정해지는 종합소득세의 구조를 알아보자.

종합소득세 과세표준 구간	종합소득세 세율	누진공제액
1,200만 원 이하	6%	–
1,200만 원 초과–4,600만 원 이하	15%	108만 원
4,600만 원 초과–8,800만 원 이하	24%	522만 원
8,800만 원 초과–1억 5천만 원 이하	35%	1,490만 원
1억 5천만 원 초과–3억 원 이하	38%	1,940만 원
3억 원 초과–5억 원 이하	40%	2,540만 원
5억 원 초과–10억 원 이하	42%	3,540만 원
10억 원 초과	45%	6,540만 원

⑳ 종합소득세(종소세)

지난 1년간 발생한 모든 과세대상의 소득을 합산해 종합소득금액을 산출한다.

산출한 종합소득 금액에서 기본공제 및 추가공제, 각종 소득공제를 통해 종합소득 과세표준을 산출한다. 아래의 세액계산 흐름도를 참고하여 이해해보자. 종합소득세 납부세액이 마이너스 금액(–)이 나오는 경우는 국가로부터 환급을 받게 된다.

최종 납부세액 신고 및 납부는 다음 연도 5월 1일부터 5월 31일까지이다.

예를 들어 2022년 1월 1일부터 12월 31일까지의 소득에 대한 신고와 납부는 2023년 5월 1일부터 5월 31일까지 하게 된다.

성실신고확인 대상 사업자의 경우 6월 30일까지이다.

이 장에서는 개념을 이해하는 정도로 간단하게 다루었기 때문에 더 자세히 알고 싶다면 치과세무책을 참고하여 공부하는 것을 추천한다.

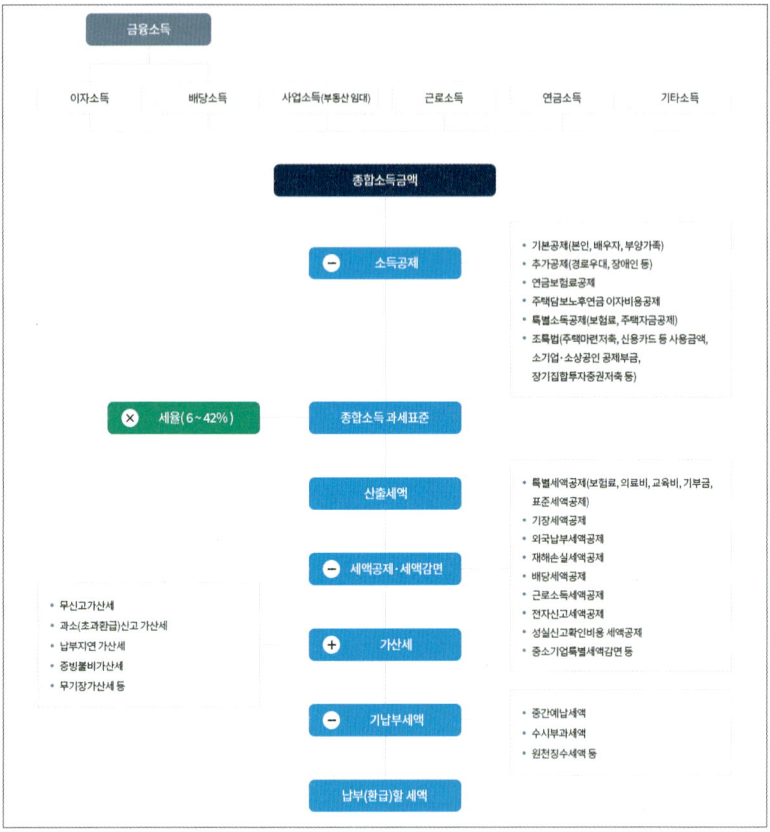
금융소득
이자소득
배당소득
사업소득(부동산 임대)
근로소득
연금소득
기타소득
종합소득금액
소득공제
• 기본공제(본인, 배우자, 부양가족)
• 추가공제(경로우대, 장애인 등)
• 연금보험료공제
• 주택담보노후연금 이자비용공제
• 특별소득공제(보험료, 주택자금공제)
• 조특법(주택마련저축, 신용카드 등 사용금액, 소기업·소상공인 공제부금, 장기집합투자증권저축 등)
세율(6~42%)
종합소득 과세표준
산출세액
• 특별세액공제(보험료, 의료비, 교육비, 기부금, 표준세액공제)
• 기장세액공제
• 외국납부세액공제
• 재해손실세액공제
• 배당세액공제
• 근로소득세액공제
• 전자신고세액공제
• 성실신고확인비용 세액공제
• 중소기업특별세액감면 등
세액공제·세액감면
• 무신고가산세
• 과소(초과환급)신고 가산세
• 납부지연 가산세
• 증빙불비가산세
• 무기장가산세 등
가산세
기납부세액
• 중간예납세액
• 수시부과세액
• 원천징수세액 등
납부(환급)할 세액

출처: 국세청홈페이지 세액계산 흐름도

㉑ 연말정산

매월 원천징수를 받는 근로소득자에 대하여, 급여의 지급자인 원천징수의무자가 정당하게 계산된 당해 연도의 소득세액과 이미 원천징수한 세금의 합계액을 대조하여 과부족이 생겼을 경우에 그 과부족에 해당하는 금액을 연말에 정산 · 조정하는 것을 말한다.

㉒ 원천징수

사업장에서 근로자에게 급여를 지급할 때, 근로자가 부담해야 할 세액을 국가 대신 미리 징수하는 것을 말한다.

우리의 월급명세서를 보면, 여러 가지 세금을 공제하고 받는 것을 알 수 있는데, 이처럼 사업장에서 개인이 낼 세금은 미리 공제하고 급여를 지급하는 것을 원천징수라고 이해하면 된다.

2020년 1월분 급여명세서

지급내역	지급액	공제내역	공제액
기본급	2,000,000	국민연금	85,500
상여		건강보험	58,140
식대	100,000	고용보험	12,350
자가운전		장기요양보험료	3,800
육아수당		소득세	17,180
출산급여		지방소득세	1,950
연차수당		연말정산소득세	
전월미지급		연말정산지방소득세	
		연말정산농특세	
		공제액계	178,920
지급액계	2,100,000	차인지급액	1,961,080

2) 연간 세무일정

만만치 않은 세금, 절세를 위해서 여러 가지 챙겨야 하지만 정해진 시기에 내는 것은 기본이다. 세금 신고, 제출의 의무는 납세자에게 있기에 기한을 놓쳐 납부를 늦게 할 경우 가산세가 부과되기 때문이다.

아래 표에 치과에서 꼭 챙겨야 할 세무일정을 정리했으니 참고하자.

매월	• 원천세 신고 · 납부(매달 10일까지) • 4대보험 취득 신고(건강보험 – 입사일 기준 14일까지, 국민연금/고용보험/산재보험 – 입사 다음 달 15일까지) • 그 외 급여 업무 – 매월 근로자 급여 계산 · 퇴직자 발생 시 퇴직금 계산 및 4대보험 직장가입자 상실신고 • 각종 증빙 관리 · 개인카드 영수증 · 수기세금계산서/계산서 · 간이(3만 원 이하)/지로영수증

1월	• 2기확정 부가세 신고납부(~1/25, 법인/개인사업자) • 하반기 원천세 반기별 신고납부(~1/10, 반기납 대상) • 4분기 일용근로자 지급명세서 제출(~1/31)
2월	• 근로자 연말정산(~2/10) • 면제사업장 현황신고(~2/10, 면세사업자) • 이자/배당/기타소득자 지급명세서 제출(~2/28)
3월	• 법인세 신고(~3/31, 법인사업자/12월 결산) • 사업/근로/퇴직소득자 지급명세서 제출(~3/31)
4월	• 1기예정 부가세 신고납부(~4/25, 법인사업자만) • 1분기 일용근로자 지급명세서 제출(~4/30)
5월	• 종합소득세 신고(~5/31, 개인사업자)
6월	• 성실신고 대상자 종합소득세 신고(~6/31, 개인사업자)
7월	• 1기확정 부가세 신고납부(~7/25, 법인/개인사업자) • 2분기 일용근로자 지급명세서 제출(~7/31) • 상반기 원천세 반기별 신고납부(~7/10, 반기납 대상)
8월	• 법인세 중간예납(~8/31, 사업연도 6개월 이상인 법인)
9월	–
10월	• 2기예정 부가세 신고납부(~10/25, 법인사업자만) • 3분기 일용근로자 지급명세서 제출(~10/30)
11월	• 종합소득세 중간예납(~10/31, 사업연도 6개월 이상인 개인사업자)
12월	• 종합부동산세 신고납부(~12/15, 부동산 보유 법인/개인사업자)

3) 데스크에서 평상시 보관해야 할 자료

치과에서 지출한 비용을 증빙하는 방법은 다음과 같다. 관리를 해보면 최대한 사업자용 카드를 사용하는 것이 관리가 용이하다. 카드로 지출을 했다면 영수증만 잘 모아두면 되지만, 현금으로 계산을 했다면 증빙자료를 잘 챙겨 두는 것이 중요하다. 택배 등의 비용을 현금으로 납부했을 때에는 꼭 영수증을 챙겨 두도록 한다. 직원들의 복지비 등을 지원해 줄 경우에도 영수증을 잘 보관하도록 한다. 증빙서철에 붙여 두면 관리하기가 더 수월하다. 그리고 내역을 잘 기록해 둔다.

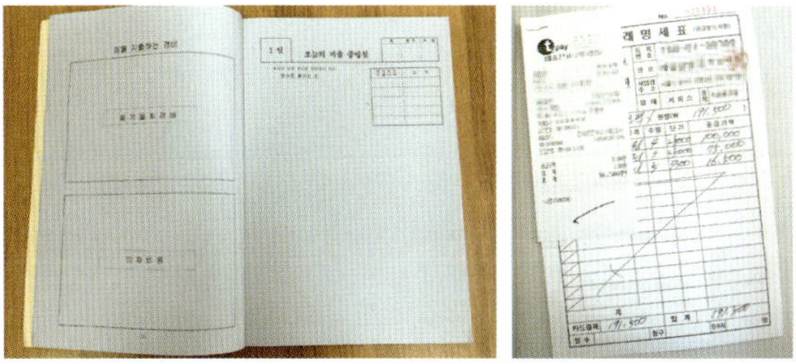

증빙서철, 거래명세서 및 영수증

① 세금계산서

세금계산서는 계좌이체나 현금으로 비용을 지불한 경우 물품을 구입한 거래처로부터 발급받게 되는데, 전자 세금계산서의 경우 발급이 되었는지 확인하는 것이 중요하다. 거래한 업체에서 잊는 경우도 종종 발생한다. 세금계산서를 먼저 발행하면 대금을 지급하는 방식으로 하는 것이 관리하기 편하다. 또한 수기 세금계산서는 따로 잘 보관해 두어야 한다.

② 계산서

세금계산서와 같이 발급이 되었는지 빠짐없이 확인해야 한다. 또한 종이로 발급된 계산서는 잘 보관하도록 한다.

③ 지출결의서

현금으로 지급하고 병원에 청구하는 경우 꼭 작성하도록 한다.

④ 신용카드 매출 전표

국세청에 자동으로 경비로 등록되지만 지출 파악을 위해 보관하도록 한다.

⑤ 현금영수증

사업자용으로 발급받는다. 종이영수증은 지출 파악을 위해 잘 보관하도록 한다.

⑥ 간이 영수증

일반경비 3만 원까지, 접대비의 경우에도 3만 원까지 증빙자료로 인정된다.
증빙철에 붙여서 보관한다.

⑦ 기타 각종 영수증(각종 공과금)

★ 선배의 Tips!

비용 청구와 지출결의서

만약, 치과 관련된 세미나나 출장을 다녀온 경우, 먼저 비용을 지출하고 그 비용을 입금 받기를 원하는 경우에는 지출결의서를 작성하여 보관해주세요.

지 출 결 의 서

아래와 같이 지출결의서를 제출하오니
승인하여 주시기 바랍니다.

경영실장	대표원장

발의일자	2028-00-00	작성자	윤지혜
소속	데스크팀	연락처	010-OOOO-8422
계좌번호	신한) 123-456-78910		

결제금액이십이만구천구백원정(₩229,900)

일자	적요	금액	증빙 서류 첨부 및 확인
5/4	택시	7,300	세금계산서 ㅣ 계산서 ㅣ 사업자현영 ㅣ 영수증
5/5	점심식대	10,000	세금계산서 ㅣ 계산서 ㅣ 사업자현영 ㅣ 영수증
5/5	점심식대	9,000	세금계산서 ㅣ 계산서 ㅣ 사업자현영 ㅣ 영수증
5/8	출장주차비	15,000	세금계산서 ㅣ 계산서 ㅣ 사업자현영 ㅣ 영수증
5/15	출장택시비	9,900	세금계산서 ㅣ 계산서 ㅣ 사업자현영 ㅣ 영수증
5/15	세미나 참가비	100,000	세금계산서 ㅣ 계산서 ㅣ 사업자현영 ㅣ 영수증
5/15	세미나 교통비(KTX)	86,000	세금계산서 ㅣ 계산서 ㅣ 사업자현영 ㅣ 영수증
합계		229,900	

위 금액을 영수(청구)합니다.

0000년 00월 00일

영 수 자 윤지혜 (인)

* 원장님이 관리해야 할 것들

- 계좌 이체 시 사업자 계좌에서 송금해야 세금 신고 시 편리해요.
- 치과운영에 관련된 지출 시 되도록 국세청에 등록된 카드로 사용하도록 해주세요.
- 현금 지출 시 현금 지출결의서 작성하며 청첩장이나 부고장 등은 잘 보관하고, 모바일로 받은 것은 캡처 떠서 이미지 파일을 저장해 주세요. 1인당 20만 원까지 지출 증빙이 가능합니다.

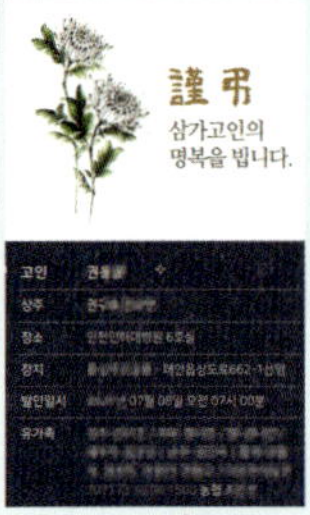

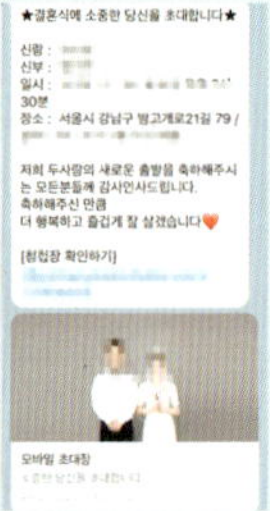

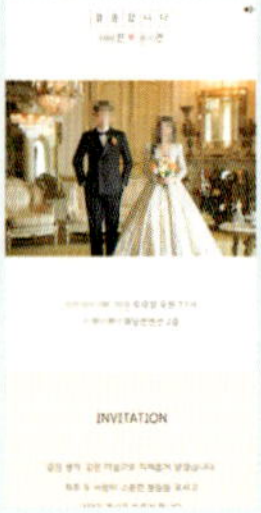

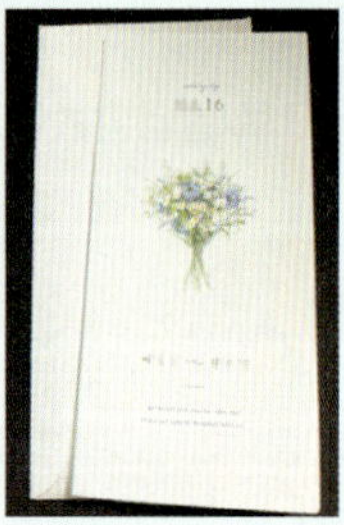

PART

11

건강보험 심화청구

CHAPTER 01

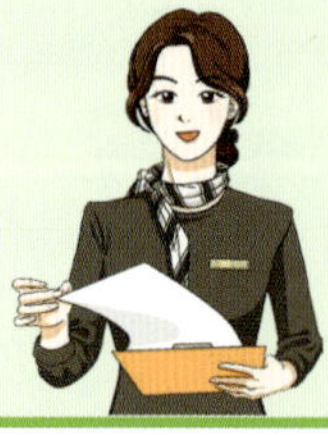

심평원 청구 전 체크 및 청구하기

❶ 청구 전 체크해야 하는 항목

1) 청구오류 사전점검 서비스

치과에서 실제 보험 청구를 하기 전 심사평가원에서 제공하고 있는 '청구오류 사전점검 서비스'를 이용하여 청구오류를 미리 점검하고, 오류가 있을 시 수정 보완 후 실제 청구를 하도록 하는 서비스이다. 사전점검 서비스 이용 시 단순 청구오류로 인하여 보완청구 또는 이의신청을 해야 하는 불편함을 사전에 방지하여 청구 진료비를 보다 신속하게 지급받을 수 있고, 행정 부담도 줄일 수 있다. 각 치과마다 사용하는 프로그램상에서 청구파일 작성 후 사전점검을 보낼 수 있다. 본 책에서는 덴트웹 프로그램에서의 청구법을 설명하고자 한다.

① 실제 청구 전 사전점검 보내기 [덴트웹]

덴트웹 우측 상단의 ① [청구/EDI]를 클릭하면 '청구 내역 조회 / 청구' 화면이 나타난다. 상단에서 ② 청구 기간, 청구 대상, 청구 구분을 확인한 후 ③ 검색 버튼을 누르면 청구할 내역이 조회된다.

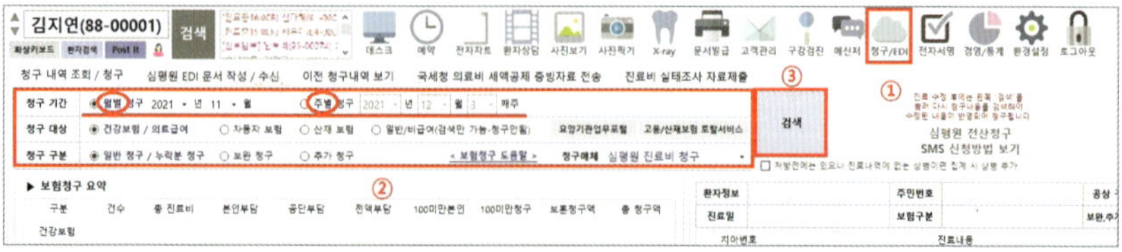

참고

월별 청구와 주별 청구

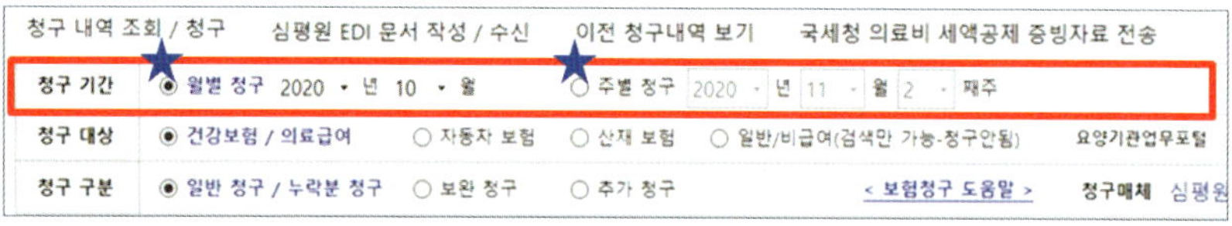

- 월별 청구: 청구할 월의 다음 달 1일부터 청구 가능
- 주별 청구: 청구할 주의 다음 주 월요일부터 주 단위로 청구 가능. 월의 말일과 1일이 모두 포함된 주(마지막 주)는 각각의 월별로 나누어 청구해야 한다. 또한, 청구 주의 순서가 바뀌면 청구가 불가능하다(셋째 주 진료내역 청구 후, 둘째 주 진료내역 청구 불가). 각 치과 청구 기준에 맞추어 청구 기간을 설정하면 되는데 일반적로는 월별 청구를 하는 경우가 많다.

③ 검색을 클릭하면 청구할 내역 조회 후 청구에 오류가 있는 경우 아래와 같이 ① 청구오류/확인 필요 목록이 나타난다. 오류 목록의 항목을 마우스로 클릭하면, 해당 오류를 수정할 수 있도록 인적사항이나 전자차트 화면이 나타난다. 초 · 재진 산정오류, 상병의 오류, 산정기준 오류 등 확인이 필요한 내역, 내역설명이 필요한 진료에 내역설명이 없는 경우, 치주치료의 치석제거 시행 후 치주치료가 시행되지 않은 경우 등 청구 전 문제가 되는 항목에 대해서 다시 한번 확인할 수 있도록 도와주니 청구 전 확인이 필요하다. '② 청구오류목록'에 오류가 하나라도 있을 경우 청구 버튼이 나타나지 않으니 오류 목록은 확인 후 꼭 수정해야 한다(오류 수정 후 다시 청구할 내역을 ③ 검색해야 함).

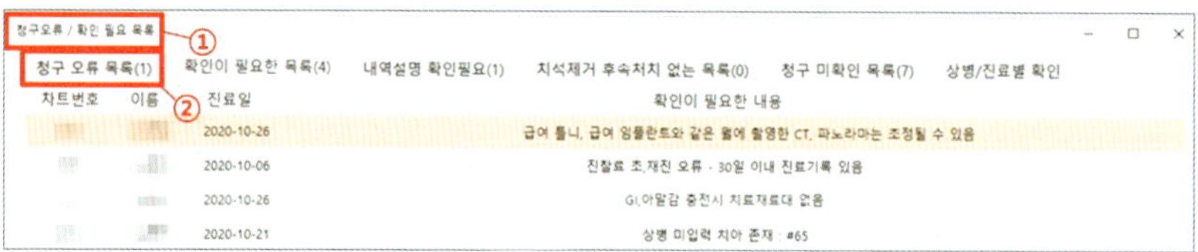

오류 수정한 뒤 청구 내역 재검색 후 청구 클릭

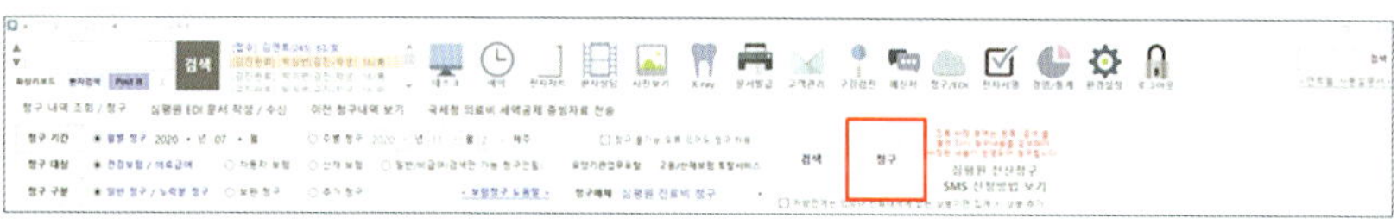

아래와 같이 메시지 입력창이 나타나며 ① ◉ 청구 전 사전 점검 (실제 청구는 되지 않음) 에 체크하고 ② 심평원 전송 클릭 → 병원 인증서 암호 입력 완료.

사전점검 결과는 건강보험심사평가원의 업무시간 이내라면 10~30분 이내, 주말이 끼게되면 2~3일 이 후 대부분 확인 가능하다(문자알림은 처리 완료 후 1~2시간 이후에 받을 수 있다).

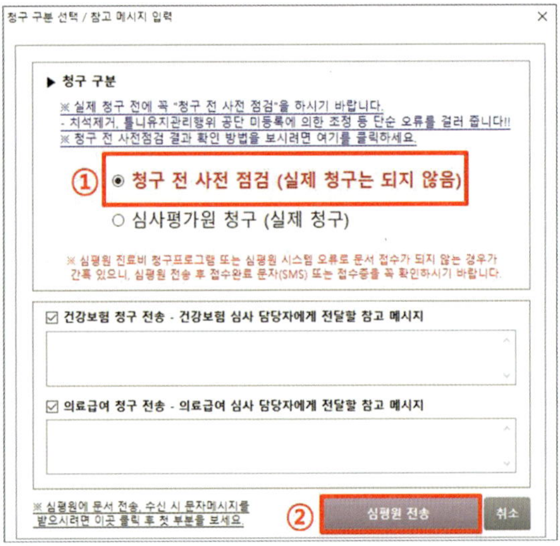

② 사전점검 결과 확인

- **요양기관 업무포털에서 확인하기**

요양기관 업무포털 → 진료비청구 → 청구오류 → 청구오류 사전점검

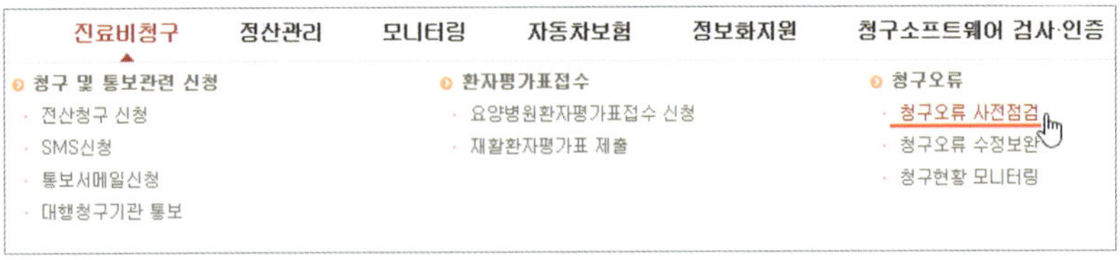

오류가 있는 경우 해당 오류 수정 후 실제 청구 진행

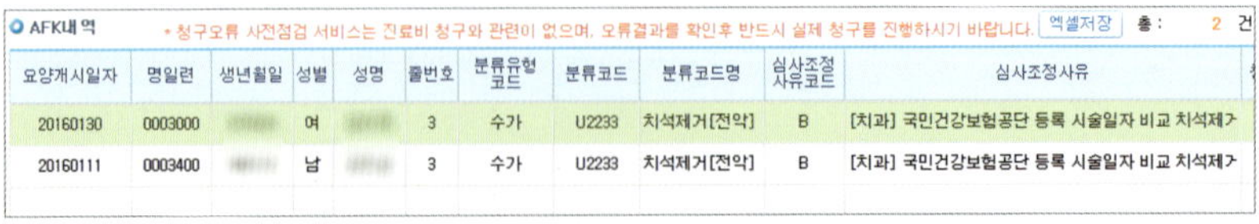

AFK내역 • 청구오류 사전점검 서비스는 진료비 청구와 관련이 없으며, 오류결과를 확인후 반드시 실제 청구를 진행하시기 바랍니다. 엑셀저장 총: 2 건

요양개시일자	명일련	생년월일	성별	성명	줄번호	분류유형코드	분류코드	분류코드명	심사조정사유코드	심사조정사유
20160130	0003000	[illegible]	여	[illegible]	3	수가	U2233	치석제거[전악]	B	[치과] 국민건강보험공단 등록 시술일자 비교 치석제거
20160111	0003400	[illegible]	남	[illegible]	3	수가	U2233	치석제거[전악]	B	[치과] 국민건강보험공단 등록 시술일자 비교 치석제거

- **[덴트웹]에서 확인하기**

[청구/EDI] → [심평원EDI문서 작성/수신] 탭 → [EDI 문서 수신] 버튼 클릭 → 병원 인증서 암호 입력

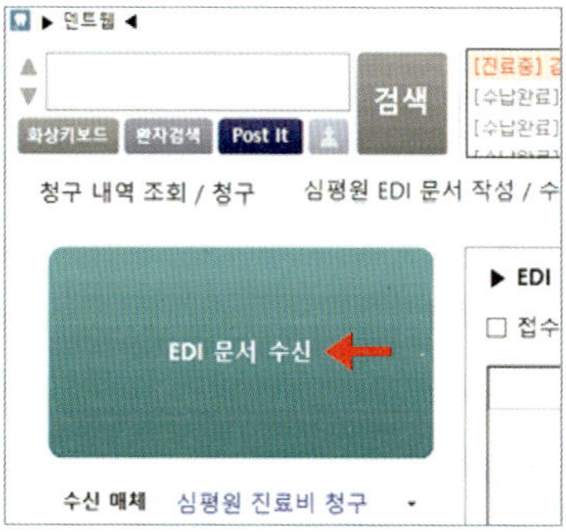

'(접수 전)청구오류점검결과통보서'를 수신한다.

① 검색 → ② 수신할 문서 체크 → ③ 수신

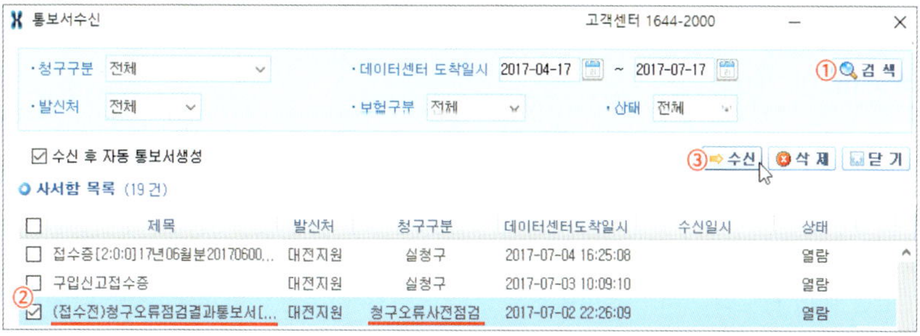

수신된 문서를 더블클릭하여 내용을 확인한다.

사전점검 결과에 오류가 없는 경우 문서가 수신되지 않고 아래와 같이 [오류없음]으로 표시된다.

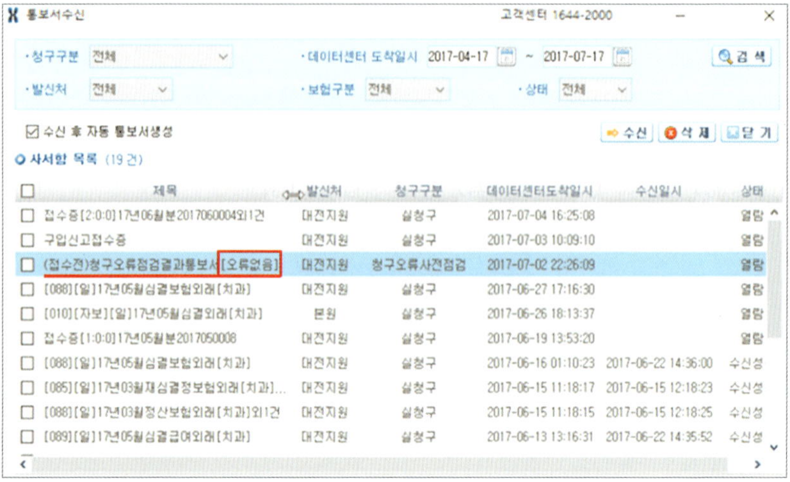

★ **선배의 *Tips!***

사전점검 오류 시 발생하는 오류 내역

① (F) 증빙자료 미제출

치료재료 구입 증빙자료를 신고하지 않고 해당 재료를 청구한 경우 또는 재료대 신고가 되어 있으나 2년이 경과한 경우 오류 메시지가 떠요. 이럴 경우 오류가 뜬 재료의 내역을 확인한 후 재신고한 뒤 처리가 완료되면 월 청구를 다시 진행해 주세요(재료 신고에 대한 내용은 다음 파트에서 확인 가능).

② (B) [치과] 국민건강보험공단 등록정보 비교 공단 시술일자와 요양 개시일 상이 조정

연 1회 치석제거, 보험틀니와 보험틀니 유지관리, 보험 임플란트 등 건강보험공단에 등록한 뒤 청구해야 하는 진료항목이 건강보험공단에 등록이 안 되어 있거나 등록정보가 다른 경우 오류가 뜰 수 있으니 이런 오류가 뜬다면 공단에 정보가 제대로 등록되어 있는지 확인해 본 뒤 등록이 안 되어 있거나 잘못되어 있다면 수정 등록해주세요. 수정 후 1~2일(등록 처리 기간) 정도 지난 뒤 월 청구를 다시 진행하면 돼요.

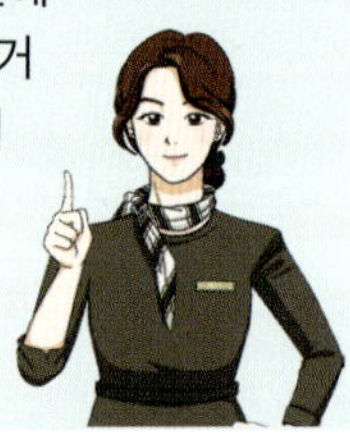

2) 건강보험 실제 청구하기 [덴트웹]

'청구 전 사전 점검' 후 오류가 없거나 오류가 있는 경우는 해당 오류 수정 후 재검색 진행

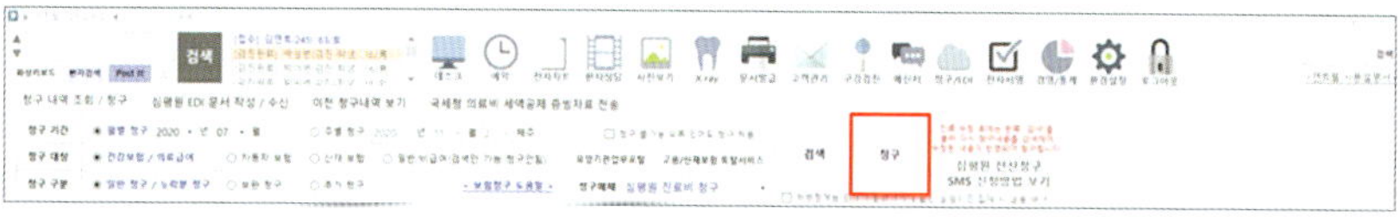

다시 상단의 청구 버튼을 누르면 아래와 같이 메세지 입력창이 나타나며,

① [◉ 심사평가원 청구 (실제 청구)] 선택 후 ② 심평원 전송 클릭 → 병원 인증서 암호 입력 → 심사평가원으로 청구문서가 전송된다.

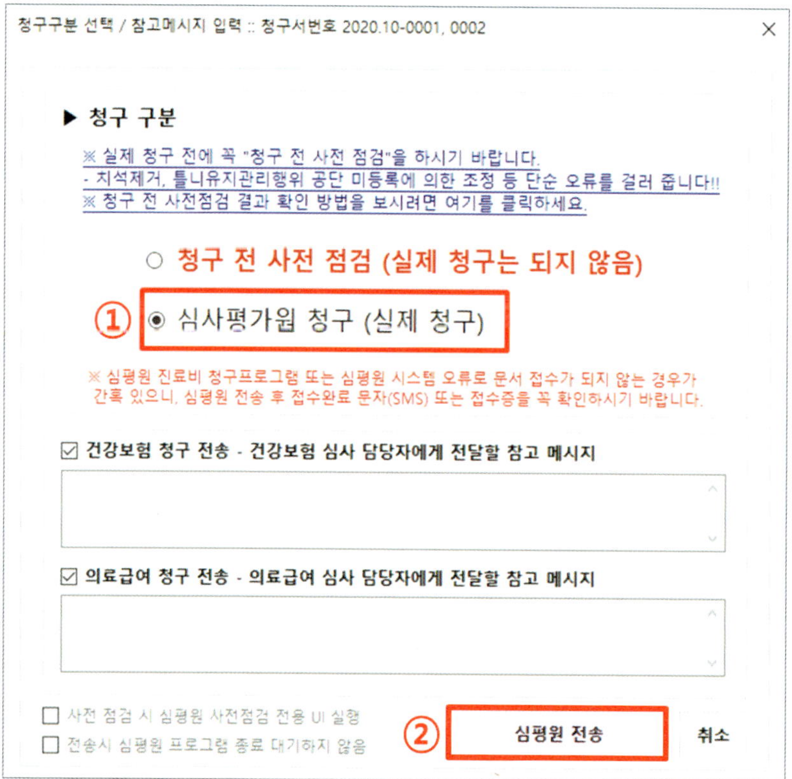

② 심사결과통보서 확인하기

1) 심사결과통보서

청구한 진료비 내역을 심평원(심사평가원)에서 심사한 뒤 심사결과를(심사 조정, 불능, 지급 예정액) 통보해 주는 문서이다.

참고

- 심사조정: 특정 날짜 진료내역의 진료비에서 일부 삭감
- 심사불능: 특정 날짜 진료내역의 진료비가 심사대상에서 제외(지급불능이라고도 함)

보험 청구를 하고 나면 당일 또는 다음 날 접수증이 오고, 약 15~20일 정도 후에 심사결과통보서가 도착한다. EDI 문서를 수신한 후 사용하는 업무 프로그램 문서 수신 목록 또는 요양기관 업무포털 홈페이지에서 확인이 가능하다.

2) 심사결과 통보서 확인

① 심사결과통보서 확인 방법 [덴트웹]

덴트웹 상단의 청구/EDI를 클릭한 후, '심평원 EDI 문서 작성/수신' 탭 클릭 – 아래와 같은 화면이 뜨면, 왼쪽의 'EDI 문서 수신'을 클릭한다.

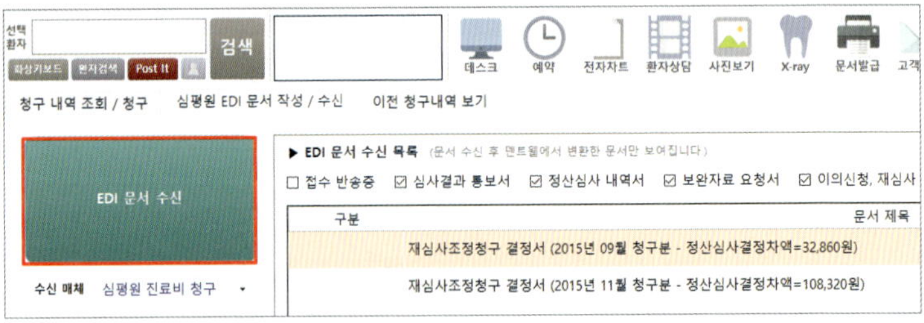

심평원 진료비 청구 프로그램의 수신 모듈이 실행되고 병원 인증서의 암호를 입력하면 아래와 같이 심평원에서 치과로 전송한 문서의 목록이 나타난다. 이 목록 왼쪽에서 수신할 문서에 체크하고 오른쪽의 '수신'버튼을 누르면 문서가 수신되고 덴트웹의 EDI 문서 수신 목록에 자동으로 입력된다.

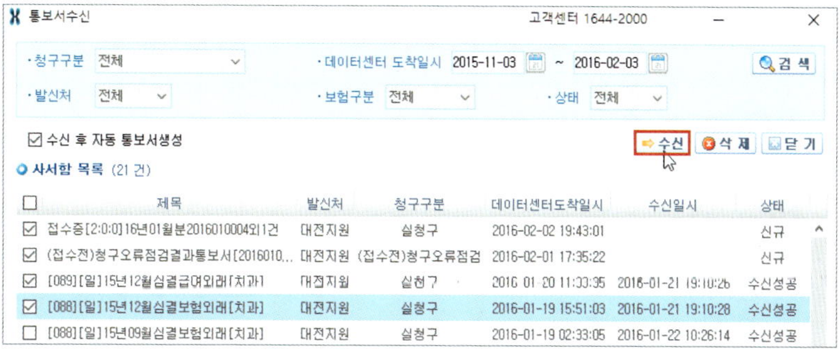
통보서수신
고객센터 1644-2000
청구구분 전체
데이터센터 도착일시 2015-11-03 ~ 2016-02-03
검 색
발신처 전체
보험구분 전체
상태 전체
수신 후 자동 통보서생성
수신
삭 제
닫 기
사서함 목록 (21 건)
제목 발신처 청구구분 데이터센터도착일시 수신일시 상태
접수증[2:0:0]16년01월분2016010004외1건 대전지원 실청구 2016-02-02 19:43:01 신규
(접수전)청구오류점검결과통보서[2016010... 대전지원 (접수전)청구오류점검 2016-02-01 17:35:22 신규
[088][일]15년12월심결보험외래[치과] 대전지원 실청구 2016-01-19 15:51:03 2016-01-21 19:10:28 수신성공
[088][일]15년09월심결보험외래[치과] 대전지원 실청구 2016-01-19 02:33:05 2016-01-22 10:26:14 수신성공

② 심사결과통보서 확인 방법 [요양기관 업무포털]

요양기관 업무포털에 로그인 후, 상단 메뉴에서 '진료비청구' → '심사진행과정(결과통보서)조회' 클릭

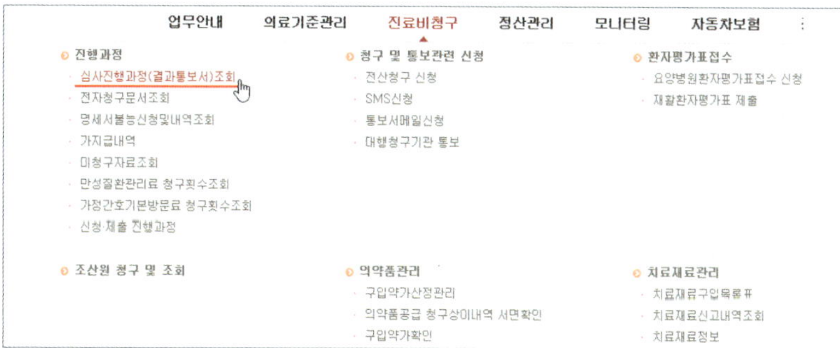

구분에 '접수년월(보험 청구 접수한 연도/월)' 작성 후 조회하면 청구가 잘 되었는지, 심사진행이 현재 어디까지 진행됐는지, 심사진행 후 심사결과까지 확인이 가능하다.

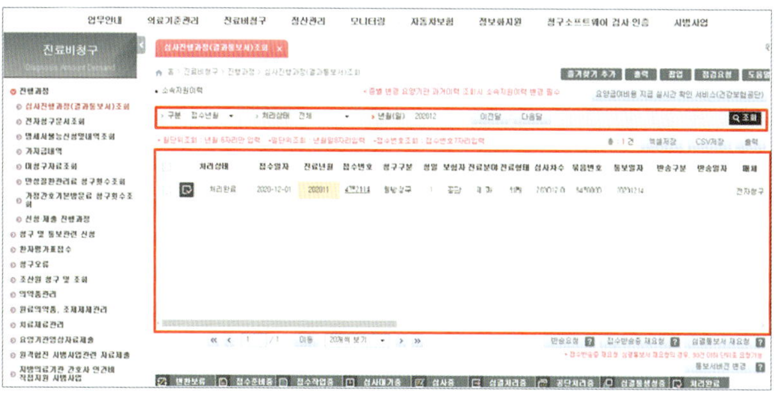
진료비청구

CHAPTER 02

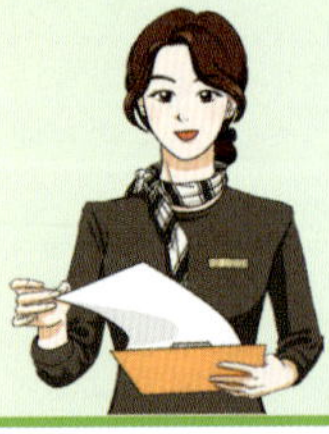

심사결과통보서 분석하기

❶ 심사결과통보서 읽기

1) 통보서 용어

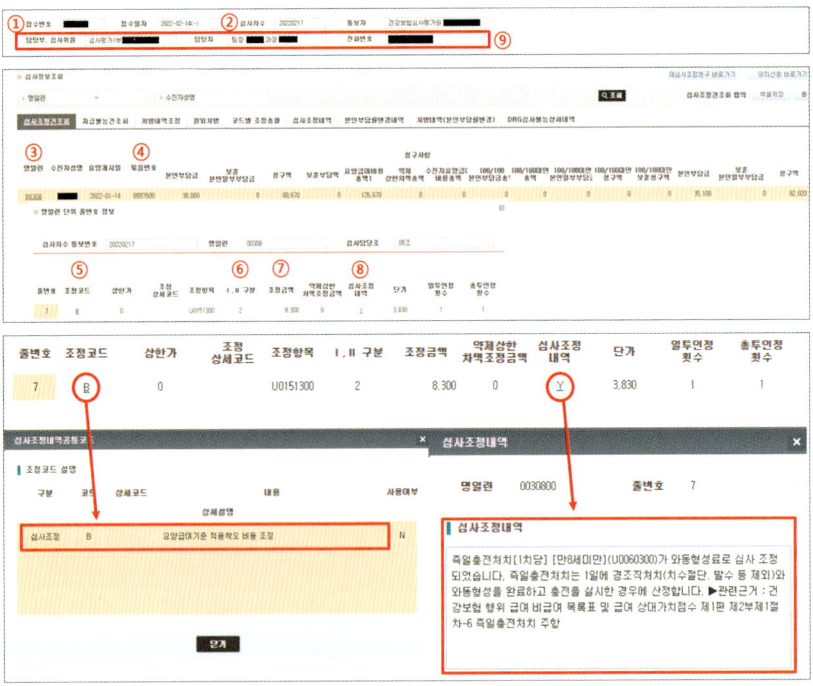

항목	항목 설명
① 접수번호	심사평가원에서 부여한 통보서의 접수번호
② 심사차수	심사결과 통보 시 일정 주기별로 부여되는 번호(연 · 월 번호)
③ 명일련 (명세서 일련번호)	요양급여비용 명세서상의 일련번호
④ 묶음번호	청구명세서 전산처리를 위하여 심사차수 단위이 접수번호별로 부여되는 일련번호
⑤ 조정코드	줄번호에 해당되는 조정사유코드 또는 명세서 건에 해당되는 심사불능사유 코드
⑥ Ⅰ구분(소계 1)	진찰료(초, 재진료), 약제(마취제 등), 치료재료 비용에 대한 조정금액
⑥ Ⅱ구분(소계 2)	종별 가산금액 포함된 행위료(치석제거, 충전 처치 등)에 대한 조정금액
⑦ 조정금액	줄번호에 해당되는 심사조정금액
⑧ 심사조정내역	줄번호 또는 해당 명세서에 대한 심사조정(심사불능) 내역설명
⑨ 심사평가원	해당 심사평가 담당 부서 및 담당자 연락처

* 심사조정된 내역의 이해가 어렵거나 문의사항이 있는 경우, 문의할 심사결과통보서의 ① 접수번호와 ③ 명세서 일련번호를 미리 체크하여 ⑨ 심사평가 담당자에게 연락하여 확인한다.

참고

그 외 항목

항목	항목 설명
심사결정 요양급여비용 총액	심사결과 수신자 본인이 부담해야 될 금액과 보험자가 부담해야 하는 금액을 합한 요양급여비용 총액
심사결정 본인부담금	심사결과 수신자 본인이 부담하는 금액
심사결정 보험자부담금	심사결과 보험자가 부담하는 금액
심사결정 본인부담환급금	수신자에게 환급해 주어야 하는 금액
심사결정 본인추가 부담	수신자(별도의 지원 사업에서 지원해주는 대상자의 경우 사업비 또는 수신자)가 추가 부담하는 금액
※ 심사결정액	심사결정 보험자부담금에서 본인부담환급금과 국고 단수금을 제외한 금액 = 심사조정금액 + 본인부담환급금 제외한 나머지 금액

2) 자주 쓰이지만 헷갈리는 조정코드 정리

① 요양급여비용 심사조정 내역 사유코드

치과 심사조정 내역 중 자주 사용되는 코드(A, B, C, E, F, R)

요양급여비용 심사조정 사유별 코드	
A	금액산정 착오 조정(행위, 약제, 치료재료)
B	요양급여기준 적용 착오 비용 조정 - 대부분 여기에 해당 예 연 1회 수진자 공단 미신청, 초진에 수술 후 처치 등 외과수술 없이 후처치만 청구된 경우, 당일발수근충 시 방사선 사진이 없는 경우, 치주치료 목적으로 치석제거 시 내역 미기재 등
C	요양급여기준 범위 초과비용 조정, 처방 내역 미확인 조제 예 치근활택술 3회 기준 초과되어 청구된 경우
D	계산 착오 금액 조정
E	비급여 또는 요양급여비용의 100분의 100 본인부담 항목 조정 예 치석제거 후 다음 달 치주소파술 예정 or 잇몸치료 예약 내원하지 않으심 등을 기록
F	구입 증빙자료 미제출분 조정 예 치료재료 미신고, 재료 구입일 2년 경과 재신고 안 된 경우 삭감
G	중복청구비용 조정 예 보험 임플란트 2단계 중복청구 시
H	소멸시효기간이 경과된 요양급여비용 청구
I	진찰료 착오 예 진찰료의 100/100 본인 부담하는 경우
J	보건기관 청구관련 요양급여비용 산정기준 등 적용 착오, 의료급여정신액 입원기간에 따른 차등수가 적용 착오, 정신과 외래 보호자 내원 수가 적용 착오
K	산정코드 및 코드구분 착오 또는 누락 조정
L	관련 자료 확인결과 요양급여비용 착오 청구(본인부담금액은 적정징수)
M	관련 자료에서 확인되지 아니한 요양급여비용 착오 청구
O	허위청구 예 고의로 실제 진료내역과 다르게 명세서 작성 등
P	EDI, 디스켓 청구관련 2 이상의 줄번호를 상호 연계조정
Q	재심사후 전액 환수

R	의료장비 미신고 행위료 조정
S	요양급여기준 범위초과 처방의약품 조정 예 2가지 항생제가 급여 처방된 경우, 치아관련 상병명 코드로 상악동 관련 약제인 슈다페드가 처방된 경우 등
U	의약분업관련 의사, 치과의사 허용범위 외 직접조제
TU	의약분업관련 약사의 허용범위(지역)외 직접조제
V	의료급여 이력 조회결과 의료급여기준 범위 초과
W	추가청구분 중 정률제 해당
X	비급여 또는 요양급여비용의 100/100 본인부담 의약품보험급여로 처방 예 헥사메딘 가글액이 기준 용량(100 ml)을 초과하여 처방된 경우 등
Y	의료급여 입원 식대 요양급여기준 범위 초과
Z	허위청구(본인부담액은 적정징수)

② 지급불능 세부코드 및 내역(다빈도 코드 정리)

다빈도 지급불능 케이스

- 무자격자 급여 진료 후 청구하는 경우
- 급여틀니, 급여 임플란트 등록번호 미기재 후 청구하는 경우
- 치과의사 인력신고를 하지 않고 청구하거나 출국 시 청구하는 경우
- 환자가 개명한 후 인적사항을 수정하지 않고 청구하는 경우

코드	세부 코드	내역
10		출생일 이전 진료분, 수신자 주민등록번호 착오, 수신자 또는 가입자(세대주) 성명 누락, 산정 특례 대상자 등록번호 착오 등
	11	틀니 급여 대상이 아닌 경우 또는 타 진료내역과 동시 청구
	12	틀니 등록번호 기재 누락 또는 건강보험공단의 틀니 등록번호 정보와 상이
	13	틀니 유지관리 급여 대상이 아닌 경우 또는 타 진료내역과 동시 청구
	14	임플란트 급여 대상이 아닌 경우 또는 건강보험공단의 임플란트 등록번호 정보와 상이
	15	임플란트 등록번호 기재 누락 또는 건강보험공단의 임플란트 등록번호 정보와 상이

42		요양급여내역(약제, 처치 및 수술, 검사 등) 기재 누락
	05	주 상병에 의료인 면허 정보 기재 누락 또는 단순기재 착오 예 청구 서식과 면허 종류가 안 맞는 경우, 면허 번호 자릿수 착오
42	06	외래 진찰료 및 약국 조제기본료에 의료인 면허 정보 기재 누락 또는 단순기재 착오 예 청구 서식과 면허 종류가 안 맞는 경우, 면허번호 자릿수 착오, 진찰료 총개수와 면허번호 개수가 안 맞는 경우
	07	주 상병에 기재된 의료인 면허번호와 인력신고현황 불일치 예 미신고, 청구 일자 이후에 신고, 요양개시일이 입사 일자 이전이거나 최종근무일자 이후인 경우
	08	외래 진찰료 및 약국 조제기본료에 기재된 의료인 면허 정보와 인력신고현황 불일치 예 미신고, 청구 일자 이후에 신고, 요양개시일이 입사 일자 이전이거나 최종 근무 일자 이후인 경우
	09	주 상병에 기재된 의료인 면허 정보와 출입국 내역 비교 해당 의료인이 없는 기간 중 진료분 청구
	10	외래 진찰료 및 약국 조제 기본료에 기재된 의료인 면허 정보와 출입국 내역 비교 해당 의료인이 없는 기간 중 진료분 청구
	11	주 상병에 기재된 의료인 면허 정보와 휴가신고현황 비교 해당 의료인이 없는 기간 중 진료분 청구
91		건강보험, 의료급여, 보훈 국비 환자 미자격자 진료분 청구, 수신자 주민등록번호 상이 예 개명 등의 사유로 주민번호와 수신자 이름 불일치-개명 전 이름으로 청구한 경우/건강보험, 의료급여 무자격자 청구 등

CHAPTER 03

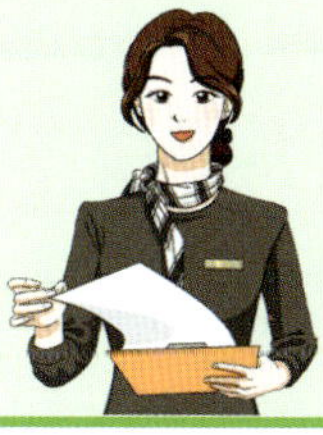

재심사조정청구 & 이의신청 & 환수요청

- **재심사조정청구**: 삭감된 심사결과에 이의가 있는 경우 심사결과통보서를 받은 날로부터 90일 이내에 재심사조정청구를 할 수 있고, 180일 경과 시 신청 불가하다. 재심사조정청구서를 받은 심평원에서는 30일 이내 결과 통보(+30일 연장 가능)를 한다.

참고

심평원 심사적정성에 이의가 있는 경우 바로 이의신청을 할 수 있다. 단, 재심사조정청구 이후에는 이의신청을 할 수 있지만, 이의신청 후에는 재심사조정청구를 할 수 없으므로 재심사조정청구 후 심사적정성에 이의가 있는 경우 이의신청을 한다.

- **이의신청**: 심사결과에 불복하여 이의신청을 하는 경우로 심사결과통보서를 받은 날로부터 90일 이내에 이의신청을 할 수 있고, 180일 경과 시 신청이 불가하다. 이의신청서를 받은 심평원에선 60일 이내 결과 통보(+30일 연장 가능)를 한다.

- **환수요청**: 이미 심사 결정된 내역에 대해 어떠한 사유(치식을 잘못 입력한 경우, 동명이인 착오 청구 등)로 지급받은 금액을 되돌려주어야 할 때 심사결과통보서를 받고 난 후에 해당 진료 전체를 환수(취소)하는 것이다. 나중에 다시 청구할 때는 '일반/누락분 청구'를 해야 한다.

환수요청 기간에 대해 명시된 부분은 없으나 일반적으로 급여 청구 가능한 진료일부터 3년 이내에 적용 가능한 경우도 있고, 이의신청 가능 기간인 심사결과통보 90일 이내에만 가능한 경우도 있으니 요양기관 소재별 심평원 지원에 문의해야 한다.

재심사조정청구, 이의신청, 환수요청은 우편 또는 요양기관 업무포털에서 가능하나, 우편으로 신청하는 방법은 번거롭고 서식을 작성하기 어려우므로 가급적 요양기관 업무포털에서 신청하길 바란다.

❶ 재심사조정청구/이의신청 방법

① 요양기관 업무포털에 로그인 후, 상단 메뉴에서 '정산관리' → '재심사조정청구/환수/정산' 클릭 – 이의신청은 그 아래 메뉴 클릭

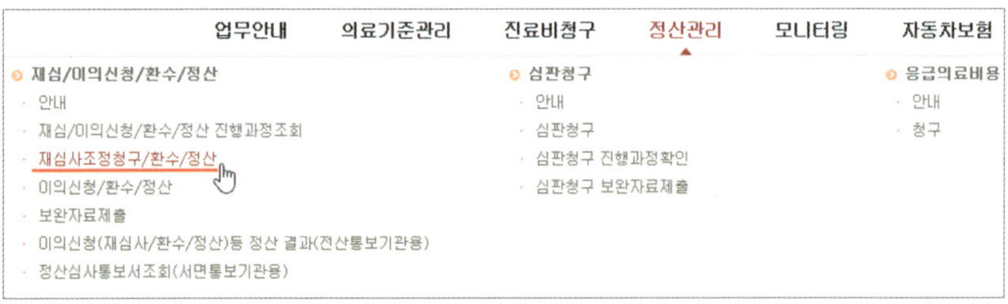

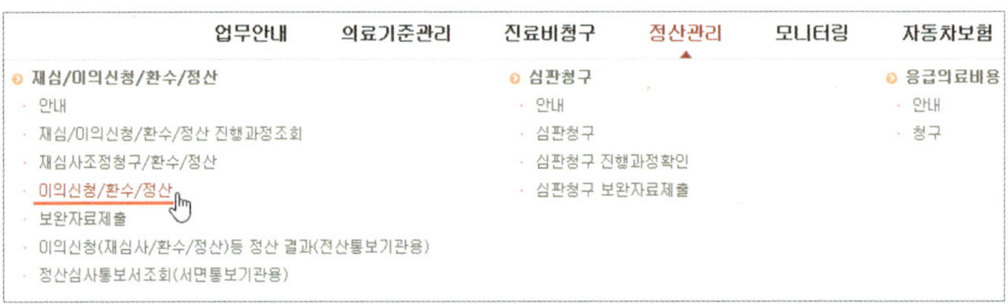

② 화면 상단에 재심사조정청구/이의신청할 청구 내역의 접수년월 또는 진료년월을 선택한 후 '조회' 버튼을 누르면, 해당 기간에 접수된 청구내역을 확인할 수 있다.

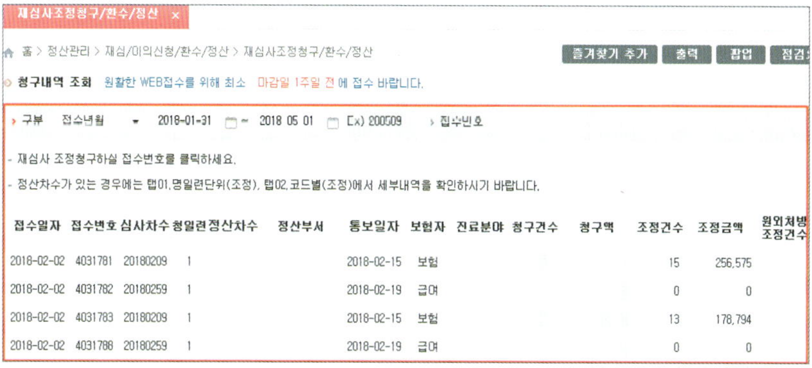

③ 나타난 목록에서 재심사조정청구/이의신청을 진행할 청구내역을 선택하면, 아래창에 조정된 내역이 표시된다.

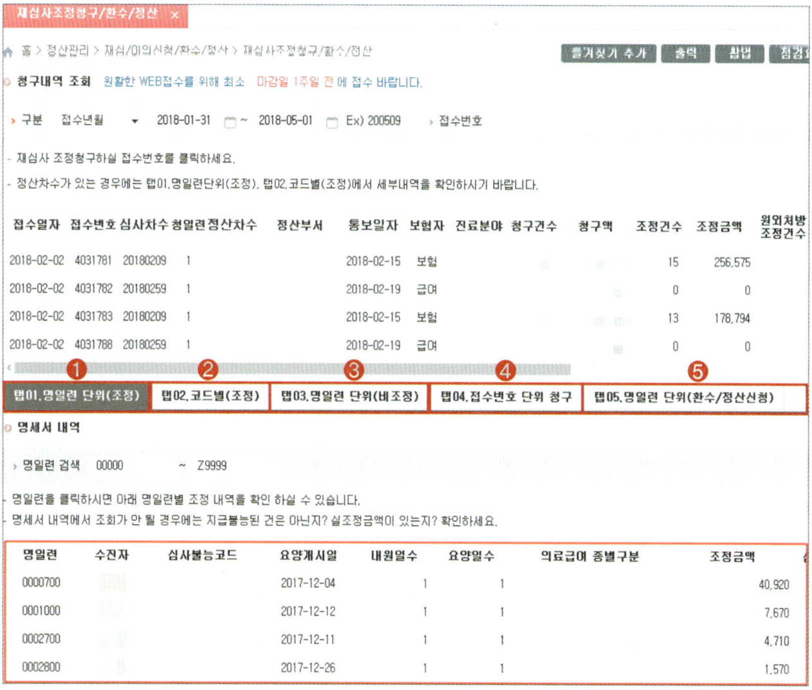

참고

명일련번호(명일련번호 확인법 – 409p 참고에서 확인 가능)

명일련번호는 5자리로 입력하게 되는데 5자리를 입력하면 뒤에 00이 자동으로 붙어서 7자리로 바뀌게 된다.
예) 00123 을 입력하면 0012300으로 바뀌어 저장됨.

재심사조정청구/환수/정산 [탭01.~탭05.]

- ❶ 탭01. 명일련 단위(조정): 선택한 청구내역 중에서 심사결과 조정된 내역이 있는 명세서 목록
- ❷ 탭02. 코드별(조정): 선택한 청구내역 중에서 심사결과 조정된 내역의 수가, 약제, 치료재료 코드 목록
- ❸ 탭03. 명일련 단위(비조정): 선택한 청구내역 중에서 조정되지는 않았으나 청구액과 심사결정액이 다른 명세서 목록
- ❹ 탭04. 접수번호 단위 청구: 선택한 청구서 전체에 대한 재심사조정청구/이의신청으로 치과분야에서는 거의 해당되지 않음.
- ❺ 탭05. 명일련 단위(환수/정산신청): 선택한 청구내역 중에서 조정되지 않은 명세서 목록

④ 탭01이나 탭02에서 재심사조정청구/이의신청할 명세서 또는 코드를 선택하면 왼쪽 아래에 선택한 청구서에서 심사조정된 명세서 목록이 표시된다.

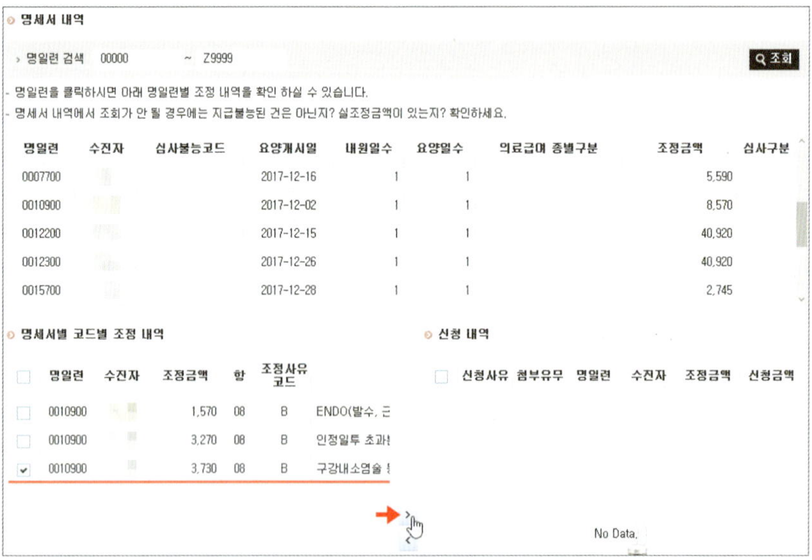

⑤ 명세서의 명일련번호 옆의 체크박스에 체크 후, 오른쪽 중간의 '추가' 버튼을 누르면 오른쪽의 신청내역에 해당 명세서가 표시된다.

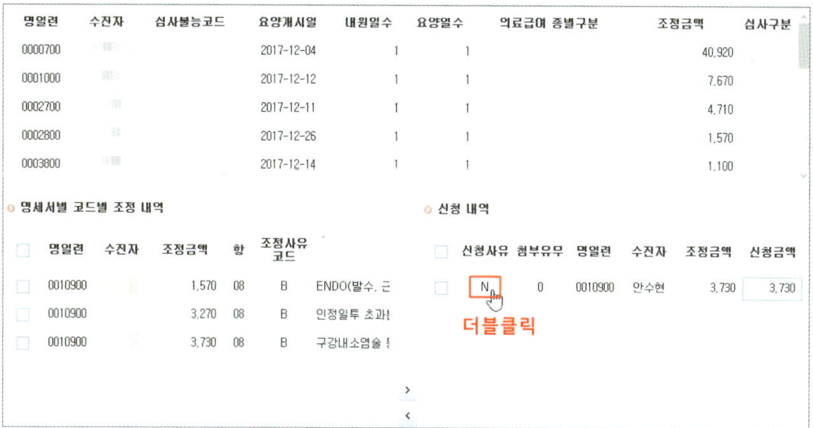

⑥ 신청내역에서 신청사유에 있는 알파벳 N을 더블클릭하면, 신청사유를 작성하는 창이 나타난다. 이곳에 재심사조정청구/이의신청 사유를 적고 저장한다.

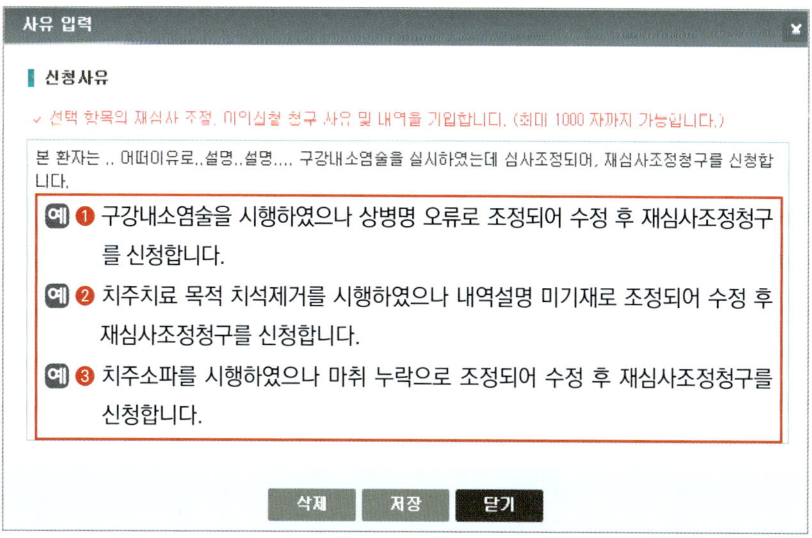

⑦ 첨부유무에 있는 숫자 0을 더블클릭하면, 첨부파일을 첨부할 수 있는 창이 뜬다.

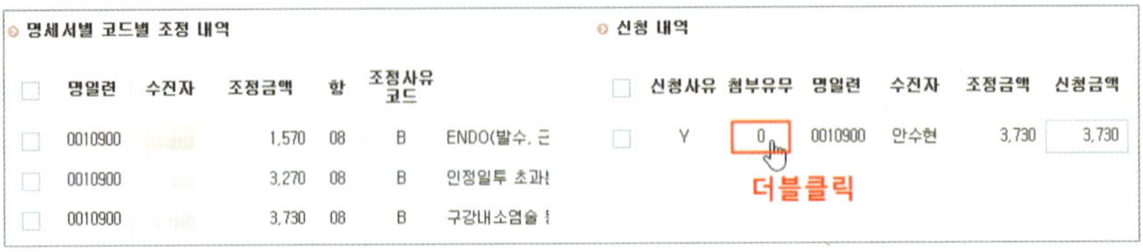

⑧ 첨부파일 창에 환자의 진료기록부, 엑스레이 사진, 구강내 사진 등을 첨부하고 저장한다.

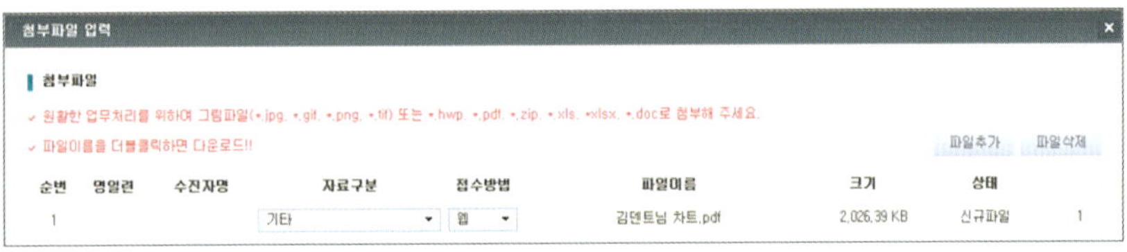

★ 선배의 *Tips!*

덴트웹에서 환자의 진료기록부를 파일로 저장하기

해당 환자의 전자차트 화면 왼쪽의 진료기록에서 마우스 오른쪽 클릭 후 'PDF 파일로 진료기록 저장' 클릭 → 선택된 환자의 진료기록부를 PDF 파일로 저장할 수 있어요(저장 원하는 내역 및 진료일자 선택 가능).

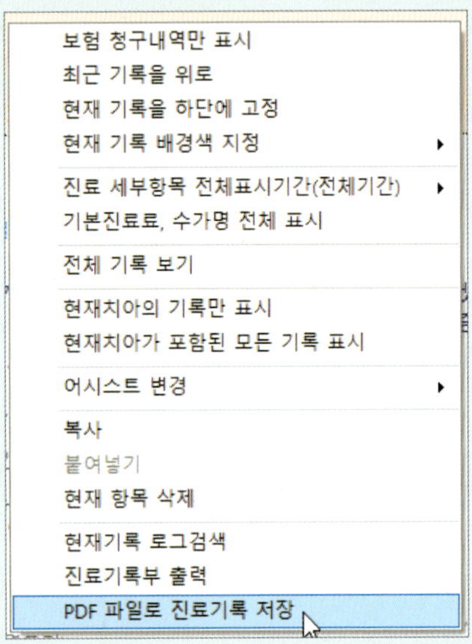

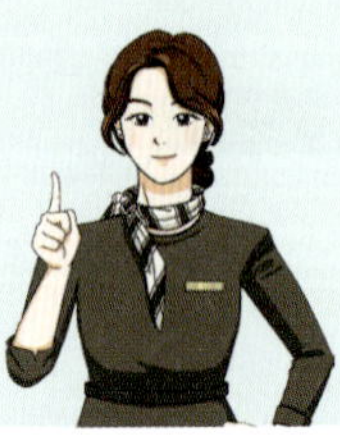

⑨ 입력을 마쳤으면 '제출내역 미리보기'를 눌러 제출할 내용을 확인한 후, '최종제출'을 눌러 제출하면 재심사조정청구/이의신청이 접수 완료된다.

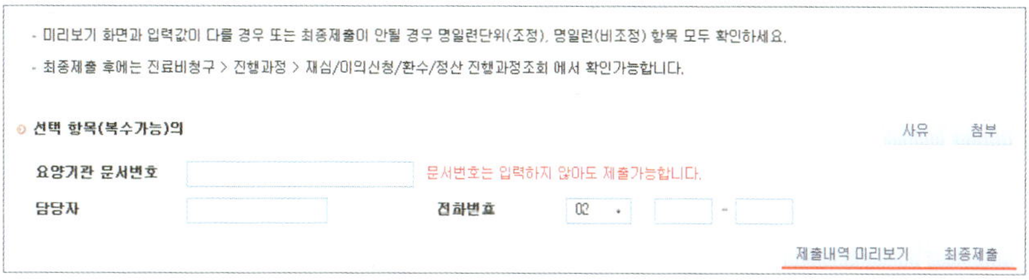

2 환수요청 방법

① 환수요청을 하려면, 요양기관 업무포털에 로그인 후 → 상단 메뉴에서 '정산관리' → '재심사조정청구/환수/정산' 클릭한다.

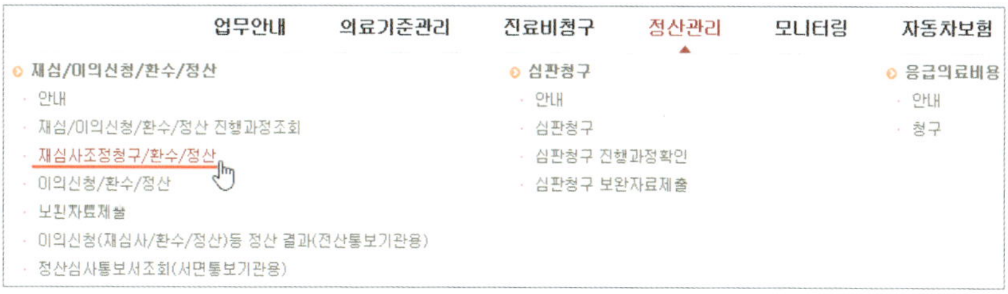

② 화면 상단에서 환수요청을 할 청구내역의 접수년월 또는 진료년월을 선택한 후 '조회' 버튼을 누르면, 해당 기간에 접수된 청구내역을 볼 수 있다.

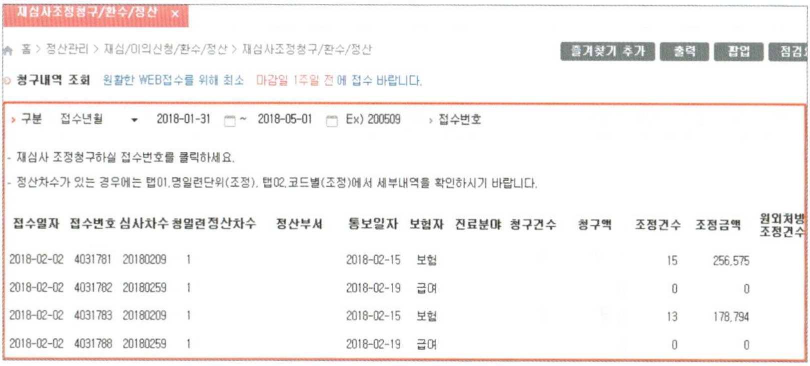

③ 먼저 환수요청을 할 청구내역을 선택한 후에 '탭05. 명일련 단위(환수/정산신청)' 선택 클릭

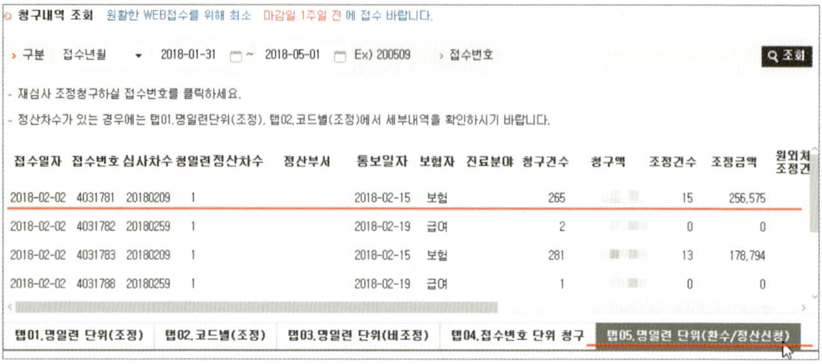

④ [추가] 클릭 → 신청구분은 '환수'로, 신청분류는 '명세서 전액 환수'로 선택하고, 명세서일련번호는 총 5자리 숫자가 되도록 앞에 0을 넣어서 입력하고 뒤에 00은 자동입력되어 저장하고 나면 7자리로 바뀌게 된다. 이의신청금액(환수금액) 작성(이의신청금액은 명세서의 청구액 작성) 그 후, 왼쪽의 체크박스에 ☑ 체크한다.

(명세서 일련번호, 이의신청금액 확인 - 409p 참고)

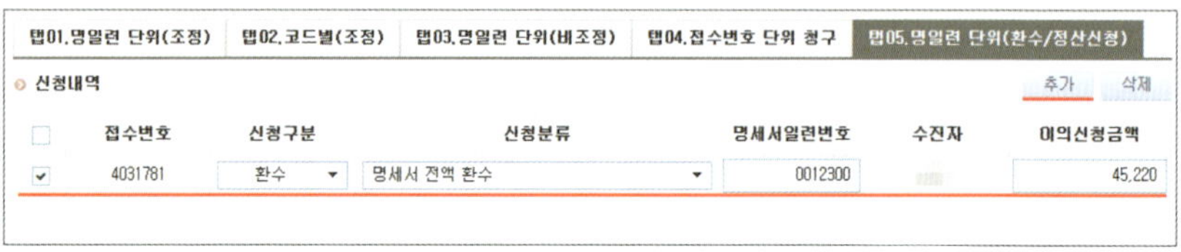

⑤ 화면 하단의 '사유' 버튼을 누르고 환수요청 사유 작성, 담당자 이름과 전화번호를 입력한다(생략 가능).

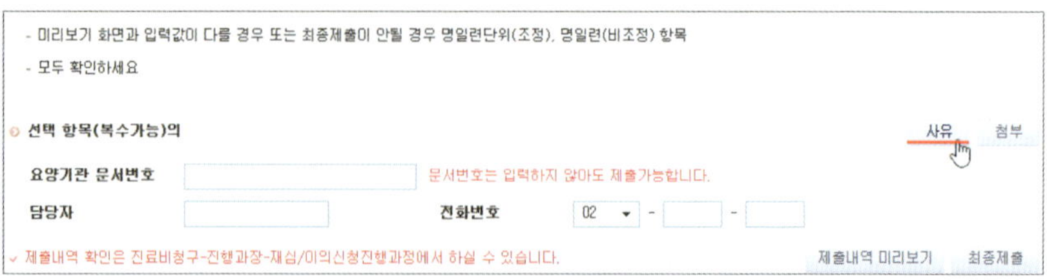

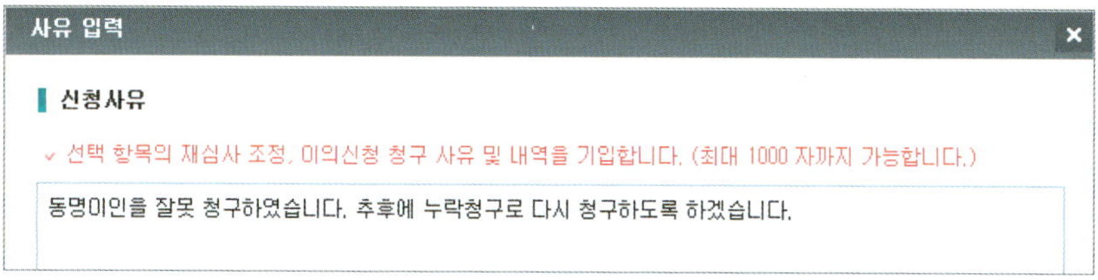

⑥ 입력을 마쳤으면 '제출내역 미리보기'를 눌러 제출할 내용을 확인한 후, '최종제출'을 눌러 제출하면 환수요청이 접수 완료된다.

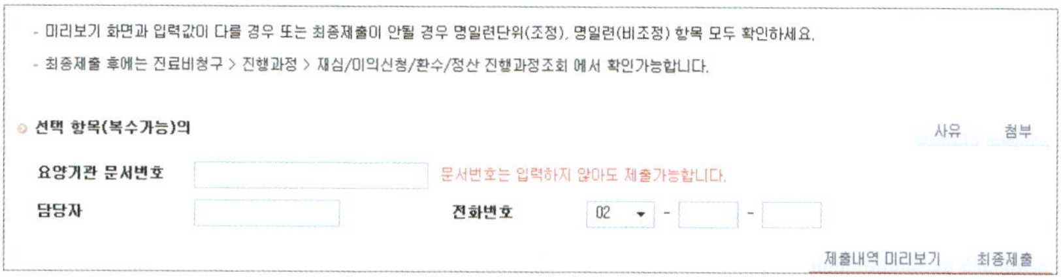

참고

* 명일련번호(명세서일련번호)와 청구액(환수요청 시 필요)을 확인하는 법 [덴트웹]

① 덴트웹 상단의 [청구/EDI]를 누르고, 상단에서 '이전 청구내역 보기' 탭을 클릭 → 목록에서 환수요청할 청구서를 선택 → 오른쪽의 '청구서 보기' 클릭

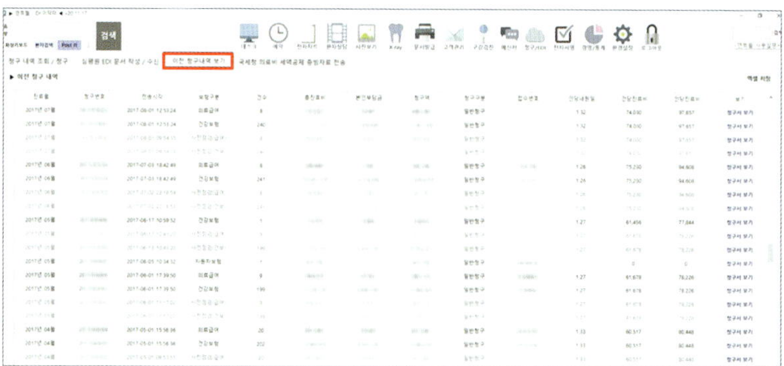

② 청구서 창이 나타나면 중간의 명세서 목록에서 환수요청할 명세서를 선택하여 명세서 일련번호와 환수요청할 금액(청구액)을 확인할 수 있다.

예 명세서일련번호 작성
34인 경우 '00034' 입력
1인 경우 '00001' 입력

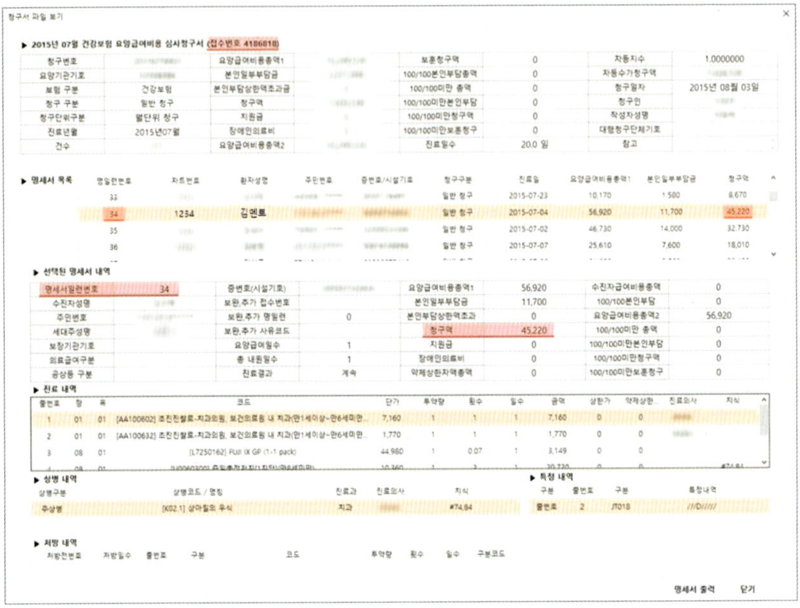

* 명세서 불능신청

- 심사결과통보서를 받기 전에 환수를 하려면, 환수요청이 아닌 명세서 불능신청을 해야 한다.
- 환수요청은 심사결과통보서를 받은 이후에 하는 것이다. 환수요청 후 다시 청구할 땐 일반/누락분 청구를 해야 하지만, 불능신청 후 다시 청구할 땐 보완청구를 해야 한다.

① 명세서 불능신청을 하려면 요양기관 업무포털에 로그인 → 상단 메뉴에서 '진료비청구' → '진행과정' → '명세서 불능신청 및 내역조회'를 클릭한다.

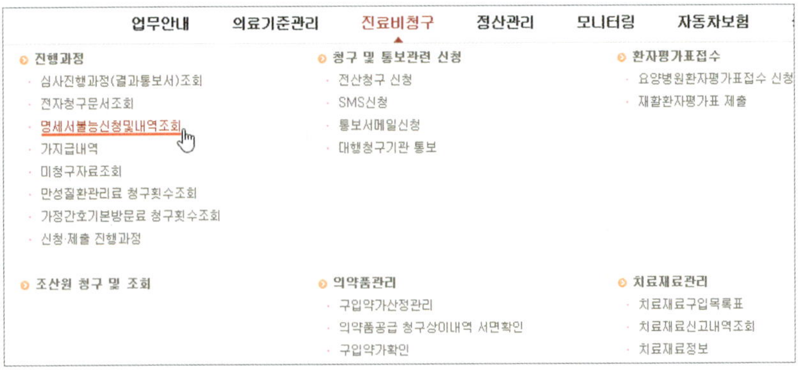

② 접수일자 또는 접수번호로 조회를 하면 해당 기간의 청구내역이 표시된다. 불능신청을 할 내역이 있는 청구서의 접수번호를 클릭한다.

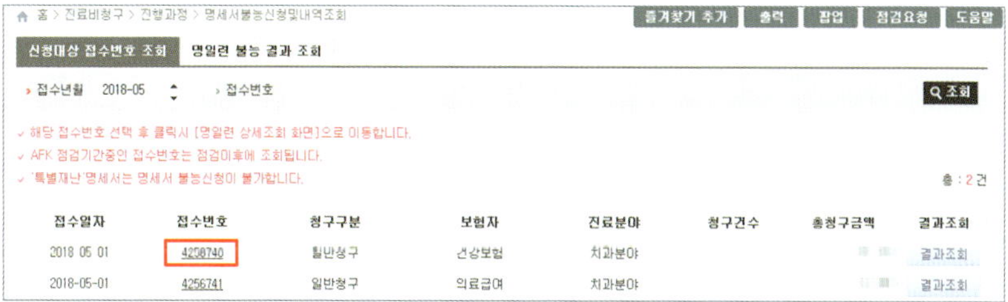

③ 나타난 명세서 목록에서 불능신청할 명세서의 왼쪽에 체크표시를 한다. 불능요청사유를 선택한 후 작성자 이름, 전화번호를 적고 저장한다.

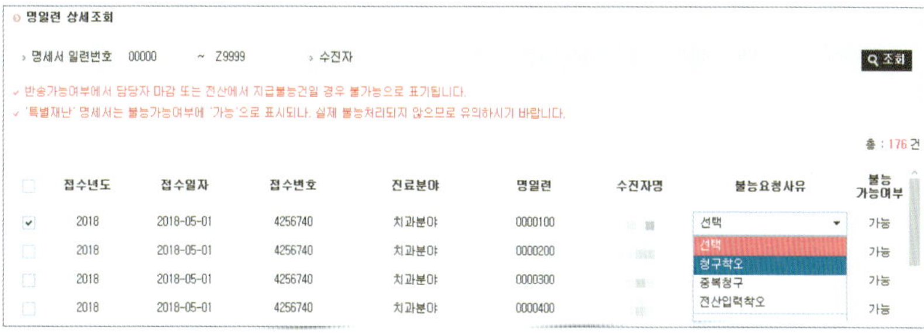

❸ 누락 & 보완 & 추가청구

1) 일반/누락분 청구

진료받은 환자의 진료내역을 심사평가원에 처음으로 청구할 때 하는 청구(원청구)이다. 일반청구(= 원청구)는 해당 진료기간의 진료내역 전체를 심사평가원에 처음 청구하는 것이며, 누락청구는 일반청구를 했는데 깜빡하고 특정 환자의 특정일의 진료내역 전체를 청구하지 않은 경우를 말한다. 또한 특정 환자의 해당 월에 내원했던 진료내역 모두를 청구하지 않은 경우도 누락청구의 대상이다. 일반청구에서 누락되어 청구 자체가 안 된 경우이기 때문에 누락청구를 하는 것이다.

환수(기존에 청구한 명세서(진료내역)의 청구를 취소하는 것) 이후 다시 청구하는 것도 누락청구이며 진료일로부터 3년 이내에 청구하여야 한다.

예시

덴트웹 누락청구

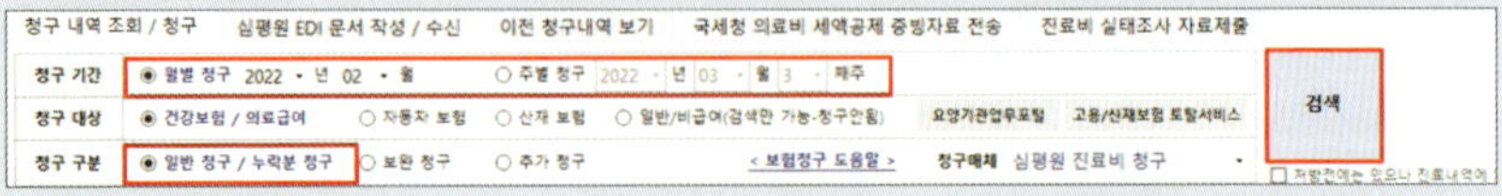

청구 기간 해당 진료 월 선택 → 청구 구분 [일반청구/누락분 청구] 선택 → [검색] → 누락 청구 검색인지 물어보는 창이 뜨면 '아니요' 선택 → 전체 환자가 검색됨 → 검색된 리스트에서 누락청구 해당 환자의 내역만 체크 후 [청구] 하면 완료

누락분 청구는 해당 진료기간의 진료내역 중 기존에 청구하지 않은 것만을 청구하는 것이므로 일반 월 청구하는 방법과 동일하다. 누락된 환자의 내역만 클릭하여 청구하면 된다.

2) 보완청구(지급불능 재청구)

일반청구/누락분 청구를 한 이후에 심평원에서 심사결과통보서를 받아보니 심사불능(환자 또는 의료기관의 정보 오류로 인해 환자의 특정 날짜 진료내역(명세서) 전체를 아예 인정받지 못한 경우)된 내역이 있는 경우, 심사불능된 사유를 보완하여 해당 명세서에 대한 진료비를 다시 청구하는 것이다.

심사불능이 되는 원인은 많이 있지만, 대표적인 것으로는 의료급여환자의 진료승인번호가 누락된 경우, 환자가 개명을 하였으나 개명 전 성명으로 청구한 경우, 보험틀니, 임플란트 환자의 등록번호가 누락된 경우, 원장님이 해외 출국한 기간에 해당 원장님의 이름으로 보험진료가 입력되어 있는 경우 등이 있다. 진료비(약제비) 심사결과통보서 증감 내역의 사유 표시가 숫자로 표시된다. 심사 전 지급불능/반송 처리된 건으로 조정사유 보완하여 접수 월 기준 3년 이내에 보완청구한다.

참고

지급불능일 경우 CASE [399p ② 지급불능 세부코드 및 내역(다빈도 코드 정리 참조)]

- 가입자 또는 수신자 이름, 주민등록번호 기재 누락 또는 착오
- 증 번호 및 사업장 기호 빠진 경우, 보장기관기호 명칭 기재 누락 또는 착오
- 상병명, 분류기호 누락 또는 착오 기재, 치과의 치식 및 약국 직접 조제 증상분류기호 기재 누락
- 틀니, 임플란트 등록번호 기재 누락 또는 건강보험공단의 틀니, 임플란트 등록번호 정보와 다른 경우

예시

덴트웹 보완청구

※ 보완청구, 추가청구의 경우 기존에 청구한 청구서의 접수번호, 명세서 일련번호, 심사불능사유 등이 필요하므로, '심평원 EDI 문서 작성 / 수신' – EDI 문서 수신에서 보완, 추가청구할 청구 월의 심사결과통보서 또는 접수증을 수신 후 청구내역을 조회하면 접수번호, 명세서 일련번호, 심사불능사유 등이 자동으로 작성된다.

① 청구/EDI → 보완청구 해당 월 선택 → 청구구분–보완청구 체크 → 검색 클릭 ▶보완청구 검색 대상 확인창 [심사결과통보서 또는 접수반송 중의 삼사불능내역 검색]을 선택하면 자동으로 지급불능 건이 검색된다.

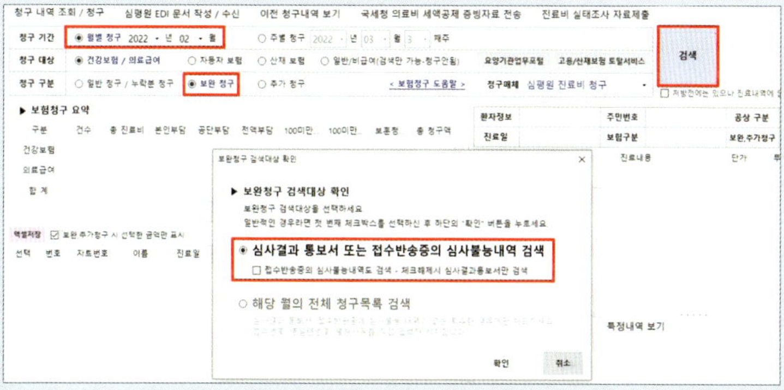

② 검색 내역에서 청구할 목록의 왼쪽에 선택이 해제되어 있다. 청구할 내역을 선택하면 아래 그림과 같이 접수번호, 명세서 일련번호, 심사불능사유 입력창이 나타난다.

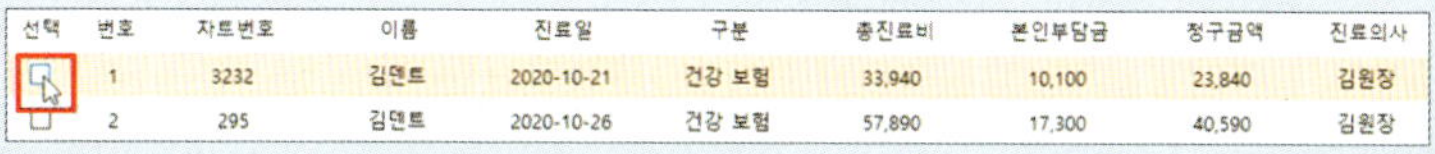

선택	번호	차트번호	이름	진료일	구분	총진료비	본인부담금	청구금액	진료의사
	1	3232	김덴트	2020-10-21	건강 보험	33,940	10,100	23,840	김원장
	2	295	김덴트	2020-10-26	건강 보험	57,890	17,300	40,590	김원장

③ 심사불능사유 보완 후(등록번호 누락의 경우 수진자 조회 등), 자동으로 입력되어 있는 [접수번호, 명세서 일련번호, 불능사유코드] 확인 후 청구하면 된다.

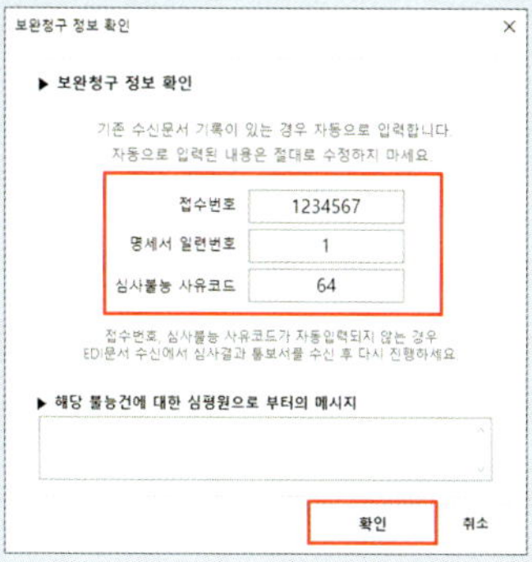

3) 추가청구

한 환자의 특정일 진료내역 중 일부(치과재료, 행위료 등)가 원청구 시 누락된 경우 해당 환자의 누락된 진료내역만을 추가로 청구하는 것이다. 예를 들어 발수 시 러버댐을 누락하고 청구를 안 한 경우, 러버댐만 추가청구한다. 추가청구 시에는 해당 진료내역을 입증할 증빙자료(진료기록부 사본 등)를 반드시 첨부해야 한다. 3년 이내 추가청구가 가능하다.

예시

덴트웹 추가청구

추가청구의 경우 전자차트에서 추가청구할 진료내역을 모두 입력한 후 청구하기 바란다.

① 청구/EDI → 추가청구 해당 월 선택 → 청구구분-추가청구 체크 → 검색 클릭 ▶추가청구 검색 대상 확인창 [이전 청구내역 + 결과통보서, 접수증의 접수번호 검색] 선택 후 확인을 클릭한다.

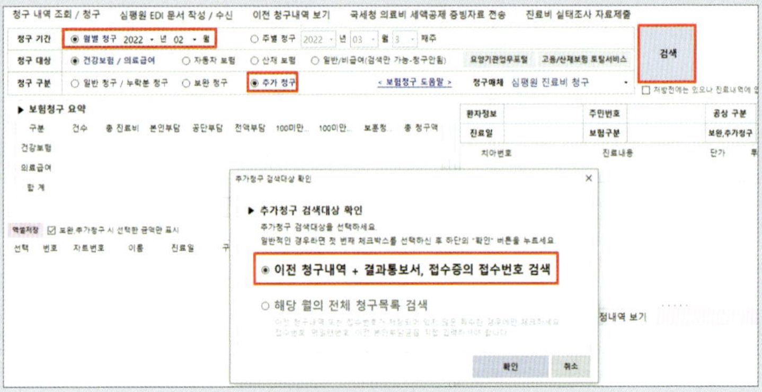

② 추가청구하려는 해당 환자, 진료일 확인 후 선택 → 접수번호, 명세서 일련번호 확인 후 추가청구해야 하는 진료를 선택하여 [확인]을 클릭 → 청구 → 심평원 전송 완료

선택	번호	차트번호	이름	진료일	구분	총진료비	본인부담금	청구금액	진료의사
☐	1	3232	김덴트	2020-10-21	건강 보험	33,940	10,100	23,840	김원장
☐	2	295	김덴트	2020-10-26	건강 보험	57,890	17,300	40,590	김원장

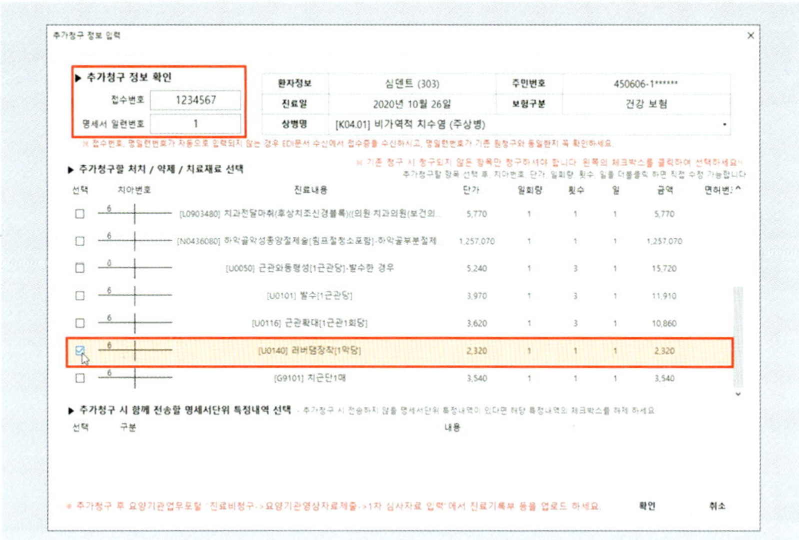
추가청구 정보 입력
▶ 추가청구 정보 확인
접수번호 1234567
명세서 일련번호 1
환자정보 심덴트 (303)
주민번호 450606-1******
진료일 2020년 10월 26일
보험구분 건강 보험
상병명 [K04.01] 비가역적 치수염 (주상병)
▶ 추가청구할 처치 / 약제 / 치료재료 선택
선택 치아번호 진료내용 단가 일회량 횟수 일 금액
[U0050] 근관와동형성[1근관당]-발수한 경우 5,240 1 3 1 15,720
[U0101] 발수[1근관당] 3,970 1 3 1 11,910
[U0116] 근관확대[1근관1회당] 3,620 1 3 1 10,860
[U0140] 러버댐장착[1악당] 2,320 1 1 1 2,320
[G9101] 치근단1매 3,540 1 1 1 3,540
▶ 추가청구 시 함께 전송할 명세서단위 특정내역 선택
선택 구분 내용
확인
취소

CHAPTER 04

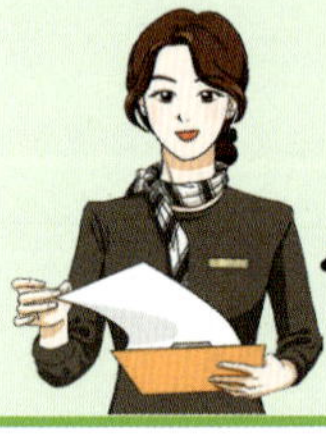

다빈도 심사조정 Case & 심사사례로 보는 보험 청구

❶ 다빈도 심사조정 Case

1) [재진] 발치 시 이전 엑스레이 참조하는 경우

엑스레이 촬영 후 월이 바뀌거나(예: 7월 31일 파노라마 8월 1일 난발치 청구) 3개월 이후 이전 엑스레이 참조하여 난발치를 시행한 경우 "이전 엑스레이 참조"라는 내역설명이 필수이다. 내역설명이 빠지면 난발치 비용이 단순발치 비용으로 조정된다.

만약 예전 엑스레이를 참조하였으나 내역설명을 넣지 않아 조정된 경우엔 통보서를 받은 날로부터 3개월 이내에 재심사조정청구가 가능하다. 재심사조정청구 시 엑스레이, 차트 첨부 후 사유 "이전 엑스레이 참조. 치근 만곡 or 골유착으로 bur 사용하여 치근 분리 후 발치 시행함. 재심사 부탁드립니다."라고 기재하면 된다.

★ 선배의 Tips!

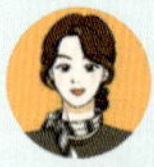

- 단순발치: 해당 월 엑스레이 없이 가능, 필수항목은 아니에요.
- 난발치, 단순매복, 복잡매복, 완전매복: 해달 월 엑스레이 없이 불가능 (이전 엑스레이 참조 시 내역설명 필수 – 재진)
- 난발치 해당 월 엑스레이 없이 청구 시 단순발치 비용으로 조정/bur(가) 비용도 조정
- 매복발치 해당 월 엑스레이 및 이전 엑스레이 없이 청구 시 난발치 비용으로 조정
- 3개월 전 파노라마는 있지만 발치 당일 발치부위 치근단을 찍어 재진단 후 난발치 시행하면 초진 – 난발치로 산정이 가능하답니다.

2) 치주치료 시 초·재진에서 주의할 점

치주질환의 경우는 90일 이후 초진으로 진찰료가 산정된다. 여기서 말하는 치주질환은 치주치료만을 하는 경우가 아니라 상병이 K05로 시작하는 치주염 상병을 적용한 경우를 말한다.

예시

1월 21일 – 발치, 2월 30일 – 치주치료를 시행하였다. 1월 진료 후 30일이 지나 2월 치주치료를 초진으로 청구하였다. 그러나 2월 초진진료비가 재진진료비로 조정되었다. 이유는 무엇이었을까?

– 2021.1.21. [만성복합치주염] 전악 – Panorama 촬영, 17 EXT/BL 1 – 초진
– 2021.2.30. [만성복합치주염] 하악 SCALING – 초진

그건 바로 치주염 상병이 문제였던 것이다.
치주염 상병 사용 시엔 꼭 해당 환자 치주 상병의 마지막 일자를 확인 후 초·재진을 산정하는 것이 필요하다. 만약 치주염 상병을 적용하였다면 90일이 지나야 초진으로 산정이 가능하다.

② 심사사례로 보는 보험 청구

출처: 건강보험 심사평가원

심사사례 1. 광중합형 복합레진 충전과 동시 산정한 러버댐 장착

■ **청구사례(7세/남)**

- 외래 내원일수: 1일
- 상병명: K021 상아질의 우식
- 주요 청구내역

[기본 진료료] 가1가(5) 초진진찰료 – 치과의원, 보건의료원 내 치과(AA100) 1*1*1
[처치 및 수술료] 차13다(2) 충전[1치당] – 광중합형 복합레진 충전 – 2면(만 8세 미만) (U0240300) 1*1*1(#36) 차14 러버댐 장착[1악당](U0140) 1*1*1(#36) ▶ 조정

■ **심사결과**

차13다 **광중합형 복합레진 충전은 러버댐 장착 비용이 포함된 수가**임.

- 동 사례는 별도 산정 불가한 경우에 러버댐 장착을 산정하여 심사조정함.

〈관련 근거〉

- 「건강보험 행위 급여 · 비급여 목록표 및 급여 상대가치점수」 제1편 제2부 제10장 치과 처치 · 수술료 제1절 치아질환 처치(고시 제2018-296호, 2019.1.1. 시행)

  – 차13다 광중합형 복합레진 충전

  주. 접착 전 처치 및 약제, 재료비용과 러버댐 장착, 즉일충전처치, 충전물 연마, 충전재료 비용은 소정점수에 포함되므로 별도 산정하지 아니한다.

심사사례 2. (차13다) 광중합형 복합레진 충전과 동일 치식에 동시 산정한 (차1-1) 치아진정처치

■ **청구사례(6세/남)**

- 외래 내원일수: 1일
- 상병명: 상아질의 우식
- 주요 청구내역

  [처치 및 수술료] 차13다(1) 충전[1치당] – 광중합형 복합레진 충전 1면-만 8세 미만(U0239300) 1*1*1(#46)

  차1-1 치아진정처치[1치당] – 만 8세 미만(U0011300) 1*1*1(#46) ▶ 조정

■ **심사결과**

관련 근거에 의하면 차1-1 **치아진정처치는 충전[1치당] – 광중합형 복합레진 충전에 포함된 처치로 충전 당일 동일 치식에 산정하는 경우 인정하지 아니함.**

- 동 사례는 차13다 충전[1치당] – 광중합형 복합레진 충전과 차1-1 치아진정처치[1일당]를 동시에 산정하여 조정함.

〈관련 근거〉

- 광중합형 복합레진 충전 전후 1개월 이내 동일 치아에 시행된 타 처치 인정 여부(보건복지부 고시 제2020-84호, 2020.5.1. 시행)
- 광중합형 복합레진 충전 등 주요 개정사항 관련 Q&A 중

Q5. 차-13다. 광중합형 복합레진 충전에는 어떤 행위가 포함되어 있나요?

차-13다. 광중합형 복합레진 충전에는 광중합형 복합레진 충전 시 실시하는 접착 전 처치 및 약제, 재료비용과 러버댐 장착, 즉일충전처치(치수복조, 와동형성 포함), 충전물 연마, 충전 재료, 교합 조정 및 외형 마무리 등의 행위가 포함되어 있음.

따라서, 차-13다. 광중합형 복합레진 충전 당일 동일 치아에 접착 전 처치 및 약제, 차-1 보통처치, 차-1-1 치아진정처치, 차-2 치수복조, 차-6 즉일충전처치, 차-13-2 충전물 연마, 차-14 러버댐 장착, 차-15 와동형성, 차-29 교합조정술, 충전재료 비용은 별도 산정할 수 없음.

심사사례 3. 만성 치주염 상병으로 사유 없이 초진에 실시한 치주소파술(차101)

■ **청구사례(남/48세)(외래)**

- 상병명: 기타 명시된 만성 치주염
- 주요 청구내역

  1회 투약*일투*총투

  [진찰료] 가1가 초진진찰료 1*1*1

  [마취료] 바9마 치과전달마취(하치조신경블록) 1*1*1

  [처치 및 수술] 차101 치주소파술[1/3악당] 1*1*1 ▶ 치근활택술로 인정

  * 특정내역 기재사항 없음

  [원외처방] 114 록소날정 1*3*2

  618 아목틴정 1*3*2

■ **심사결과**

치주질환치료는 상병에 따라 치료방법이 다를 수 있으나, **일반적으로 단계적으로 치료하는 것을 원칙으로 함.**

- 동 사례는 초진에 특정내역 미기재로 인정할 만한 진료소견이 확인되지 않으므로 치근활택술로 인정함.

  ※ 타 치과 치석제거 후 본원에서 큐렛 진행 시 내역설명 '타 치과에서 얼마 전 치석제거 시행하심' 작성 후 청구

〈관련 근거〉

- 차101 치주소파술의 인정기준(고시 제2007-92호, 2007.11.1.)

  차101 치주소파술은 마취하에 치주 pocket 내의 육아조직을 제거하는 외과적 수술로서 대부분 치석제거 또는 치근활택술 후에 실시하므로 급성(acute) 상태의 치주질환에 시술 시 인정하지 아니함.
- 치주질환치료 시 단계별 처치에 대한 원칙(고시 제2000-73호, 2000.12.30.)

  치주질환치료는 상병에 따라 치료방법이 다를 수 있으나, 일반적으로 치주치료 초기과정에서 치석제거를 실시한 후 치주소파술을 실시하는 등 단계적으로 치료하는 것을 원칙으로 함.

심사사례 4. (차23-1가) 치석제거와 동일 1/3악에 산정한 (차21가) 수술 후 처치

■ **청구사례(60세/남)**

- 외래 내원일수: 1일
- 상병명: 만성치주염
- 주요 청구내역

  [처치 및 수술료] 차23-1가 치석제거[1/3악당] 1*3*1(#31-#37, #41-#47)

  차21가 수술 후 처치[1일당] - 단순처치(U2211) 1*1*1(#36) ▶ 조정

■ **심사결과**

관련 근거에 의하여 **동일 악 중 1/3악 또는 동일 악 중에 연결된 1/3악 범위 내(인접한 치아 3-4개 이내 범위)에서 치주치료 또는 차22가 치주치료 후 처치[1구강 1회당]와 차21가 수술 후 처치[1일당] - 단순처치를 동시에 실시한 경우 주된 치과 처치료의 소정점수만 산정 가능**함.

- 동 사례는 치주치료와 차21가 수술 후 처치[1일당]-단순처치를 동시에 산정하여 조정함.

〈관련 근거〉

- 동일 부위에 치주치료 또는 차22가 치주치료 후 처치[1구강 1회당]와 차21가 수술 후 처치[1일당] – 단순처치 수가 산정방법(보건복지부 고시 제2020-19호, 2020.2.1. 시행)
  - 동일 악 중 1/3악 또는 동일 악 중에 연결된 1/3악 범위 내(인접한 치아 3-4개 이내 범위)에서 치주치료 또는 차22가 치주치료 후 처치[1구강 1회당]와 차21가 수술 후 처치[1일당] – 단순처치[1일당]를 동시에 실시한 경우 주된 치과 처치료의 소정점수만 산정함(2020.02.01. 시행).

심사사례 5. (차41마) 매복발치술과 동시에 실시한 (차43) 치조골성형수술 인정여부

■ **청구사례**

- A사례(남/16세)
  - 청구 상병명: 하악 제3대구치의 매복, 불규칙치조돌기
  - 주요 청구내역: 치조골성형수술[1치당] [상급종합 · 치대부속가산] (U4430100) 1*1*1
    발치술[1치당] – 완전매복치(치관이 2/3 이상 치조골 내 매복된 치아의 골절제와 치아분할술을 동시 시행한 경우) [상급종합 · 치대부속가산] (U4417100) 1*1*1
- B사례(남/23세)
  - 청구 상병명: 상악 제3대구치의 매복, 치아 및 지지구조의 기타 명시된 장애
  - 주요 청구내역: 치조골성형수술[1치당] [공휴일 제2의 수술(종병이상, 치대부속)]치 (U4430054) 1*1*1 발치술[1치당] – 단순매복치 [공휴일] (U4415050) 1*1*1

■ **심의결과**

동일 부위에 **매복발치와 동시 시행한 차43 치조골성형수술은 주된 수술의 일련의 과정으로 판단되어 인정하지 아니함.**

■ **심의내용**

- 발치와 동시에 실시하는 치조골성형수술은 치아를 발치한 후 반드시 실시하는 것이 아니며 예리한 치밀골의 심한 under cut이 있거나 발치 시 높은 치료충격이 있는 경우에 한하여 산정토록 하고 있음.

  ※ 단순발치 or 난발치 시행 시 치조골 수술 별도 산정 가능 - 높은 수가 100%, 낮은 수가 50%

- [건강보험 행위급여 · 비급여 목록 및 급여 상대가치점수 제10장 제3절]에 분류된 매복치의 발치는 치아 주변 치은의 절개 및 박리 후 High speed engine과 surgical bur를 이용하여 주위의 골질 제거, 치아분할을 위한 치아 절단을 하는 술식이며 차43 치조골성형수술은 치조골 돌출 부위 잇몸을 절개하여 박리 후 날카로운 골편을 제거하여 불규칙한 골면의 정리하는 술식임.
- 또한, 「건강보험 행위 급여 · 비급여 목록표 및 급여 상대가치점수」 제1편 제2부 제10장 치과 처치 및 수술료 [산정지침]에도 주된 수술 시에 부수적으로 동시에 실시하는 수술의 경우에는 주된 수술의 소정점수만 산정토록 되어 있음.
- 따라서, 부의된 사례에 대해 진료기록부 및 영상자료를 참조하여 논의한 결과, 동일 부위에 매복 발치와 동시 시행한 차43 치조골성형수술은 주된 수술의 일련의 과정으로 판단되어 인정하지 아니함.

CHAPTER 05

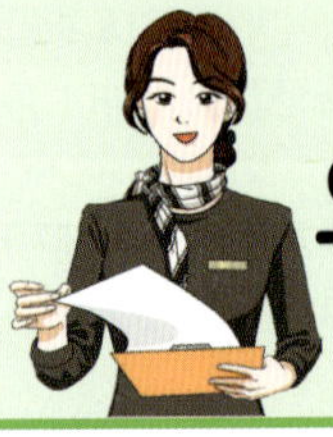

요양급여비 심사제도

1 자율점검제

착오 청구의 개연성이나 단순 · 반복적으로 확인되는 사항에 대하여 그 내역을 요양기관에 안내하고, 요양기관이 자체 점검을 통해 요양급여비용 반납 등 자율적으로 착오를 시정할 수 있도록 하는 제도이다.

1) 업무절차

① 청구현황 인지	② 대상 선정 및 안내	③ 자율점검 실시	④ 결과통보 및 환수
• 청구, 심사정보 등 종합 분석을 통해 청구 현황 인지 • 요양기관 스스로 잘못된 청구 확인	• 자율점검 계획 수립, 대상 선정 • 자율점검 대상 요양기관에 안내	• 요양기관 스스로 청구 현황 점검 • 자율점검 결과 제출	• 제출된 점검결과 확인 • 정산심사 • 결과통보
심평원, 요양기관	심평원	요양기관	심평원, 공단

출처: 건강보험심사평가원

자율점검 대상 항목은 착오 청구의 개연성이 단순 · 반복적으로 확인되는 청구 사항에 대해 연간, 분기별로 치과의사협회나, 치과계와 협의를 통해 요양기관 스스로 점검하고 청구오류를 개선할 수 있는 항목을 선정하고, 심사평가원에서 착오 청구의 개연성이 있어 점검이 필요한 요양기관에 청구 상세 내역을 통보한다.

2) 신고서류 & 제출기한

① 신고서류: 각 건의 사실관계에 맞게 '자율점검결과서' 또는 사실관계를 확인할 수 있는 서류 및 착오청구 환수 동의 관련 서류 등을 첨부하여 심평원에 제출해야 한다. 점검 대상 항목에 대해서만 스스로 사실 여부를 점검하고, 해당 금액을 반납하는 것으로 업무 정지나 과징금 등의 행정 처분은 없다.

확인결과	신고서류
부당한 청구	청구내역, 사실관계, 반납 동의서 등
정당한 청구	청구의 정당성 및 사유 작성, 정당한 사실을 확인할 수 있는 자료 첨부

② 제출기한: 자율점검 대상기관으로 안내받은 날로부터 14일 이내 제출해야 한다(14일 이내 자료를 준비 못 할 사정이 있는 경우 14일 이내에서 연장 가능). 만약 착오 청구 사항이 있음에도 불구하고 관련 사실을 제출하지 않거나 사실과 다르게 제출하는 경우에는 현지조사*로 연계될 수 있다.

* 현지조사란, 조사 대상 기간 동안 청구된 모든 항목의 요양급여비용에 대해 적정청구 여부를 조사하고, 부당청구로 확인된 경우 부당금액 환수뿐 아니라 과징금, 업무정지 등의 행정처분이 이루어지게 된다(자세한 사항은 ❹ 현지조사 참조).

3) 치과 자율점검 시행 내역

차수	연도	분야	점검 사항
1차	2019	치과임플란트	1, 2단계 후 3단계 미청구(3단계 비급여 시술 여부 등 사실관계 확인)여부
2차	2019	의치유지관리	청구된 의치조직면 개조 행위와 실제 시행한 행위가 동일한지 여부
3차	2021	틀니	틀니 단계의 중복청구 여부
4차	2022 (하반기)	의치유지관리	청구된 의치조직면 개조 행위와 실제 시행한 행위가 동일한지 여부

참고

2023년 요양기관 자율점검 실시 항목

치과임플란트제거술-복잡
- 기준: 치과임플란트제거술-복잡은 트레핀 버(Trephine Bur) 또는 별도의 전용 제거 키트를 사용하는 경우에만 요양급여비용으로 청구하여야 한다.
  ※ 관련수가(23.1. 치과의원급)
  – U4981 치과임플란트제거술(1치당)-단순: 8,820원
  – U4982 치과임플란트제거술(1치당)-복잡: 7만 1,580원
- 자율점검: 자율점검을 통해 트레핀 버(Trephine Bur) 또는 별도의 전용 제거 키트를 사용하지 않고 임플란트제거술 시행 후 치과임플란트제거술-복잡으로 청구한 사례를 확인한다.
  ※ Trephine Bur: 뼈나 그와 유사한 딱딱한 물질에 구멍을 뚫는 데 사용하는 기구

〈보건복지부 홈페이지 '2023년 요양기관 자율점검 실시 및 항목 사전예고' 발췌〉

2 지표연동자율개선제

의료기관에서 청구한 진료비용 및 내역 등을 토대로 개별기관마다 산출한 지표가 일정 수준 이상인 기관에 그 내용을 알려주고 의료기관이 자율적으로 개선할 수 있도록 심사평가원에서 안내해 주는 제도이다. 의료의 질 향상이 필요하거나 진료비 증가에 영향이 큰 항목에 대해 관련 지표 정보를 요양기관에 제공하여 자율적 개선을 유도한다. 관리 항목은 7개 항목(내원일수, 급성상기도감염 항생제 처방률, 주사제 처방률, 6품목 이상 처방비율, 외래처방 약품비, 75세 미만 6품목 이상 처방률, 75세 이상 5품목 이상 처방률)을 운용 중이다. 치과의 경우 이 중 '내원일수' 항목에만 해당한다. 관리항목 이름은 '내원일수'지만 대상기관을 선정할 때에는 VI(내원일수 지표)만을 기준으로 하지 않고 CI(건당 진료비 고가도 지표)와 상위 순위도 고려하여 선정한다.

1) 선정 기준

아래 세 가지 선정 기준 중 한 가지 기준이라도 해당되지 않으면 지표연동 관리 대상기관으로 선정되지 않는다.

구분	관리항목(치과)	선정기준
비용 지표	내원일수	① 내원일수 지표(VI) 1.1 이상 기관 ② 건당 진료비 고가도 지표(CI) 1.0 이상 기관 ③ 전체 개설기관 상위 15% 기관

① 내원일수 지표(VI): 동일 수신자의 외래 내원일수를 기준으로 산출한 지표이며, 해당 기관의 환자 구성을 감안했을 때 실제 내원일수가 전국 평균 내원일수에 비해 얼마나 높은지 비교하는 빈도 지표이다.

② 건당 진료비 고가도 지표(CI): 한 요양기관의 환자 구성을 감안했을 때 실제 진료비가 동일평가군의 전국 평균에 비해 얼마나 높은지 나타내는 수치

예 VI 와 CI 평균값 1 - VI 1.2는 건당 내원일수가 전국 평균의 1.2배(평균보다 20% 높음)를 의미한다.

③ 전체 개설기관 상위 15% 기관(지표 상위 15%를 의미함): 선정 우선순위는 내원일수 지표(VI) > 건당 진료비 고가도 지표(CI) > 전체 개설기관 상위 15% 상위기관 순으로 적용하여 선정하고, 건강보험청구액이 작은 치과여도 지표가 높은 치과는 관리 대상이 될 수 있다.

지표 산출 대상 기간은 분기별 1회, 연 4회 산출하여 통보 기준에 해당되는 기관에만 문서로 결과를 통보한다. 통보를 받은 의료기관 중 부당청구의 개연성이 높은 곳은 현지조사 대상기관으로 선정될 가능성이 높으므로 자율개선 통보를 받으면 반드시 관할 지원의 심사부서(지표연동자율개선제 담당자 또는 심사 직원)와의 대화에 적극적으로 대응하고 개선을 위한 노력이 필요하다.

③ 심사 사후관리

심사단계에서는 확인이 곤란한 건을 대상으로 요양급여비용을 지급한 후에 적합성 여부를 심사하는 제도로서 잘못 지급된 요양급여비용을 바로잡고, 결과의 피드백을 통해 요양기관의 올바른 청구를 유도하려는 취지의 제도이다.

심사 사후관리 대상이 되면, 이미 심사완료 후 삭감되지 않고 지급된 건에 대해 정산(환수)이 이뤄지기 때문에 사후 관리의 정당성에 의문이 들 수 있다. 하지만 요양기관별 월 단위 심사의 한계로 이러한 사후관리가 불가피한 부분도 있어 아래의 법정 기준에 의거해 심사 사후관리가 운용되고 있다.

요양급여비용 심사, 지급업무 처리기준 제4조의2(요양급여비용의 심사방법 절차 등)_제3항 제3호, 5호, 6호

> ③ 심사평가원은 다음 각 호의 어느 하나에 해당하는 경우에는 제9조에 따른 요양급여비용의 지급 후 심사내역에 대한 확인을 할 수 있다.
> 3. 제4조 제2항 제2호에서 가입자등별로 요양급여 실시 횟수나 기간 등을 제한하거나 요양기관 간 연계 확인이 필요한 사항
> 5. 국가, 지방자치단체, 공공기관 등이 법률에 근거하여 확인 요청을 하는 경우 또는 환자 안전에 관한 중요사항 등 사회적 요구가 있는 경우로서 심사평가원장이 확인이 필요하다고 인정하는 요양급여비용
> 6. 기타 명백한 청구 착오 건으로 보건복지부 장관의 승인을 받아 내역 확인이 필요하다고 인정되는 경우의 요양급여비용

1) 치과 분야에서의 심사 사후관리

산정횟수나 기간 등에 제한이 있는 치료항목들에 대해 사후관리가 이뤄지는 경우가 많다.

예

기간별 산정기준이 있는 항목	치주치료, 충전, 실란트 등
산정횟수 제한 항목	틀니 유지 관리 등

2) 심사 사후관리 항목 확인

요양기관 업무포털의 [업무안내] → [심사 사후관리] 페이지에서 심사 사후관리 관련 정보를 확인할 수 있어 각 치과에서 미리 예방적으로 해당 항목을 점검해 볼 수 있다.

예시

2022년 4월 기준 '사후관리 항목'

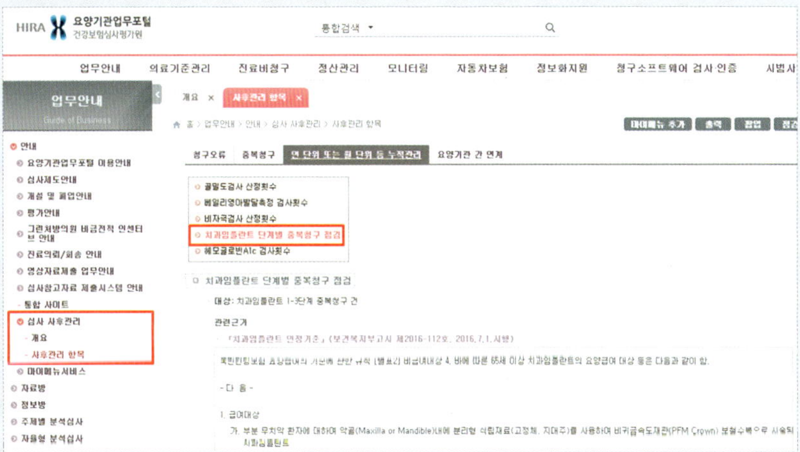

2022년 4월 기준 '치과임플란트 단계별 중복청구 점검' 항목이 사후관리 항목으로 포함되어 있다. 미리 항목을 확인하여 우리 치과에 급여임플란트 단계가 중복으로 청구된 건은 없는지, 그리고 혹시나 누락된 단계는 없는지 확인해 보는 것이 좋다. 만약 중복청구된 단계가 확인된 경우는 자진 환수 처리하고, 청구가 안된 단계가 있는 경우는 바로 누락분 청구를 해야 한다(2단계 청구를 하지 않고 3단계를 중복청구한 경우는 3단계 중복청구 중 1건에 대해 환수 처리하고 2단계는 누락분 청구를 하면 됨).

★ 선배의 Tips!

급여 치과임플란트, 틀니 단계별 청구 현황 확인법 [덴트웹]

① [경영/통계] → ② [급여 틀니/임플 현황] 클릭 시 단계별 청구 여부와 청구 일자 확인이 가능해요.

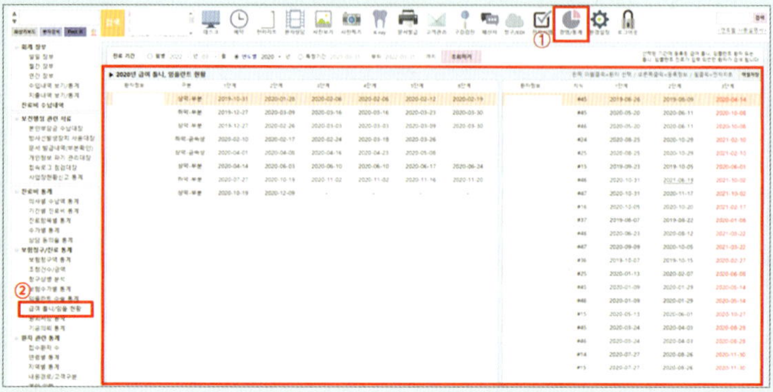

사용하는 청구 프로그램에서 산정기간이나 청구횟수 오류 시 알림창이 뜨기 때문에 바로 확인이 가능하니 유의하여 청구해 주세요.

예 덴트웹 임플란트 2단계 중복청구 시 뜨는 알림창

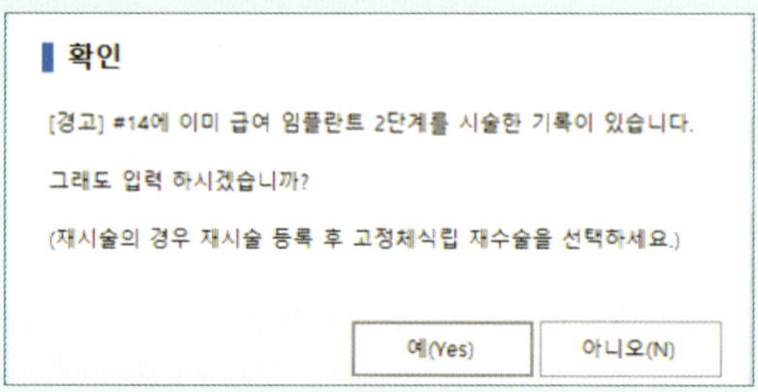

4 현지조사

현지조사는 요양기관이 지급받은 요양급여비용에 대해 세부진료내역을 근거로 사실관계 및 적법 여부를 확인·조사하는 것을 말한다. 조사 결과에 따라 부당청구로 확인 된 경우 이에 대해 환수뿐만 아니라 과징금, 업무정지 등의 행정처분이 이루어진다.

1) 현지조사의 유형

정기조사	지표점검기관, 외부의뢰 기관 등 부당청구 개연성이 높다고 판단되는 요양기관에 대해 실시하는 일반적 · 통상적 현지조사
기획조사	건강보험제도 개선 및 올바른 청구문화 정착을 위해 제도운영상 개선이 필요한 분야 또는 사회적으로 문제가 제기된 분야에 대해 실시하는 현지조사
긴급조사	거짓, 부당청구 개연성이 높은 기관으로 증거 인멸 또는 폐업 우려 기관, 사회적 문제 분야 기관에 대해 긴급성이 요구되어 실시하는 조사
이행실태 점검	업무정지처분 기간 중 해당 처분을 편법적으로 회피할 우려가 큰 요양기관 또는 불이행이 의심되는 요양기관 등에 대해 처분의 사후 이행 여부를 점검하기 위한 조사

2) 현지조사와 유사한 업무

구분	주관	조치사항
① 현지조사	보건복지부	부당금액 환수 / 행정처분 / 형사고발
② 방문심사	심사평가원	심사조정 / **현지조사 의뢰**
③ 현지확인	국민건강보험공단	부당금액 환수 / **현지조사 의뢰**

① 현지조사: 대외기관(권익위, 검찰 등) 의뢰, 민원 제보기관, 제도운영상이나 사회적으로 문제가 된 경우에 별도의 사전통지 없이 실시한다. 조사기간, 범위, 요청자료 등을 명시한 조사명령서를 제시받게 된다. 만약 현지조사 시 조사를 거부하거나 거짓 서류를 제출하게 되면 업무정지 12개월과 함께 1천만 원 이하의 벌금에 처할 수 있을 뿐만 아니라 업무정지 처분과 고발될 수 있음을 유념해야 한다.

② 방문심사: 심사과정에서 부당청구가 의심되거나 ❷ 지표연동자율개선제 미개선 기관 중 부당청구감지시스템 선정기관 등에 실시된다.

③ 현지확인: 통상적으로 요양기관 직원의 내부 고발이 있거나 급여 사후관리 과정에서 의심되는 사례가 있을 때 수신자 조회 및 진료기록부와 같은 관련 서류 제출 요구 등의 절차를 거친 후 이뤄진다. 그 외에도 거짓 · 부당청구의 개연성이 높은 요양기관의 경우에는 별도의 서류 제출 요구 없이 바로 현지확인을 진행하기도 한다. 현지확인, 방문심사 확인 결과 위반내용이 크지 않을 경우에는 부당청구금액의 환수결정처분통보서를 받는 것으로 종결되지만 부당청구 건수가 많거나 중대한 경우에는 보건복지부로 현지조사를 의뢰하게 된다.

3) 현지조사 종류

서면조사	조사원이 조사대상 기관에 현장 방문하지 않고 요양급여 사항에 관한 보고 또는 관련 자료의 제출을 통해 요양급여비용 청구의 적법 타당성을 조사하는 방식
현장조사	조사원이 조사대상 기관에 방문하여 요양급여비용 청구의 적법 타당성을 조사하는 방식

최근 코로나19의 영향으로 2020년부터 비대면 방식인 서면조사로 이루어지는 경우가 많아지고 있다. 비대면 서면 조사의 과정과 결과는 현장조사와 다르지 않다. 부당청구가 반복된다고 의심되는 경우에 서류 제출 대상 기간을 36개월 범위 내에서 연장하기도 하며, 부당청구한 급여비용의 환수뿐만 아니라 요양기관 업무 정지 및 과징금 부과 등 행정 처분이 뒤따르기도 한다. 서류 제출 결과에 따라 환수되는 금액과 업무정지 등의 행정 처분이 결정되기 때문에 서류를 제출하기에 앞서 현지조사의 대상이 된 원인을 확인하고, 반드시 직접 요청받은 서류를 정확하게 준비해서 제출해야 한다.

현지조사 대상 기관으로 선정되는 비율은 2% 미만에 불과하지만 대상이 되면 조사 기간 중의 괴로움뿐만 아니라 이어지는 환수와 행정 처분까지도 감내해야 한다. 현지조사 대상에 해당되지 않기 위해서는 평소 급여기준을 정확히 숙지하고 진료한 대로 기록하고, 기록한 대로 청구하는 것이 가장 중요하다.

4) 부당청구 유형과 사례

부당청구 유형	사례
내원일수 거짓청구 또는 증일청구	근관세척 1회 시행 후 2회 내원하여 실시한 것으로 기록하고 요양급여비용을 청구하는 경우
비급여 진료 후 이중청구	비급여 임플란트 시술 후 건강보험으로 원외 처방전을 발행하여 약제비를 부담하게 하는 경우
본인부담금 과다 징수	매복치 발치 시 콘빔 CT 촬영료와 급여지혈제 사용 후 재료대를 비급여로 징수하는 경우
산정기준 위반 청구	치근활택술을 시행하면서 치과침윤마취를 실시하였으나 치과전달마취로 급여비용을 청구하는 경우
미실시 행위료 청구	근관세척 시 미실시한 러버댐 장착료를 청구하는 경우
의료자원 관련 부당청구	3년마다 실시하여야 하는 정기검사를 실시하지 않은 파노라마장치를 사용한 후 청구하는 경우

출처: 치과신문 기사 중 http://www.dentalnews.or.kr/news/article.html?no=33170

CHAPTER 06

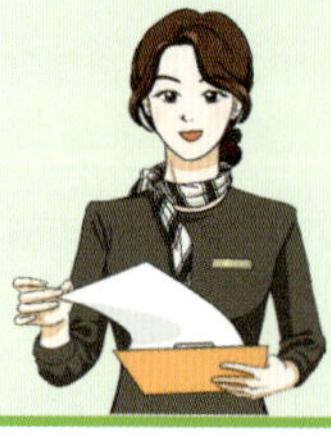

자동차보험 청구

1 자동차보험 환자 내원 시 청구를 위한 업무 순서

1) 사고 접수번호 & 지급보증서 확인 및 환자 타 병원 입원 여부 확인*

환자의 사고처리 담당자(환자에게 사고처리 담당자 전화번호 물어보기)에게 연락하여 '사고 접수번호'와 '지급 보증번호'를 받아야 한다. 건강보험 환자 진료 시 환자 이름과 주민등록번호로 수진자를 조회하여 건강보험 또는 의료급여가 적용되는 환자인지 확인 후 진료를 하는 것처럼, 자동차보험 환자도 자동차보험이 적용되는 환자인지 확인하고 진료비를 청구하기 위해 사고 접수번호와 지급 보증번호가 꼭 필요하다. 보험회사에서 지급 보증번호를 보내줄 때에는 팩스 등으로 지급 보증번호가 적혀 있는 지급보증서를 보내주는데, 지급보증서에 기간이 적혀 있는 경우는 그 기간 동안의 진료에 대해서만 진료비를 지급하므로 지급보증서에 적혀 있는 기간을 확인해야 하고, 담당 보험회사/보험코드/사고 접수번호/지급 보증번호('–' 하이픈을 꼭 포함하여 기재)/보증담보를 확인한다.

* 교통사고로 타 병원 입원 중인 환자 내원 시 치료비 청구는 입원 중인 병원과 상호 협의하여 정산해야 함.

예 지급보증서(보험사마다 상이)

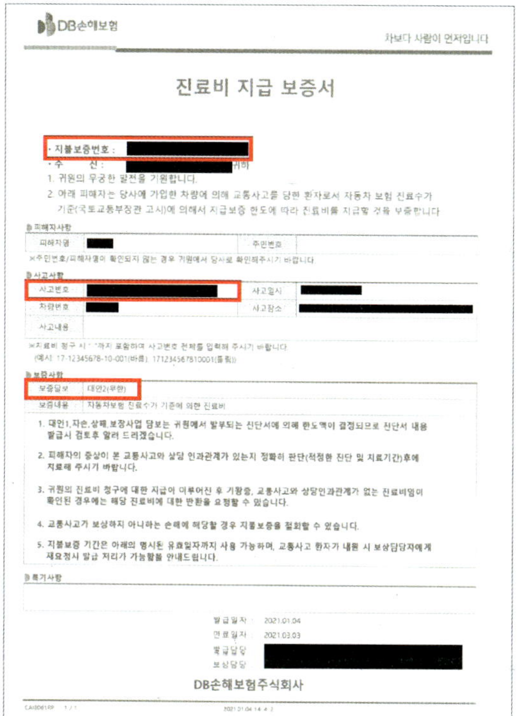

DB손해보험

차보다 사람이 먼저입니다

진료비 지급 보증서

· 지불보증번호 :
· 수 신 : 귀하

1. 귀원의 무궁한 발전을 기원합니다.
2. 아래 피해자는 당사에 가입한 차량에 의해 교통사고를 당한 환자로서 자동차 보험 진료수가 기준(국토교통부장관 고시)에 의해서 지급보증 한도에 따라 진료비를 지급할 것을 부증합니다

▶ 피해자사항

피해자명		주민번호	

※주민번호/피해자명이 확인되지 않는 경우 귀원에서 당사로 확인해주시기 바랍니다

▶ 사고사항

사고번호		사고일시	
차량번호		사고장소	
사고내용			

※치료비 청구 시 ' '까지 포함하여 사고번호 전체를 입력해 주시기 바랍니다
(예시: 17-12345678-10-001(바름), 171234567810001(틀림))

▶ 보증사항

보증담보	대인2(무한)
보증내용	자동차보험 진료수가 기준에 의한 진료비

1. 대인1,자손,상해,보장사업 담보는 귀원에서 발부되는 진단서에 의해 한도액이 결정되므로 진단서 내용 발급시 검토후 알려 드리겠습니다.
2. 피해자의 증상이 본 교통사고와 상당 인과관계가 있는지 정확히 판단(적정한 진단 및 치료기간)후에 치료해 주시기 바랍니다.
3. 귀원의 진료비 청구에 대한 지급이 이루어진 후 기왕증, 교통사고와 상당인과관계가 없는 진료비임이 확인된 경우에는 해당 진료비에 대한 반환을 요청할 수 있습니다.
4. 교통사고가 보상하지 아니하는 손해에 해당할 경우 지불보증을 철회할 수 있습니다.
5. 지불보증 기간은 아래의 명시된 유효일자까지 사용 가능하며, 교통사고 환자가 내원 시 보상담당자에게 재요청시 발급 처리가 가능함을 안내드립니다.

▶ 특기사항

발급일자 2021.01.04
만료일자 2021.03.03
발급담당
보상담당

DB손해보험주식회사

CAI0061RP 1 / 1 2021.01.04 14:4:2

2) 해당 보험회사 거래처 등록하기

자동차보험 환자의 진료를 하려면 자동차보험회사에 우리 치과를 등록해야 한다. 자동차보험은 보험사가 20개나 되어 보험사별로 계약을 해야 하는데, 모든 보험사와 계약을 해야 하는 것은 아니고, 자동차보험 환자가 진료를 받으러 오면 그 환자의 진료비를 부담할 보험사와만 계약한다(해당 보험사와 이전에 계약한 적이 없는 경우에만 계약하면 되고, 한 번이라도 거래를 했던 보험사와는 재계약할 필요가 없다). 해당 보험회사와 우리 치과가 이전에 계약한 적이 없다면, 사고처리 담당자에게 문의하여 계약 서류를 받아 서류 작성 후 '통장사본, 사업자등록증, 원장님 인감증명서'를 첨부하여 우편 발송하면 계약이 완료된다(보험사와 협의 후 팩스로 제출도 가능하며 보험사마다 요구하는 서류가 다를 수 있다).

3) 자동차보험 환자 차트 제작 후 검진 & 치료계획 수립

- 덴트웹 프로그램 사용 시 차트 분리를 하지 않아도 건강보험과 자동차보험 청구가 분리되나 그 외 프로그램 사용 시에는 건강보험차트와 자동차보험차트를 분리해서 만들고 각 진료에 해당되는 차트에 진료 내용을 정확히 기록해야 한다.
- 자동차 사고로 인해 받아야 하는 치료인지, 아닌지 구분이 필요하고, 자동차보험으로 보장되는 치료인지 담당자에게 먼저 확인한 후 진료를 진행한다.

4) 진료 입력하기

① 청구 프로그램에서 '자동차보험'을 선택 후 진료 입력 버튼을 누르면 팝업창이 뜬다. 팝업창에 보험회사 선택, 사고 접수번호, 지급 보증번호('–' 하이픈을 꼭 포함하여 기재)를 입력한다.

예시

덴트웹 자동차보험 청구

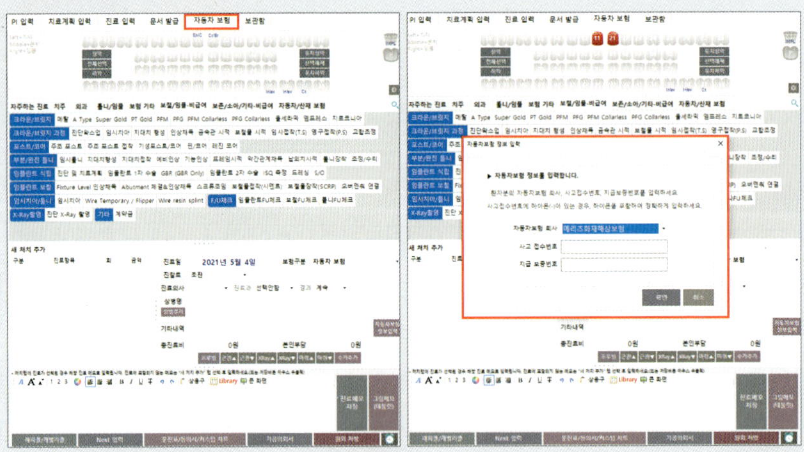

진료 입력창 상단 자동차보험 선택 후 진료 입력 → 팝업창에 보험회사 선택, 사고 접수번호, 지급 보증번호('–' 하이픈을 꼭 포함하여 기재)를 입력

② 보험진료는 보험 수가 그대로 적용해야 한다.

일반 건강보험환자와 동일하게 엑스레이, 근관치료, 발치 등 건강보험 수가를 적용하여 진료를 하면 되고, 임플란트, 틀니, 틀니 유지관리행위, 광중합형 복합레진 충전 등도 건강보험 수가를 적용하여 청구한다(임플란트 시 뼈이식이 필요한 경우 건강보험의 치조골결손부 골이식술(동종골, 이종골, 합성골)과 사용한 골이식재를 함께 산정한다). 건강보험의 틀니, 임플란트, 광중합형 복합레진 충전은 연령 제한이 있지만, 자동차보험 적용 시에는 연령 제한이 없고, 틀니, 임플란트를 등록하고 등록번호를 받는 과정도 없다.

한 가지 주의할 점은, 일반적인 보험환자 청구와 동일하게 진행하면 되지만 자동차 사고로 인한 진료이므로 비가역적 치수염 등이 아닌 상해 코드(S)로 상병명을 적용해야 한다.

③ 해당하는 진료코드 확인 후 입력

- 자동차 보험 수가가 정해진 진료: 크라운의 경우 주조금관(골드크라운), 도재전장주조관(PFM크라운, PFG크라운), 완전도재전장관(올세라믹 크라운, 완전도재전장관은 자동차보험만 해당 – 산재보험 적용 시에는 해당되지 않음), 지르코니아 크라운, 포스트 등 자동차보험에 적용되는 공상수가*를 적용하면 된다. 크라운 비용이 많이 낮은 편이었는데, 2022년 자동차보험의 크라운 수가가 일부 인상되어, 도재전장주조관(PFG)은 510,000원, 완전도재전장관(All Ceramic Crown)은 510,000원으로 인상되었고, 2020년부터 지르코니아 크라운도 자동차 보험이 적용되어 치료 시 502,380원의 비용을 청구할 수 있게 되었다.
- 크라운 전 근관치료 후 레진 코어 시에는 건강보험의 광중합형 복합레진 수가도 함께 적용할 수 있으며 보철재료대, 행위 진료에 대한 가산율 및 보철진료 중 실시한 국소마취료는 별도 청구할 수 없고, 귀금속(PFG)은 비귀금속(PFM)에 과민반응이 있는 경우에만 적용할 수 있다. 공상수가가 적용되는 진료에 대해서는 원칙적으로 정해진 수가 이상을 환자에게 받을 수 없다.

* 공상수가: 산재보험, 자동차보험 처리 시 적용하는 심평원에서 정해놓은 수가

수가코드	적용일자	수가 분류번호	한글명	적용	I/II구분	수술구분	의원단가
10010	2019–01–01	카1	주조금관 – GOLD	구치부	1 I란	0 비수술	425,000
10020	2022-01-01	카2	3/4금관 – GOLD	전치부, 소구치부	1 I란	0 비수술	318,410
10030	2022-01-01	카3	도재전장주조관(귀금속) PFG	전치부, 소구치부	1 I란	0 비수술	510,000
10040	2019–01–01	카4	도재전장주조관(비귀금속) PFM	전치부, 소구치부	1 I란	0 비수술	347,650
10090	2022-01-01	카9	포스트(캐스트코아)	전치부, 구치부	1 I란	0 비수술	170,000
10100	2022-01-01	카10	포스트(기성품)		1 I란	0 비수술	110,500
10140	2019–01–01	카14	임시레진관(임시치아)		1 I란	0 비수술	26,710
VJ010	2022-01-01	키26	완전도재전장관 All Ceramic Crown	전치부, 소구치부	1 I란	0 비수술	510,000
10180	2020–01–01	카18	지르코니아크라운	2023년 1월부터 전치, 소구치, 대구치 모두 적용 가능해짐	1 I란	0 비수술	502,380
UZ042	2023-01-01	초42	교합안정장치		2 II란	9 수술	795,700

★ **선배의 *Tips!***

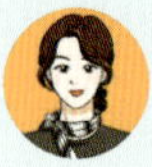

자동차보험 환자 크라운 진행 시 시행한 임시레진관–임시치아 청구가 별도로 가능해요(임시치아 장착한 날 임시치아 별도 청구 가능 + 지르코니아 크라운 장착하는 날 크라운 비용 별도 청구 가능).

예 지르코니아크라운 치료 시 **임시레진관 비용 26,710원 + 지르코니아크라운 비용 502,380원, 총 529,090원이 인정**된다는 사실 기억해 주세요.

- 진료코드는 있지만 수가가 정해지지 않은 진료: 자동차보험 진료 시 건강보험, 자동차보험 수가에 없는 비급여 진료를 하기 위해서는 우선 사고처리 담당자와

비급여 가능 여부 상의 후 청구 프로그램에서 '자동차보험 비용산정 통보서'를 작성하여 심평원으로 전송하고 처리결과 확인 후에 해당 코드로 청구 가능하다 (단, 심평원에서 고시한 등재 비급여 코드가 있는 수가만 적용 가능 – 인레이, 온레이, 구강내 장치, 자가치아이식술 등).

- 자동차보험 진료와 건강보험 진료를 같은 날 함께 할 경우(예: 사고로 인한 근관치료와 사고와 관계없는 치석제거를 함께 하는 경우) 건강보험 진료에는 진찰료가 산정되지 않고, 자동차보험이나 산재보험 진료에만 진찰료 산정이 가능하다.

5) 진료비 청구

자동차보험 진료 완료 후 보험 청구하는 방법은 건강보험이나 의료급여환자처럼 청구 프로그램에서 '자동차보험'으로 청구내역을 검색하여 심평원으로 전송하면 된다. 전송된 내역을 심평원에서 심사한 후 해당 자동차보험회사와 치과로 결과를 통보하고 자동차보험회사에서는 심사결과에 따른 지급액을 14일 이내 의료기관으로 지급해야 한다. 심평원 청구 후 15일 이내 심사결과통보서가 발급되며, 재심이 필요할 경우 통보서 발급 25일 이내 재심 또는 이의신청을 해야 한다(30일 이내 심평원 심사결과 나옴).

예시

덴트웹 자동차보험 진료비 청구

청구내역 조회 시 자동차보험에 체크 후 검색/전송

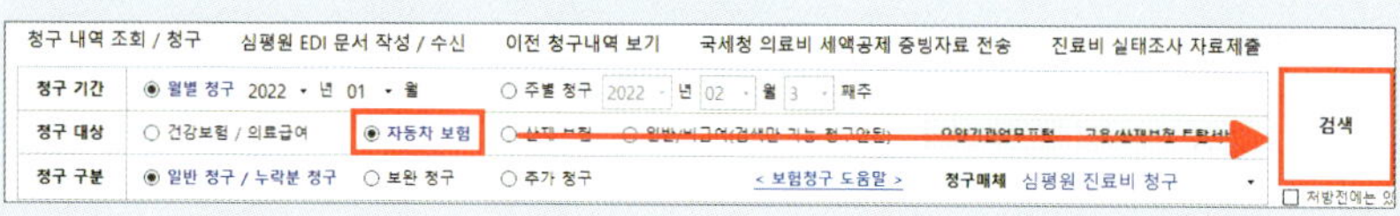

참고

진료코드 및 수가 확인

https://www.hira.or.kr 접속 → 검색란에 '자동차보험 진료수가파일' 검색(심평원 문의도 가능)

PART

12

병원 신고관리 항목

CHAPTER 01

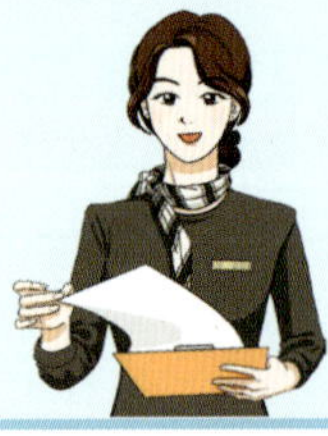

인력 신고하기

1 대진의 신고

대진의란 병의원 개설자(의사 또는 치과의사 등)를 대신해서 진찰해 주는 의사이다. 개원의의 휴가나 해외연수 등 개인적인 사정으로 치과를 운영할 수 없는 경우 휴진하지 않고 다른 의사가 해당 병원의 개설자를 대신하여 진료를 시행할 때 필수로 신고해야 하는 절차이다. 단, 요양기관에 개설자를 대체하는 봉직 의(약)사가 있다면 대진의 신고는 필수사항이 아니다(대진의 신고는 상근인력 휴가만 해당).

※ 대진의로 신고할 의사가 다른 병원에서 근무 중인 의사라면 근무 중인 병원에서 '대진감'(대진하러 감)으로 신고가 되어 있어야 가능하다.

참고

- 의사면허 자격정지 처분이 최종적으로 확정됐을 경우 의료업 정지 처분과 다르게 대진의를 통해 치과를 운영할 수 있다.

– 의료인 등 자격정지 기간 중에는 일체의 의료행위(의료봉사 포함)수행 불가(대진의 최대 6개월간 사용 가능) 다만, 의료법 제66조제3항에 따라 의료기관 개설자가 진료비를 거짓 청구하여 처분을 받은 경우 해당 기간 동안 의료업을 할 수 없음(대진의도 사용 불가)

- 대진의를 두지 않는다면 6개월 미만의 기간이라도 휴업 신고를 해야 한다. 이를 어기고 면허정지 처분 기간 중 진료를 하면 면허가 취소될 수 있다.
- 대진의 고용 시 타 의료기관을 개설하고 있는 개원의는 어떠한 경우에도 대진의가 될 수 없다.

- 공중보건의나 전문의의 수련 및 자격인정 등에 관한 규정에 따라 수련기간 중인 전공의도 대진의가 불가능하다.
- 대진의가 개설자를 대신해 환자를 진료하게 되면 대진의는 자신의 명의로 진단서와 처방전을 작성해야 한다. 만약 대진의가 전산상 오류 등을 이유로 개설자 명의로 진단서나 처방전 등을 발급하게 되면 그 책임은 개설자가 물게 된다.

* 여기서 개설자란 본인명의로 병의원을 개설(개원)한 의사, 치과의사 등을 뜻한다.

2 휴가 신고 방법

① 보건의료자원통합신고포털(www.hurb.or.kr) 접속 → 공인인증서 로그인 → ① [현황신고 변경] → ② [인력현황] → ③ [의(약/조산)사 신고] 클릭

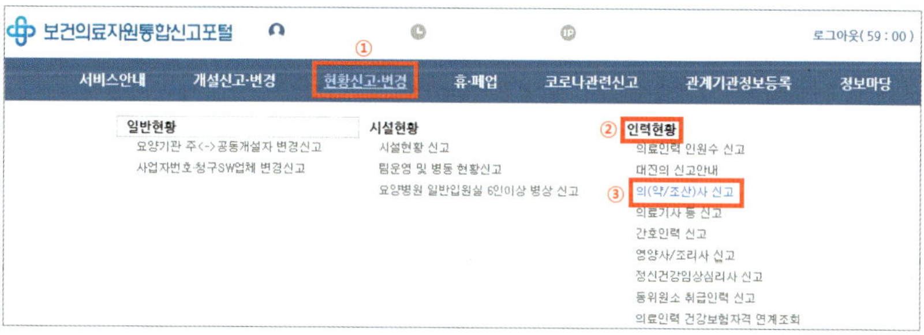

② [신규신고] 클릭

③ 휴가신고는 해당 인력의 변경을 클릭하면 의료인력 정보변경 화면이 나타난다.

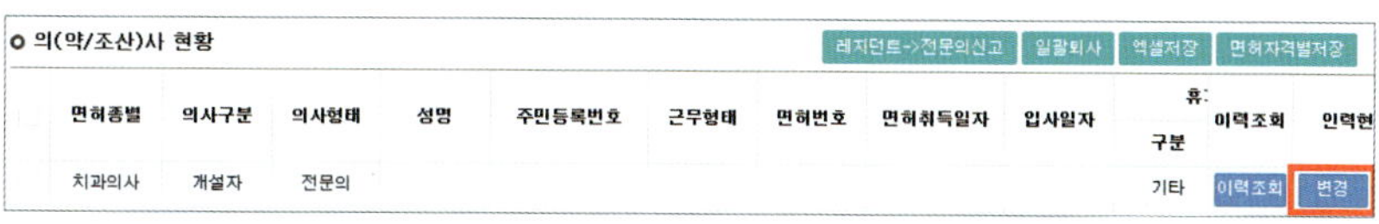

④ ① [휴가등록] → ② [휴가추가] → ③ 휴가구분 선택 / 휴가 일정 작성 → ④ [임시저장]

휴가 입력 시 주의사항은 휴가구분인 '출산~기타' 까지는 유급휴가에 해당된다. 무급휴가의 경우는 휴가종류에 상관없이 반드시 무급휴가로만 신고를 해야 한다. 또한, 상근의사 및 비상근의사가 타 요양기관에 대진을 갈 때에는 휴가구분에 '대진감'을 선택하면 된다.

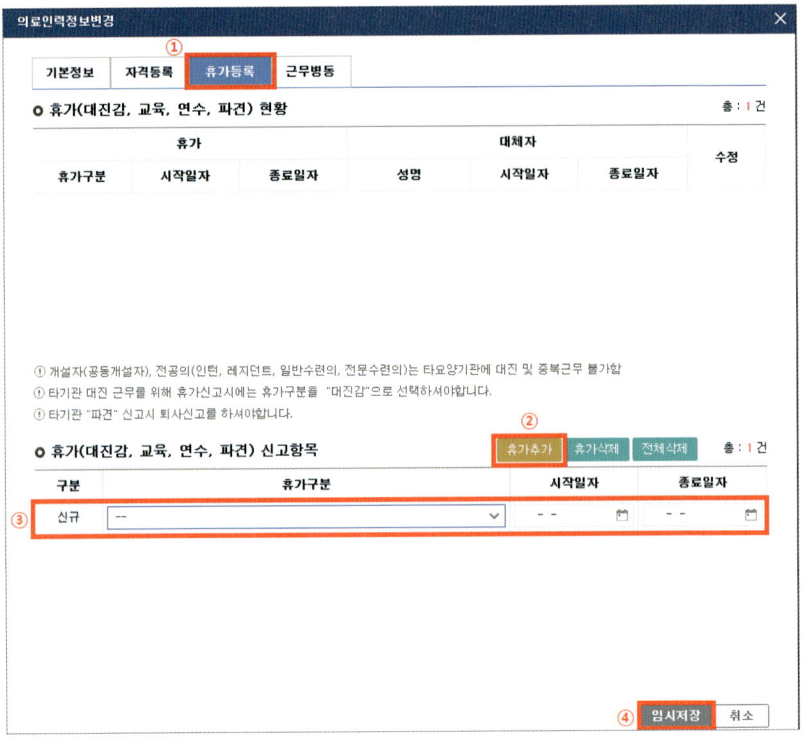

⑤ ① [최종제출]에서 추가로 제출할 자료가 있는 경우 ② [전달사항등록]에 등록 및 작성 후 [작성자 정보등록] 내용 입력 후 ③ [최종제출] 완료

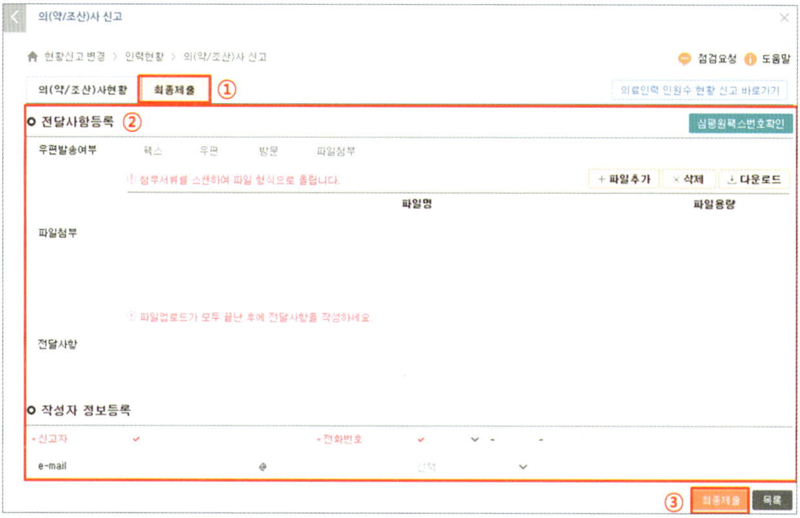

❸ 대진의 신고하는 방법

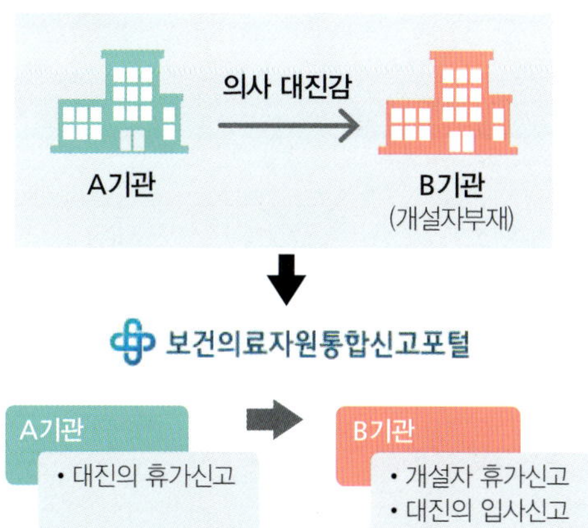

① A기관은 대진을 가는 의사의 휴가사유를 '대진감'으로 신고한다.

② B기관(개설자 부재)은 개설자 휴가를 신고한 후, 신규입사를 클릭하여 대진의 입사신고를 한다.

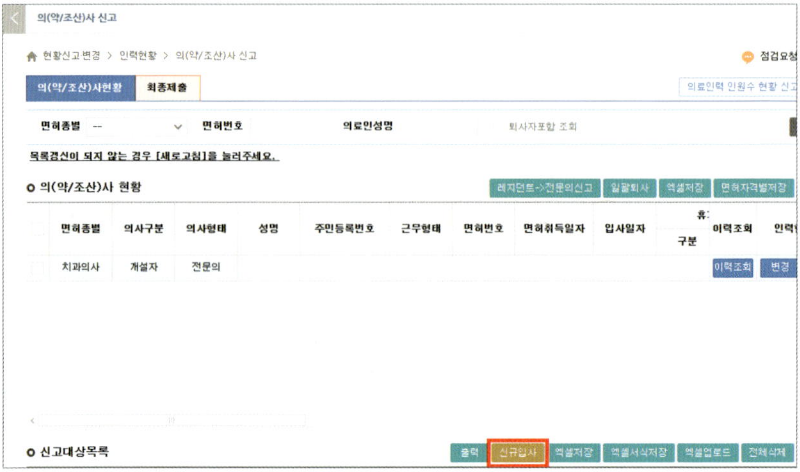

③ 대진의 입사신고 시, 근무형태를 대진으로 선택하면 휴가자를 검색하는 화면이 나타나게 된다. 그러면 휴가인력 및 기간 확인 후 대체기간을 입력한 후 최종제출하면 된다. 대진기간 종료 후에는 별도의 퇴사 신고 없이 기존에 근무하는 요양기관으로 원상 복귀된다.

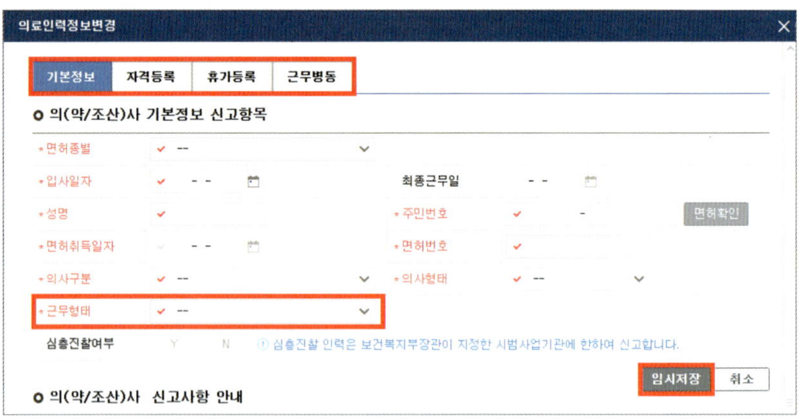

Q&A

Q1

휴가일 오전에 근무 후 오후에 출국 또는 오전에 입국하여 오후에 근무하는 경우 휴가 일자를 어떻게 신고해야 하나요?

전일 휴가인 날을 기준으로 신고하면 됩니다. 예를 들어 6월 20일 오전 근무, 오후 출국 그리고 6월 28일 오전 입국, 오후 근무인 경우는 휴가 일자를 6월 21일부터 6월 27일까지 신고하면 됩니다.

6월	20일	21일	…	27일	28일
오전	근무				입국
오후	출국				근무
		휴가신고			

Q2

출입국 하는 날 오전 또는 오후만 대진하시는 분은 어떻게 등록해야 하나요?

해당일은 근무형태 중 '기타'로 입·퇴사 신고를 하면 됩니다.

CHAPTER 02

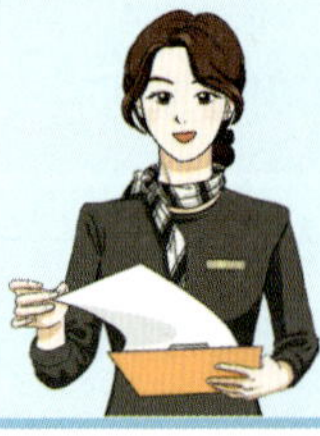

장비 신고하기

1 신고대상 의료장비

의료기관의 모든 장비가 신고대상은 아니며 「의료장비현황 신고대상 및 식별부호화에 관한 기준」 의료장비 현황 신고대상에서 정하고 있는 장비만 신고하면 된다.

영상진단, 방사선치료 행위 관련 장비 [방사선진단장비]		
장비번호	장비명	분류
B10301	치과용방사선촬영장치	치과용방사선촬영장치(아날로그)
B10302	치과용방사선촬영장치	치과용방사선촬영장치(디지털)
B10401	치과방사선파노라마장치	치과방사선파노라마촬영장치(아날로그)
B10402	치과방사선파노라마장치	치과방사선파노라마촬영장치(디지털)
B10901	콘빔(Cone beam) CT	콘빔(Cone beam) CT 단독 장치
B10902	콘빔(Cone beam) CT	콘빔(Cone beam) CT 및 치과 파노라마촬영 병용 장치
B10903	콘빔(Cone beam) CT	콘빔(Cone beam) CT 및 치과 일반촬영 병용 장치
B10904	콘빔(Cone beam) CT	콘빔(Cone beam) CT 및 치과 파노라마촬영, 세팔로촬영 병용 장치

치과 행위 관련 장비 [치과검사장비]		
E10100	치수진단기	
E10200	치과근관장측정기	
E10300	치과용교합분석기	
E10401	하악운동궤적검사기	하악운동궤적검사 단독 기기
E10402	하악운동궤적검사기	하악운동궤적 및 관절음도검사 병용 기기
E10500	관절음도검사기	
치과 행위 관련 장비 [치과치료장비]		
E20100	광중합기	
이학요법 행위 관련 장비 [기본물리치료장비]		
C10100	적외선조사기	
C10200	냉공기치료기	
C10300	자외선치료기	
C10400	초음파치료기	
C10500	초단파치료기	
C10600	극초단파치료기	
C10700	의료용전자기발생기	
C10801	저주파자극기	(TENS, ICT, SSP, EDIT) 단독 및 병용 기기
C10802	저주파자극기	(TENS, ICT, SSP, EDIT) 및 (EST) 병용 기기
C10803	저주파자극기	전기자극치료(EST) 단독 기기
이학요법 행위 관련 장비 [단순재활치료장비]		
C21300	이온삼투요법기	

2 일반(서면) 신고 방법

1) 신고서 작성 항목

국민건강보험법 시행규칙 별지 제16호 서식에 따라 18개 항목을 작성한다. 장비번호, 장비명, 식약처 허가(신고) 사항, 제조사항, 구입 세부 사항 등

예 의료장비 현황(변경) 신고서 서식

의료장비 현황(변경) 신고서

■ 국민건강보험법 시행규칙 [별지 제16호서식]

※ 작성방법은 뒤쪽을 참고하시기 바라며, 바탕색이 어두운 란은 신고인이 적지 않습니다.
※ 「의료법」 제37조제1항에 따른 진단용 방사선 발생장치의 설치·사용 양도 등에 관한 사항, 같은 법 제38조제1항에 따른 특수의료장비의 등록신청·변경통보 등의 사항에 대해 시장·군수·구청장에게 신고하거나 허가·등록한 경우에는 「국민건강보험법 시행규칙」 제12조제3항에 따라 건강보험심사평가원에도 제출한 것으로 간주되므로 본 서식으로 추가 신고하지 않습니다.

(앞쪽)

접수번호	접수일	처리기간 즉시

① 기본사항			② 식품의약품안전처 의료기기 제조(수입)품목 허가(신고) 사항			③ 제조사항			④ 구입 세부 사항				⑤ 기타		⑥ 사용중지		⑦ 코드
신규 변경	장비번호	장비명	허가(신고)번호	제품명	모델명	제조회사	제조 연월	제조번호	구입금액	도입 형태	중고 구분	구입일	특수의료장비 고유번호	설치장소	구분	날짜	

「국민건강보험법 시행규칙」 제12조제1항 또는 제2항에 따라 의료장비 현황(변경)을 신고합니다.

년 월 일

요양기관명(요양기관 기호): ( )
소재지:
담당자 성명(전화번호): ( )
개설자(대표자): (서명 또는 인)

건강보험심사평가원 원장 귀하

2) 신고 시 첨부 서류

- 구입 또는 임차 사실 증명자료(세금계산서 또는 계약서 등) 사본 1부
- 의료기기 제조(수입)품목 허가(신고)증 사본 1부
- 진단용 방사선 발생장치 신고증명서 사본 1부
  - 「국민건강보험법 시행규칙」 제12조 제3항에 따라 진단용 방사선 발생장치의 설치 및 사용(재사용) 등에 대해 시장·군수·구청장에게 신고한 경우에는 제출을 생략
- 특수의료장비 등록증명서 및 품질관리검사 성적서 사본 각 1부
  - 「국민건강보험법 시행규칙」 제12조 제3항에 따라 특수의료장비의 설치·운영 등에 대해 시장·군수·구청장에게 등록한 경우에는 제출을 생략
- Full PACS 정상가동일 확인 자료 및 장비현황표 각 1부
- 방사성동위원소 사용시설 등에 대한 검사결과 통보 문서 1부
  - 「원자력안전법」에 따른 의료장비만 해당하고 검사결과는 별표 2의2 제3호에 따라 건강보험심사평가원에 제출해야 한다.

3) 작성방법

① 기본사항

- 신규 · 변경 – 새로 도입(구입 등)한 의료장비는 [1] 신규, 기존에 신고한 의료장비 내용을 변경하려는 경우에는 [2] 변경으로 작성한다.
- 장비번호, 장비명 – 별도 고시의 '의료장비 현황 신고대상'을 참고하여 작성한다(446, 447p 참조).

② 의료기기 제조(수입)품목 허가(신고) 사항

- 식품의약품안전처장이 발급한 '의료기기 제조(수입)품목 허가(신고)증'의 해당 사항을 작성한다.

③ 제조사항

- 의료장비에 부착(또는 별도 표시)된 제조내용의 해당 사항을 작성한다.
- 제조연월은 6자리 숫자로 작성한다.

  예 2011년 2월 25일 제조 시 '201102'

④ 구입 세부 사항

- 구입금액은 구입 당시의 금액으로, 대한민국 통화단위(원, ₩)를 사용하여 작성한다(외국에서 구입 시 당시 환율로 환산).
- 도입 형태는 [1] 구입, [2] 임차(리스), [3] 기증 중 선택하여 작성한다.
- 중고 구분은 [1] 신장비, [2] 중고장비 중 선택하여 작성한다.
- 구입일은 8자리 숫자로 작성한다. 예 2011년 2월 25일 구입 시 '20110225'

⑤ 기타 사항

설치 장소는 [1] 중환자실, [2] 응급실, [3] 기타 중 선택하여 작성한다.

⑥ 사용중지

- 해당 의료장비를 사용중지하는 경우에만 작성한다.
- 구분은 [1] 양도, [2] 폐기, [3] 이전, [4] 사용중지, [5] 기타 중 선택하여 작성한다.
- 날짜는 8자리 숫자로 작성한다.

  예 2011년 2월 25일 사용중지 시 '20110225'

⑦ 코드

심사평가원 바코드 심벌 또는 RFID 태그가 부착된 의료장비의 경우 바코드 심벌에 있는 숫자 또는 RFID 태그를 리더로 읽을 때 나타나는 숫자를 '상품식별코드/생산일/일련번호'순으로 작성한다.

❸ 보건의료자원통합신고포털 신고 방법

1) 진단용 방사선 발생장치의 설치 및 사용 신고 방법

① 보건의료자원통합신고포털 로그인 → [현황신고/변경]을 클릭한다.

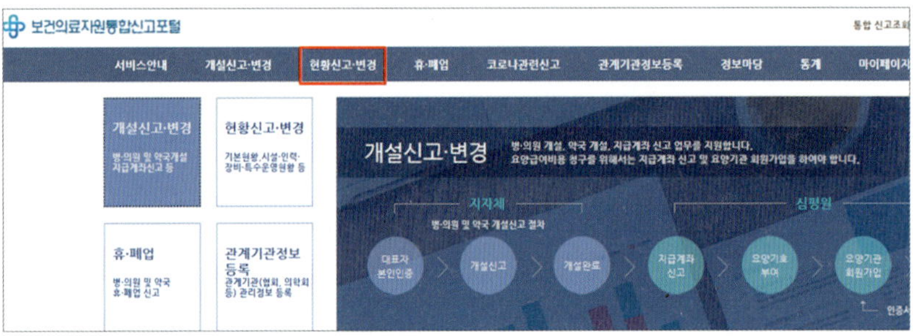

② [진방장치 현황신고] – 진단용 방사선 발생장치 신고 시 클릭

[일반장비 현황신고] – 진단용 방사선 발생장치 외 신고 시 클릭

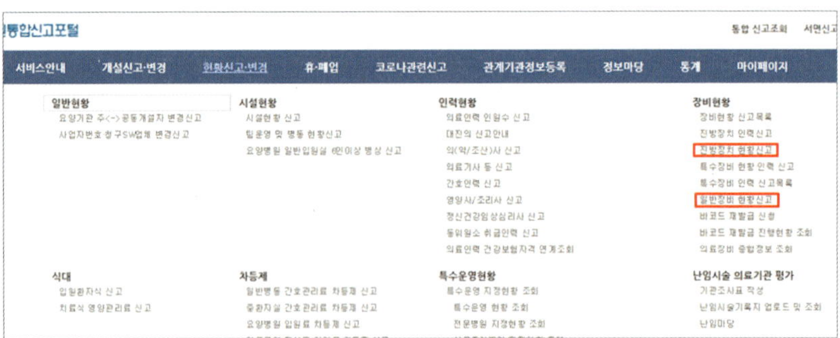

③ [진방장치 현황신고] → [신규등록] 클릭

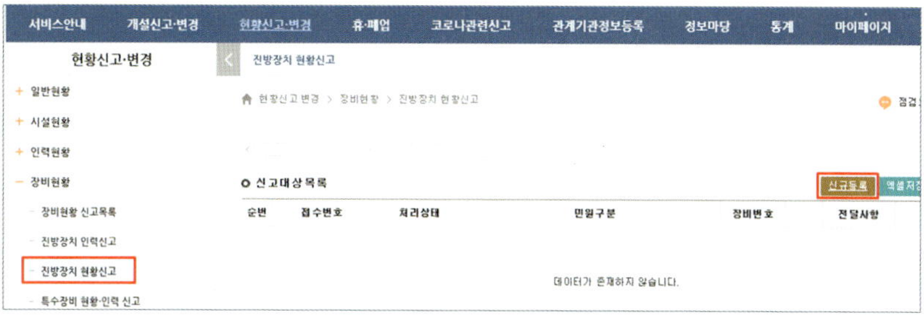

④ ② [장비번호](장비분류코드 – 위 신고대상 의료장비목록(446, 447p) 참조) 검색, 중고 장비는 ① 바코드 부착 장비 검색을 클릭한다.

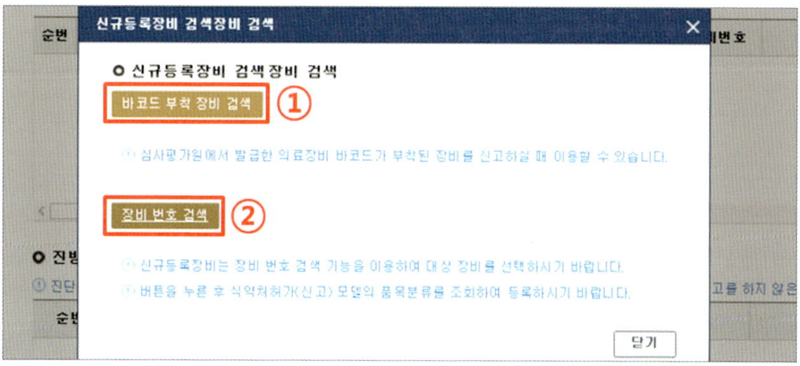

⑤ [장비번호] 입력 후 조회 → 해당 장비를 선택한다.

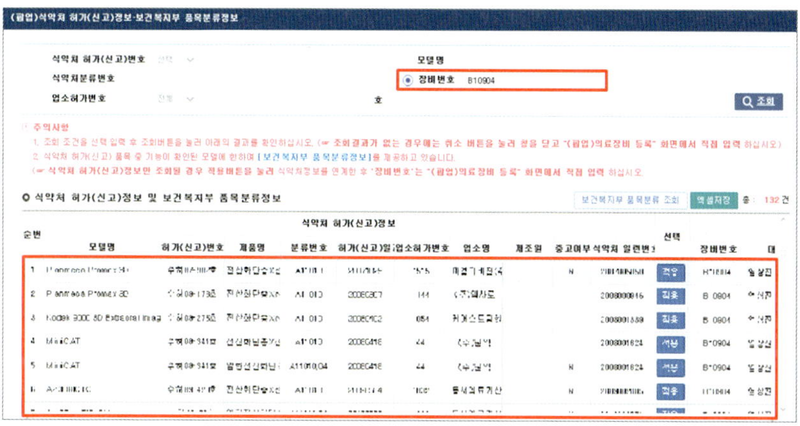

⑥ *표 부분 작성 후 구비 서류 파일(스캔해서 준비) 첨부 → 장비신고 최종제출

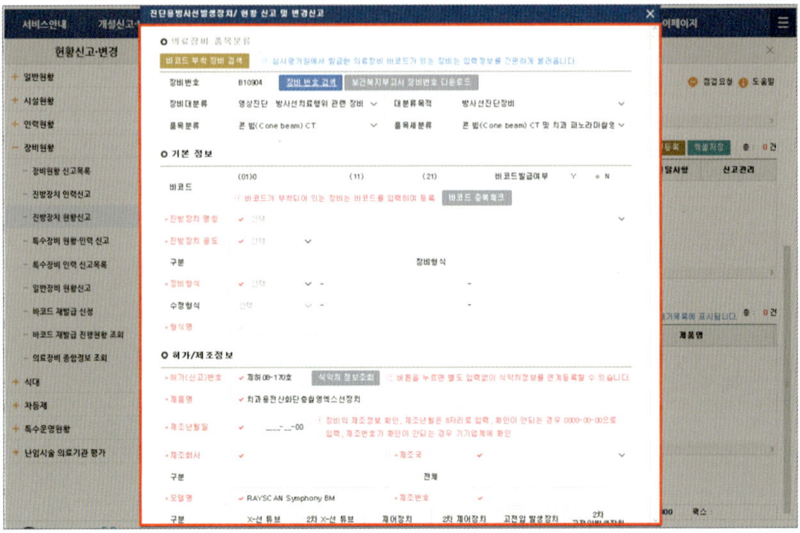

* Cone beam CT는 진단용 방사선 발생장치에 포함됨.

참고

진단용 방사선 발생장치 신고 시 구비 서류

- 진단용 방사선 발생장치는 진단용 방사선 발생장치 설치 및 사용 신고 필증 사본 추가(보건기관 신고내역 조회 활용 시 생략 가능)
- 구입 또는 임차 증빙자료(세금계산서 또는 계약서 등)사본
- 식약처 의료기기 제조(수입) 품목허가(신고)증 사본(식약처 정보 조회 활용 시 생략 가능)
- 특수의료장비(CT) 등록 필증, 영상 품질검사 필증 사본 추가(보건기관 신고내역조회 활용 시 생략 가능)
- 원자력안전법에 의한 장비는 방사성 동위원소 등에 대한 시설검사 및 결과 통보(문서)사본 추가

그 외 경우

- 사용 중이었던 진단용 방사선 발생장치 폐기 시 구비 서류–진단용 방사선 발생장치 폐기신고서, 진단용 방사선 발생장치 폐기확인서, 폐기된 방사선 발생장치 사진 첨부, 거래 업체의 사업자 등록사본
- 사용 중이었던 진단용 방사선 발생장치 양도 시 구비 서류–진단용 방사선 발생장치 매매계약서 사본

2) 일반 의료 장비 현황(변경)신고

① 보건의료자원통합신고포털 로그인 → [현황신고/변경] → [장비현황] → ① [일반장비 현황신고] 클릭 → 현재 신고되어 있는 장비가 있다면 ② [장비보유현황]에서 확인이 가능하다. 확인 후 아래 해당 사항에 맞게 신고 및 변경을 진행한다. 신규등록 시 ③ [신규등록]을 클릭한다.

참고

신규등록

실제 보유하고 있으나 등록되어 있지 않은 장비를 신규등록

변경신고

- 제조연월, 제조번호 등 누락된 장비 정보 확인 후 정확한 정보 입력
- 실제 사용하지 않거나 보유하고 있지 않은 장비를 사용중지 · 폐기 · 양도 신고

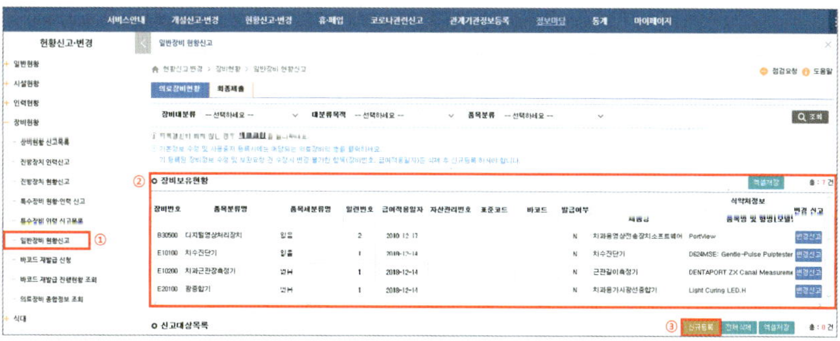

② [신규등록] → [장비번호 검색]을 클릭한다.

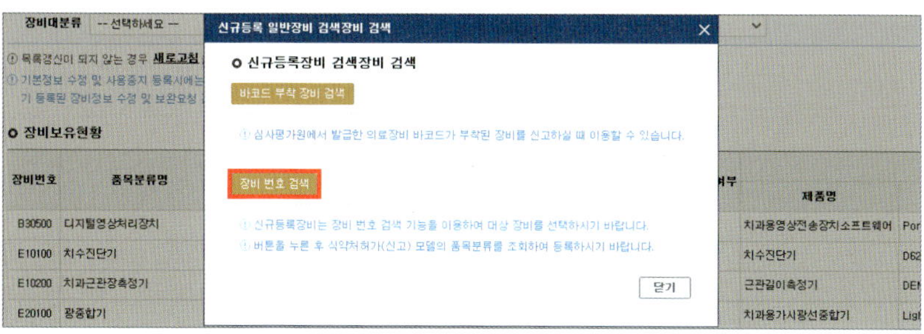

③ 장비분류코드– 앞의 신고대상 의료장비목록 참조(446, 447p)하여 신고할 장비의 ① [장비번호] 작성 → ② [조회] 모델명 등 확인 → 해당 장비 ③ [적용]을 클릭한다.

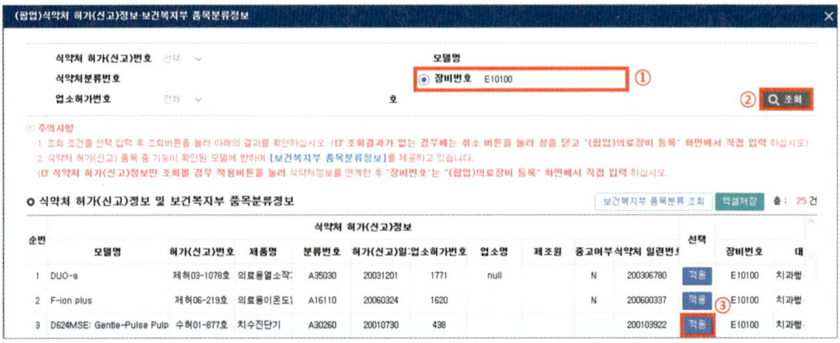
(팝업)식약처 허가(신고)정보·보건복지부 품목분류정보
식약처 허가(신고)번호
식약처분류번호
업소허가번호
모델명
장비번호 E10100
①
②
조회
주의사항
1. 조회 조건을 선택 입력 후 조회버튼을 눌러 아래의 결과를 확인하십시오. (☞ 조회결과가 없는 경우에는 취소 버튼을 눌러 창을 닫고 "(팝업)의료장비 등록" 화면에서 직접 입력 하십시오)
2. 식약처 허가(신고) 품목 중 기능이 확인된 모델에 한하여 [보건복지부 품목분류정보]를 제공하고 있습니다.
(☞ 식약처 허가(신고)정보만 조회될 경우 적용버튼을 눌러 식약처정보를 연계한 후 '장비번호'는 "(팝업)의료장비 등록" 화면에서 직접 입력 하십시오.
식약처 허가(신고)정보 및 보건복지부 품목분류정보
보건복지부 품목분류 조회
엑셀저장
총: 25 건
순번 | 모델명 | 허가(신고)번호 | 제품명 | 분류번호 | 허가(신고)일 | 업소허가번호 | 업소명 | 제조원 | 중고여부 | 식약처 일련번호 | 선택 | 장비번호
1 | DUO-a | 제허03-1078호 | 의료용열소작 | A35030 | 20031201 | 1771 | null | | N | 200306780 | 적용 | E10100 | 치과행
2 | F-ion plus | 제허06-219호 | 의료용이온도 | A16110 | 20060324 | 1620 | | | N | 200600337 | 적용 | E10100 | 치과행
3 | D624MSE: Gentle-Pulse Pulp | 수허01-877호 | 치수진단기 | A30260 | 20010730 | 438 | | | | 200103922 | 적용 | E10100 | 치과행
③

④ [의료장비 정보] 상세 입력 후 임시저장

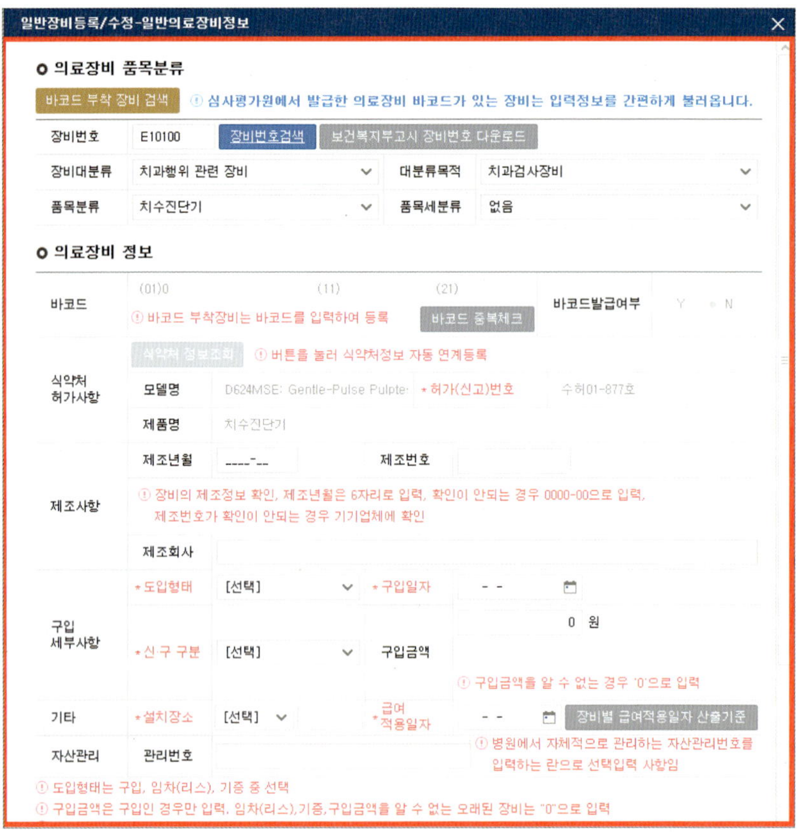

⑤ 전달사항 및 구비 서류 파일 첨부, 작성자 정보 등록 → [최종제출]

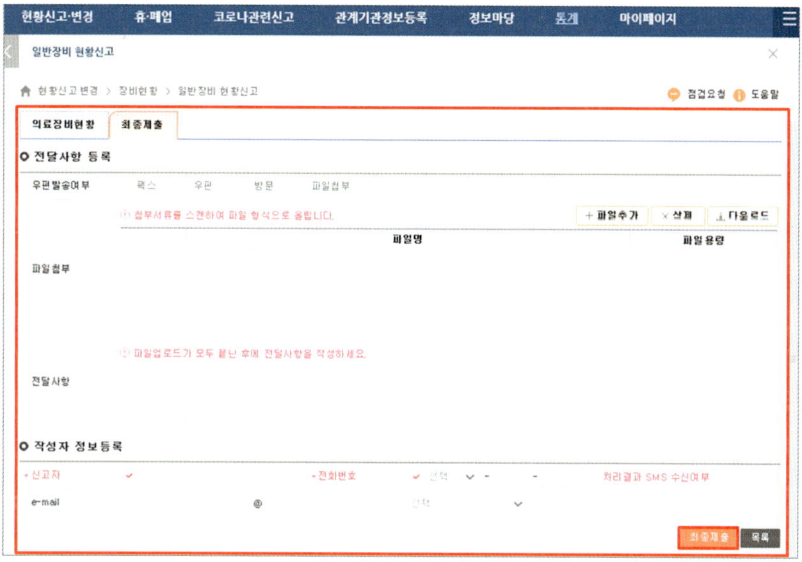

참고

일반장비 등록 시 구비 서류

- 구입 또는 임차 사실 증명자료(세금계산서 또는 계약서 등) 사본
- 식약처 의료기기 제조(수입) 허가증, 인증서, 신고서, 사본(식약처 정보조회 활용 시 생략)

CHAPTER 03

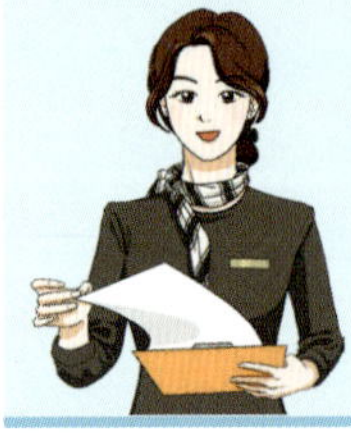

검진기관(공단검진) 신청하기

영유아 구강검진, 일반 구강검진을 시행하기 위해서는 구강검진기관으로 지정되어야 한다. 구강검진기관 지정을 위해서는 아래와 같은 과정이 필요하다.

* 생애전환기 구강검진은 2018년부로 폐지됨

① 구강검진기관 교육 이수증 발급

제일 먼저 구강검진 자격을 갖추기 위해서는 검진을 시행할 의사가 필수 교육을 받아야 한다. 청구는 의사 1명당 시행되기에, 구강검진을 시행할 의사는 개별로 교육을 받아야 하고, 온라인 수료가 가능하니, 직접 가입하여 교육 진행 후 교육 수료증을 발급받으면 된다.

* 교육 홈페이지: 국가건강검진 사이버연수원(http://life.lcps.co.kr/site/main.do)

② 검진기관 신청

검진기관 신청에는 '건강관리포털시스템' 홈페이지 신청 및 신청서 서면 작성 후 담당 보건소에 Fax로 전송하는 방법, 총 2가지가 있으나 본 책에서는 홈페이지 신청 방법에 대해 설명하고자 한다.

'건강관리포털시스템' 홈페이지 신청 방법

① '건강관리포털시스템' 접속 후 사용자 등록이 되어 있지 않은 경우 '신규사용자 등록'과 병원 공인인증서 등록 후 로그인한다.

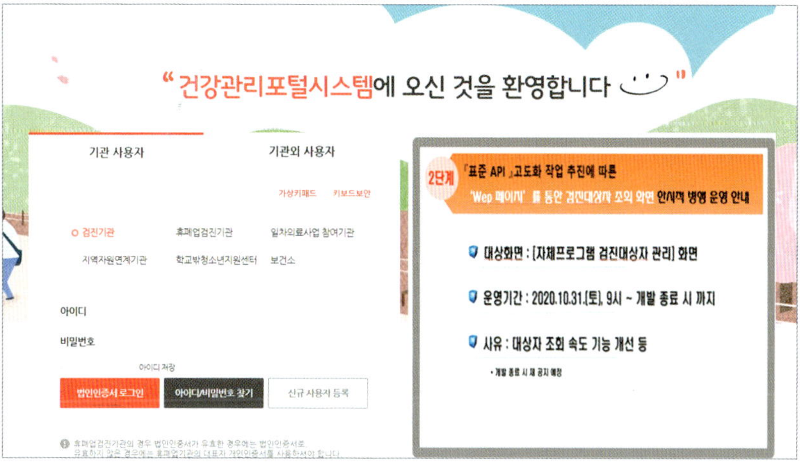

② 로그인 후 [검진기관관리] → [검진기관지정신청]을 선택한다.

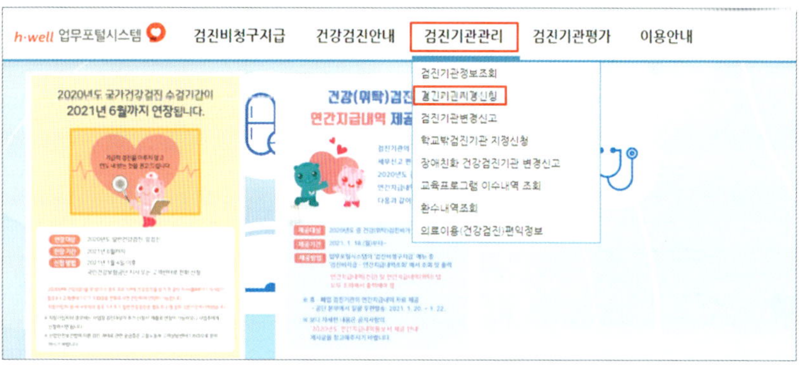

③ 아래 탭을 클릭하여 치과 정보를 입력(출장 검진을 시행하지 않을 시 기본정보, 검진인력, 검진장비 탭 작성)한다.

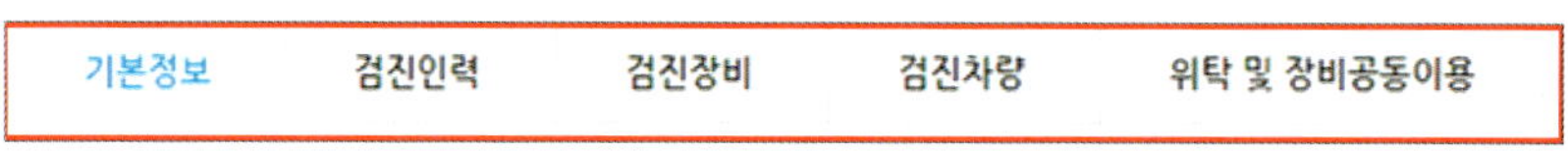

• 기본정보: 치과의 기본정보 및 검진 유형, 검진 시설 크기(병원 크기) 입력/공휴일 검진 시행 시 정보 입력

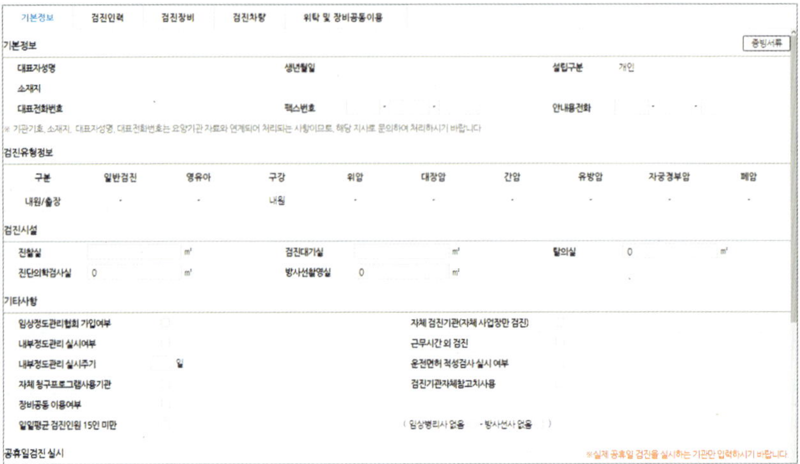

• 검진인력: 치과의사 외에도 치과위생사 또는 간호조무사 중 최소 1인은 반드시 등재가 되어야 한다.

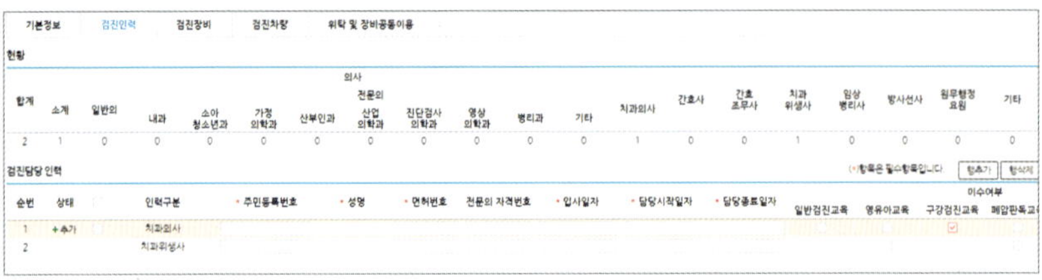

참고

인력신고 시 필요 서류

• 치과의사: 교육 수료증, 면허증 첨부
• 치과위생사: 면허증 및 재직증명서 첨부

- 내원 검진만 진행하는 경우 검진장비

  유니트 체어(모델명, 제조번호, 제조 · 구입연도, 보유 수), 고압멸균소독기(모델명, 제조 · 구입연도, 보유 수), 치경 · 탐침 · 핀셋(제조 · 구입연도, 보유 수), 교육용 치아 모형 세트(덴티폼/제조 · 구입연도, 보유 수) 보유현황 정보를 입력한다.

  출장 검진을 병행하는 경우는 유니트 체어에서 검진을 시행하는 것이 아니므로 불빛을 비추기 위한 펜라이트를 보유하고 있어야 한다.

기본정보 | 검진인력 | 검진장비 | 검진차량 | 위탁 및 장비공동이용

의과장비 보유현황 (*)항목은 필수항목입니다. 행추가 행삭제

순번	상태	장비명	* 모델명	* 제조번호	* 제조국명	* 제조연도	* 구입연도	* 적용일자	* 제외일자	* 보유수	출장차량	증빙서류
1		치과용진료장치및의자	[illegible]	[illegible]	한국	2018	2018	2018.12.26	9999.12.31	5		등록/수정
2		고압멸균소독기	[illegible]		한국	2018	2018	2018.12.26	9999.12.31	1		등록/수정
3		치경	[illegible]		한국	2018	2018	2018.12.26	9999.12.31	20		등록/수정
4		탐침	[illegible]		한국	2018	2018	2018.12.26	9999.12.31	20		등록/수정
5		핀셋	[illegible]		한국	2018	2018	2018.12.26	9999.12.31	20		등록/수정
6		교육용치아모형세트	[illegible]		한국	2018	2018	2018.12.26	9999.12.31	1		등록/수정

[건수 6건]

※ 출장검진 장비의 경우, 출장검진 차량번호 항목에 장비가 탑재된 차량번호를 입력합니다.
※ 정상 사용중인 검진장비는 제외일자가 99991231로 관리되어야 합니다.
※ 의과장비 중 *** 표시된 모델명 제조번호, 제조국명은 입력하지 않습니다.

❸ 관할 보건소 실사

검진기관 신청 후 관할 보건소 담당자가 치과로 연락을 한다. 연락을 통해 실사 일정을 병원 일정과 맞춰 잡으면 해당 일에 보건소 담당자가 치과로 내방하여 신청 내역에 기재한 사실이 맞는지 확인한다. 실사 이후 이상이 없다면 검진기관 등재가 완료된다.

※ 실사 시 체크사항: 유니트 체어 확인 및 고압멸균소독기 확인, 고압멸균기 관리 점검표(다음 참고의 서식 참조) 작성 여부 확인, 기본 기구 세트, 덴티폼 및 치면 착색제 구비 여부 확인

참고

멸균기 관리점검표

멸균기 주변에 점검표를 비치하여 매일 체크, 작성

( )월 고압증기 멸균기 관리점검표

기준년도: 20 년

<table>
<tr><td colspan="2">점검치과</td><td colspan="2"></td><td colspan="5">작성자</td><td colspan="8"></td><td colspan="7">점검 기호</td><td colspan="11">○:양호 △:미비 ×:불량</td></tr>
<tr><td colspan="2" rowspan="2">주요 점검대상</td><td rowspan="2">점검/ 청소방법</td><td rowspan="2">점검 내용</td><td colspan="31">점검일자 (1일 1회 점검 시행)</td></tr>
<tr><td>1</td><td>2</td><td>3</td><td>4</td><td>5</td><td>6</td><td>7</td><td>8</td><td>9</td><td>10</td><td>11</td><td>12</td><td>13</td><td>14</td><td>15</td><td>16</td><td>17</td><td>18</td><td>19</td><td>20</td><td>21</td><td>22</td><td>23</td><td>24</td><td>25</td><td>26</td><td>27</td><td>28</td><td>29</td><td>30</td><td>31</td></tr>
<tr><td rowspan="3">멸균실 내부</td><td>내부 트레이 (대.소)</td><td rowspan="3">이물질 제거 및 물걸레 세척</td><td>트레이 청결상태</td><td></td><td></td><td></td><td></td><td></td><td></td><td></td><td></td><td></td><td></td><td></td><td></td><td></td><td></td><td></td><td></td><td></td><td></td><td></td><td></td><td></td><td></td><td></td><td></td><td></td><td></td><td></td><td></td><td></td><td></td><td></td></tr>
<tr><td>히터 덮개</td><td>히터 덮개 청결상태</td><td></td><td></td><td></td><td></td><td></td><td></td><td></td><td></td><td></td><td></td><td></td><td></td><td></td><td></td><td></td><td></td><td></td><td></td><td></td><td></td><td></td><td></td><td></td><td></td><td></td><td></td><td></td><td></td><td></td><td></td><td></td></tr>
<tr><td>멸균실 (챔버)</td><td>멸균실 내부 청결상태</td><td></td><td></td><td></td><td></td><td></td><td></td><td></td><td></td><td></td><td></td><td></td><td></td><td></td><td></td><td></td><td></td><td></td><td></td><td></td><td></td><td></td><td></td><td></td><td></td><td></td><td></td><td></td><td></td><td></td><td></td><td></td></tr>
</table>

<table>
<tr><td rowspan="2">주요 점검 대상</td><td rowspan="2">점검/ 청소방법</td><td rowspan="2">점검 내용</td><td colspan="12">점검일자 (매월 1회)</td></tr>
<tr><td>1</td><td>2</td><td>3</td><td>4</td><td>5</td><td>6</td><td>7</td><td>8</td><td>9</td><td>10</td><td>11</td><td>12</td></tr>
<tr><td>멸균기물통</td><td>잔류수 제거 세척</td><td>물통 내 잔류수 배출 후, 증류수 재 배출 여부</td><td></td><td></td><td></td><td></td><td></td><td></td><td></td><td></td><td></td><td></td><td></td><td></td></tr>
<tr><td>멸균기도어</td><td>도어가스켓 육안확인</td><td>도어 가스켓 상태 양호 여부</td><td></td><td></td><td></td><td></td><td></td><td></td><td></td><td></td><td></td><td></td><td></td><td></td></tr>
<tr><td colspan="2">※ 이상 시 실장에게 보고</td><td>점검자 확인(서명)</td><td></td><td></td><td></td><td></td><td></td><td></td><td></td><td></td><td></td><td></td><td></td><td></td></tr>
</table>

CHAPTER 04

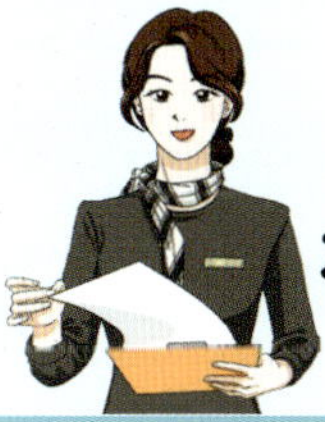

방사선 관계 종사자 / 진단용 방사선 발생장치 검사

1 방사선 관계 종사자

방사선 촬영을 하기 위해서는 안전관리책임자(원장님)와 방사선 관계 종사자(치과위생사)를 지정하여 신고해야 하며, 진단용 방사선 발생장치의 안전관리에 관한 규칙에 따라 방사선 관계 종사자는 2년마다, 처음 등록하는 종사자는 업무 종사 전에 건강진단을 실시해야 한다. 방사선 관계 종사자(치과위생사)로 등록된 종사자에 한하여 방사선 촬영이 가능하며 방사선배지를 신청, 착용하여 방사선 피폭 관리를 해야 한다.

2 안전관리 책임자의 자격기준(대부분 원장님 등록)

종합병원, 치과병원

- 영상의학과 전문의, 의사 또는 치과의사(치과병원만 해당한다)
- 이공계(물리, 의공, 전기, 전자, 방사선) 석사학위 소지자로서 진단용 방사선 분야의 실무경력이 1년 이상인 자
- 방사선사로서 진단용 방사선 분야의 실무경력이 3년 이상인 자

치과의원

- 치과의사
- 방사선사
- 치과위생사로서 진단용 방사선 분야의 실무경력이 3년 이상인 자(파노라마 및 세팔로를 설치한 치과의원은 제외한다)

③ 안전관리 책임자 신고 및 방사선 관계 종사자 등록 시 구비 서류

안전관리 책임자 선임	방사선 관계 종사자 신고
• 최종학교 졸업증명서(이공계 석사 학위 소지자만 제출) 또는 경력증명서 1부 • 건강진단서 사본 1부 • 피폭선량 측정신청(피폭선량측정기–방사선배지) 접수증	• 건강진단서 사본 1부 • 피폭선량 측정신청(피폭선량측정기–방사선배지) 접수증

④ 방사선 관계 종사자 등록 방법

1) 구비서류 준비

① 피폭선량측정기(방사선배지) 신청

피폭선량측정기 관리 업체(예 서울방사선서비스주식회사 – (現)주식회사 제브(회사명변경됨)에 연락하여 신청서 서류 양식을 받아 작성하여 팩스 접수 후 접수증을 받는다.

※ 신청서 작성 시 '측정시작일'란에는 피복선량측정기를 신청하는 날짜로 기재해야 한다. 신청하는 날짜 이전의 입사 날짜 작성 시 그동안 미신고 촬영으로 간주하여 벌금이 나올 가능성이 있으니 주의할 것!

② 방사선 관계 종사자 건강진단표 작성

내과에서 피검사 후 '방사선 관계 종사자 '건강진단표(기관 서식)'를 작성하여 내과 확인을 받아야 한다. '건강진단표' 서식이 구비되어 있지 않은 병원이 있을 수 있으니 미리 확인 후 내원하길 바란다. 구비되어 있지 않은 경우 서식을 가지고 내원해야 한다(서식은 '국가법령정보센터' – '별표 · 서식'에서 '방사선관계 종사자 건강진단표' 검색).

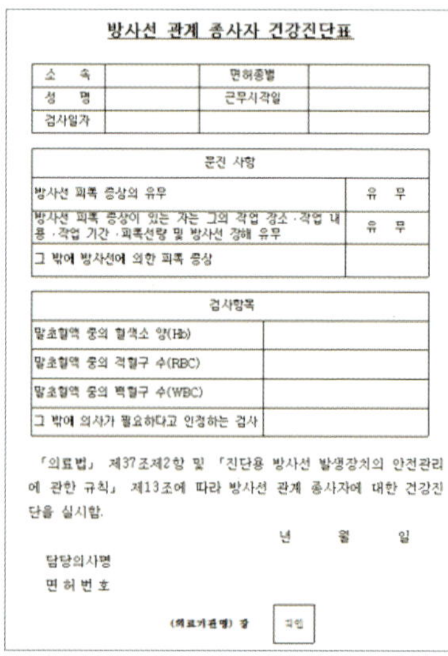

방사선 관계 종사자 건강진단표

소 속		면허종별	
성 명		근무시작일	
검사일자			

문진 사항	
방사선 피폭 증상의 유무	유 무
방사선 피폭 증상이 있는 자는 그의 작업 장소 · 작업 내용 · 작업 기간 · 피폭선량 및 방사선 장해 유무	유 무
그 밖에 방사선에 의한 피폭 증상	

검사항목	
말초혈액 중의 혈색소 양(Hb)	
말초혈액 중의 적혈구 수(RBC)	
말초혈액 중의 백혈구 수(WBC)	
그 밖에 의사가 필요하다고 인정하는 검사	

「의료법」 제37조제2항 및 「진단용 방사선 발생장치의 안전관리에 관한 규칙」 제13조에 따라 방사선 관계 종사자에 대한 건강진단을 실시함.

년 월 일

담당의사명

면 허 번 호

(의료기관명) 장 직인

[별지 제19호서식] 〈신설 2010.1.22〉

③ 면허증 사본 준비

④ '안전관리책임자신고서' 작성

구비 서류와 함께 담당 보건소에 팩스 전송한다.

'보건의료자원통합신고포털' 사이트(방사선 관계 종사자 신고서 작성 불필요)를 통하여 등록 시 구비 서류를 스캔하여 첨부한다.

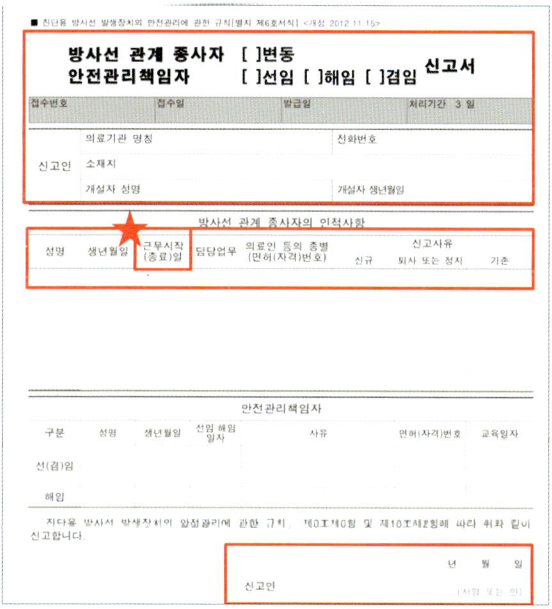
■ 진단용 방사선 발생장치의 안전관리에 관한 규칙[별지 제6호서식] <개정 2012.11.15>

방사선 관계 종사자 [ ]변동
안전관리책임자 [ ]선임 [ ]해임 [ ]겸임 신고서

접수번호	접수일	발급일	처리기간 3일

신고인	의료기관 명칭	전화번호
	소재지	
	개설자 성명	개설자 생년월일

방사선 관계 종사자의 인적사항

성명	생년월일	근무시작(종료)일	담당업무	의료인 등의 종별(면허(자격)번호)	신고사유: 신규	퇴사 또는 정지	기존

안전관리책임자

구분	성명	생년월일	선임 해임 일자	사유	면허(자격)번호	교육일자
선(겸)임						
해임						

진단용 방사선 발생장치의 안전관리에 관한 규칙 제10조제6항 및 제10조제2항에 따라 위와 같이 신고합니다.

년 월 일

신고인 (서명 또는 인)

※ 신고서 양식에서 '★ 근무시작일'에 입사일이 아닌 방사선 관련 근무 시작일(방사선량계 측정시작일)을 입력해야 한다.

2) 방사선 관계 종사자 신고 [보건의료자원통합신고포털]

① 보건의료자원통합신고포털 로그인 → [진방장치 인력신고]를 선택한다.

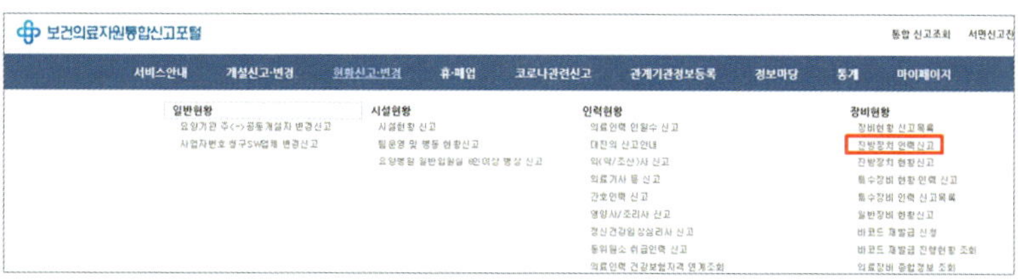

② [인력신고]를 클릭한다.

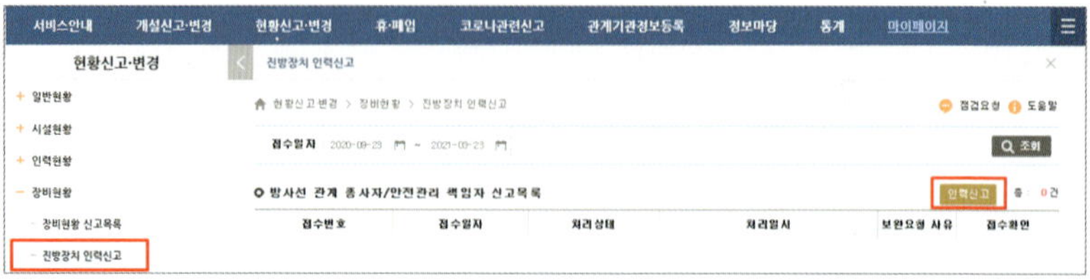

③ ① [인력 추가] → ② 종사자 정보 작성 → ③ 구비 서류 첨부 → 임시저장 클릭 시 최종제출 여부 확인 후 제출완료

※ 신고서 양식에서 '★ 근무시작일'에 입사일이 아닌 방사선 관련 근무시작일(방사선량계 측정시작일)을 입력해야 한다.

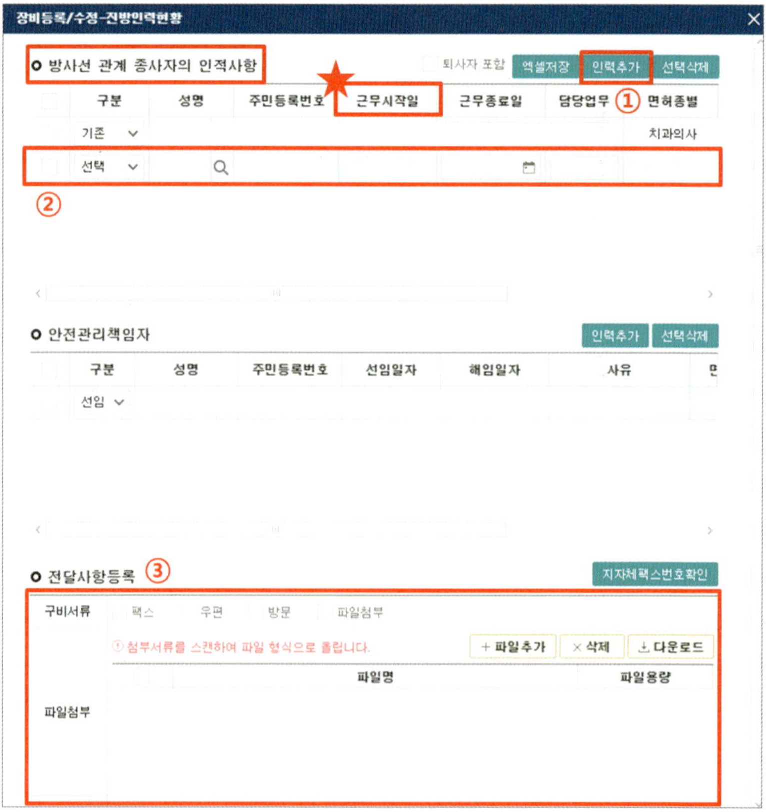

참고

진단용 방사선 안전관리 책임자 교육

의료기관의 진단용 방사선 발생장치, 방사선 관계 종사자, 환자 등을 관리하고 보호하는 방사선 안전관리 책임자는 선임 후 1년 이내에 안전관리 교육을 이수해야 하며, 보수교육 주기는 현행 2년에서 2024년부터 3년 주기로 교육을 시행하도록 변경되었다. 진단용 방사선 안전관리 책임자에 대한 교육은 이직이 잦은 스탭보다는 원장들이 직접 이수하는 경우가 많은 상황이며, 안전관리 책임자 교육을 받지 않을 시 100만 원 이하의 과태료를 부과한다는 점을 유념해야 한다. '대한영상치의학회'에서 교육을 통해 이수가 가능하고, 안전관리 책임자로 선임되면 1년 이내에 선임 교육을 받고 이후 3년마다 보수교육을 받아야 한다.

※ 교육일정 및 관련 내용 참조 – 대한영상치의학회(https://dentalsafeimaging.or.kr/)

5 진단용 방사선 발생장치 검사

주기적으로 진단용 방사선 발생장치의 검사를 받아야 하는데 검사성적서의 유효기간은 3년이므로, 방사선 발생장치와 방어시설은 검사를 받은 날부터 3년마다 검사기관의 검사를 받아야 한다. 이 경우 검사기간은 기간 만료일 전후 각각 31일로 한다.

1) 장치검사 신청법

(1) 질병관리청 질병보건통합관리시스템(https://is.kdca.go.kr/)홈페이지에 접속하여 가입 및 로그인한다.

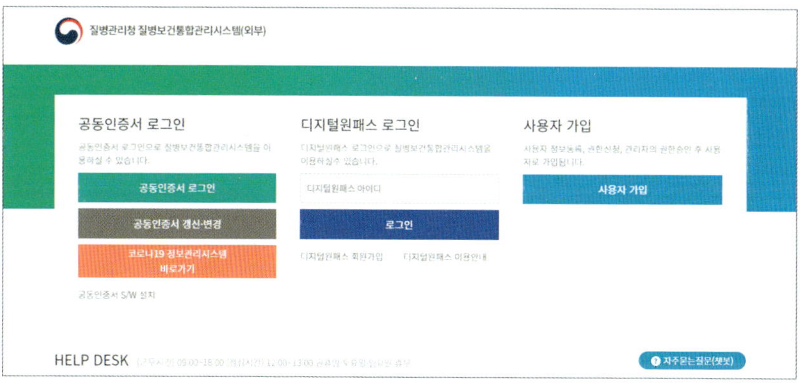

(2) 화면 우측 [시스템을 선택해주세요 ∨] 부분 클릭 → [의료방사선 안전관리플랫폼] → 화면 좌측 [의료기관] → 아래 [검사신청] 클릭 → [보건소 진방장치 전체신고 현황] 및 [검사 신청 / 접수 목록] 화면이 뜬다.

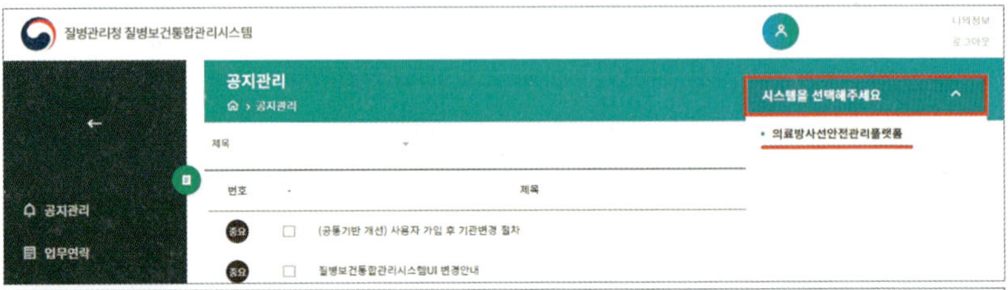

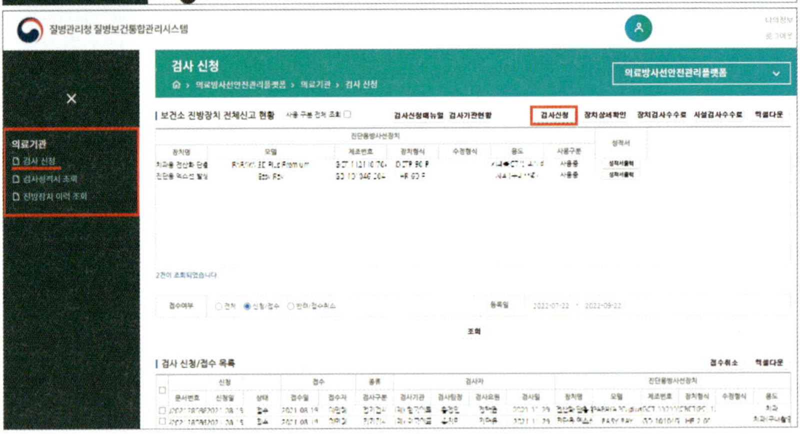

(3) (2)화면의 우측 상단 [검사신청]을 클릭하면 검사신청서 팝업 화면이 나타난다. 검사신청서 [구분 선택 – 진단용 방사선 발생장치 / 방어시설 검사신청서] 구분을 선택한다(본 책에서는 진단용 방사선 발생장치 정기검사 신청 예시).

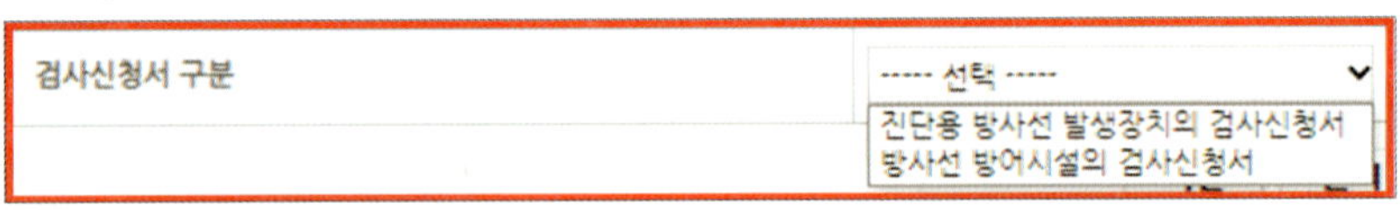

(4) ① 신청 구분 선택 → ② [정기검사 및 재검사]의 상세 구분을 선택 → ①, ②를 선택하면 ③ 화면이 뜬다.

(원하는 검사에 따라 ② 항목에서 선택가능 - 정기검사 및 재검사/장치 수리 후 검사/최초구입 및 이전 설치 검사/사용중지 후 재사용 검사)

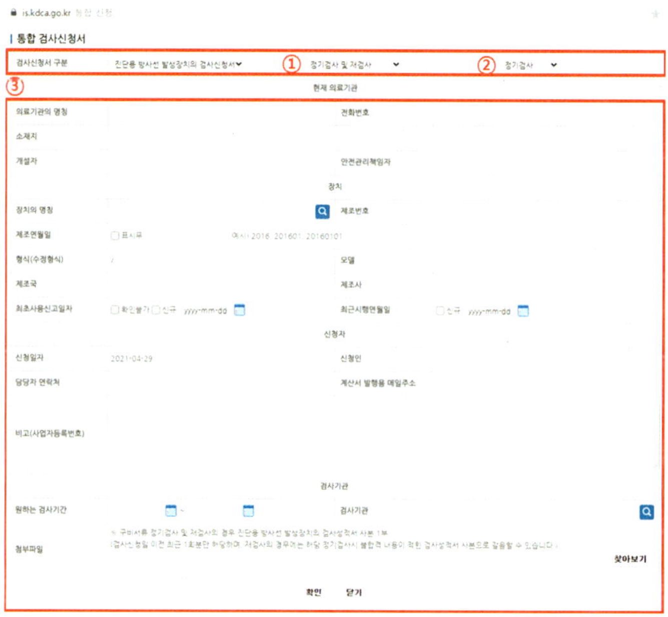

(5) 아래 사항에 맞게 신청서 작성

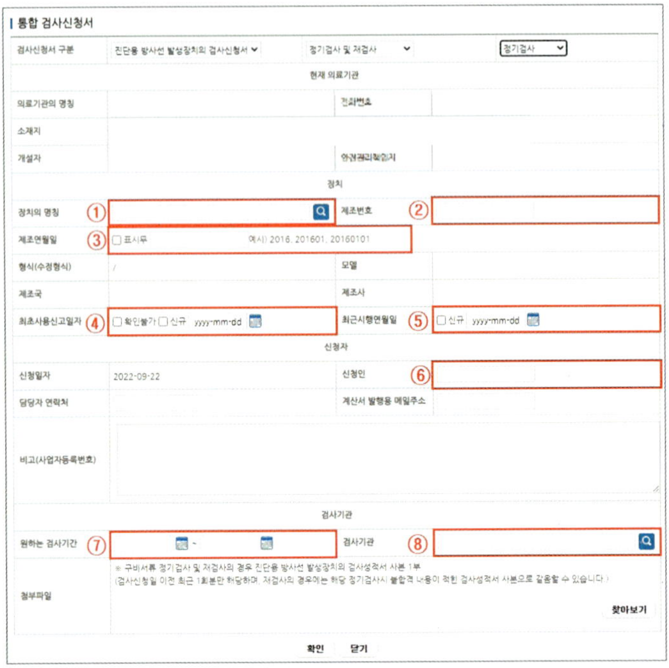

(6)

① 돋보기 클릭 → ①–① [모델명] 검색, ①–② [제조번호] 검색 또는 이미 등록된 장치가 있는 경우 장치 목록에서 선택(더블클릭), 띄어쓰기와 특수문자, 대소문자 구별 없이 장치의 명칭을 검색할 수 있으며 [정기검사]는 사용 중인 장비를 선택한다.

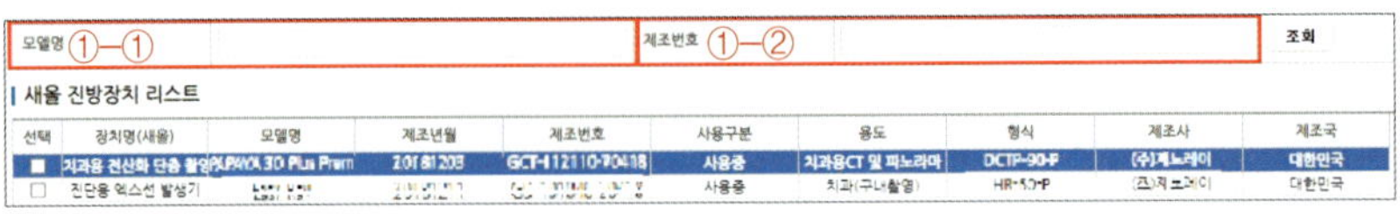

② 장치 선택 후 제조번호 정보가 없는 경우 제조번호를 입력한다.

③ 제조연월일을 알 수 없는 경우 표시무 체크박스를 선택한다.

④ 최초사용 신고일자를 입력, 최초사용 신고일자를 확인할 수 없는 경우 확인불가 체크박스 선택한다.

⑤ 최근시행 연월일을 입력, 확인불가와 신규 중 하나를 선택하면, 날짜 입력란은

비활성화된다.

⑥ 신청인 이름을 작성한다.

⑦ 원하는 검사기간을 날짜 형태에 맞게 입력한다.

⑧ 검사기관의 돋보기 버튼을 클릭하면 검사기관 목록 조회 화면이 뜬다.

각 검사기관의 장비 검사에 대한 수수료를 확인하고, 비교하여 원하는 검사기관을 선택하고 더블클릭한다.

검사수수료

검사기관	용도	검사수수료
(재) 한국의료기기평가원	일반(D,HR)	150,920
(재) 한국의료기기검사원		150,000
(주) 중앙기술검사원		150,920
(재) 한국의료기기기술원		120,000

(7) (5)의 신청서에 정보를 등록한 후 [확인] 버튼을 클릭하여 뷰로(작성된 신청서 확인) 이동 → 올바르게 값이 입력되었는지 확인 후 ① [저장] 버튼을 클릭하여 신청서를 제출/신청서 수정 필요 시 ② [뒤로가기] 클릭 후 수정

통합 검사신청서 확인(장치)

의료기관			
의료기관명	[illegible]		
전화번호	[illegible]	소재지(우편번호)	[illegible]
주소	[illegible]	상세주소	[illegible]
개설자	[illegible]	안전관리책임자	[illegible]
장치			
장치의 명칭	진단용 엑스선 발생기		
제조번호	[illegible]	제조연월일	[illegible]
형식(수정형식)	HR-60-P	모델명	Easy-Ray
제조국	대한민국	제조사	(주)제노레이
최초사용신고일자	[illegible]	최근시행연월일	[illegible]
신청자			
신청일자	2022-09-22	신청인	김지연
담당자 연락처		계산서발행용 메일주소	
비고(사업자등록번호)			
검사기관			
검사 사유	정기검사		
원하는 검사기간	2022-09-30 ~ 2022-09-30	검사기관	[illegible]

① 저장 뒤로가기 ②

★ 선배의 Tips!

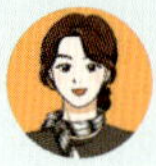

방사선 피폭선량측정기(방사선배지)란 무엇일까?

방사선 피폭선량측정기는 의료법 제37조 2항에 따라 안전관리책임자와 방사선 관계 종사자의 방사선 피폭 관리를 해야 하기 때문에 피폭량 측정을 위해 몸에 착용하는 측정기랍니다.

> * 의료법 제37조(진단용 방사선 발생장치) 2항
> 의료기관개설자나 관리자는 진단용 방사선 발생장치를 설치한 경우에 보건복지부령으로 정하는 바에 따라 안전관리 책임자를 선임하고, 정기적으로 검사와 측정을 받아야 하며, 방사선 관계 종사자에 대한 피폭관리를 하여야 한다.

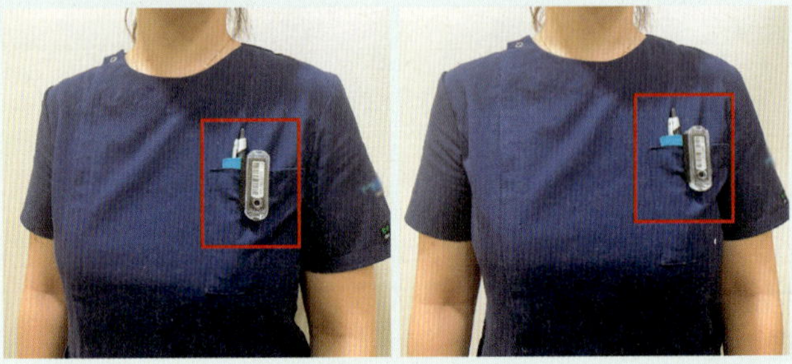

데스크에서 일을 하다 보면 분기(4분기)마다 우체국 택배로 아래와 같이 생긴 방사선측정기가 배송되는데요, 주기적인 방사선 피폭 측정을 위해 측정기(방사선배지)는 분기별로 기존에 착용 중이던 측정기는 업체로 보내고 새로 온 측정기로 교체하여 착용해야 해요.

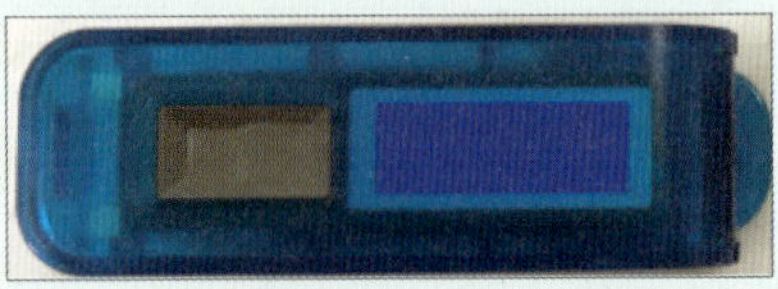

서울방사선서비스주식회사(現주식회사 제브-회사명 변경됨)
- 피복선량측정기(방사선배지)

① 택배로 도착한 방사선배지(택배 봉투 색은 다를 수 있음)	② 새로 배송된 방사선배지와 기존에 착용 중이던 방사선배지를 교체하여 케이스에 담기
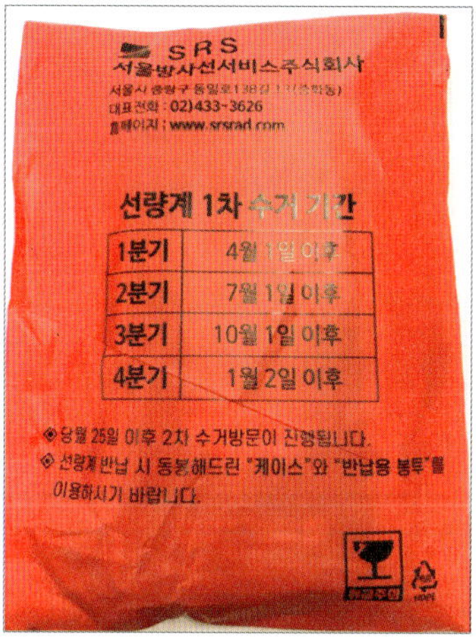	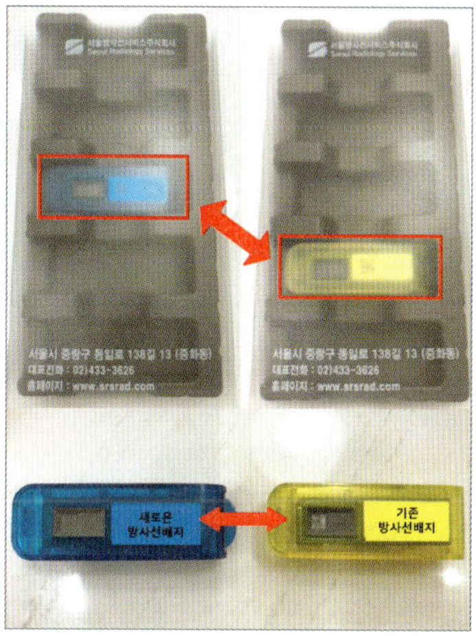

③ 교체한 방사선배지 케이스를 반납용 봉투(새로운 방사선배지 택배에 동봉되어옴)에 담아 밀봉하고 방사선 담당 택배회사에서 방문 시 보내면 된다.

- 방사선배지 수거 신청도 방사선 담당 업체에서 하기 때문에 치과에서는 포장해 놓고 기다리면 택배를 수거해간다.

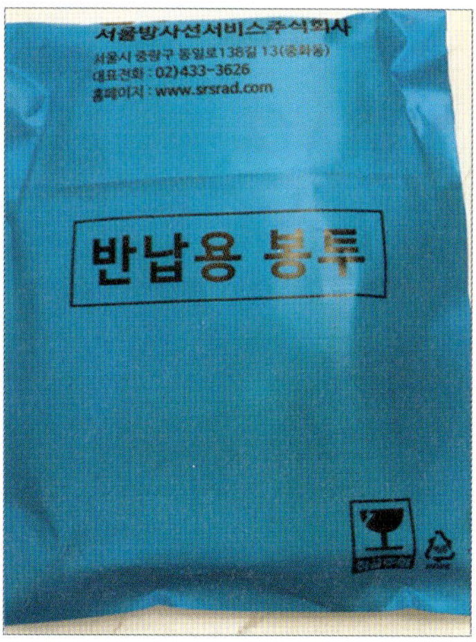

CHAPTER 05

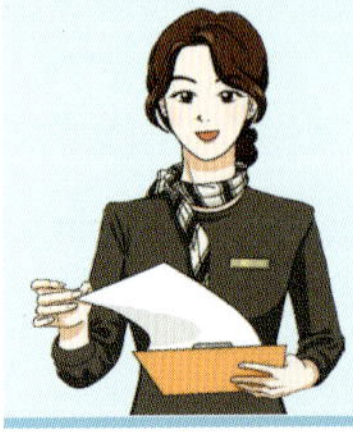

재료대 신고하기

참고

재료대 신고에 대한 규정

① 2006년 6월 1일 진료 부분부터 '치료재료 구입목록표'를 구입 시마다 건강보험심사평가원에 제출하여야 한다(제6조 제2항).
- 보험 청구할 수 있는 재료 중에 '치료재료 구입목록표'에 해당하는 재료는 구입 시마다 심사평가원에 재료대 신고해야 한다.

② 구입 시마다 신고가 원칙이며, 요양급여에 소요된 치료재료에 대한 비용은 상한금액 범위 내에서 요양기관이 구입한 실구입가*로 산정한다.
- 구입 시마다 재료대 신고를 하는 것이 맞지만 혹시 놓치게 됐을 경우 월 청구를 보내기 전에 재료대 신고를 하면 된다. 구입가가 상한가*보다 높은 경우는 상한가 금액으로 적용이 된다.

  예를 들어 Fuji II(1–1 pack)를 52,000원에 구입했지만, 심평원에서 46,770원(2022년 09월 기준) 이상을 받을 수 없게 상한가를 정해 두었기 때문에 상한가 46,770원만 받을 수 있다. 반대로 구입가가 상한가보다 낮을 경우는 상한가 금액으로 받으면 좋지만, 상한가 범위 내에서 실구입가로 받아야 한다. 예를 들면 42,000원에 재료를 구입했다면, 실구입가 42,000원에 해당하는 금액을 받을 수 있다.

③ 실사용량에 불문하고 정해진 사용기준량으로 산정하여야 한다.

④ 치과치료 재료 급여 목록 및 상한금액표에 등재된 품목만 청구한다.

⑤ 동일 품목을 재구입 없이 계속 사용 시 유효기간은 2년이며, 만료일이 도래하기 1개월 전부터 연장 신고를 해야 한다.

* 실구입가: 실제로 구매한 구입가
* 상한가: 전국 병의원이 치료재료를 구입할 때의 평균적인 금액을 내어 기준금액으로 정하고, 기준금액 이상의 금액은 산정할 수 없도록 건강보험 심사평가원에서 정해 놓은 금액

1 재료 신고가 필요한 재료 & 신고하지 않아도 되는 재료

구분	재료대 신고가 필요한 재료	신고하지 않아도 되는 재료
재료	① 치과용 방사선 필름 파노라마, 표준필름 등 아날로그 촬영 시에만 인정 ② 영구 충전재 • 복합레진(Clearfil F2) • 글래스아이오노머(Fuji II · IX, Ketac Fil · Molar 등) • 금속강화형시멘트(Miracle mix, Ketac-silver, Riva silver 등) • 아말감 캡슐 ③ 매식재 보험 등재된 뼈 이식재(Bio-oss, Teruplug) ④ 조직유도재생막 보험 등재된 조직유도재생막(Biogide), 조직유도재생제(Emdogain) ⑤ 치과임플란트 고정체 · 지대주 ⑥ 보험 등재된 봉합사 ⑦ 치간고정용 재료(금속선, 아치바 등)	• 치과치료재료 비급여 목록에 등재된 비급여 재료: MTA, 광중합레진, 광중합형 GI • 행위료에 포함되어 행위료만 산정하는 항목의 재료: 러버댐, 지각과민처치제, 치면열구전색제 • 보철물 접착용 Cement, 블레이드, 교합지, EDTA, GP cone, Sealer, Paste형 충전재, IRM, Z.O.E, F.C, Dycal, Cavtion, Coe-pack • 행위 수가가 별도인 재료: 파일, 바브드브로치 • 정액 수가로 보상하는 재료: Bur, Ni-Ti File • 의약품: 리도카인, 지혈제, 산소, 아산화질소, 미노클린 등

※ 구입 신고 제외 품목은 별도로 청구하지 않지만 재료 구입 증빙(거래명세서, 영수증)자료는 보관해야 한다.

2 구입 신고 시 유의사항

- 새로 재료를 구입할 때마다 신고하는 것이 원칙이며, 구입일로부터 15일 이내 실구입가로 신고해야 한다. 구입 직후 바로 신고하지 못한 경우 한 달 이내 신고를 권고한다(심평원).
- 동일 품목을 재구입 없이 계속 사용 시 유효기간은 2년이며, 만료일이 도래하기 1개월 전에 연장 신고해야 한다.
- 보험 청구에 앞서 최소 2, 3일 전 먼저 신고한다(심평원 휴무일 제외).

- 재료 구입 신고 후 반드시 재료 구입 신고 접수증을 송신한다.
- 재료 구입 신고 후 심평원 요양기관 업무포털 서비스에서 처리결과를 확인하는 것이 가장 중요하다.
- 신고해야 하는 치료재료의 구입내역은 심평원에 그 내역을 사전에 통보해 두어야만 청구가 가능하지만, 약제(마취앰플)의 구입내역은 사전통보 없이도 청구가 가능하다. 따라서 약제의 구입내역은 심평원으로 전송할 필요가 없고 전송되지도 않는다. 그러나 치료재료든 약제든 해당 품목의 실구입가를 기준으로 청구해야 하는 것은 동일하므로 청구 프로그램에는 약제의 구입내역도 등록(수가 적용)되어야 한다.

❸ 재료 신고하기

1) 덴트웹에서 재료 신고하기

[청구/EDI] → [심평원 EDI 문서 작성/수신] → [치료재료 및 약제 구입내역 통보서 작성] 클릭

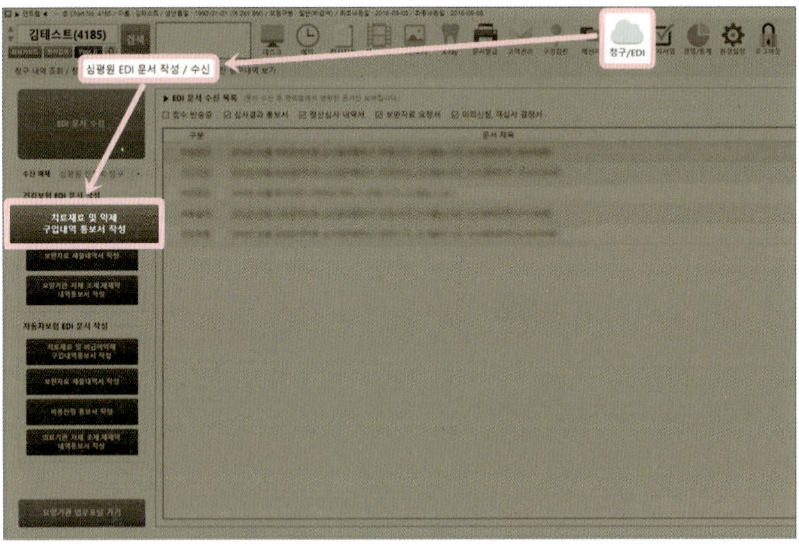

아래와 같이 치료재료 및 약제 구입내역 통보서 창에 구입내역을 입력한 후, [심평원 전송/수가적용] 혹은 [수가적용] 버튼을 클릭한다.

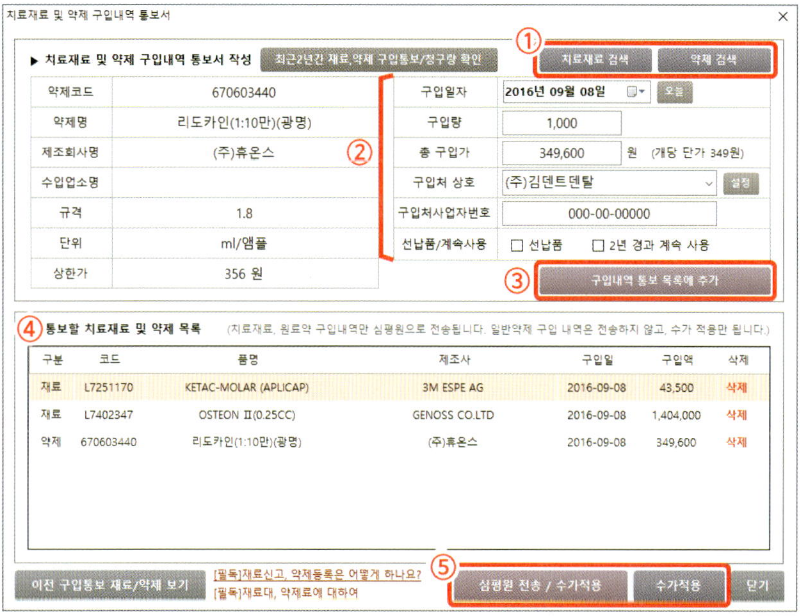
치료재료 및 약제 구입내역 통보서
▶ 치료재료 및 약제 구입내역 통보서 작성
최근2년간 재료,약제 구입통보/청구량 확인
① 치료재료 검색 약제 검색
약제코드 670603440
약제명 리도카인(1:10만)(광명)
제조회사명 (주)휴온스
수입업소명
규격 1.8
단위 ml/앰플
상한가 356 원
②
구입일자 2016년 09월 08일 오늘
구입량 1,000
총 구입가 349,600 원 (개당 단가 349원)
구입처 상호 (주)김덴트덴탈 설정
구입처사업자번호 000-00-00000
선납품/계속사용 선납품 2년 경과 계속 사용
③ 구입내역 통보 목록에 추가
④ 통보할 치료재료 및 약제 목록 (치료재료, 원료약 구입내역만 심평원으로 전송됩니다. 일반약제 구입 내역은 전송하지 않고, 수가 적용만 됩니다.)
구분 코드 품명 제조사 구입일 구입액 삭제
재료 L7251170 KETAC-MOLAR (APLICAP) 3M ESPE AG 2016-09-08 43,500 삭제
재료 L7402347 OSTEON II(0.25CC) GENOSS CO.LTD 2016-09-08 1,404,000 삭제
약제 670603440 리도카인(1:10만)(광명) (주)휴온스 2016-09-08 349,600 삭제
이전 구입통보 재료/약제 보기
[필독]재료신고, 약제등록은 어떻게 하나요?
[필독]재료대, 약제료에 대하여
⑤ 심평원 전송 / 수가적용 수가적용 닫기

① [치료재료 검색] [약제 검색]: 구입 통보나 수가 적용할 치료재료, 약제 항목 검색 후 선택

② 구입 정보 작성: ①에서 선택한 치료재료, 약제 구입 정보 입력(거래명세표, 세금계산서 참조)

- 선납품: 응급 또는 기타 사유로 세금계산서 없이 거래명세서로 물품 구입 시 체크
- 2년 경과 계속 사용: 재료 구입 후 2년이 경과했으나 재료가 아직 남아있는 경우, 이 재료를 계속 사용하기 위해 다시 통보할 때만 체크(만료 1개월 전에 다시 구입 통보하도록 되어 있으며, 2년 전 적었던 내용과 모든 것을 동일하게 작성하면 된다)

③ [구입내역 통보 목록에 추가]: 이 버튼을 누르면 ④에 입력한 내역이 추가

④ [통보할 치료재료 및 약제 목록]: 구입통보/수가적용할 치료재료, 약제가 여러 개라면 ①, ②, ③ 과정을 반복하여 목록을 만들면 된다.

⑤ [심평원 전송/수가적용] [수가적용]

- [심평원 전송/수가적용]: 구입내역을 심평원에 전송(통보)하고, 프로그램 내부에 구입 단가도 적용시킨다. 단, 약제 구입내역은 심평원으로 전송되지 않으며, 프로그램 내부에 단가만 적용(수가적용)된다
- [수가적용]: 구입내역을 심평원에 전송(통보)하지 않고, 프로그램 내부에만 구입 단가를 적용시킨다. 이미 심평원 요양기관 업무포털을 통해 구입 통보를 한 경우, 수가적용만 하면 된다.

※ 상한가보다 비싸게 구매한 품목은 덴트웹이 자동으로 상한가로 청구한다. 따라서 구입내역 통보서 작성 시 실구입가를 그대로 작성하면 된다. 상한가보다 싸게 구입한 경우 실구입가로 청구된다.

2) 요양기관 업무포털에서 재료 신고하기

보통은 청구 프로그램에서 재료 신고(재료 구입내역 통보)를 하지만, 드물게 업무포털에서 재료 신고를 해야 하는 경우도 생긴다. 신고 재료 2년 연장 신청도 가능하다.

'요양기관 업무포털'에 접속, 공인인증서 로그인 후 → [진료비청구] → [치료재료관리] → [치료재료 구입 목록표] 클릭

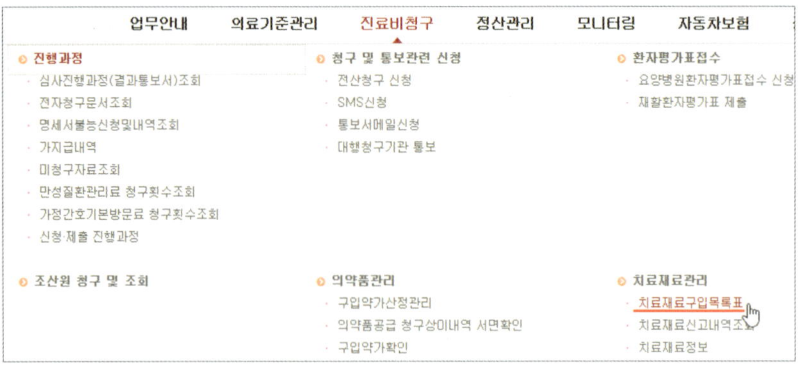

[신규등록] 클릭

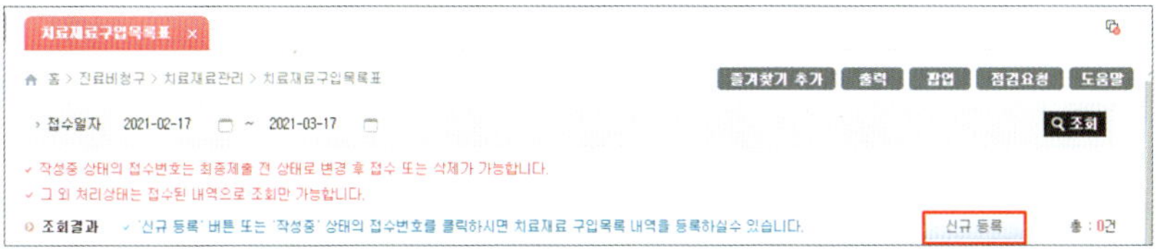

신고할 품목이 많을 시 ① [엑셀업로드서식]을 눌러 엑셀 서식을 다운받은 후 서식대로 작성하여 엑셀업로드를 누르고 작성한 엑셀 파일을 올려주는 방법 또는 ② [행추가]를 눌러 하나씩 입력하는 방법이 있다. 클릭 후 내역서에 거래명세서 날짜, 포장단위, 구입량, 구입일자, 구입가 확인 등 빈칸 없이 작성한다.

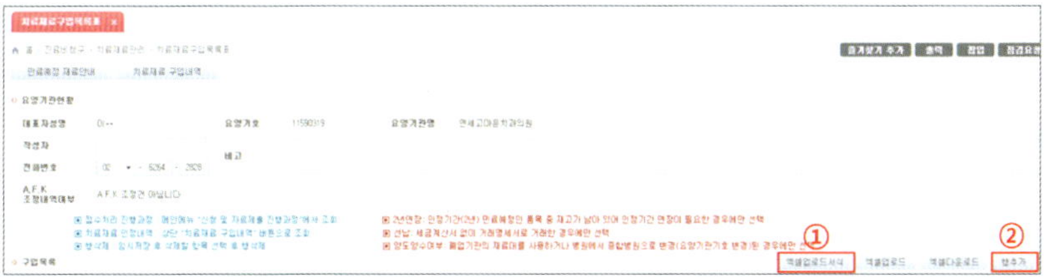

엑셀업로드서식 작성 시 작성한 엑셀 파일 업로드 또는 행 추가하여 자료 입력 후 ① [접수 전 사전검사] → ② [접수]

* 접수 후에는 추가 입력이나 수정이 불가능, 임시저장 시 수일간 연계 입력이 가능

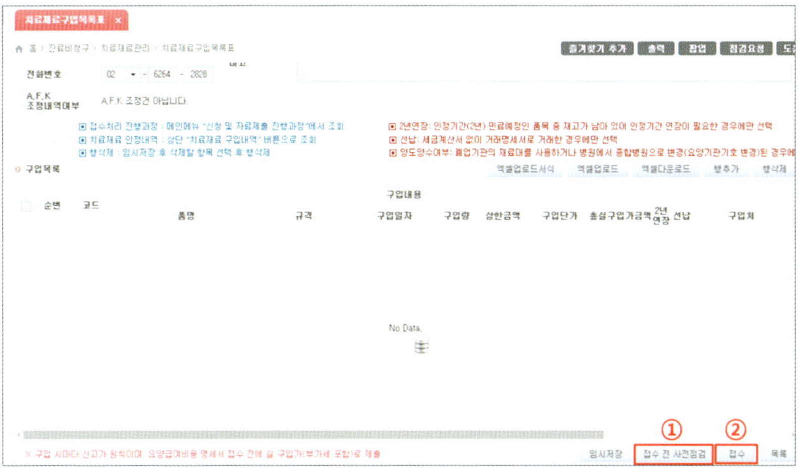

요양기관 업무포털에서 재료 신고 시 사용하는 청구 프로그램 상에서 수가 적용을 별도로 해야 신고한 해당 수가가 적용된다.

예시

덴트웹에서의 수가적용

[청구/EDI] → [심평원 EDI 문서 작성/수신] → [치료재료 및 약제 구입내역 통보서 작성] → 요양기관 업무포털서비스에 신고한 재료 내역을 작성한 뒤 ⑤ [수가적용] 버튼을 눌러 재료내역을 심평원에 전송(통보)하지 않고, 프로그램 내부에만 구입 단가를 적용시킨다.

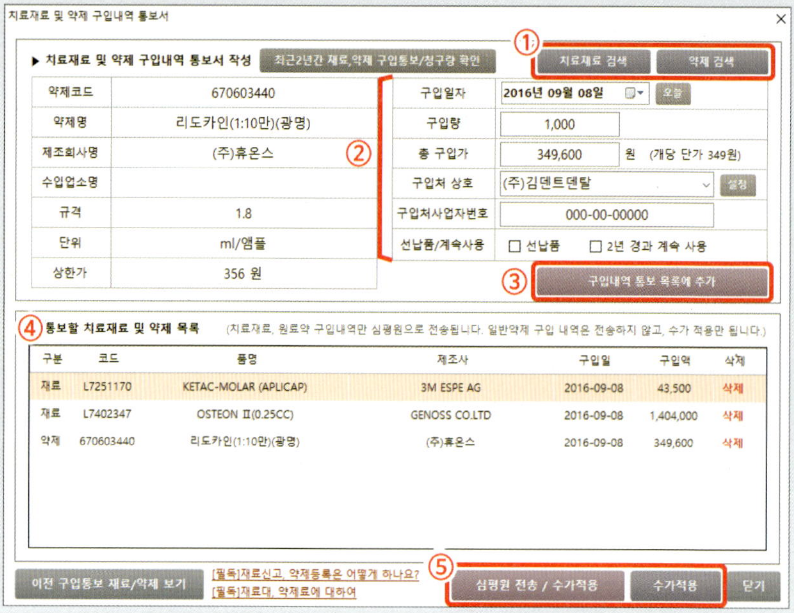

★ 선배의 Tips!

신고 이후 유효기간 2년 만료예정인 재료 확인방법

요양기관 업무포털 로그인 후 [진료비청구] → [치료재료관리] → [치료재료 구입 목록표] → [신규등록] → [만료예정 재료안내]

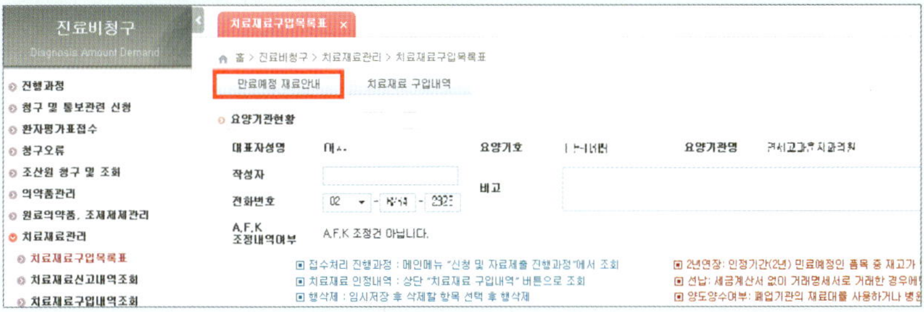

심평원 문자 알림 서비스 등록 시 이렇게 문자로 안내가 되기도 해요.

예 도착한 문자 내용

> 제목 자료제출업무
> [Web발신]
> [심평원][치료재료 구입내역 사용기간(2년) 만료에 따른 사전안내]요양기관 업무포털/진료비청구/치료재료관리/치료재료구입내역목록표에서 확인하시기 바랍니다.

심평원 문자 알림 서비스 - 보험 청구, 재료대 신고 진행 과정과 결과를 SMS로 보내주는 서비스

요양기관 업무포털 홈페이지에 휴대전화번호를 등록해두면 심평원으로 문서(보험 청구, 재료대 신고 등)를 전송하거나 심평원으로부터 수신된 문서(청구 과정/결과)가 있는 경우 등록한 휴대전화 문자메시지로 알려 주는 기능이에요.

요양기관 업무포털(http://biz.hira.or.kr/)의 [진료비청구/청구 및 통보관련 신청] → [SMS 신청]

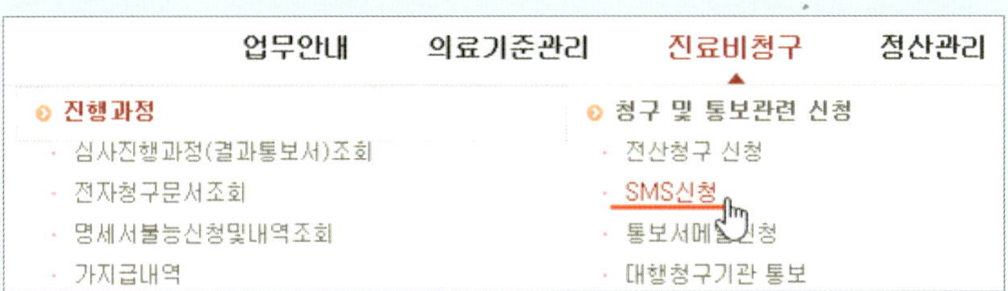

개인정보수집 이용 동의함에 체크한 후에 [사용자 등록] 클릭

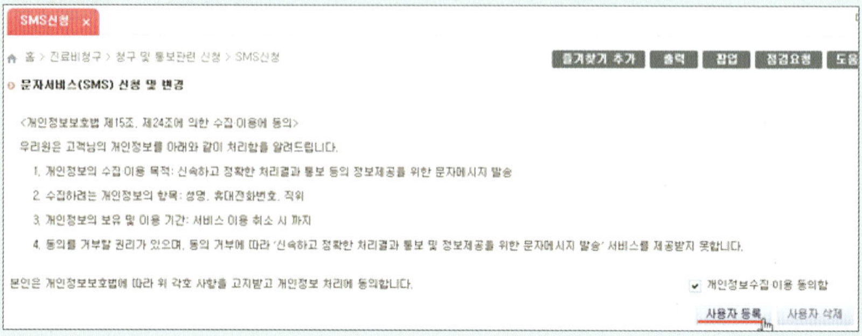

아래 그림에 나타난 번호 순서대로 진행하면 돼요. ④에 체크하면 모든 업무처리 과정 및 결과에 대해 문자 알림을 받을 수 있어요(④를 클릭하여 모든 알림 문자를 받길 권장합니다).

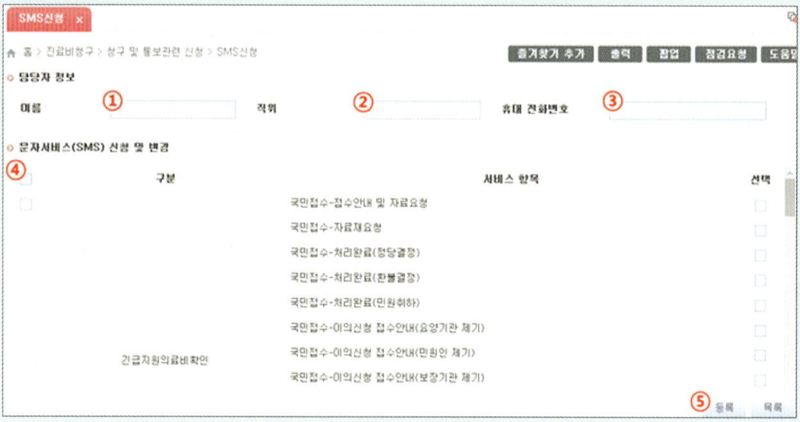

아래 화면까지 진행했다면 완료된 것으로 봅니다. 병원시스템에 따라 달리 적용하겠지만 가능한 대표 원장님 포함 청구 담당 실무자의 번호를 등록하는 것을 권장합니다.

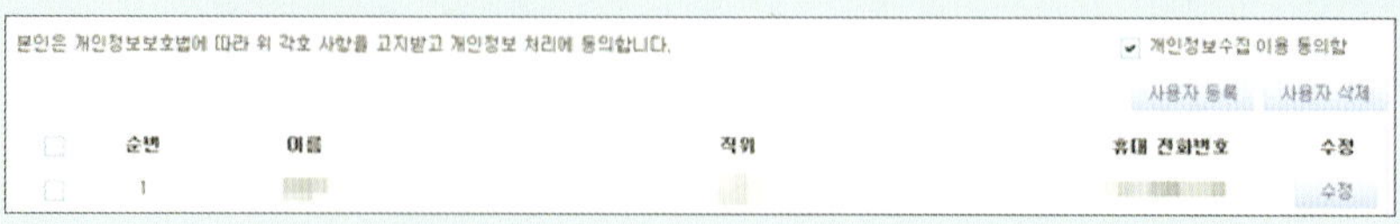

건강보험심사평가원에서 발신된 문자

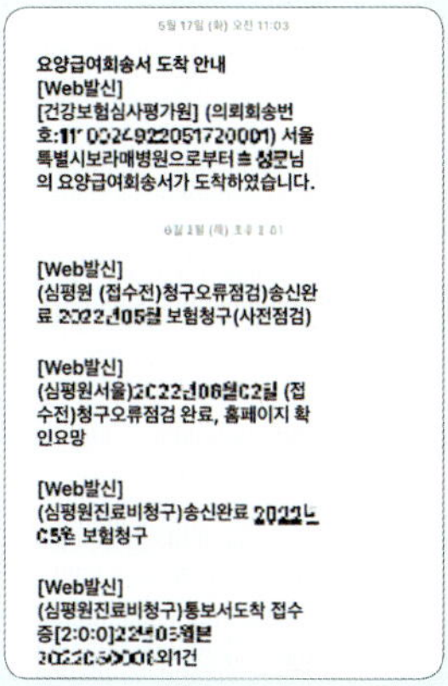

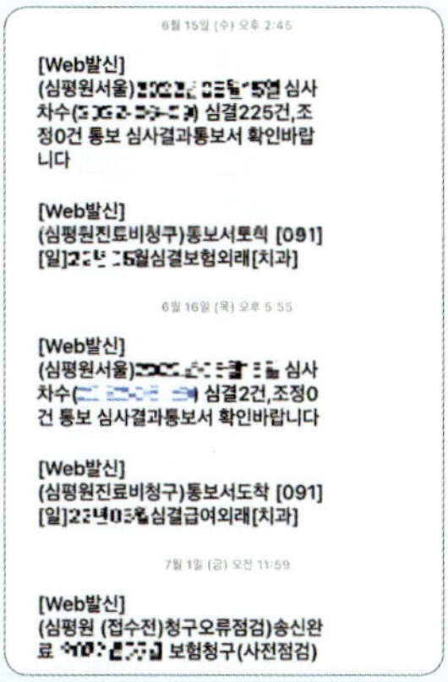

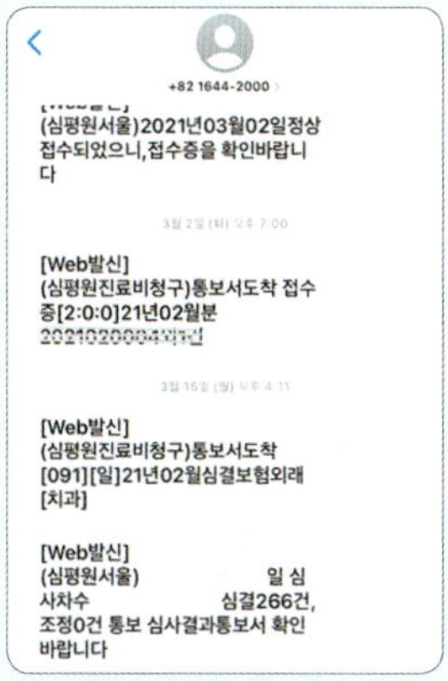

컴퓨터 바탕화면 메모 기능 활용하기

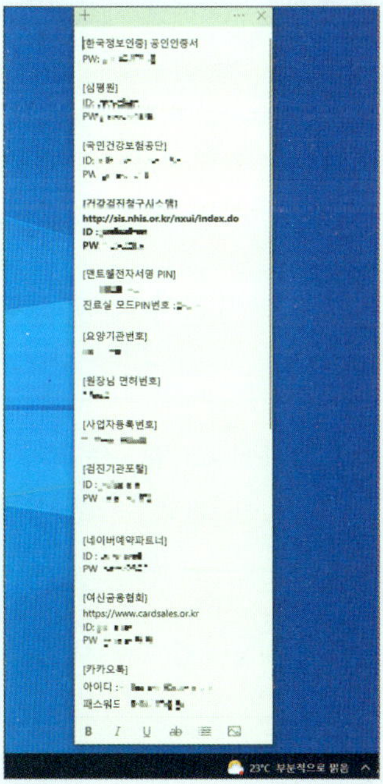

→ 이렇게 데스크 업무 시 필요한 각 홈페이지별 아이디와 패스워드, 업무에 필요한 여러 가지 정보(사업자등록번호, 요양기관번호, 원장님 면허번호 등)들을 사용하는 컴퓨터 메모 기능을 활용하여 바탕화면에 띄워 놓으면 필요할 때 바로 확인이 가능하여 업무 시 수월하게 찾아 사용할 수 있어요.

Q&A

Q1

보험 청구를 했는데, F코드로 조정이 되어 왔습니다. 어떻게 해야 하나요?

재료대 신고를 하지 않고 보험 청구를 해서 조정된 거예요. 거래명세서를 확인하고 재료대 신고 후 재심사조정청구를 진행하면 돼요. 이때 재료 신고내역 또는 거래명세서를 첨부해 주세요.

Q2

봉합사 재료 신고를 했는데, A코드로 조정이 되어 왔습니다. 왜 그럴까요?

재료대 신고한 금액과 청구한 금액이 달라 조정된 경우예요. 재료대 신고 시 송신(심평원으로 전송)버튼을 누르고 '수가적용' 버튼을 누르지 않아 생긴 문제이니 '수가적용' 버튼을 누르고 청구해 주세요.

Q3

치과임플란트 Fixture를 20개 구입했는데, 급여/비급여 구분을 해서 신고를 해야 하나요?

일반적으로 다른 치과들도 급여 Fixture와 비급여 Fixture를 구분해서 구입하지는 않아요. 따라서 보험 청구 개수와 재료대 신고한 개수가 일치하면 되기 때문에 수량 체크만 잘해서 신고해 주시면 돼요.

PART 13

그 외 업무 및 부록

CHAPTER 01

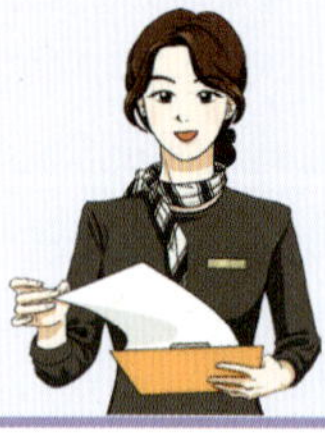

치과 구조 및 구성원의 이해

1 치과 의료기관의 종류

치과 의료기관은 규모에 따라 치과의원, 치과병원, 종합병원 치과, 상급종합병원 치과 등이 있다.

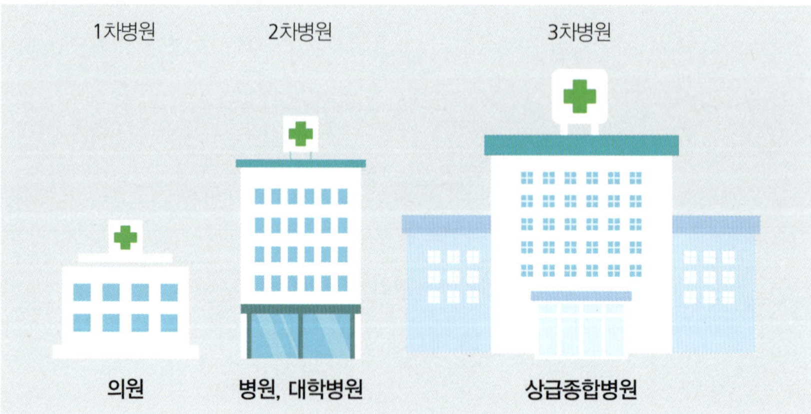

치과는 치아와 치주조직뿐만 아니라 구강 및 악안면(턱, 얼굴)의 질병에 관련된 진단, 예방 및 치료를 하고, 결손 또는 상실된 구강 및 인접 악안면 조직을 회복시켜 줌으로써 국민들의 구강건강 증진에 기여한다.

1) 치과의원(로컬, 의원급 의료기관)

- OO치과'의원'이라 부르는 치과를 '의원'급 의료기관이라 하며 1차 의료기관이다.
- 진료과목 표기가 가능하며 발치, 신경치료, 보철치료, 교정치료, 치주치료 등 전반적인 치료들을 모두 하지만, 고난이도 치료의 경우 진료의뢰서를 작성하여 치과병원 또는 상급종합병원의 치과 등으로 진료 의뢰(Refer, 리퍼)를 하기도 한다.
- 상급병원에 진료 의뢰가 필요한 고난이도 치료에는 턱뼈에 있는 신경관과 가까운 사랑니 발치, 신경관을 찾기 어려운 신경치료, 교합을 맞추기 어려운 환자의 보철치료, 양악수술이 필요한 교정치료 등이 있다.

2) 치과병원(병원급 의료기관)

- OO치과'병원'이라 부르는 병원을 '병원'급 의료기관이라 하며 2차 의료기관이다.
- 의원과 마찬가지로 진료과목 표기가 가능하며, 의원급에서 진료가 힘든 고난이도의 치료를 담당한다.
- 치과병원은 일반 병원, 요양병원과 달리 병상이 필요 없지만 구강악안면외과를 진료과목으로 두는 치과병원의 경우 병상이 있을 수 있다.
- 의원급과 달리 자가 발전시설 등 별도의 시설이 있어야 설립허가를 받을 수 있다.

3) 종합병원 치과

종합병원 안에 있는 치과로 2차 의료기관에 속하며, 여러 가지의 다른 진료과와 함께 있어 치과 자체의 규모는 작을 수 있다.

4) 치과대학병원 치과

- 'OO대학교 치과병원'이라고 부르며, 2차 의료기관에 속한다. 의원, 병원급에서 치료하기 어려운 환자들이 주로 방문하여 치료를 받는다.

  예 서울대학교 치과병원, 연세대학교 치과대학병원, 경희대학교 치과병원 등

- 치과 대학교수나 전임의, 전공의가 진료를 시행하며, 치과대학생, 치과 전공의, 치의학전문대학원생, 치위생과 학생, 치기공과 학생이 교육 및 수련을 한다.

5) 상급종합병원 치과

3차 의료기관에 속하며, 상급종합병원이 되려면 치과를 필수 진료과로 두고 있어야 한다. 종합병원 또는 치과대학 병원 수준의 진료를 한다.

예 서울아산병원, 서울삼성병원, 이대목동병원 등

② 치과의 조직도

치과 내 조직의 형태와 구성은 각 병원의 규모와 특성에 따라 모두 다르다.

1) 치과의원

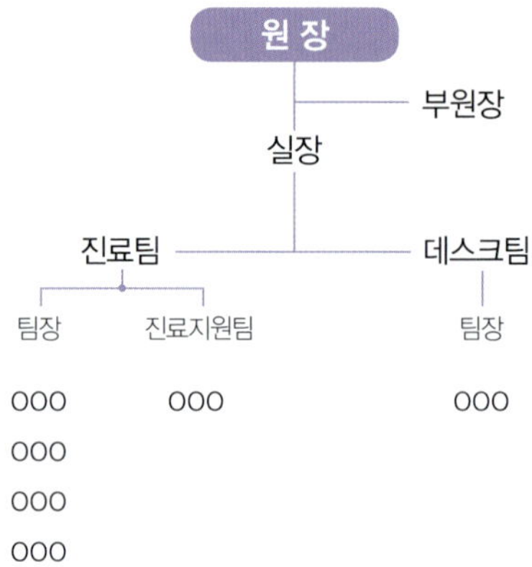

의원급 치과의 조직도 예시

- 상근인 치과의사가 1–2명일 때 스탭은 3명 이상 정도 되며 상근인 치과의사가 3명 이상일 때 스탭은 데스크 포함 10명 이상인 경우가 많다(주로 행하는 진료와 대표원장이 추구하는 진료철학에 따라 구성인원은 차이를 보인다).
- 규모가 작을수록 데스크 스탭이 진료 업무를 병행할 확률이 높아진다.
- 규모가 큰 치과의원에서는 마케팅팀, 경영지원팀, 콜센터 등 별도의 부서가 있을 수 있다.

2) 치과병원

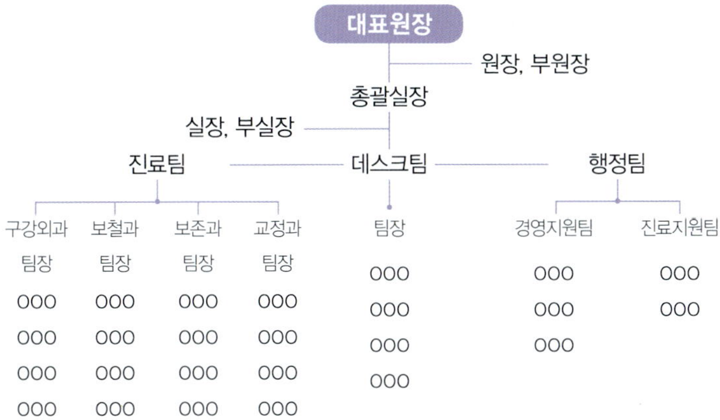

병원급 치과의 조직도 예시

- 병원급 치과는 각 진료과별 전문 치과의사들이 환자의 진단 및 치료를 진행하며 필요한 경우 과별 협진을 통해 진료를 체계적으로 제공할 수 있다.
- 진료의 흐름을 원활하게 하기 위해 중간관리자와 데스크의 역할이 중요하다.

3) 치과대학병원

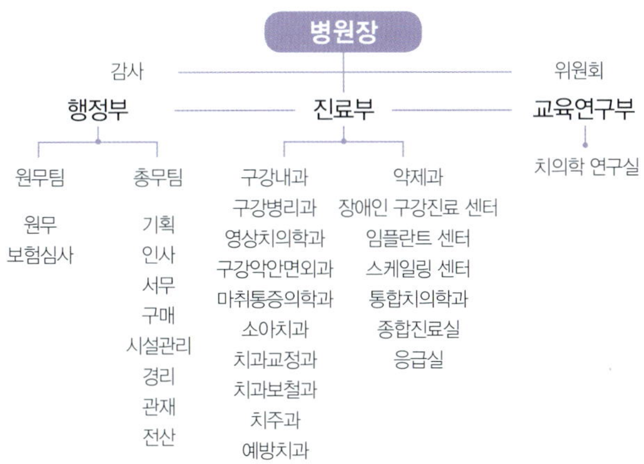

대학병원급 치과의 조직도 예시

- 각 진료과별 담당 교수들이 환자의 진단 및 치료를 담당하며, 필요한 경우 과별 협진을 통해 체계적으로 진료를 제공할 수 있다.
- 치과대학생, 치과 전공의, 치의학전문대학원생의 교육 및 수련을 위해 별도의 연구실이 있다.

③ 치과의 조직 구성원 및 역할

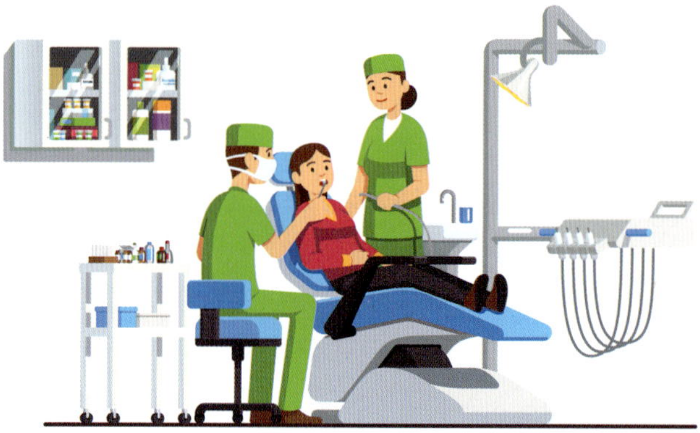

치과의사와 치과위생사

1) 치과의사

① 면허 취득 방법

치의학을 전공하는 대학을 졸업하여 치의학사학위를 받거나 평가인증기구의 인증을 받은 치의학을 전공하는 전문대학원을 졸업하고, 석사학위 또는 박사학위를 받은 자로서 국가시험에 합격한 후 보건복지부 장관으로부터 면허를 받을 수 있다(의료법 제5조 의사, 치과의사 및 한의사 면허).

② 전문의 자격 취득 방법 및 전문의 과목의 종류

- 수련이 가능한 의료기관(상급종합병원)에서 대통령령으로 정하는 수련을 거쳐 보건복지부 장관으로부터 인정을 받아야 한다(의료법 제77조).
- 전문의 과목은 구강악안면외과, 치과보철과, 치과교정과, 소아치과, 치주과, 치과보존과, 구강내과, 구강병리과, 통합치의학과, 영상치의학과 등이 있다.

★ 선배의 *Tips!*

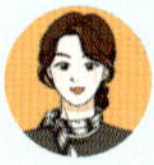

내가 다니는 병원의 원장님들의 전공과 진료스타일(선호하는 진료방법, 진료 시 소요시간 등)을 꼼꼼하게 파악해 보세요. 효율적인 환자 응대가 가능하고 진료예약 시에 적절하게 활용한다면 센스 있는 스탭으로 인정받을 수 있답니다.

- **구강악안면외과**(Oral & Maxillofacial Surgery)

  입(구강), 턱(악), 얼굴(안면) 부위와 관련된 다양한 질환, 외상 및 재건, 그리고 선천적 또는 후천적 기형에 대한 전문적인 진단과 진료를 담당하는 분과이다. 발치와 고난도 임플란트, 구강내 소수술, 양악수술, 구강악안면 재건수술, 입, 턱, 얼굴 부위의 수술을 전문적으로 다룬다.

- **치과보철과**(Prosthodontics)

  근관치료나 치아우식으로 인해 약해진 치아를 치과재료를 이용하여 치아의 구조적 강도를 향상시키거나, 치아가 부분적으로, 또는 완전히 결손된 환자들에게 브릿지나 틀니, 임플란트를 이용하여 인공적으로 치아를 대체하고, 구강암 등으로 잇몸과 턱에 조직 손실이 발생한 경우 틀니 등으로 이를 메워 형태를 회복해 줌으로써 구강과 안면부의 기능 회복과 심미적 개선을 도모하는 분과이다.

- **치과교정과**(Orthodontics)

  치아의 배열 이상과 악골 성장의 부조화, 안모의 부조화를 진단하고 개선하는 치료를 시행하고 있으며, 골격 진단하에 치열의 교정과 함께 악골 성장 조절 및 악교정수술에 대한 종합적 관리를 하는 분과이다.

- **소아치과**(Pediatric Dentistry)

  유치열기 및 혼합치열기의 어린이 및 초기 영구치를 가진 청소년(만 14세 이하)의 치아우식, 치아 외상, 수면치료, 각종 구강질환 및 부정교합을 예방, 치료하는 분과로서 특별히 협조가 안 되는 어린 아동이나 행동 조절이 어려운 정신지체장애자의 치료와 진료를 담당한다.

- **예방치과**(Preventive Dentistry)

  구강병의 발생을 예방하는 것을 주목적으로 하는 분과이다.

- **치주과**(Periodontology)

  '잇몸질환(치주질환)'을 중점적으로 다루는 분과이다. 치석제거술(스케일링) 등의 비외과적 치주치료, 치은박리판막술을 비롯한 치주수술, 상실된 치주조직재생술, 심미 치주수술, 임플란트 수술, 당뇨병이나 고혈압 등 전신질환이 있는 환자의 잇몸관리를 담당한다.

- **치과보존과**(Conservative Dentistry, Endodontic Dentistry)

  충치치료, 치아 심미수복, 치아 미백처치, 시린 이의 치료와 같은 수복치료와 일반적 신경치료 및 현미경을 이용한 치근단 수술 등의 외과적 근관치료를 시행하는 분과이다. 자연치아를 삭제 또는 발치하지 않고 그대로 보존하는 것을 전문으로 한다.

- **구강내과**(Oral Medicine)

  내과적 치료를 통해서 입과 얼굴 그리고 턱에서 발생하는 여러 질병을 치료하는 분과이다. 턱관절질환, 구강안면통증, 구강점막질환, 구강건조증, 구취, 미각장애, 구강운동장애, 이갈이와 코골이 등을 다룬다.

- **구강병리과**(Oral & Maxillofacial Pathology)

  조직검사 등을 통해서 병리학적 소견을 제공하는 분과로 안면, 턱, 구강의 병리학을 다룬다.

- **통합치의학과**(Advanced General Dentistry)

  구강 전반부에 걸쳐 다양한 치료를 포괄적으로 연계시켜 다루는 전문 과목이다.

- **영상치의학과**(Oral & Maxillofacial Radiology)

  방사선, MRI, 초음파 등 진단에 필요한 영상을 통하여 치아와 치조골은 물론 상·하악골 및 안면골에 발생할 수 있는 모든 질환과 타액선질환, 악관절질환, 연조직질환 등을 의학 영상학적으로 판독, 진단하는 분과이다.

③ 치과의사의 업무

- 치과의사가 1명인 경우에는 진료뿐만 아니라 세무, 회계, 경영, 마케팅, 자원관리(인적자원, 물적자원 등) 등의 업무를 병행하게 된다(상황에 따라 중간관리자에게 업무를 위임하기도 한다). 여러 명인 경우 전문 과목에 해당하는 진료를 맡아서 하고 진료 외적인 부분은 담당하는 직원을 두기도 한다.

예 구강외과 – 구강악안면외과 전문의 – 임플란트, 양악수술 등
보철과 – 보철과 전문의 – 크라운, 브릿지 등
보존과 – 보존과 전문의 – 신경치료, 레진 충전 등

④ 호칭

- 보통 원장님이라고 부르나 의사가 많은 경우 앞에 성을 붙여 "김"원장님이라고 부르기도 하고, 해당하는 직위나 직책으로 부르기도 한다.

예 김 원장님, 이 원장님, 대표 원장님, 병원장님 등

⑤ 우리 치과(내가 가고 싶은 치과)의 원장님은 어떤 분인지 알아보자.

- 출근 전이라면 해당 병원의 홈페이지나 블로그에서 살펴보고, 세부적인 내용은 출근 후에 동료나 신배들에게 물어본다.

예 • 원장님은 몇 분인가요?
• 어떤 과목의 전문의 자격증을 취득하셨나요?
• 어떤 진료를 주로 하시나요?

2) 데스크 및 진료팀

데스크와 진료실은 치과 코디네이터, 치과위생사, 간호조무사 등으로 구성되어 있다.

- 호칭: 진료팀과 데스크팀 직원 구성원들은 보통 서로를 'OO 선생님'의 줄임말인 'OO쌤'을 사용하기도 하지만 '선생님'의 사용을 권장한다. 성을 붙여 "김"선생님이라고 부르거나 "효정 선생님"이라고 이름으로 부르기도 한다.
- 만약 직위나 직책이 있다면 해당하는 직책으로 부른다.

예 팀장님, 실장님, 부장님, 이사님 등

① 치과 코디네이터

- 자격요건: 필수조건은 아니나 민간자격증(코디네이터)을 취득한 경우가 많다.
- 업무: 접수, 예약 관리, 수납, 환자 상담 및 관계 관리, 병원 이미지 개선, 병원 마케팅, 직원 친절 서비스 교육 등이 있다.
- 역할: 진료 스탭과 환자, 치과의사 사이에서 진료 외 서비스 관련한 모든 부분을 담당한다. 치과에 내원했을 때 가장 먼저 만나는 사람이 데스크 직원이기 때문에 치과에 대한 이미지 구축이나 첫인상에 많은 영향을 미친다. 진료를 마친 환자가 수납, 예약 시 진료실에서는 미처 말하지 못했던 소소한 불만사항을 말하기도 하여 이 같은 부분을 개선할 수 있는 소통의 통로 역할 또한 중요한 역할 중 하나이다.

② 치과위생사

- 자격요건: 의료기사(치기공사, 치과위생사, 임상병리사 등) 등이 되려면 다음 각 호의 어느 하나에 해당하는 사람으로서 의료기사 등의 국가시험에 합격한 후 보건복지부장관의 면허를 받아야 한다. 대학교·산업대학·전문대학에서 취득하려는 면허에 상응하는 보건의료에 관한 학문을 전공하고, 학점 이수 등 요건을 갖추어야 한다(의료기사법 제4조 제1항).
- 업무: 치과진료 협조, 구강보건교육, 스케일링, 치과 예방처치(치아 홈 메우기, 불소 도포), 임시 충전, 임시 부착물 장착/제거, 치아 본뜨기, 교정용 호선의 장착/제거, 치과 방사선 사진 촬영, 건강보험 청구, 병원 경영 관리 등의 업무를 한다.

③ 간호조무사

- 자격요건: 인가를 받은 학원에서 교육(실습 포함)을 이수하고, 자격시험에 합격하면 간호조무사 자격을 취득할 수 있다(자격시험 응시자격은 고졸 이상의 학력이 필수이다).
- 업무: 치과의사와 치과위생사의 진료적인 업무를 보조한다.

3) 기공실(기공소)

치과 내에서 작은 규모로 기공실을 운영하면서 1–2명의 치기공사가 근무할 수 있고, 대학병원 치과나 치과병원의 경우 원내 치과기공소를 운영, 근무하기도 한다. 치과 외부에 있는 일반 기공소의 경우 운송업체나 운송 담당자를 통해 치과와 기공물을 주고받는다.

① 치과기공사

- 자격요건: 의료기사(치기공사, 치과위생사, 임상병리사 등) 등이 되려면 다음 각 호의 어느 하나에 해당하는 사람으로서 의료기사 등의 국가시험에 합격한 후 보건복지부 장관으로부터 면허를 받아야 한다. 대학교·산업대학·전문대학에서 취득하려는 면허에 상응하는 보건의료에 관한 학문을 전공하고, 학점 이수 등 요건을 갖추어야 한다(의료기사법 제4조 제1항).
- 호칭: 치과의사에게서 의뢰를 받아 보철물을 제작하는 업무를 하며 보통 소장님이나 기사님이라고 부른다.
- 데스크에서 환자의 예약 날짜를 잡을 때에는 보철물(기공물)을 완성하는 날짜와 환자의 일정을 잘 조율해서 예약을 잡아야 하기 때문에 기공소(기공실)와의 소통이 중요하다.

4) 진료지원팀

기구세척이나 소독 및 청소, 시설관리를 담당하며 호칭은 치과마다 다르다.

예 이모님, 여사님 등

5) 경영지원팀

병원의 경영, 마케팅 등의 업무를 맡아서 진행한다. 보통 직위가 있기 때문에 해당하는 직위에 맞게 부른다.

예 과장님, 부장님 등

CHAPTER 02

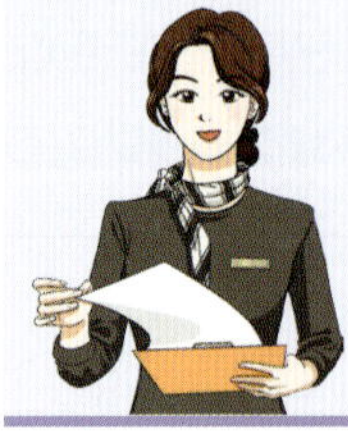

법정의무교육

법정의무교육이란 관련법에 따라 기업에서 필수적으로 받아야 하는 교육이다. 데스크에서 일을 하다 보면 “어디 어디 교육업체인데 교육은 다 받으셨느냐, 무료로 해드리겠다, 교육받지 않으시면 과태료가 나온다.”라고 말하는 전화를 한 번쯤은 받아 본 경험이 있을 것이다. 과연 치과 직원들이 받아야 하는 교육에는 어떤 것들이 있으며 교육은 어떻게 진행해야 하고, 증빙은 어떻게 해야 할까?

우선 치과에서 시행해야 하는 법정의무교육에는 개인정보보호교육, 직장 내 성희롱 예방교육, 직장 내 장애인 인식개선교육, 아동학대 신고의무자교육, 의료기관 결핵예방교육, 긴급복지지원 신고의무자교육, 산업안전보건교육 등 여러 가지의 교육이 있다. 이 교육들은 치과 내에서 자체 교육이 가능(매년 정해진 교육일을 정하여 진행)하기도 하고, 별도 강사 자격이 정해져 있지 않다.

아래 사항에 맞게 자체 교육이나 온라인 교육 후 증빙서류(교육 일시, 장소, 확인 서명, 사진 등)나 교육 이수증을 보관하면 된다. 해당 행정부처에서 타 기관에 관리 및 처벌을 위탁하는 일은 없다. 강사 자격, 교육 시간이나 횟수를 지정하여 이를 빌미로 교육을 권유하는 단체/업체, 무료 교육을 핑계로 다른 상품을 판매하거나 금전을 요구하는 업체는 주의하여야 한다.

참고

법정의무교육

주요 내용 \ 교육명	직장 내 성희롱 예방교육	직장 내 장애인 인식개선교육
관련법령	남녀고용평등과 일·가정 양립지원에 관한 법률	장애인 고용 촉진 및 직업재활법
대상자	모든 기업의 사업주 및 근로자	모든 기업의 사업주 및 근로자
교육횟수	연 1회	연 1회
교육방법 (선택)	• 자체교육 또는 위탁교육 • 상시근로자 10인 미만의 사업장: 교육자료·홍보물을 배포, 게시 • 사업주 및 근로자 모두가 남성 또는 여성 중 어느 한 성(性)으로 구성된 사업장: 교육자료·홍보물을 배포, 게시 • 상시근로자 10인 이상의 사업장: 대면교육 또는 온라인교육	• 자체교육 또는 위탁교육 • 상시근로자 50인 이상: 1시간 이상, 대면교육 또는 온라인교육 • 상시근로자 50인 미만: 1시간 이상, 대면교육/온라인교육/교육자료·홍보물 게시 및 배포의 방법 중 1개의 방법을 선택
처벌기준 (과태료)	500만 원 이하의 과태료	최대 300만 원 (*교육 미실시뿐만 아니라, 3년간 보존 의무 미이행의 경우에도 과태료 부과)
교육자료	• YouTube – 고용노동부 (직장 내 성희롱 예방교육 검색) • 고용노동부 홈페이지 접속 → 검색란에 '직장내 성희롱 예방교육' 검색	직장 내 장애인 인식 개선 교육 포털 (https://edu.kead.or.kr/aisd/main.do)
증빙자료	교육 후 참석자 명단 및 근로자 서명을 포함한 교육일지(가능하다면 사진 포함)를 작성하여 보관(근로감독 대비 3년간 보존)	교육 후 참석자 명단 및 근로자 서명을 포함한 교육일지(가능하다면 사진 포함)를 작성하여 보관(법정 3년간 보존 의무)

교육명 / 주요 내용	아동학대신고 의무자교육	노인학대신고 의무자교육	장애인학대 신고 및 장애인 성범죄 예방 교육
관련법령	아동복지법 아동학대범죄의 처벌 등에 관한 특례법	노인복지법	장애인복지법
대상자	의료인, 의료기사	의료인, 의료기사	의료인, 의료기사
교육횟수	연 1회	연 1회	연 1회
교육방법 (선택)	• 자체교육(1시간 이상)·집합교육(전문 강사 혹은 복지부 제공 시청각 교육) • 인터넷강의(복지부 혹은 위탁기관 제공)	• 자체교육: 1시간 이상	• 자체교육: 1시간 이상 • 온라인교육
처벌기준 (과태료)	최대 1,000만 원	없음	없음
교육자료	아동권리보장원(https://iedu.ncrc.or.kr/main.do)	한국보건복지인재원(https://in.kohi.or.kr)	한국보건복지인재원(https://in.kohi.or.kr)
증빙자료	교육 후 교육일지를 작성하여 보관(만 3년) 보건복지부 교육조사 시 제출	교육 후 교육일지를 작성하여 보관(미정) 보건복지부 교육조사 시 제출	교육 후 교육일지를 작성하여 보관(미정) 보건복지부 교육조사 시 제출

주요 내용 \ 교육명	긴급복지지원 신고의무자 교육	의료기관 결핵예방교육	산업안전 보건교육
관련법령	긴급복지지원법	결핵예방법	산업안전보건법
대상자	「의료법」에 따른 의료기관의 종사자	의료인, 의료기사, 간호조무사 등 의료기관 종사자	병원급 또는 상시근로자 50인 이상의 의원급 사업장(상시근로자 50인 미만의 의원급 사업장은 해당 사항 없음)
교육횟수	연 1회, 1시간 이상	연 1회 이상 정기적 실시	연 4회(분기당 1회) *관리감독자는 연 1회 이상
교육방법 (선택)	온라인교육 또는 집합교육	자체교육	• 자체교육 또는 위탁교육 • 사무직/판매업(매분기 3시간 이상) • 그 외 근로자(매분기 6시간 이상) • 관리감독자(연 16시간 이상)
처벌기준 (과태료)	없음	없음	• 근로자 최대 50만 원(1명당) • 관리감독자최대 500만 원(1명당)
교육자료	보건복지부 홈페이지 – 정보 – 연구/조사/발간자료 – '긴급복지신고의무자' 검색 동영상	대한결핵협회 홈페이지(www.knta.or.kr) 자료실 또는 각 해당 지역 보건소 홈페이지 교육자료 활용	• 자체교육 • 안전보건전문기관에 위탁가능(유료) ※ 한국산업안전보건공단 문의(1644-4544)
증빙자료	교육 실시 후 익년 1월 말까지 지자체 및 관계 중앙행정기관에 제출	보건소 요청 시 교육결과 제출	교육 후 참석자 명단 및 근로자 서명을 포함한 교육일지(가능하다면 사진 포함)를 작성하여 보관(근로감독 대비 3년간 보존)

<table>
<tr><th>교육명 / 주요 내용</th><th>퇴직연금
교육</th><th>개인정보
보호교육</th><th>의료폐기물
배출자교육</th></tr>
<tr><td>관련법령</td><td>근로자퇴직급여보장법</td><td>개인정보보호법</td><td>폐기물관리법</td></tr>
<tr><td>대상자</td><td>퇴직연금제도 설정 병·의원의 퇴직연금 가입자(개인형퇴직연금제도 설정 시 제외)</td><td>개인정보를 취급하는 사업 또는 사업장의 개인정보취급자</td><td>지정폐기물을 배출하는 사업자나 처리 담당자</td></tr>
<tr><td>교육횟수</td><td>연 1회</td><td>• 명문의 규정 없음(연 1~2회 권고)
• 홈페이지를 운영하며 별도의 회원가입 등으로 개인정보를 수집하는 치과라면 연 2회 실시</td><td>• 사업장폐기물 배출자 신고시(의료기관 개설 후 1회)(*단, 해당 의료기관 이전, 변경 시 이수 필요)
• 폐기물관리법 위반 시(*교육이수 직원이 퇴사 시 재교육 대상에는 해당되지 않으나, 재교육 권장)</td></tr>
<tr><td>교육방법
(선택)</td><td>• 자체교육 또는 위탁교육
• 서면·전자우편/대면교육/온라인교육/사업장에 상시 게시 방법 중 1개의 방법을 선택(*DC는 상시 게시 방법 불가, *DB는 최초교육에만 상시 게시 방법 불가)
• 제도 도입 후 최초 교육 시에는 대면교육만 허용
• 퇴직연금사업자로부터 위탁교육 가능</td><td>자체교육 또는 위탁교육</td><td>온라인교육</td></tr>
<tr><td>처벌기준
(과태료)</td><td>1,000만 원 이하의 과태료</td><td>교육 미실시에 대한 과태료 규정 없음
(*다만, 개인정보 유출 등 사고·사건 발생 시 최대 5억 원 이하의 과징금 부과)</td><td>최대 100만 원</td></tr>
</table>

주요 내용 \ 교육명	퇴직연금 교육	개인정보 보호교육	의료폐기물 배출자교육
교육자료	중소기업퇴직연금기금제도근로복지공단 퇴직연금(https://pension.comwel.or.kr/websquare/?w2xPath=/pages/uti/HP00000001.xml) 또는 퇴직연금 가입한 은행 담당자에게 교육자료 요청	• 자체 교육(교육자료) 위탁 교육 • 개인정보보호 포털사이트(http://www.privacy.go.kr/)	환경보전협회(https://www.kepaedu.or.kr/main.do)
증빙자료	교육 후 참석자 명단 및 근로자 서명을 포함한 교육일지(대면교육의 경우, 가능하다면 사진 포함)를 작성하여 보관(근로감독 대비 3년간 보존)	교육 후 참석자 명단 및 근로자 서명을 포함한 교육일지(가능하다면 사진 포함)를 작성하여 보관(근로감독 대비 3년간 보존)	이수증 보관(폐업 시)

예 교육일지 작성 예시 및 날인부

아동학대 신고의무자 교육 결과보고서

시설 또는 기관명	연[illegible]다움 치과		
소재지 (시도 및 시군구)	서울시 금천구	시설장 또는 기관장 성명	김☆☆
교육일시	2020.12.28	강사명(소속)	김☆☆
총 인원수 *2020.12.31 기준	5명	교육 수료인원	4명
교육시간	1시간	교육방법	시청각 교육

<증빙자료>
교육방식에 따라 아래 증빙자료를 1차 취합기관(시군구, 보건소, 교육지원청 등)에 제출
※ (집합 또는 시청각교육) 교육계획(공문 등), 교육사진, 참석자 서명
※ (개인별 사이버교육) 교육 이수증

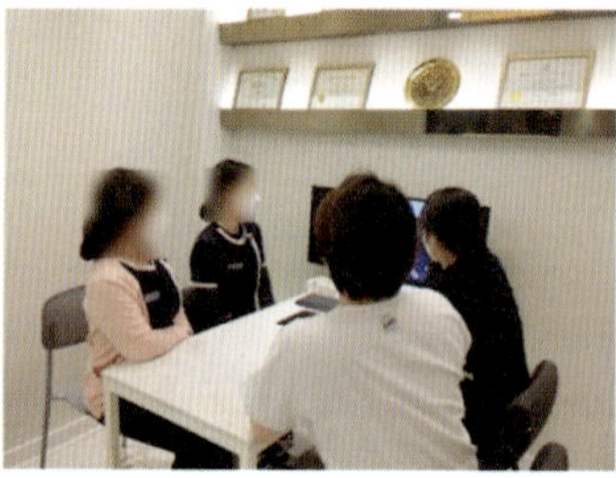

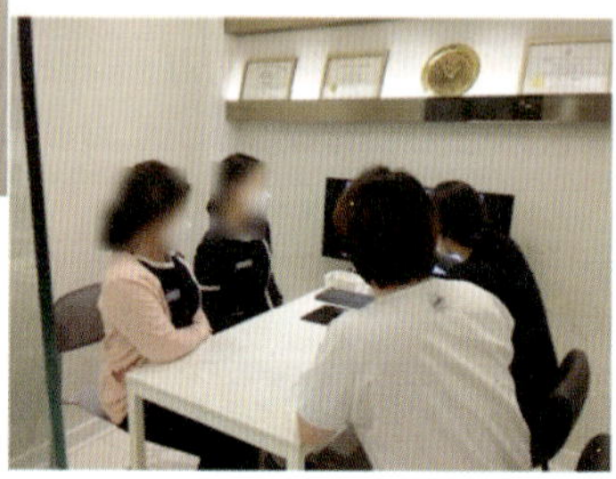

교육 참가자 명단

교육명	결핵 예방 교육		
의료기관명		교육일시	2022.10.13

순 번	성 명	생년월일	서명
1	[illegible]	[illegible]	[illegible]
2	[illegible]	[illegible]	[illegible]
3	[illegible]	[illegible]	[illegible]
4	[illegible]	[illegible]	[illegible]
5	[illegible]	[illegible]	[illegible]
6			
7			
8			
9			
10			
11			
12			
13			
14			
15			

CHAPTER 03

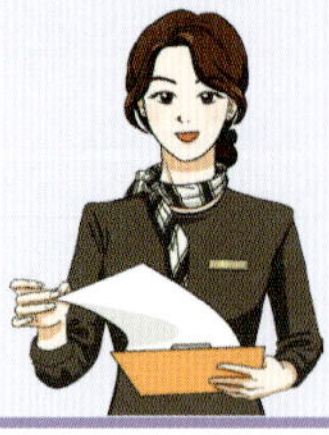

의료폐기물 관리

적출물(폐금) 인수 동의서

치과 의료기관에서 환자진료 중 발생하는 폐금은 폐기물관리법에 의거 의료폐기물 또는 지정폐기물(보철한 합금만 제거된 경우)로 분류될 수 있으며, 의료폐기물이 아닌 지정폐기물로 분류되는 폐금은 폐금 수거업체에 위탁처리를 의뢰하여, 적법한 처리 방법에 의해 처리되도록 해야 한다.

1) 피, 고름이 묻어 있는 폐금 또는 발치된 치아에서 분리되지 않은 폐금인 경우

폐기물관리법시행령 제4조에 의거 폐금에 피, 고름이 묻어 있는 경우에는 감염성 폐기물 중 일반 의료폐기물로 분류되어 법에서 규정한 대로 적법한 절차에 의거하여 처리해야 한다.

- **처리방법**

① 일반의료폐기물 전용용기에 보관하여야 한다. 일반의료폐기물 전용용기(골판지류)에 보관하거나 혹은 손상성 폐기물 전용용기(PVC류)에 다른 폐기물과 함께 보관 가능하다.

② 보관기간: 병원급은 10일 이하, 치과의원 · 보건지소 등 소규모 배출자는 15일 이하

③ 환자가 피, 고름 등 치아와 분리되지 않은 폐금 양도를 원할 경우에는 진료기록부 내용 기재 및 적출물 인수 동의서 작성(3년간 기록 보관) 후 양도가 가능하다.

예시

인수동의서

환자분 본인 또는 보호자가 직접 작성

적출물 인수 동의서

환자정보 :

생년월일 :

상기 본인은 진료를 받고, 진료 결과로 발생한 적출물,

발거치아

제거된 금관

기타 ______________________________

의 인수를 요구하여 적출물 인수를 시행하였습니다. 적출물 인수에 따른 의료법 및 폐기물관리법을 포함한 모든 법적인 책임은 본인에게 있음을 동의합니다.

(환자가 미성년자거나 신체적/정신적 장애로 약정 내용을 이해하지 못 할 경우 등에는 환자 대리인의 동의가 필요합니다.)

성 명 : (서명)

보호자(법적대리인) : (서명)

※ 폐기물관리법 시행규칙 별표 4 의 내용에 따르는 적출물 인수 및 처리에 관한 내용

7. 지정폐기물중 감염성 폐기물의 기준 및 방법

가. 공통사항

(1) 감염성폐기물(인체조직물 및 동물의 사체에 한한다)은 본인(본인이 의사표시를 할 수 없는 경우에는 그 친권자 또는 후견인을 말한다. 이하 같다) 또는 그 동물의 주인이 요구하는 경우에는 본인 또는 그 동물의 주인에게 인도하여 「장사 등에 관한 법률」 제 17 조의 규정에 의한 묘지 등의 설치제한지역이 아닌 곳으로서 동법 제 13 조제 1 항의 규정에 의한 공설묘지중 시·도지사가 인정한 장소에 1 미터 이상의 깊이로 매몰하거나 동법에 의한 화장장에서 소각할 수 있다. 이 경우 감염성폐기물을 인도한 자는 이를 상세히 기록하여 3 년간 보존하여야 한다.

2) 폐금(치아에서 분리된 금니)에 피, 고름이 묻지 않은 경우

환경부 '의료폐기물 관리 업무 처리 지침'에 의거 보철물 등은 의료폐기물로 분류하지 않는다고 정의하고 있다.

- **처리방법**

① 환자가 폐금을 가져갈 의사가 있는 경우

폐기물관리법에 의한 일반의료폐기물에 포함되지 않으며, 환자가 폐금을 요구할 경우에는 진료기록부 등에 인계사항을 기록한 후 환자에게 양도한다.

② 환자가 폐금을 가져갈 의사가 없는 경우

적법한 처리시설 등을 갖춘 폐금 수집업자들이 수거한 후 고온의 열처리를 가하여 용융한 다음 다른 목적의 합금으로 재활용하는 폐금 수거업체에 위탁처리를 의뢰하여, 적법한 처리방법에 의해 처리하도록 한다.

★ 선배의 Tips!

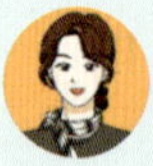

'의료폐기물 처리에 대한 기준' 폐기물 관리법에 따라 '환경보전협회' 홈페이지에서 의료폐기물을 배출하는 의료기관 개설 시 1회 교육을 필수로 이수해야 해요. 의료폐기물 처리 기준을 위반한 경우 3년 이하의 징역이나 3,000만 원 이하의 벌금 또는 2년 이하의 징역이나 2,000만 원 이하의 벌금에 처해지고, 의료폐기물 보관기한을 초과한 경우는 1개월 미만 200만 원, 3개월 미만 400만 원, 3개월 이상 1,000만 원의 과태료 기준이 있어요.

CHAPTER 04

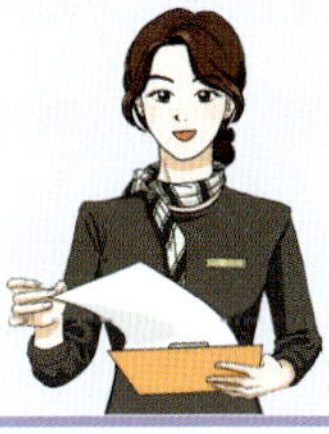

병원 내 게시해야 하는 서류

1 환자의 권리와 의무

보건복지부는 환자가 자신의 권리를 알지 못해 받는 불이익을 최소화하기 위해 2012년 2월 1일 「의료법」을 개정('12. 8. 2. 시행)하여 의료기관의 장에게 환자의 권리 등을 환자가 쉽게 볼 수 있게 게시하도록 의무를 부여하였다. 따라서 의료기관의 장은 '12. 8. 2일부터 보건복지부령으로 정하는 '환자의 권리와 의무'에 대한 사항을 환자가 쉽게 볼 수 있도록 의료기관 내에 게시하여야 한다(위반 시 과태료 100만 원).

환자의 권리와 의무(제1조의3 제1항 관련)

1. 환자의 권리

가. 진료받을 권리

환자는 자신의 건강보호와 증진을 위하여 적절한 보건의료서비스를 받을 권리를 갖고, 성별 · 나이 · 종교 · 신분 및 경제적 사정 등을 이유로 건강에 관한 권리를 침해 받지 아니하며, 의료인은 정당한 사유 없이 진료를 거부하지 못한다.

나. 알권리 및 자기결정권

환자는 담당 의사 · 간호사 등으로부터 질병 상태, 치료 방법, 의학적 연구 대상 여부, 장기이식 여부, 부작용 등 예상 결과 및 진료비용에 관하여 충분한 설명을 듣고 자세히 물어볼 수 있으며, 이에 관한 동의 여부를 결정할 권리를 가진다.

다. 비밀을 보호받을 권리

환자는 진료와 관련된 신체상 · 건강상의 비밀과 사생활의 비밀을 침해 받지 아니하며, 의료인과 의료기관은 환자의 동의를 받거나 범죄 수사 등 법률에서 정한 경우 외에는 비밀을 누설 · 발표하지 못한다.

라. 상담·조정을 신청할 권리
환자는 의료서비스 관련 분쟁이 발생한 경우, 한국의료분쟁조정중재원 등에 상담 및 조정 신청을 할 수 있다.

2. 환자의 의무

가. 의료인에 대한 신뢰·존중 의무
환자는 자신의 건강 관련 정보를 의료인에게 정확히 알리고, 의료인의 치료계획을 신뢰하고 존중하여야 한다.

나. 부정한 방법으로 진료를 받지 않을 의무
환자는 진료 전에 본인의 신분을 밝혀야 하고, 다른 사람의 명의로 진료를 받는 등 거짓이나 부정한 방법으로 진료를 받지 아니한다.

예

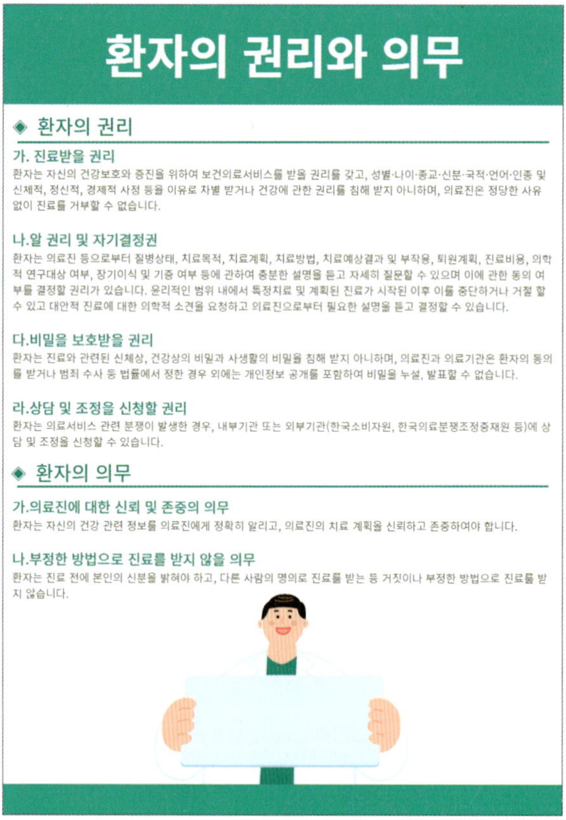

② 비급여항목 가격고지 의무

- 비급여 고지 양식 및 작성 원칙 준수 규정이 병원급 의료기관에서 의원급 의료기관으로 확대되어 의원급 의료기관 또한 '비급여 진료비용 등의 고지 지침' 양식 및 작성 원칙에 따라 작성해야 한다.
- 비급여 진료비용 등의 고지 – 환자 또는 환자의 보호자가 쉽게 알아볼 수 있도록 해당 의료기관에서 징수하는 비급여 고지대상을 모두 기재하여 책자, 인쇄물 등의 형태로 의료기관 내부에 비치 및 게시하고, 인터넷 홈페이지를 운영하는 기관은 홈페이지에도 게재하는 것을 말한다.

예

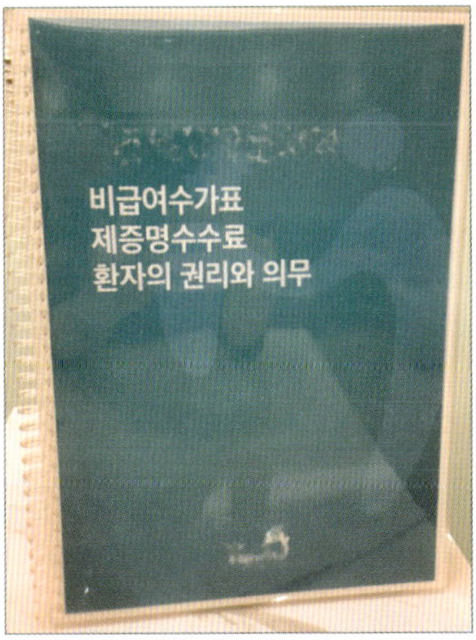

진단서 및 증명 수수료 안내문

연번	항목	기준	주) 상한금액(원)
1	일반진단서	의료법 시행규칙[별지 제5호2서식]에 따라 의사가 진찰하거나 검사한 결과를 종합하여 작성한 진단서를 말함	20,000
7	후유 장애 진단서	질병, 부상 등이 원인이 되어 신체에 발생한 장애로, 의사가 더 이상의 치료 효과를 기대할 수 없다고 판단하는 진단서를 말함	100,000
10	상해진단서 (3주 미만)	의료법 시행규칙 [별지 제5호의3서식] 에 따라 질병의 원인이 상해(傷害)로 상해진단 기간이 3주 미만일 경우의 진단서를 말함	100,000
11	상해진단서 (3주 이상)	의료법 시행규칙 [별지 제5호의3서식] 에 따라 질병의 원인이 상해(傷害)로 상해진단 기간이 3주 이상일 경우의 진단서를 말함	150,000
12	영문 일반진단서	의료법 시행규칙[별지 제5호의2서식]에 따라 의사가 영문으로 작성한 '일반 진단서'를 말함	20,000
14	통원확인서	환자의 인적 사항(성명, 성별,생년월일 등)과 외래 진료일을 기재하여, 외래진료 사실에 대하여 행정적으로 발급하는 확인서를 말함	3,000
15	진료확인서	환자의 인적 사항(성명,성별,생년월일 등)과 특정진료내역을 기재하여, 특정 진료 사실에 대하여 행정적으로 발급하는 확인서를 말함 [illegible]	3,000
16	향후 진료비 추정서 (천 만원 미만)	계속적인 진료가 요구되는 환자에게 향후 발생이 예상되는 치료비가 1천만 원 미만일 경우 발급하는 증명서를 말함	50,000
17	향후 진료비 추정서 (천 만원 이상)	계속적인 진료가 요구되는 환자에게 향후 발생이 예상되는 치료비가 1천만 원 이상일 경우 발급하는 증명서를 말함	100,000
25	진료기록사본 (1~5매)	의료법 시행규칙 제15조 제1항에 따른 진료기록부 등을 복사하는 경우를 말함(1~5매까지, 1매당 금액)	1,000
26	진료기록사본 (6매이상)	의료법 시행규칙 제15조 제1항에 따른 진료기록부 등을 복사하는 경우를 말함(6매부터, 1매당 금액)	100
27	진료기록영상 (USB/인쇄)	방사선 단순영상, 방사선 특수영상, 전산화 단층 영상(CT)등 영상 자료를 USB또는 인쇄하는 경우를 말함	5,000
30	제증명서 사본	기존의 제 증명서 복사(재발급)하는 경우를 말함(동시에 동일 제 증명서를 여러 통 발급받는 경우 최초 1통 이외 추가로 발급받는 제 증명서도 사본으로 본다.)	1,000

주) 상한금액은 진찰료 및 각종 검사료 등 진료 비용을 포함하지 않음

치과 수가표

진료내용	종류	진료비용(원)
레진	치경부	90,000
	소구치	80,000
	대구치	100,000
	전치부(인접면)	150,000
	Diastema Closer	300,000
인레이	세라믹 인레이	300,000
	골드 인레이	430,000
크라운	골드 크라운	650,000
	PFM 크라운 - 전치부	500,000
	PFM 크라운 - 구치부	450,000
	PFZ 크라운 (올세라믹)	600,000
	Full Zirconia 크라운	500,000
라미네이트	부가세별도	600,000
코어	레진	80,000
포스트	Fiber post	100,000
임플란트	구치부 임플란트 - 디오	1,100,000
	구치부 임플란트 - 덴티움	1,300,000
	전치부 임플란트 - 디오	1,300,000
	전치부 임플란트 - 덴티움	1,400,000

진료내용	종류	진료비용(원)
인공뼈이식	단순	300,000
	복잡	450,000
상악동거상술	치조정 접근법	600,000
	측방 접근법	1,500,000
틀니	CD (악당)	1,500,000
	RPD	1,300,000
	Over denture (악당)	1,300,000
	Over denture (로케이터당)	500,000
	Flipper - 3치 이하	150,000
	Flipper - 3치 이상	300,000
치아미백 (부가세별도)	자가 미백	200,000
	전문가 미백	300,000
	자가 + 전문가 미백	500,000
	실활치 미백	150,000
실란트	비보험	30,000
스케일링(전악)	비보험	50,000
불소도포	바니쉬	30,000
WRS	Wire Resin Splint (치아당)	50,000

MEMO

D E N T A L M A N U A L

데스크 업무 끝판왕
치과 실무 매뉴얼

난생처음 치과 데스크

윤지혜 홍은하 김지연 김원영 김효정

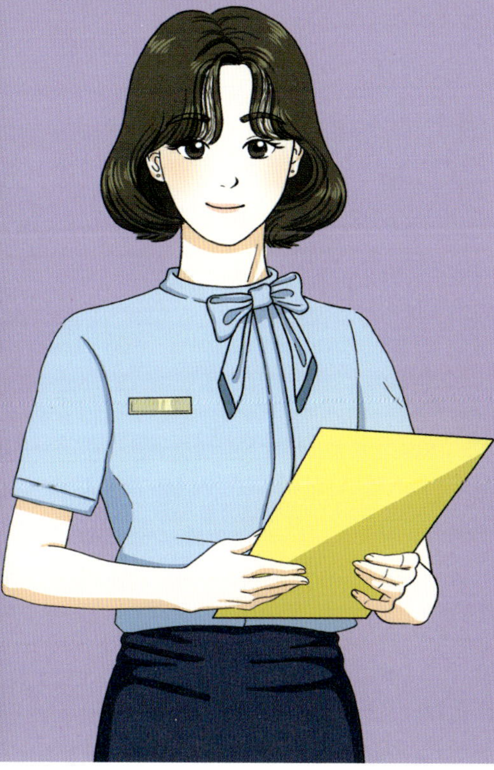

Vol.2

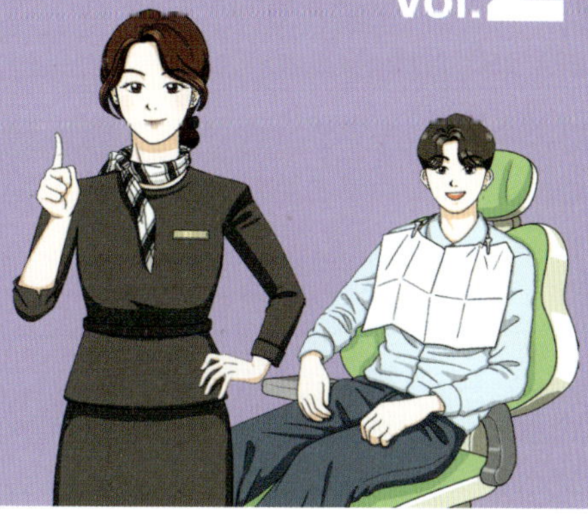

데스크 첫날부터 실장이 되기까지 생생한 실전 업무 노하우

어디에서도
안 알려주는
실전 꿀팁

데스크 교육
A to Z
이 책 하나로 끝!

매일 펼쳐보는
데스크 위
필수 비법서

군자출판사

난생처음 치과데스크

한눈에 보기

01

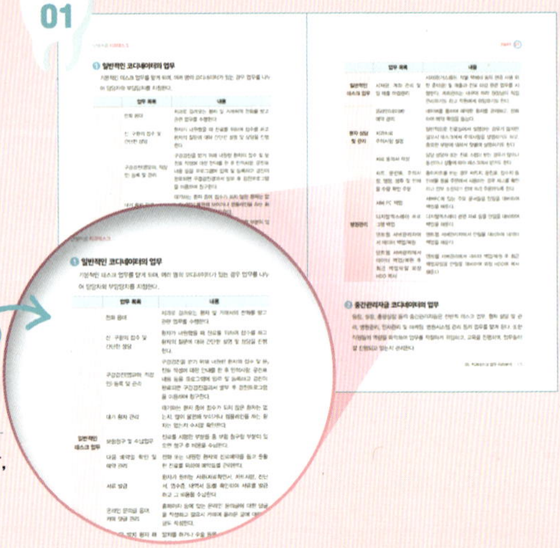

데스크 업무의 워크플로우를 한눈에!

접수부터 예약 및 수납관리, 서류 발급, 보험 청구까지

02

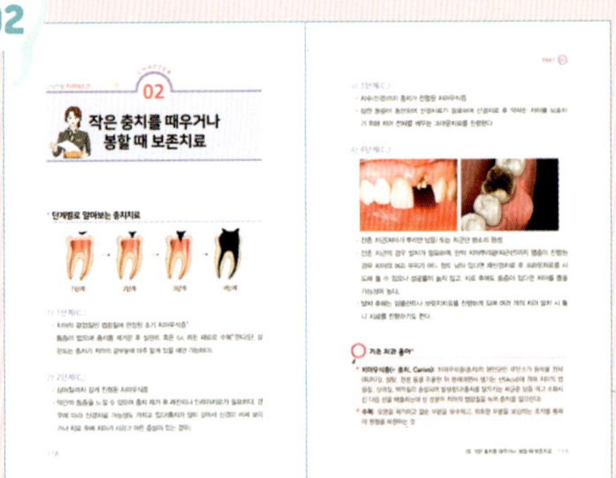

치과진료의 A-Z까지 모든 것!

치료 개념, 재료와 약 처방, 술전 설명, 주의사항, 차팅까지
데스크 직원으로서 알아야 할 모든 것!

03

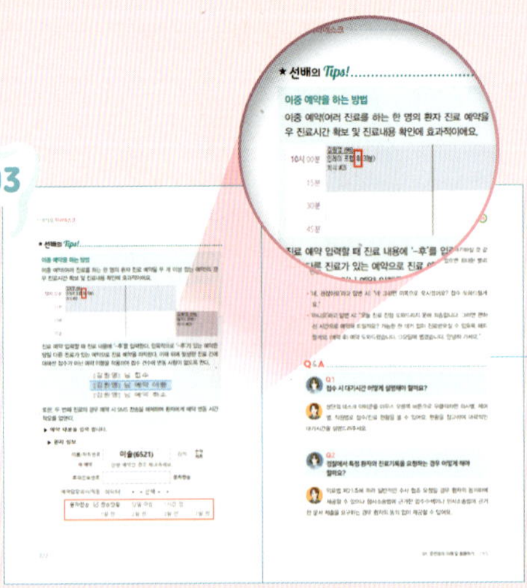

열 세미나 안 부러운 선배의 노하우가 가득!

- 선배의 경험에서 얻는 데스크 업무의 작은 팁, 독자들에게만 알려주는 꿀팁까지!
- 이것까지 물어봐도 될까 싶은 질문들도 선배의 답변으로 업무 이해 쏙쏙!

04

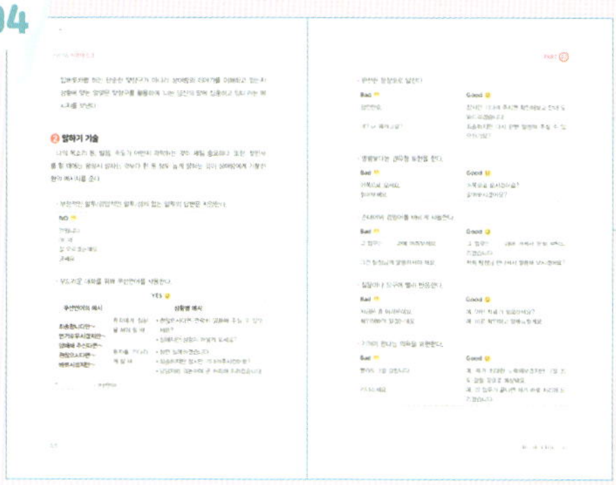

환자 응대의 모든 것!

대면 응대부터 비대면 응대법,
불만 환자 대처까지 모든 CS를 담은
선배들의 친절한 가이드!

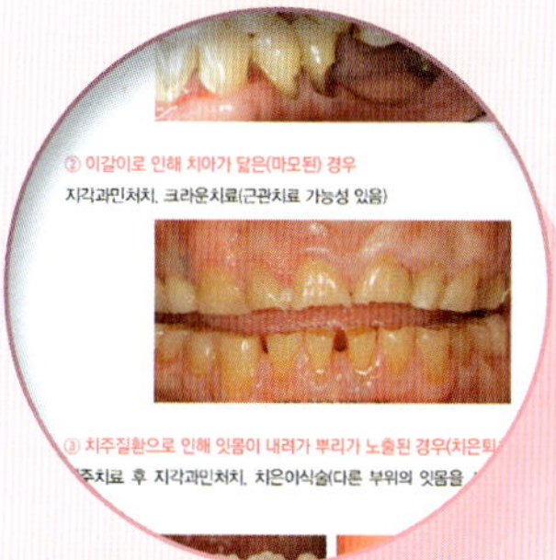

05

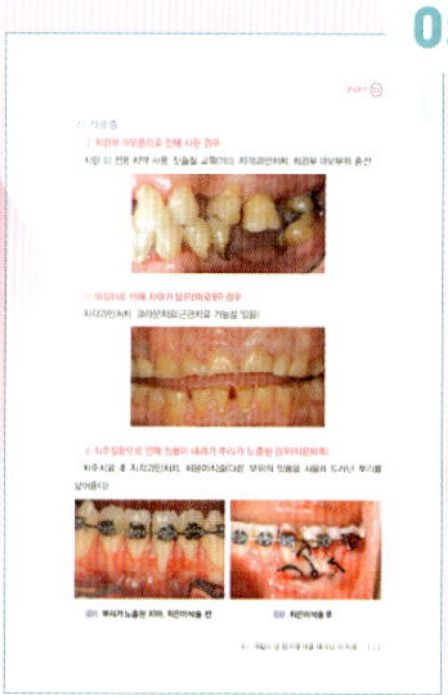

다양한 임상사진, 일러스트로 생생한 현장감

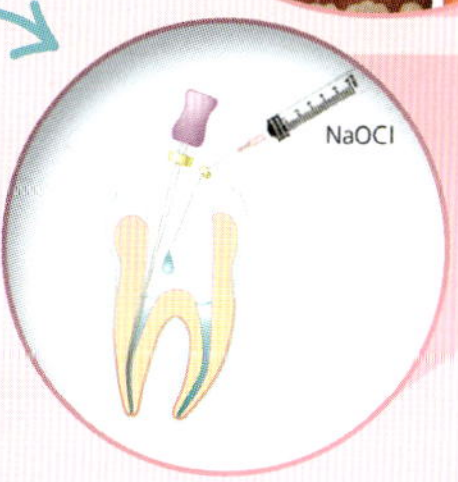

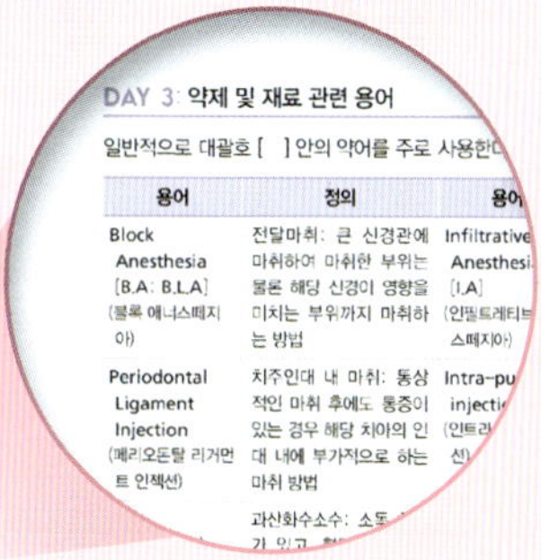

06

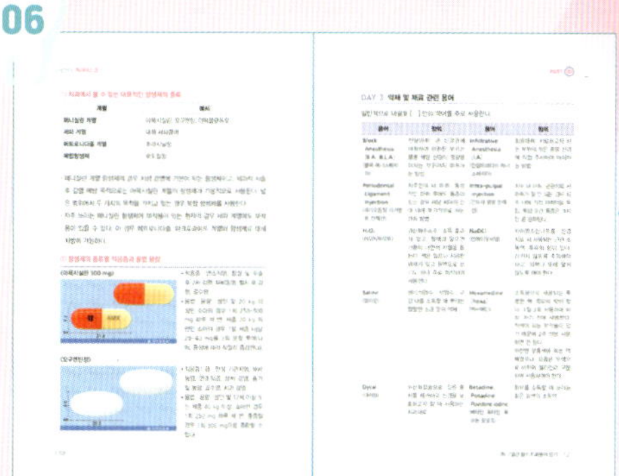

치과 초보인들을 위해 임상에서 쓰이는 말, 치과 용어(약어), 약제, 환자 동의서까지 덤!♥

목차

PART

01

데스크 실전 기초 다지기

CHAPTER 01

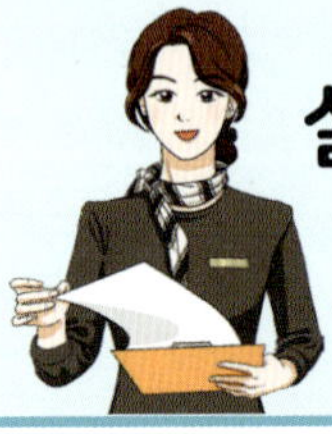

실전에 들어가기 전 알아야 할 기초 상식

❶ 치과 진료 항목의 분류

1) 급여 여부에 따른 분류

치과 진료 항목은 크게 급여 항목과 비급여 항목으로 나눌 수 있다.

① 급여 항목

- 국민건강보험 적용이 가능한 치료의 항목으로 보건복지부 장관이 심의위원회 심의 및 의결을 거쳐 진료 수가가 정해진다. 총 진료비용 중 일정 비율의 금액은 환자가 직접 부담(본인부담금)하고, 나머지 진료비는 요양기관(병의원)에서 심사평가원(이하 심평원)에 심사를 위한 청구를 하게 된다. 심사가 완료되면 국민건강보험공단에서 요양기관으로 진료비를 지급해준다.

  예 진찰료(초진, 재진), 치면열구전색술(=치아 홈 메우기, 실란트), 가벼운 충치치료(글래스아이오노머, 레진), 신경치료, 발치, 만 65세 이상의 급여보철치료(치과임플란트, 틀니) 등

- 급여 항목의 본인부담금은 보험의 자격 여부(건강보험, 의료급여), 치과의 규모(의원급, 병원급 등), 진료시간(평일, 야간, 주말, 공휴일 등), 장애, 임신 여부 등에 따라 달라지며 법령으로 정해진 급여 비용으로만 받을 수 있다.
- 급여 항목들 중에서는 나이 제한이 있는 항목들이 있다.

  예 연 1회 스케일링(만 19세 이상만 가능), 치면열구전색술(만 18세 이하만 가능), 광중합형 복합레진(만 5세 이상~12세 이하만 가능), 치과임플란트 및 틀니(만 65세 이상만 가능)

② 비급여 항목

비급여에 해당하는 진료를 실시하는 병의원에서 직접 결정한 금액을 환자가 모두 부담하는 것을 말한다. 따라서 병의원별로 비급여 항목의 금액이 모두 다르고 급여 항목의 진료비보다 매우 높은 편이다.

예 레진, 인레이, 크라운, 브릿지, 치과임플란트, 틀니 등

2) 진료과에 따른 분류

진료과에 따른 자세한 설명은 [1권 488p ③ 치과의 조직 구성원 및 역할]의 내용을 참고한다.

진료 과목도 전문의 과목과 유사하게 예방치과, 소아치과, 치주과, 보존과, 보철과, 구강악안면외과, 교정과, 구강내과 등이 있다.

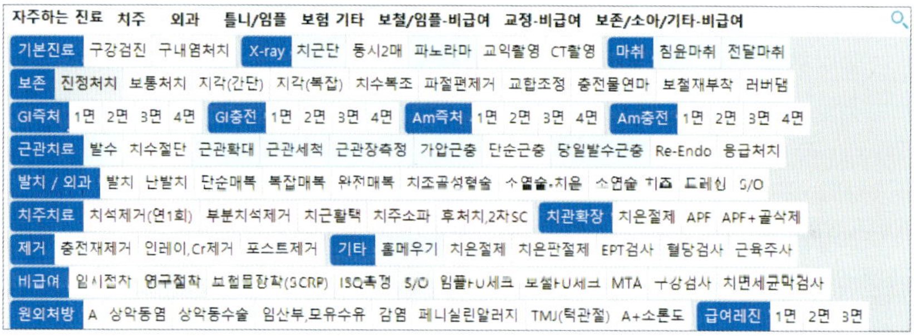

덴트웹 프로그램의 진료 항목별 청구 버튼

① 구강검진

질병 유무 검진을 위한 구강검진, 건강보험공단의 구강검진, 학교 학생의 구강검진, 학교 청소년의 구강검진

② 예방치과 및 소아치과

- 예방 처치: 불소 도포, 치면열구전색술(= 치아 홈 메우기, 실란트)
- 소아치료: 유치발치, 유치 신경치료, 치은판 절제, SS크라운 등

③ 치주과 – 치주치료

치면세마, 스케일링(치석제거술), 치근활택술, 치주소파술, 치은박리소파술, 치관확장술, 치은이식술, 치과임플란트 주위 염증 질환의 처치 등

④ 보존과 – 보존치료

- 지각과민처치: 간단, 복잡
- 충전치료: 글래스아이오노머(GI), 아말감(Am), 광중합형 복합레진(RF)
- 인레이, 온레이 치료
- 근관치료(신경치료)

⑤ 보철과 – 보철치료

- 크라운: 지대치 축조(코어, 포스트), 크라운치료, 브릿지치료
- 치과임플란트: 1차수술, 2차수술, 치과임플란트 상부보철
- 틀니치료: 완전 틀니(레진상, 금속상), 부분 틀니, 임플란트 틀니(치과임플란트 지지형 틀니)

⑥ 외과 – 외과치료

단순발치, 난발치, 매복 발치, 구강내소염술, 치은판절제술, 치근단절제술, 골융기절제술, 치근낭적출술, 소대절제술, 탈구치아정복술 및 고정술, 골 이식술, 상악동거상술

⑦ 교정과 – 치아교정

가철식 교정(투명교정, 인비절라인 등), 고정식 교정(순측 교정, 설측 교정) 등

⑧ 심미치료

- 미백: 전문가 미백, 자가 미백, 실활치 미백
- 심미 보철: 라미네이트, 올세라믹
- 치은 성형술

⑨ 구강내과 – 턱관절치료

- 보톡스, 교합안정장치(스플린트)
- TMD 치료(TMJ 자극요법, 분사신장치료, 악관절고착해소술 등), TMD 검사(측두하악장애분석검사, 하악운동궤적검사 등)

2 건강보험의 개요

1) 국민건강보험

일상에서 발생하는 질병이나 부상으로 인해 발생한 고액의 진료비가 가계에 부담이 되는 것을 방지하기 위하여, 보험 원리에 의거, 국민들이 평소에 보험료를 내고 보험자인 국민건강보험공단이 관리·운영하다가 의료가 필요한 경우 보험급여를 제공함으로써 국민 상호 간에 위험을 분담하고 필요한 의료서비스를 제공하는 사회보장 제도이다.

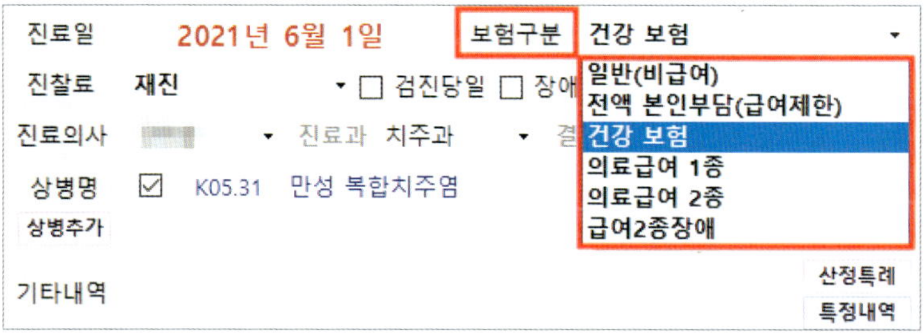

국민건강보험 구분

2) 차상위계층

① 정의

기초생활수급자 바로 위의 계층을 말하며 의식주 생활이 곤란한 수준은 아니나 희귀난치성 질환, 만성 질환 등으로 생활고를 겪는 사람들이 차상위계층이며, 차상위계층에 속하는 사람을 '차상위자'라 한다.

② 대상

기준 중위소득이 50% 이하면서 다음의 조건 중 하나에 해당해야 하는 사람으로 한부모가정, 장애인연금을 받는 사람들이 포함된다.

- 국민기초생활보장법에 따른 자활에 필요한 사업에 참가하는 사람
- 국민건강보험 시행령에 따른 희귀난치성질환자 등으로 본인부담액을 경감받는 사람

- 장애인복지법에 따른 장애수당을 지급받는 사람과 장애아동수당을 지급받는 사람
- 한부모가족지원법에 따른 지원 대상자
- 장애인연금법에 따라 장애인연금을 지급받는 사람
- 사회보장기본법에 따라 구축, 운영 중인 시스템을 통해서 차상위계층에 해당하는 사람

3) 의료급여

① 정의

경제적으로 생활이 곤란하여 의료비용을 지불하기 어려운 국민의 의료문제를 국가가 대신하여 보장하는 공공부조제도로서 국가에서 의료서비스(진찰, 검사, 치료 등)를 제공한다. 의료급여 대상자가 질병, 부상, 출산 등으로 인하여 진료를 받았을 경우 국가에서 그 의료비를 병의원에 지급하게 된다.

② 대상 – 국민기초생활 수급권자

국민기초생활 보장제도에 의하여 정부로부터 기초생활을 위한 급여, 연금, 배급을 받을 수 있는 권리를 가진 사람

- 1종 수급권자(의료급여 1종)

  국민기초생활보장 수급권자(근로 무능력 세대), 이재민, 의사상자, 국가유공자, 무형문화재 보유자, 북한이탈주민, 5·18 민주화운동 관련자, 입양 아동(18세 미만), 행려 환자, 노숙인 등
- 2종 수급권자(의료급여 2종)

  1종을 제외한 국민기초생활보장 수급권자(근로 능력 세대)

4) 치과 보험 진료비의 이해

① 총 진료비(진료 수가, 요양급여비용 총액)

총진료비	60,920	공단부담금	42,720	보험본인부담	18,200	건강생활유지비	0

- **총 진료비 = 본인부담금 + 공단청구금(보험자부담금)**
  - 보험 적용이 가능한 치과 진료 항목의 경우 총 진료비가 정해져 있는데, 총 진료비는 환자가 치과에 지불하는 본인부담금과 치과에서 보험자(국민건강보험공단)에게 청구해서 받게 되는 공단청구금을 더한 금액이다.

- **본인부담금(본부금)**
  - 보험 진료를 한 경우 총 진료비 중 환자가 병원에 지불해야 하는 금액을 말한다.

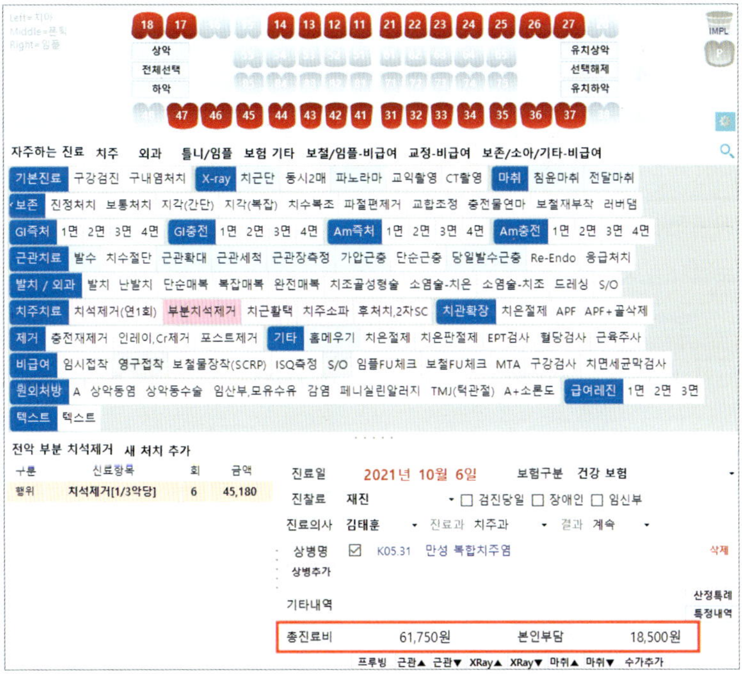

  - 의료법 제27조 3항에 따라 본인부담금 면제 및 할인은 금지되며, 위반 시 3년 이하 징역 또는 3천만 원 이하의 벌금이 발생한다(데스크에서는 환자가 볼 수 있는 곳에 본인부담금 면제 및 할인 금지에 대한 안내문을 비치하는 것이 좋다).

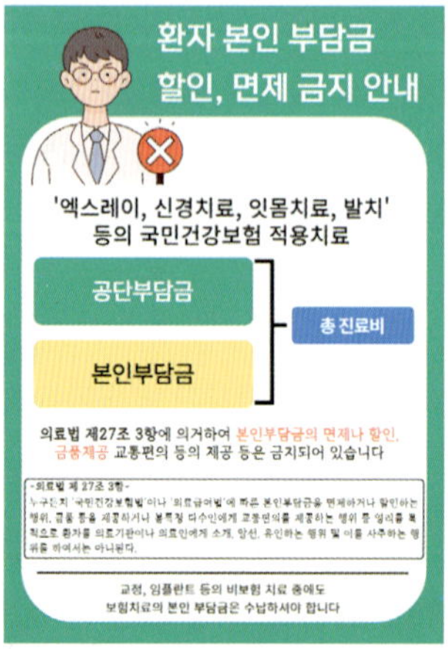

본인부담금 면제 및 할인 금지 안내문

- **공단청구금(보험자부담금)**
  - 보험자는 국민건강보험공단 또는 각 시, 군, 구 의료급여기금이 있다.
  - 건강보험 및 차상위 환자는 국민건강보험공단에서 부담하며 의료급여환자는 의료급여기금에서 부담한다.

② 총 진료비의 구성

총 진료비는 진찰료, 행위료, 약제료, 재료대로 구성되어 있다.

- **진찰료**

  진찰료는 기본 진찰료와 약 처방에 관련한 외래 관리료가 포함된 금액으로 크게 초진과 재진으로 구분한다.

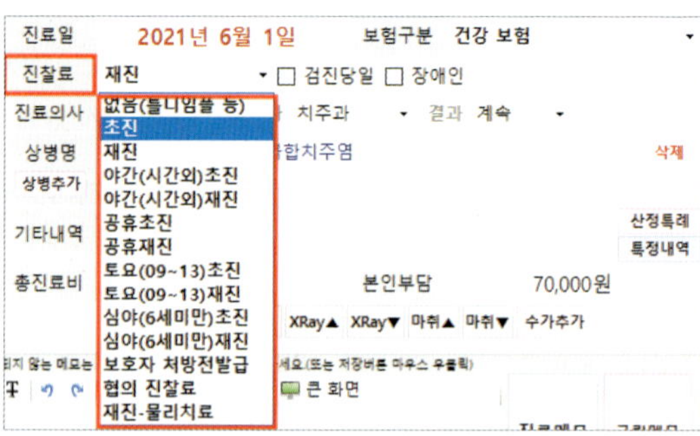

진찰료 산정 구분

a. 초진 진찰료: 해당 상병으로 동일 의료기관의 진료과목 의사에게 처음 진료받는 경우 혹은 치료 종결 후 동일 상병이 재발하여 30일 이후에 내원한 경우

b. 재진 진찰료: 해당 상병으로 동일 의료기관의 진료과목 의사에게 계속 진료받는 경우 혹은 치료 종결 후 동일 상병이 재발하여 30일 이내에 내원한 경우(치료가 종결되지 않은 경우, 치주질환의 경우 동일 부위에 재발 시 90일 이내에는 재진으로 적용)

c. 진찰료 가산

- 공휴일, 야간, 토요일 가산(진찰료 30% 가산, 토요일 13시 전 가산은 의원만 해당)
- 만 6세 미만과 뇌병변, 지적, 정신, 자폐장애인의 진찰료가 가산됨.
- 만 6세 미만 야간 가산: 밤 8시–아침 7시 사이에 내원한 경우 진찰료가 2배로 가산됨(100%).

- **행위료(행위 수가)**

각종 검사, 처치, 수술, 방사선 사진 촬영 등의 진료행위를 한 경우 각 행위에 따라 행위료가 붙는다.

- **행위료 가산**

행위료에는 기존에 정해진 금액에 대해 요양기관 종별(의원급, 병원급 등), 연령별 등에 따라 가산이 적용된다(단, 보험틀니, 보험 임플란트 등은 제외되며 자세한 내용은 아래에 나오는 [5) 요양기관 종별 가산율 및 각종 가산율]을 참고한다).

- **약제료(약제 수가, 의약품)**

▸ 진료를 하면서 환자에게 사용한 약제가 있는 경우 약제료를 산정할 수 있다.

▸ 약제에는 리도카인, 아티카인, 아산화질소, 근육주사제 등이 있다.

- **재료대(재료 수가)**

▸ 진료를 하면서 사용한 재료가 있는 경우 재료대를 청구할 수 있다.

▸ 단, 심평원에서 정한 재료에 대해서만 청구가 가능하며 행위료에 재료대가 포함된 경우 재료대를 청구할 수 없다. 청구가 가능한 재료는 구입 시마다 구입 신고를 해야 하고, 해당 금액이 심평원에서 정한 상한가보다 금액이 높은 경

우 상한가로 적용하게 된다.

▸ 청구가 가능한 재료대

- 봉합사, 충전재(GI, 아말감 등), Ni–Ti file, 임플란트 픽스쳐, 임플란트 어버트먼트, 뼈이식재, 멤브레인 등

▸ 재료대 구입 신고를 한 뒤 청구해야 청구 시에 조정되지 않는다(단, Ni–Ti file은 정액재료로 구입 신고 항목에서 제외된다).

5) 요양기관 종별 가산율 및 각종 가산율

① 진찰료 가산

- **공휴일 진료: 법정공휴일에 내원한 경우 적용**
- 진찰료: 초진료, 재진료에 30% 가산
- 마취료, 처치 및 수술료: 응급일 경우 50% 가산

- **야간진료**
- 적용시간: 평일 오후 6시부터 다음 날 오전 9시까지, 토요일 오후 1시부터 다음 날 오전 9시까지
- 가산 항목: 진찰료 30%, 마취료 및 처치 및 수술료 응급일 경우 50%, 만 6세 미만 기본 진찰료의 100%

  * 공휴일이면서 야간진료시간에 내원하는 경우 가산은 1회만 적용
- 공휴일, 야간, 토요일 수술 가산(의원급): 발치, 소염술, 치조골성형술, 치주소파술, 치주수술 등 시행 시 해당 수술 행위료와 마취료에 30% 가산 적용

② 요양기관 종별 가산: 요양기관 종별에 따라 '행위료'에 가산율 적용

	의원	병원
건강보험환자	15%	20%
의료급여환자	11%	15%

③ 연령에 따른 행위료 가산

• 마취, 방사선, CT 촬영료 가산

	마취	방사선, CT 촬영
만 1세 미만	50%	방사선 촬영 15% CT 촬영 20%
만 6세 미만	30%	
만 70세 이상	30%	해당사항 없음

• 만 8세 미만 행위료 30% 가산 적용 진료 항목

보통처치, 치아진정처치, 치아파절편제거, 와동형성, 즉일충전처치, 충전, 광중합형 복합레진 충전, 치수절단, 응급근관처치, 발수, 근관와동형성, 근관확대(성형), 근관세척, 근관충전, 치면열구전색술

④ 장애인 가산

진찰료	재진	▾ ☐ 검진당일 ☑ 장애인

• 뇌성마비, 지적장애, 자폐, 정신장애, 뇌병변장애인만 해당하며 시각, 청각, 지체 장애인은 해당하지 않는다.

• 뇌병변장애인 환자는 수진자 조회로 확인되지 않기 때문에 장애인 수첩을 확인해야 한다.

• 초진료 및 재진료: 기본 진찰료에 9.03점 가산

• 장애인 가산 적용 진료 항목

보통처치, 치아진정처치, 치아파절편제거, 와동형성, 즉일충전처치, 충전, 광중합형 복합레진 충전, 치수절단, 응급근관처치, 발수, 근관와동형성, 근관확대(성형), 근관세척, 근관충전, 당일발수근충, 치석제거(가, 1/3악당), 치석제거(나, 전악), 치면열구전색술, 발치술

• 가산 적용된 장애인 본인부담 진료비는 장애인복지예산에서 별도로 지원되는 것이므로 본인부담금에 대한 환자의 부담은 없다.

6) 청구단위(행위 시행 횟수의 구분)

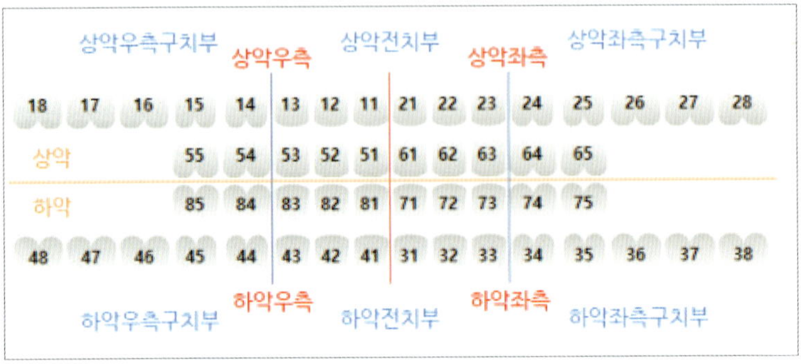

출처: 덴트웹

① 1구강당(1일 1회)

하루에 한 번만 산정 가능

예 기본 진료료, 파노라마, 수술 후 처치, 치주 후 처치, 전기치수반응검사 등

② 악당

상악, 하악으로 나누어 산정

예 틀니, 러버댐 장착술, 잠간 고정술, 고정장치제거술 등

③ 1/2악당

전체 치열을 4부분으로 나누어 산정

예 전달마취 등

④ 1/3악당

전체 치열을 6부분으로 나누어 산정

예 침윤마취, 치주치료의 대부분 행위(치관확장술 제외)

⑤ 치아당

1개 치아당 산정

예 발치, 지각과민처치, 교합조정 등

⑥ 근관당

1근관당 산정

예 근관치료 관련 행위들(발수, 근관확대, 근관충전 등)

7) 상병명

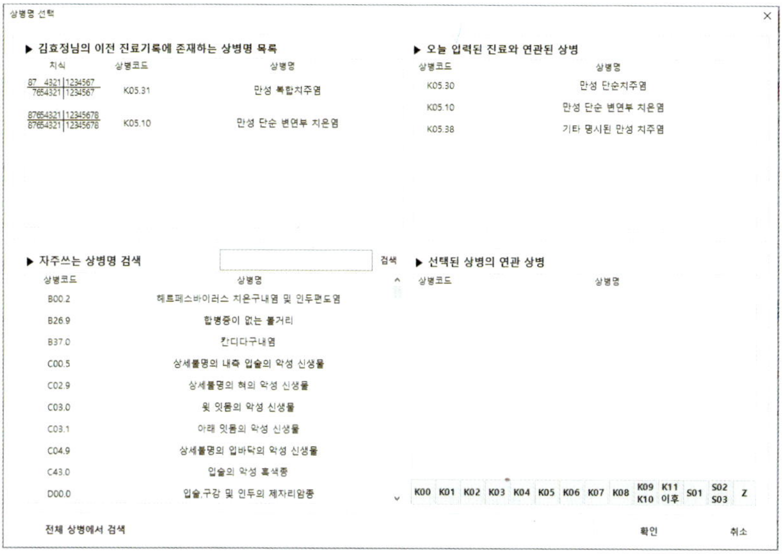

상병명이란 진료행위, 처방내역이 발생하게 하는 질환 등의 명칭을 말한다. 진료 후 보험 청구 시 반드시 상병코드(질병분류기호)를 입력해야 하며, 이는 주상병과 부상병 등으로 구분된다.

약처방이 나갈 경우 처방한 약에 맞는 상병코드가 필요하다. 예를 들어 턱관절의 불편감으로 진료 및 처방한 경우 턱관절 증상 관련 상병을 넣고, 내역설명을 작성한다.

① 주상병

- 진료기간 중 검사나 치료 등에 대한 환자의 요구가 가장 컸던 상병
- 주상병은 하루에 1개만 가능하며, 반드시 넣어야 한다(부상병, 배제 상병은 없어도 되고 여러 개도 가능).

② 부상병

- 진료기간 중 주상병과 함께 있었거나 발생된 상병으로 환자 진료에 영향을 주었던 상병
- 특정 진료를 할 경우에는 그에 맞는 상병코드를 넣어야만 한다.

8) 내역설명

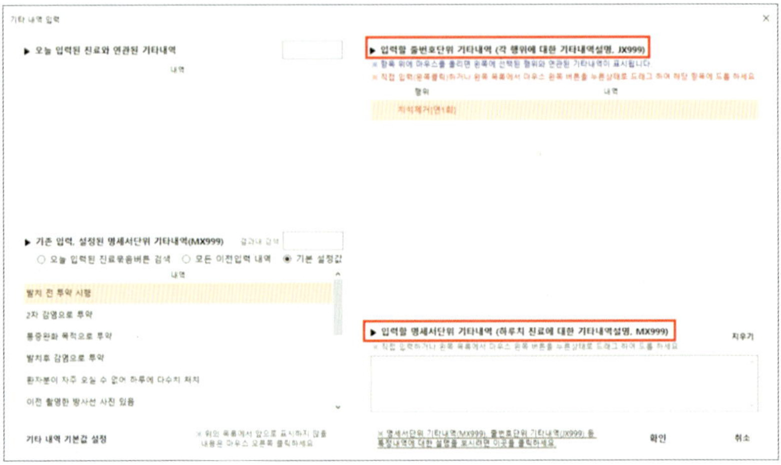

청구 시에 당일 시행한 진료에 대한 부가적인 설명을 적어 보내는 것으로 명세서 단위 기타내역과 줄번호단위 기타내역이 있다.

① 명세서단위 기타내역(MX999): 해당 명세서 전체에 대한 내역설명

② 줄번호단위 기타내역(JX999): 특정 행위나 특정 약제에 대한 내역설명. 각 행위가 시행된 이유 등에 대한 설명을 작성한다.

필요한 내역설명이 줄번호단위 기타내역에 있지 않으면 조정될 가능성이 높기 때문에 줄번호단위 기타내역에 내역설명을 작성하는 것이 좋다.

* 자세한 설명은 [36p 내역설명] 참고

③ 난생처음 치과데스크 2권 구성 안내

① 개념: 진료의 정의와 세부적인 분류 및 개념

② 적응증: 특정 치료나 수술로 치료 효과를 볼 수 있을 것이라 생각되는 질환이나 증세로 특정 검사나 치료를 시행할 수 있는 합당한 이유

③ 치료 목적: 해당 치료를 해야 하는 이유

④ 금기증: 해당 치과 치료를 진행하면 안 되는 경우

⑤ 접수 및 술전 설명: 접수 과정에서 환자에게 설명해야 할 내용이나 술전 주의사항 및 진료의 소요시간

⑥ 치료 순서: 데스크에서도 진료 과정을 파악할 수 있도록 진료실에서 진행하는 치과치료의 순서

⑦ 치료 후 주의사항: 진료 후 환자에게 설명해야 할 주의사항

⑧ 차팅 및 보험 청구: 해당 진료 후에 차트에 기록해야 하는 내용과 보험 청구의 순서와 청구화면, 팁 설명(건강보험 항목이 아닌 경우 차팅 및 보험 청구에 대한 내용은 생략되어 있다)

⑨ 예약(팔로업): 예약이나 리콜을 잡아야 할 시기 안내

⑩ 결제: 진료 시 발생하는 건강보험 비용과 비급여 비용에 대해 설명

⑪ Q&A: 자주 물어보는 질문과 답변

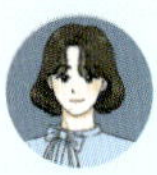

Q0

자주 물어보는 질문과 답변

Answer 책을 보며 연습을 해보고 치과 업무 시 적용하면 더욱 수월하게 업무를 볼 수 있다. 집에서 내 컴퓨터에 덴트웹 프로그램 테스트 버전을 깔고 책에 나온 내용을 확인하면서 연습해보자.

조금 더 빠르고 정확하게 업무를 하기 위해서 다양한 기능에 대해 익히고, 버튼의 위치를 기억하자. 그러면, 업무에 조금 더 자신이 생길 것이다.

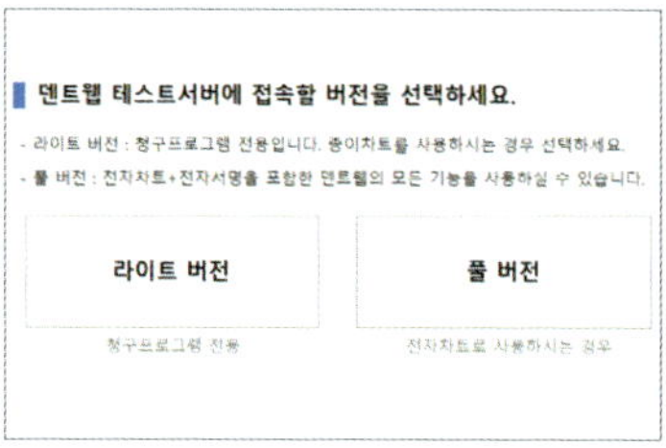

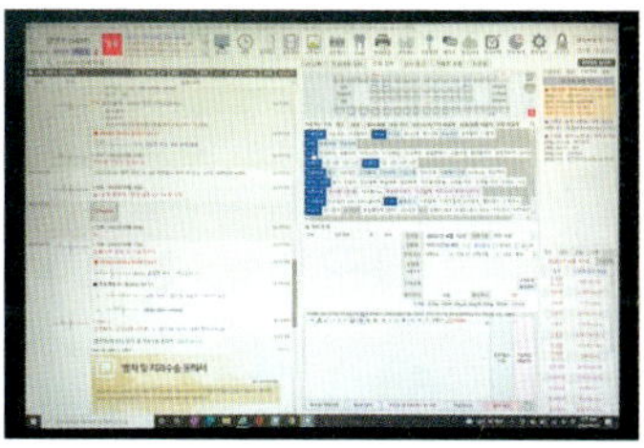

⑫ 기초 치과 용어: 생소할 수 있는 치과 용어에 대한 설명 추가

예 불소*

기초 치과 용어*

불소(Fluorine)

- 치아 표면의 칼슘 성분과 반응하여 일차적으로 불화칼슘이 형성되고, 그중 일부가 불화인회석으로 변화되어 치아의 탈회(하얀 충치)를 억제하고 재석회화를 촉진하는 물질
- 불소의 종류는 겔, 바니시, 용액, 이온도포 등이 있으며, 일반적으로 겔과 바니시 도포 방법을 주로 사용한다.

참고

1. 본 교재에 나온 모든 보험금액은 2022년 '의원'급 치과에서 발생하는 건강보험 수가 기준이다.
   정확한 금액은 치과의 규모와 환자가 내원한 시간(초 · 재진, 야간), 연령 등에 따라 달라질 수 있으며 금액은 매년 변화가 있을 수 있다.
2. 비급여 수가는 치과마다 다르므로 대략적인 금액을 기재하였다.
3. 난생처음 치과데스크 2권에서는 실제 치과데스크에서 업무하는 순서를 감안하여 매뉴얼 형식으로 구성하였다. 실전업무 매뉴얼인 만큼 건강보험 청구의 내용은 방대하여 본 책에 모두 담지 못했다. 심도 있는 건강보험 청구를 알고 싶은 분은 치과건강보험만을 다룬 책을 통해 공부하길 바란다.

CHAPTER 02

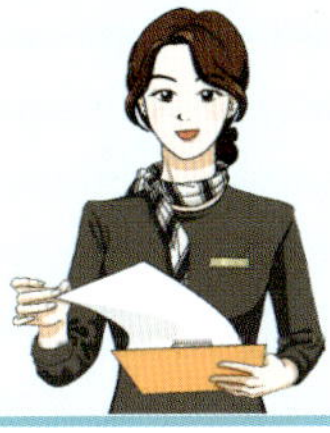

진단의 기초 자료, 엑스레이

1 치과 방사선 촬영의 이해

치과에서는 정확한 진단*을 위해 다양한 종류의 엑스레이(방사선, X-ray) 촬영을 하고 있다.

* 진단: 의사가 환자의 병 상태를 판단하는 일

1) 구내 방사선(Intra oral X-ray)

입안에 필름을 넣은 후 엑스레이를 조사하여 치아와 치아 주위 조직의 문제를 확인하기 위해 촬영하는 방법으로 치근단 촬영과 교익 촬영 등이 있다.

① 치근단 방사선(피에이, 페리, PA, Periapical X-ray)

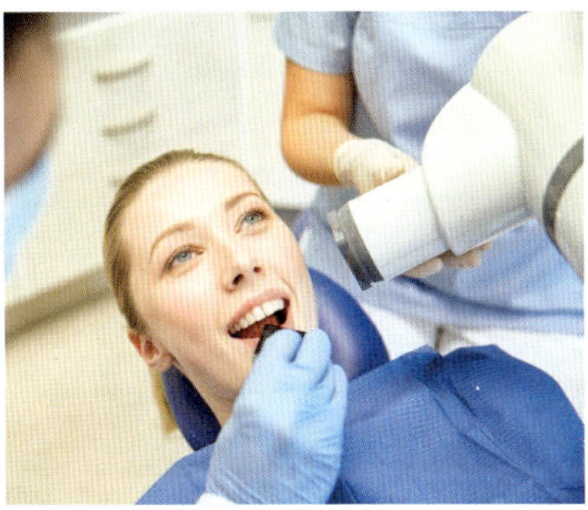

치근단 방사선 촬영

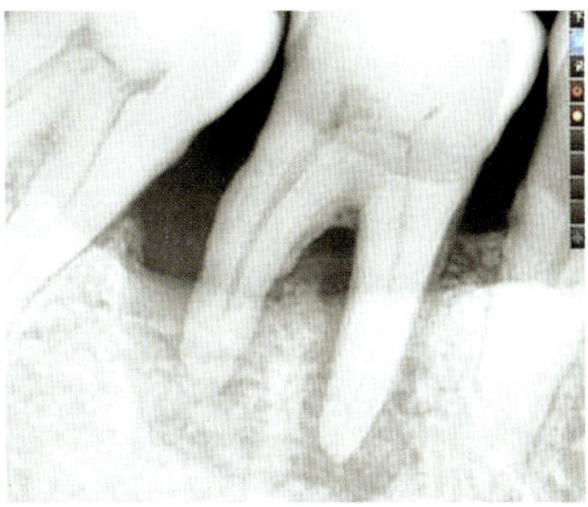

치근단 방사선 사진

환자에게 설명할 때는 작은 사진 혹은 작은 엑스레이라고 말하기도 하며 치아 우식증, 치주질환, 치근단 질환, 외상 후 치아파절 여부 및 치아맹출 이상 등과 같이 문제가 있거나 확인이 필요한 치아를 개별적으로 더 자세하게 보기 위해 촬영한다.

② 교익 방사선(바이트 윙 엑스레이, Bitewing X-ray)

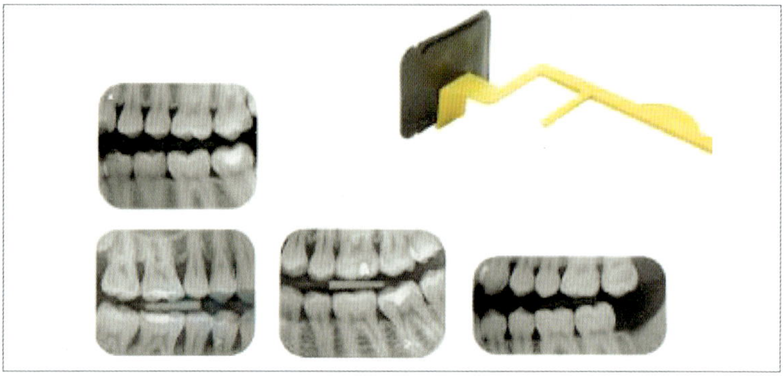

교익 방사선

주로 치아와 치아 사이에 있는 인접면 충치를 발견하기 위해 촬영하며 충치치료 이후에 2차적으로 충치가 생기지는 않았는지, 충치가 신경관과 얼마나 가까운지, 치주질환이 있는지 등을 확인하기 위해 촬영한다.

2) 파노라마 방사선(파노, 파노라마, Panorama X-ray)

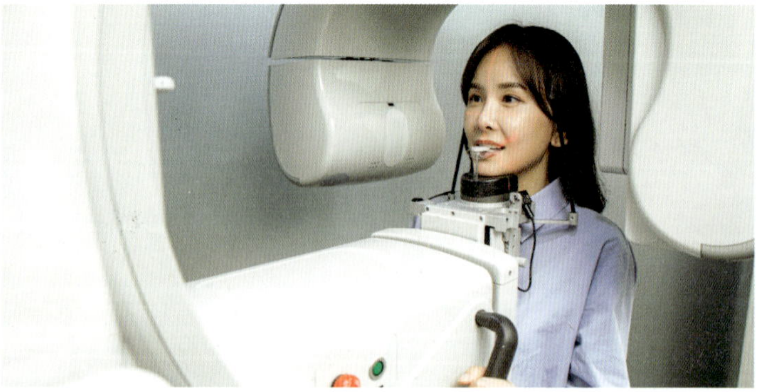

파노라마 방사선 촬영

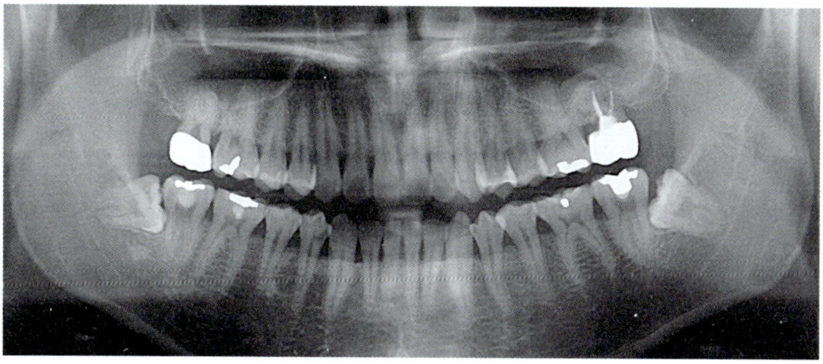

파노라마 방사선 사진

- 환자가 치과에 내원한 후 우선적으로 촬영하게 되는 엑스레이이며 큰 엑스레이 혹은 전체적으로 나오는 엑스레이라고 말하기도 한다.
- 파노라마, 세팔로, CBCT 등과 같은 안면 부위 방사선 촬영 전에는 얼굴 쪽에 위치한 금속으로 된 액세서리(귀걸이, 목걸이)나 보철(틀니, 교정장치) 등을 빼고 촬영해야 한다. 만약 착용한 채로 촬영한다면 엑스레이 사진에 금속 모양이 하얗게 겹쳐져 나와서 구조물들을 정확하게 볼 수 없기 때문에 재촬영이 필요할 수 있다.
- 전체적인 치아 및 치아 주위 조직의 건강상태를 검진하는 목적으로 촬영하며 치이 발육과정의 평가, 치아의 배열, 교합관계 및 턱뼈의 상태나 병소의 위치 등을 확인할 수 있다.

3) 구외 방사선

주로 악골 및 안면골의 병소나 외상, 두개골의 성장 등을 평가하기 위해 촬영한다.

① 두부 계측 방사선

- 세팔로 방사선(측방 두부 방사선, 셉, 세파, 세팔로, 라테랄, Lateral cephalometric, CEPH)

  주로 치아 교정 시 정밀 진단을 위해 사용하며 환자의 옆모습을 보고 치아가 얼마나 돌출되었는지, 위턱 혹은 아래턱이 나와 있는지, 턱뼈의 성장 유형 등을 확인한다.

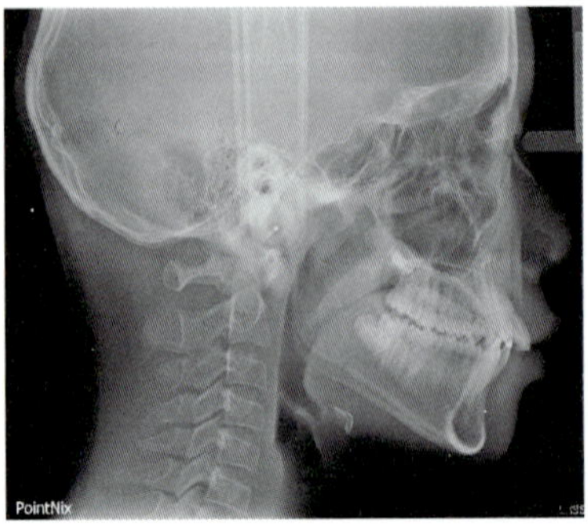

두부 계측 방사선 사진

② 전후방 방사선(후전방 두부 방사선, PA, 피에이, Posteroanterior cephalometric)

안면부의 좌우 양쪽에 위치한 구조물들을 비교하거나 대칭 등을 확인한다.

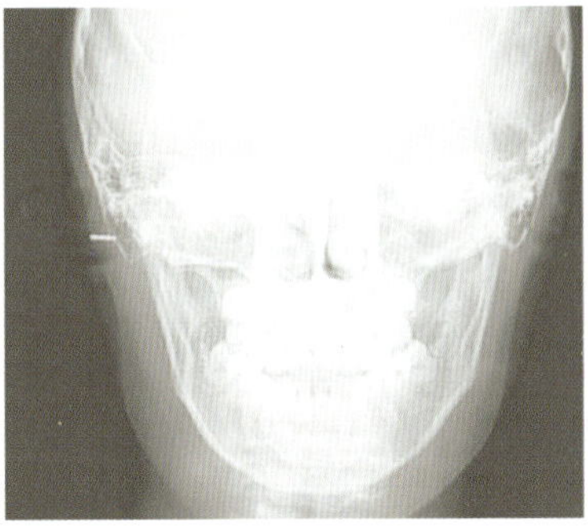

전후방 방사선 사진

③ 턱관절(측두하악관절, TMJ Panorama, 티엠제이, 악관절파노라마) 방사선

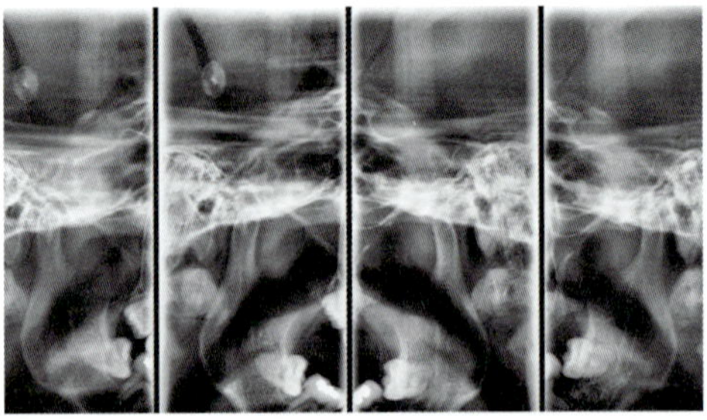

턱관절 방사선 사진

턱관절(악관절) 장애 환자의 진단에 이용되며, 관절면의 골변화와 골 구조물들 간의 위치 관계 등 턱관절의 병적상태를 평가하기 위해 촬영한다.

4) 특수 촬영법

의원급이나 병원급 치과에서는 주로 CT를 촬영하며, 조영 촬영이나 초음파 촬영이 필요한 경우에는 해당 장비가 갖춰진 대학병원에서 촬영한다.

① CBCT (Cone Beam 전산화단층촬영, 콘빔씨티, 씨티, Cone Beam Computed Tomography)

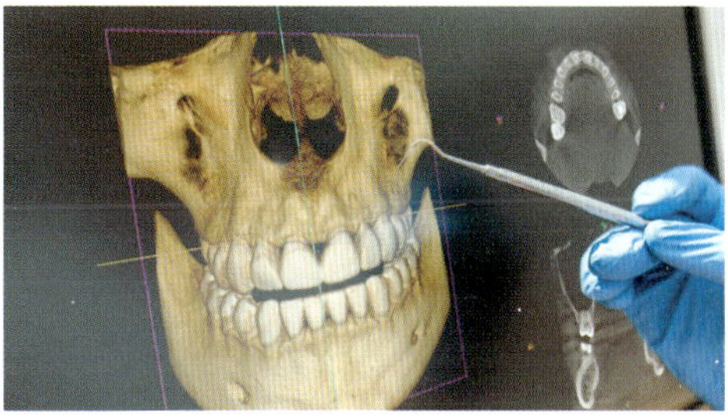

진산화단층촬영

치과에서 주로 촬영하는 CT에서는 잇몸뼈의 높이, 폭, 양이나 혈관과 신경의 위치, 치아의 형태 및 구조 등을 3차원적으로 자세하게 확인할 수 있다. 치과임플란트 식립(수술), 뼈 이식, 사랑니 발치, 턱뼈 내의 병소 확인, 턱관절 장애 진단 등이 필요한 경우에 CT를 확인하여 정확한 치료계획을 세울 수 있다.

★ 선배의 *Tips!*

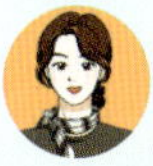

비급여 치료를 위한 CBCT 촬영은 급여 적용이 불가능하지만 매복된 사랑니를 발치할 때 사랑니 뿌리가 신경관이나 상악동과 겹쳐서 손상 가능성이 있는 경우, 뿌리끝 염증으로 인해 신경치료(혹은 재신경치료)를 했음에도 통증이 있는 경우 등은 건강보험 적용이 가능하다는 것을 기억해 주세요. 자세한 내용은 '차팅 및 보험 청구'에서 확인할 수 있어요.

② 조영 촬영(타액선 조영 검사)

타액선 조영술은 침샘 질환이 의심되는 경우 침샘에 조영제라는 약제를 주입하여 타액선의 상태를 검사하는 술식으로, 타석의 여부, 침샘에 염증이나 종양 발생 여부를 검사하기 위해 촬영한다.

③ 초음파

초음파 발생 장치(Probe)를 이용하여 인체의 특정 장기에 초음파를 보내고 그 조직에 반사되어 되돌아온 초음파를 컴퓨터로 재구성하여 단면 영상을 얻는다. 림프절, 술후 부종, 혈종, 침샘의 이상 유무를 확인하기 위해 촬영한다.

5) 방사선 영상 진단료

촬영료 70%, 판독료 30%로 구성된다. 따라서, 판독소견서를 작성하지 않은 경우 현지조사 또는 자료요청 시 판독료 30%가 환수될 수 있다.

치과의 치근단, 파노라마 촬영의 경우, 진료기록부에 소견, 결론을 적는 것으로 판독소견서를 작성한 것으로 인정되며, 정상 소견인 경우는 간단한 소견만 적어도 인정된다. 그러나 CBCT의 경우 판독소견서를 작성, 보관하지 않는 경우 조정 삭감의 대상이므로 주의를 기울여야 한다. 비급여 진료 시 촬영하는 방사선 촬영의 경우 급여 인정이 불가능하다.

❷ 방사선 촬영의 차팅과 보험 청구

1) 치근단 방사선

치아의 내부 또는 치조골을 촬영하여 관찰하는 데 가장 유용한 방사선 사진이다.

차트 예시	진료일	치아번호	처치내역
	6/11	5	**C.C 치아 사이에 음식물이 너무 많이 껴요. 치아가 깨진 것 같아요.** Dx. 상아질의 우식 충치 깊이 확인하기 위해 치근단 촬영함. 인접면 우식(DO) 시간 없으셔서 다음번에 예약하고 다시 오시기로 함. N) #35 치료계획 설명 후 치료 Dr.이

상병명	• 치아우식증, 치수염, 치주염 등 다양한 상병으로 적용이 가능하다. • 환자의 C.C, 방사선 판독소견, 진료기록에 따라 적절한 상병명을 선택한다.
순서	① 진료일자를 확인한다. ② 초진인지 재진인지 확인한다. ③ 치아번호를 선택한다. ④ 치근단 촬영을 클릭하고 상병명을 적용한다. ⑤ 내역설명에 [통증 있어 확인 위해 치근단 촬영함/정확한 진단 위해 추가 촬영함]을 작성한다.
청구화면	

〈덴트웹 프로그램 버튼과 입력된 화면〉

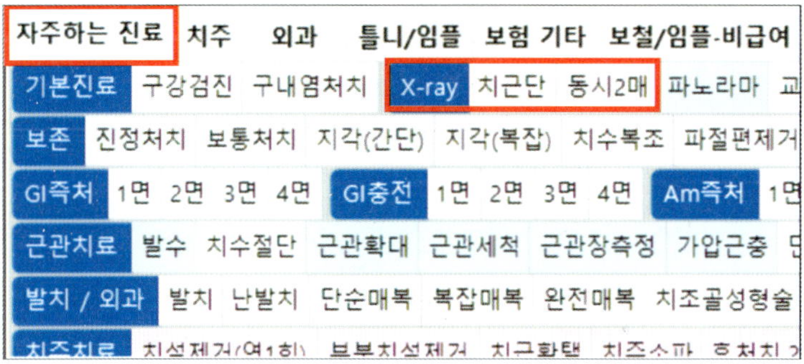

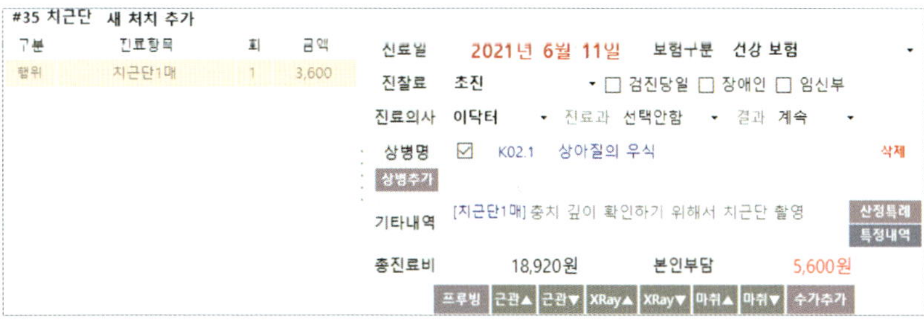
#35 치근단 새 처치 추가
구분 진료항목 회 금액
팹위 치근단1매 1 3,600
진료일 2021년 6월 11일 보험구분 건강 보험
진찰료 초진 검진당일 장애인 임신부
진료의사 이닥터 진료과 선택안함 결과 계속
상병명 K02.1 상아질의 우식 삭제
상병추가
기타내역 [치근단1매] 충치 깊이 확인하기 위해서 치근단 촬영
산정특례
특정내역
총진료비 18,920원 본인부담 5,600원
프루빙 근관▲ 근관▼ XRay▲ XRay▼ 마취▲ 마취▼ 수가추가

* 자주하는 진료 → X-ray → 치근단

〈두번에 프로그램 버튼과 입력된 화면〉

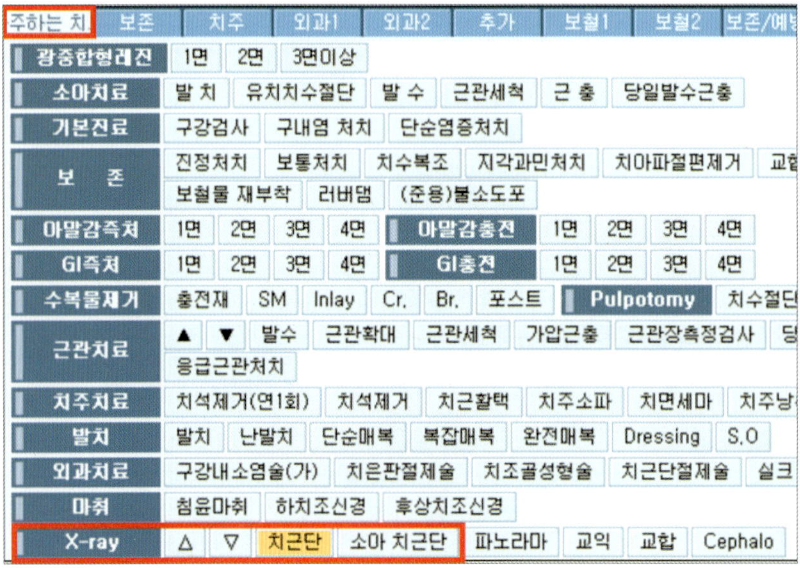

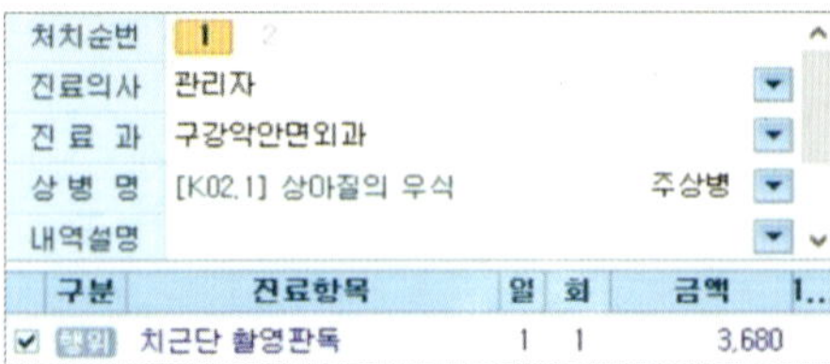

* 자주하는 치료 → X-ray → 치근단

알아두면 쓸모 있는 산정기준

치근단 촬영 산정기준

- 별도의 판독소견서가 필요 없는 대신 반드시 판독소견을 진료기록부에 기록해야 한다.
- 여러 장을 촬영한 경우 각각 촬영인지 동시 촬영인지 구분해서 청구한다. 동시 촬영인 경우 '각도 달리하여 O매 촬영' 또는 '동시 O매 촬영'이라고 적는다.
- 파노라마를 촬영했더라도 정확한 진단을 위해 치근단을 추가 촬영한 경우 별도로 산정 가능하다.

치근단 촬영 산정 시 주의사항

- 촬영 시 술자의 부주의로 인한 재촬영은 추가 산정을 할 수 없다. 다만, 환자의 중과실로 인한 재촬영은 산정이 된다.

참고

동일 부위에 여러 장을 촬영했을 때 청구방법

각각 촬영	각도 달리하여 촬영(동시 촬영)
다른 목적으로 여러 장을 촬영한 경우 예 • 근관치료 시 막힌 근관을 찾아가면서 촬영 • 근관충전 시 마스터콘을 삽입하여 촬영하고 충전 후 추가로 촬영 • 발치 시 파절된 치근의 잔존 여부를 확인하기 위해 추가로 촬영	같은 목적으로 여러 장을 촬영한 경우 예 • 근관이 여러 개인 치아의 근관치료 시 근관의 방향과 근관의 길이를 확인하기 위해 각도 달리하여 촬영 • 동일한 치아의 인접면을 관찰하기 위해 각도 달리하여 촬영

• 같은 목적으로 각도 달리하여 촬영한 경우 기존 치근단 촬영과는 별도의 비용으로 산정된다.

구분	진료항목	회	금액
행위	치근단1매	2	7,360
행위	치근단 동시 2매	1	5,790

* 치근단 2매는 7,360원, 치근단 동시 2매(각도 달리하여 2매 촬영)는 5,790원이다(2022년 기준).

• 치근단 산정기준으로는 '최대 5매 행위료를 인정한다'라고 명시되어 있으나 필요한 경우 그 이상 촬영하더라도 인정받을 수도 있다. 심사평가원 지원별로 상이하니 정확한 부분은 해당 지원에 문의하는 것을 추천한다.

• 덴트웹 프로그램에서 동시 2매 버튼은 치근단 버튼 바로 옆에 있다(덴트웹 프로그램 치근단 버튼 참고).

• 두번에 프로그램에서 동시 2매 버튼은 추가 → X-ray 에 있다.

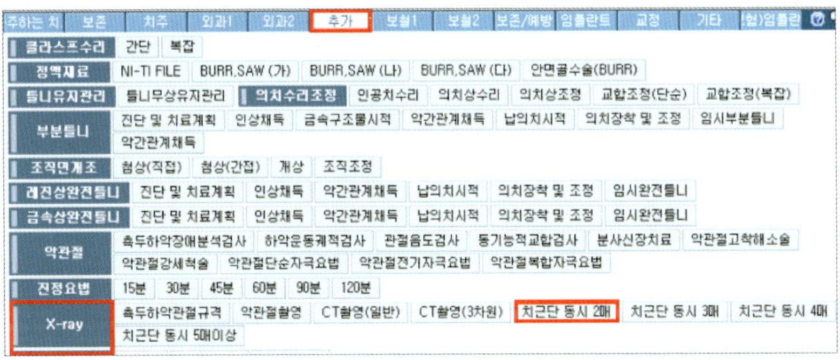

2) 교익 촬영

상·하악을 교합시킨 상태에서 센서(혹은 필름)를 설측에 위치시킨 후 촬영하는 방법으로 치아 사이 충치, 초기 우식, 치주질환 진행 정도 등을 확인하는 데 유용하다.

<table>
<tr><td>차트 예시</td><td>
<table>
<tr><th>진료일</th><th>치아번호</th><th>처치내역</th></tr>
<tr><td>6/11</td><td>765 |
765 |</td><td>C.C 충치가 있는 것 같아요.
Dx. 상아질의 우식
교익 촬영 1매: 상악 우측 구치부 인접면 우식 정도 확인 위해
#15(DO) 16(DO) 17(MO), #45(MO) 46(DO) 47(MO) 인접면 우식
→ 시간 없으셔서 다음번에 예약하고 다시 오시기로 함.
N) #46 치료계획 설명 후 치료
Dr.이</td></tr>
</table>
</td></tr>
<tr><td>상병명</td><td>[K02.1 상아질의 우식] [K02.2 시멘트질의 우식]
[K05.30 만성단순치주염] [K05.31 만성복합치주염] 등의 상병을 주로 사용</td></tr>
<tr><td>순서</td><td>① 진료일자를 확인한다.
② 초진인지 재진인지 확인한다.
③ 치아번호를 선택한다.
④ 교익촬영을 클릭하고 상병명을 적용한다.
⑤ 내역설명에 [우식부위 확인 위해 치근단 촬영함/치주염 정도를 확인하기 위해 촬영함]을 작성한다.</td></tr>
<tr><td colspan="2">청구화면</td></tr>
</table>

참고

교익촬영 시 치식 선택

상·하악의 치아 또는 치주 상태를 한 번에 보기 위한 촬영이므로 상·하악 구치부를 전부 선택한다. 횟수 또한 상·하악을 선택하였어도 '1'로 입력되는 것이 올바르게 입력된 것이다. 상·하악 좌, 우측 구치부를 촬영했다면 횟수는 '2'가 된다.

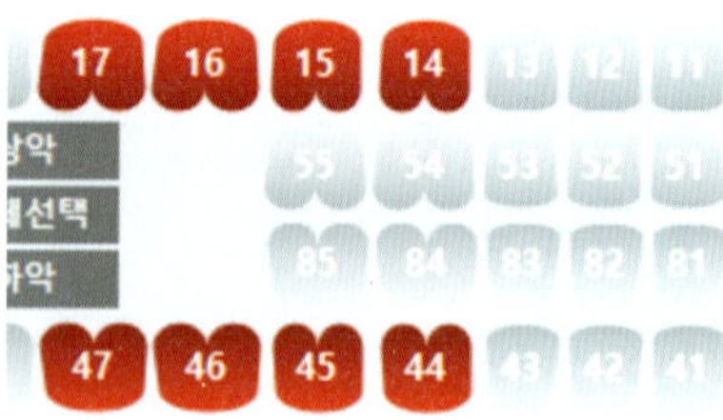

〈덴트웹 프로그램 버튼과 입력된 화면〉

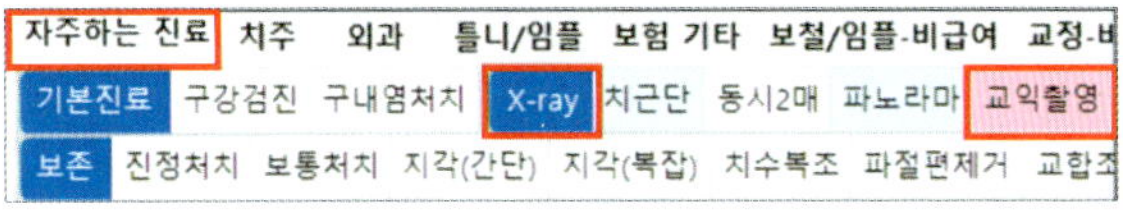

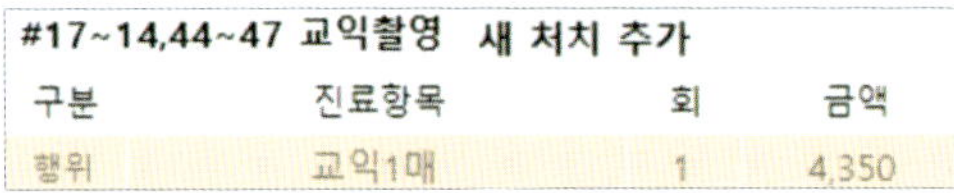
#17~14,44~47 교익촬영 새 처치 추가
구분
진료항목
회
금액
행위
교익1매
1
4,350

* 자주하는 진료 → X-ray → 교익촬영

〈두번에 프로그램 버튼과 입력된 화면 〉

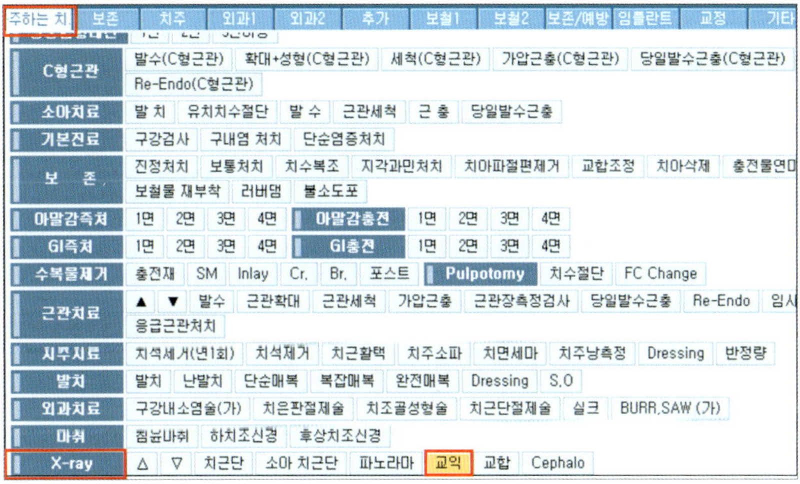

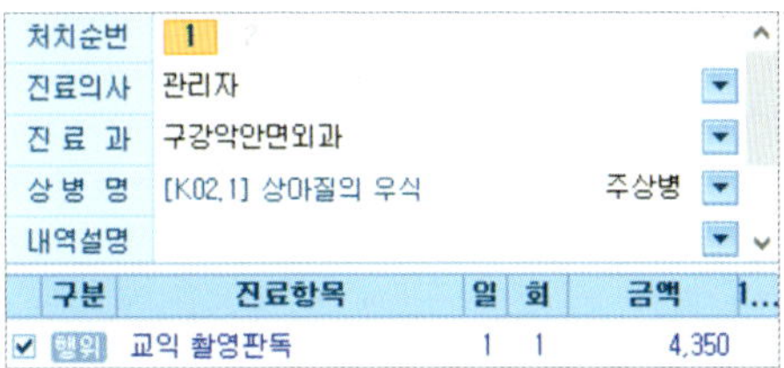

* 자주하는 치료 → X-ray → 교익촬영

알아두면 쓸모 있는 산정기준

교익촬영 산정기준

파노라마 촬영과는 별도로 산정 가능하다. 판독소견을 진료 기록부에 기록해야 한다.

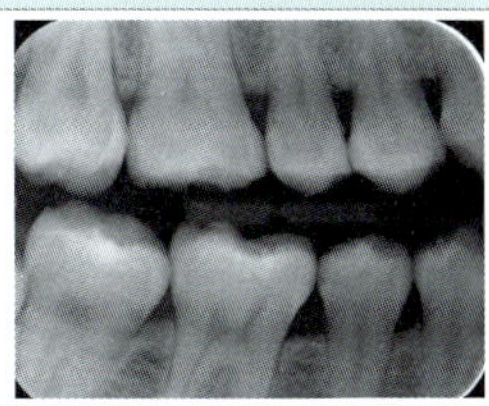

교익촬영 산정 시 주의사항

일률적으로 촬영 및 산정 시 조정될 가능성이 있다.

3) 파노라마 촬영

① 파노라마 일반

치아 및 악골의 전반적인 상태를 알 수 있는 방사선 촬영이다.

<table>
<tr><td>차트 예시</td><td>
<table>
<tr><th>진료일</th><th>치아번호</th><th>처치내역</th></tr>
<tr><td>6/11</td><td>8</td><td>C.C 사랑니 부위가 불편해요.
Dx. 급성 치관주위염–매복치로 인함
Swelling bleeding Pain (+)
파노라마 촬영–매복치 위치 확인 목적(복잡매복 상태)
* 얼마 전에 타원에서 처방 받았던 약이 있다고 하셔서 별도 처방하지 않음.
2일치 드시고 염증 증상 호전되면 발치하시기로
N) #38 s/ext
Dr.이</td></tr>
</table>
</td></tr>
<tr><td>상병명</td><td>[K01.173 하악 제3대구치의 매복] [K01.163 상악 제3대구치의 매복]: 매복치 위치 확인
[K05.30 만성단순치주염] [K05.31 만성복합치주염]: 전반적인 치주질환 상태 확인
[K02.1 상아질의 우식] [K02.8 기타 치아우식]: 전반적인 우식 상태 확인
[K00.63 잔존유치] [K00.68 치아 맹출의 기타 명시된 장애]: 영구치 맹출 시기가 늦어지는 경우
[K07.6– 턱관절질환 관련 상병]: 턱관절 부위의 불편 증상이나 통증 호소하는 경우
[S03.20 치아의 아탈구] 등 외상 관련 상병: 외상으로 인한 경우
상태 및 증상에 따른 적절한 상병을 적용</td></tr>
<tr><td>순서</td><td>① 진료일자를 확인한다.
② 초진인지 재진인지 확인한다.
③ 치아번호를 선택한다.
④ 파노라마를 클릭하고 상병명을 적용한다.
⑤ 내역설명에 [매복치 위치 확인을 위해 촬영]을 작성한다.</td></tr>
</table>

청구화면

〈덴트웹 프로그램 버튼과 입력된 화면〉

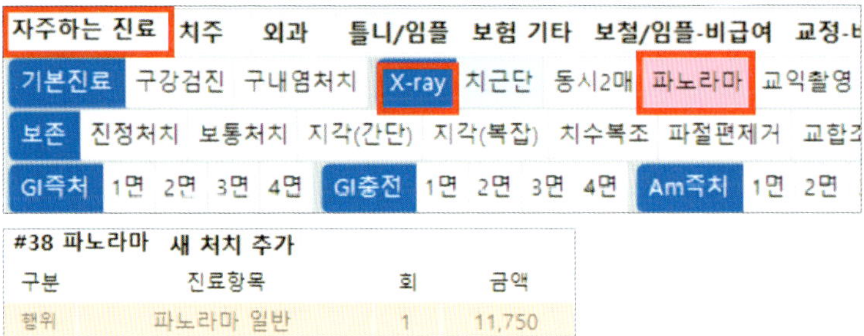

* 자주하는 진료 → X-ray → 파노라마

〈두번에 프로그램 버튼과 입력된 화면 〉

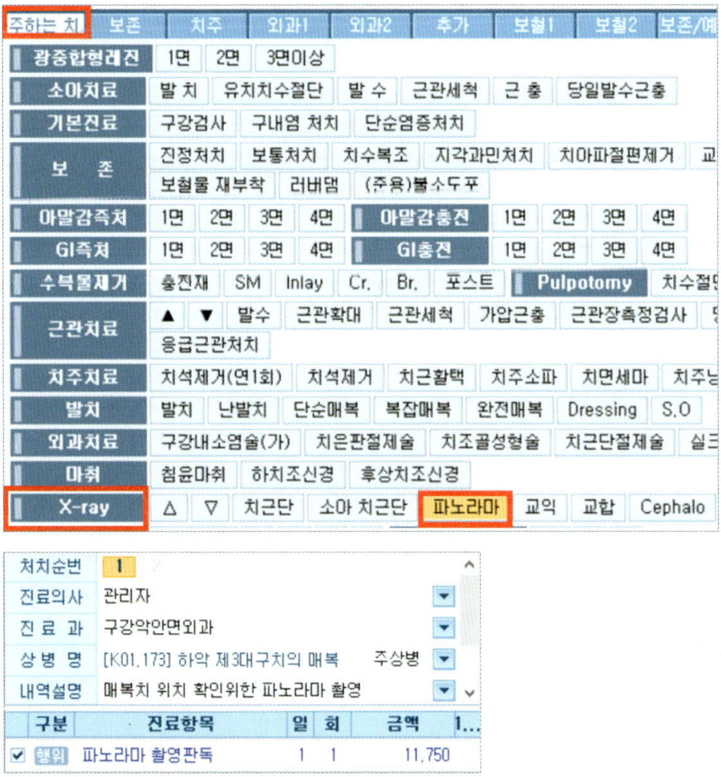

* 자주하는 치료 → X-ray → 파노라마

알아두면 쓸모 있는 산정기준

파노라마 촬영 산정기준

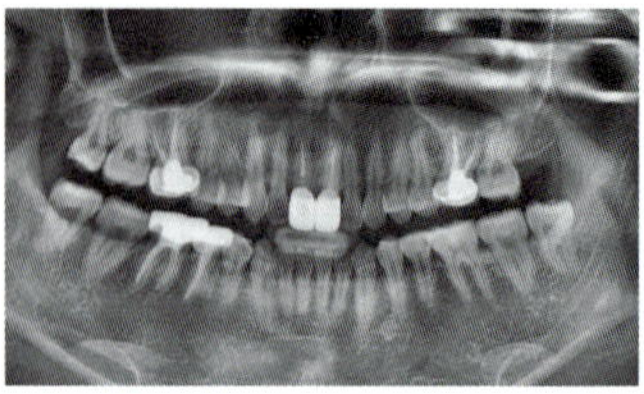

- 치근단만으로는 정확한 진단이 어려운 경우
- 소아의 영구치 맹출 시기가 지났음에도 맹출이 되지 않은 경우
- 개구장애로 치근단 촬영이 어려운 경우
- 치아 및 치아 주위 조직의 전반적인 평가가 필요한 경우
- 매복치아의 위치 및 매복정도를 파악하기 위한 경우

파노라마 촬영 산정 시 주의사항

- 6개월 이내 재촬영하는 경우 치료 전후의 상태변화 및 경과 관찰 등을 위하여 필요시 촬영 가능하다(외상진단, 상악동염 진단, 턱관절의 퇴행성 관절염 골상태 확인 등).
- 단, 특별한 증상 및 사유나 의학적 근거 없이 6개월 이내에 재촬영한 경우에는 산정이 불가하다.

Q1
파노라마 촬영 청구 시 내역설명을 반드시 작성해야 하나요?

파노라마 촬영 시 내역설명이 필수 항목이라고 보진 않아요. 대부분 우식이나 치주질환, 매복치 등의 이유로 촬영하게 되는데 이때에는 내역설명을 입력하지 않았다고 조정되는 일은 거의 없어요. 특별한 사유가 있다면 그때만 적어도 돼요. 다만, 저는 가능한 한 내역설명을 입력하는 편이에요. 내역설명을 입력하지 않아서 조정되는 경우는 있지만 썼다고 조정되는 경우는 없으니까요. '전반적인 우식상태 확인 위한 파노라마 촬영', '매복치 위치 확인 위한 파노라마 촬영' 등으로 간단하게 쓰고 있고 특이사항인 경우에는 반드시 적어요. '외상으로 인한 파노라마 촬영'이라고요.

참고

내역설명이란?

시행한 진료내역에 대한 설명을 덧붙이는 것이라고 생각하면 된다. 일반적으로 흔하게 시행하는 진료에는 설명을 더하지 않아도 되지만 흔하게 하는 진료가 아닌 경우에는 내역설명을 입력하는 것이 좋다.

명세서단위 기타내역(MX999)과 줄번호단위 기타내역(JX999)

프로그램상에서는 여러 특정내역이 있는데 그중에서 중요한 것은 바로 명세서단위 기타내역과 줄번호단위 기타내역이다. 이러한 내역에 전산상에서 조정이 되지 않도록 설명을 입력하는 것을 내역설명이라고 한다.

① 명세서단위 기타내역(MX999): 일반적으로 말하는 내역설명으로, 해당 명세서 전체에 대한 내역설명을 700 byte(한글 350자) 이내로 자유롭게 작성 가능하다.

② 줄번호단위 기타내역(JX999): 특정 행위나 특정 약제에 대한 내역설명으로 각 행위가 시행된 이유 등의 내역설명을 700 byte(한글 350자) 이내로 자유롭게 작성 가능하다.

이해하기 쉽게 정리하자면, 지각과민처치 시 'SE-bond 도포'와 같은 간단한 내역설명은 명세서단위 내역설명을 넣든 줄번호단위 내역설명을 넣든 큰 상관이 없지만 추가 근관을 발견한 경우나 후속 영구치가 없는 유치에 근관확대, 근관성형 등을 시행하여 조정 가능성이 매우 높은 진료를 한 경우에는 줄번호단위 내역설명(행위별 내역설명)을 넣는 것을 권장한다.

〈덴트웹 프로그램에서 내역설명 입력 순서〉

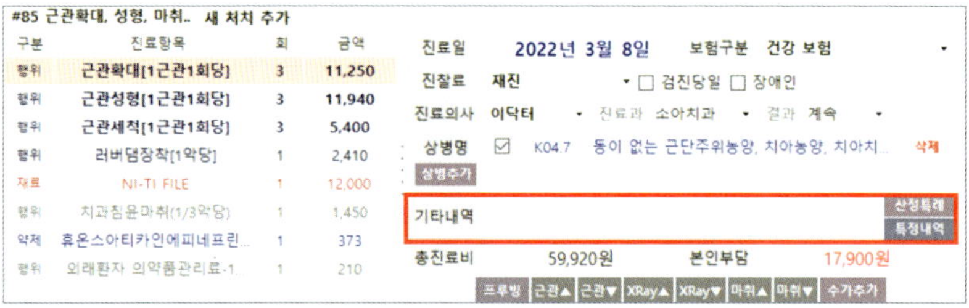
#85 근관확대, 성형, 마취.. 새 처치 추가
구분 진료항목 회 금액
행위 근관확대[1근관1회당] 3 11,250
행위 근관성형[1근관1회당] 3 11,940
행위 근관세척[1근관1회당] 3 5,400
행위 러버댐장착[1악당] 1 2,410
재료 NI-TI FILE 1 12,000
행위 치과침윤마취(1/3악당) 1 1,450
약제 휴온스아티카인에피네프린.. 1 373
행위 외래환자 의약품관리료-1. 1 210
진료일 2022년 3월 8일 보험구분 건강 보험
진찰료 재진 검진당일 장애인
진료의사 이닥터 진료과 소아치과 결과 계속
상병명 K04.7 농이 없는 근단주위농양, 치아농양, 치아치.. 삭제
상병추가
기타내역
산정특례
특정내역
총진료비 59,920원 본인부담 17,900원
프루빙 근관▲ 근관▼ XRay▲ XRay▼ 마취▲ 마취▼ 수가추가

• 기타내역 부분을 클릭하면 내역설명을 입력할 수 있는 창이 뜬다.

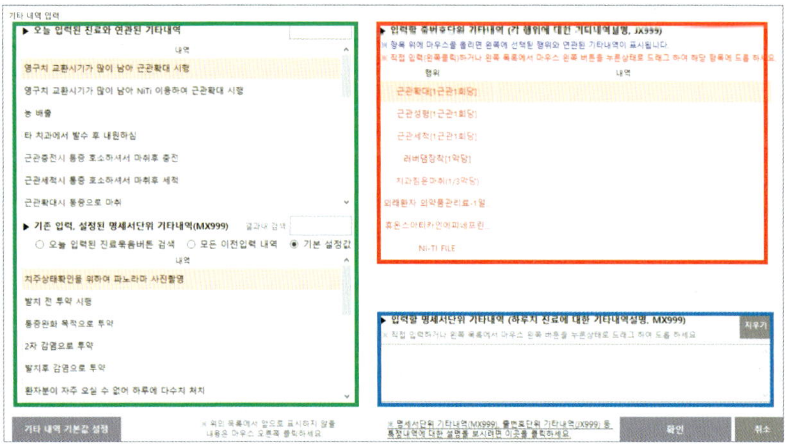

초록색 박스: 연관되거나 이전에 사용했던 내역설명의 목록

빨간색 박스: 진료 행위별 내역설명 입력 칸(JX999)

하늘색 박스: 전체 진료에 대한 내역설명 입력 칸(MX999)

• 유치의 근관확대 및 근관성형은 내역설명을 입력하지 않으면 조정 가능성이 매우 높은 진료내역이므로 빨간색 박스(줄번호단위 기타내역)에 내역설명을 입력한다.

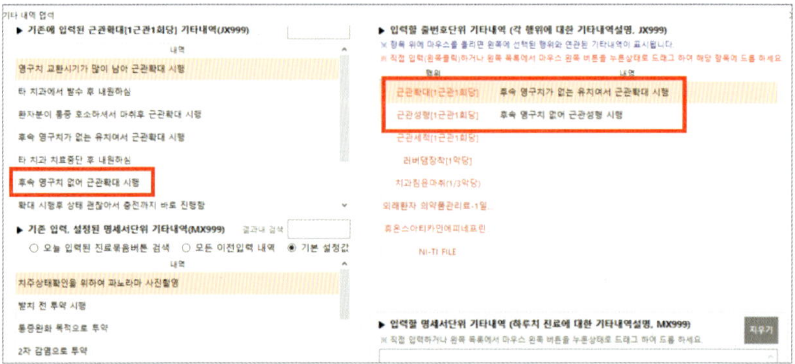

• 빨간 박스 부분에서 내역설명을 넣고자 하는 진료내역(예시에서는 근관확대)에 마우스를 가져가면 초록색 박스 부분에 여러 내역이 뜨는데 그중에서 알맞은 내용이 있다면 왼쪽 버튼을 누른 상태로 드래그해서 빠르게 입력할 수 있다. 알맞은 내용이 없다면 내역설명을 직접 입력하고 확인을 누른다.

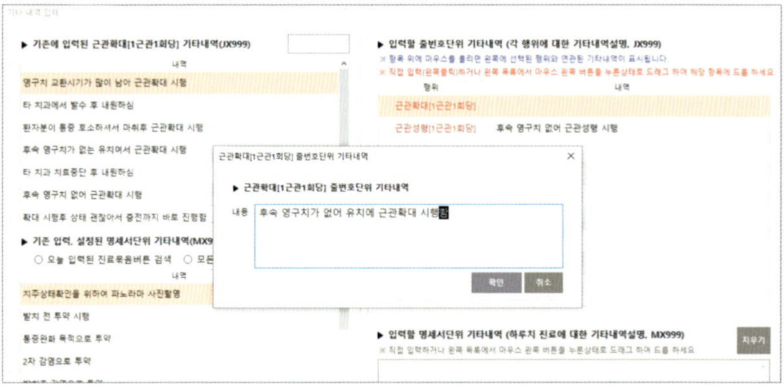

• 내역설명을 전부 입력한 후 우측 하단의 확인 버튼을 누르면 청구화면에서 내역설명이 입력된 것을 확인할 수 있다.

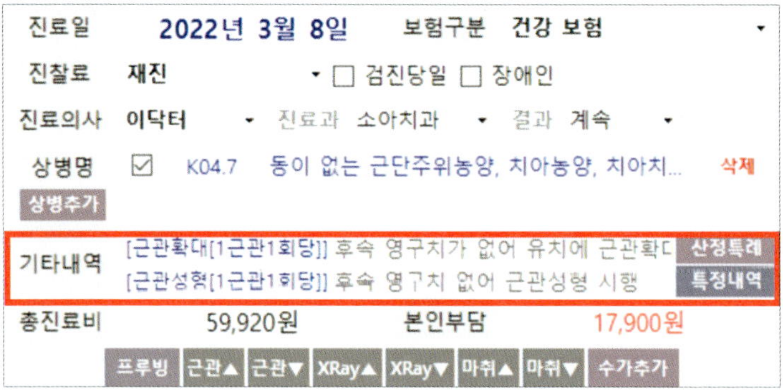

- 기타내역에 선택한 내역설명이 입력된 것을 확인할 수 있다.

② 파노라마 특수(악관절 파노라마, TMJ 파노라마)

악관절의 전반적인 진단을 위한 방사선 촬영이다.

<table>
<tr><td>차트 예시</td><td>

진료일	치아번호	처치내역
6/11	87	78 (하악)	**C.C 입 벌릴 때마다 턱이 아파요.** Dx. 턱관절 내장증 개구, 폐구 시 통증 및 잡음 호소 악관절 파노라마 촬영-과두 변형 확인됨. 한 달 전 촬영한 파노라마 있음. * 오늘 시간 안 되셔서 측두하악장애분석검사 예약 도와 드림 N) 내일 측두하악장애분석검사 Dr.이

</td></tr>
<tr><td>상병명</td><td>[K07.60 턱관절 내장증] [K07.61 턱관절잡음]
[K07.62 턱관절의 재발성 탈구 및 아탈구] [K07.65 턱관절의 퇴행성 관절병]
[K07.66 저작근 장애] [K07.68 기타 명시된 턱관절 장애]
[S03.4 턱의 염좌 및 긴장]: 외상으로 인한 턱 통증</td></tr>
<tr><td>순서</td><td>① 진료일자를 확인한다.
② 초진인지 재진인지 확인한다.
③ 치아번호를 선택한다(치식이 없어 보통 양측 상악 대구치 7, 8번이나 하악 대구치 7, 8번을 선택한다. 상악 대구치 치식을 클릭한다 해도 문제가 되지는 않는다).
④ 악관절 촬영을 클릭하고 상병명을 적용한다.
⑤ 내역설명에 [측두하악관절 부위 진단을 위해 촬영]을 작성한다.</td></tr>
<tr><td colspan="2">청구화면</td></tr>
</table>

〈덴트웹 프로그램 버튼과 입력된 화면〉

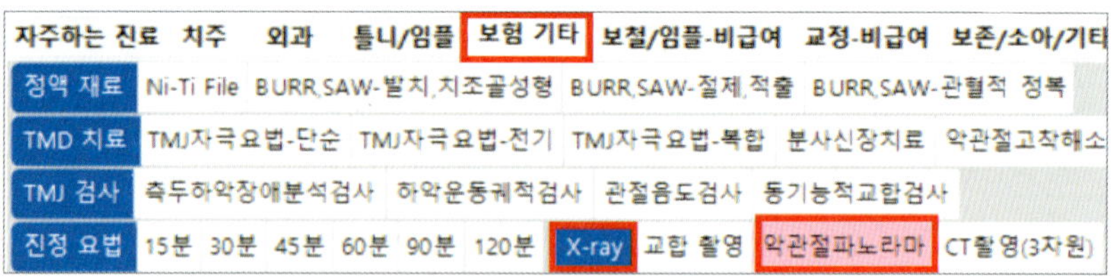

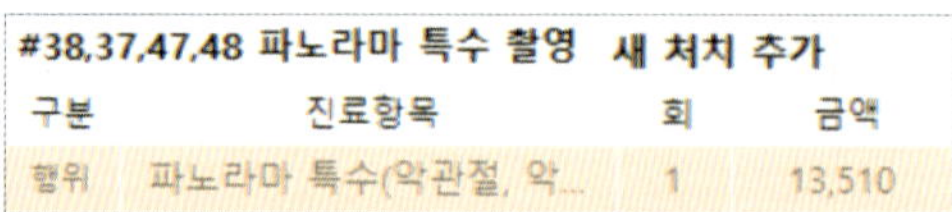

* 보험 기타 → X-ray → 악관절파노라마

〈두번에 프로그램 버튼과 입력된 화면 〉

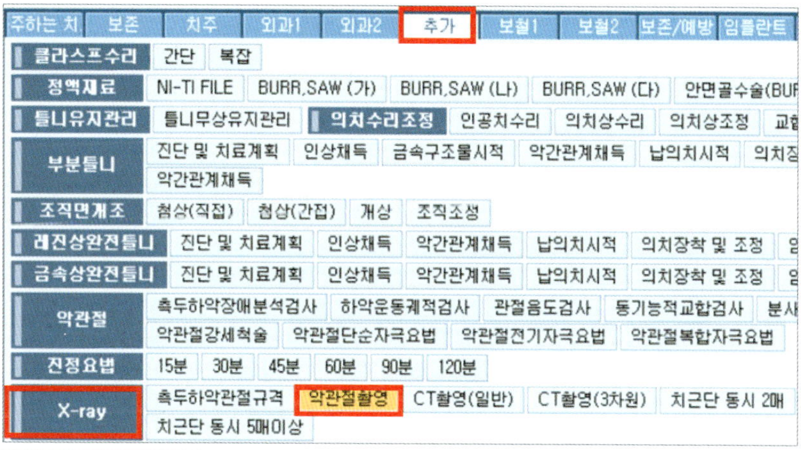

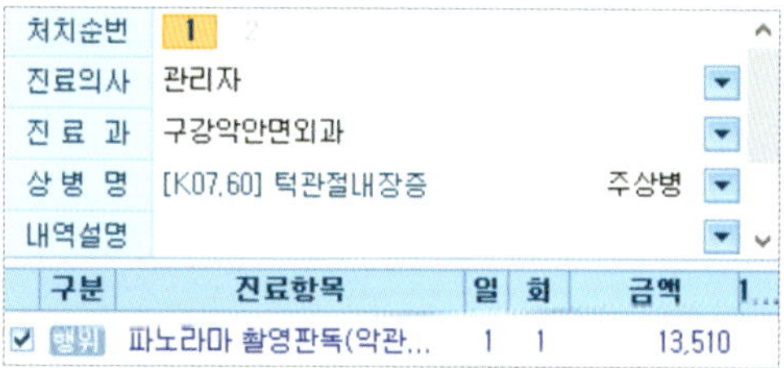

* 추가 → X-ray → 악관절촬영

알아두면 쓸모 있는 산정기준

악관절 파노라마 촬영 산정기준

- 개구, 폐구 시 양측 관절 부위를 촬영하는 방법으로 4매의 결과물을 얻는다.
- 파노라마 일반과 동시 시행하더라도 각각 100% 산정 가능하다.
- 일반적인 파노라마 촬영 기계로 촬영이 가능하다.

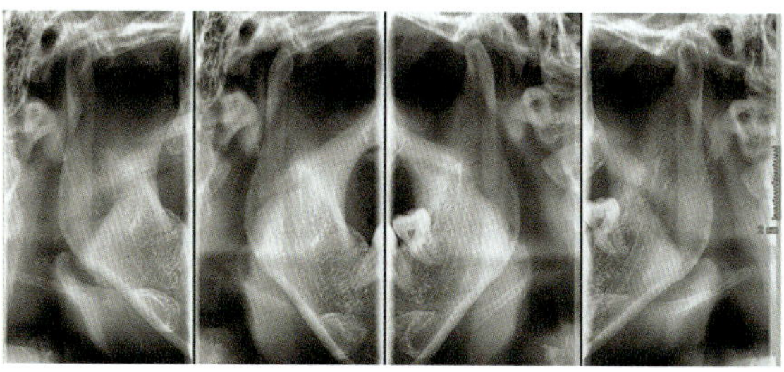

악관절 파노라마 촬영 산정 시 주의사항

측두하악관절규격촬영*과 혼동하지 않도록 한다(촬영 방법과 비용이 다르다).

행위	파노라마 특수(악관절, 악...	1	13,510
행위	측두하악관절규격촬영	1	17,270

※ 두번에 프로그램 같은 경우 버튼이 나란히 있으니 특히 더 주의하도록 한다.

기초 치과 용어*

측두하악관절규격촬영

- 개구, 폐구 시의 하악과두의 위치와 측두하악 관절의 운동 정도를 평가하고 골변화의 양상을 확인하기 위한 촬영이다.
- 촬영 결과로 6-8매를 얻을 수 있으며 촬영을 위해서는 별도의 장비가 필요하다.

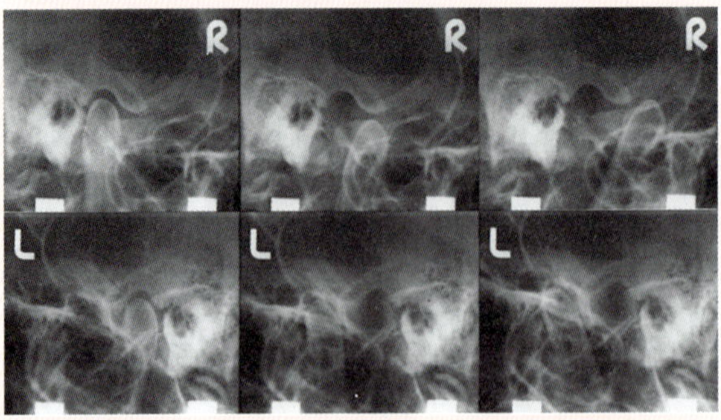

출처: https://blog.naver.com/kimjinhee1230/222235256753

③ Cone Beam CT 촬영

치근단, 파노라마 촬영으로는 진단이 불충분할 때 시행하는 단층영상진단 촬영이다.

차트 예시

진료일	치아번호	처치내역
6/11	┘8 (하악 우측 8)	**C.C 사랑니가 또 불편해요.** Dx. 하악 제3대구치의 매복 지난번 촬영한 파노라마상에서 매복치 치근과 하치조신경관이 겹쳐 보여 CT 촬영 필요 Cone beam CT taking (판독소견서 작성 완료) – 식사 전이라고 하셔서 식사하시고 다시 오시기로 N) #38 s/ext Dr.이

상병명

[K01.163 상악 제3대구치의 매복] [K01.173 하악 제3대구치의 매복]
[S02.55 치근의 파절]: 근관치료 중 치근 파절이 의심되는 경우 주로 쓰인다.
(타액선 결석이나 치근낭, 측두하악관절 부위를 촬영하는 경우에는 관련 상병을 선택한다)

순서

① 진료일자를 확인한다.
② 초진인지 재진인지 확인한다.
③ 치아번호를 선택한다
④ 케이스에 따라 CT 촬영 일반(또는 3차원)을 클릭하고 상병명을 적용한다.
⑤ 내역설명에 [파노라마상에서 매복치 치근이 하치조신경관(또는 상악동)과 겹쳐 보여 촬영]이라고 작성한다.

청구화면

〈덴트웹 프로그램 버튼과 입력된 화면〉

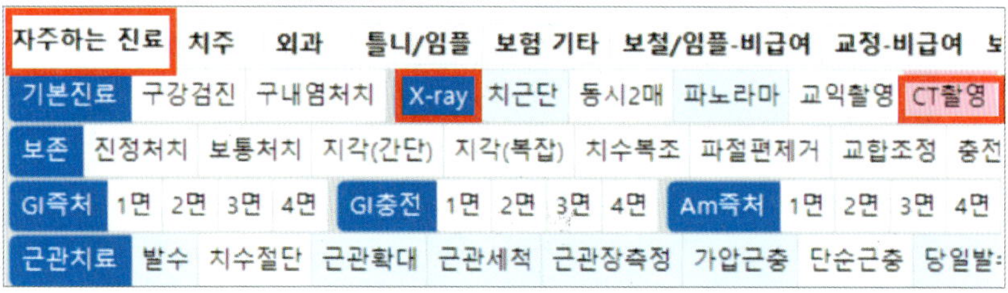

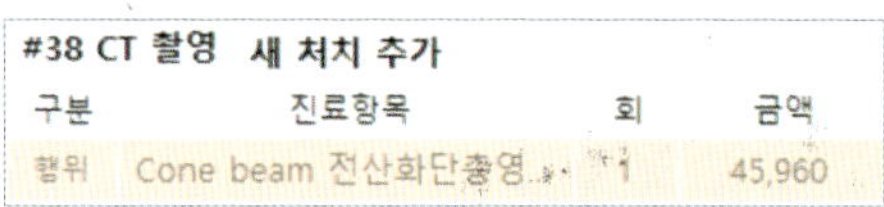

* 자주하는 진료 → X-ray → CT촬영

〈두번에 프로그램 버튼과 입력된 화면〉

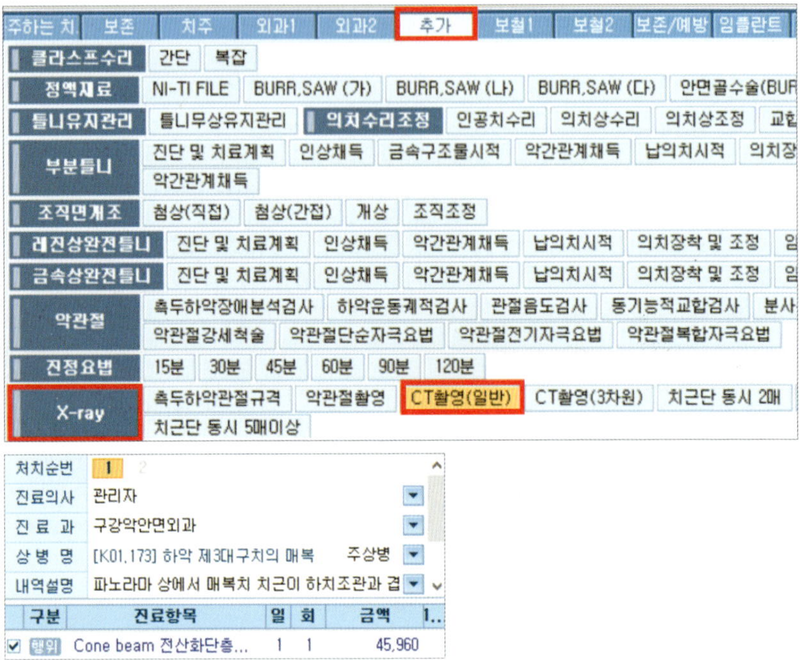

* 추가 → X-ray → CT촬영(일반)

알아두면 쓸모 있는 산정기준

Cone Beam CT 촬영 산정기준

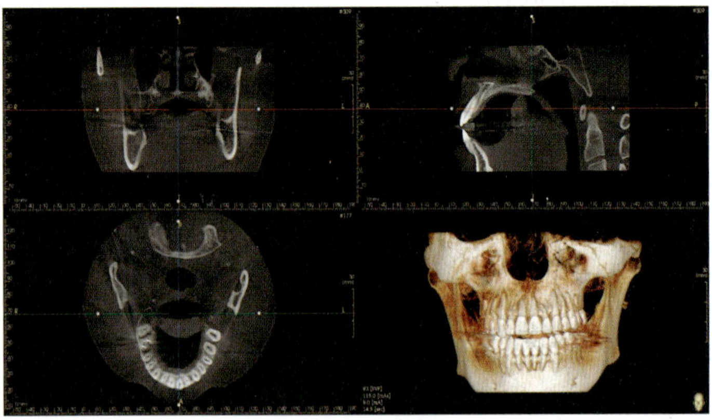

- 근관치료 시 일반적인 경우와 다르게 계속적으로 통증을 호소하는 경우
- 치근단절제술이나 치아재식술 시 병소가 하치조관이나 상악동, 이공 부위에 위치하여 정확한 진단이 필요한 경우
- 완전매복치
- 매복된 제3대구치가 파노라마상에서 치근이 하치조신경관이나 상악동과 겹쳐 보여 발치 시 위험도가 높은 경우
- 급성 외상에 의한 치아의 함입 등으로 계승치아에 영향을 미칠 것이 우려되는 경우
- 3치관 크기 이상의 치근낭
- 타액선 결석
- 낭종 또는 염증성 질환
- 강직과 감별진단을 요하는 심한 개구제한, 스플린트 치료에 반응하지 않는 측두하악장애, 골변화를 동반한 관절염(퇴행성, 류마티스성, 감염성) 및 과두 형태의 이상

Cone beam CT 산정 시 주의사항

- 2023년 건강보험심사평가원의 선별집중 심사항목으로 정해진 만큼 산정기준에 맞는 촬영 및 산정이 중요하다.
- 촬영 후 연계 처치가 없으면 조정 가능성이 높다. 촬영한 다음 달에 내원하여 조정되는 경우 재심사 조정청구를 통하여 인정받을 수 있다.
- 판독소견서는 바로 작성이 원칙이나 어려울 경우 청구 전까지는 반드시 작성하도록 한다.
- 판독소견서가 없다면 촬영료(70%)만 인정된다(자료요청이나 현지조사 시).

* CT 촬영은 일반 촬영과 3차원 촬영이 있다. 매복치 위치 확인을 위한 CT인 경우에는 일반으로 산정해야 하며 3차원으로 청구 시 조정된다.

참고

덴트웹으로 판독소견서 작성하는 법

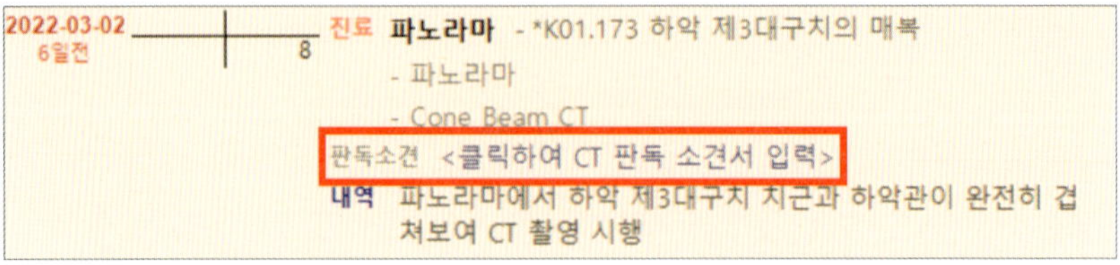

① CT 촬영을 입력하면 판독소견 〈클릭하여 CT 판독소견서 입력〉이 자동 생성된다.

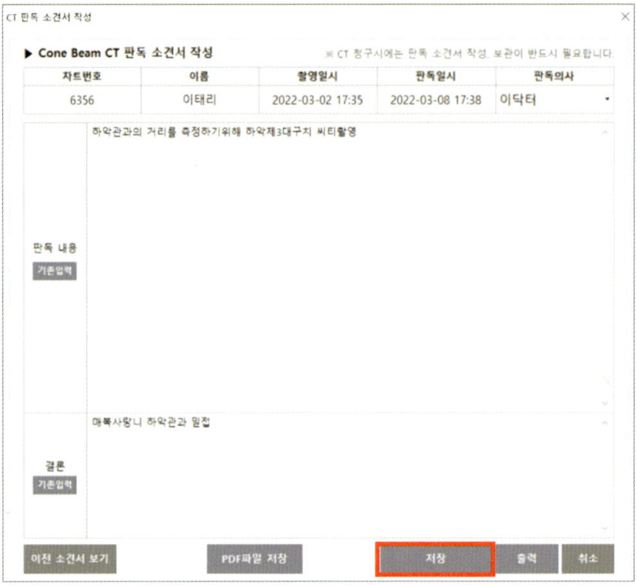
CT 판독 소견서 작성
▶ Cone Beam CT 판독 소견서 작성
※ CT 청구시에는 판독 소견서 작성, 보관이 반드시 필요합니다.
차트번호 이름 촬영일시 판독일시 판독의사
6356 이태리 2022-03-02 17:35 2022-03-08 17:38 이닥터
판독 내용
기존입력
하악관과의 거리를 측정하기위해 하악제3대구치 씨티촬영
결론
기존입력
매복사랑니 하악관과 밀접
이전 소견서 보기
PDF파일 저장
저장
출력
취소

② 클릭한 후 판독소견서를 작성한 후 저장을 누른다.

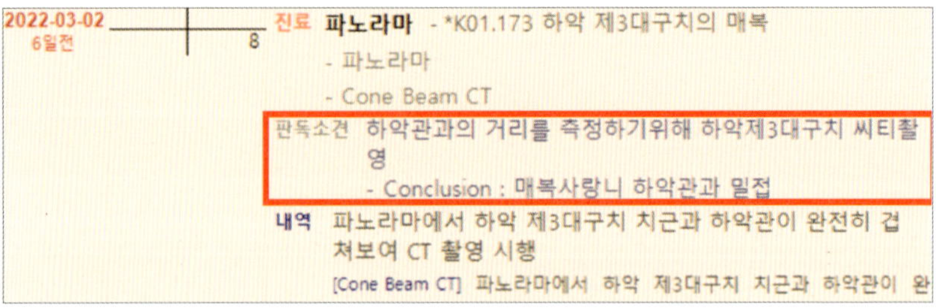

③ 저장 완료되면 판독소견서의 내용과 결론을 차트상으로 확인 가능하다.

덴트웹에서 방사선 발생장치 사용대장 목록에 전자서명하는 법

* 전자서명이란?

의료법 제23조(전자의무기록)에 따르면 의료인이나 의료기관 개설자는 진료기록부 등을 「전자서명법」에 따른 전자서명이 기재된 전자문서(이하 '전자의무기록'이라 한다)로 작성·보관할 수 있다.

전자의무기록(전자차트)에 진료기록을 작성한 이후 전자서명을 하지 않았을 경우 진료기록을 작성하지 않은 것으로 간주하여 의료법 제66조에 의해 면허정지 15일 처분을 받을 수 있다. 때문에 진료기록 작성이 완료되었을 경우 전자서명을 꼭 하도록 해야 한다.

- 전자서명을 위해서는 치과의사 본인의 계정으로 로그인을 해야 하며 '개인 범용 공동인증서'를 발급받아야 한다(인터넷 뱅킹 사이트의 인증센터 혹은 한국정보인증과 같은 기관에서 발급 가능하며 1년에 4,400원의 비용이 발생한다).
- 전자서명을 완료하기 위해서 '개인 범용 공동인증서' 비밀번호를 입력하면 전자서명이 완료되는데, 발급받은 개인 범용 공동인증서를 덴트웹 프로그램에 등록하면 전자서명 시에 인증서의 비밀번호 대신 전자서명용 PIN을 입력하여 진행할 수 있다.

① 덴트웹 상담에서 전자서명 아이콘을 클릭한다.

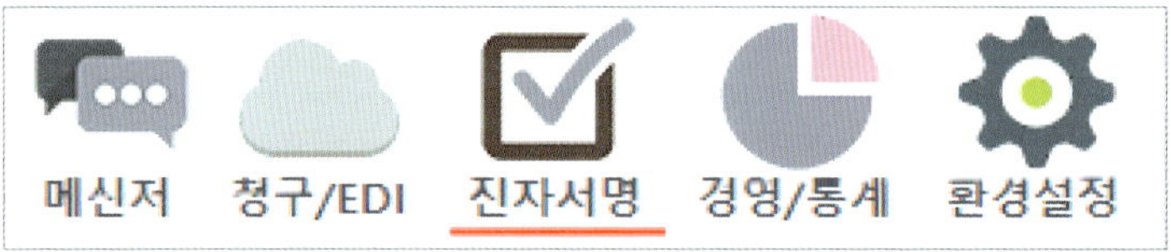

② 기간을 지정하여 [전자서명 불일치, 미서명 진료 기록에 일괄 전자서명] 버튼을 눌러 전자서명을 완료한다.

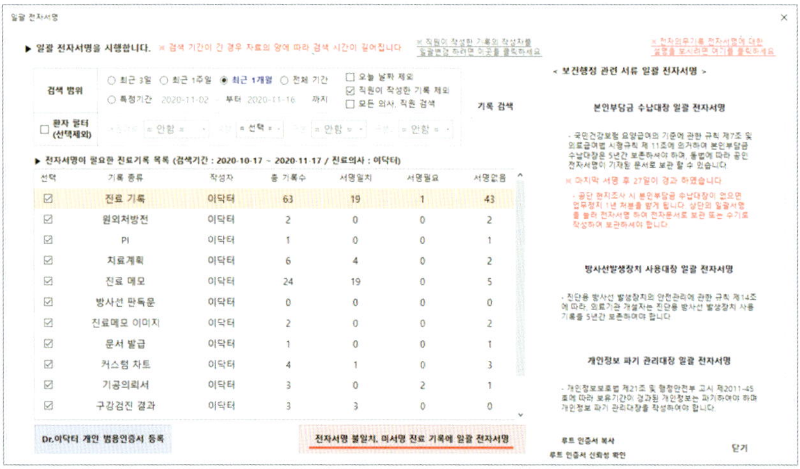

선택	기록 종류	작성자	총 기록수	서명일치	서명필요	서명없음
☑	진료 기록	이닥터	63	19	1	43
☑	원외처방전	이닥터	2	0	0	2
☑	PI	이닥터	1	0	0	1
☑	치료계획	이닥터	6	4	0	2
☑	진료 메모	이닥터	24	19	0	5
☑	방사선 판독문	이닥터	0	0	0	0
☑	진료메모 이미지	이닥터	2	0	0	2
☑	문서 발급	이닥터	1	0	0	1
☑	커스텀 차트	이닥터	4	1	0	3
☑	기공의뢰서	이닥터	3	0	2	1
☑	구강검진 결과	이닥터	3	3	0	0

* 전자차트뿐 아니라 방사선 발생장치 사용대장 목록 또한 전자서명을 해야 한다.

- 진단용 방사선 발생장치의 안전관리에 관한 규칙 제14조에 따라, 의료기관 개설자는 진단용 방사선 발생장치 사용 기록을 5년간 보존하여야 한다. 전자의무기록으로 사용대장을 저장하고자 한다면 전자서명이 반드시 필요하다. 지면으로 작성 시 도장이나 서명을 하는 것과 같은 맥락이다.
- 이때 치과의사의 계정으로 로그인해야 전자서명이 가능하며 이때 범용인증서로만 서명이 가능하다.
- '일괄 전자서명' 창에서 [방사선 발생장치 사용대장 일괄 전자서명] 버튼을 클릭하면 아래와 같은 창이 나타난다.

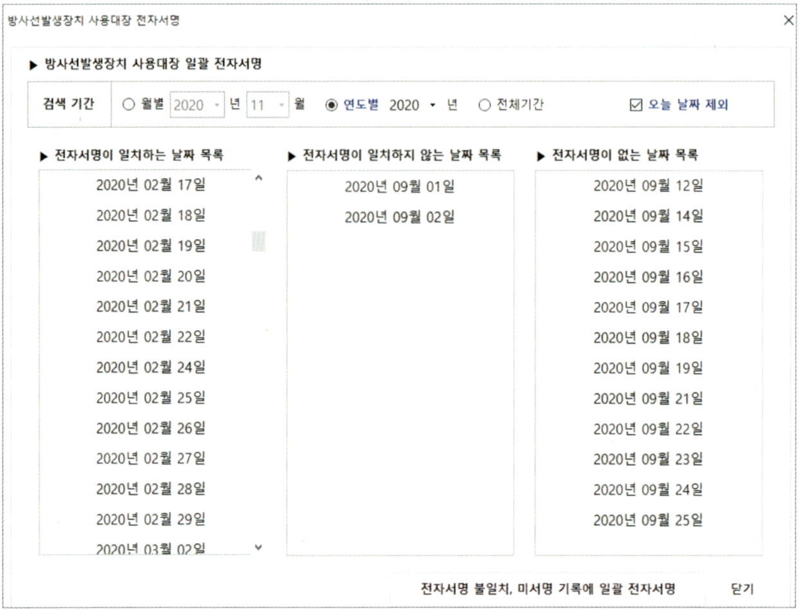

- 방사선 발생장치 사용대장은 보험 청구내역을 검색하면 자동 생성된다. 비급여 진료로 인해 사용한 방사선 발생장치 내역은 직접 추가해야 한다.
- 날짜를 클릭하면 해당 날짜의 방사선 발생장치 사용내역이 나타나며, 각 내역을 클릭하여 사용내역의 수정/삭제가 가능하다.

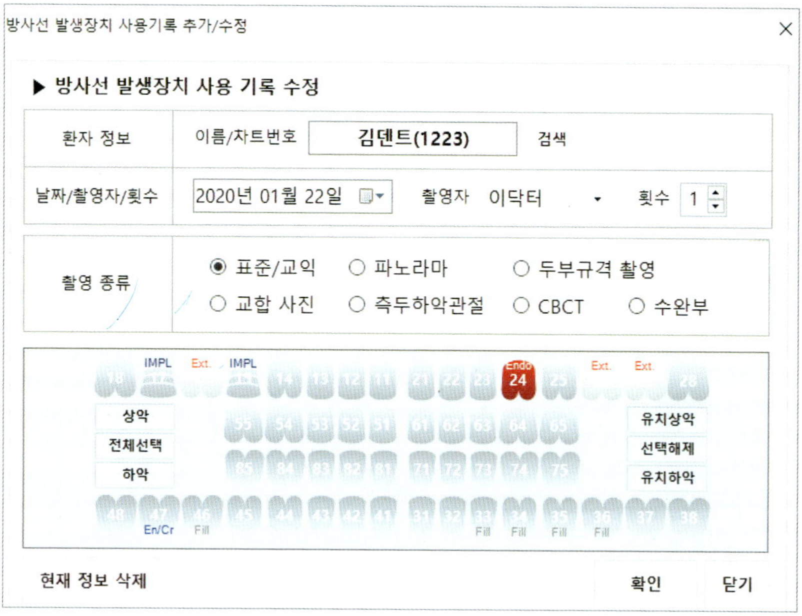

- 방사선 발생장치 사용내역의 추가는 경영/통계– 보건행정 관련 서류– 방사선 발생장치 사용대장에서 확인할 수 있다.
- [전자서명 불일치, 미서명 진료 기록에 일괄 전자서명] 버튼을 클릭하여 전자서명을 시행할 수 있다.
- 전자서명을 시행한 후 방사선 발생장치 사용대장이 수정되면 서명이 불일치하게 되며, 수정한 기록도 남게 된다.

CHAPTER 03

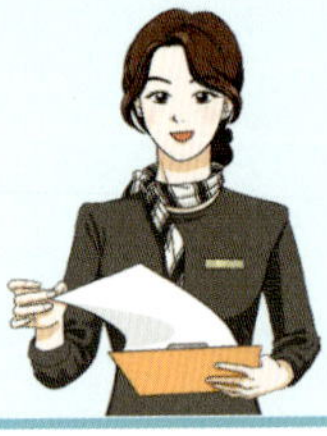

통증 없는 치료를 위한 마취

치과에 내원하는 대부분의 환자들은 마취에 대한 두려움을 가지고 있다. 따라서 데스크 스탭에게 마취 관련 질문을 많이 하게 되는데, 치과종사자로서 전문적인 답변을 하기 위하여 치과 마취의 종류와 특징에 대해서 알아두도록 하자.

① 도포마취

- 치료를 진행할 부위에 연고처럼 바르거나 가글을 진행하는 방식
- 잇몸(연조직) 표면에만 마취가 되고, 마취 강도가 약하며 지속 시간이 짧다.
- 보통 10-20분 정도 지속되기 때문에 실제 치료를 위해 사용하기보다 마취주사의 바늘이 들어갈 부위에 미리 도포하여 바늘이 들어가는 순간의 통증을 줄이고, 스케일링 전 가글마취를 통해 스케일링 시 잇몸 자극이나 치아의 민감증을 감소시키기 위해 사용한다.

1) 겔 타입

① 사용법

- 사용하기 전에 환자에게 물양치를 하도록 설명하고, 필요시 마른 거즈 등으로 닦아내어 적용 부위와 그 주변을 건조시킨다.
- 면봉이나 솜을 이용하여 마취가 필요한 지점에 도포한다.

- 도포 후 기다리는 동안 침을 뱉는 것은 가능하나, 물로 헹구지 않도록 한다.
- 추가적인 주사 타입의 마취가 필요하면 1-3분 정도 대기 후 시행한다.

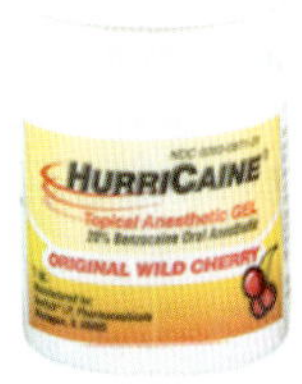

겔 타입의 도포마취제

출처 및 제품정보: 약학정보원 / 한국유니팜(Unipharm Korea) 수입사의 허리케인 겔(Hurricane Gel)

② 적용법

- 충치치료, 발치, 미니스크류, 임플란트 식립 등 모든 치료 전 마취 시 적용이 가능하다.
- 전달마취, 침윤마취 전에 마취 주사를 놓을 부위에 도포한다.
- 임산부 사용 시 주의가 필요하다. 임신 중의 투여에 관한 안전성은 확립되어 있지 않기 때문에 임부 또는 임신하고 있을 가능성이 있는 여성에는 치료상의 유익성이 위험성을 상회한다고 판단되는 경우에만 적용한다.

2) 스프레이 타입

① 사용법

- 사용하기 전에 구강내를 깨끗이 세척하고 탈지면 등으로 닦아내어 적용부위와 그 주변을 건조시킨다.
- 마취가 필요한 부위에 1-5회 정도 분무한다.
- 마취효과는 1-2분 후에 기다리면 나타난다. 기다리는 동안 침을 뱉는 것은 가능하나, 물로 헹구지 않도록 한다.
- 추가적인 주사 타입의 마취가 필요하면 시행한다.

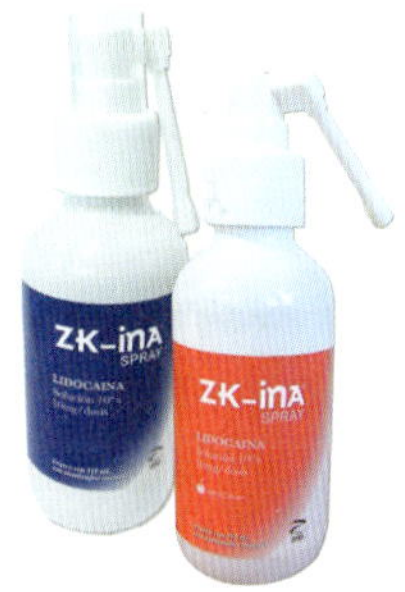

스프레이 타입의 도포마취제

출처 및 제품정보: 약학정보원 / 일청덴탈약품(Ilchung Dental)의 제트케이나스프레이액(ZK-INA. SPRAY SOLUTION)

② 적용법

- 충치치료, 발치, 미니스크류, 임플란트 식립 등 모든 치료 전 마취 시 적용이 가능하다.

- 전달마취, 침윤마취 전에 마취 주사를 놓을 부위에 도포한다.
- 임산부 사용 시 주의가 필요하다. 임신 중의 투여에 관한 안전성은 확립되어 있지 않기 때문에 임부 또는 임신하고 있을 가능성이 있는 여성에는 치료상의 유익성이 위험성을 상회한다고 판단되는 경우에만 적용한다.

3) 가글 타입

① 사용법

- 15 ml 정도의 해피카인액을 종이컵에 따라서 환자에게 전달한다.
- 입안에 머금고 1분간 가글을 하며 기다리도록 한다.
- 가글액을 뱉은 후에 침을 뱉는 것은 가능하나, 물로 헹구지 않도록 한다.
- 추가적인 주사 타입의 마취가 필요하면 시행한다.

가글 타입의 도포마취제

출처 및 제품정보: 약학정보원 / 한올바이오파마(HANALL BIOPHARMA)

② 적용법

- 다수 치아의 치료로 인해 여러 부위에 마취 주사를 놓기 전에 적용한다.

  예 전악 치과임플란트 수술, 다수의 충치치료, 치경부 마모증 치료
- 스케일링 전에 마취를 통해 환자의 불편감을 예방한다.
- 임산부 사용 시 주의가 필요하다. 임신 중의 투여에 관한 안전성은 확립되어 있지 않기 때문에 임부 또는 임신하고 있을 가능성이 있는 여성에는 치료상의 유익성이 위험성을 상회한다고 판단되는 경우에만 투여한다. 또한 수유 시에도 안정성이 알려져 있지 않으니 주의한다.

② 주사마취

치과의 국소마취 방법으로 니들(주사침)과 시린지(주사기)를 연결하여 사용하는 마취방법을 말한다. 치과에서 일반적으로 많이 사용하며 전달마취와 침윤마취 방법이 있다.

1) 주사마취에 필요한 재료 및 기구

① 니들(니들팁, Needle, Needle tip)

굵기와 길이에 따라 여러 종류가 있으며 마취할 부위와 치료의 목적에 따라 선택하여 사용한다.

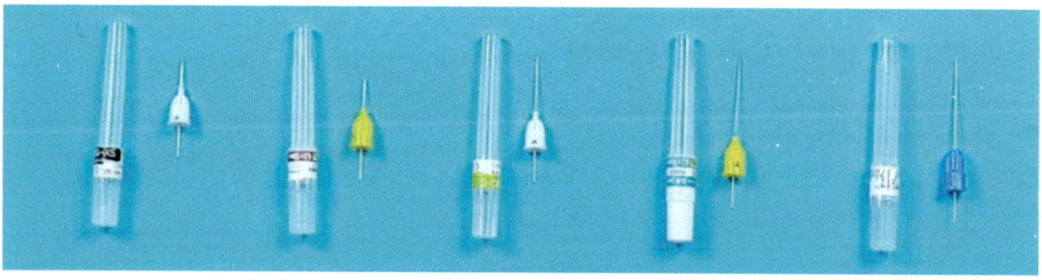

니들팁

② 앰플(Ampul)

- 국소마취제가 들어가 있어서 주사를 놓은 자리의 통각, 압박감, 촉감 등 모든 감각과 일부 운동기능을 일정 시간 동안 차단한다.
- 1회용 앰플로 마취 시린지 안에 넣어 한 번 사용하면 폐기한다.
- 1:10만 에피네프린 함유 2% 리도카인이나 1:10만 에피네프린 함유 4% 아티카인을 주로 사용한다.
- 리도카인은 심한 간질환 환자에게 주의해서 사용하고, 아티카인은 임산부에게 사용하면 안 되며 심한 고혈압 환자의 경우 혈관 수축제인 에피네프린이 함유되지 않은 앰플을 사용한다.

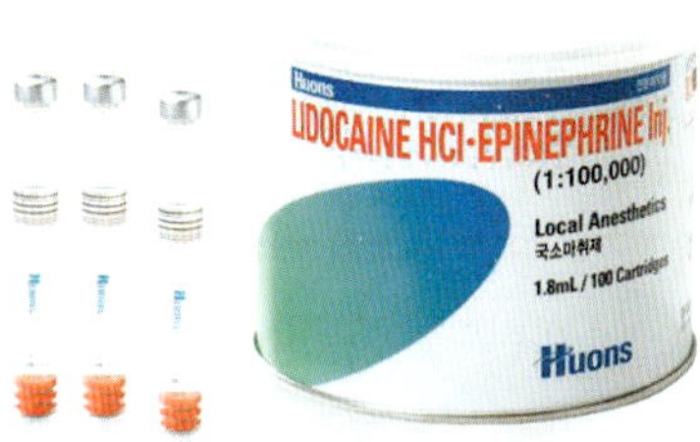

앰플

출처 및 제품정보: 약학정보원 / 휴온스리도카인염산염수화물에피네프린주(1:100,000) Lidocaine HCl 2% Injection (1:100,000) Huons

③ 시린지(Syringe)

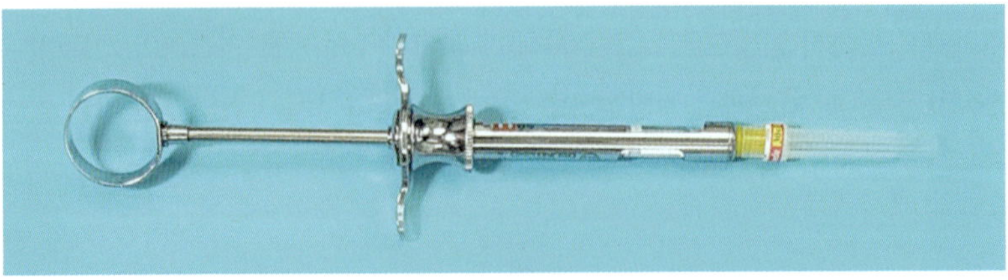

시린지

- 니들과 앰플을 연결하여 조직에 마취제가 주입될 수 있도록 하는 치과 마취용 주사기

2) 전달마취와 침윤마취

① 전달마취

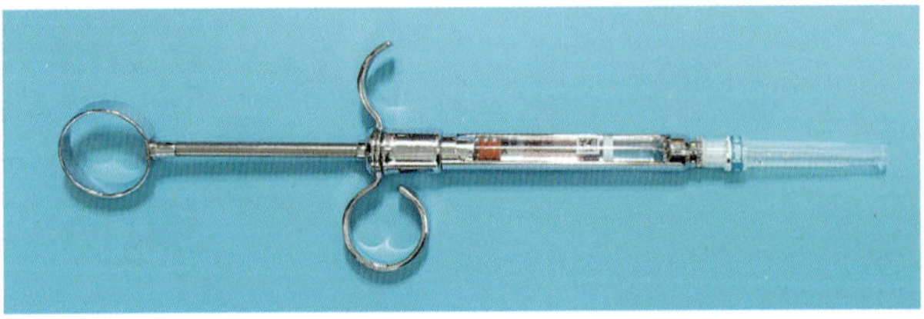

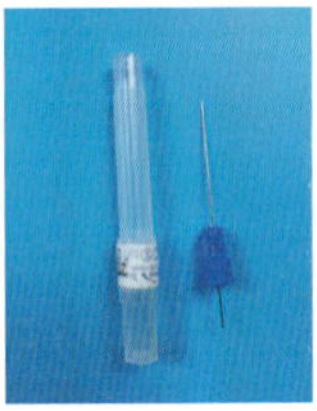

전달마취 준비 예시: Needle – Long (롱 니들), 27G (27 게이지) 사용

- 치료하는 부위를 부분적으로 마취하는 것이 아니라 해당 부위의 신경 전달로 자체에 마취제를 주사하여 해당 신경이 분포된 모든 부위의 감각을 차단시키는 방법
- 여러 치아의 치료, 매복사랑니 발치, 치과임플란트 식립 등을 진행할 경우에 주로 사용된다.
- 상악은 후상치조신경 전달마취법, 하악은 하치조신경 전달마취법을 주로 사용하며 마취가 된 경우 입술과 혀가 모두 얼얼하고 입술이 부은 것 같은 느낌이 들 수 있다.
- 마취는 보통 4–6시간 정도 지속된다(사람에 따라 다름).

② 침윤마취

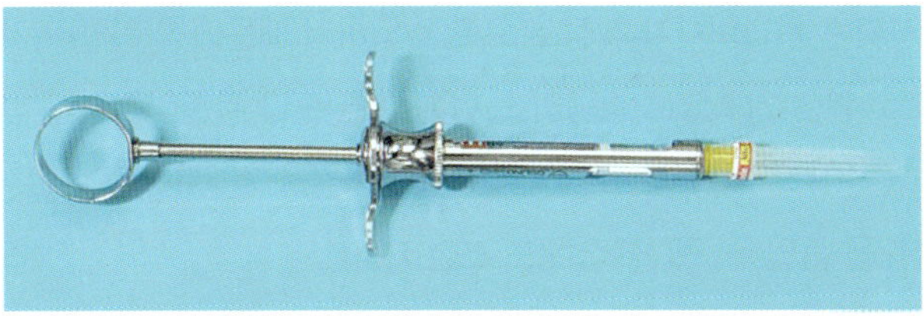
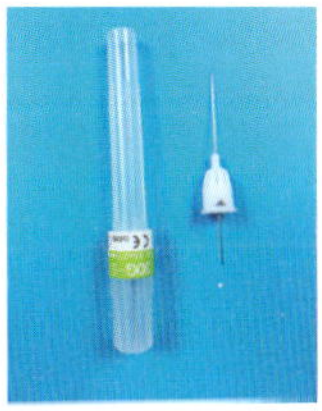

침윤마취 준비 예시: Needle - Short (숏 니들), 30G (30 게이지) 사용

- 치아뿌리끝 신경 주변에 마취 주사침을 직접 놓는 방법으로 충치가 생긴 부분을 제거하거나 간단한 잇몸 문제를 해결할 때와 같이 범위가 작고 간단한 치료 시에 자주 사용되는 방법이다.
- 마취는 보통 2-3시간 정도 마취가 지속된다(사람에 따라 다름).

③ 무통마취

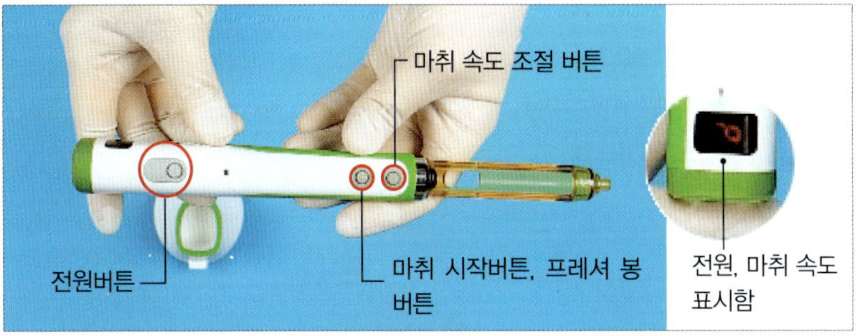

무통마취기

1) 무통마취란?

일정한 압력으로 마취액을 투입하여 통증을 최소화시켜주는 의료 장비인 '무통마취기'를 사용하는 마취방법

2) 무통마취의 원리

- 일반적인 마취주사기는 치과의사가 직접 손으로 주입하기 때문에 약이 들어가면서 조직의 팽창으로 인한 압력으로 통증이 느껴질 수 있으나 무통마취기는 바늘 굵기를 최소화하고 컴퓨터 시스템으로 아주 소량의 약물을 일정한 압력으로 천천히 주입하여 통증을 줄일 수 있다(주입속도 조절 가능).
- 하지만 하악은 상악보다 뼈조직이 치밀하여 수술의 경우 무통마취만으로는 마취 효과가 부족할 수 있어 다른 방법의 주사마취를 이용하여 마취하는 경우도 있다.

3) 그 외 마취의 통증을 줄이기 위한 방법

- 앰플워머: 마취 시 사용하는 앰플을 인체 온도와 비슷한 온도로 따뜻하게 유지하여 주입 시 통증을 줄인다. 특히 추운 실내 온도로 인해 차가워진 마취제가 인체 내에 들어갈 때 마취 통증이 증가하는데 앰플워머는 이를 방지하는 방법이다. 가을이나 겨울에 많이 사용한다.

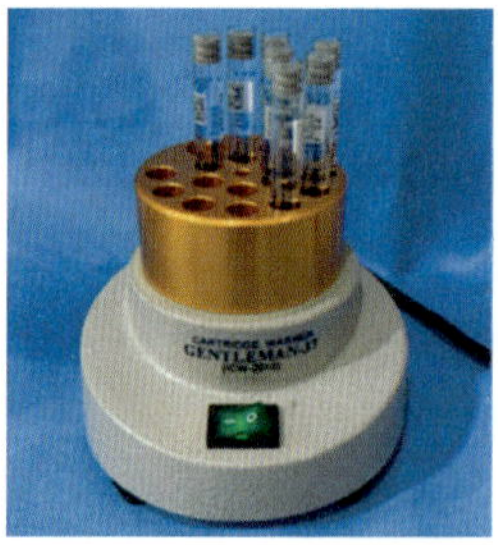

앰플워머

❹ 진정마취(수면마취)

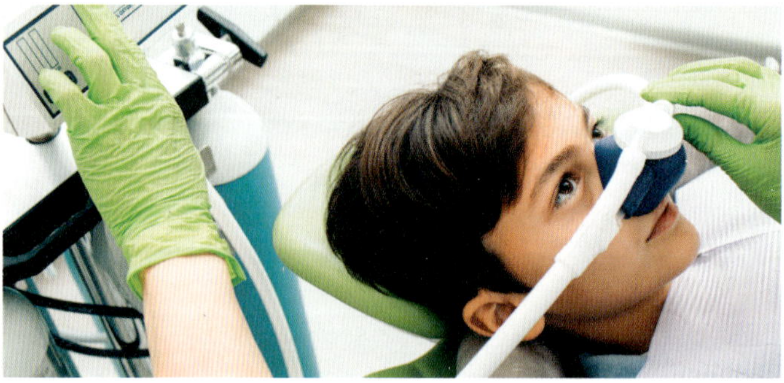

진정마취

- 내적인 불안감과 공포감이 높거나 심신장애가 있거나 구역 반사가 심한 환자에

게 시행한다.

- 진정의 단계에 따라 얕은 진정, 중등도 진정(의식하 진정), 깊은 진정이 있으며 환자의 단계에 따라 진정의 단계를 조절할 수 있다. 치과에서는 중등도 진정인 의식하 진정이 가장 많이 시행된다. 의식을 완전히 잃은 상태가 아니고 통증을 덜 느끼는 가수면 상태로 치료 중 술자의 질문에 대한 환자의 반응을 알 수 있다.
- 기저질환이나 알리지 유무, 과거 병력이나 현재 복용 중인 약물, 그리고 현재 몸 상태에 대한 평가 후 가능하다는 판단이 설 때만 사용할 수 있으며 고령 환자나 심혈관계질환이 있는 경우 특히 주의해야 한다.
- 치료 시 전달마취, 침윤마취 등은 수면마취와 별도로 진행한다.
- 치료 후 바로 활동할 시에 어지러움증을 느낄 수 있어 꼭 보호자와 동반하여 내원하도록 한다.

5 마취 후 주의사항

- 마취를 하게 되면 해당 마취의 지속시간 동안 감각이 제대로 느껴지지 않기 때문에 감각이 완전하게 돌아오기 전까지는 주의가 필요하다(전달마취는 4–6시간 내외, 침윤마취는 2–3시간 내외이나 사람에 따라 다르다).
- 마취된 혀, 입술, 볼, 구강조직을 깨물거나 씹어서 다칠 수 있어 식사는 반드시 마취가 모두 풀린 이후에 해야 한다(뜨거운 음식의 식사나 빨대 사용을 피하고, 대화 시에도 깨물지 않도록 주의한다).
- 특히 소아의 경우 마취 부위를 계속 만져보거나 깨물어 볼 수 있고, 이를 통해 상처가 나거나 다칠 수 있어 이와 같은 행동을 하지 않도록 보호자에게 마취가 풀릴 때까지 관찰 및 지도를 할 수 있도록 강조하여 설명한다.

6 차팅 및 보험 청구

- 마취료 = 행위료(침윤 또는 전달마취) + 약제료 + 의약품관리료로 구성(구성내용 중 한 가지라도 누락되면 마취행위 전체가 조정된다)
- 도포마취의 경우 별도 산정 불가하다.

1) 침윤마취

- 치료를 시행할 치아 주변조직에 마취하는 방법으로 유치, 영구치 그리고 부위 상관없이 산정 가능하다.
- 산정 단위는 1/3악당이며, 인접한 1개의 치아는 해당 1/3악에 포함한다.

예 #14-17 침윤마취 시행한 경우 마취행위 횟수 1로 산정한다.

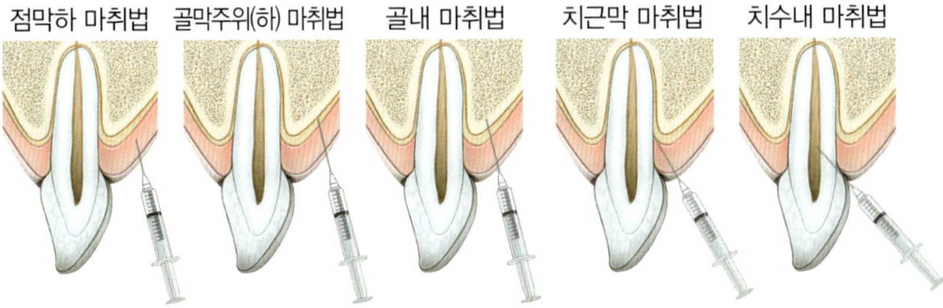

침윤마취의 종류

Q&A

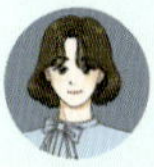

Q1

#17, 12 치아에 보통처치를 시행하기 전 각각 침윤마취를 시행하고 앰플은 2개 사용한 경우 침윤마취의 산정 횟수는 어떻게 되나요?

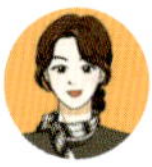

1/3악당 산정 가능하므로 횟수는 2가 됩니다.

〈덴트웹 프로그램 버튼과 입력된 화면〉

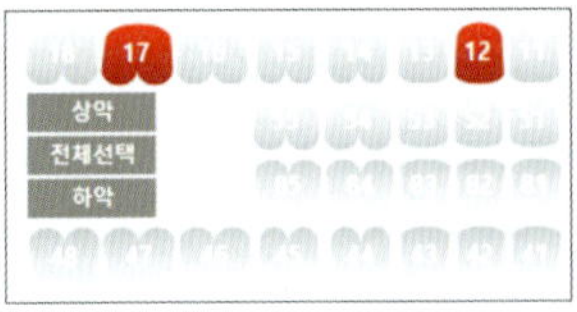

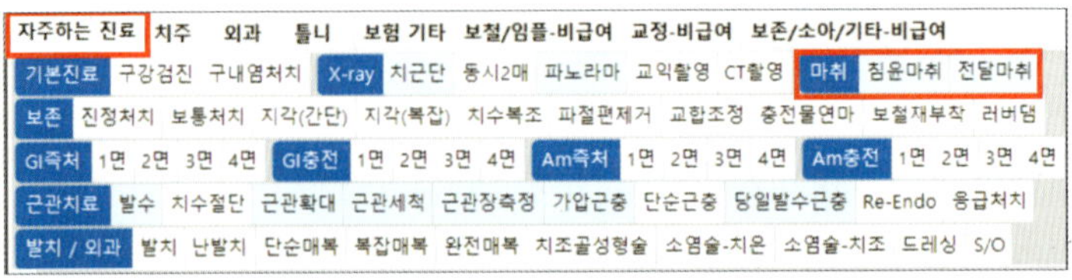

* 자주하는 진료 → 마취 → 침윤마취

#17.12 보통처치 새 처치 추가

구분	진료항목	회	금액
행위	보통처치[1치1회당]	2	2,080
행위	치과침윤마취(1/3악당)	2	2,900
약제	휴온스리도카인염산염수화물-에피네...	2	712
행위	외래환자 의약품관리료-1일분(치과의원)	1	210

〈두번에 프로그램 버튼과 입력된 화면〉

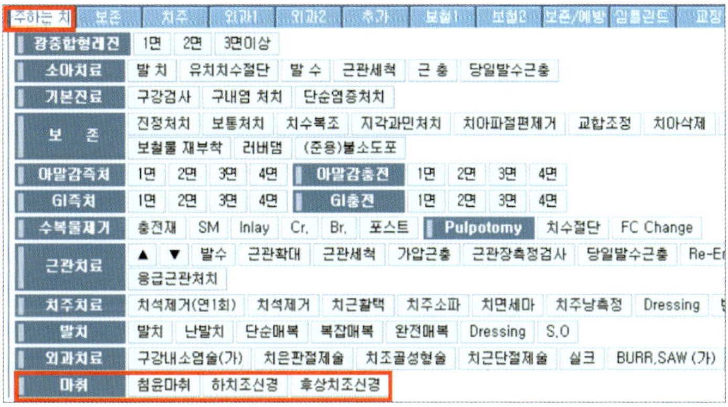

처치순번	1
진료의사	관리자
진 료 과	구강악안면외과
상 병 명	[K04.00] 가역적 치수염 주상병
내역설명	발수 전 치수강개방

구분	진료항목	일	회	금액
✔ 행위	보통처치	1	2	2,080
✔ 행위	침윤마취	1	2	2,900
✔ 약제	리도카인(1:10만)(광명)	1	2	712
✔ 행위	의약품관리료 1일분 (의원)	1	1	210

* 자주하는 치료 → 마취 → 침윤마취

2) 전달마취

- 턱뼈 안쪽의 신경이 뻗어 나가는 부분에 마취제를 주입하여 보다 넓은 부위의 마취를 시행할 때 산정한다.
- 산정 단위는 1/2악당이며, 유치의 경우 상악 치료 시 후상치조신경 전달마취 산정이 불가하다.
- 동일 날짜, 동일 부위에 침윤마취와 전달마취를 동시 시행한 경우 마취행위는 전달마취만 산정 가능하며 침윤마취 시 사용한 앰플은 추가 산정 가능하다.

① 하치조신경 전달마취(= 하치조신경블록마취)

하악 치료 시 시행하는 방법으로 하악 구치부와 하악 유구치부위에 산정 가능하다.

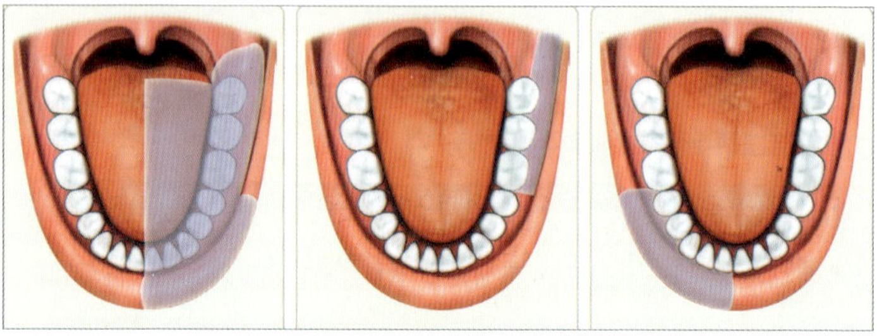

아래턱의 전달마취법에 따른 마취부위

Q&A

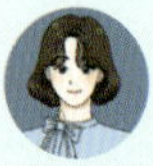

Q1

단순발치를 위해 #47, 37 하치조신경 전달마취를 총 앰플 2개를 사용하여 시행한 경우 전달마취의 산정 횟수는 어떻게 되나요?

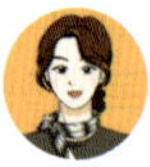

1/2악당 산정하므로 횟수는 2가 됩니다. 만약 #47만 치료할 경우 총 2개의 앰플을 사용하여 하치조신경 전달마취를 했다면 행위료는 1이고, 약제만 2로 하면 됩니다.

〈덴트웹 프로그램 버튼과 입력된 화면〉

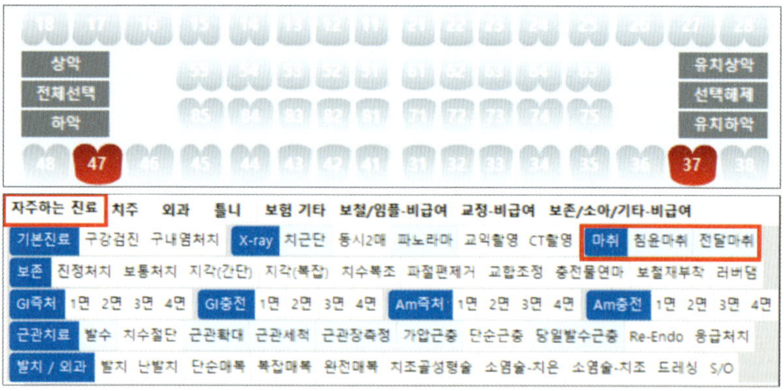

* 자주하는 진료 → 마취 → 전달마취

#37,47 발치 새 처치 추가

구분	진료항목	회	금액
행위	**발치술[1치당]-구치**	**2**	**17,380**
행위	치과전달마취(하치조신경...	2	9,580
약제	**휴온스리도카인염산염수화...**	**2**	**712**
행위	외래환자 의약품관리료-1...	1	210

〈두번에 프로그램 버튼과 입력된 화면〉

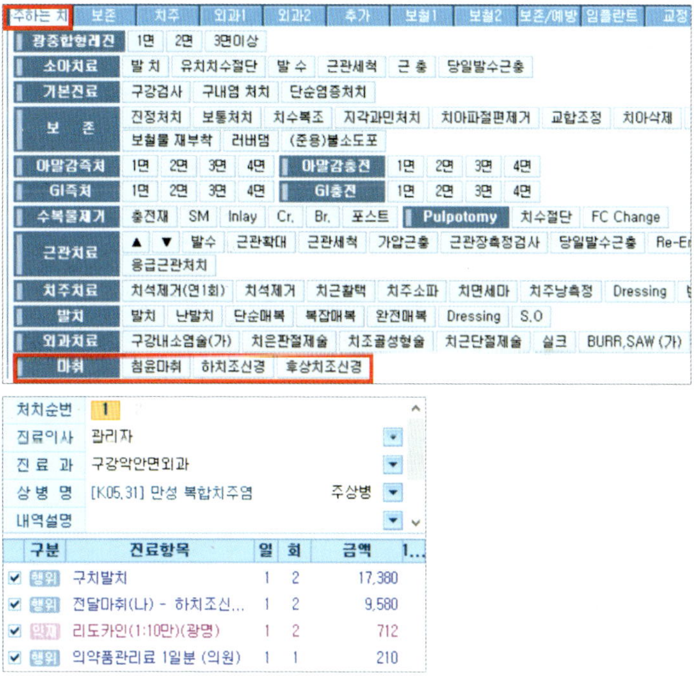

* 자주하는 치료 → 마취 → 하치조신경

② 후상치조신경 전달마취(= 후상치조신경블록마취)

- 상악 치료 시 시행하는 마취방법으로 주로 상악 구치부에 시행한다.
- 유치 상악에는 후상치조신경 전달마취를 산정할 수 없다.

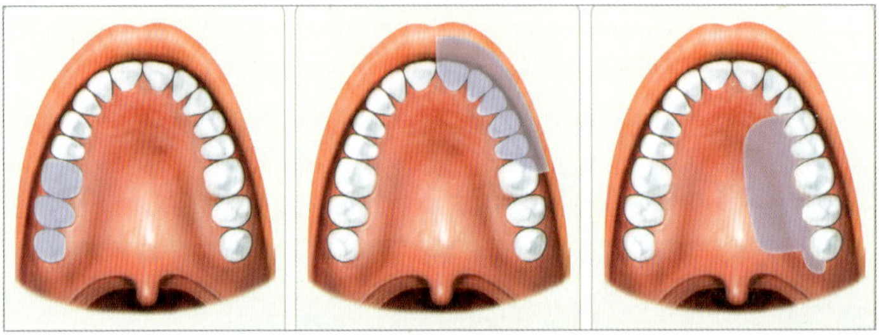

위턱의 전달마취법에 따른 마취부위

Q&A

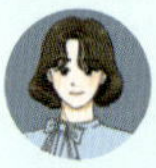

Q1

#13 침윤마취 앰플 1개, #16 후상치조신경 전달마취 앰플 1개를 사용하여 보통처치를 시행하였을 경우 산정방법은 어떻게 되나요?

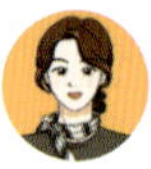

후상치조신경 전달마취 + 2앰플로, #11-13까지 부위가 침윤마취와 전달마취가 중복됩니다. 이때 마취행위는 주된 마취(= 전달마취)만 산정 가능한데, 앰플은 사용한 만큼 산정 가능합니다.

〈덴트웹 프로그램 버튼과 입력된 화면〉

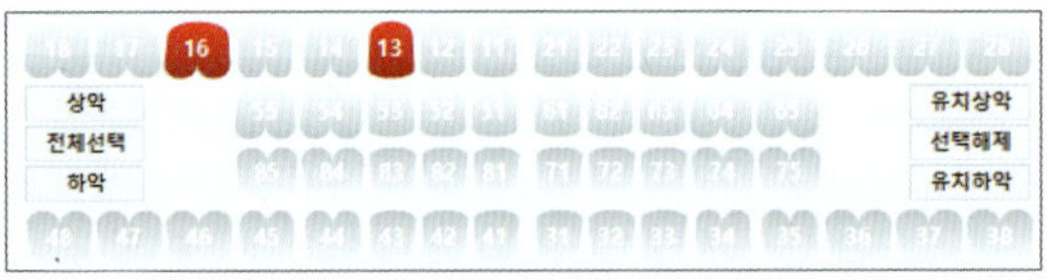

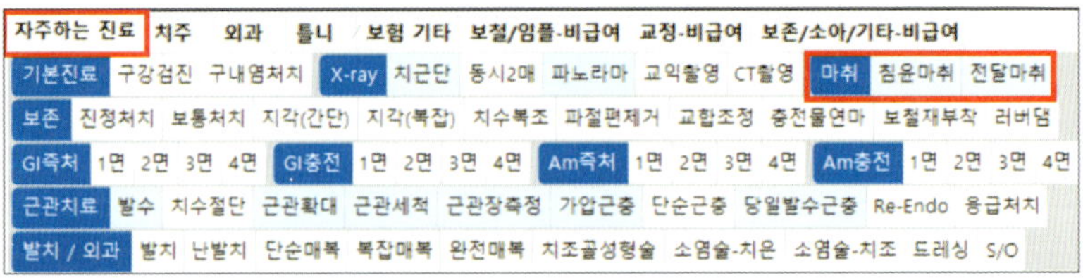

* 자주하는 진료 → 마취 → 전달마취

#17,13 보통처치, 마취 새 처치 추가

구분	진료항목	회	금액
행위	**보통처치[1치1회당]**	**2**	**2,080**
행위	치과전달마취(후상치조신...	1	3,740
약제	**휴온스리도카인염산염수화...**	**2**	**712**
행위	외래환자 의약품관리료-1...	1	210

〈두번에 프로그램 버튼과 입력된 화면〉

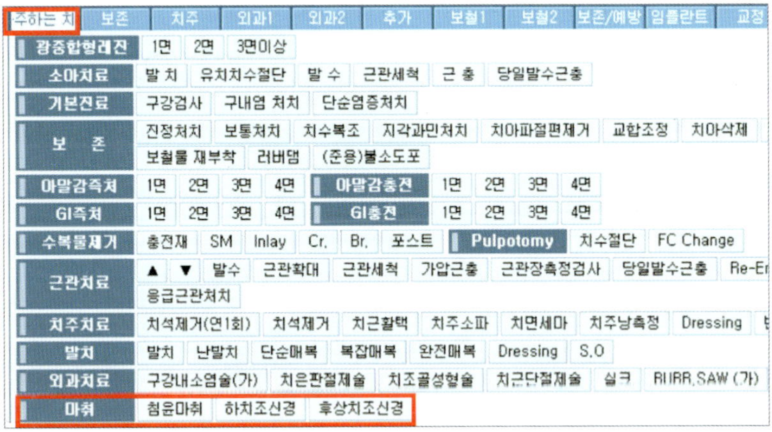

처치순번	1
진료의사	관리자
진 료 과	구강악안면외과
상 병 명	[K02.1] 상아질의 우식 주상병
내역설명	

	구분	진료항목	일	회	금액
✔	행위	보통처치	1	2	2,080
✔	행위	전달마취(가) - 후상치조...	1	1	3,740
✔	약제	리도카인(1:10만)(광명)	1	2	712
✔	행위	의약품관리료 1일분 (의원)	1	1	210

* 자주하는 치료 → 마취 → 후상치조신경

★ 선배의 *Tips!*

전달마취 버튼

덴트웹 프로그램에서는 전달마취 버튼이 한 개로 통합되어 있으며 클릭 시 자동으로 부위에 따라 하치조인지 후상치조인지 구분되어 입력돼요. 두번에 프로그램에서는 하치조신경과 후상치조신경으로 버튼이 나뉘어져 있고요.

두번에(또는 하나로, 원클릭) 등의 프로그램처럼 버튼이 나뉘어져 있는 경우 상·하악의 전달마취를 잘 구분하여 청구해야 해요.

〈두번에 프로그램 마취버튼〉

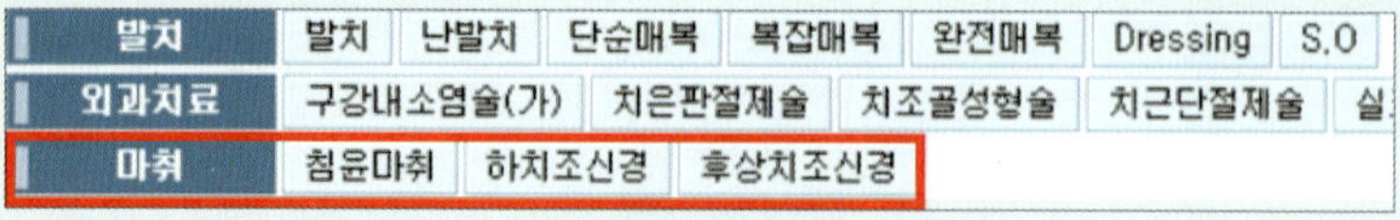

〈덴트웹 프로그램 마취버튼〉

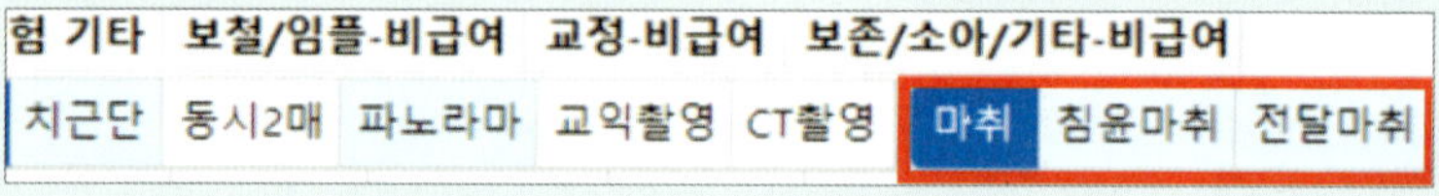

⋯ 계속

* 마취 앰플 개수 추가하는 방법

〈덴트웹 프로그램〉

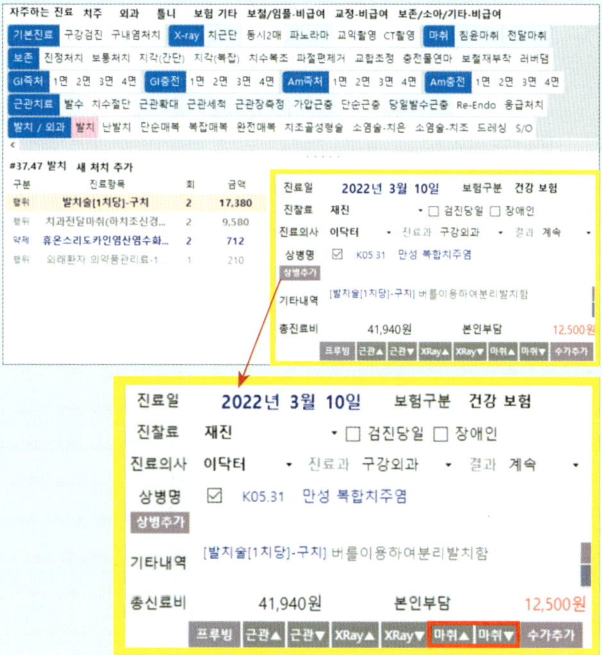

전자차트 화면 오른쪽 하단의 마취▲를 누르면 앰플 수가 증가하고 마취▼를 누르면 앰플 수가 감소하게 됩니다.

〈두번에 프로그램〉

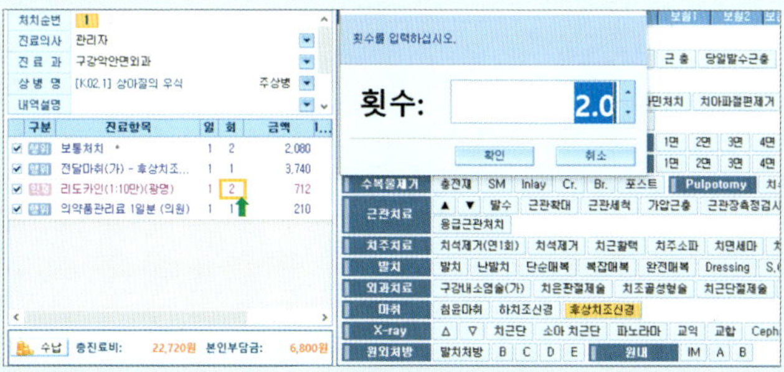

앰플청구 화면에서 회에 해당하는 부분(주황색 네모)에 대고 마우스 왼쪽을 클릭하면 횟수를 조정할 수 있는 창이 뜹니다. ▲를 누르면 앰플 개수가 증가하고 ▼를 누르면 감소합니다.

FAQ

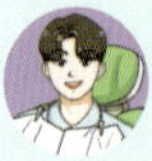

Q1

지난 번에는 마취가 일찍 풀렸는데 이번에는 엄청 늦게 풀렸어요. 마취가 오래갈 수도 있나요?

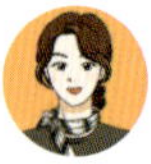

지난 번에는 앞니 부위를 치료하기 위해 치아의 뿌리에 직접 주사를 놓았기 때문에 빨리 풀렸고, 이번에는 아래 큰어금니 치료를 위해 신경다발에 마취액을 주입하는 마취방법을 사용해서 더 천천히 풀렸을 거예요. 마취방법이 달라서 그랬던 것이라 너무 걱정하지 않으셔도 됩니다.

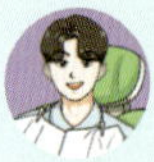

Q2

원래 염증이 심하면 마취가 잘 안되고, 마취주사도 아픈가요?

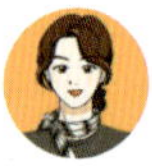

네, 그렇습니다. 염증으로 인해 마취성분이 신경 내부로 침투하는 것을 방해하기 때문에 마취가 잘 안될 수 있고, 이미 염증으로 가득 차 있는 조직 내부에 마취약이 들어가면 압력을 많이 받아 통증이 더 심하게 느껴질 수 있습니다(치료 전날 과음을 했거나, 마취약이 들지 않는 특이체질인 경우도 마취가 잘 안될 수 있습니다).

PART 02

검진 및 예방관리

CHAPTER 01

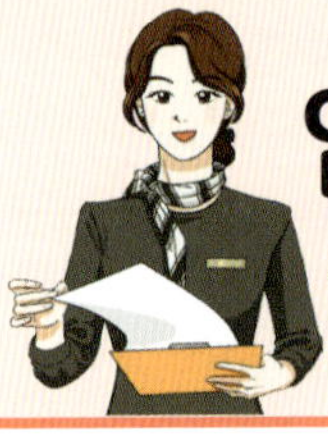

입속 문제를 발견하는 구강검진 & 공단 구강검진

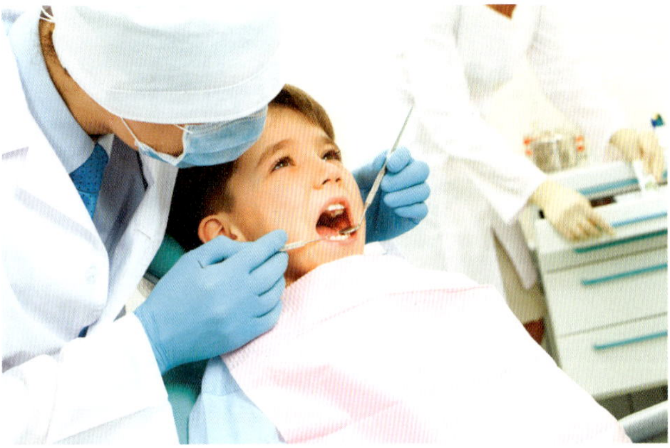

❶ 구강검진과 공단 구강검진

1) 개념

① 구강검진

구강의 연조직을 포함한 치아 및 치주조직에 발생하는 각종 질환을 발견하는 과정

② 국민건강보험공단 구강검진(일반, 영유아)

• 국가나 지방자치단체가 종합 계획에 따라 시행하는 검진을 말하며, 국민건강보험

공단(이하 공단)의 구강검진은 공단 건강검진* 중 일반 건강검진 및 영유아 건강검진 항목에 속해 있다.

- 공단 구강검진 검사항목: 문진과 진찰(구강건강 관련 습관 등 상담), 치아검사, 치주조직검사가 있고, 만 40세에는 치면세균막 검사*도 함께 진행한다.

기초 치과 용어*

*** 공단(국가) 건강검진**

- 국가나 지방자치단체가 종합 계획에 따라 시행하는 검진을 말하며, 일반 건강검진(구강검진 포함), 암 검신, 영유아 건강검진(구강검진 포함) 등이 있다.

*** 치면세균막 검사**

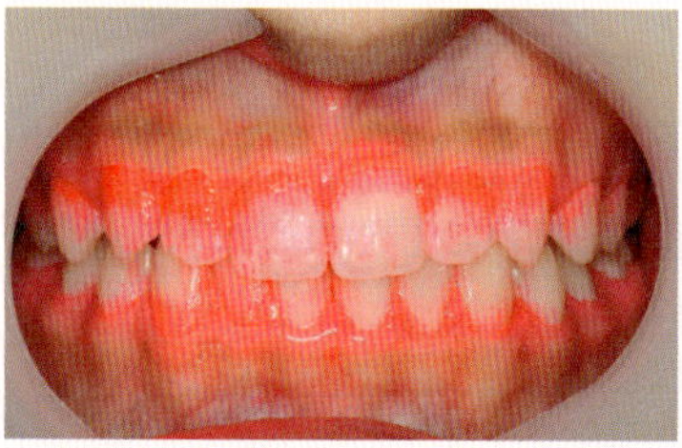

치면 착색제 도포

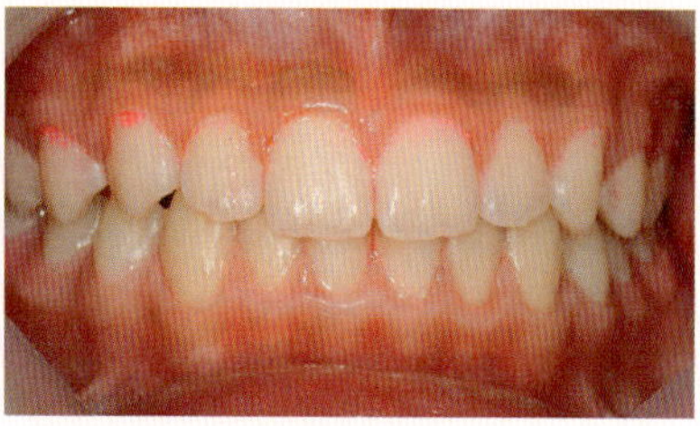

치면 착색제 제거

- 치태나 치석을 시각적으로 잘 보이게 하기 위해 치면 착색제를 이용하여 진행하는 검사. 검진 시 치태, 치석이 존재하는 경우 결과표에 표시하기 때문에 구강검진 결과표에 함께 작성해야 한다.

③ 구강검진의 종류 및 대상자 & 청구방법

종류	공단 영유아 구강검진(2022년부터 3차 → 4차로 변경)	공단 일반 구강검진	학생 구강검진
대상자	1차: 18–29개월 2차: 30–41개월 3차: 42–53개월 4차: 54–65개월	• 지역가입자: 세대주 및 만 20세 이상 세대원 • 직장피부양자: 만 20세 이상 피부양자 • 직장가입자: 해당 연도 검진대상자 • 의료급여수급권자: 만 19세 이상–64세 세대주 및 세대원 • 생애전환기 구강검진은 2018년부터 폐지되었고, 만 40세의 경우 일반 구강검진에 치면세균막 검사가 추가되어 진행한다.	초 1–6학년, 중 1학년, 고 1학년
주기	1–4차 시기 내 1회	• 2년에 1회 실시(해당 연도 검진 대상자) • 직장가입자 중 비사무직은 구강검진 연 1회 실시	
청구 방법	국민건강보험공단 청구 검진비 무료		학교장과 검진기관과 계약(문의–해당 학교 행정실) 지역 및 검진에 따라 학교에서 검진비용 직접 지급 또는 지역치과의사회 통하여 수령

2) 적응증

별다른 적응증 없이 구강건강에 대해 이상을 느끼거나 불편함을 느끼는 환자 또는 정기검진을 원하는 환자가 대상이라 볼 수 있다.

3) 치료 목적

구강의 연조직을 포함한 치아 및 치주조직에 발생하는 각종 질환의 예방과 조기발견 및 치료한다.

4) 금기증

- **급성, 활동성 바이러스 및 세균 감염병 환자**

교차 감염*을 막기 위해 전파력이 강한 감염병(메르스, 사스, 코로나19 등)의 경우 완치된 이후에 내원이 가능하다. 급성, 활동성 감염병 환자(급성 및 활동성 간염, 활동성 결핵 등)는 응급처치 외에 일상적인 치과치료를 피한다.

5) 접수 및 술전 설명

구강검진을 위해 내원한 환자라면 C.C*를 확인하고, 공단 구강검진을 원한다면 검진 시기가 맞는지 먼저 확인해야 한다.

① 구강검진

"검진을 원하셔서 내원하셨는데 혹시 불편한 부위가 있으신가요?
네~ 오른쪽 위가 아프셨어요? 지금은 어떻게 아프세요? 언제부터 아프셨나요?"

기초 치과 용어*

*** 교차 감염**

- 사람과 사람 혹은 종이 다른 동물 사이에서 서로 주고받는 감염.
  치과 내에서는 오염된 기구 및 재료로 교차 감염이 발생될 수 있어 멸균 과정에 주의가 필요하다.

*** C.C (주소, Chief Complain)**

- 환자가 가장 아프거나 불편해 하는 것(증상)

접수할 때는 C.C를 확인하고 환자의 언어 그대로 차트에 기록한다.

데스크에서는 질문을 통해 어느 부위에 어떤 증상이 있는지, 언제부터 증상이 있었는지, 예전에도 같은 증상이 있었는지, 타 병원에 간 적이 있는지 등을 확인한 뒤 환자의 대답을 차트에 기록한다.

예 "어제부터 갑자기 2년 전에 새로 한 치아가 뜨거운 물 마실 때 불편해요. 찬물에는 괜찮고요."

진료실에서는 이 내용을 확인하고, 진료에 임하며 환자의 C.C는 진단에 활용하기 때문에 자세하고 정확하게 기록해야 한다.

② 공단 구강검진(일반, 영유아)

• 가능여부 조회

건강관리 업무 포털 사이트나 청구 프로그램(덴트웹, 하나로 등) 상에서 검진 가능 여부를 조회할 수 있고, 이때 검진 시기가 아니라면 공단 구강검진은 불가능하다.

• 공단 구강검진 시기인 경우

"공단 검진이 가능하다고 조회가 되네요. 검진만 진행하는 경우 별도의 비용이 발생하지 않아요. 만약 검진 외에 엑스레이 촬영이나 치료를 진행하시는 경우 비용이 발생할 수 있어요. 우선 검진 먼저 진행해 드릴게요."

• 공단 구강검진 시기가 아닌 경우

다음번 공단 구강검진 기간을 안내하고, 시기가 아니더라도 당일 검진을 원하는 경우 건강보험 비용이 발생할 수 있음을 고지하고 구강검진을 진행한다.

"현재 공단 검진 시기가 아니라서 검진을 원하시는 경우 보험비용이 발생할 수 있습니다. 진행을 도와드릴까요?"

★ 선배의 Tips!

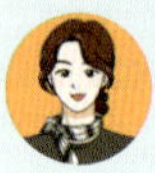

어떤 설명이든 미리 고지하면 설명이지만 나중에 고지하면 변명이 될 수 있다는 것을 꼭 기억해야 해요. 특히 비용은 환자들이 민감하게 생각하는 부분입니다.

치료 전에 금액을 설명할 때는 치료 후에 변경될 가능성이 높으므로 확정지어 설명하는 것은 피하고, 국민건강보험, 의료급여환자에 따라 발생되는 비용이 다르므로 프로그램상에 버튼을 눌러보고 대략적인 금액을 안내하되 최소 금액~최대 금액의 가능성이 있다면 되도록 큰 금액으로 고지해 주세요.

또한 변경 가능성에 대해 꼭 설명을 드려서 추후 금액적인 부분 때문에 문제가 생기지 않도록 주의해야 합니다.

③ 소요시간

- 엑스레이 촬영 없이 간단한 검진(시진*, 타진*등)을 진행하는 경우 10분 내외
- 파노라마 및 구강내 포토 촬영을 동반하는 경우 30분 내외

• 치료가 필요한 부위가 있어 상담을 진행해야 하는 경우 30분–1시간 이상 소요될 수 있고, 검진 당일에 치료를 진행하는 경우 해당 치료 내용에 따라 별도의 시간이 더 발생할 수 있다.

6) 치료 순서

① 구강검진

차트 및 문진표 작성(병원 내 양식) → 파노라마, 구강내 포토 촬영(환자 동의 후 진행) → 구강검진 → 치료 부위 상담, 구강관리 방법 교육 → 환자가 상담 내용에 동의한 경우 당일 치료 혹은 다음 치료 예약 진행

② 공단 구강검진(일반, 영유아)

검진대상자 자격 확인 → 문진표 작성(공단 양식) → 검진(만 40세의 경우 치면세균막 검사 추가) → 필요한 경우 엑스레이, 포토 촬영(엑스레이는 보험 비용 발생 고지 후에 진행하기) → 치료 부위 상담, 구강관리 방법 교육 → 환자가 상담 내용에 동의한 경우 당일 치료 혹은 다음 치료 예약 진행 → 구강검진 결과표 작성 후 인쇄하여 전달

기초 치과 용어*

* **시진:** 육안이나 치경(마우스미러)을 이용하여 직접적 관찰을 통해 진단하는 방법
* **타진:** 마우스미러나 핀셋 등으로 치아를 두드려 통증 여부를 확인하는 진단 방법
* **리콜(recall)** (74p에 나오는 용어)
  • 치료 전후 미내원 시 진행하는 전반적인 환자 관리
  • 환자의 예약을 잡을 때 다음 일정이 정기검진일 경우 프로그램상에 리콜 문자를 설정하여 해당 시기가 되면 자동으로 정기검진 시기를 알리는 문자발송이 될 수 있도록 한다.
  • 정기적인 내원이 꼭 필요한 임플란트 환자나 치료를 중단한 환자의 경우 프로그램상의 예약표나 별도의 엑셀장부를 만들어서 기록하고, 해당 시기에 전화를 하여 내원을 권유한다.

7) 치료 후 주의사항

① 검진 후 치료가 필요하지 않은 경우

정기검진의 중요성 및 다음 내원 시기를 안내하고 환자에게 의사를 물어본 후 리콜*을 설정한다.

② 검진 후 스케일링이 필요한 경우

진료실에 여유가 있는지 확인한 다음 환자 스케줄을 확인하고, 가능하다면 당일 스케일링을 권유한다.

"오늘 검진하실 때 충치가 발견되지는 않았지만 치석도 있고 잇몸 염증도 있어서 원장님께서 스케일링을 권유하셨는데, 지금 시간 괜찮으시면 스케일링을 받고 가시겠어요? 보험 비용은 발생할 수 있습니다."

③ 검진 후 치료가 필요한 경우

치료가 필요한 경우 상담을 통해 치료방법과 과정 및 비용에 대해 설명한 후에 진료실에 여유가 있고, 환자 스케줄도 가능하다면 당일 치료를 권유 드리고, 만약 어렵다면 치료 진행을 위한 예약 및 재내원을 권유한다.

8) 차팅 및 보험 청구

① 구강검진(기본진료)

환자가 불편을 호소하는 부분에 대한 검진 후 상담, 또는 처방만을 시행하는 경우

차트 예시	진료일	치아번호	처치내역
	6/7	8	**C.C 사랑니 쪽 잇몸이 아파요.** Dx. 급성치관주위염 매복사랑니 부위 염증소견(지난 달 촬영한 파노라마 참고) Saline, Hexamedine dressing 처방약 복용 후 염증 나아지면 재진단하기로. Rx) 아목시클라 1, 레녹스 1, 알마게이트 1 Tid 3 days N) #38 s/ext Dr.이
상병명	환자의 C.C, 방사선 판독소견, 진료기록에 따라 적절한 상병명을 선택한다.		

순서	① 진료일자를 확인한다. ② 초진인지 재진인지 확인한다. ③ 치아번호를 선택한다. ④ 기본진료(또는 구강검진)를 클릭하고 상병명을 선택한다. ⑤ 내역설명에 [급성치관주위염으로 약 처방]을 작성한다.

청구화면

〈덴트웹 프로그램 버튼과 입력된 화면〉

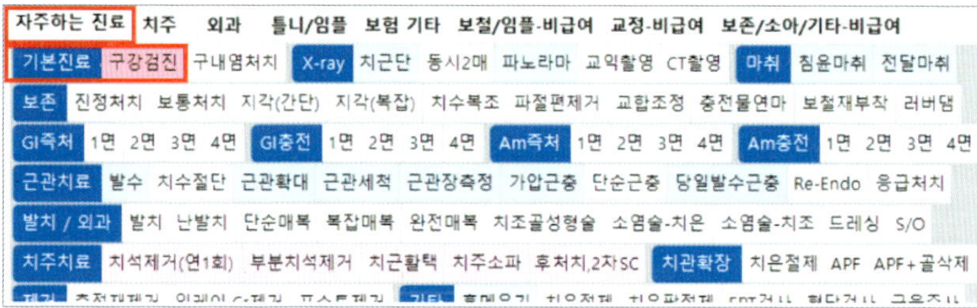

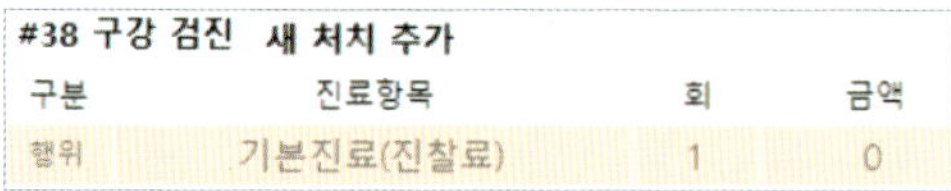

#38 구강 검진 새 처치 추가

구분	진료항목	회	금액
행위	기본진료(진찰료)	1	0

* 자주하는 진료 → 기본진료 → 구강검진

* 구강검진과 구내염처치는 이름만 다를 뿐 청구하는 항목은 '기본진료(진찰료)'로 같다. 상병의 구별 등의 편의성으로 인하여 버튼을 분리한 것뿐이다. 어느 버튼을 누르든 상관없고 상병만 적절하게 적용하면 된다.

〈두번에 프로그램 버튼과 입력된 화면〉

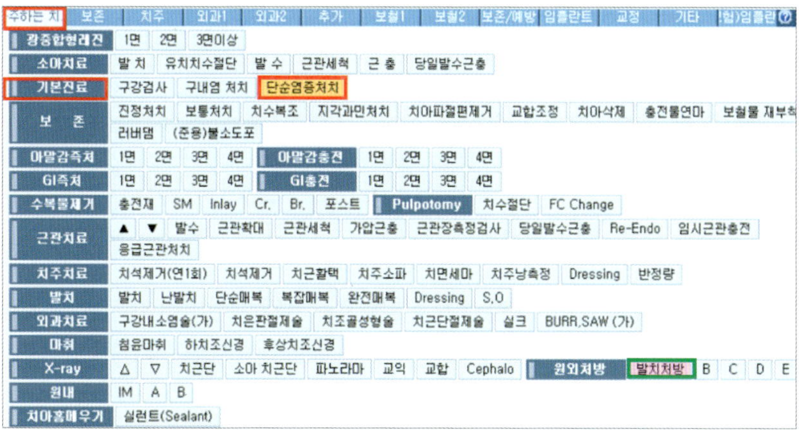

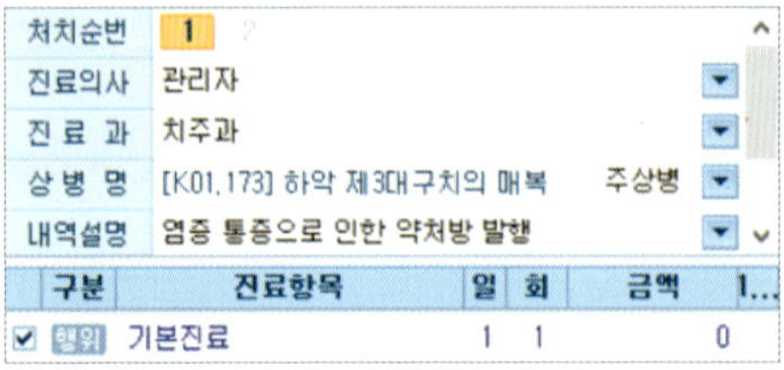

* 자주하는 치료 → 기본진료 → 단순염증처치

* 기본진료의 구강검사, 구내염처치, 단순염증처치 모두 기본진료로 청구할 수 있는 항목이다. 상병 분류의 편의성 때문에 분리가 된 것이므로 세 가지 중 어떤 버튼을 눌러도 기본진료로 청구된다. 어떤 버튼을 눌러야 할지 고민할 필요가 없다.

알아두면 쓸모 있는 산정기준

기본진료 산정기준

다음과 같은 경우에는 진찰료만 산정한다.

- 검진 후 계획만 세운 경우(방사선 촬영 없이)
- 잇몸 염증에 대해 간단한 처치만 시행한 경우(알보칠, JG, 오라메디 등의 약물도포만 시행한 경우)
- 발치하기 전에 염증 완화 및 통증 감소를 위해 간단한 소독(Dressing) 및 약 처방만 하는 경우(주의: 발치하기 전이기 때문에 수술 후 처치로 산정할 수 없다. 수술 후 처치는 말 그대로 수술을 한 다음의 처치이다.)
- 구강내 캔디다증(아구창이라고도 하며 곰팡이균의 한 종류에 의한 질병)에 대하여 간단한 처치, 약물을 도포하는 경우
- 구강건조증에 대한 간단한 처치(검진 및 건조증에 대한 개선방법이나 치료방법 설명 등)
- 진단 설명 후 마취나 치료 없이 처방전만 발행하는 경우
- 턱관절에 대한 개구, 폐구 검사, 치아에 대한 동요도 검사(핀셋 등으로 치아가 흔들리는 정도 검사), 치수온도검사(아이스 스틱 등으로 신경의 예민한 정도 검사)를 시행하는 경우
- 구강이나 안면에 저수준 레이저 처치를 시행하는 경우
- 턱관절 불편 증상 호소 시 증상 완화를 위한 행동요법(자세, 습관 교정 등)에 대해 설명하는 경우
- 요양급여비용 명세서, 소견서 등의 서류를 발행하는 경우

기본진료 산정 시 주의사항

- 공단 구강검진만 시행하는 경우에는 보험 청구 프로그램을 통한 진찰료를 산정하지 않는다. 별도의 프로그램을 이용하여 검진비를 청구한다.

- 기본진료를 산정하는 경우는 위의 내용과 같이 여러 케이스가 있으므로 어떤 증상으로 인하여 시행하였는지 내역을 쓰는 것이 좋다.
- 기본진료비를 청구만 하고 환자로부터 비용을 받지 않는 것은 불법이다.
- 환자의 보호자가 내원하여 약 처방을 원하는 경우 가족관계증명서 등으로 가족관계를 확인해야 한다. 가족관계 확인이 어렵다면 원칙적으로는 불법이다.
- 간단한 처방이라 하더라도 원장님 체크 후 처방전을 발행해야 한다. 직원이 필요하다고 하거나 담당의가 없는데도 환자가 약 처방을 강력히 원한다고 해서 처방전을 발행해서는 절대 안 된다. 의사의 진찰이나 직접적인 지시 없는 처방은 무면허 의료행위로 처벌(벌금 또는 면허정지 등)을 받을 수 있다.

② 공단 구강검진

공단 구강검진의 경우 차팅은 구강검진과 동일하나 검진대상자 조회 및 등록, 공단에서 정해진 문진표와 결과지 입력, 청구하는 과정이 필요하다.

ⓐ 건강관리 업무포털사이트(http://sis.nhic.or.kr)로 이동하여 로그인한다.

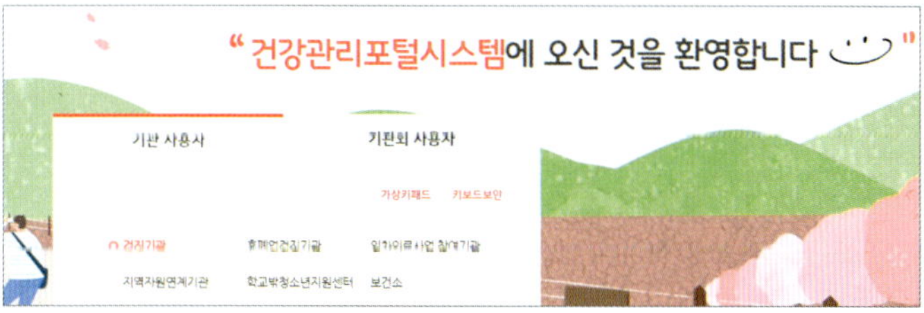

ⓑ [검진비청구지급] ▶ [검진대상자] ▶ [검진대상자 관리]에서 검진대상자 조회 화면으로 이동한다.

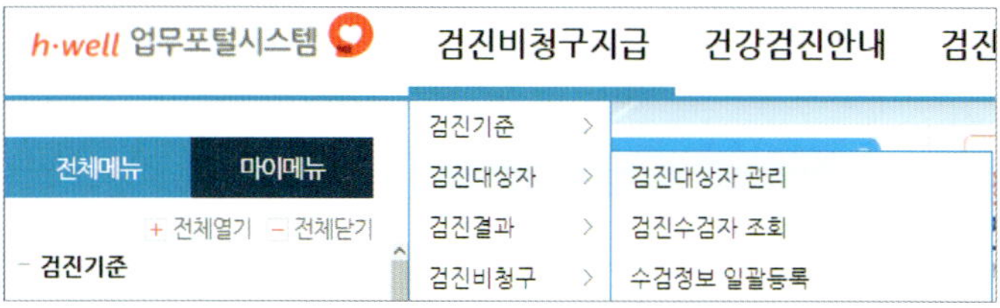

대상자의 주민등록번호, 성명, 구강검진유형을 선택한 뒤 조회하면 공단 구강검진 대상 여부를 확인할 수 있다.

(영유아 구강검진의 경우 영유아검진에 표시 후 조회한다)

ⓒ 대상 여부 확인 후 기본사항을 작성하여 저장한다.

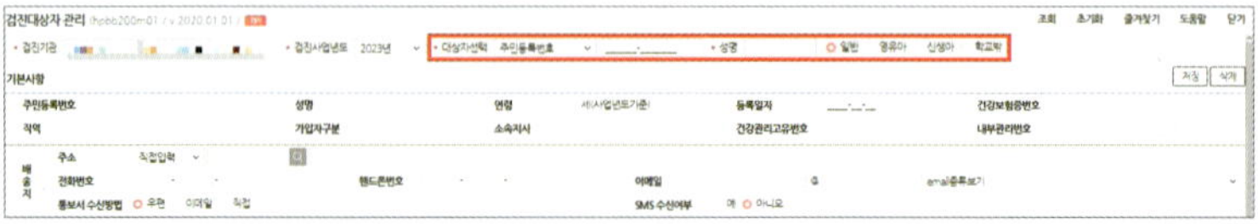

덴트웹의 경우 구강검진결과 입력

상단의 [구강검진] 메뉴를 통해 구강검진대상자 정보를 입력 후 수검자 자격조회가 가능하다. 대상자에게 수검자격이 없거나 수검자격 조회 중 오류가 발생하면 오류 메시지가 표시된다.

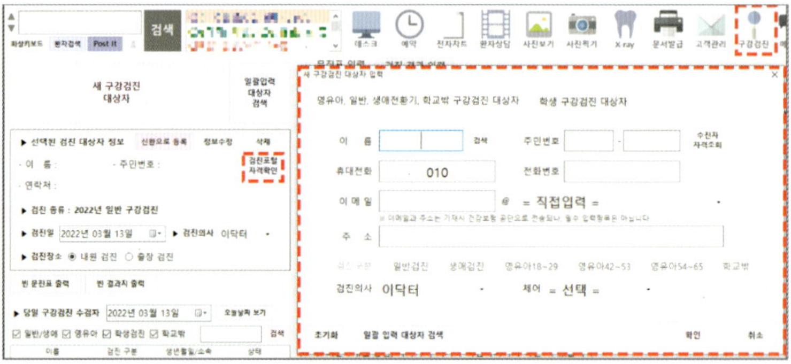

ⓓ 검진대상자의 경우 아래와 같이 글체가 파란색으로 표시된다. [구강검진]을 클릭하여 [구강검진결과입력]으로 이동한다.

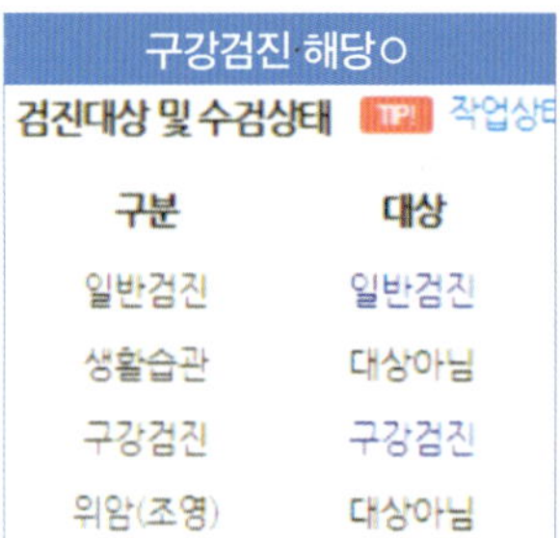
구강검진 해당○
검진대상 및 수검상태
TIP!
구분
대상
일반검진
일반검진
생활습관
대상아님
구강검진
구강검진
위암(조영)
대상아님

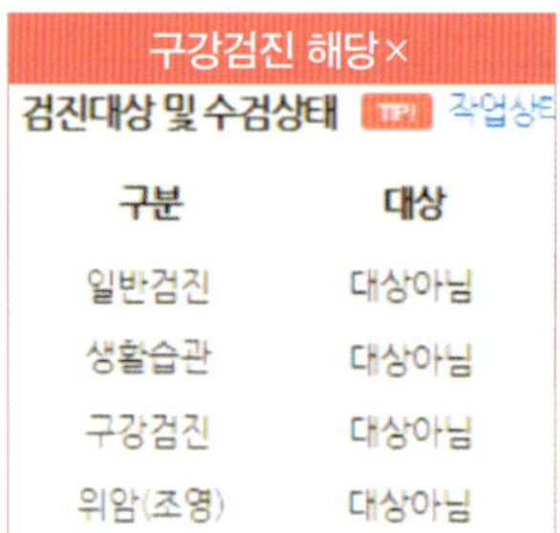
구강검진 해당×
검진대상 및 수검상태
TIP!
구분
대상
일반검진
대상아님
생활습관
대상아님
구강검진
대상아님
위암(조영)
대상아님

ⓔ 환자가 기재한 문진표를 바탕으로 문진표를 작성 후 구강검진을 실시한다(문진표 출력 버튼은 우측 상단에 배치되어 있다).

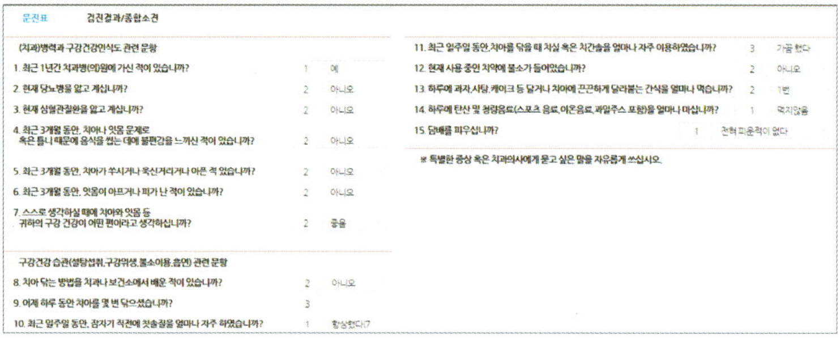

덴트웹의 경우 문진표 인쇄

대상자 정보 입력 하단에 '빈 문진표 출력' 버튼을 눌러 문진표를 인쇄할 수 있다.

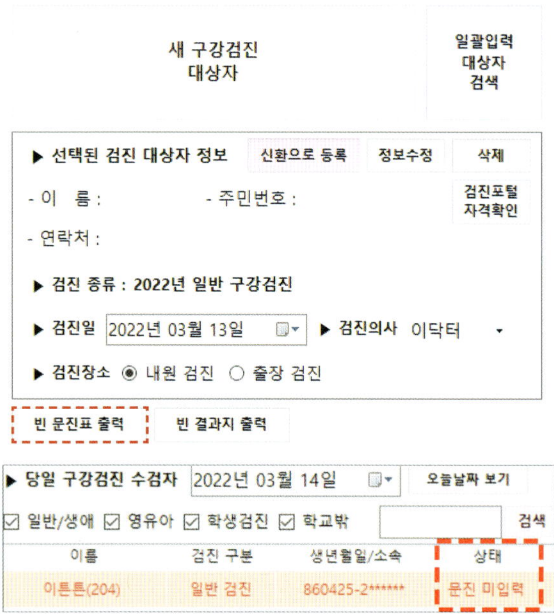

문진표 작성이 완료되면 구강검진 왼쪽 화면 하단에서 해당 환자를 더블클릭하여 문진표를 입력한다.

ⓕ **건강관리포털프로그램에 검진결과/종합소견을 입력한다.**

구강검진결과를 토대로 [구강검진결과 및 조치사항]을 입력한다. 하단의 검진일자, 검진장소, 검진의사도 빠짐없이 입력하여 저장한다.

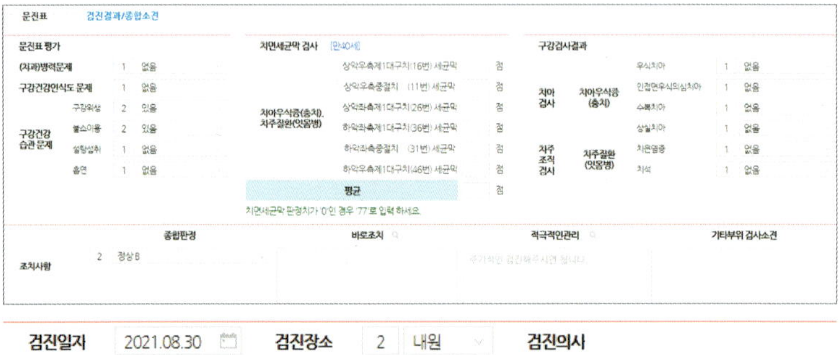

덴트웹의 경우 구강검진결과 입력

문진표 저장을 하였다면 결과통보서 작성화면으로 바로 전환된다. 또는 왼쪽 화면 하단에서 해당 환자를 더블클릭하여 결과표를 입력 후 저장한다.

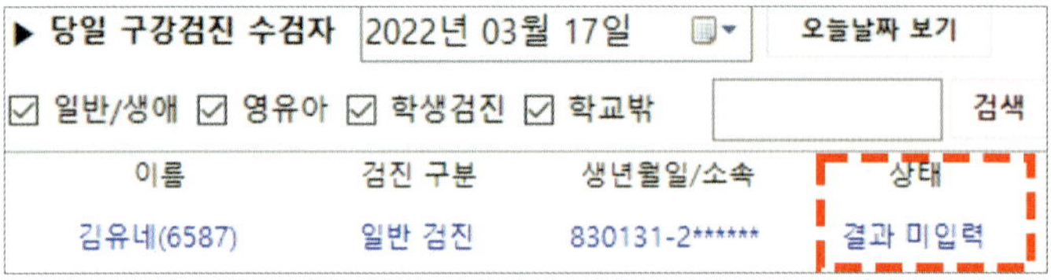

⑨ 구강검진결과 통보하기

검진결과를 저장하였다면 우측 상단에 작업상태를 확인한다. 작업상태가 '오류발생, 점검발생, 성적발생, 삭감발생' 등으로 나타날 경우 내용보기를 클릭하여 점검발생내역을 확인하여 오류사항을 수정한다.

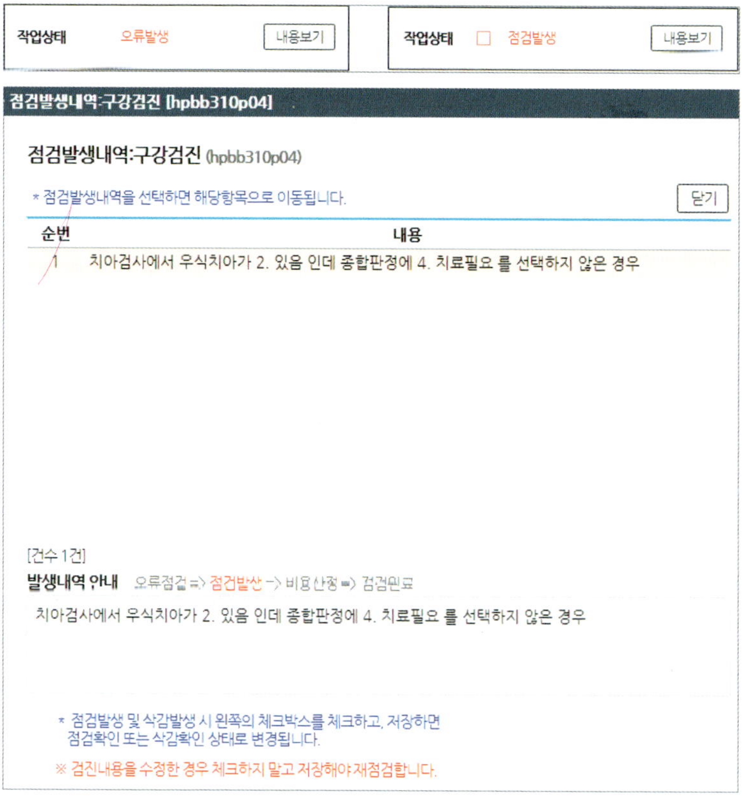

ⓗ 작업상태가 [결과통보]로 나왔다면 오류가 없음을 의미한다.

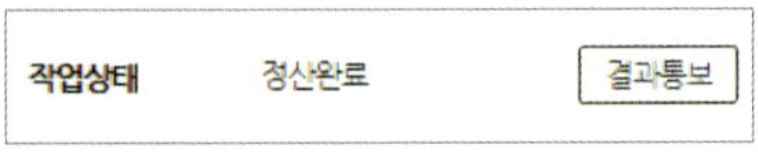

덴트웹의 경우 검진일자 공단전송

검진이 완료되면 바로 [검진일자 공단전송] 버튼을 눌러 검진 사실을 공단에 통보한다.

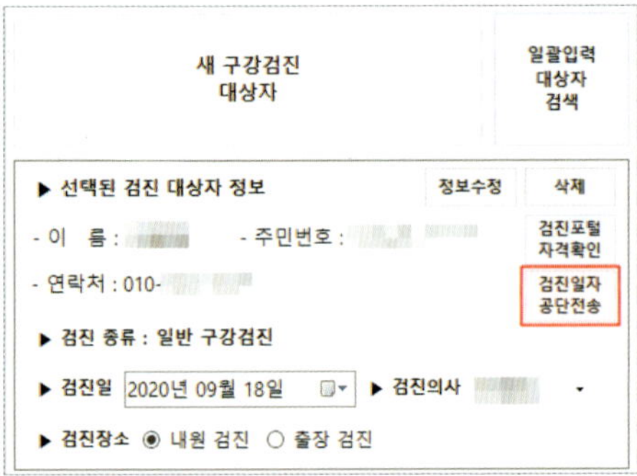

ⓘ 건강관리포털프로그램(h · well 업무포털시스템) 통하여 청구하기

[검진비 청구지급] – [검진비 청구]를 클릭한다.

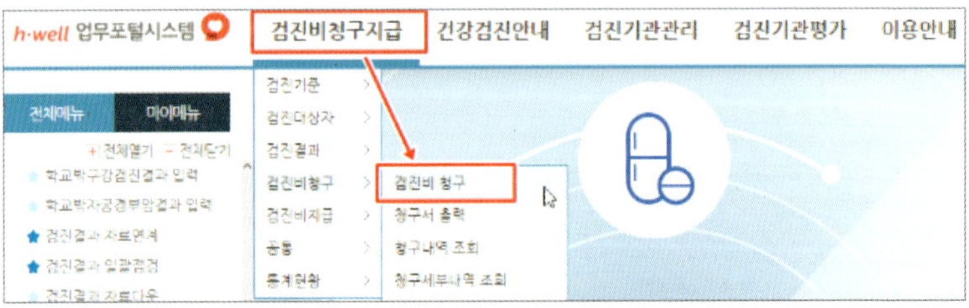

ⓙ 해당 사업연도 및 청구구분(구강검진 또는 영유아 구강검진)을 선택하여 조회한다.

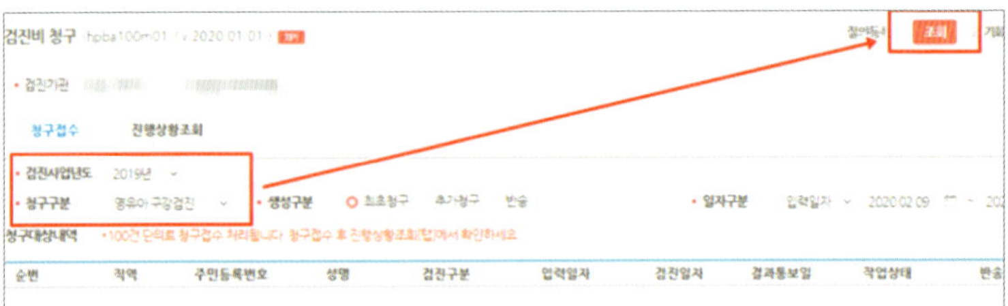

ⓚ **청구대상을 선택하여 청구접수를 완료한다.**

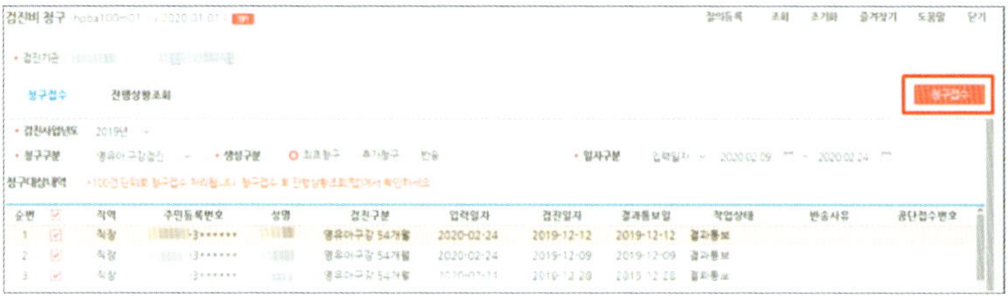

덴트웹의 경우 구강검진 조회

① 왼쪽 하단의 [구강검진 조회/청구] 버튼을 누른 후 검진 청구(일반/생애, 영유아, 학교 밖 청소년 검진)을 선택한다.

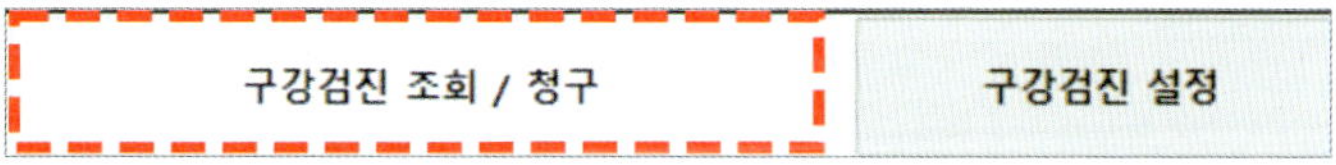

② 청구 기간을 선택한 후 검색 버튼을 누른 뒤 청구할 목록을 조회한다.
오류가 있을 경우 오류 내용이 표시되며, 해당 내용을 클릭하여 구강검진 화면에서 해당 수검자가 선택된다.
이곳에서 해당 수검자의 오류 내용을 성성한다.

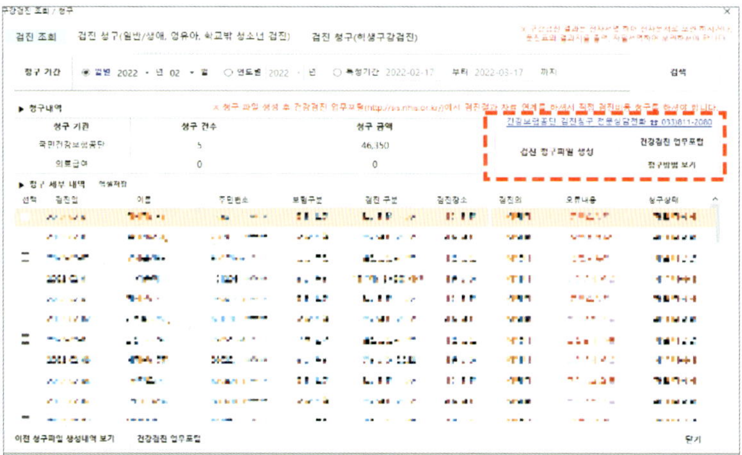

오류가 없으면 [검진 청구파일 생성] 버튼을 눌러 청구파일 생성 후 건강검진 청구 시스템에 파일을 업로드해야 한다.

* 검진 종류와 보험 종별에 따라 최대 5개 파일이 생성된다.

- 건강보험 대상자의 일반 구강검진 청구파일
- 의료급여 대상자의 일반 구강검진 청구파일
- 건강보험 대상자의 영유아 구강검진 청구파일
- 의료급여 대상자의 영유아 구강검진 청구파일
- 학교 밖 청소년 구강검진 청구파일

③ [건강관리 업무포털] 버튼을 눌러 해당 화면으로 이동한다.
건강검진 청구 시스템 로그인 후 아래와 같은 순서로 파일추가를 눌러 검진 청구파일을 선택한다.

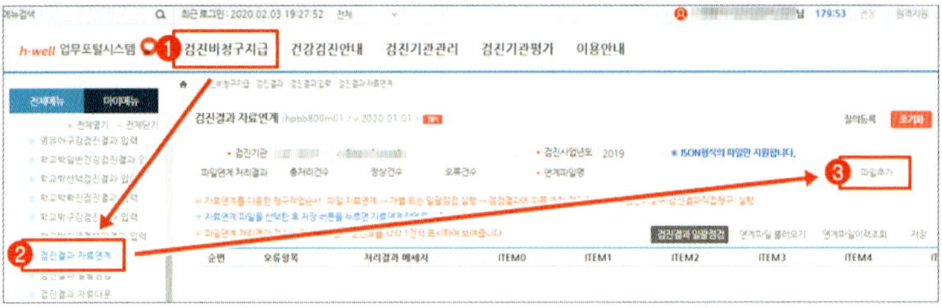

④ 생성한 검진 청구파일을 선택하면 아래와 같은 알림창이 나온다. 확인 후 저장을 누른다.

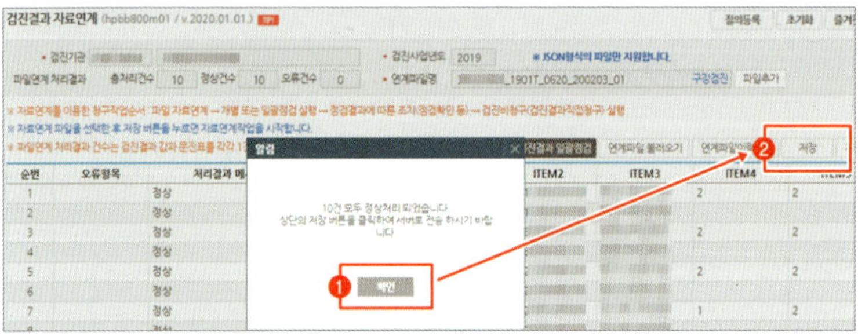

⑤ 저장이 완료되면 [검진결과 일괄점검]을 누른다.

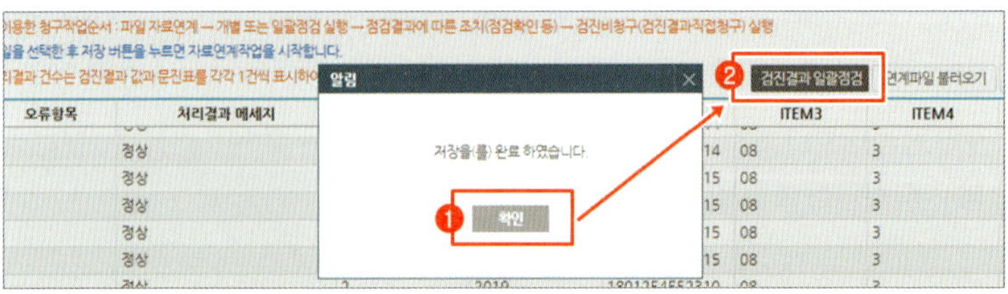

⑥ 검진결과 일괄점검 화면으로 이동하면 앞에서 저장한 검진결과가 나타난다. 점검구분을 [점검대상]으로 변경 후 일괄점검을 눌러 점검을 시작한다.

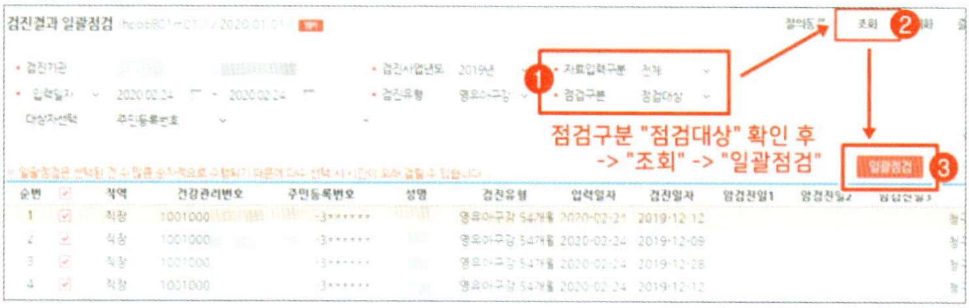

⑦ 점검 완료 후 점검구분을 [전체]로 변경하여 다시 조회한 후 오른쪽의 처리상태가 결과통보인 경우 모든 검진결과가 정상인 경우를 의미한다. 처리상태가 이상이 있을 경우 내용보기 버튼을 눌러 오류내용을 확인 후 수정, 저장한다.

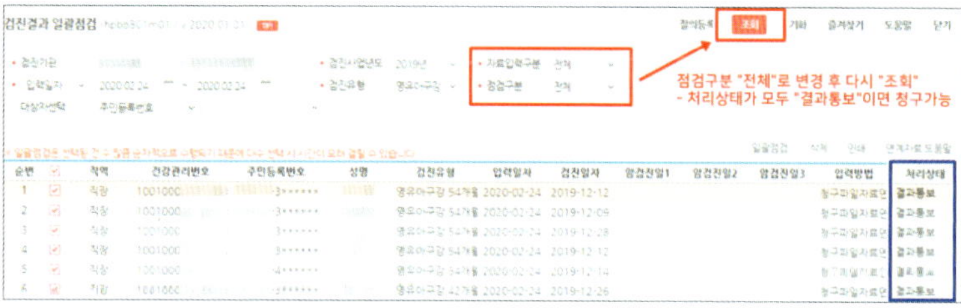

⑧ 이후 실청구 과정은 요양기관업무포털시스템을 이용하는 과정과 동일하다.

Q&A

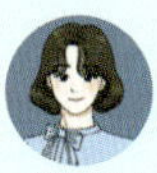

Q1

공단 구강검진하고 가셨는데 청구는 못 하나요?

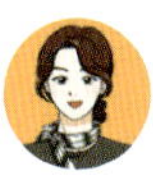

공단 구강검진은 검진비가 포함되어 있어요. 기본진료는 불가능하지만, 의사 진단 하에 엑스레이 촬영, 스케일링 등 치과진료를 받을 시 초/재진을 '구강검진 초/재진'으로 변경 후 해당 진료에 대해선 청구하면 됩니다.

9) 예약(팔로업)

① 구강검진

정기적인 구강검진을 위해서 3개월, 6개월, 1년 간격으로 내원한다. 환자의 구강 상태에 따라 원장님이 차트에 기록하면 기간을 확인한 후 프로그램상에서 리콜 문자를 설정하거나 환자와 예약 날짜를 잡는다.

② 공단 구강검진

- **공단(일반) 구강검진**
  - 2년에 1회(지역가입자, 직장피부양자, 사무직)
  - 1년에 1회(직장가입자 중 비사무직)

- **영유아 구강검진**
  - 1차: 생후 18–29개월
  - 2차: 생후 30–41개월
  - 3차: 생후 42–53개월
  - 4차: 생후 54–65개월
  - 1–4차마다 대상 기간이 시작되는 날부터 끝나는 날까지 각 1회 검진이 가능하다.

10) 결제

① 구강검진

진찰료는 4–6천 원 내외이며 파노라마를 촬영한 경우 8–9천 원 정도 발생한다. 그 외 엑스레이나 치료비용은 별도로 발생한다.

※ 참고: 이 책의 '2권'에 나오는 보험금액은 '의원'급 치과에서 발생하는 건강보험 비용을 기준으로 작성했으므로 정확한 금액은 각각의 치과의 규모와 초·재진, 야간, 연령 등에 따라 달라질 수 있으며 비용은 매년 조금씩 오른다.

② 공단 구강검진(일반 및 영유아 구강검진)

- 검진대상자라면 거주지와 관계없이 전국구의 구강검진기관으로 지정된 곳에서

무료로 검진이 가능하다. 즉 환자의 본인부담금은 없지만 당일에 보험, 비보험 치료를 진행할 경우 비용이 발생될 수 있음을 꼭 고지한다.

- 프로그램상에 청구할 때에는 진료 구분을 초·재진이 아닌 공단 구강검진 초·재진으로 설정하며, 평소보다 본인부담금이 저렴해진다.
- 공단 구강검진 결과표는 구강검진 후 결과가 바로 나오기 때문에 환자가 거부하지 않는 한, 검진이 끝닌 후 바로 작성한 뒤 인쇄하여 전달하도록 한다(치과용 봉투가 있다면 봉투에 넣어서 전달한다). 환자 또는 치과의 사정으로 인쇄하여 전달하지 못한 경우에는 환자의 주소로 우편 발송을 해야 한다.

★ 선배의 Tips!

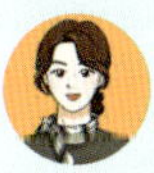

- 치과 보험 비용은 환자의 국민건강보험 혹은 의료급여 자격 여부 따라 다르며 국민건강보험이라도 치과의 규모에 따라, 치과에 내원한 적이 있는지에 따라(초·재진), 내원한 시간에 따라(야간, 주말, 공휴일), 연령에 따라 달라집니다.
- 치과의 규모에 따른 금액은 규모가 커질수록 높아지며 재진보다는 초진이, 평일 낮 시간대보다는 야간, 주말, 공휴일에 보험 진료 금액이 더 발생합니다.
- 보통 반복적으로 많이 하는 급여 치료 항목(파노라마, 스케일링, 검진, 드레싱 등)은 매년 초마다 항목별 금액표를 만들어서 데스크 옆이나 위에 붙여 두면 치료비 결제 시 수월합니다.

예 스케일링, Pano (2022년 의원급 기준)

보험 치료비 금액(건강보험기준)					
연 1회 스케일링		+ pano	보험 스케일링(치주치료 위한)		+ pano
초진	16,300	20,400	초진	20,400	24,500
재진	14,800	18,800	재진	18,900	22,900
야간초진	17,600	21,600	야간초진	21,700	25,700
야간재진	15,600	19,600	야간재진	19,700	23,700

FAQ

Q1
지금 아픈 곳이 없는데 검진을 꼭 받아야 하나요?

아프지 않으시더라도 충치나 잇몸병이 생겼을 수 있고, 치료를 받았던 부위에 2차적인 문제가 생길 수 있기 때문에 정기적으로 내원하셔서 확인하시는 것이 좋습니다. 문제가 있으면 미리 발견해서 치료하시는 것이 추후에 비용적 부담이 적으실 것이고, 만약 치료할 부위가 없으시더라도 치아 관리를 위해서 필요한 경우 스케일링을 받으실 수 있습니다.

Q2
검진을 받으러 왔는데 엑스레이 사진을 꼭 찍어야 하나요?

반드시 찍어야 하는 것은 아닙니다. 보다 정확한 검진을 원하시고 육안으로 판단이 어려울 경우 권해드립니다. 엑스레이 촬영에 동의하신 경우에 한해서 엑스레이를 찍고 검진해 드리고 있습니다.

Q3
나라에서 하는 구강검진은 아무 치과에서나 다 할 수 있나요?

나라에서 진행하는 공단 구강검진은 국민건강보험공단 구강검진 관련 교육을 이수받고 검진 기관으로 지정받은 기관에서만 가능합니다.

Q4
직장가입자가 국가건강검진(구강검진)을 안 받으면 불이익이 있나요?

구강검진은 선택항목이기 때문에 받지 않으시더라도 별다른 불이익은 없고, 사업장으로도 과태료가 부과되지는 않아요. 그렇지만 건강한 구강 관리를 위해 정기적으로 구강검진을 받으실 것을 권장 드립니다.

Q5
공단 구강검진 후 결과지는 바로 받을 수 있나요?

검진 후 검사 결과가 바로 나오기 때문에 인쇄해 드릴 수 있지만 문진표와 결과표를 입력해야 해서 약간의 대기시간이 발생하실 수 있습니다(치과 내 규정에 따라 제공 방식이 다를 수 있으므로 미리 확인 후 안내).

Q6
오늘 받은 공단 구강검진 결과하고 다른 곳에서 사진 찍고 검진했을 때하고 충치 개수가 달라요. 혹시 과잉진료인가요?

공단 구강검진은 엑스레이 촬영 없이 눈으로만 보다 보니 치아 사이 등 눈으로 보기 어려운 부분의 충치는 발견하기 어려울 수 있습니다. 어떤 질환이든 여러 가지 검사 후 진단을 내리듯이 충치도 여러 가지 검진 방법으로 검진해야 정확하게 알 수 있습니다. 그리고 충치를 치료하는 기준도 의사선생님마다 차이가 조금 있어서 초기 충치인 경우 치료를 권하는 경우도 있고 지켜보자고 하는 경우도 있다 보니 이 같은 이유로 진단이 달라지기도 합니다.

Q7
영유아 구강검진 시 따로 준비해야 하는 것이 있나요?

별도로 준비해야 할 사항은 없습니다. 영유아 구강검진 해당 시기마다 문진표의 내용이 다른데요. 문진표는 치과에서 서면으로 작성할 수 있고, 핸드폰 어플 'The건강보험'에 접속해서 온라인 문진표로 미리 작성하실 수도 있습니다.

참고

초등학생 치과주치의는 무엇인가요?

1. 개념

- 초등학교 4학년 재학생(동일 학령기 특수학교 등 포함), 만 10세 미만 아동으로 동 연령 학교 밖 청소년, 미등록 이주아동 대상으로 구강질환 예방을 위한 구강보건교육과 구강관리에 대한 다양한 프로그램을 운영하여 시민의 삶의 질 향상 및 건강증진 도모를 위해 시행
- 지원 비용: 초등학생 치과주치의 비용 지원 경기도 기준 1인/40,000원(학생 구강검진 1인/7,600원)

2. 진료 구성

구분		구성
구강검진		• 문진 및 기본 구강검사 • 구강위생검사(PHP index)
구강보건교육(온라인 교육 허용)		• 구강위생관리(칫솔질 · 치실질) • 바른 식습관 • 불소 이용법
예방진료	필수	• 전문가 구강위생관리 • 불소 도포
	필요시 제공	※ 치과주치의 소견에 따라 필요시 제공 • 치아 홈 메우기(적용 가능 치아에 한함) • 단순 치석제거 • 파노라마 촬영

* 지역마다 진료의 범위가 다를 수 있으므로 관할 보건소에 문의하여 참조

3. 덴티아이 등록 및 청구방법

* 덴티아이란?

초등학교 4학년생 청소년을 대상으로 구강검진 및 구강보건교육, 예방진료 서비스를 제공하는 프로그램이다.

① 로그인하기 - 덴티아이 Denti-i (kai-i.com)
아이디(사업자등록번호)와 비밀번호를 입력한다.

Denti i
덴티아이

② 치과주치의 사업 대상자 여부를 확인한다.

학생의 상세정보를 입력하여 대상을 선택한다. 동명이인이 있을 경우 학년, 반, 번호를 확인하여 선택한다.

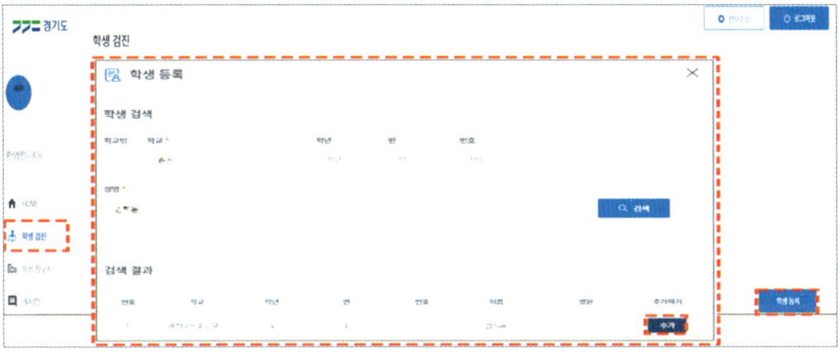

③ 검진 유형 및 기본 인적사항을 확인한다.

검진 유형(치과주치의 사업과 학생 구강검진)을 간혹 잘못 등록할 수가 있으므로 이중으로 확인한다. 만약 청구 후 검진 유형이 잘못되었다면 해당 보건소에 문의하여 변경 가능하다.

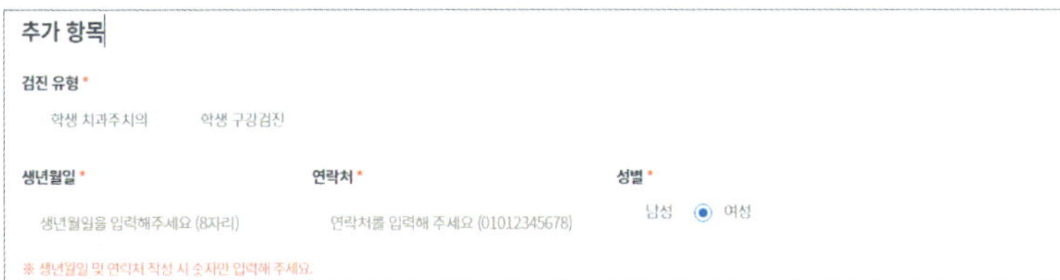

④ 문진표 작성 유무를 확인한다.

치과주치의 사업 특성상 환자가 어플을 통해 직접 문진표를 작성할 수 있다. 미리 문진표를 작성하고 내원하실 수 있도록 전화나 문자를 통해 안내한다.

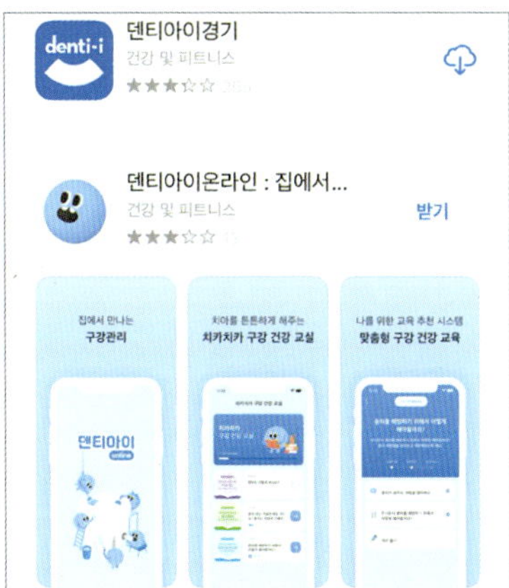

만약 작성을 못하였을 경우를 대비하여 치과에 문진표를 배치해둔다. 문진표 작성이 완료된 학생은 [돋보기] 표기가 나타난다. 그 외에도 필수교육 이수 유무, 청구 처리사항 등을 알 수 있다.

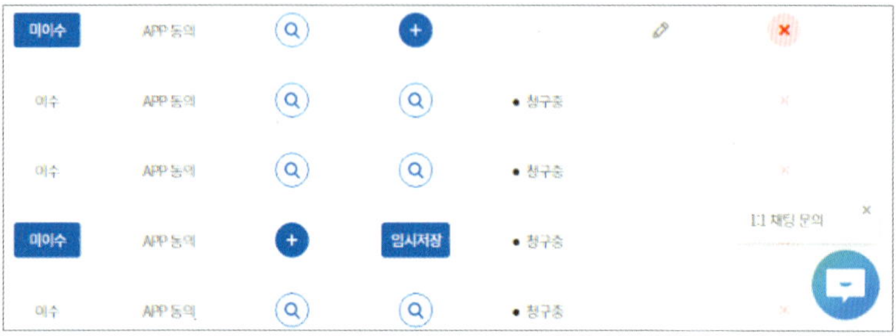

필수교육을 이수하지 않았으면 의료기관 내 디지털 기기를 이용하여 동영상 시청을 할 수 있다. 교육을 이수하였다면 학생 목록에서 온라인 필수교육 이수를 클릭해준다(치과진료 예약 시 필수교육 이수 여부를 미리 확인하여 진료시간을 줄이는 것이 효율적이다).

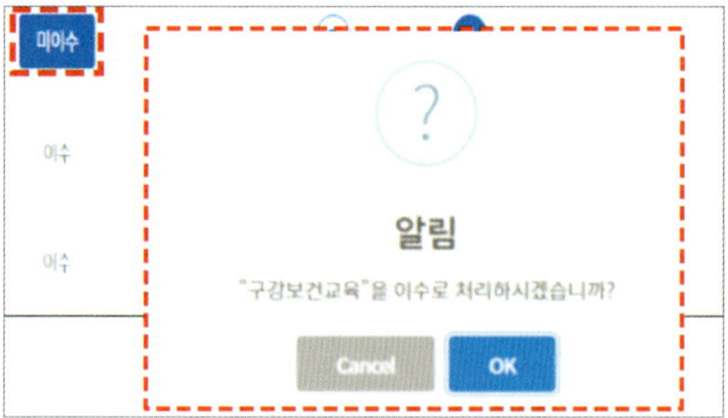

⑤ 통보서 작성하기

최종 제출 시 수정이 불가능하다. 만약 수정할 상황이 발생한 경우 담당 보건소에 문의한다.

CHAPTER 02

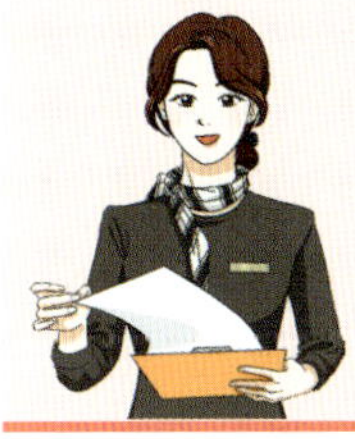

치아를 아끼는 예방 및 관리

1 불소 도포

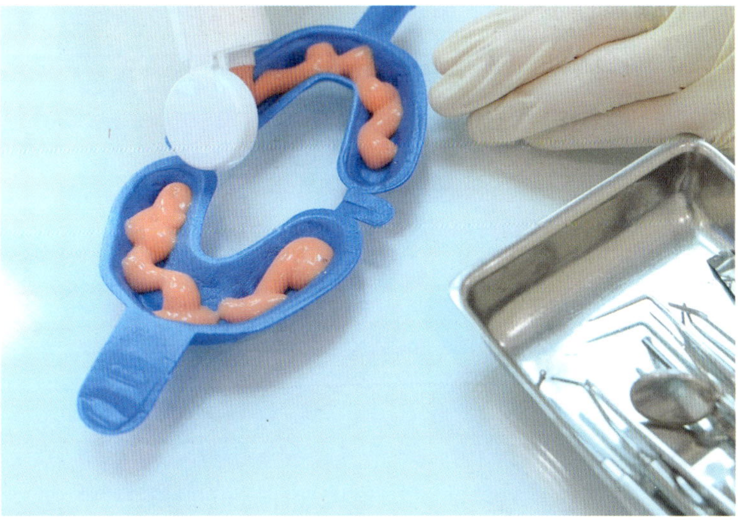

1) 개념

농도가 높은 불소*를 치아면에 직접 발라서 치아의 강도와 내산성(산에 잘 녹지 않고 견디는 힘)을 높여 치아우식을 예방하는 술식이다.

2) 적응증(불소 도포를 하는 이유)

① 충치 발생 가능성이 높거나 다수 발생된 경우

특히 유치열기, 혼합치열기 경우 충치가 발생하기 쉬워 불소 도포를 권장한다.

② 교정치료 예정이나 진행 중인 경우

교정장치를 부착한 경우 칫솔질(양치)이 어려워 충치나 탈회*가 발생하기 쉽기 때문에 불소 도포를 권장한다.

③ 치근 우식의 발생 가능성이 높은 경우

노년기에는 침 분비의 감소 등으로 인해 치아의 뿌리 부위에 충치가 발생할 확률이 높은데, 치근부위 우식은 진행이 되면 신경치료를 할 확률이 높아지기 때문에 불소 도포 등을 통해서 미리 예방하는 것이 좋다.

④ 지각과민 증상이 있는 경우

미백치료 혹은 치경부 마모증의 원인 등으로 치아에 시린 증상이 있는 경우 불소를 도포하여 시린 증상을 완화시킨다.

기초 치과 용어*

*** 불소(Fluorine)**

치아 표면의 칼슘 성분과 반응하여 일차적으로 불화칼슘이 형성되고, 그중 일부가 불화인회석으로 변화되어 치아의 탈회(하얀 충치)를 억제하고 재석회화를 촉진하는 물질이다. 불소의 종류는 겔, 바니시, 용액, 이온도포 등이 있으며, 일반적으로 겔과 바니시도포 방법을 주로 사용한다.

*** 탈회**

하얀 충치라고도 하며 치아 표면의 무기질, 칼슘 성분이 빠지면서 부식되어 미세한 구멍이 생기고 하얀 얼룩이 생긴 상태로 치아 관리를 소홀히 했을 경우 발생한다.

3) 치료 목적

① 충치 예방

불소를 도포하면 법랑질의 제일 바깥층의 치질이 단단해져서 치아 우식증을 유발하는 균이 생성하는 산에 대한 저항성이 증가한다. 또한 불소는 항균 작용이 있어 충치를 일으키는 세균의 군집형성을 방해한다.

② 지각과민처치

불소가 치아의 상아세관을 막아주어 시린 증상을 완화시킨다.

4) 금기증

- 치은(잇몸)이나 주변 연조직이 과민한 상태인 경우 불소로 인해 자극이 될 수 있어 피하는 것이 좋다.
- 만 3세 미만의 어린이는 불소를 삼킬 수 있어 권장하지 않는다. 일반적으로 연하조절이 가능한 시기에 진행한다.

5) 접수 및 술전 설명

- 식사 시간을 피해서 예약을 잡는다. 도포 직후에는 식사가 어렵기 때문에 식사 후에 내원할 수 있도록 하고, 내원한 경우 대기 시간 동안에 미리 물을 마실 수 있도록 설명한다.
- 치과에서 사용하는 불소의 종류와 특징에 대해 안내한다.

  "불소겔과 바니시는 점도의 차이가 있고, 바르는 방식도 달라요. 불소겔은 틀에 불소를 짜서 입에 물고 있다가 뱉는 방법으로 도포하고, 불소바니시는 점성이 있는 불소를 작은 붓으로 바르는 방법으로 도포하게 돼요. 미국 치과의사협회의 가이드라인에 따르면 만 6세 이하에서는 불소겔을 삼킬 가능성이 높아서 불소바니시만 추천하고, 6–18세의 경우에는 두 가지 타입 모두 추천하고 있어요. 바니시가 겔 타입에 비해 치아에 적용되는 시간이 길기 때문에 효과가 더 좋은 편이기도 하고, 1회용으로 사용해서 위생적인 대신 비용은 불소겔하고 차이가 나요. 불소바니시는 O만 원, 불소겔은 O만 원인데요, 원하시는 종류를 선택해 주시면 됩니다."

- 소요시간
  - 불소겔: 10분 내외
  - 불소바니시: 10–20분 내외

6) 치료 순서

치면세마 → 격리 및 방습(도포할 치아에 침이 닿지 않게) → 건조 → 불소 도포

① 불소겔 도포

스티로폼 일회용 트레이에 불소겔을 담고, 환자의 입에 넣어 물게 한 뒤 1–4분가량 기다린다.

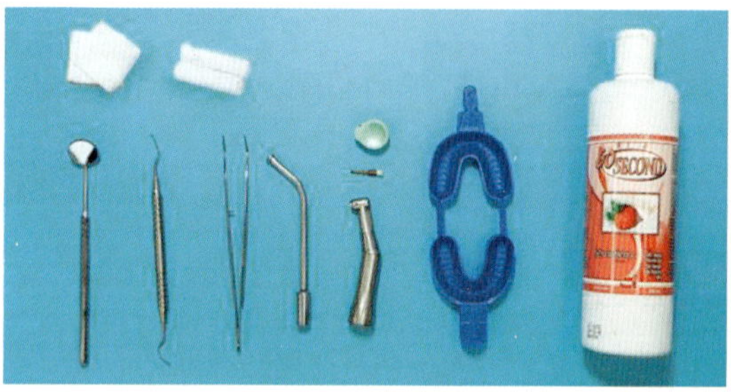

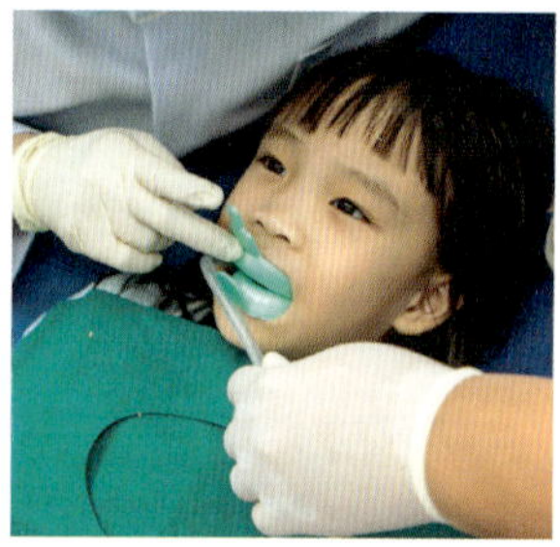

② 불소바니시 도포

일회용 바니시 제품을 개봉한 뒤 내부의 붓을 사용하여 치아의 모든 면에 골고루 바른다.

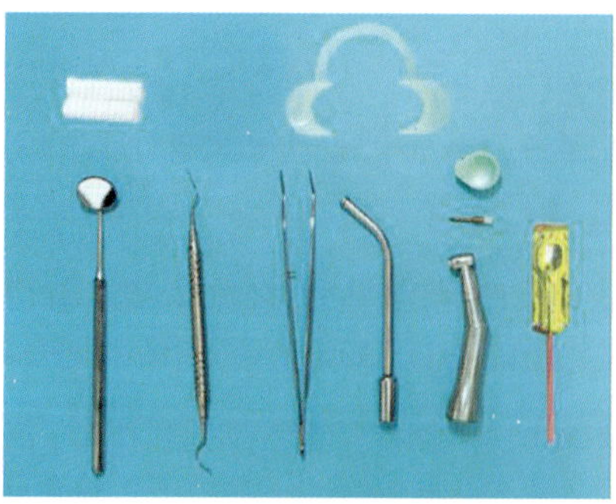

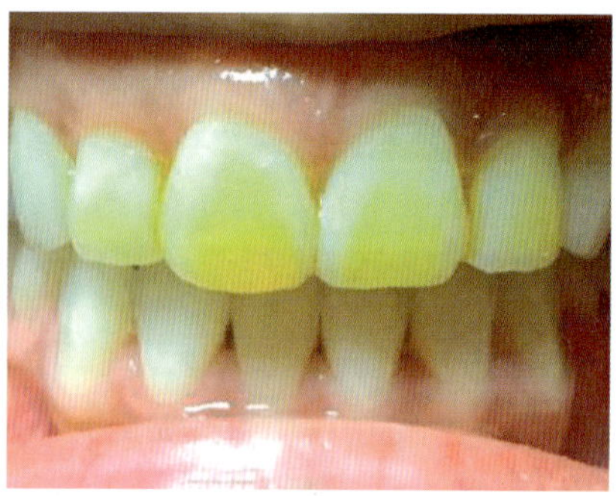

7) 치료 후 주의사항

불소 도포 후 충분한 효과를 위해 주의사항을 자세히 설명한다.

- "30분–4시간 동안은 물을 마시거나 식사하는 것을 피해주세요(겔은 30분, 바니시는 2–4시간 내외이나 사용하는 제품에 따라 다를 수 있어 제조사 혹은 제품별로 확인이 필요하다)."
- "도포 직후 30분간은 고이는 침을 컵에 뱉어 과량의 불소를 삼키는 것을 방지해 주세요(만약 불소를 과량으로 섭취한 경우 즉시 토를 하게 하거나 우유와 같은 다량의 칼슘 함유제제를 섭취하게 하여 불소가 위장관에서 흡수되지 않게 한다)."
- "불소 도포 직후에 양치질을 하시는 것은 피해주세요. 최소 4시간 이후, 가능한 한 12시간 지난 다음에 칫솔질하는 것을 추천드려요. 그리고 첫 양치 시에는 일회용 칫솔을 사용해 주세요(불소바니시의 경우 치과에 있는 일회용 칫솔을 드리도록 한다). 불소바니시의 끈적이는 성분을 칫솔로 닦아 내게 되면 칫솔모가 뭉쳐져서 못쓰게 되는 일이 생기기 때문이에요(끈적이지 않는 불소바니시도 있음. 그런 경우 일반 칫솔도 사용 가능함을 설명드릴 것)."
- "지각과민증의 경우 효과가 바로 나타나지 않을 수 있어 재내원이 필요할 수 있습니다."
- "치아에 불소의 축적량이 많아지면 치아에 반점이 생기는 치아 불소증(반상치, 반점치)이 나타나는 경우가 드물게 있는데, 이는 경험 많은 치과 의료진이 감별할 수 있기에 고농도의 불소 도포는 반드시 치과에 내원하셔서 시술을 받아야 합니다."
- "불소를 도포하면 법랑질의 제일 바깥층에 얕게 침투되어 말을 하거나 식사, 양치를 하면서 3–6개월 후에는 상당 부분 소실될 수 있기 때문에 주기적으로 반복해서 도포하는 것이 좋습니다(단, 구강상태와 불소의 종류에 따라 다를 수 있으며 바니시가 겔보다 치아면에 유지되는 기간이 길다)."

8) 차팅 및 보험 청구

① 차팅

진료일	치아번호	처치내역
5/9	6— | —6 6— | —6	**C.C 불소 도포하려고요.** Dx. 현재 전반적으로 치료 요하는 우식이 없는 상태 Tx plan 불소겔 도포 – 비급여 비용 설명드림/보호자 동의하심 전악 불소겔 도포 주의사항 설명 N) 검진(or 불편하면 오시기로) Dr. 허준 / Staff. 새싹
10/10	6— | —6 6— | —6	**C.C 불소 도포하려고요.** Dx. 현재 전반적으로 치료 요하는 우식이 없는 상태 Tx plan 불소바니시 도포 – 비급여 비용 설명드림/보호자 동의하심 전악 불소바니시 도포 주의사항 설명 N) 검진(or 불편하면 오시기로) Dr. 허준 / Staff. 새싹

② 보험 청구

- 예방 목적의 불소 도포는 보험 적용이 불가하지만 두경부 방사선 치료 중인 경우, 쉐그렌 증후군 혹은 뇌병변장애가 있는 경우, 침(타액)의 분비량이 현저히 적어 구강건조증이 심각한 경우 등에 한해 불소를 이용한 치아우식증 예방 처치 시 건강보험이 적용될 수 있다.
- 자세한 내용은 [111p ① 지각과민처치(가) 간단] 내용을 참고한다.

9) 예약(팔로업)

3–6개월마다 정기검진을 위해 내원할 수 있도록 리콜을 설정한다.

10) 결제 및 마무리 응대

① 비용

- 비보험: 1–10만 원

  (불소겔 도포는 1–3만 원, 바니시 도포는 5–10만 원 내외이다)

② 마무리 응대

- 불소 도포 후 주의사항 안내 시 종이컵과 일회용 칫솔을 함께 전달한다(치료 후 주의사항 참고, 일회용 칫솔은 바니시를 도포한 경우에 제공한다).

FAQ

Q1

불소 도포를 꼭 해야 하나요?

쉽게 설명드리면 불소는 치아를 튼튼하게 해주는 성분이라서 치아의 강도와 내산성을 높여주고 충치균에 대항하는 힘을 길러 줍니다. 실제로 불소 도포는 많은 분들이 받고 있는 좋은 충치 예방법이고, 세계적으로 연구결과도 많고 전문가들이 추천하는 방법입니다. 불소 도포를 받을 수 있다고 하면 꼭 받으시길 바랍니다.

Q2

불소는 몸에 유해하다고 들었는데 괜찮은 것 맞나요?

불소 도포 시 사용하는 불소의 농도는 어느 정도 삼키더라도 유해하지 않은 정도의 양입니다. 치과에서 사용하는 불소겔이나 불소바니시 등은 식약처의 엄격한 기준을 통과한 제품들이기 때문에 걱정하지 않으셔도 됩니다.

Q3
불소 도포하면 충치가 안 생기는 건가요?

불소 도포의 방법에 따라 다르지만 30~60%의 충치를 예방할 수 있습니다.

치면열구전색술(= 치아 홈 메우기, 실란트)과 병행하면 충치를 90% 이상 예방할 수 있다고 하니 올바른 칫솔질과 치면열구전색술, 불소 도포, 정기검진을 진행한다면 더 높은 예방 효과를 얻으실 수 있습니다.

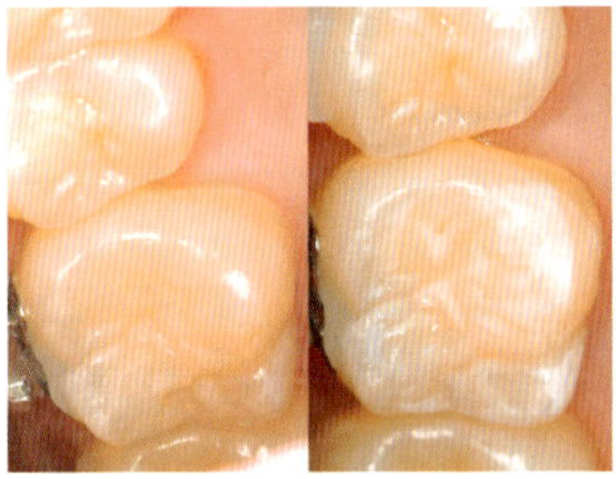

치면열구전색술 치료. 전(좌) 후(우)

Q4
충치가 있는데 불소를 도포하면 없어지나요?

불소는 치료가 아닌 예방의 목적이기 때문에 실제 충치가 진행되어 치료가 필요한 경우에는 충치치료를 진행해야 합니다.

Q5
불소이온도포가 불소바니시보다 좋은 건가요?

불소이온도포는 미세한 전류를 이용하여 불소이온이 치아 표면에 침착되는 효과를 높이는 방법입니다. 불소겔, 불소바니시와 도포하는 방식, 도포 기간, 비용 등의 차이가 있으니 원장님과 상의하셔서 적절한 방법을 선택하시면 돼요. 물론, 불소 방식의 차이가 영향을 미칠 수도 있지만, 어떤 방식이든 꾸준히 불소를 도포하면서 평소 구강관리를 철저히 하는 것이 중요합니다.

❷ 실란트(Sealant)

1) 개념

소구치나 대구치, 유구치의 교합면과 전치의 설면에 형성된 좁고 깊은 소와*나 열구*를 메워 줌으로써 우식을 예방하는 치과 술식으로 '치면열구전색'이라고도 하며 치아의 홈을 메운다고 해서 '치아 홈 메우기'라고 한다.

2) 적응증(실란트 시행 이유)

치아에 깊은 홈(소와 열구)이 있어 충치가 발생할 것으로 예상되는 경우 예방 차원에서 실시

3) 치료 목적(시행 목적)

충치 발생 확률이 매우 높은 교합면의 소와나 열구에 발생되는 우식을 방지하여 충치의 65~90%를 예방할 수 있다.

4) 금기증

- 소와나 열구에 이미 진행된 충치가 존재하는 경우
- 치아가 완전히 맹출하지 않은 경우
- 환자의 협조도가 낮아 치면 건조가 불가능한 경우

5) 접수 및 술전 설명

- 실란트를 위해 내원한 경우 건강보험 대상인지 확인한다.

기초 치과 용어*

* **소와(Pit):** 어금니의 씹는 면이나 앞니의 혀쪽 면에 선 형태로 갈라진 틈
* **열구(Fissure):** 어금니의 씹는 면이나 앞니의 입천장 쪽 면에 점 형태로 가장 깊게 들어간 부위

- 건강보험이 적용되는 기준은 만 18세 이하 환자의 큰어금니(제1, 2대구치), 총 8개 치아, 교합면이 치아 우식증에 이환되지 않은 순수 건전치아(씹는 면에 충치가 없어야 보험 적용 가능)
- 보험 적용이 안 되는 경우에는 미리 비보험 비용을 설명드린 후에 진행한다.

• 실란트의 진행과정과 필요성에 대해 설명한다.

"오늘은 실란트를 진행할 거예요. 실란트는 어금니의 주름진 곳을 메우는 것인데, 치아의 주름은 좁고 깊어서 음식물이나 세균이 들어가면 칫솔로 잘 닦이지가 않아요. 그래서 충치가 잘 생기게 돼요. 특히 어린아이들의 영구치는 어른보다 더 골짜기가 깊어서 충치가 잘 생기기 때문에 골짜기를 미리 메워서 충치를 예방해 주는 거예요."

• 소요시간

10-20분 내외. 당일에 진행하는 치아의 개수에 따라 시간이 달라진다(환자가 입을 잘 안 벌리거나 움직이는 등 협조가 어렵다면 더 오래 걸릴 수도 있고, 진료를 받지 못하고 내려오는 경우도 있다).

6) 치료 순서

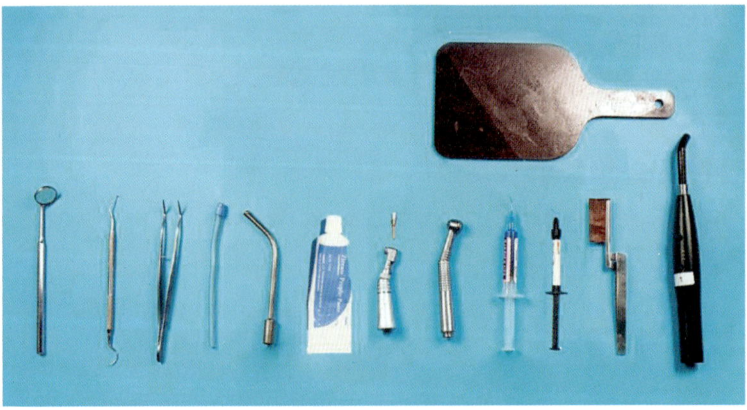

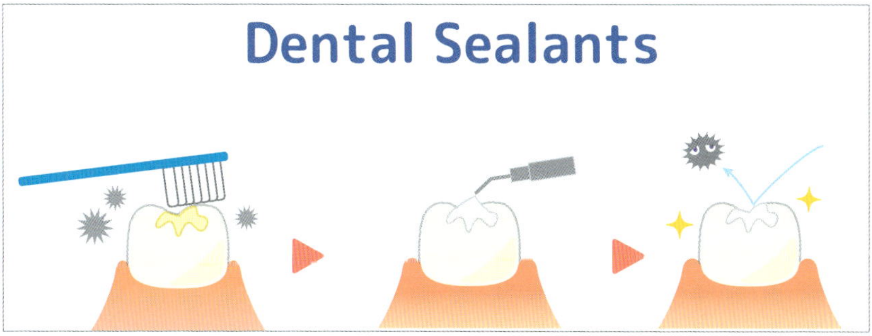

치면세마 → 수세(물 세척) 및 건조 → 에칭(치아 표면 약품 처리) → 수세 및 건조→ 소와와 열구에 실란트 도포 → 큐어링 → 교합체크(높이 확인)

7) 치료 후 주의사항

- "식사는 하루(24시간) 정도 주의해 주세요. 내일까지 실란트를 진행한 부위를 피해서 반대쪽으로 식사해 주세요. 만약 양쪽을 모두 진행한 경우, 하루 동안 끈적하고 딱딱한 음식은 피해야 합니다."
- "실란트 후에도 정기검진을 통해 주기적인 확인이 필요합니다. 실란트 자체가 아주 단단한 재료가 아니기 때문에 사용하다 보면 일부가 깨질 수 있습니다. 깨진 재료 주변에는 충치가 잘 생길 수 있으니 3개월마다 정기검진을 오셔서 체크를 받으시는 게 좋습니다."

8) 차팅 및 보험 청구

차트 예시	진료일	치아번호	처치내역
	6/7	6 (좌하)	C.C 홈 메우기 하러 왔어요. Dx. 기타 명시된 예방적 조치 교합면 우식 없음-실란트 가능 실란트(O) with 에칭, 본딩, 교합체크 시행 N) 불편하면 오세요 Dr.이

상병명	[Z29.8 기타 명시된 예방적 조치]
순서	① 진료일자를 확인한다. ② 초진인지 재진인지 확인한다. ③ 치아번호를 선택한다. ④ 홈메우기 또는 실란트를 클릭하고 상병명을 적용한다.

청구화면

〈덴트웹 프로그램 버튼과 입력된 화면〉

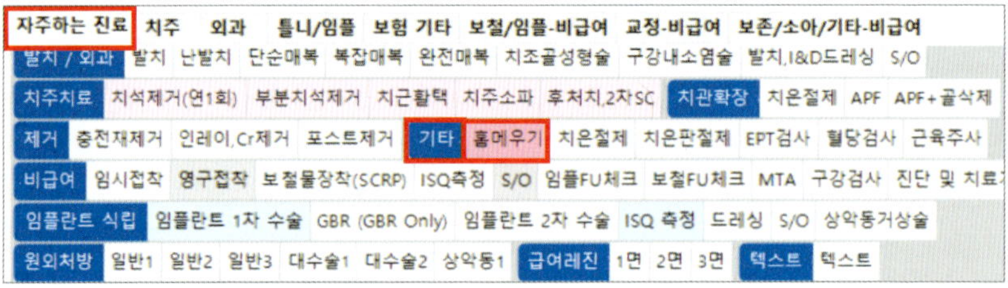

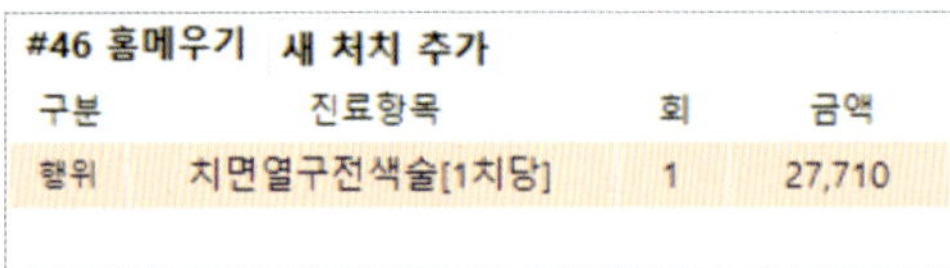

* 자주하는 진료 → 기타 → 홈메우기

〈두번에 프로그램 버튼과 입력된 화면〉

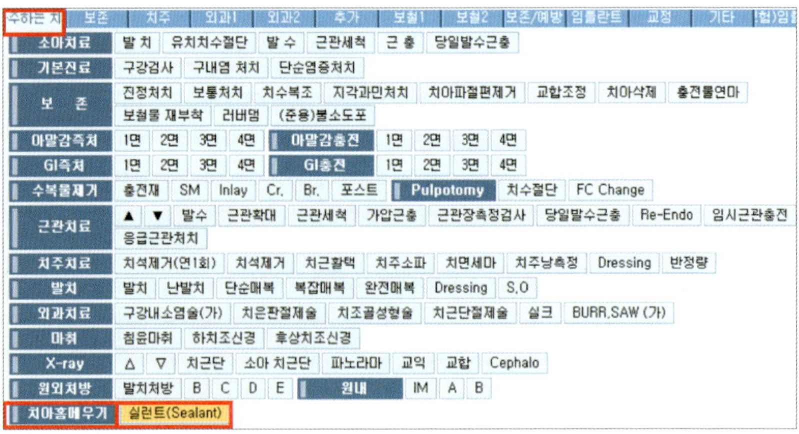

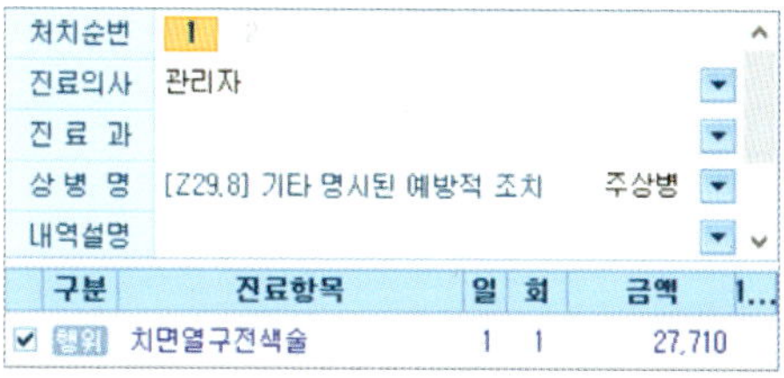

* 자주하는 치료 → 치아 홈 메우기 → 실런드(Sealant)

알아두면 쓸모 있는 산정기준

치면열구전색술 산정기준

- 만 18세 이하 교합면에 우식이 없는 제1대구치와 제2대구치에 산정 가능하다.
- 교합면 전체에 우식이 없어야 산정할 수 있다.

치면열구전색술 산정 시 주의사항

- 동일 치아, 동일 의료기관에서 2년 이내에 재시행 시 진찰료만 산정한다(월 단위로 청구하기 때문에 청구하는 당시에는 조정이 되지 않을 수 있지만 심사사후관리 시 조정될 수 있다).
- 러버댐을 장착하더라도 별도 산정할 수 없다.

9) 예약(팔로업)

3-6개월마다 정기검진을 위해 내원할 수 있도록 리콜을 설정한다.

10) 결제

① 건강보험 적용 시

치아 1개당 본인부담금은 6,000-9,000원 내외(치료 전에 비용을 물어보시는 경우 1개당 1만 원 내외라고 설명하기도 한다)

② 비보험 시

4-6만 원 내외(건강보험 대상자를 제외하고 모두 비보험 금액이 발생한다)

FAQ

Q1
실란트(치아 홈 메우기)는 불소 도포와 무슨 차이가 있나요?

치아 홈 메우기는 치아의 씹는 면의 깊은 홈과 주름 부위의 충치를 예방하는 효과가 있고, 불소 도포는 치아 표면의 넓은 면 충치 예방에 효과적이라고 할 수 있습니다.

Q2
실란트의 수명은 얼마나 되나요?

실란트는 수명이 1–2년 정도로 길지 않아요. 재료가 강한 재료가 아니라 부분적으로 깨질 수도 있다 보니 정기적으로 검진을 오셔서 깨지지 않고 잘 유지되고 있는지 체크 받으셔야 합니다.

Q3
실란트 하면 충치가 안 생기는 건가요?

치아 홈 메우기는 충치가 잘 생기는 부위를 치과재료로 메워서 충치를 예방하는 효과가 있긴 하지만 충치가 안 생긴다고 말씀드리긴 어려워요. 충치는 씹는 면 말고 사이에도 잘 생기고 그 외의 부위에도 생길 수 있어요. 그리고 실란트 주변이 쓰다보면 깨질 수 있는데 그럼 그 깨진 주변으로도 충치가 생길 수 있고요. 실란트 하고 나서도 잘 관리해 주시고 정기검진 때 잘 오시면 충치가 심하게 진행되는 일은 확실히 줄어들 거예요.

PART

03

보존치료

01 차갑고 단 음식에 시릴 때 시린 이 치료

02 작은 충치를 때우거나 봉할 때 보존치료

03 치아를 살리는 마지막 방법, 근관치료

CHAPTER 01

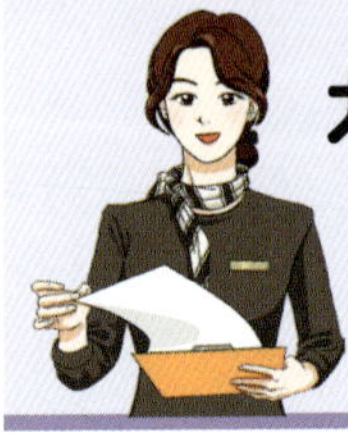

차갑고 단 음식에 시릴 때 시린 이 치료

1 지각과민처치

1) 개념

여러 가지 원인으로 시린 증상이 나타난 치아에 지각과민처치제를 도포하거나 레이저처치를 통해 과민증상을 완화시키는 술식이다.

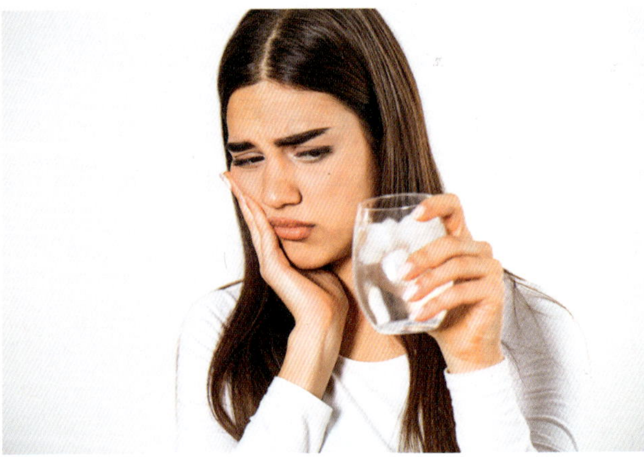

2) 적응증

① 치경부 마모증으로 인해 시린 경우

시린 이 전용 치약 사용, 칫솔질 교육(TBI), 지각과민처치, 치경부 마모부위 충전

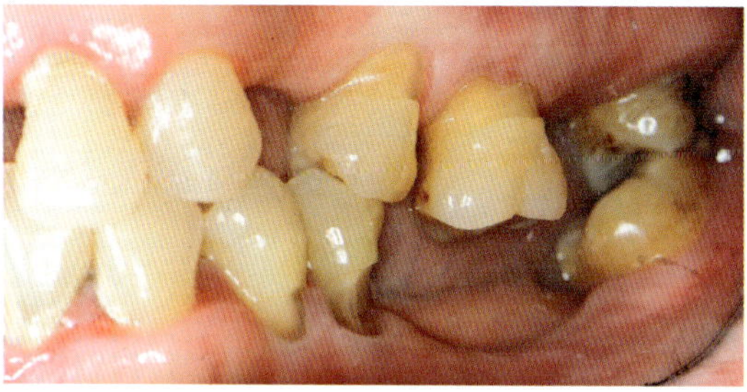

② 이갈이로 인해 치아가 닳은(마모된) 경우

지각과민처치, 크라운치료(근관치료 가능성 있음)

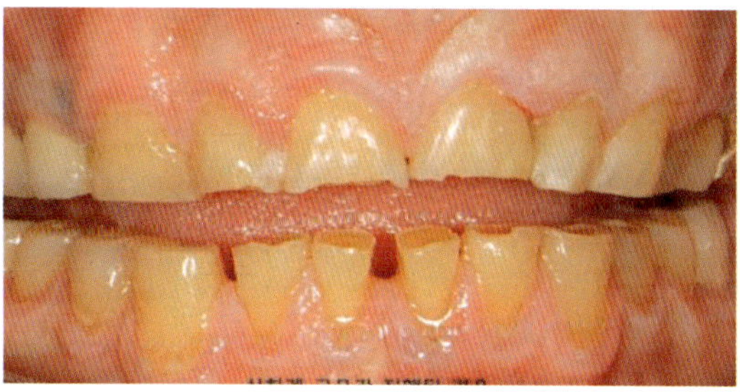

③ 치주질환으로 인해 잇몸이 내려가 뿌리가 노출된 경우(치은퇴축)

치주치료 후 지각과민처치, 치은이식술(다른 부위의 잇몸을 사용해 드러난 뿌리를 덮어준다)

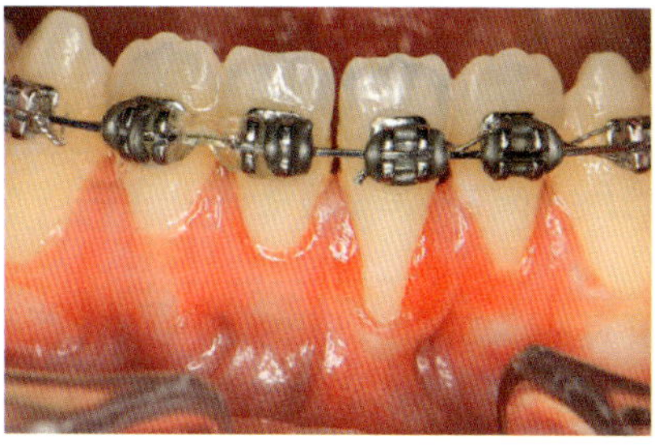

뿌리가 노출된 치아, 치은이식술 전

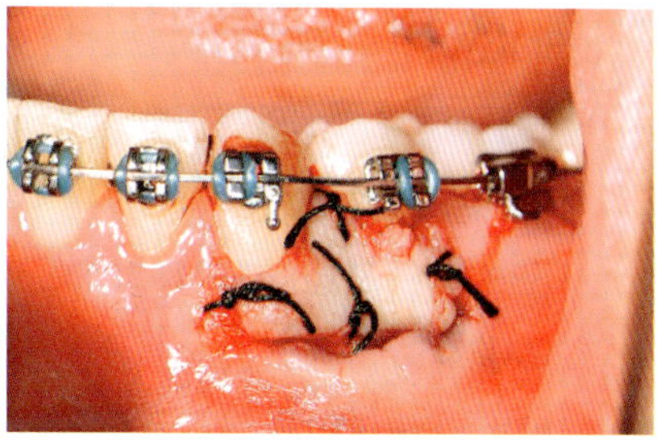

치은이식술 후

④ 산에 의해 용해되어 치아가 부식된 경우

지각과민처치, 크라운치료(근관치료 가능성 있음)

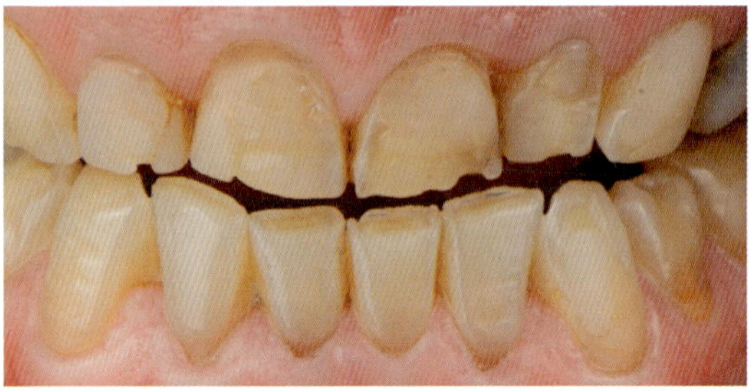

3) 치료 목적

시린 증상의 원인에 따라 적절한 처치를 하여 불편감을 호소하고 치수염으로 진행되는 것을 예방한다.

4) 금기증

정확한 원인을 파악하여 시행하는 것이 중요하다. 치아우식증, 파절 등에 의한 시린 증상에는 적용하지 않는다.

5) 접수 및 술전 설명

- 시린 증상의 원인에 대해 원장님의 진단을 기반으로 설명한다.

  "지금 시린 증상이 있는 이유는 치아의 뿌리 부분이 드러나서 그렇다고 하셨어요. 치아뿌리 부분은 치아 머리 부분과 달리 신경하고 연결된 미세한 관들이 드러나 있어서 더 예민하게 느껴지는 거예요."
- 시린 증상을 완화시키는 방법 중 지각과민처치에 대해서 설명한다.

  "시린 부위에 시린 증상을 완화시킬 수 있는 약제를 발라드릴 건데, 바르고 나면 시린 증상이 조금 나아지실 거예요."
- 소요시간

  – 치아 1개당 3–5분 내외

6) 치료 순서

치료부위 치면세마 → 수세 → 방습 및 격리 → 건조 → 지각과민처치제 도포 → 건조 → 필요시 큐어링 → 증상완화 여부 체크

7) 치료 후 주의사항

- "오늘 약제 도포한 부위는 혀를 대거나 손대지 않도록 주의해 주세요."
- "괜찮은지 안 괜찮은지 테스트해 보는 것은 오히려 증상을 악화시키게 돼요. 궁금하시더라도 시험해 보지 마시고 당분간 미지근한 물 드시고 양치도 미지근한 물로 해주세요."
- "칫솔은 오늘은 안 대시는 게 좋은데 플라크(플라그)나 음식물이 끼었다면 부드러운 모의 칫솔로 잇몸에서 치아 방향으로 쓸어 올리듯 닦아주세요."
- "식사하실 때 너무 딱딱하고 질긴 음식을 드시거나 차가운 음식, 뜨거운 음식은 피해주세요."

8) 차팅 및 보험 청구

① 지각과민처치(가) 간단

<table>
<tr><td rowspan="2">차트 예시</td><td>진료일</td><td>치아번호</td><td>처치내역</td></tr>
<tr><td>6/7</td><td>45 (하악 우측)</td><td>C.C 찬물 마실 때 시려요.
Dx. 치경부 마모
→ 이갈이가 있다고 하심.
Air(+) per(−)
Gluma 도포, 주의사항 설명
N) 1w ck
Dr.이</td></tr>
<tr><td>상병명</td><td colspan="3">[K03.10 치아의 쐐기결손 NOS]: 굴곡파절, 치약마모
[K03.18 치아의 기타명시된 마모]: 습관성, 직업성 마모
[K03.00 교합면의 마모] [K03.80 민감상아질]
[K06.00 국소적 치은퇴축] 이 중 적절한 상병을 선택한다.</td></tr>
</table>

순서	① 진료일자를 확인한다. ② 초진인지 재진인지 확인한다. ③ 치아번호를 선택한다. ④ 지각과민처치[간단]을 클릭하고 상병명을 적용한다. ⑤ 내역설명에 [Gluma(글루마) 도포] 라고 적는다(필수는 아니다).

청구화면

〈덴트웹 프로그램 버튼과 입력된 화면〉

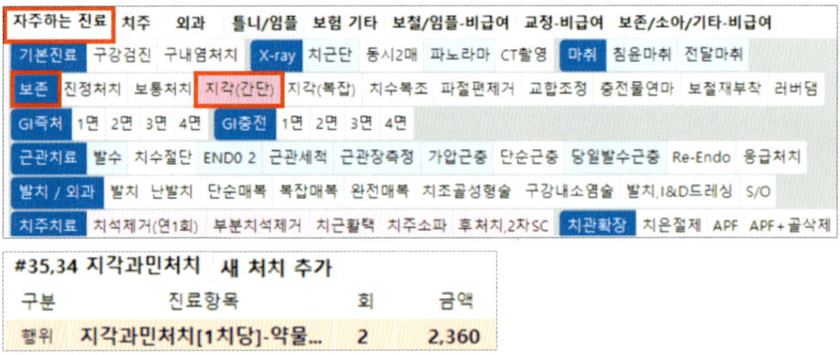

* 자주하는 진료 → 보존 → 지각(간단)

〈두번에 프로그램 버튼과 입력된 화면〉

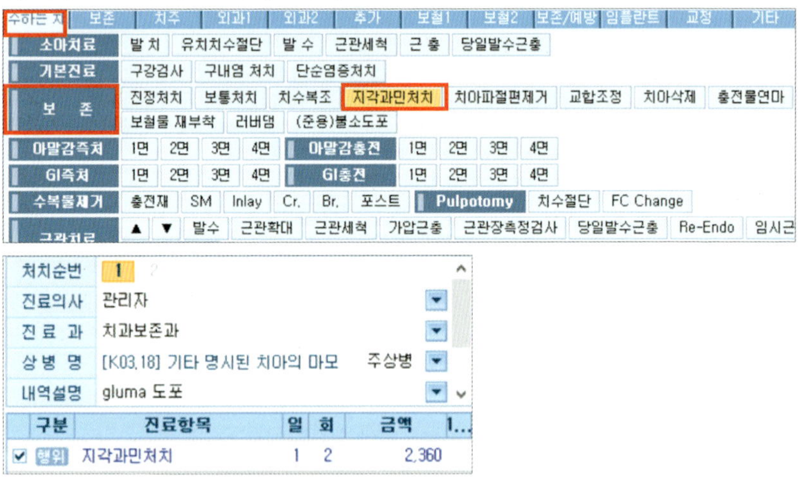

* 자주하는 치료 → 보존 → 지각과민처치

알아두면 쓸모 있는 산정기준

지각과민처치(가) 산정기준

- 약물도포(Gluma, Super seal, MS coat), 불소이온도포법을 이용한 경우 산정한다.
- 1치당 산정 가능하다.
- 일반적으로 1치당 2–3회 재도포 및 산정 가능하다.

지각과민처치(가) 산정 시 주의사항

충전치료, 근관치료, 보철치료를 동시에 시행한 경우에는 산정할 수 없다.

참고

지각과민처치 관련 고시

치과에서 불소를 이용한 치아우식증 예방 처치(불소바니시 도포, 불소용액 도포, 이온영동법 등)는 다음과 같은 경우에 인정하며, 수기료는 차4가 지각과민처치[약물도포, 이온도입법의 경우]의 소정점수를 산정하며, 약제료는 차4 지각과민처치 '주'에 의거 별도 산정하지 아니함.

– 다 음 –

적응증

1) 두경부 방사선 치료를 받은 환자
2) 쉐그렌 증후군 환자
3) 구강건조증 환자(비자극시 분비되는 전타액 분비량이 분당 0.1 ml 이하를 의미함)
4) 장애인으로 등록되어 있는 뇌병변장애인, 지적장애인, 정신장애인, 자폐성 장애인

〈보건복지부 고시 제2022–82호, 2022. 04.1 시행〉

출처: 건강보험심사평가원

즉, 비급여 예방 처치인 불소바니시 등이 상기 환자들에 한해서는 급여 적용이 된다는 내용의 고시이다.

〈전악 불소 도포 급여 산정 가능한 경우 청구 예시〉

• **덴트웹 프로그램 예시**

덴트웹에는 별도 버튼이 없다. 전악을 선택하고 지각과민처치(가)를 누르면 전악을 선택한 게 맞는지 확인창이 뜨고 기타내역설명을 입력하기 위한 창이 뜬다.

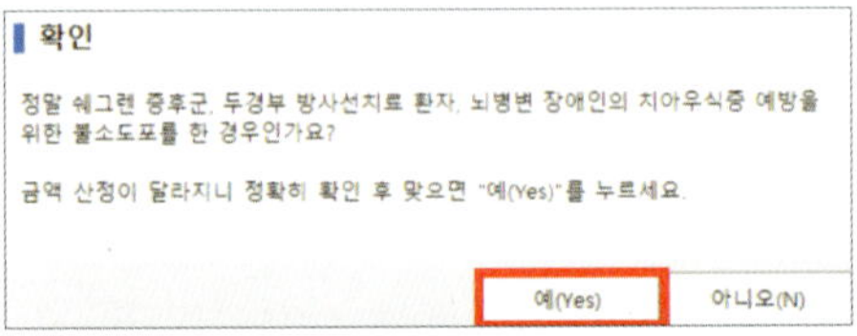

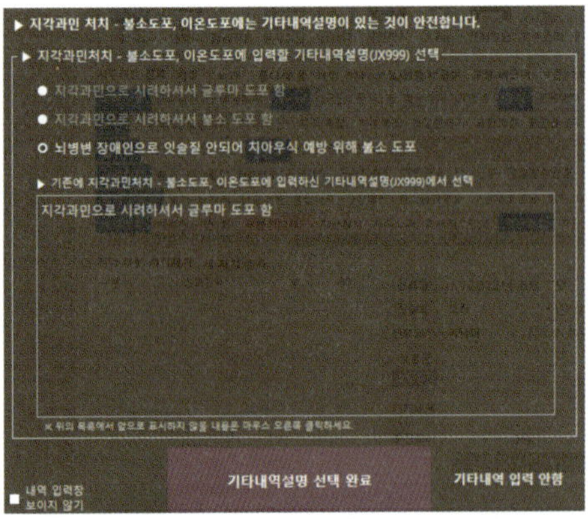

뇌병변 장애인 관련 내용을 선택한 후 선택완료 버튼을 누르면 다음과 같은 창이 뜬다.

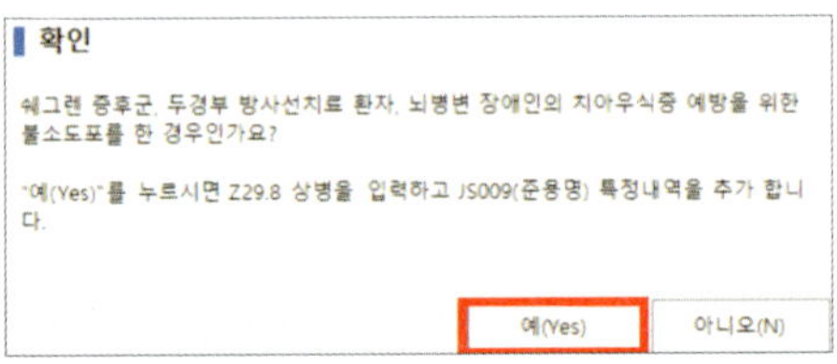

급여 불소 도포에 해당하는 환자가 맞는지 확인하는 메시지가 뜨면 예(Yes)를 누른다.

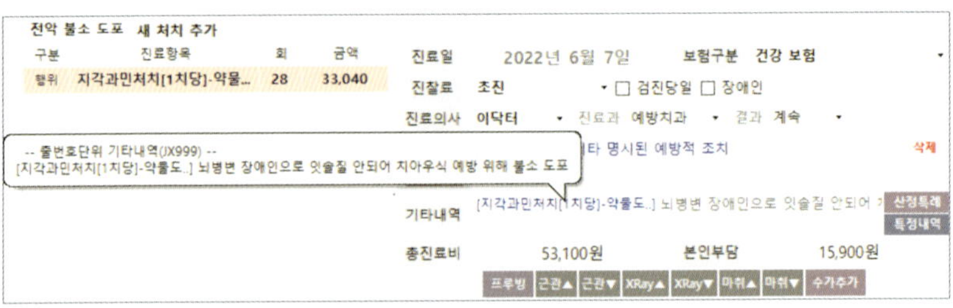

등록이 완료되고 기타내역에 설명이 들어간 것을 확인할 수 있다.

• 두번에 프로그램 예시

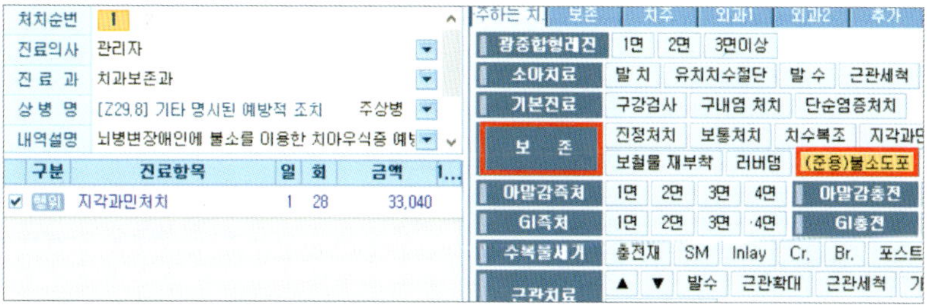

두번에 프로그램에서는 자주하는 치료 → 보존 → (준용)불소도포를 누르면 된다.

② 지각과민처치(나) 복잡

치은퇴축, 마모, 외상성 교합 등으로 시린 증상이 나타난 경우 식약처에서 허가받은 레이저 처치 및 상아질접착제 도포 후 광조사를 하는 처치

- 상아질접착제 도포(SE bond 등): 상아질접착제를 지각과민 부위에 발라주어 코팅을 하여 시린 증상을 감소시킴.
- 레이저치료: 지각과민증 치료를 목적으로 허가받은 레이저 장비를 사용하고 정구할 수 있음

차트 예시	진료일	치아번호	처치내역
	6/7	(하악 우측) 456	**C.C 물 마실 때 치아가 너무 시려요.** Dx. 치경부 마모 이갈이 습관으로 인한 심한 마모 Air(+++), per(+) SE-bond 도포, 교합체크. N) 1w ck Dr.이
상병명	[K03.10 치아의 쐐기결손 NOS]: 굴곡파절, 치약마모 [K03.18 치아의 기타 명시된 마모]: 습관성, 직업성 마모 [K03.00 교합면의 마모] [K06.00 국소적 치은퇴축]– 이 중에서 적절한 상병을 선택한다.		

순서	① 진료일자를 확인한다. ② 초진인지 재진인지 확인한다. ③ 치아번호를 선택한다. ④ 지각과민처치[복잡]을 클릭하고 상병명을 적용한다. ⑤ 내역설명에 [SE bond 도포]라고 적는다.

청구화면

〈덴트웹 프로그램 버튼과 입력된 화면〉

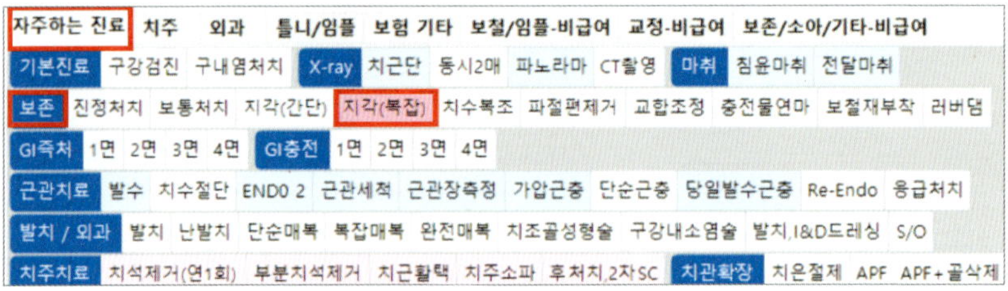

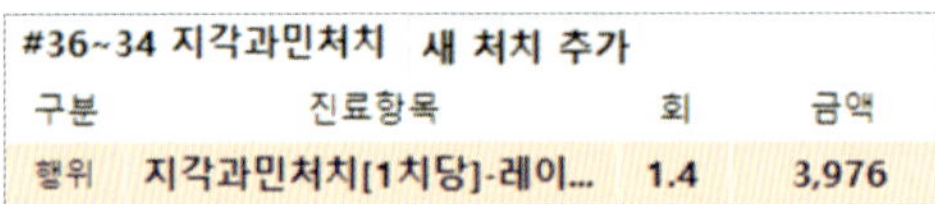

* 자주하는 진료 → 보존 → 지각(복잡)

〈두번에 프로그램 버튼과 입력된 화면〉

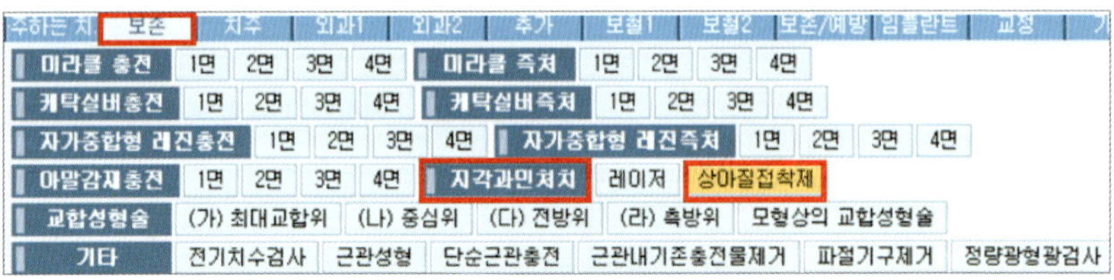

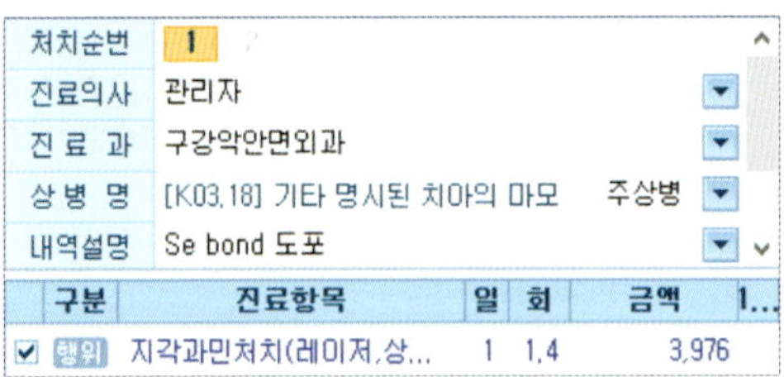

* 보존 → 지각과민처치 → 상아질접착제

알아두면 쓸모 있는 산정기준

지각과민처치(나) 산정기준

하루 최대 6개 치아에 산정 가능하다. 1개 치아만 시행하는 경우 100% 산정하고 2개 치아부터는 20%씩 산정하되 하루 최대 200% 산정할 수 있다.

지각과민처치(나) 산정 시 주의사항

- 동일 의료기관에서 동일 치아에 6개월 이내 재시행하는 경우 진찰료만 산정 가능하다.
- 레이저처치의 경우 기존 등록되었던 레이저는 재등록을 하지 않거나 업체가 휴업 중인 관계로 2021년 7월 기준 레이저처치를 청구할 수 없다(상아질접착제만 산정 가능하다).
- 동일 날짜, 동일 치아에 지각과민처치(가)와 (나)를 동시 시행하였을 경우에는 주된 처치인 지각과민처치(나)만 산정할 수 있다.
- 동일 날짜 동일 치아에 충전치료, 근관치료, 치주치료, 보철치료를 동시에 시행한 경우에는 산정할 수 없다. 동시 시행할 경우 지각과민처치(나)를 산정할 수 없다.

2 치경부 마모부위 충전

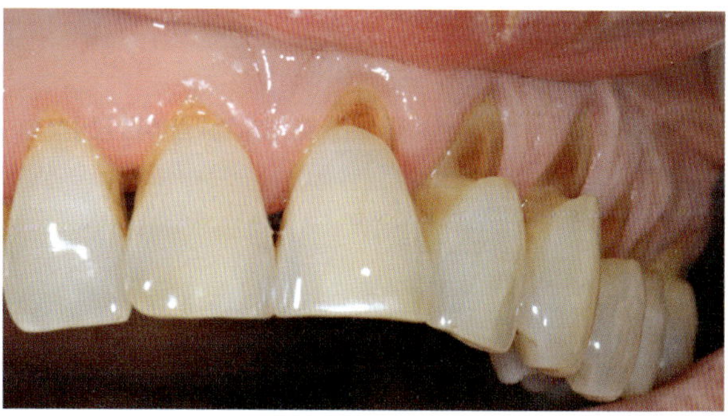

1) 개념

- 치경부 마모증*부위 또는 치경부가 마모된 부위에 생긴 충치를 제거하고 치과재료를 이용하여 원래의 치아 형태로 수복하는(때우는) 술식이다.
- 장점: 치료시간이 짧고, 당일에 진료를 끝낼 수 있으며, 충치가 있는 경우 최소한의 삭제로 치아를 보존할 수 있다.
- 재료: 레진*이나 글래스아이오노머(GI)* 재료의 차이에 대해 설명한 후 선택한 재료로 때운다.

기초 치과 용어*

* **치경부 마모증(Cervical Abrasion):** 치아의 경부(목)부분이 닳거나 패이게 되는 증상
* **레진, 글래스아이오노머(GI):** 재료에 대한 설명은 126p ❶ 충전치료 내용 참조.

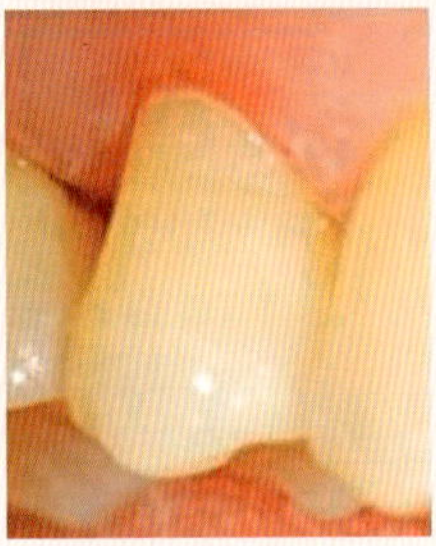

치경부마모 레진 치료 후

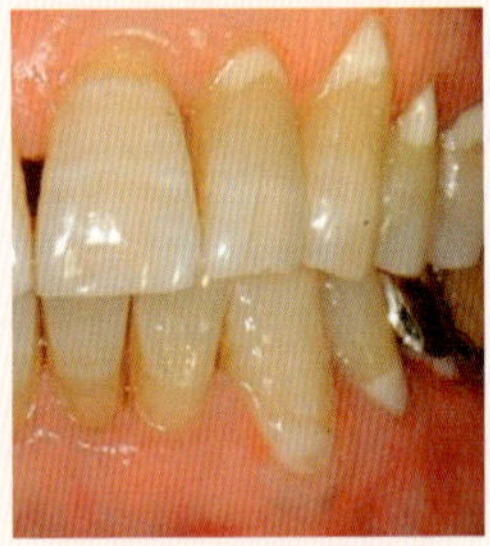

치경부마모 글래스아이오노머 치료 후

2) 적응증

① 과도한 교합력

씹는 힘이 매우 강한 경우나 질기고 딱딱한 음식을 즐겨 먹는 경우 치경부 쪽 법랑질이 떨어져 나가 파인 경우

② 잘못된 양치 습관

칫솔질을 좌우로 빠르고 세게 하는 경우 치경부 측 법랑질이 닳아서 상아질이 드러난 경우

③ 이갈이, 이 악물기

잘 때 이를 갈거나 평소에 이를 악무는 습관이 있는 경우

④ 치경부 충치

잇몸병(치주병)으로 인해 치아뿌리가 드러나고 충치가 생긴 경우

3) 치료 목적

• 지각과민 증상 및 통증을 완화시킨다.

- 치경부 마모증으로 인한 치아의 손상을 막는다. 치경부가 지속적으로 닳아서 신경이 드러나면 신경치료와 크라운치료가 필요할 수 있고, 심한 경우 부러져서 발치를 해야 하는 상황이 발생할 수 있다.

4) 금기증

- **치석, 치태로 인해 잇몸에서 붓고 피가 나는 경우**

  우선 치주치료를 진행한 다음 1주일 정도 후에 잇몸 상태가 나아지면 진행한다. 특히 피가 나는 경우 치아에 재료가 잘 붙지 않을 수 있기 때문에 주의한다.

- **파인 부위가 깊지 않아 탈락이 예상되는 경우**

  지각과민처치 중 약물도포 방법을 진행하거나 상아질접착제 도포 방법을 사용하여 코팅한다.

- **치경부 레진 충전 후 미백치료 예정인 경우**

  미백치료 전에 치경부 마모증 레진 충전을 진행하게 되면 미백 후 밝아진 치아 색상과 레진 부위의 색상이 다를 수 있으므로 마모증이 있는 부위에 GI로 임시 충전한 다음 미백치료를 하고 밝아진 색상에 맞게 레진으로 재충전하게 된다.

5) 접수 및 술전 설명

- 접수 시 재료가 결정되지 않은 상태라면 결정 여부를 확인하고, 재료 결정을 한 상태였다면 재료가 맞는지 한 번 더 확인한다.

  ① 결정되지 않은 상태

  "지난번에 재료에 대한 설명을 드렸는데 혹시 재료 결정을 하셨나요?"

  ② 결정된 상태

  "지난번에 레진으로 때우기로 하셨는데 맞으시죠?"

- 소요시간

  20–30분 내외. 충전하는 재료의 종류와 치아의 부위 및 개수에 따라 다르다.

참고

Resin과 GI의 차이점

	광중합형 복합레진	글래스아이오노머
마모 저항성	높음(비교적 덜 닳는다)	낮음(비교적 잘 닳는다)
접착력 및 안정성	안정적(재료의 탈락 가능성이 낮다)	낮음(재료의 탈락 가능성이 높다)
색상	심미적, 투명도 있음. 자연스러운 치아 색상 (다양한 색상이 있어 치아 색상에 맞게 선택하여 수복한다)	비심미적, 투명도 없음. 탁한 우유빛 색상 (색상이 나뉘어 있기는 하나 다양하진 않다)
비용(치아 1개당)	5–10만 원(비보험)	1만 원 이내(건강보험 적용)
AS 여부	AS 가능 치과에서 정한 기간 동안 가능	AS 불가능 보험비용 발생

6) 치료 순서

① C.R.F (Cervical Resin Filling)

마취(부위가 깊은 경우) → 수복할 부위 클리닝 혹은 충치제거 → 산 부식(에칭, Etching) → 접착강화제 도포(프라이머, Primer A+B) → 본딩제 도포(본딩, Bonding) → 레진충전(Resin filling) → 광조사(광중합기를 사용하여 레진을 굳힌다) → 치면 연마(Polishing)

② G.I.F (Glass Ionomer Filling)

마취(부위가 깊은 경우) → 수복할 부위 클리닝 혹은 충치제거 → GI충전(레진강화형 GI의 경우 광조사 필요) → 치면 연마(Polishing)

7) 치료 후 주의사항

- "마취는 2–3시간 이내로 풀리니 마취가 완전히 풀리면 식사해 주세요."
- "때운 쪽으로는 24시간 동안 식사를 피해주시는 것이 좋습니다(오른쪽을 때운 경우 왼쪽으로 식사 권유)."
- "과도한 교합력이나 잘못된 양치방법에 의해 수복한 부위가 다시 닳거나 떨어질

수 있으니 단단하고 질긴 음식을 주의해 주시고 양치는 잇몸 쪽에서 씹는 면 쪽으로 쓸어올리면서 해주시는 것이 좋습니다."

- "때운 후에도 시린 증상이 완전히 없어지지 않을 수도 있지만 점점 줄어드실 거예요. 증상이 심해지면 연락 부탁드립니다."
- "잇몸 경계부 쪽을 꼼꼼히 때우고 다듬어서 마취가 풀리면 잇몸이 따끔따끔하거나 피가 날 수 있어요. 시간이 지나면 괜찮아지니 너무 걱정 마시고, 초반에는 자극되지 않도록 칫솔질도 살살 부드럽게 해주세요."
- "(G.I.F의 경우) 재료 특성상 탈락하는 경우가 많아요. 사용해 보시고 너무 잘 떨어진다 싶으면 레진으로 때우시는 것을 추천드려요."
- "치료 후에도 관리가 잘 되고 있는지 확인하고, 변색, 탈락 등을 방지할 수 있도록 정기검진을 받으시는 것이 중요해요."

8) 차팅 및 보험 청구

① Resin

광중합형 복합레진 충전은 만 5–12세 이하의 영구치에 우식이 이환된 경우에만 보험 적용이 가능하며 성인의 치아에 시린 증상으로 광중합형 복합레진 충전을 하는 경우는 보험 적용이 불가능하여 비보험 비용이 발생한다.

② G.I.F (Glass Ionomer Filling)

자가중합형 글래스아이오노머로 치경부를 충전하는 경우 즉일충전처치로 산정 가능하다. 광중합형 글래스아이오노머나 레진강화형 글래스아이오노머로 충전할 경우에는 비보험 비용이 발생한다.

9) 예약(팔로업)

- 다음 치료 부위가 남은 경우에는 2–3일 혹은 1주일 간격으로 다음 예약을 잡는다. 부위가 깊어서 마취를 진행한 경우 잇몸 부위에 불편감이 남아있을 수 있어 환자의 일정이 급하지 않다면 잇몸이 치유되는 기간을 두고 예약을 잡는다.
- 모든 부위의 치료가 끝난 경우 6개월–1년 후에 정기검진 리콜 설정을 한다.

10) 결제 및 마무리 응대

① 비용

- 레진: 5–10만 원(비보험)
- GI: 1만 원 이내(건강보험 적용)

② 마무리 응대

충전물이 탈락하거나 충전 부위가 지속적으로 시릴 경우 내원을 권유한다.

FAQ

Q1

치아 목 부분이 파이는 이유가 무엇인가요?

치아가 파이는 이유는 잘못된 양치방법으로 칫솔질을 했거나 씹는 힘이 강하기 때문이에요. 파인 부위를 그대로 방치할 경우 신경이 노출되어 신경치료 가능성까지 있기 때문에 조기 치료가 가능한 범위일 때 미리 치료하는 것을 추천드려요.

Q2

찬물에 이가 시린데 이유가 무엇일까요?

치아의 겉껍질인 법랑질 부분과 신경 사이에 치아의 속껍질인 상아질이라는 부분이 있어요. 이 상아질에는 신경과 연결된 미세한 관들이 많아요. 상아질 부분에 찬물이 닿게 되면 상아세관이라는 관을 통해서 그 자극이 신경에 전달되어 시린 증상을 느끼게 돼요. 충치가 생기거나 치아가 마모되어 시린 이유가 바로 이 상아세관을 통해 신경이 자극을 받았기 때문이에요.

Q3

치아 목 부분에 파인 곳 때우는 재료가 보험이 되는 것(지아이)과 보험이 안 되는 것(레진)이 있는데 차이점이 궁금해요.

보험이 되는 재료의 대표적인 종류로 지아이(GI: Glass ionomer)가 있어요. 이 재료는 불소도 함유하고 있어서 치과에서 많이 사용하는 재료이고, 저렴하다는 장점이 있고요. 접착력이 약하고 색이 부자연스러울 수 있다는 단점이 있어요. 치아는 약간 노란빛인데 지아이는 하얀 A4용지 색이라고 생각하시면 됩니다. 반대로 레진은 강화플라스틱으로 강도가 좋고 색이 자연스럽다는 장점이 있는 대신 비교적 고가라는 게 단점이에요.

티가 나는 게 싫으시면 레진으로 하시는 것을 추천드리고 비용이 부담된다면 보험이 되는 재료로 때우시는 것을 권유 드립니다.

CHAPTER 02

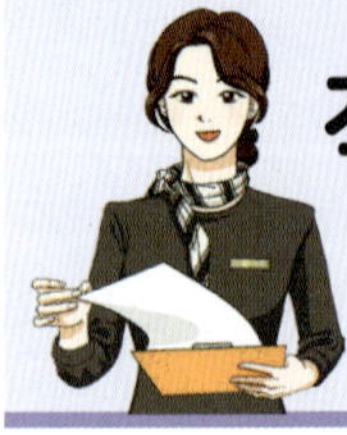

작은 충치를 때우거나 봉할 때 보존치료

* 단계별로 알아보는 충치치료

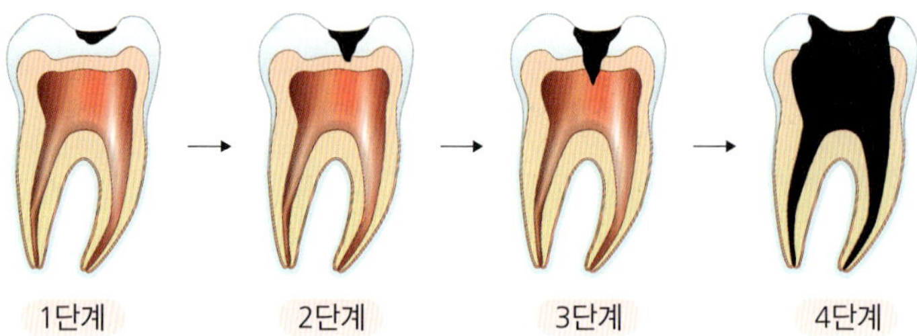

1) 1단계(C_1)

- 치아의 겉껍질인 법랑질에 한정된 초기 치아우식증*
- 통증이 없으며 충치를 제거한 후 GI, 레진 재료로 수복*한다.

2) 2단계(C_2)

- 상아질까지 깊게 진행된 치아우식증
- 약간의 통증을 느낄 수 있으며 충치 제거 후 레진이나 인레이치료가 필요하다. 경우에 따라 신경치료 가능성도 가지고 있다(충치가 많이 깊어서 신경이 비쳐 보이거나 치료 후에 치아가 시리고 아픈 증상이 있는 경우).

3) 3단계(C_3)

- 치수(신경)까지 충치가 진행된 치아우식증
- 심한 통증이 동반되어 신경치료가 필요하며 신경치료 후 약해진 치아를 보호하기 위해 치아 전체를 씌우는 크라운치료를 진행한다.

4) 4단계(C_4)

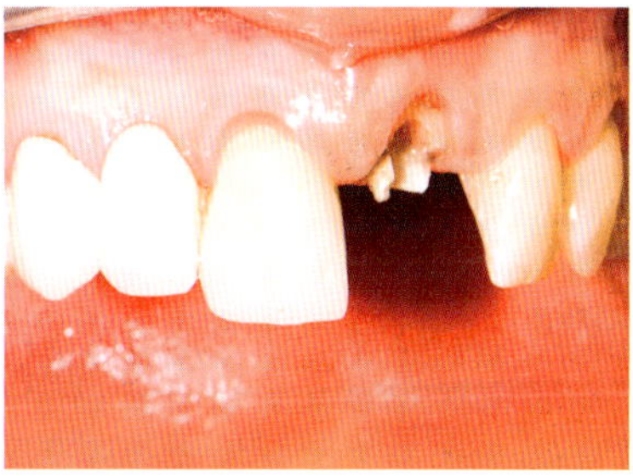
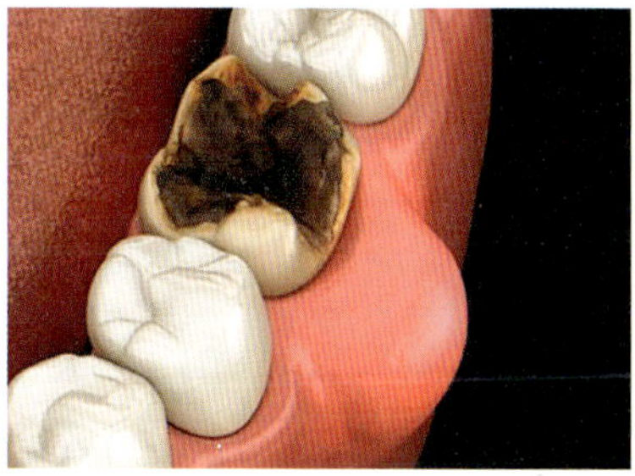

- 잔존 치근(치아가 뿌리만 남음) 또는 치근단 병소의 형성
- 잔존 치근의 경우 발치가 필요하며, 만약 치아뿌리끝(치근단)까지 염증이 진행된 경우 치아의 머리 부위가 어느 정도 남아 있다면 재신경치료 후 크라운치료를 시도해 볼 수 있으나 성공률이 높지 않고, 치료 후에도 통증이 있다면 치아를 뽑을 가능성이 높다.
- 발치 후에는 치과임플란트나 브릿지치료를 진행하게 되며 여러 개의 치아 발치 시 틀니 치료를 진행하기도 한다.

기초 치과 용어*

* **치아우식증(= 충치, Caries):** 치아우식증(충치)의 원인균인 뮤탄스가 음식물 잔사(찌꺼기), 설탕, 전분 등을 이용한 뒤 분해하면서 생기는 산(Acid)에 의해 치아의 법랑질, 상아질, 백악질이 손상되어 발생한다(충치를 일으키는 세균은 당을 먹고 소화시킨 다음 산을 배출하는데 산 성분이 치아의 법랑질을 녹여 충치를 일으킨다).
* **수복:** 오염을 제거하고 결손 부분을 보수하고, 퇴화한 부분을 보강하는 조치를 통하여 원형을 복원하는 것

❶ 충전치료

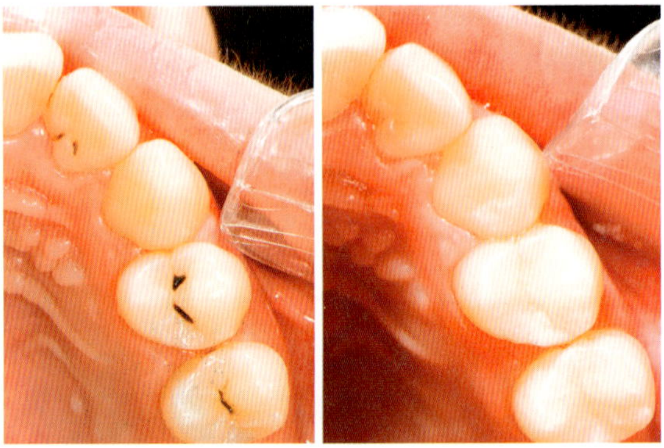

1) 개념

① 레진 충전(R.F, Resin Filling: 레진필링)

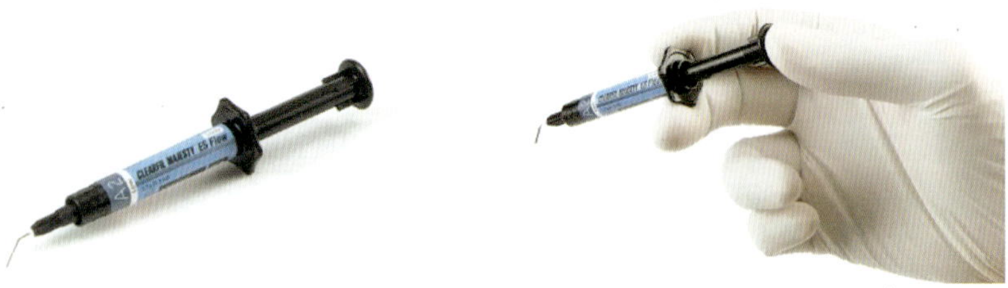

출처 및 제품명: scottsdental /FLOW SYRINGE RESIN

- 충치나 치아 파절 등으로 치아의 경조직이 손상되었을 때 손상된 부위를 제거하고, 레진을 이용하여 치아를 충전시켜 기능을 회복하는 치료
- 플라스틱의 특성상 다공성 재료이기 때문에 색상이 있는 음식을 먹다 보면 착색이나 변색이 일어날 수 있다.

  기능적으로 문제가 없는 경우에는 그냥 사용하지만 심미적으로 보기에 좋지 않으면 제거하고 다시 때워야 할 수 있다.
- 자가중합형과 광중합형 두 가지 종류가 있으나 일반적으로 광중합형 레진을 사용하는 경우가 많다. 임상에서 레진이라고 하면 통상적으로 광중합형 레진으로 생각하면 된다.

② 지아이 충전(G.I.F, Glass Ionomer Filling: 글래스아이오노머 필링)

- 규소(유리가루)에 여러 재료를 합쳐 만든 재료로 자가중합형은 혼합한 다음 굳기까지 일정 시간을 기다리며 광중합형 GI의 경우 혼합하여 충전한 다음 광중합형 레진과 같이 광중합기로 굳혀서 사용한다.
- 건강보험 적용이 되는 치과재료이기 때문에 진료비가 저렴하고 글래스아이오노머에서 불소가 방출되기 때문에 충치 예방효과가 있으며 치수를 진정시키는 성분을 포함하고 있지만 레진에 비해 심미성이 떨어진다.
- 강도가 약하고, 탈락하기 쉽기 때문에 교합력이 크게 작용하지 않는 치경부 충치와 마모증, 유치 충치치료에 주로 사용한다.

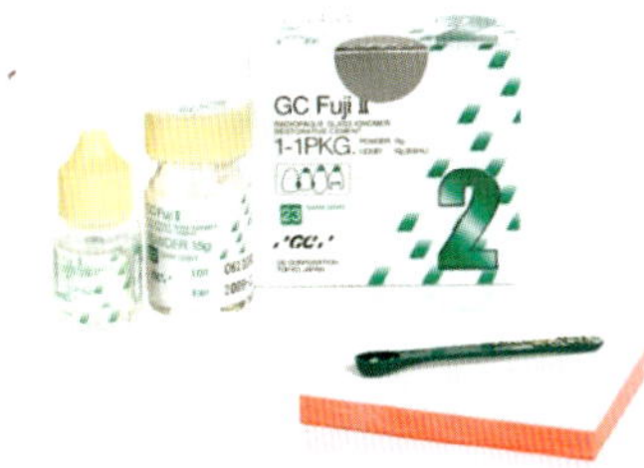

출처 및 제품명: scottsdental / GC Fuji II Glass Ionomer Cement

2) 적응증

지아이 충전	레진 충전
심하지 않은 우식 치경부의 마모 충치가 깊은 경우 신경보호 목적으로도 사용 근관치료 후 코어(지대치 축조)	심하지 않은 우식 치경부의 마모 충치가 깊은 경우 신경보호 목적으로도 사용 근관치료 후 코어(지대치 축조) 앞니 사이에 공간이 있는 경우 치아의 일부가 파절된 경우 선천적인 치아형태 및 색조 이상 수정 치아의 표면이 고르지 못한 경우

* 지아이보다 레진이 심미성이 좋고 접착력 및 강도가 좋아서 활용범위가 더 넓다.

3) 치료 목적

- 상실된 치질과 형태의 회복
- 저작 기능 회복
- 심미 기능 회복

4) 금기증

- 교합력(씹는 힘)이 집중되는 곳에서는 충전물의 마모나 탈락이 발생되기 쉬우므로 크기가 크고 깊은 와동*에서는 인레이치료가 필요할 수 있다.
- 치료 협조가 안 되는 아동
  충전치료의 핵심은 방습이다. 하지만 협조도가 낮아 치아면의 건조가 어려운 경우에는 충전한 후에도 탈락할 가능성이 높아진다.

기초 치과 용어*

*** 와동(Cavity)**

- 병소 부위의 제거 후 수복할 재료의 특성에 맞춰 형태가 갖추어진 구조
- 와동 형성: 치아의 형태, 기능, 심미적으로 적절하게 수복할 수 있도록 치아의 형태에 기계적인 변화를 주는 것.
- 와동 분류법
  현대 치의학의 아버지인 G.V. Black의 와동 분류방법에 대해 기억하여 만 12세 이하 아동의 레진 보험 청구 시 몇 급 와동인지 선택할 수 있어야 한다.

Class Ⅰ	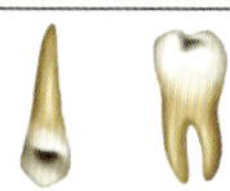
Class Ⅱ	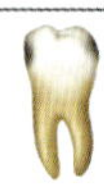
Class Ⅲ	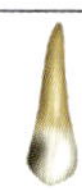
Class Ⅳ	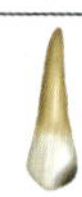
Class Ⅴ	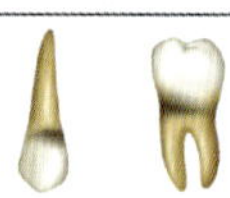
Class Ⅵ	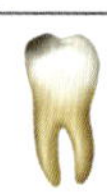

G.V. Black 분류법

1급 와동
구치부의 교합면 와동, 전치부의 설측에 형성한 와동

2급 와동
구치부 인접면 와동

3급 와동
전치부 인접면 와동(절단연을 포함하지 않음)

4급 와동
전치부의 인접면 와동(절단연을 포함)

5급 와동
순면이나 설면에 있는 치은 1/3 이내에 형성된 와동

6급 와동
전치부의 절단연 또는 구치부의 교두에 형성된 와동

- 치석, 치태로 인해 잇몸에서 붓고 피가 나는 경우 치주치료를 진행한 다음 1주일 후 잇몸이 가라앉으면 진행한다.

★ 선배의 Tips!

외우기가 어렵다면 와동 분류법을 인쇄하여 데스크 옆이나 위에 코팅하여 붙여 두고 확인하며 청구한다면 쉽게 할 수 있어요. 주로 1급과 2급이 많으므로 두 가지는 꼭 기억해 주세요!

5) 접수 및 술전 설명

- **술전 설명**
  - ▸ 치료하고자 하는 부위와 재료를 확인하여 간단히 설명한다.
    "오늘 오른쪽 위 하고 왼쪽 위 작은어금니 충치 부위를 레진으로 치료하기로 하신 부분 기억하시죠? 최대한 자연스럽게 치료 잘 해드릴 거예요."
  - ▸ 충치가 깊다고 차팅이 되어있는 경우 시릴 가능성, 치료계획 변경 가능성에 대해 설명한다.
    "오늘 치료하시기로 한 부위 충치가 깊어서 좀 걱정이 되네요. 지난번에도 설명드렸지만 충치가 깊으면 치료 후에도 시린 증상이 지속되거나 치료계획이 변경될 수도 있어요."

- **소요시간**

  소요시간은 부위와 개수에 따라 다르며 구치부보다는 전치부가, 소구치보다는 대구치가, 씹는 면 충치보다는 사이 충치가 더 오래 걸리며 개수가 많은 경우 더 소요될 수 있다.
  - ▸ 구치부: 20–30분
  - ▸ 전치부: 30분–1시간

6) 치료 순서

① 레진 충전

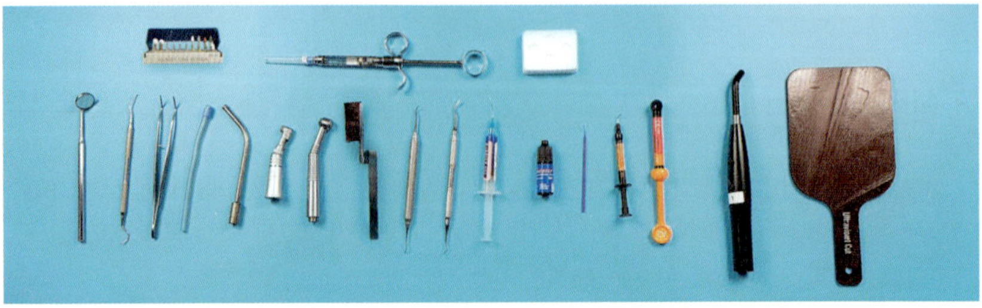

국소마취(필요한 경우) → 충치제거, 와동 형성 → 수세 및 건조 → 산 부식(에칭, Etching) → 수세 및 건조 → 접착강화제 도포(프라이머, Primer A+B) → 본딩제 도포(본딩, Bonding) → 광중합 → 레진 충전(Resin filling) → 광중합 → 교합조정 → 치면 연마(Polishing)

② 지아이 충전

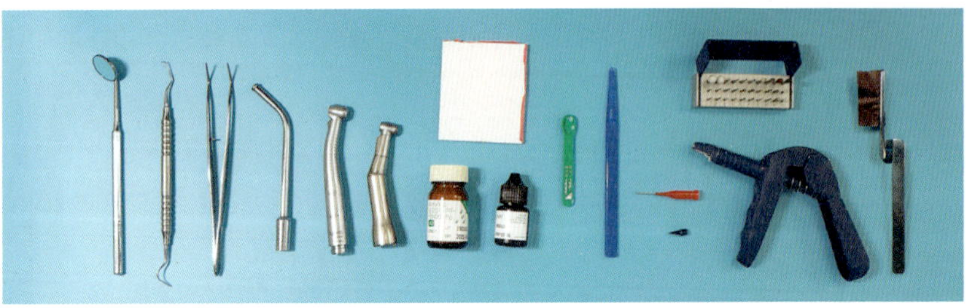

국소마취(필요한 경우) → 충치제거, 와동 형성 → 수세 및 건조 → 지아이 충전(GI filling) → 광중합(레진강화형 GI의 경우) → 교합조정 → 치면 연마(Polishing)

7) 치료 후 주의사항

- 어금니의 경우 높지는 않는지, 혀를 대보았을 때 걸리는 부분은 없는지 한 번 더 확인하고, 앞니의 경우 모양이나 색상이 괜찮은지 확인한다.
  "OOO님 오늘 앞니(어금니) 부위 때워 드렸는데 모양이나 색은 어떠세요? 혹시 혀로 대보셨을 때 거칠다는 느낌은 없으신가요?"

- "마취는 2–3시간 이후에 풀리니 마취가 풀려서 입술 감각이 돌아온 후 식사하시는 게 좋아요. 마취가 풀리지 않은 상태에서는 혀나 볼을 잘못 씹어 상처가 생길 수 있어요."
- "오늘 하루는 반대편 치아를 사용하셔서 식사하시는 게 좋아요. 레진은 24시간이 지나야 최대 강도를 가지게 되니까 내일 이 시간 이후에 식사해 주시면 됩니다. 너무 단단하고 질긴 음식을 드시면 깨질 수 있으니 앞으로도 주의해 주세요."
  - 구치부: "재료가 완전히 굳는 데 하루 정도 걸리므로 내일까지는 치료하신 부위 반대쪽으로 식사해 주세요."
  - 전치부: "앞니 쪽으로 음식 드실 때 베어 물거나 잘라먹거나, 끊어 먹는 것은 주의하시는 게 좋아요. 앞니 쪽은 유지력이 약할 수 있어서 앞으로도 너무 단단하고 질긴 음식은 피해주세요."
- "색소가 많이 들어간 음식(홍차, 커피, 담배, 카레 등)을 많이 드시면, 아무래도 적게 드시는 것보다 착색의 가능성이 높아질 수 있으니까 줄이시는 게 좋습니다. 혹시 이런 음식을 드시고 나시면 가글이나 양치에 신경 써주시는 것이 오래 쓰실 수 있는 방법이에요."
- "(충치가 깊었을 경우) 충치 부위가 생각보다 깊었지만 신경이 노출되진 않아서 원래 계획대로 잘 메워드렸어요. 치료 직후에는 치아도 예민한 상태라서 1–2주 동안은 차갑거나 뜨거운 음식은 피해주세요. 상처도 나을 때까지 건드리지 않아야 덧나지 않는 것처럼 치아도 적응할 때까지 자극을 주지 않는 게 좋아요. 조심히 쓰셨는데도 증상이 심해지거나 불편해지신다면 신경치료를 해야 할 수도 있어요. 가능한 한 신경치료는 안하는 게 좋으니까 당분간 조심히 사용해 주세요."
- "치료받으신 부위가 다른 치아보다 먼저 닿거나 걸리는 느낌이 들면 다듬어 드려야 하니 꼭 내원해 주세요."

8) 차팅 및 보험 청구

① 광중합형 복합레진 충전

만 5-12세 이하의 영구치가 우식에 이환된 경우 광중합형 복합레진으로 충전하는 처치

<table>
<tr><td rowspan="3">차트 예시</td><td>진료일</td><td>치아번호</td><td>처치내역</td></tr>
<tr><td>6/7</td><td> |
6 | </td><td>C.C 충치가 있어요.
Dx. 상아질의 우식
치근단 촬영 1매 - 우식 정도 확인 목적
우식 제거 후 광중합형 복합레진 충전(O)-1급 1면
에칭, 프라이머, 본딩, 레진 충전 및 연마, 교합조정,
러버댐 장착
침윤마취 리도카인 1앰플
N) 내일 반대쪽 치료
Dr.이</td></tr>
<tr><td colspan="3"></td></tr>
<tr><td>상병명</td><td colspan="3">[K02.1 상아질의 우식]
[K02.2 시멘트질의 우식] 등 우식 상병을 사용</td></tr>
<tr><td>순서</td><td colspan="3">① 진료일자를 확인한다.
② 초진인지 재진인지 확인한다.
③ 치아번호를 선택한다.
④ 광중합형 복합레진을 클릭하고 상병명을 적용한다.
⑤ 내역설명에 [1급 1면]을 입력한다.</td></tr>
<tr><td colspan="4">청구화면</td></tr>
</table>

〈덴트웹 프로그램 버튼과 입력된 화면〉

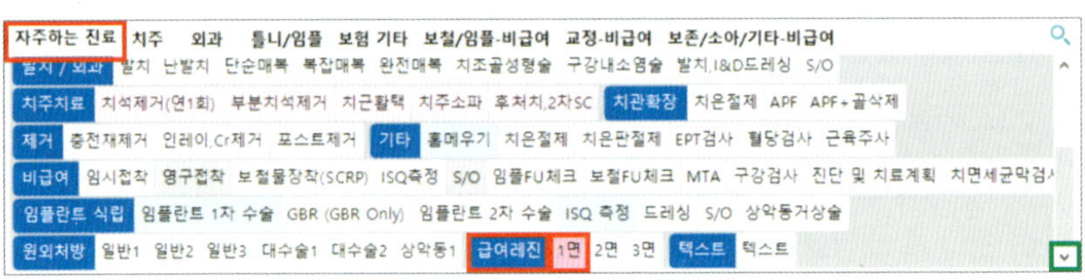

#46 광중합형 복합레진 새 처치 추가

구분	진료항목	회	금액
행위	충전 [1치당]-광중합형 복...	1	57,310
행위	치과침윤마취(1/3악당)	1	1,450
약제	휴온스리도카인염산염수화...	1	356
행위	외래환자 의약품관리료-1...	1	210
행위	치근단1매	1	3,680

* 자주하는 진료 → 급여레진 → 1면

참고

버튼 위치 옮기기

크기가 큰 모니터라면 화면 아래쪽에 있는 것을 확인할 수 있다. 노트북같이 모니터가 같은 경우에는 스크롤을 내려야 급여레진 버튼이 보인다.
급여 레진을 많이 하는 치과라면 버튼 위치를 위쪽으로 변경(마우스 왼쪽 클릭한 상태로 움직이면 버튼 이동함)할 수 있으니 참고한다. 버튼 위치를 옮기는 것은 방법이 다를 뿐 어느 프로그램이든 가능하다.

〈두번에 프로그램 버튼과 입력된 화면〉

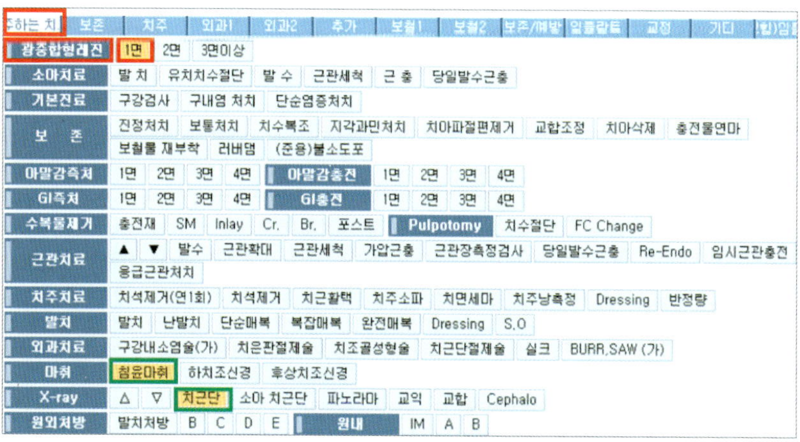

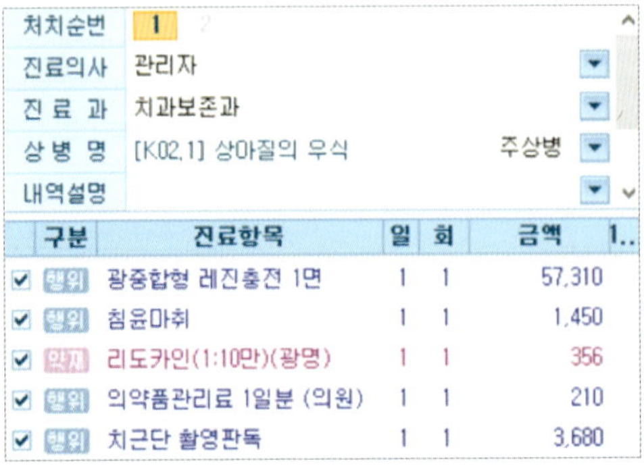

처치순번 1 2
진료의사 관리자
진 료 과 치과보존과
상 병 명 [K02.1] 상아질의 우식 주상병
내역설명
구분 진료항목 일 회 금액
행위 광중합형 레진충전 1면 1 1 57,310
행위 침윤마취 1 1 1,450
약제 리도카인(1:10만)(광명) 1 1 356
행위 의약품관리료 1일분 (의원) 1 1 210
행위 치근단 촬영판독 1 1 3,680

* 자주하는 치료 → 광중합형 레진 → 1면

알아두면 쓸모 있는 산정기준

광중합형 복합레진 충전 산정기준

- 치수병변이 있는 치아 및 보철을 목적으로 충전하는 경우는 산정 불가하다.
- 우식으로 인한 영구치만 산정 가능하다(유치에는 산정 불가).
- 마취, 방사선, 기존 수복물 제거는 별도로 산정할 수 있다(러버댐 장착술 별도 산정 불가).
- 와동급수와 면수를 특정내역설명(JX999)에 입력하여야 한다(프로그램에 따라 자동입력 되기도 한다).

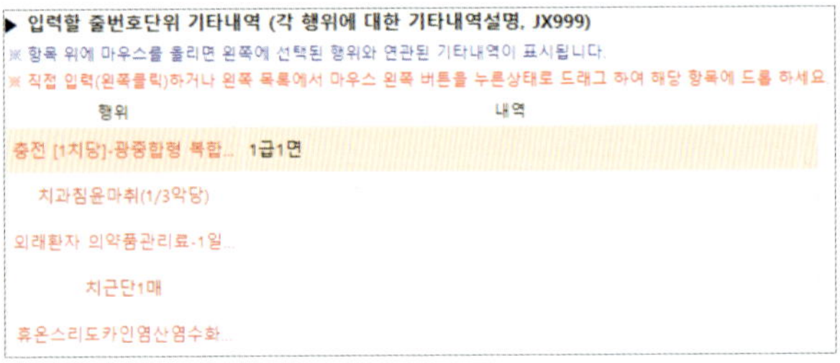

광중합형 복합레진 충전 산정 시 주의사항

- 동일 날짜, 동일 치아에 다른 충전을 동시 시행하는 경우 원칙적으로 광중합형 복합레진 충전만 가능하다. 단, 불가피한 경우 의사소견서를 제출하면 광중합형 복합레진 100% + 타충전 50% 산정 가능하다.
- 동일 날짜, 동일 치아에 치면열구전색술과 동시 시행 시 광중합형 복합레진 100% + 치면열구전색술 50% 산정 가능하다
- 충전, 즉일충전처치(즉충) 구분하지 않고 광중합형 복합레진 충전으로 산정한다.
- 환자의 구강상태, 장애 등을 고려하여 전신마취 또는 진정요법 등의 행동조절 시행 후 하루 4치 이상 시행할 경우 청구 시 의사소견서 제출이 필요하다.
- 동일 치아에 6개월 이내 재시행 시 50%만 산정한다.

② 지아이 충전 및 즉일충전처치

• 충전처치

보통처치, 치아진정처치, 근관치료 등을 시행한 후 급여 인정되는 재료로 충전하는 처치

차트 예시	진료일: 6/7 치아번호: 6 처치내역: C.C 신경치료 받았던 곳 괜찮았어요. Dx.가역적 치수염 증상 체크 후 캐비톤 제거 Glass ionomer filling (DO)–Fuji IX GP 1–1 pack N) Cr prep Dr.이
상병명	[K02.– 우식 관련 상병] [K04.– 치수 관련 상병] [T85.6 치과보철물의 파절 및 상실]: 임플란트 교합면 부위 홀 충전 시 이 중 적절한 상병을 선택한다.
순서	① 진료일자를 확인한다. ② 초진인지 재진인지 확인한다. ③ 치아번호를 선택한다. ④ 충전면수와 재료를 확인한 후 버튼을 클릭하고 상병명을 적용한다.

청구화면

〈덴트웹 프로그램 버튼과 입력된 화면〉

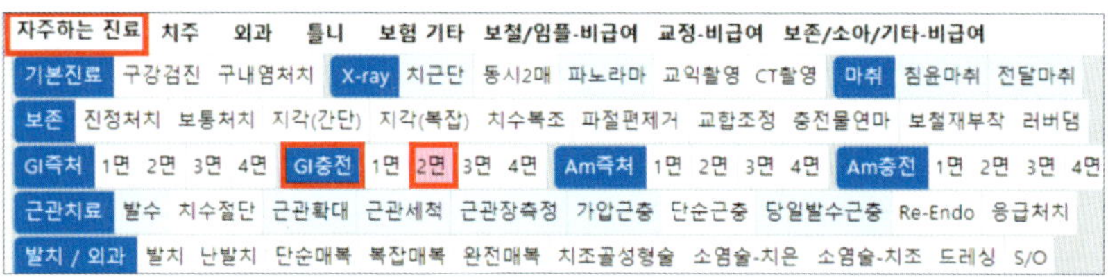

#46 GI충전 2면 새 처치 추가

구분	진료항목	회	금액
행위	복합레진충전(글래스아이...	1	10,230
행위	와동형성[1치당]-2면	1	4,210
재료	FUJI IX GP (1-1 pack)	1	1,350

* 자주하는 진료 → GI충전 → 2면

〈두번에 프로그램 버튼과 입력된 화면〉

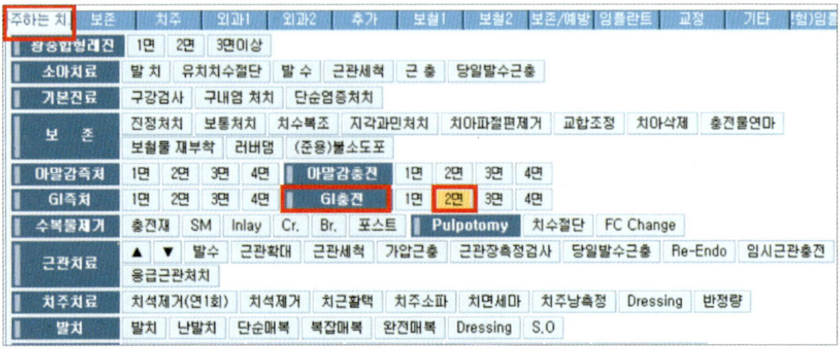

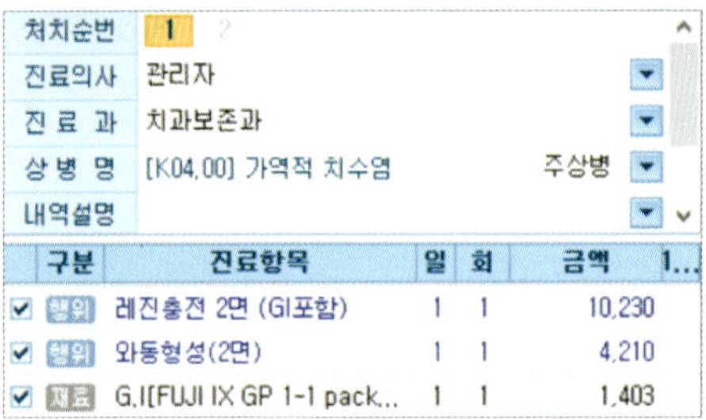

* 자주하는 치료 → GI충전 → 2면

알아두면 쓸모 있는 산정기준

충전 산정기준

- 충전료 + 와동형성료 + 재료대로 구성된다.
- 동일 치아에 2개 이상의 와동은 각각 산정(MO: 2면, DO: 2면)
- 동일면에 여러 개의 와동은 1면으로 산정(교합면에 여러 개 와동을 형성하더라도 1면)
- 재료대는 자가중합복합레진(Clearfil F2)은 면당, 글래스아이오노머(GI), 케탁실버 등 치아당 산정한다.

행위	복합레진충전(글래스아이노머시멘...	1	10,000
행위	와동형성[1치당]-2면	1	4,120
재료	CLEARFIL F2	2	1,069

행위	복합레진충전(글래스아이노머시멘...	1	10,000
행위	와동형성[1치당]-2면	1	4,120
재료	FUJI IX GP EXTRA (1-1 PACK)	1	1,403

→ 2면 충전 시 자가중합복합레진(Clearfil F2)은 재료 횟수가 면당이기 때문에 2, 글래스아이오노머는 치아당 산정하기 때문에 재료 횟수가 1이다. 보통 프로그램에서 자동으로 계산되니 잘 입력되었는지 확인만 하면 된다.

충전 산정 시 주의사항

- 개원치과라면 GI나 아말감의 재료대 신고가 필요하다. 그렇지 않다면 재료대 신고가 잘 되어있는지, 2년이 지나지는 않았는지, 재료대 신고 후 권장 횟수보다 지나치게 많이 사용하지는 않았는지 확인이 필요하다[1권 472p 05. 재료대 신고하기 참고].
- 근관치료 후 코어목적으로 충전한 경우 충전물연마 산정이 불가하다(충전물연마는 충전물 변연과 충전부위를 부드럽게 하는 술식인데 크라운 프렙 등을 할 것이라면 부드럽게 할 필요가 없기 때문이다).
- 금속강화형 시멘트(케탁실버, 미라클믹스 등)는 영구치 코어용이나 유치 충전용으로 산정 가능하지만, 영구치 충전용으로는 산정 불가하다.
- 충전 시행한 후 동일 부위 재충전 시에는 산정기준을 확인 후 적용한다.

재료	재시행일	산정기준
아말감, 글래스아이오노머	30일 이내	와동형성료(50%) + 충전료(50%) + 재료(100%)
	30일 이후	와동형성료(100%) + 충전료(100%) + 재료(100%)
복합레진	3개월 이내	와동형성료(50%) + 충전료(50%) + 재료(100%)
	3개월 이후	와동형성료(100%) + 충전료(100%) + 재료(100%)

* 임플란트 크라운의 교합면 부위 홀을 급여재료로 재충전할 경우 충전산정이 가능하다. 이때에는 충전물연마도 함께 청구할 수 있다(와동형성료 + 충전료 + 재료대 + 충전물연마).

- **즉일충전처치**

우식을 제거하고 와동을 형성한 당일 충전까지 완료한 경우 산정(치경부 마모증으로 인한 GI충전은 주로 즉일충전처치로 청구한다)

차트 예시

진료일	치아번호	처치내역
6/7	6	**C.C 양치할 때 시려요.** Dx. 치아의 기타 명시된 마모 치경부 부위 마모 air(++) Glass ionomer filling(B)–Fuji Ⅱ(1–1 pack) Polishing N) Cr prep Dr.이

상병명	[K02.– 우식 관련 상병] [K03.1– 마모 관련 상병] 이 중 적절한 상병을 선택한다.
순서	① 진료일자를 확인한다. ② 초진인지 재진인지 확인한다. ③ 치아번호를 선택한다. ④ 충전 면수와 재료를 확인한 후 버튼을 클릭하고 상병명을 적용한다.

청구화면

〈덴트웹 프로그램 버튼과 입력된 화면〉

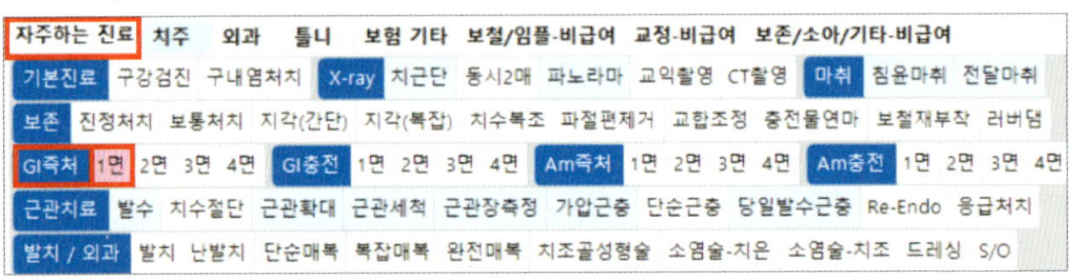

#46 GI 즉일충전 1면 새 처치 추가

구분	진료항목	회	금액
행위	즉일충전처치[1치당]	1	9,330
행위	복합레진충전(글래스아이...	1	7,620
행위	충전물연마[1치당]	1	770
재료	FUJI II (1-1 pack)	1	1,403

* 자주하는 진료 → GI즉처 → 1면

〈두번에 프로그램 버튼과 입력된 화면〉

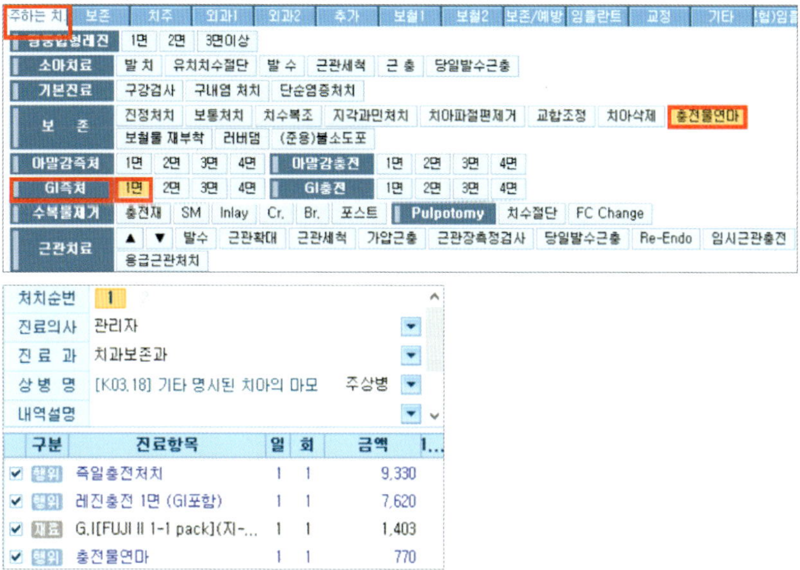

* 자주하는 치료 → GI즉처 → 1면 → 충전물연마

알아두면 쓸모 있는 산정기준

즉일충전처치(즉충 or 즉처) 산정기준

- 즉일충전처치료 + 와동형성료 + 재료대로 구성된다.
- 동일 치아에 2개 이상의 와동은 각각 산정(MO: 2면, DO: 2면)
- 동일면에 여러 개의 와동은 1면으로 산정(교합면에 여러 개 와동을 형성하더라도 1면)
- 재료대는 자가중합복합레진(Clearfil F2)은 면당, 글래스아이오노머(GI), 케탁실버 등 치아당 산정한다.

즉일충전처치 산정 시 주의사항

- 치아당 산정하기 때문에 치경부, 교합면 두 군데 즉충을 시행하더라도 즉충의 횟수는 1로 산정한다. 2로 산정하면 조정된다.

  예 같은 날, 같은 치아 치경부와 교합면 동시에 GI충전

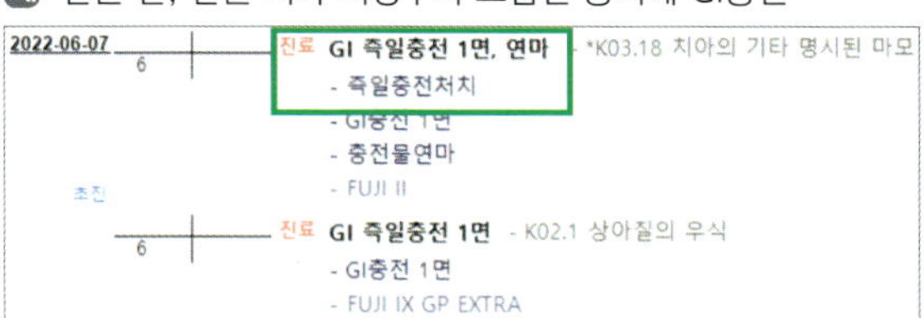
2022-06-07
진료 GI 즉일충전 1면, 연마
*K03.18 치아의 기타 명시된 마모
- 즉일충전처치
- 충전물연마
- FUJI II
진료 GI 즉일충전 1면
- K02.1 상아질의 우식
- GI충전 1면
- FUJI IX GP EXTRA

⋯→ 계속

- 금속강화형 시멘트(케탁실버, 미라클믹스 등)는 영구치 코어용이나 유치 충전용으로 산정 가능하지만 영구치 충전용으로는 산정 불가하다.
- 즉충 후 GI는 충전 당일 충전물연마 산정이 가능하고 아말감은 다음 날 충전물연마를 산정할 수 있다.
- 즉일충전처치한 치아의 재충전 시 산정기준을 확인하여 적용한다.

재료	재시행일	즉일충전처치 후 재충전 시 산정기준
아말감, 글래스아이오노머	30일 이내	와동형성료(50%) + 충전료(50%) + 재료(100%)
	30일 이후	와동형성료(100%) + 충전료(100%) + 재료(100%)
복합레진	3개월 이내	와동형성료(50%) + 충전료(50%) + 재료(100%)
	3개월 이후	와동형성료(100%) + 충전료(100%) + 재료(100%)

참고

충전과 즉처 비교

	충전	즉처(즉일충전처치)
설명	보통처치, 치아진정처치, 근관치료 등의 전처치를 시행하여 이미 와동이 형성되어 있는 치아에 수복재료를 충전한 경우 산정	전처치 없이 치료하는 당일 와동을 형성하고 재료를 충전한 경우 산정
본인부담금 (초진, 1면)	8,500원	10,700원
행위료 산정단위	1면당	1치당
구성(초진 시)	와동형성료 + 충전료 + 재료대	즉일충전처치료 + 충전료 + 재료대

● 충전물연마

급여재료 충전 후 충전물의 외형 및 변연부를 다듬고 연마하는 처치

차트 예시

진료일	치아번호	처치내역
6/7	6 (치식: 우측 하악)	C.C 예전에 충치치료하고 때운 데가 거칠거칠해요. Dx. 상아질의 우식 타 치과에서 GI충전한 곳 연마 시행 N) 불편하면 오시기로 Dr.이

상병명 충전 시 사용한 상병을 사용한다.
* 주로 우식, 마모관련 상병 사용

순서
① 진료일자를 확인한다.
② 초진인지 재진인지 확인한다.
③ 치아번호를 선택한다.
④ 충전물연마를 클릭하고 상병명을 적용한다.
⑤ 내역설명에 [타 치과에서 충전한 부위 연마 시행]이라고 적는다.

청구화면

〈덴트웹 프로그램 버튼과 입력된 화면〉

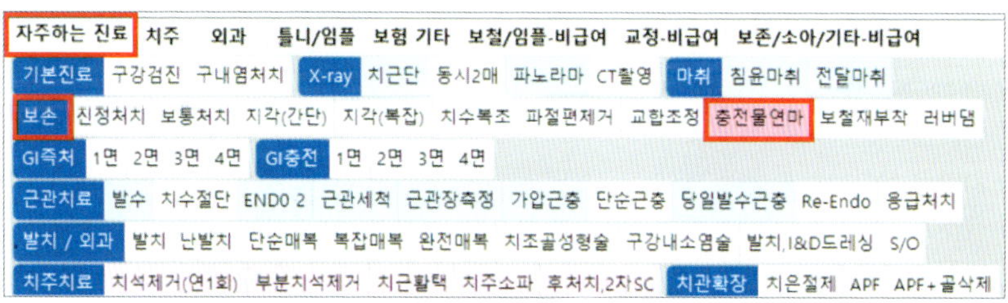

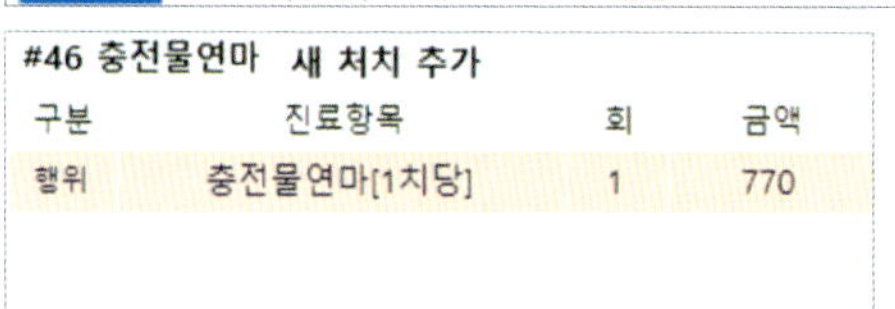
#46 충전물연마 새 처치 추가

구분	진료항목	회	금액
행위	충전물연마[1치당]	1	770

* 자주하는 진료 → 보존 → 충전물연마

⋯ 계속

〈두번에 프로그램 버튼과 입력된 화면〉

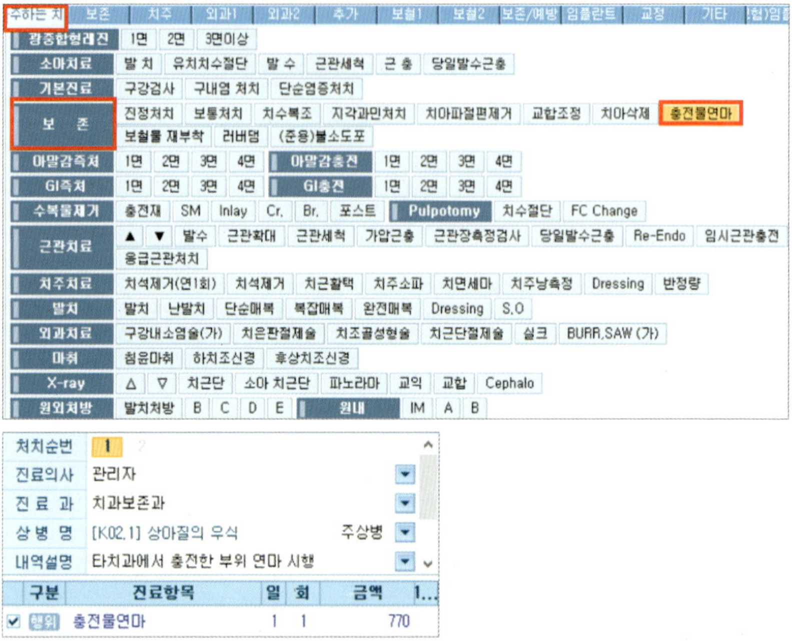

* 자주하는 치료 → 보존 → 충전물연마

알아두면 쓸모 있는 산정기준

충전물연마 산정기준

- 치아당 산정하기 때문에 치경부, 교합면 두 군데 연마하더라도 횟수는 1로 산정한다.
- 글래스아이오노머(GI)나 복합레진은 충전 당일 충전물연마 산정이 가능하나 아말감은 다음 날 산정한다.
- 급여 인정이 되는 광중합형 복합레진에는 충전물연마가 포함되어 있어 별도 산정할 수 없다.

충전물연마 산정 시 주의사항

- 크라운 등의 치료로 이어지는 경우 충전물연마 산정이 불가하다.
- 비급여 레진이나 비급여 글래스아이오노머에는 충전물연마를 산정할 수 없다.
- 타 치과에서 충전한 충전물연마 시행할 경우 '타 치과에서 충전한 충전물연마' 등의 내역설명을 넣어야 한다. 내역설명이 없는 초진 충전물연마는 진찰료가 재진료로 조정된다.

9) 예약(팔로업)

① 치료 부위가 남은 경우

충전 후 하루 정도는 해당 부위의 식사를 피해야 하므로 반대쪽 치료 예약은 최소 1–2일 이후에 잡는다.

② 치료가 끝난 경우

- 6개월–1년 정기검진
- 단, 충전물이 탈락하거나 충전 부위가 지속적으로 시릴 경우 내원을 권유한다.

10) 결제

① 비용

- **글래스아이오노머(GI) 보험: 1만 원 내외, 레진 보험: 2–3만 원 내외**

  2019년부터 만 12세 이하 영구치에 한하여 치아우식증으로 레진 치료가 필요한 경우 건강보험 적용이 가능하며 와동 급수(와동 분류)와 면수에 따라 비용이 달라진다.

- **비보험: 5–25만 원**

  심미적인 이유를 목적으로 진료하거나 보험 적용 이외의 목적으로 광중합형 글래스아이오노머(GI), 광중합형 복합레진으로 치료하게 되면 비보험 비용이 발생한다. 부위(앞니, 어금니 등)와 충치 범위에 따라, 치과에 따라 비용이 달라진다.

  예 앞니의 근심면(Mesial)과 원심면(Distal)에 모두 충치가 생긴 경우 한 개의 치아라도 두 면의 금액이 각각 발생하게 된다.

FAQ

Q1
아프지 않은데도 충치가 있을 수 있나요?

치아의 신경은 겉에 있지 않고 치아의 안쪽에 있어요. 그래서 충치가 심하지 않으면 증상이 없고 속에 있는 신경에 자극이 전해질 정도로 진행이 되어야 증상이 생겨요. 증상이 없어도 충치는 있을 수 있다 보니 다른 신체 부위와 마찬가지로 정기검진과 초기 치료가 중요하답니다.

Q2
충치가 생기면 반드시 치료를 해야 하는 건가요?

충치가 있지만 초기 충치 상태로 진행이 되지 않는다면 치료하지 않기도 해요. 대신에 정기적인 검진을 통해 충치가 진행되고 있는 건 아닌지 확인하는 것을 추천드려요. 하지만 원장님 진단 후에 충치가 진행되고 있는 경우라면 치료를 진행하시는 것이 좋습니다.

Q3
충치 색은 왜 까만 건가요?

초기 충치는 까맣지 않고 흰색이나 회색 등의 색을 띠는데요. 충치에 까만색 색소가 침착이 되어 까맣게 보이게 된답니다.

Q4
충치를 치료하는 방법으로는 어떤 것들이 있나요?

충치치료방법으로는 제거하고 때우는 방법이 대부분이에요. 깊이나 부위에 따라 재료(레진, 지아이, 아말감, 세라믹, 골드 등)와 치료방법(직접 충

전: 레진, 간접 충전: 인레이)이 달라집니다. 원장님 검진과 진단 후 정확하게 아실 수 있습니다.

Q5
레진 치료 수명은 얼마나 되나요?

레진 수명은 평균적으로 5년 정도라고 해요. 하지만 말 그대로 평균수명이다 보니 관리를 잘하신다면 그 이상도 사용 가능하고 관리가 잘 안된다면 1–2년 만에 다시 치료하는 경우도 있기 때문에 주의해서 관리해 주시는 것이 좋습니다.

Q6
충치치료 전에는 괜찮았는데 치료 후에 시려졌어요. 왜 그런 건가요?

충치를 제거할 때는 충치부분은 물론이고 충치가 되기 시작한 부분의 치아까지 제거하게 돼요. 그 부분을 제대로 제거하지 않으면 충치가 재발될 수 있거든요. 그 과정에서 치아 안쪽의 신경이 자극을 받으면 괜찮았던 치아에 시린 증상이 생기기도 해요. 시간이 지나면 증상이 좋아지지만 1–2주 후에도 계속해서 불편하실 경우 전화주시고 내원하셔야 할 수 있어요.

Q7
예전에 치료한 부위 색이 변한 것 같아요. 왜 그런 건가요?

재료에 따라 다르지만 특히 레진은 변색이 잘 되는 재료예요. 자연치도 색이 진한 음식을 즐겨 먹다 보면 치아가 누렇게 변하는데 강화 플라스틱인 레진은 더 잘 변색이 돼요. 플라스틱 통에 김치를 오래 담아 놓으면 색이 변하는 것과 같은 것이라고 생각하시면 돼요. 혹은 치료한 치아에 2차 충치가 생겨서 색이 변한 것일 수도 있어요. 단순히 색이 변한 건지, 2차 충치가 생긴 건지 치과에 오셔서 정확하게 검사를 받아 보시는 것이 좋아요.

Q8
엑스레이 찍으면 충치가 생긴 모든 부위를 알 수 있나요?

엑스레이는 진단을 내릴 수 있게 하는 자료 중에 하나일 뿐이고 엑스레이만으로 모든 충치나 질병의 유무를 알 수는 없어요. 그리고 초기 충치는 엑스레이상에서 잘 보이지 않아 어느 정도 진행되어야 충치가 있다는 것을 알 수 있고요. 그리고 치아들이 붙어있다 보니 육안으로든 엑스레이상으로든 발견이 어렵고 치태나 치석이 있는 경우에도 충치 발견이 어려울 수 있답니다.

Q9
씹을 때 아픈 건 왜 아픈 건가요?

씹을 때 아픈 이유는 여러 가지가 있어요. 잇몸질환이 심하거나 충치가 심하거나 그리고 치아에 금이 갔을 때에는 씹을 때 통증을 느끼게 돼요. 어떤 원인으로 아픈지는 정확한 검사와 진단 후에 알 수 있습니다.

② 인레이치료

1) 개념

충치의 범위가 넓어서 직접 수복하기 어려울 경우 치아의 일정 부분을 삭제하고 본을 떠서 맞춤으로 제작해온 보철물을 붙이는 술식이다.

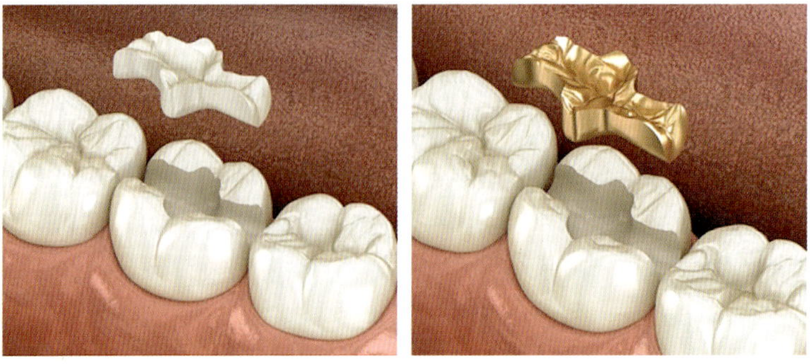

참고

인레이 재료별 특성(장단점)

종류	레진 인레이	세라믹 인레이 (= 포세린, 도자기, 사기)	골드 인레이
사진	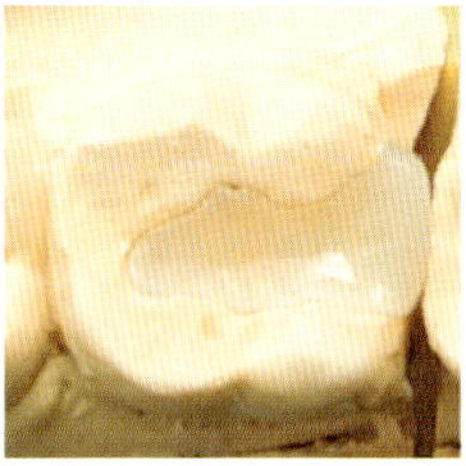	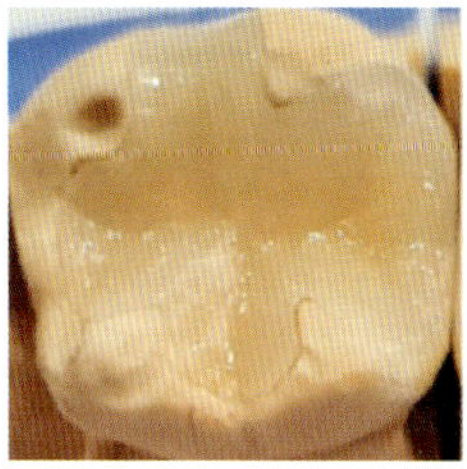	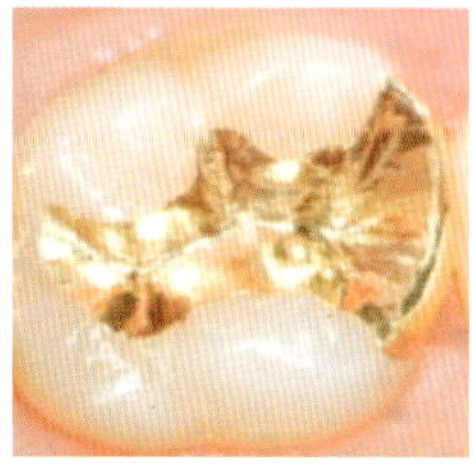
장점	• 치아색과 유사하여 심미성이 우수함. • 열전도율이 높지 않아 차거나 뜨거운 음식에 민감하지 않음. • 다른 재료에 비해 가격이 저렴함.	• 레진보다 치아 색상과 유사하여 심미성이 더 우수함. • 레진은 불투명하지만 세라믹은 투명하여 자연스러움. • 레진에 비해 변색이 잘 되지 않고 내구성이 강함. • 열전도율이 높지 않아 차거나 뜨거운 음식에 민감하지 않음.	• 물리적 성질이 우수하여 강도가 가장 높음. • 깨지지 않는 성질이 있어 파절의 위험성이 적음. • 치아를 삭제하는 양이 다른 재료에 비해 적음.
단점	• 강도가 약해 힘을 많이 받는 부위에는 적합하지 못함. • 잘 깨지며 치아와 틈 사이로 2차 충치 발생 가능 • 레진 재료의 특성상 변색될 가능성이 있음.	• 레진보다 강도가 강하지만 단단한 음식에 깨지는 경우도 있음.	• 심미성이 떨어짐. • 열전도율이 높아서 차거나 뜨거운 음식을 먹을 경우 금 인레이가 빨리 차가워지거나 뜨거워지며 치아의 신경에 자극을 줄 수 있음. • 다른 재료에 비해 가격이 비쌈. • 끈적끈적하고 단단한 음식 식사 시 탈락의 가능성

2) 적응증

- 치아우식(우식 병소가 크거나 치아의 사이에 위치한 경우)
- 기존 수복물 주변의 2차 충치
- 마모가 심한 치아
- 치아의 일부가 파절된 치아

3) 치료 목적

- 상실된 치질과 형태의 회복
- 저작 기능 회복
- 심미 기능 회복

4) 금기증

- 작고 얕은 와동은(특히 금 인레이를 진행하는 경우) 탈락 가능성이 있어 레진으로 충전한다.
- 우식 활성도가 높은 경우(충치가 매우 잘 생기는 경우) 2차 충치가 생길 수 있어 치아를 모두 덮는 크라운치료가 필요할 수 있다.
- 충치가 깊어 신경까지 닿아 통증이 발생한 경우 인레이 후에도 통증이 지속될 수 있으므로 신경치료 후 크라운치료를 진행한다.

5) 접수 및 술전 설명

- 인레이 종류별 장단점과 특성

  데스크에서 상담을 진행할 경우 인레이의 종류에 대해 설명하며 충치 부위가 깊거나 인레이치료 후 시리거나 아프다면 신경치료 후 크라운치료가 필요할 수 있음을 함께 설명한다.
- 인상채득 전 설명

  한 번에 끝나는 치료가 아니고 본을 떠서 붙여야 하기 때문에 두 번 이상 내원할 수 있음을 설명한다.

  "오늘은 마취하고 충치를 제거한 후에 본을 떠서 보철물을 맞춤으로 만들어 올 준비를 하겠습니다. 시간은 30-40분 정도 걸립니다."

- 세팅 전 설명

시리거나 불편한 점이 있었는지, 임시재료가 탈락되지 않았는지 확인한 후 차트에 작성한다.

"혹시 저번에 본뜬 부위가 시리지는 않으셨나요? 임시재료가 빠지지는 않으셨죠? 오늘은 만들어 온 보철물이 잘 맞는지 확인하고, 완전히 붙여 드리겠습니다."

- 소요시간

30-40분. 인레이치료가 필요한 치아의 개수가 여러 개이거나 유사한 부위에 추가적인 충치치료가 필요한 경우 시간이 더 소요될 수 있다.

6) 치료 순서

① 1일차(충치제거, 인상채득)

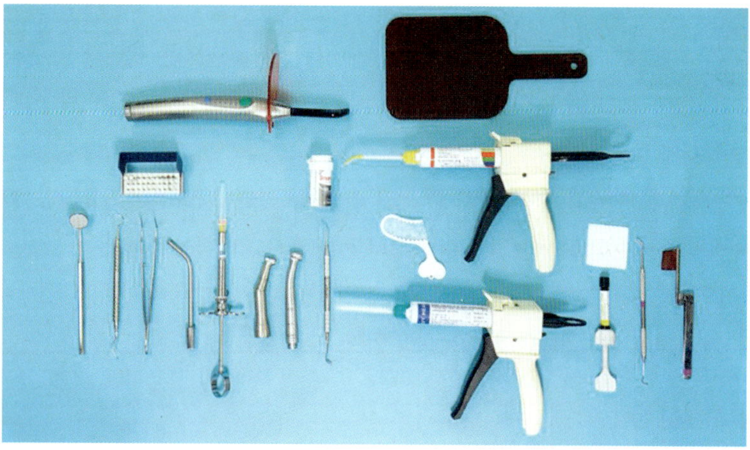

- **충치가 신경까지 많이 깊은 경우**

마취 → 충치제거 → 임시약제 수복 → 1주 후에 증상 확인 후 괜찮으면 프렙과정을 진행한다(내원 횟수 1회 추가).

- **충치가 많이 깊지 않은 경우**

마취 → 충치제거 → 인레이 프렙* → 인레이 임프* → 임시재료* 충전 → 교합 확인, Shade 확인(치아색 인레이의 경우)

② 2일차(보철물 부착 = set)

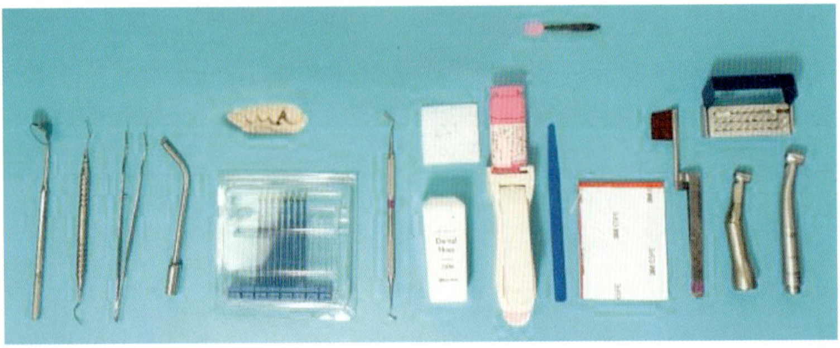

임시재료 제거 → 인레이 시적* → 접착 부위 건조 → 인레이에 접착제 도포 → 인레이 세팅* → 남은 접착제 제거 → 교합확인 및 교합조정 → 연마(폴리싱)

7) 치료 후 주의사항

① 인상채득 후

- "임시재료로 메워 드렸으니 다음에 인레이를 붙일 때까지는 껌이나 엿, 캐러멜처럼 딱딱하고 끈적끈적한 음식은 피해주시고, 모든 음식은 되도록 반대쪽으로 식사해 주세요."
- "만약 임시재료가 떨어지면 시리거나 아플 수 있고, (사이 충치의 경우) 치아가 움직여서 보철물이 안 맞을 수 있으니 전화 주시고 내원해 주세요."
- "너무 차거나 뜨거운 음식은 신경에 자극이 될 수 있으므로 주의해 주시고, 시리거나 아픈 경우 신경치료 가능성이 있으므로 치과로 전화 주세요."

② 보철물 부착 후

- "보철물 부착 후 24시간은 치료한 쪽으로는 식사를 피해주세요(오전에 내원한 경우 다음 날 오전까지, 오후라면 다음 날 오후까지)."
- "1–2주간은 차거나 뜨거운 온도 변화가 심한 음식은 피해주시는 것이 좋습니다(신경이 예민해져서 시리거나 아프면 신경치료 가능성이 높아진다)."
- "시리거나 불편한 증상이 한 달 이상 지속되거나 더 심해지는 경우 신경치료를 진행할 수도 있으니 전화주시고 내원해 주세요(보통 점차 좋아지나 찬 음식에 이

어 뜨거운 음식까지 불편하다면 신경치료 가능성이 더 높아진다. 최대 6개월까지 불편감이 지속되는 경우가 있으며 불편감이 심해서 식사가 어렵다면 중간에 신경치료를 진행하게 된다)."

- "치료 후에도 남아있는 주변 치아에는 2차 충치가 생길 수 있어서 칫솔질, 치실질 등의 관리를 잘해주셔야 합니다."
- "6개월–1년마다 정기검진을 통해 문제를 조기에 발견하는 것이 중요합니다."

기초 치과 용어*

*** 프렙(지대치 형성, Prep, Preparation)**

보철물이 들어갈 수 있는 공간을 만들기 위해 치아를 다듬는 과정

*** 임프(인상채득, Imp, Impression)**

보철물의 제작 작업을 구강 밖에서 시행하기 위해서 필요한 모형을 만들기 위해 본을 떠서 구강내의 상태를 정밀하게 채득하는 과정

*** 임시재료(Temporary filling material)**

- 제품명에 따라 퍼밋 혹은 퀵스라고 부르며, 와동에 다져 넣어 모양을 잡은 후 광조사기로 광중합을 해 굳힌다.
- 용도. 자극이나 세균으로부터 치아의 와동 보호, 인접하는 옆 치아나 맞물리는 치아가 움직이지 않도록 공간 유지
- 색상은 투명색과 파란색이 있으며 하악 치아는 외부에서 잘 보일 수 있어 투명색, 상악 치아나 대구치는 안쪽에 있기 때문에 잘 보이지 않아 색상이 눈에 띄어 제거하기 쉬운 파란색을 주로 사용한다.

*** 시적(Adaptation)**

- 보철물을 치아에 직접 맞춰보며 잘 맞는지 확인하는 과정
- 보철물이 잘 안 들어가거나 사이에 공간이 있거나 너무 높거나 색상이 안 맞는 경우 본을 떠서 다시 만들거나 수정하기 위해 기공소에 보낸다(이럴 경우 환자가 한 번 더 내원해야 하는 번거로움이 생길 수 있으므로 인상채득 단계 시 가능한 한 정확하게 본을 뜨는 것이 중요하다).

*** 세팅(Set, Setting)**

- 제작된 보철물이 잘 맞는다면 치과용 접착제(시멘트)로 접착, 부착하는 과정
- 부착 후 접착제를 깨끗하게 제거해야 염증이나 문제가 생기지 않는다.

8) 차팅 및 보험 청구

① 차팅

• **1일차**

▸ G.inlay

진료일	치아번호	처치내역
5/12	6	**C.C 치료받았던 곳이 색이 변했어요.** Dx. 기타치아우식 치근단 촬영 1매 – 정확한 진단 위해 촬영: 기존 레진하방으로 우식 진행 TX. Gold Inlay prep (MO), imp Under I/A lido 1@ Old resin removal, 충치 깊어서 GI base. Fermit filling *우식이 깊음, 당분간 차가운 음식, 뜨거운 음식 피하시라고 말씀드림. 기공물 5/18 오후 도착예정 N) setting Dr. 김

▸ R.inlay: G.inlay와는 다르게 Shade (치아의 색상)를 확인한다.

진료일	치아번호	처치내역
5/12	6	**C.C 치료받았던 곳이 색이 변했어요.** Dx. 기타치아우식 치근단 촬영 1매 – 정확한 진단 위해 촬영: 기존 레진하방으로 우식 진행 TX. Resin Inlay prep (MO), imp Under I/A lido 1@ Old resin removal, 충치 깊어서 GI base. Fermit filling shade: 교합면 #A2, 치경부 #A3 *우식이 깊음, 당분간 차가운 음식, 뜨거운 음식 피하시라고 말씀드림. 기공물 5/18 오후 도착예정 N) setting Dr. 김

- **2일차**

▸ G.inlay

진료일	치아번호	처치내역
5/18	6	**C.C 불편한 데 없었어요.** TX. Gold Inlay setting (MO) / RMGI cement setting Polishing, 교합체크 *우식 깊었어서 당분간 자가운 음식, 뜨거운 음식 피하시라고 말씀드림. N) 1주일 후 체크 Dr. 김

▸ R.inlay

진료일	치아번호	처치내역
5/18	6	**C.C 불편한 데 없었어요.** TX. Resin Inlay setting (MO) / Maxcem cement setting Polishing, 교합체크 *우식 깊었어서 당분간 차가운 음식, 뜨거운 음식 피하시라고 말씀드림. N) 1주일 후 체크 Dr. 김

② 보험 청구

- 인레이치료의 경우 비보험 치료이기 때문에 보험 청구가 불가능하지만 인레이 와동을 형성하기 전에 치아 부위에 레진이나 아말감 같은 충전물 혹은 인레이가 있어서 제거했다면 '수복물, 보철물 제거'와 '마취'는 청구가 가능하다.
- 또한 예전에 제작했던 인레이나 크라운이 탈락하여 다시 붙인 경우 보철물 재부착을 청구할 수 있다.
- 인레이 프렙할 때 충치가 깊어 보험 적용 가능한 자가중합 글래스아이오노머(GI)로 베이스 충전한 경우에는 보험 청구를 할 수 없다. 다만 충치를 제거하고 IRM이나 자가중합 글래스아이오노머를 이용하여 임시로 충전한 다음, 경과 관찰 후 엔도 여부를 결정하게 될 때는 IRM이나 글래스아이오노머로 임시충전한 것을 치아진정처치로 산정할 수 있다.
- 치료 중 충전물이나 충치 제거 후 치아 상태(우식 깊이) 확인을 위해 촬영하는 X-ray도 청구 가능하다.

- **치관수복물, 보철물 제거(가-간단한 것, 나-복잡한 것)**

  충전물이나 보철물을 제거하는 처치

<table>
<tr><td>차트 예시</td><td>
<table>
<tr><th>진료일</th><th>치아번호</th><th>처치내역</th></tr>
<tr><td>6/7</td><td>7 (하악 우측)</td><td>C.C 때운 데가 깨졌어요.
Dx. 기타 치아우식
아말감 충전부위 주변으로 2차 우식 발생
Old am & 우식제거 후 IRM 충전 Under I/A lido 1@
치근단 촬영 1매-우식정도 확인
N) 1w ck- 엔도 여부 결정
Dr.이</td></tr>
</table>
</td></tr>
<tr><td>상병명</td><td>[K02.8 기타치아우식: 2차우식이나 심한 우식] [K02.1 상아질의 우식] [K02.5 치수노출이 있는 우식]
[K04.5 만성 근단 치주염] [K04.7 동이 없는 근단 주위농양]
[K05.30 만성 단순 치주염] [K05.31 만성 복합 치주염]
[T85.6 치과 보철물의 파절 및 상실]
보철물 제거하는 목적에 따라 다양한 상병 적용 가능</td></tr>
<tr><td>순서</td><td>① 진료일자를 확인한다.
② 초진인지 재진인지 확인한다.
③ 치아번호를 선택한다.
④ 보철물 제거 간단(또는 복잡)을 클릭하고 상병명을 적용한다.
⑤ 내역설명에 [기존 아말감 제거] 또는 [기존 크라운 제거]라고 적는다.</td></tr>
<tr><td colspan="2">청구화면</td></tr>
</table>

〈덴트웹 프로그램 버튼과 입력된 화면〉

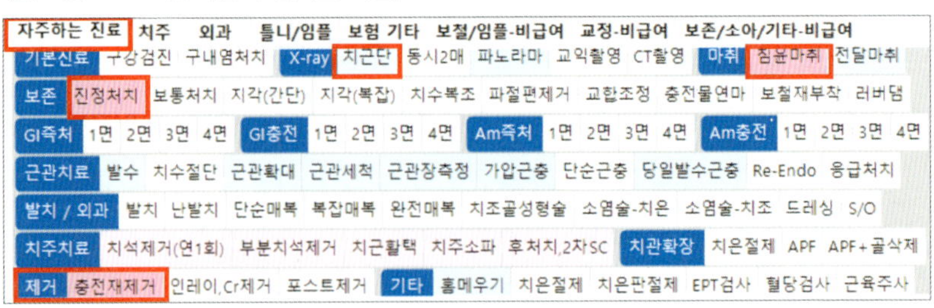

#47 진정처치, 마취, 충전.. 새 처치 추가

구분	진료항목	회	금액
행위	치관수복물또는보철물의제거[1치당]-간...	1	1,190
행위	치과침윤마취(1/3악당)	1	1,450
약제	휴온스리도카인염산염수화물-에피네프...	1	356
행위	외래환자 의약품관리료-1일분(치과의원)	1	210
행위	치아진정처치[1치당]	1	1,500
행위	치근단1매	1	3,680

* 자주하는 진료 → 제거 → 충전재제거

〈두번에 프로그램 버튼과 입력된 화면〉

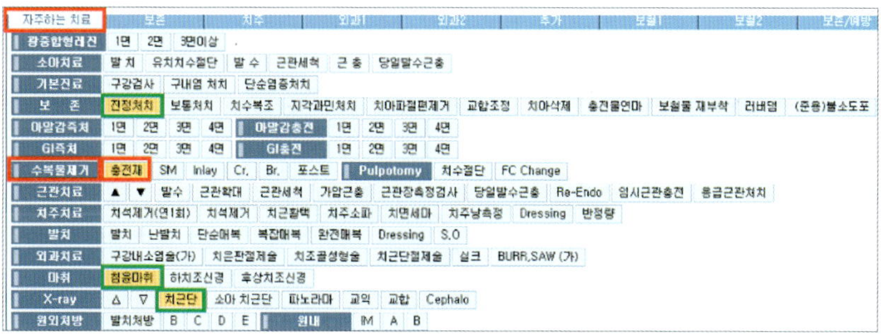

처치순번	1	
진료의사	관리자	
진료과	치과보존과	
상병명	[K02.1] 상아질의 우식	주상병
내역설명		

	구분	진료항목	일	회	금액
✔	행위	수복물,보철물제거(간단)	1	1	1,190
✔	행위	치아진정처치	1	1	1,500
✔	행위	침윤마취	1	1	1,450
✔	약제	리도카인(1:10만)(광명)	1	1	356
✔	행위	의약품관리료 1일분 (의원)	1	1	210
✔	행위	치근단 촬영판독	1	1	3,680

* 자주하는 치료 → 수복물제거 → 충전재

알아두면 쓸모 있는 산정기준

치관수복물 또는 보철물의 제거 산정기준

- 간단: 아말감, 글래스아이오노머(GI), 레진, SS cr을 제거한 경우 산정
- 복잡: 인레이, 온레이, 크라운, 브릿지 등을 제거한 경우 산정
- 브릿지 제거 시 지대치 개수대로 산정하고 연속된 Pontic은 '1'로 산정한다.
- 마취, 방사선 산정 가능하다.

예 #11 #21이 pontic인 #13-23 브릿지 제거한 경우: 횟수 5

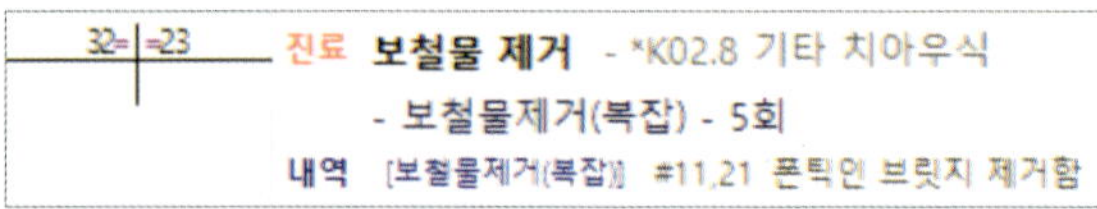

예 #11 # 22 pontic인 #13-23 브릿지 제거한 경우: 횟수 6

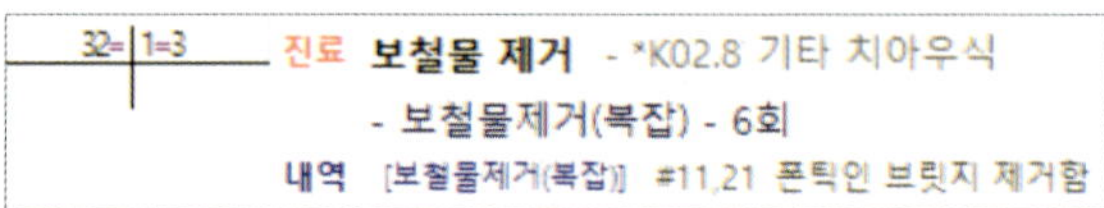

치관수복물 또는 보철물의 제거 산정 시 주의사항

- 크라운 한 치아를 크라운 제거 없이 크라운이 있는 채로 발치하는 경우 발치만 산정 가능하나 크라운 제거 후 지대치 상태 확인하여 예후가 불량해 발치하는 경우에는 보철물 제거 복잡과 발치 둘 다 산정 가능하다(내역설명 필요: 크라운 제거 후 지대치 상태 확인 – 예후 좋지 않아 발치 시행).
- 동일 치아에 아말감과 크라운을 같이 제거하는 경우 보철물 제거 복잡만 산정한다.

- **보철물 재부착**

  인레이, 온레이, 크라운, 브릿지 등이 탈락하여 재부착하는 처치

차트 예시

진료일	치아번호	처치내역
6/7	6	**C.C 다른 치과에서 작년에 씌운 게 빠졌어요.** Dx. 보철물 탈락 지대치 확인하였으나 특이사항 없어서 그대로 재부착하기로 Zir cr f/set with RMGI cement *주의사항 설명 드림 N) 불편하면 오시기로 Dr.이

상병명

[T85.6 치과 보철물의 파절 및 상실]
[Z46.3 치과 보철장치의 부착 및 조정]
두 가지 다 사용 가능하나 [T85.6 치과 보철물의 파절 및 상실]을 권장

순서

① 진료일자를 확인한다.
② 초진인지 재진인지 확인한다.
③ 치아번호를 선택한다.
④ 보철물 재부착을 클릭하고 상병명을 적용한다.
⑤ 내역설명에 [타 치과 치료한 보철물 재부착]이라고 적는다.

청구화면

〈덴트웹 프로그램 버튼과 입력된 화면〉

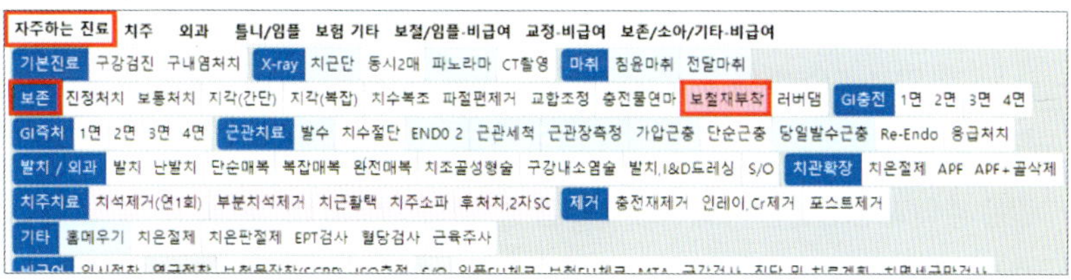

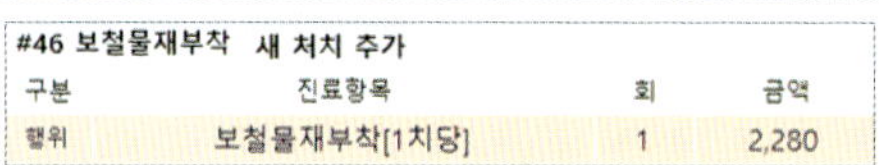

* 자주하는 진료 → 보존 → 보철재부착

〈두번에 프로그램 버튼과 입력된 화면〉

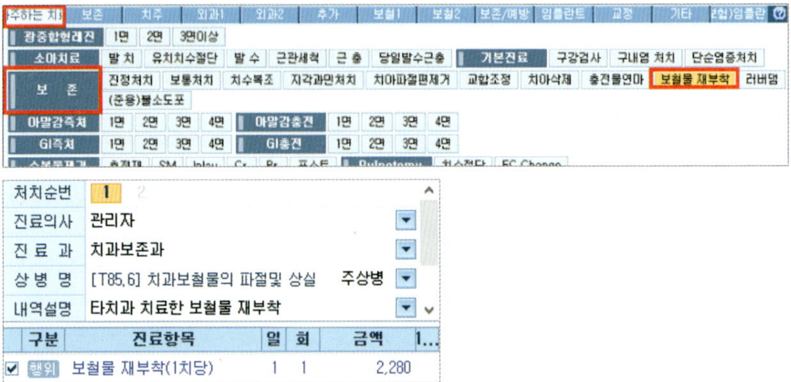

* 자주하는 치료 → 보존 → 보철물 재부착

알아두면 쓸모 있는 산정기준

보철물 재부착 산정기준

- 시멘트 재료대는 별도 산정 불가하다.
- 브릿지인 경우 지대치에 한해서 산정 가능하다(접착제를 바르는 치아만 산정한다).
- 임시치아 부착(Temporary Cr or Br tem set)은 산정 불가하다.
- 치과임플란트 보철물인 경우 임시부착 후 재부착 예정이라면 재부착이 아닌 기본 진찰료만 산정한다.

9) 예약(팔로업)

- Prep 후 약 4–7일 후에 Setting 예약을 잡는다.

  원내 기공소에서 제작하거나 거래 중인 맞춤으로 제작을 해오기 때문에 제작 기간은 주말과 공휴일을 제외하고 4–7일 정도 걸릴 수 있다.

  제작기간은 해당 케이스의 난이도나 치과에서 거래하는 기공소마다 다르며, 환자의 일정으로 인해 빠른 제작이 필요한 경우 기공소에 미리 전화해서 날짜를 앞당기기도 한다.

  "오늘 치료받으시느라 고생 많으셨어요. 보철물 제작 기간이 4–5일 정도 걸립니다. 16일에 도착할 것 같은데 그날 오실 수 있으세요? 시간은 오늘 오신 시간과 같은 시간으로(해당일 예약표 확인 후 적절한 시간 제안) 예약해 드릴까요?"

- Setting 후 필요한 경우 1주 후 체크 예약을 잡기도 한다.

"오늘 치료받으시느라 수고 많으셨어요. 보철물은 잘 붙였지만 신경치료 가능성이 있었던 치아라 원장님께서 1주 후에 한 번 더 뵙자고 하셔서 다음 주 [화요일] 정도에 예약 도와드려도 될까요?"

- 치료가 모두 끝난 경우 정기검진(6개월-1년) 리콜을 설정한다.

★ 선배의 *Tips!*

원래는 총 두 번 정도의 내원이 필요한 치료이나 최근 CAD/CAM 시스템의 도입으로 당일 치료로 마무리되기도 해요(디지털 카메라를 이용하여 치아의 정보를 채득하고, 컴퓨터 프로그램상에서 수복물을 디자인하며 밀링 머신을 이용해 치과 내에서 당일로 치아색 인레이를 제작하고 환자의 치아에 부착까지 진행할 수 있어요).

10) 결제

- 금 인레이: 30-50만 원(인레이보다 범위가 넓은 온레이*의 경우 35-50만 원)
- 세라믹 인레이: 25-40만 원
- 레진 인레이(테세라 인레이): 20-30만 원

FAQ

Q1

인레이치료 수명은 얼마나 되나요?

인레이 수명은 평균 5-7년 정도예요. 그러나 관리를 잘하고 딱딱한 음식을 피하면서 정기검진을 받으시게 되면 오래 쓸 가능성이 높아지고, 사탕이나 얼음을 깨물어서 먹거나(과도한 힘을 받게 하거나) 양치를 소홀히 하면 그 수명보다 짧은 시간에 탈이 나서 다시 치료해야 하는 경우도 생기니 주의하시는 것이 좋습니다.

Q2
인레이 말고, 레진으로 하면 안 되나요?

인레이로 권유 드린 이유는 충치의 범위가 넓기 때문입니다. 레진으로 진행하실 경우 범위가 넓어 강도가 약해져서 씹는 힘을 이기지 못하고 붙인 재료가 탈락하거나 치아까지 깨질 확률이 높아요. 그래서 치아 그대로 본을 떠서 충치 제거된 부분에 꼭 맞는 금이나 단단한 도자기로 만들고 영구접착제로 붙여 쉽게 탈락되지 않는 인레이치료를 추천드립니다.

Q3
충치가 작은데도 인레이치료를 해야 하나요?

보통 충치를 밤에 비유해서 설명을 드려요. 밤에 벌레 구멍이 있을 때 안쪽에 벌레가 얼마나 먹었는지 알기가 어렵잖아요. 조금 먹었을 수도 있고 많이 먹었을 수도 있고요. 치아도 밤같이 겉은 딱딱하고 속은 물러서 겉으로는 구멍이 작아도 충치를 막상 제거해보면 신경까지 진행된 경우도 있어요. 지금도 그런 경우예요. 겉보기에는 작은데 막상 제거해보니 충치가 커서 인레이치료가 필요한 상태입니다.

Q4
치아 사이 충치는 꼭 인레이치료로 해야 하나요? 때우는 치료로 하면 안 되나요?

치아 사이에 충치가 있는 경우 잘 보이지 않기 때문에 충치를 제거하거나 정밀하게 때우는 작업이 어려워 쉽게 깨지거나 떨어질 수 있습니다. 하지만 충치를 제거한 부위에 맞춤으로 인레이를 제작해서 접착제로 붙이게 되면 하나의 블럭이 단단하게 유지돼요. 이렇게 하면 버티는 힘이 강해져서 더 튼튼하게 오래 사용하실 수 있습니다.

또 레진은 재료를 다져서 넣고, 특수한 빛을 쪼여서 굳히는 방법으로 치료하기 때문에 그 이후에도 수축하면서 미세한 틈이 생겨 2차 충치가 생길 수 있지만 인레이는 제작 과정 중에 이미 수축하거나 팽창하는 과정을 거치고 맞춤으로 정밀하게 나온 재료이기 때문에 2차 충치가 발생할 확률이 더 적습니다.

Q5
치아색 인레이와 금 인레이의 차이점이 궁금해요.

큰 차이는 색의 차이를 말씀드릴 수 있어요. 금은 금색이라 눈에 잘 띄고 치아색은 자세히 들여다보지 않으면 잘 안 보이는 경우가 많아요. 강도 면에서는 치아색보다는 금이 더 좋지만 각 재료별로 장단점이 다르기 때문에 치아의 상태와 식습관에 맞게 선택하시는 것을 추천드립니다.

Q6
치아색 인레이는 잘 깨지는 재료인가요?

인레이한 부위가 넓지 않거나 씹는 힘이 비교적 약한 여자분들은 깨지는 경우가 많지 않은데 씹는 힘이 좋은 남자분들은 간혹 큰어금니 쪽 치아색 인레이가 깨지는 경우가 있어요. 만약 보이는 게 싫으셔서 큰어금니를 치아색 인레이로 치료하신다면 질기거나 딱딱한 음식(특히 견과류, 얼음, 오돌뼈 등)은 주의하시는 게 좋습니다.

Q7
금 인레이가 잘 떨어지지는 않나요?

잘 빠지지 않습니다만 간혹 끈적거리는 음식(엿, 껌, 젤리, 캐러멜 등)에 빠질 수도 있습니다. 끈적거리는 음식은 주의해 주시고, 혹시라도 빠진 경우 변형이 없거나 치아 상태가 깨끗하면 다시 붙여드릴 수 있으니 가지고 계셨다가 전화주시고 내원해 주세요.

Q8
어금니 인레이는 금 인레이로 하는 게 좋은 건가요?

예전에 비해 요즘은 기술력이 좋아져 치아색 인레이도 강도가 많이 단단해졌습니다. 그렇지만 씹는 힘이 센 성인 남자의 어금니는 강도가 좋은 치아색 인레이라도 깨지는 경우가 간혹 있어요. 그런 경우에는 치아색보다는 금으로 치료하시길 권해드려요.

기초 치과 용어*

*** 온레이(Onlay)**

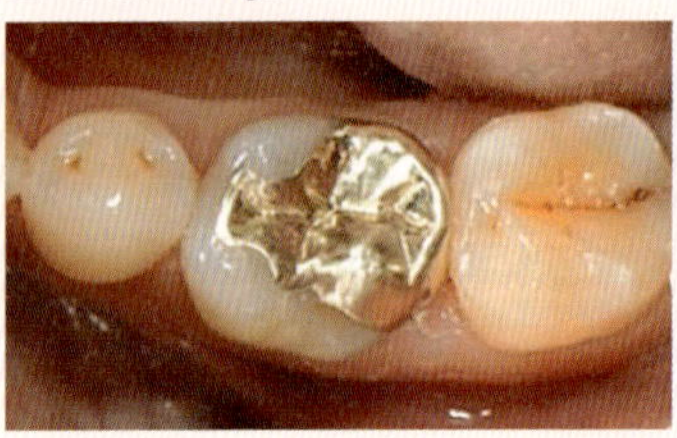

- 인레이와 크라운(Crown)의 중간 단계(인레이 < 온레이 < 크라운)
- 인레이는 비교적 좁은 영역을 수복할 때 하는 치료이며, 구치의 교두(Cusp, 치아의 교합면에서 관찰되는 융기된 해부학적 구조)부위를 덮는 형태의 보철물을 온레이라고 부른다.

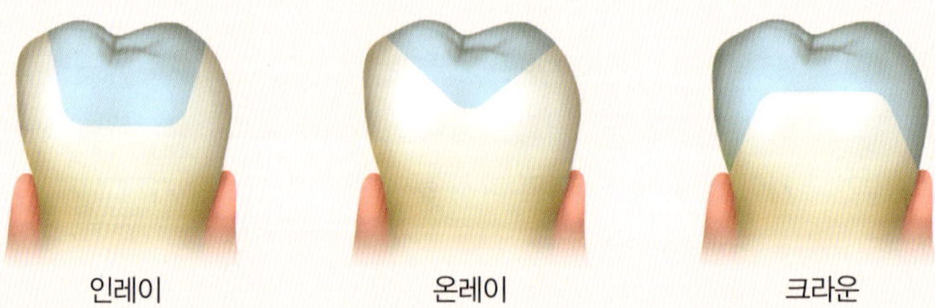

❸ 그 외 보존치료

1) 보통처치

본격적인 치료를 시작하기 전에 시행하는 간단한 처치

차트 예시

진료일	치아번호	처치내역
6/7	6	C.C 때웠던 게 빠졌어요. Dx. 가역적 치수염 타원에서 신경치료 중인 캐비톤 탈락 캐비톤 재충전 N) 내일 본원에서 치료 이어서 한다고 하심. # 46 endo Dr.이

상병명

[K02.– 우식관련 상병]
[K04.– 치수염 관련 상병]
[S02.52 법랑질만의 파절] 중에 적절한 상병을 선택한다.

순서

① 진료일자를 확인한다.
② 초진인지 재진인지 확인한다.
③ 치아번호를 선택한다.
④ 보통처치를 클릭하고 상병명을 적용한다.
⑤ 내역설명에 [캐비톤 탈락하여 재충전 시행]이라고 작성한다.

청구화면

〈덴트웹 프로그램 버튼과 입력된 화면〉

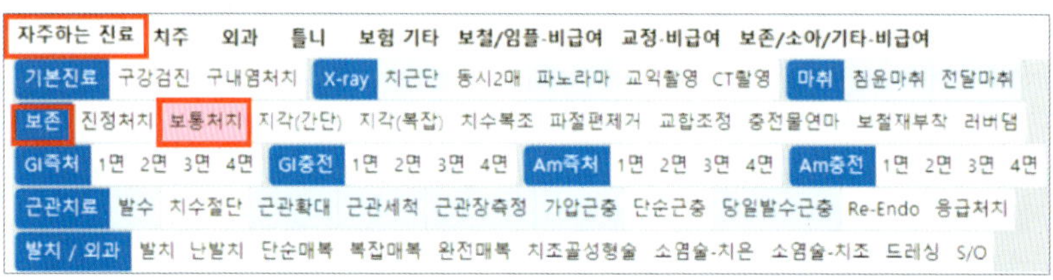

#46 보통처치 새 처치 추가

구분	진료항목	회	금액
행위	보통처치[1치1회당]	1	1,040

* 자주하는 진료 → 보존 → 보통처치

〈두번에 프로그램 버튼과 입력된 화면〉

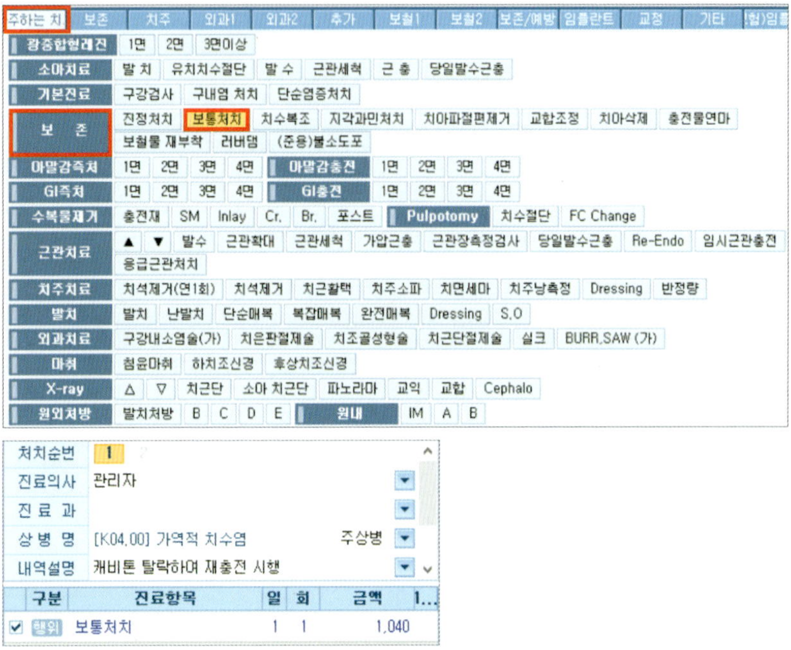

* 자주하는 치료 → 보존 → 보통처치

알아두면 쓸모 있는 산정기준

보통처치 산정기준

- 치수강 개방만 시행한 경우
- 치수 일부만 제거한 경우
- 치수절단술 진행 중 FC cotton change 하는 경우
- 법랑질 일부가 파절되어 법랑질성형술(Grinding = 연마) 시행한 경우 → 법랑질만의 파절 상병적용 필요
- 발치 중 치근까지 모두 발치하지 못하고 치근이 남은 경우 보통처치와 함께 마취와 방사선은 케이스에 따라 산정 가능하다.

보통처치 산정 시 주의사항

- 보통처치를 시행할 수 있는 케이스가 다양하므로 내역설명을 기재하는 것이 좋다.
- 러버댐 장착술을 하더라도 별도 산정 불가하다.

2) 치아진정처치

우식 제거 후 와동을 형성했으나 IRM이나 ZOE 등의 재료로 임시충전하여 치수를 진정시키는 처치

차트 예시

진료일	치아번호	처치내역
6/7	6 (좌측 하악)	**C.C 충치가 있는 것 같아요.** Dx. 상아질의 우식 우식 제거 후 IRM 충전 침윤마취 리도카인 1앰플, 치근단 촬영 1매–우식정도 확인 주의사항 설명드림 N) 1w ck 근관치료 여부 결정 Dr.이

상병명

[K02.1 상아질의 우식]
[K02.8 기타 치아우식] 등 우식관련 상병을 주로 사용

순서

① 진료일자를 확인한다.
② 초진인지 재진인지 확인한다.
③ 치아번호를 선택한다.
④ 치아진정처치를 클릭하고 상병명을 적용한다.
⑤ 내역설명에 [우식 제거 후 IRM 충전]이라고 작성한다.

청구화면

〈덴트웹 프로그램 버튼과 입력된 화면〉

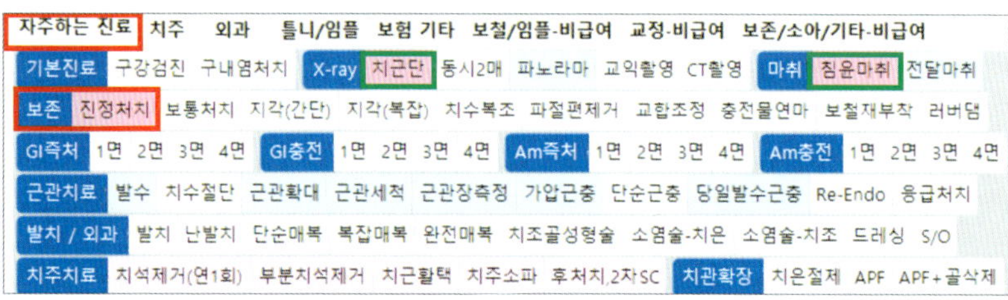

#46 진정처치, 치근단, 마취 새 처치 추가

구분	진료항목	회	금액
행위	치아진정처치[1치당]	1	1,500
행위	치과침윤마취(1/3악당)	1	1,450
약제	휴온스리도카인염산염수화...	1	356
행위	외래환자 의약품관리료-1...	1	210
행위	치근단1매	1	3,680

* 자주하는 진료 → 보존 → 진정처치

〈두번에 프로그램 버튼과 입력된 화면〉

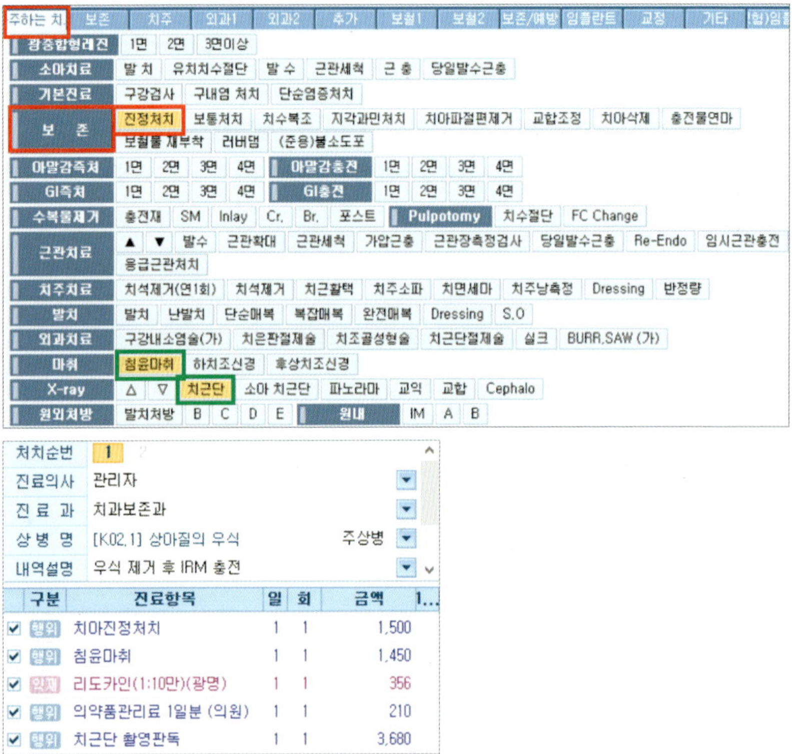

* 자주하는 치료 → 보존 → 진정처치

알아두면 쓸모 있는 산정기준

치아진정처치 산정기준

- 필요시 마취, 방사선 산정 가능하다.
- 충전(IRM 충전 + GI충전)과 동시 시행 시 충전만 산정 가능하다.

치아진정처치 산정 시 주의사항

- 비급여 진료 당일 시행한 경우 산정 불가하다.
- 러버댐 장착술을 하더라도 별도 산정 불가하다.

3) 치수복조

우식 제거 중 치수가 비쳐 보이거나 미세하게 노출된 부위에 치수보호재(Dycal) 등을 적용하여 2차 상아질 형성을 유도하는 처치

<table>
<tr><td rowspan="2">차트 예시</td><td>진료일</td><td>치아번호</td><td>처치내역</td></tr>
<tr><td>6/7</td><td>6</td><td>C.C 충치가 생긴 지 좀 됐어요.
Dx. 상아질의 우식
우식제거 후 치수가 비쳐 보여 Dycal 도포, IRM 충전
치근단 촬영 1매-우식정도 확인
침윤마취 리도카인 1앰플
N)1w ck 후 재평가
Dr.이</td></tr>
<tr><td>상병명</td><td colspan="3">[K02.1 상아질의 우식]
[K02.5 치수노출이 있는 우식]
[K02.8 기타 치아우식] 등 우식관련 상병을 주로 사용</td></tr>
<tr><td>순서</td><td colspan="3">① 진료일자를 확인한다.
② 초진인지 재진인지 확인한다.
③ 치아번호를 선택한다.
④ 치수복조를 클릭하고 상병명을 적용한다.
⑤ 내역설명에 [우식 제거 후 치수가 비쳐 보여 치수복조 시행함]이라고 작성한다.</td></tr>
<tr><td colspan="4">청구화면</td></tr>
</table>

〈덴트웹 프로그램 버튼과 입력된 화면〉

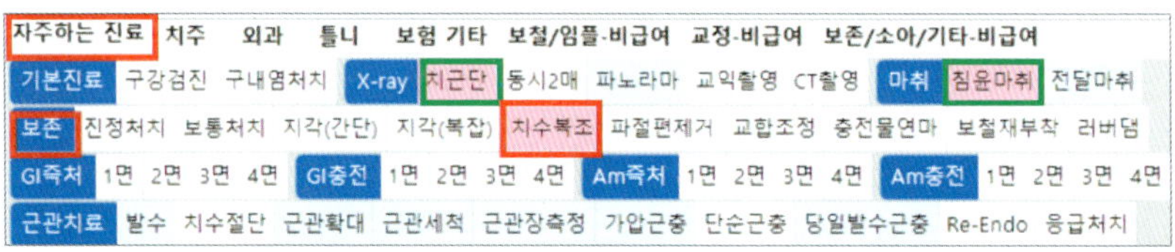

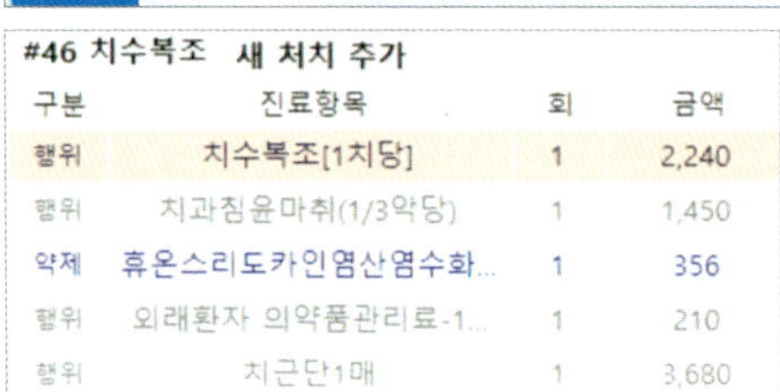
#46 치수복조 새 처치 추가

구분	진료항목	회	금액
행위	치수복조[1치당]	1	2,240
행위	치과침윤마취(1/3악당)	1	1,450
약제	휴온스리도카인염산염수화...	1	356
행위	외래환자 의약품관리료-1...	1	210
행위	치근단1매	1	3,680

* 자주하는 진료 → 보존 → 치수복조

〈두번에 프로그램 버튼과 입력된 화면〉

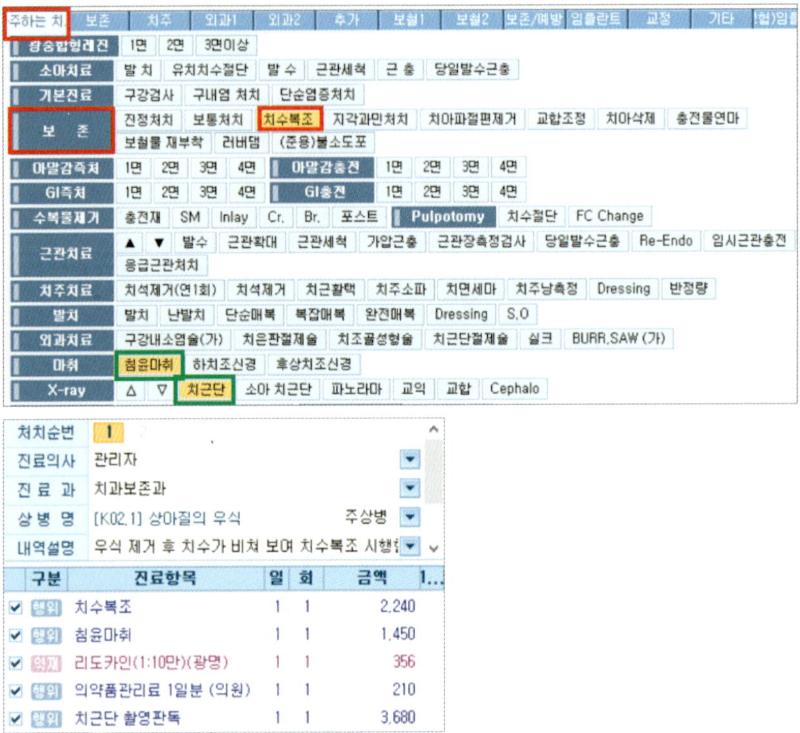

* 자주하는 치료 → 보존 → 치수복조

알아두면 쓸모 있는 산정기준

치수복조 산정기준

- 치아진정처치를 동시 시행한 경우 치수복조만 산정한다.
- 충전과 동시 시행 시 충전만 산정한다.
- 마취, 방사선은 필요시 산정 가능하다.

치수복조 산정 시 주의사항

- 비급여 진료 당일 시행한 치수복조는 산정 불가하다.
  * 임상에서 치수가 노출되면 치수복조보다는 근관치료를 시작하는 경우가 많다.
- 러버댐 장착술을 하더라도 별도 산정 불가하다.

4) 치아파절편 제거

치아의 일부가 잇몸에 붙은 채로 파절되었을 때 잇몸에 붙어있던 치아 일부를 제거하는 처치

<table>
<tr><td rowspan="2">차트 예시</td><td>진료일</td><td>치아번호</td><td>처치내역</td></tr>
<tr><td>6/7</td><td>6</td><td>C.C 치아가 깨졌어요.
Dx. 치아의 파절 – 치아 일부가 잇몸에 붙어있음.
치근단 촬영 1매 –진단목적
치아파절편제거 under I/A lido*1@
오늘은 파절편 제거만 하고 다음번에 엔도 여부 결정
N) endo or cr prep
Dr.이</td></tr>
<tr><td>상병명</td><td colspan="3">[S02.56 치근을 포함한 치관의 파절]</td></tr>
<tr><td>순서</td><td colspan="3">① 진료일자를 확인한다.
② 초진인지 재진인지 확인한다.
③ 치아번호를 선택한다.
④ 치아파절편제거를 클릭하고 상병명을 적용한다.
⑤ 내역설명에 [치아파절편 제거함]이라고 적는다.</td></tr>
<tr><td colspan="4">청구화면</td></tr>
</table>

〈덴트웹 프로그램 버튼과 입력된 화면〉

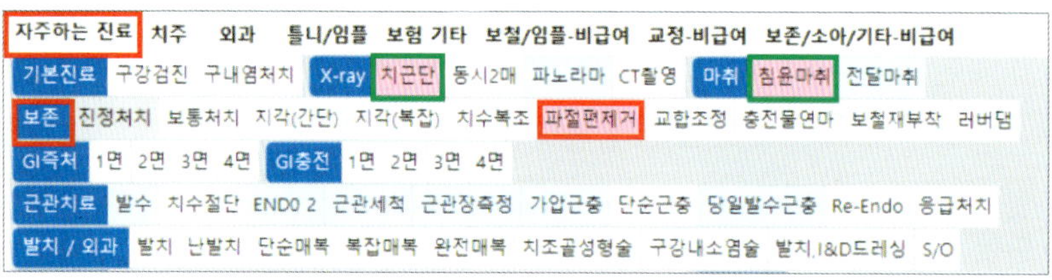

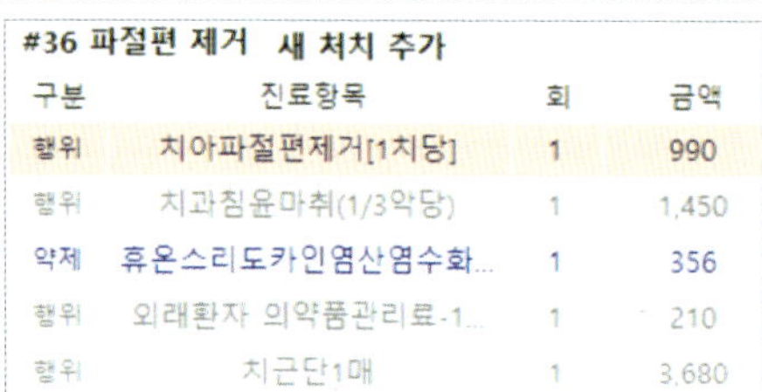

#36 파절편 제거 새 처치 추가

구분	진료항목	회	금액
행위	치아파절편제거[1치당]	1	990
행위	치과침윤마취(1/3악당)	1	1,450
약제	휴온스리도카인염산염수화...	1	356
행위	외래환자 의약품관리료-1...	1	210
행위	치근단1매	1	3,680

* 자주하는 진료 → 보존 → 파절편제거

〈두번에 프로그램 버튼과 입력된 화면〉

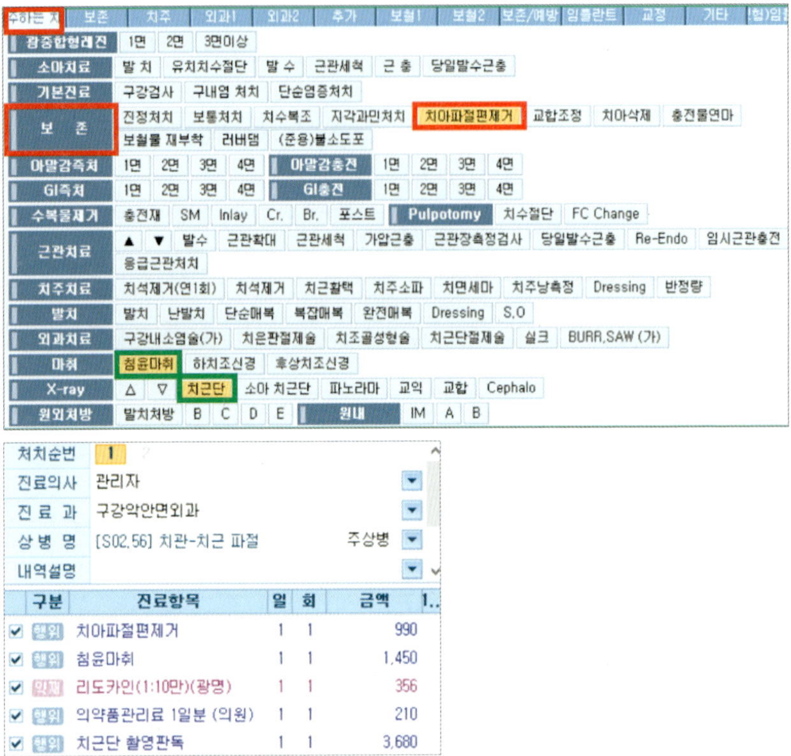

* 자주하는 치료 → 보존 → 치아파절편제거

알아두면 쓸모 있는 산정기준

치아파절편제거 산정기준

- 마취, 치근단 촬영은 별도 산정 가능하다.
- 파절편 제거 후 해당 치아에 근관치료, 즉일충전처치, 보통처치 등을 시행할 경우 각각 산정한다.
- 두번에 프로그램에서는 상병코드 S02.56이 치근을 포함한 치관의 파절이 아닌 치관-치근 파절이다. 상병명이 다를 경우 상병코드를 확인 후 넣도록 한다.

5) 교합조정술

치아의 조기접촉점을 교합지를 이용하여 확인한 후 교합을 조정하는 처치

차트 예시	

진료일	치아번호	처치내역
6/7	6	**C.C 이가 흔들려요.** Dx. 만성 치주염 Mob(++) 교합지 이용하여 조기접촉점 조정 N) 1w ck Dr.이

상병명	[K05.30 만성 단순 치주염] [K05.31 만성 복합 치주염] [K07.38 치아위치의 기타 명시된 이상]을 주로 사용
순서	① 진료일자를 확인한다. ② 초진인지 재진인지 확인한다. ③ 치아번호를 선택한다. ④ 교합조정을 클릭하고 상병명을 적용한다. ⑤ 내역설명에 [교합지를 이용해 교합조정]이라고 적는다.

청구화면

〈덴트웹 프로그램 버튼과 입력된 화면〉

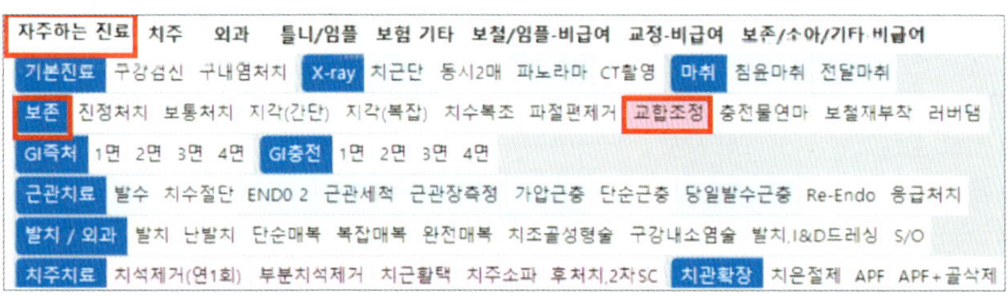

#36 교합조정 **새 처치 추가**

구분	진료항목	회	금액
행위	교합조정술[1치당]	1	3,580

* 자주하는 진료 → 보존 → 교합조정

〈두번에 프로그램 버튼과 입력된 화면〉

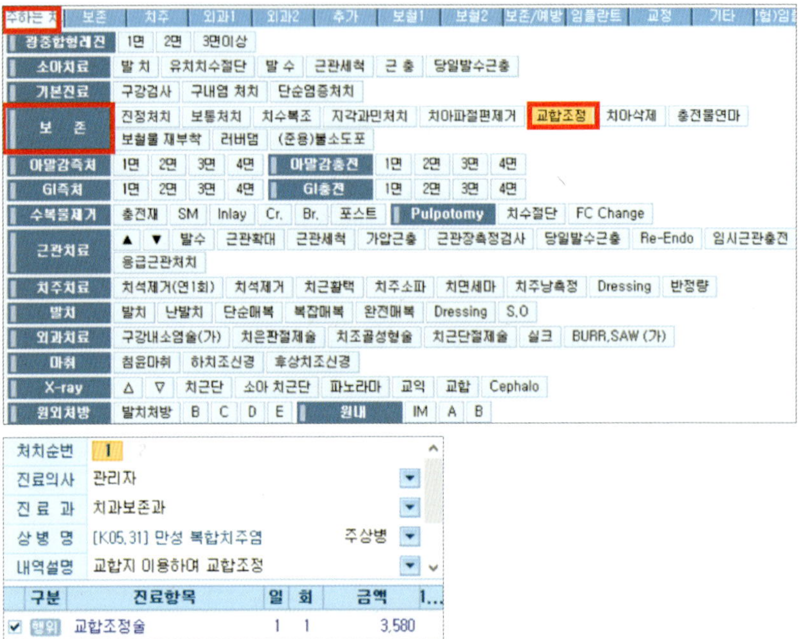

* 자주하는 치료 → 보존 → 교합조정

알아두면 쓸모 있는 산정기준

교합조정술 산정기준

- 하루 최대 4개 치아까지 산정 가능하다.
- 충전이나 근관치료와 동시 시행하는 경우 산정할 수 없다.
- 근관치료 시 교합면을 삭제하는 경우는 교합조정술로 산정할 수 없다.
- 주로 외상성 교합으로 인한 조기접촉, 외상으로 인한 조기접촉, 치주염으로 인한 조기접촉인 경우 산정한다.
- 비급여 치료 후 교합조정술은 산정할 수 없다.

교합조정술 산정 시 주의사항

- 동일 날짜, 동일 부위에 잠간고정술과 교합조정을 동시 시행하는 경우 잠간고정술 100% + 교합조정술 50% 산정한다(의원급 기준).
- 교합지를 이용하지 않고 교합조정을 하는 경우에는 산정할 수 없다(심사평가원 홈페이지 교합조정술 실시 방법 참고).
- 교합조정술 후 연마하더라도 연마 비용을 별도로 산정할 수 없다.

6) 정량광형광기를 이용한 치아우식증검사

치아우식증 진단 보조 및 진행 여부 모니터링을 목적으로 실시하는 검사

차트 예시

진료일	치아번호	처치내역
6/7	6 | 6 6 | 6	C.C 충치가 있는 것 같아요. Dx. 우식 지난주 촬영한 파노라마 있음. Q-ray 이용하여 우식검사 시행 법랑질 및 상아질우식 - 레진치료 필요 *오늘은 시간이 안되고 내일 다시 올게요 N) 좌측부터 레진필링 Dr.이

상병명 [K0.2- 우식관련 상병]

순서

① 진료일자를 확인한다.
② 초진인지 재진인지 확인한다.
③ 치아번호를 선택한다.
④ 정량광형광기를 이용한 치아우식증검사를 클릭하고 상병명을 적용한다.

청구화면

〈덴트웹 프로그램 버튼과 입력된 화면〉

[새 처치 추가]창 오른쪽 마우스 클릭 → [행위, 재료 추가] 클릭

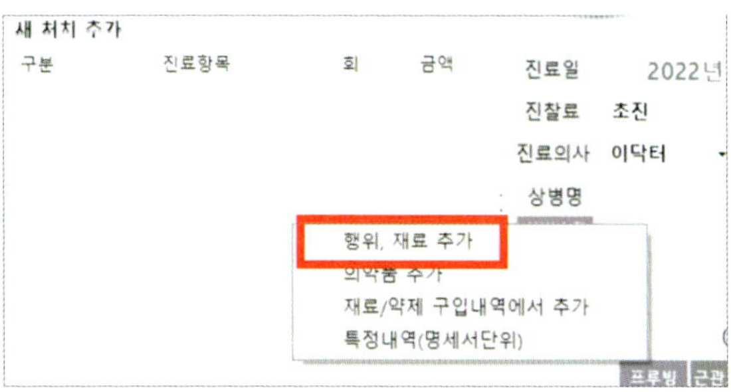

수가명 / 수가코드 검색에서 '정량광'만 입력해도 해당 행위가 검색된다.
검색된 행위를 더블클릭한다.

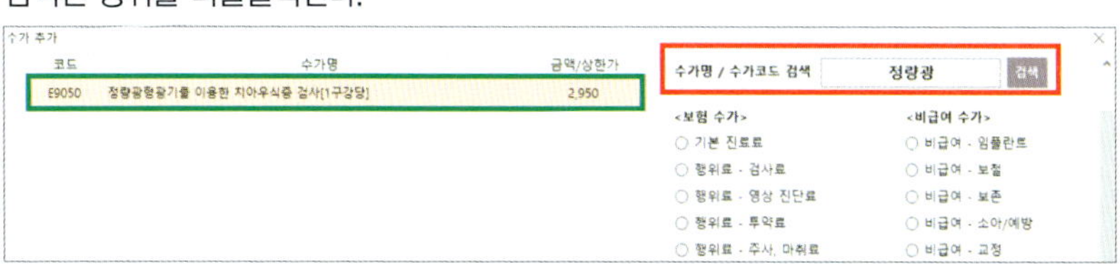

청구화면을 통해 해당 항목이 입력된 것을 확인할 수 있다.

정량광형광기를 이용한.. 새 처치 추가

구분	진료항목	회	금액
행위	정량광형광기를 이용한 치...	1	2,950

* 자주 시행한다면 자주하는 처치메뉴에 버튼을 추가하는 것을 추천

〈두번에 프로그램 버튼과 입력된 화면〉

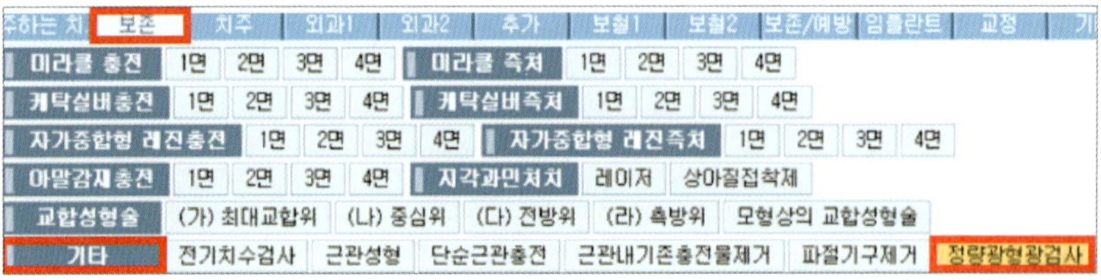

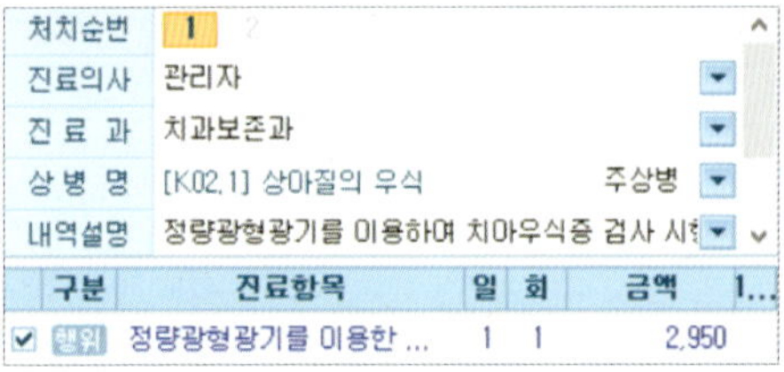

* 보존 → 기타 → 정량광형광검사

알아두면 쓸모 있는 산정기준

정량광형광기를 이용한 치아우식증검사 산정기준

- 여러 개의 치아를 검사하더라도 '1'로 산정한다(구강당 산정).
- 적용 대상 연령은 만 5세 이상–만 12세 이하 아동이다.

정량광형광기 이용한 치아우식증검사 산정 시 주의사항

- 정량광형광기 이용한 치아우식증을 검사하는 날 우식확인 목적으로 촬영한 치근단이나 파노라마가 있다면 주된 1가지만 산정 가능하다. 즉, 파노라마를 촬영하고 정량광형광기 이용하여 우식검사를 시행했다면 두 가지 행위 중 수가가 더 높은 파노라마만 산정하고 정량광형광기 우식검사비용은 별도 산정 불가하다.
- 검사를 위한 전용 하드웨어와 소프트웨어, 소프트웨어를 사용한 판독내용이 있어야 산정할 수 있다.
- 정량광형광기는 건강보험심사평가원에 장비 등록신고 후 청구해야 한다.

CHAPTER 03

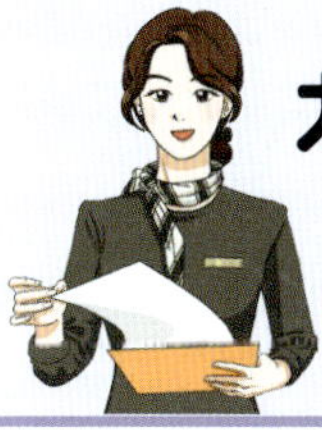

치아를 살리는 마지막 방법, 근관치료

① 근관치료

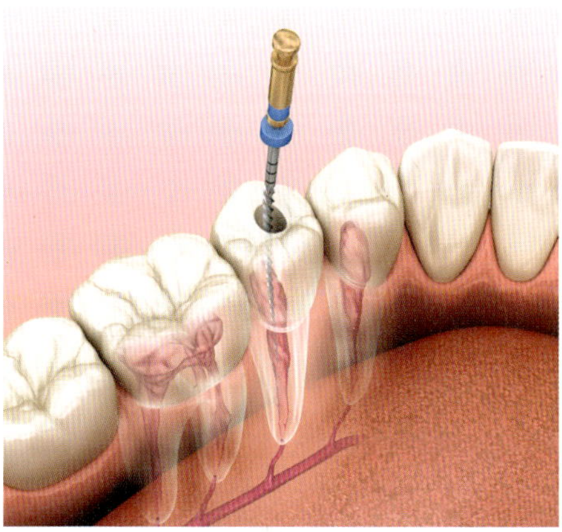

1) 개념

- 치수(치수 조직)는 치수강과 근관 내부에 있는 조직으로, 신경과 혈관, 기타 세포 조직이 풍부하게 분포해 있다. 치아에 영양을 공급하고, 감각(통증)을 느낄 수 있게 하며 상아질을 형성하는 역할을 한다.
- 여러 원인에 의해 치수에 염증(치수염)이나 치수괴사와 같은 치수질환*이 발생할 경우 근관치료를 진행하게 된다.

• 근관치료의 종류는 다양하며 크게 생활치수치료, 비외과적 근관치료, 외과적 근관치료로 나눠진다.

(1) 생활치수치료

① 치수복조술(Pulp capping)

건강한 치수가 약간 노출되었을 때 약제를 메워 치아의 생활력과 기능을 유지하는 술식

② 치수절단술(Pulpotomy)

손상된 치관부의 치수를 절단하여 제거해내고, 치근부의 치수는 생활 상태로 유지하는 술식. 주로 유치나 치근부가 미성숙된 영구치에 진행한다.

(2) 비외과적 근관치료(= 일반적인 근관치료)

충치나 치아파절, 균열 등으로 인해 감염된 치수조직을 치수절제술(발수, Pulp extirpation)을 통해 전부 제거한 뒤 그 공간에 근관충전재료를 넣고 밀봉하여 치아의 기능을 유지시키는 술식

기초 치과 용어*

*** 치수질환**

- 가역적 치수염: 자극을 제거하면 증상이 사라지고 정상적인 상태로 돌아가서 치료가 필요하지 않을 수 있으나 자극을 방치하면 비가역적 치수염으로 진행된다(차거나 단 음식 혹은 신 음식 섭취 등의 자극이 있을 때만 통증이 있음).
- 비가역적 치수염: 자극을 제거해도 증상이 지속되며 시간이 지날수록 통증이 심해진다. 특히 뜨거운 음식을 먹고 나서 혹은 저녁에 잘 때 통증이 더 심하며 비가역적 치수염부터는 근관치료가 필요하다.
- 치수괴사: 중증의 치수염인 경우 치수가 죽어서 생활력을 잃게 될 수 있으며 치수괴사를 방치할 경우 치근에 고름(근단주위 농양) 덩어리가 생기는 감염으로 이어질 수 있다.

(3) 외과적 근관치료

① 치근단절제술(Apicoectomy)

치근단(치아의 뿌리끝)에 병소가 생긴 경우 치근단의 일부를 절제하고 근관을 폐쇄하며 주변부위의 병소와 염증을 깨끗하게 제거하는 술식

② 그 외 치근절제술, 치아편측절제술, 치아재식술 등이 있다.

2) 발생원인

아래와 같은 원인으로 인해 치수에 자극이 가해지면 치수에 염증반응(치수염)이 나타나고, 심한 경우 괴사(Necrosis–치수의 생활력 상실)에 이르게 되어 근관치료가 필요하게 된다.

① 세균

심한(깊은) 치아우식증, 치아 균열(금이 간 경우), 치아 파절, 천공, 심한 치주질환 등으로 치수 내부에 세균이 침입함.

② 외상

싸움, 운동경기, 교통사고, 추락, 넘어짐, 치과 시술 중의 우발적 상황, 구강 악습관(이갈이, 손톱 깨물기) 등

③ 마모

마모로 인한 치수 노출

④ 온도

차고 뜨거운 음식에 의한 온도자극, 충치치료를 위한 치아 삭제 및 연마 시 발생하는 열로 인한 자극 등

3) 치료 목적

염증을 일으킨 치수(신경)를 제거하여 치아 주위 조직에 염증이 퍼지는 것을 막고, 치수염으로 인한 통증을 제거하기 위함.

4) 금기증

- **불량한 치주상태**

  치주염으로 인해 잇몸뼈가 녹아서 치아가 흔들리는 경우 우선적으로 치주치료가 필요하다.

- **치관의 수복 가능성이 없는 경우**

  치아의 머리가 얼마 남지 않아서 씌우기 어려운 경우 발치가 필요할 수 있다.

- **신경관이 막혀 있거나 뿌리가 많이 휜 경우**

  신경관이 좁아져 있거나 휘어서 기구의 접근이 어려워 신경치료가 불가능할 경우 발치가 필요할 수 있다.

5) 접수 및 술전 설명

- **근관치료 시작 전 꼭 설명해야 할 내용**
  - 대부분의 신경치료는 한 번에 끝나는 치료가 아니라 여러 번 치과에 내원해서 신경을 제거하고 소독을 받아야 하는 치료이다.
  - 신경치료 후에는 지대축조와 보철(크라운)치료가 필요하며 비용이 발생한다.
  - 충치와 염증이 심해서 또는 치아에 금이 가서(Crack tooth) 예후가 좋지 않은 치아는 발치 가능성까지 미리 고지한 뒤 환자의 사인을 받은 후 치료를 진행한다. 이런 경우에 꼭 '동의서'에 서명을 받고 진행하는 것이 좋다.

  "신경치료는 감염된 신경을 제거하고 깨끗하게 소독한 후 밀폐해서 치아를 보존하는 치료입니다. 하루 만에 마무리되는 치료가 아니고 신경을 완전히 제거하고 소독하여 염증이나 통증이 사라질 때까지 여러 번 받으셔야 합니다. 신경치료 후엔 치아가 깨질 가능성이 높기 때문에 단단한 재료를 메운 다음 씌우는 치료까지 하셔야 치아를 튼튼하게 쓰실 수 있습니다. 치료의 성공률이 100%가 아니기 때문에 경과가 좋지 않으면 재차 신경치료를 하거나 발치를 해야 할 수도 있습니다."

근관치료 주의사항 및 동의서

근관치료(신경치료)는 다른 치료와 마찬가지로 치료의 한계나 부작용 등이 있을 수 있습니다. 환자분이 근관치료에 동의하시기 전에 이러한 것들에 대한 이해가 필요합니다.

■ 근관치료 주의사항

1. 근관치료는 깊은 충치 제거 시 신경 노출, 감염된 신경관, 뿌리주변 염증 등의 원인으로 시행합니다. 이외에는 부적절한 치아형태, 배열, 위치이상, 치아파절 혹은 외상경험(변색치아)이 있는 경우에는 우식이 없을지라도 근관치료를 할 수 있습니다.

2. 근관치료는 치아의 각 뿌리 신경을 제거, 신경관 길이 측정, 확대, 세척 및 소독, 신경관 공간을 메꾸는 과정으로 총 내원 횟수 및 내원 빈도는 한 번 내원으로부터 수개월에 걸쳐 경우에 따라(신경관 형태 및 길이, 신경관 막힘, 염증의 정도 등등) 다양합니다.

3. 근관치료 중인 치아쪽으로 씹는 것은 절대 금해야 하며, 보통 때 보다 적은 양을 반대측으로 천천히 식사를 해야 합니다.

4. 근관치료 후 뜨겁거나 찬 것에 의한 불편감은 사라지지만, 치아의 고유감각(만질때, 두드릴때, 밀어볼때, 눌러볼때, 씹을때) 민감도가 증가해서, 치료전보다 많은 불편감이 나타날 수 있습니다. 민감해진 고유 감각은 대개 2주 이내에 사라지지만 경우에 따라서는 수개월이 소요 될 수 있습니다.

5. 신경관 및 뿌리주변 염증시엔 치료도중이나 치료 후 염증이 활발해져서 부종(부어오름) 및 통증과 불편감이 증가 할 수 있습니다. 경우에 따라 재근관치료가 필요할 수 있습니다.

6. 필요한 경우 진통제를 드셔도 됩니다. 진통제를 드셔도 참기 힘들 정도로 아프면 치과로 전화 주시고 내원하시기 바랍니다. 임시충전재가 빠졌을 때도 내원하시기 바랍니다.

7. 근관치료가 완료된 치아는 약해진 부위를 보강(코어재료 혹은 기둥+코어재료)하고, 보철치료를 완료된 다음에야 비로소 안전하게 사용할 수 있게 됩니다. 이는 근관치료 마무리 후, 30일 이내에 시행되어야 합니다.

8. 도중에 근관치료를 중단하거나, 보철치료 완료 전 부주의하게 씹다가 치아가 부러질 경우 발치 할 수 있습니다.

9. 모든 근관치료가 성공하는 것은 아니며, 근관치료를 시행한 치아의 약 5-10% 정도가 재근관치료나 치근단 수술, 발치 등이 필요할 수 있습니다.

본인은 근관치료와 관련된 **주의사항 및 합병증**에 대하여
충분한 설명을 들었으며 **근관치료에 동의**합니다.

※ 환자가 미성년자거나 신체적/정신적 장애로 약정 내용을 이해하지 못 할 경우 등에는 환자 대리인의 동의가 필요합니다.

덴트웹 프로그램 내 근관치료 동의서

- **근관치료를 위해 재내원한 경우 접수 시 확인할 내용**

"오늘 신경치료 이어서 진행하겠습니다. 지난번 치료받고 불편한 건 없으셨어요?"

- **근관충전을 위해 내원한 경우 접수 시 확인할 내용**

"오늘은 치아 내부 상태를 소독해 보고 괜찮다면 신경치료를 마무리할 예정입니다. 치아가 아프진 않으셨나요?"

- **소요시간 및 기간**
  - ▸ 소요시간: 30–40분
  - ▸ 내원 횟수: 3–4회 내외

  신경관이 좁거나 개수가 많거나 염증이 심한 경우에는 치료시간이나 기간이 더 길어질 수 있다. 소아의 경우 유치나 성인 영구치의 전치부같이 근관이 1개인 경우 치아뿌리 쪽 염증이 없거나 치료 예후가 좋을 것으로 예상되는 경우 하루 만에 근관치료를 마무리하기도 하는데 이를 당일발수근충(즉발근충)이라고 한다.

6) 치료 순서

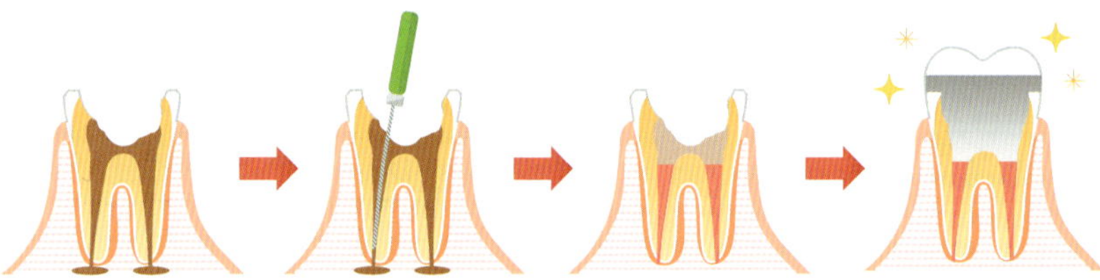

(1) 근관치료 과정

① 신경치료가 처음인 경우

- ▸ (보통처치) → 발수(근관와동형성) → 근관장 측정 → 근관확대(근관성형) → 근관세척 → 근관충전
- ▸ 치수강 개방 후 발수하는 경우 치수강 개방하는 날 보통처치로 산정한다.

② 신경치료 했던 치아의 신경치료를 다시 하는 경우

- (크라운제거) → 근관내 기존 충전물 제거(근관와동형성) → 근관장 측정 → 근관확대(필요시 근관성형) → 근관세척 → 근관충전
- 뿌리 쪽 염증이 있는 경우 근관세척을 여러 번 시행하기도 한다.

(2) 근관 관련 치료의 종류

① 보통처치

치수강만 개방하고 치수를 완전히 제거하지 않은 경우 보통처치로 산정한다.

② 발수(PE, Pulp extirpation)

충치를 제거하고 교합면을 삭제한 뒤 근관을 찾기 위해 치아 가운데에 와동을 형성한 후 염증이 발생하거나 괴사된 치수를 제거하는 처치

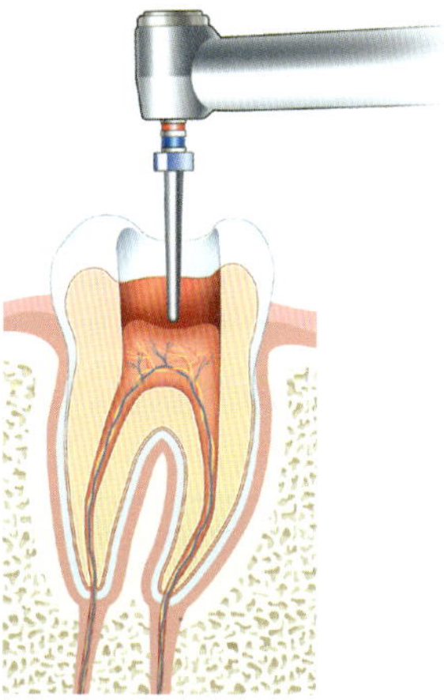

치수강 개방

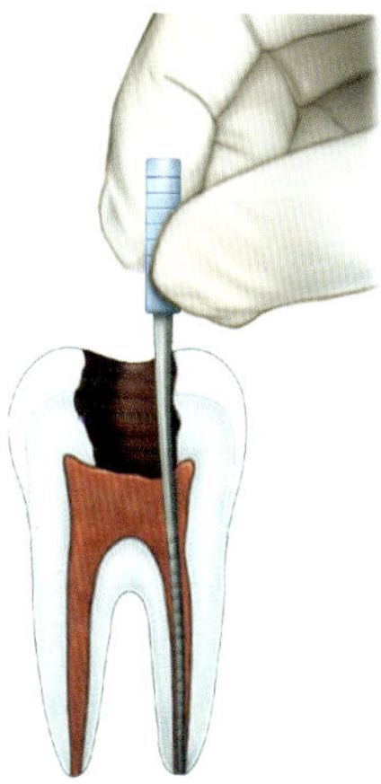

발수

③ 근관확대(CE, Canal enlargement)

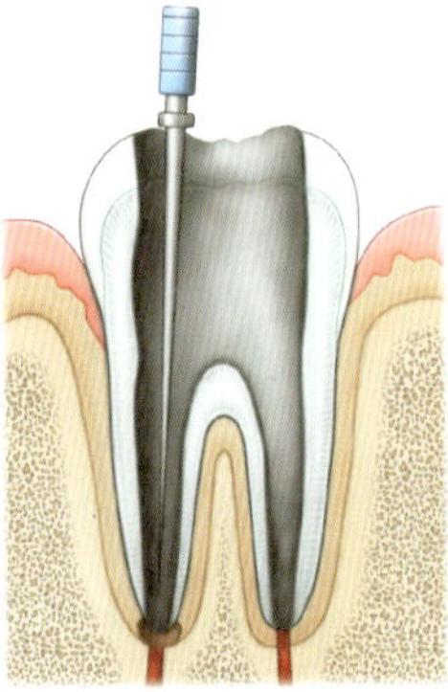

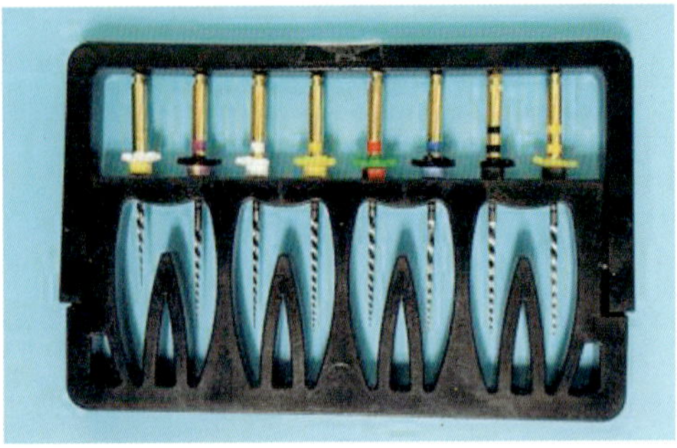

Ni-Ti file

치근 내부의 근관을 File, Ni-Ti File (나이타이파일)을 이용하여 확대함으로써 근관 내부의 감염된 조직 제거와 근관충전을 용이하게 하는 술식

* 근관성형: 근관내부를 세척, 충전하기 적절한 모양으로 만드는 술식

④ 근관장 측정(WLD, Working length determination)

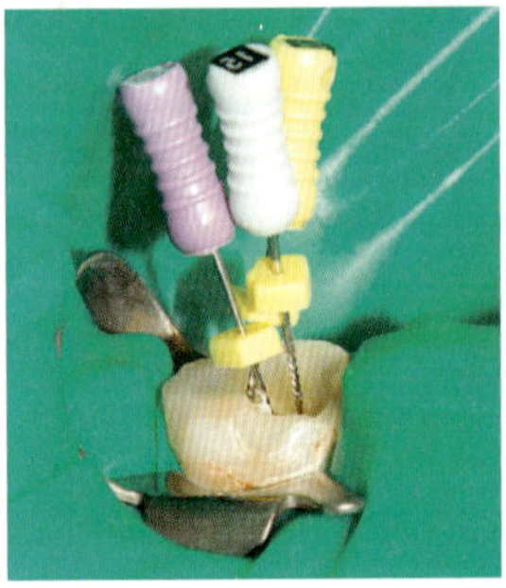

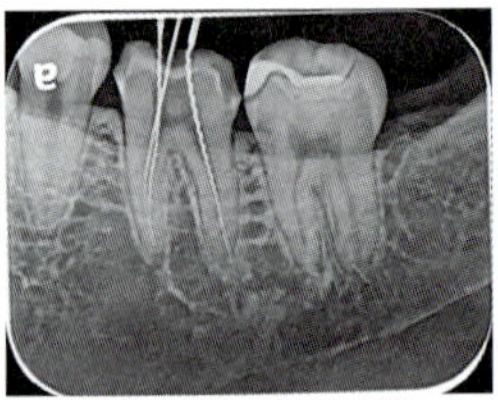

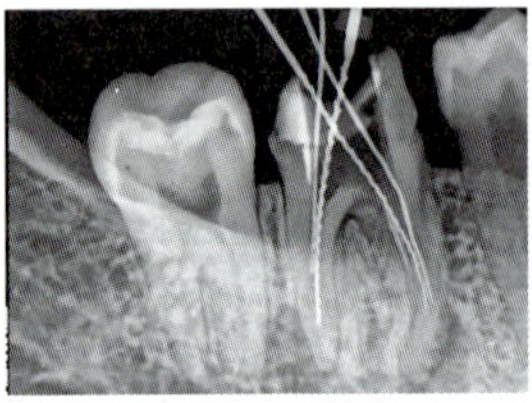

근관장 측정 기계(Root ZX)나 엑스레이를 활용하여 근관의 길이를 측정하는 술식

⑤ 근관세척(CE, Canal irrigation)

치수조직, 상아질 잔사, 세균 등을 제거하기 위해 근관 내부를 소독하고 세척하는 술식

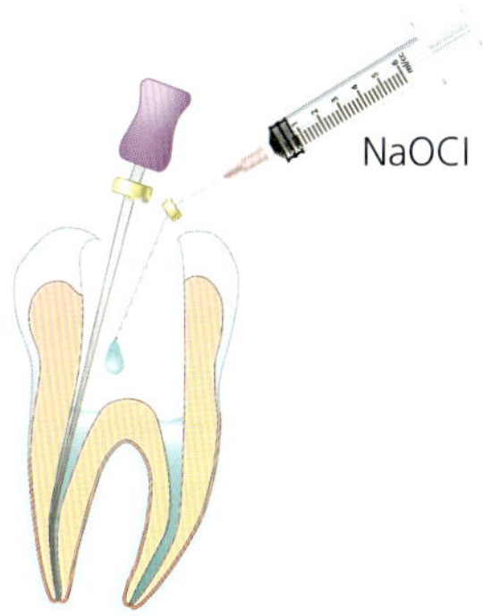

⑥ 근관충전(CF, Canal filling)

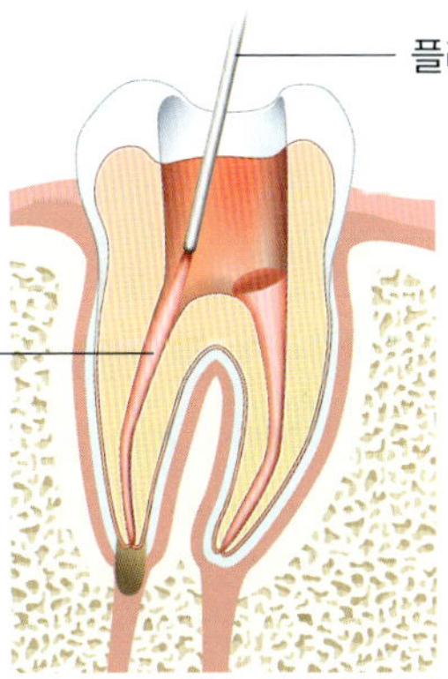

근관의 감염경로를 차단하기 위해 형성된 신경관 내로 생체친화적이며 인체에 무해한 재료(지피콘)를 사용하여 근관 내부를 밀봉하는 술식. 근관충전 후 약제가 뿌리끝까지 잘 들어갔는지 확인하기 위해 엑스레이를 촬영한다.

⑦ 재근관치료(Re-endo)

근관충전이 완료된 치아의 근관이 재감염되어 뿌리끝에 염증이 생긴 경우 근관충전되었던 지피콘을 제거하고 내부를 소독 및 근관치료를 다시 시행하는 술식

(3) 근관치료의 세부 과정

① 근관치료 과정은 치과마다 다를 수 있으나 일반적으로 발수 - 근관확대 - 근관세척 - 근관충전 순서대로 3-4회 정도 시행한다.

첫째 날(발수): 발수 + 근관와동형성 + 근관확대 + 근관성형 + 근관장 측정검사
둘째 날(근관확대): 근관확대 + 근관성형 + Ni–Ti file + 근관장 측정검사 + 근관세척
셋째 날(근관세척): 근관세척
넷째 날(근관충전): 근관충전 + 근관장 측정검사

② 내원 시 치료 과정

마취 → 러버댐 장착* → 임시재료* 제거, 치수강 개방 → 발수 → 근관장 측정 → 근관확대, 성형 → 근관 소독 및 세척 → 근관 건조 및 충전, 가봉 → 러버댐 제거

기초 치과 용어*

*** 러버댐 장착**
초록색의 얇은 고무판에 구멍을 뚫어 시술할 부위의 치아만을 노출시키고 나머지는 고무판 아래 위치시켜 격리하는 방법이다.

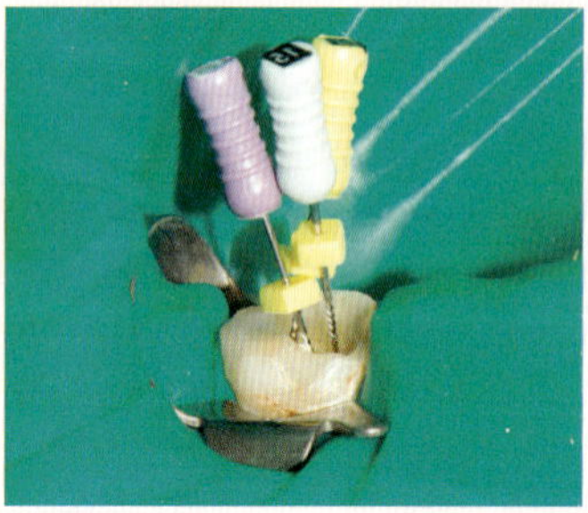

*** 임시재료**
- 임시 가봉을 위해 주로 캐비톤(Caviton)을 사용하며 내부에 Cotton pellet을 넣고 위에 캐비톤을 덮어서 밀봉한다.
- 침이나 물에 의해 굳기 시작하기 때문에 굳기까지 1-2시간 정도는 식사를 피해야 한다.
- 재료특성상 재료 일부가 약간 떨어져 나갈 수 있으나 크게 문제가 되지 않는다. 다만, 완전히 탈락되어 텅 비어 있다면 내원하여 재밀봉하도록 권유해야 한다.

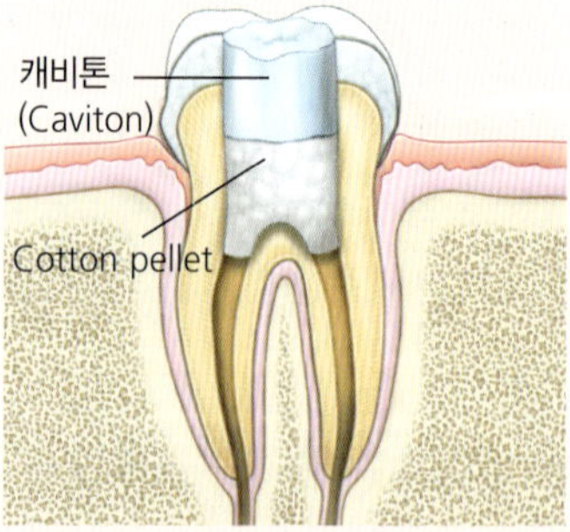

7) 치료 후 주의사항

① 근관치료 후 주의사항(첫날)

근관치료는 치아 내의 치수(신경)에 염증이 생겼거나 치아뿌리끝에 염증이 있을 때 치아를 살릴 수 있는 마지막 치과치료로서 성공적인 결과를 위해 다음 주의사항을 지켜주세요.

- "치료 기간은 3–7일 간격으로 3–4회 방문할 수 있습니다. 증상에 따라 횟수와 기간이 늘어날 수 있습니다."
- "마취는 2–3시간 뒤에 풀리니 마취가 풀린 후 식사해 주세요."
- "신경치료 중에는 치아가 많이 약해진 상태이므로 씌울 때까지는 반대쪽 치아로 식사를 하셔야 파절의 위험을 막을 수 있습니다. 딱딱하거나 질기고 끈적거리는 음식도 피하시는 게 좋습니다."
- "신경치료 첫째 날과 둘째 날은 통증이 있을 수 있습니다. 통증이 있는 경우 타이레놀 같은 진통제를 복용해 주시고, 참기 힘들 정도로 아프거나 잇몸이 붓는다면 약속 전이라도 전화를 주시고 빨리 병원으로 내원해 주세요."
- "신경치료가 끝난 후에는 치아가 죽은 나무뿌리처럼 푸석푸석해지면서 부러지기 쉬우니 반드시 씌워주어야 합니다."
- "신경치료 중인 치아에 통증이 없어지면 내원을 중지하는 경우가 있는데, 치료 중인 치아를 오랫동안 방치해두면 내부에 염증이 생겨서 몇 배의 치료 기간이 걸리거나 치아를 빼야 할 수도 있기 때문에 반드시 약속일에 내원해 주시기 바랍니다."

② 근관치료 후 주의사항(둘째 날부터)

"지난번에 말씀드린 주의사항 기억하시죠? 마취가 완전히 풀린 다음에 치료부위 반대쪽으로 식사해 주시고, 약간 아프다면 진통제를 복용하셔도 되지만 통증이 심해지면 치과로 전화 주세요. 내부를 보호하기 위해 임시로 메워드렸어요. 재료가 조금 떨어져 나오는 건 괜찮은데 완전히 빠진 경우에는 신경관이 오염될 수 있기 때문에 전화주시고 내원해 주셔야 합니다."

③ 근관충전 후 주의사항

"오늘 뿌리끝까지 약제를 잘 넣어서 신경치료를 마무리했지만 치료 과정에서 뿌리 끝 쪽에 자극을 받았기 때문에 완전히 아물 때까지는 불편감이 있을 수 있습니다. 통증이 있을 경우 진통제를 복용해 주시고, 너무 불편할 경우에는 치과로 전화 부탁드려요. 다음번에는 치아에 단단한 보강 재료를 채운 뒤 치아를 다듬고 본을 뜰 예정이라 1–2시간 정도 소요됩니다(본을 뜰 때 결제가 필요하다면 비용도 함께 설명드린다)."

8) 차팅 및 보험 청구

(1) 전기치수반응검사: 전기치수검사기를 이용하여 약한 전류를 통해 치수의 생활력을 진단하는 검사방법

<table>
<tr><th rowspan="2">차트 예시</th><th>진료일</th><th>치아번호</th><th>처치내역</th></tr>
<tr><td>6/7</td><td>1</td><td>C.C 지난달에 앞니로 젓가락을 씹었는데 아팠다 안 아팠다 해요.
Dx. 치아의 진탕(아탈구)
전기치수반응검사 시행(–) 반응 없음.
신경치료 및 크라운 설명
오늘 시간 안 되신다고 다음으로 예약하심.
N) PE
Dr.이</td></tr>
<tr><th>상병명</th><td colspan="3">[K04.– 치수관련 상병]
[S03.20 치아의 아탈구] 등 상병에서 적절한 상병을 선택한다.</td></tr>
<tr><th>순서</th><td colspan="3">① 진료일자를 확인한다.
② 초진인지 재진인지 확인한다.
③ 치아번호를 선택한다.
④ 치수전기반응검사(EPT)를 클릭하고 상병명을 적용한다.
⑤ 내역설명에 [전기치수반응검사 시행]이라고 적는다.</td></tr>
<tr><th colspan="4">청구화면</th></tr>
</table>

〈덴트웹 프로그램 버튼과 입력된 화면〉

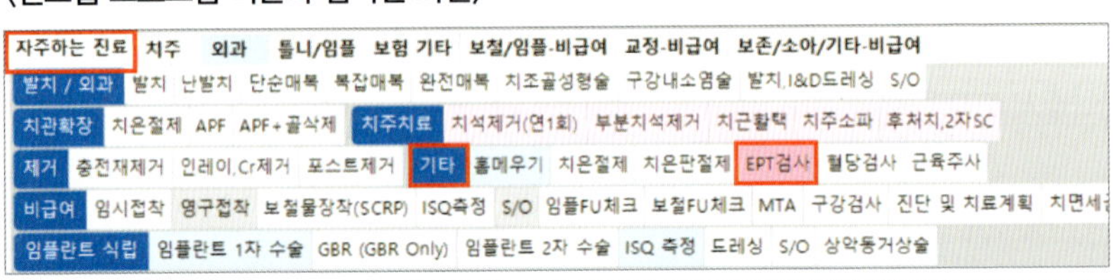

#21 EPT검사 새 처치 추가

구분	진료항목	회	금액
행위	전기치수반응검사[1구강1회당]	1	2,260

* 자주하는 진료 → 기타 → EPT검사

〈두번에 프로그램 버튼과 입력된 화면〉

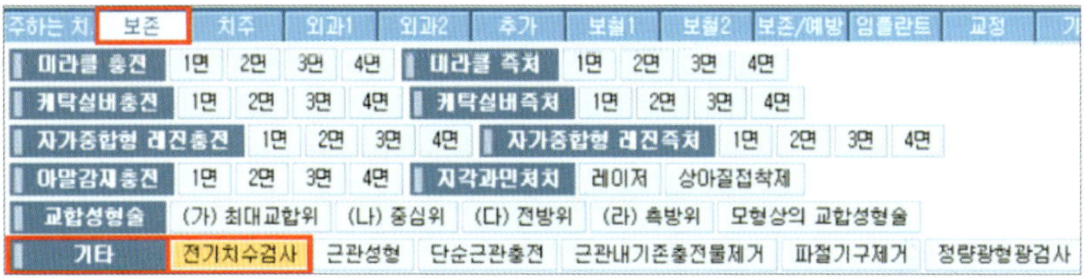

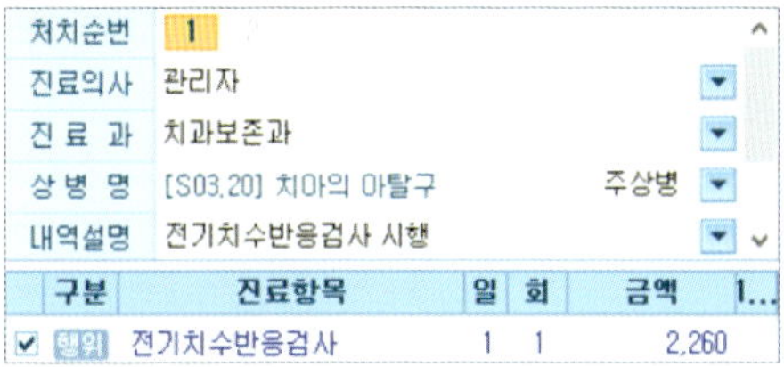

* 보존 → 기타 → 전기치수검사

* 내역설명이 필수는 아니나 자주 시행하지 않는 항목이라 예시에는 내역설명을 넣음.

알아두면 쓸모 있는 산정기준

전기치수반응검사 산정기준

- 적응증: 치아 변색, 치아 파절 등으로 치수염이 의심되는 상태
- 우식, 연조직질환, 치주질환 등에는 산정할 수 없다.
- 검사결과를 반드시 진료기록부에 기록해야 한다.
- 여러 개의 치아에 검사를 시행하더라도 1회로 산정한다(구강당 산정).

전기치수반응검사 산정 시 주의사항

전기치수반응검사기는 건강보험심사평가원에 장비 등록신고 후 청구해야 한다.

(2) 치수절단: 치아머리 부분의 치수만 제거하여 처치하고 치아뿌리 부분의 치수는 그대로 두는 처치

<table>
<tr><td>차트 예시</td><td>
<table>
<tr><th>진료일</th><th>치아번호</th><th>처치내역</th></tr>
<tr><td>6/7</td><td>6</td><td>C.C 어금니가 썩은 것 같아요.
Dx. 치수염
치근단 촬영 1매: 진단목적
심한 근관석회화로 근관치료 어려움, 우선 치수절단술 후 상태 지켜보기로
A/O, Pulpotomy Under B/A lido 1@, I/A lido 1@
FC Cotton pellet, Caviton R/D
N) Ck 후 IRM filling
Dr.이</td></tr>
</table>
</td></tr>
<tr><td>상병명</td><td>[K04.– 치수 관련 상병] 중 적절한 상병을 적용한다.</td></tr>
<tr><td>순서</td><td>① 진료일자를 확인한다.
② 초진인지 재진인지 확인한다.
③ 치아번호를 선택한다.
④ 치수절단을 클릭하고 상병명을 적용한다.
⑤ 내역설명에 [치수절단 시행함]이라고 적는다(필수는 아니다).</td></tr>
<tr><td colspan="2">청구화면</td></tr>
</table>

〈덴트웹 프로그램 버튼과 입력된 화면〉

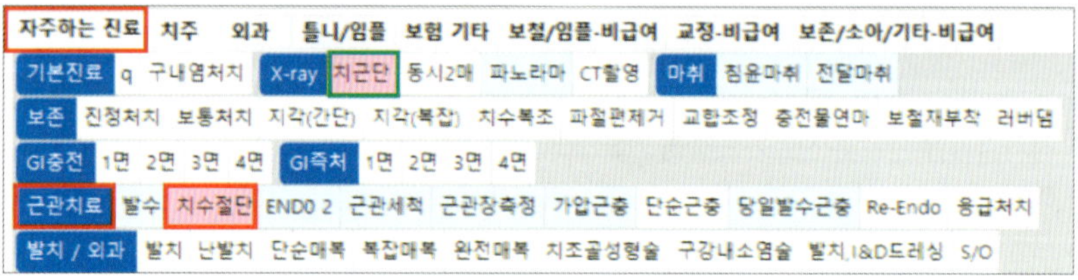

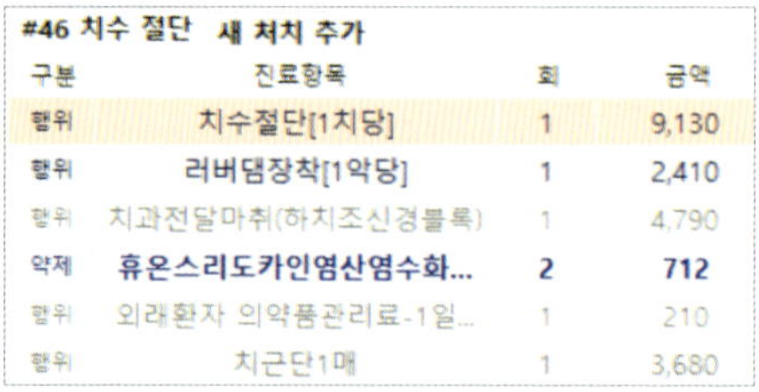

#46 치수 절단 새 처치 추가

구분	진료항목	회	금액
행위	치수절단[1치당]	1	9,130
행위	러버댐장착[1악당]	1	2,410
행위	치과전달마취(하치조신경블록)	1	4,790
약제	**휴온스리도카인염산염수화...**	**2**	**712**
행위	외래환자 의약품관리료-1일...	1	210
행위	치근단1매	1	3,680

* 자주하는 진료 → 근관치료 → 치수절단

〈두번에 프로그램 버튼과 입력된 화면〉

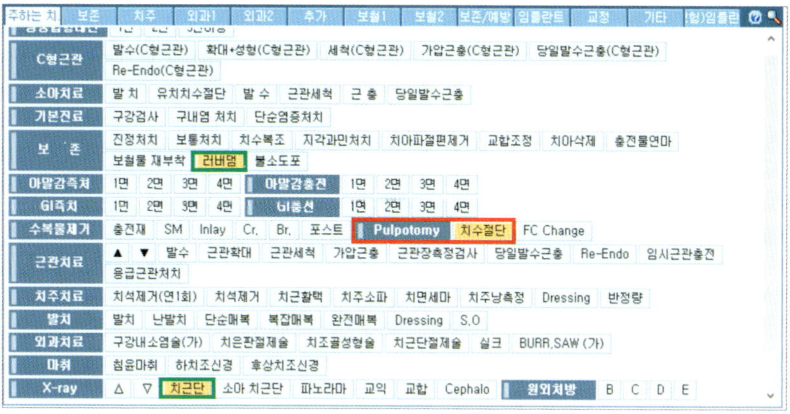

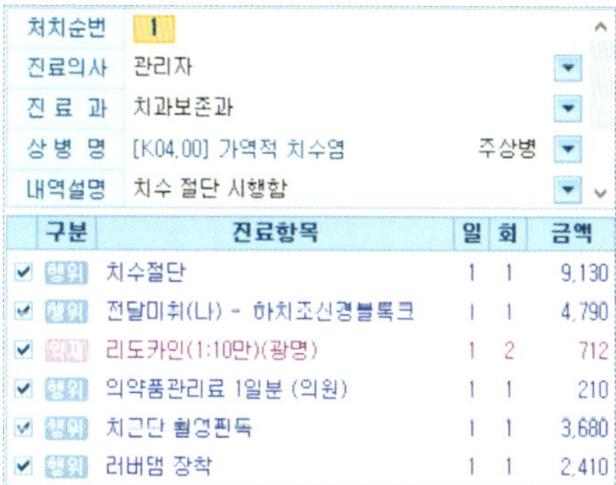
처치순번 1
진료의사 관리자
진 료 과 치과보존과
상 병 명 [K04.00] 가역적 치수염 주상병
내역설명 치수 절단 시행함
구분 진료항목 일 회 금액
행위 치수절단 1 1 9,130
행위 전달마취(나) - 하치조신경블록크 1 1 4,790
약제 리도카인(1:10만)(광명) 1 2 712
행위 의약품관리료 1일분 (의원) 1 1 210
행위 치근단 촬영판독 1 1 3,680
행위 러버댐 장착 1 1 2,410

* 자주하는 치료 → Pulpotomy → 치수절단

참고

앤드윈 프로그램을 제외한 대부분의 청구 프로그램은 치수치료 관련 행위와 마취(마취 행위료 + 앰플 + 의약품관리료), 러버댐이 묶음코드로 같이 세팅되어 있는 경우가 많다(치수절단을 누르면 마취, 러버댐이 같이 세트로 청구가 된다). 마취와 러버댐이 묶음코드로 같이 들어가는 경우에는 러버댐 사용 여부, 마취 행위(전달인지 침윤인지)와 앰플 개수가 정확히 청구되었는지 확인이 필요하다.

알아두면 쓸모 있는 산정기준

치수절단 산정기준

- 주로 유치나 치아뿌리가 심하게 휜 경우, 심한 근관 석회화로 근관치료가 어려운 경우 시행한다.
- 마취료, 방사선 촬영 등은 별도 산정 가능하다.
- 같은 날, 동일 치아에 치수절단술과 충전술을 시행하는 경우 각각 산정 가능하다.
- 치수절단술 후 FC change 또는 Trio base 등을 적용하는 경우 보통처치로 산정 가능하며 일반적으로 2-3회 산정한다.

치수절단 산정 시 주의사항

일반적으로 치근단에 병소가 있는 경우에 치수절단술은 적절한 처치가 아니다.

(3) **응급근관처치:** 급성 치수염이나 급성 근단농양 등으로 심한 통증 등의 급성 증상을 호소하는 경우 치수강개방을 시행하여 급성증상을 완화시키는 처치

차트 예시

진료일	치아번호	처치내역
6/7	6	**C.C 치아가 너무 아파서 어제 한숨도 못 잤어요. 진통제를 먹어도 아파요.** Dx. 급성 치수염 치수강개방, fc Cotton pellet, caviton. Under B/A lido 1@, I/A 2@ 치근단촬영 1매: 심한 periapical lesion Rx) 오구멘틴정 625 mg, 아나프록스, 알마게이트 Tid 3 days N) PE Dr.이

상병명

[K04.4 치수기원의 급성 근단성 치수염]: 주로 사용
[K04.7 동이 없는 근단주위 농양]

순서

① 진료일자를 확인한다.
② 초진인지 재진인지 확인한다.
③ 치아번호를 선택한다.
④ 응급근관처치를 클릭하고 상병명을 적용한다.
⑤ 내역설명에 [급성치수염으로 치수강 개방 시행]이라고 적는다.

청구화면

〈덴트웹 프로그램 버튼과 입력된 화면〉

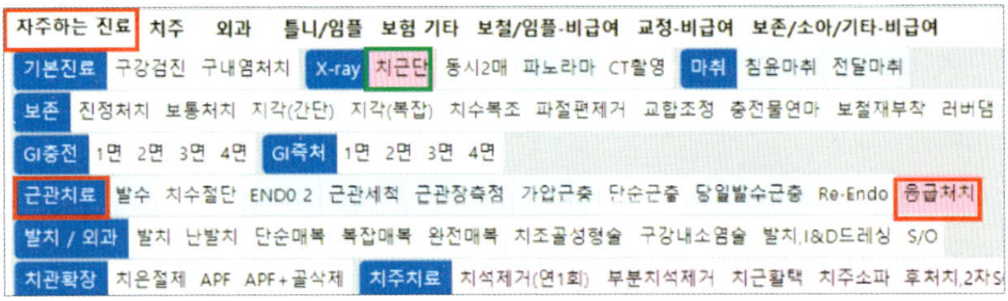

#46 응급근관처치 새 처치 추가

구분	진료항목	회	금액
행위	응급근관처치[1치당]	1	5,920
행위	치과전달마취(하치조신경블록)	1	4,790
약제	휴온스리도카인염산염수화...	3	1,068
행위	외래환자 의약품관리료-1일...	1	210
행위	치근단1매	1	3,680

* 자주하는 진료 → 근관치료 → 응급처치

〈두번에 프로그램 버튼과 입력된 화면〉

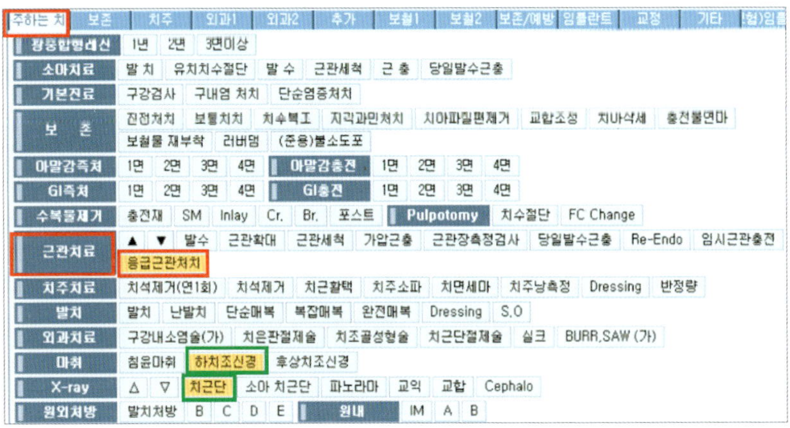

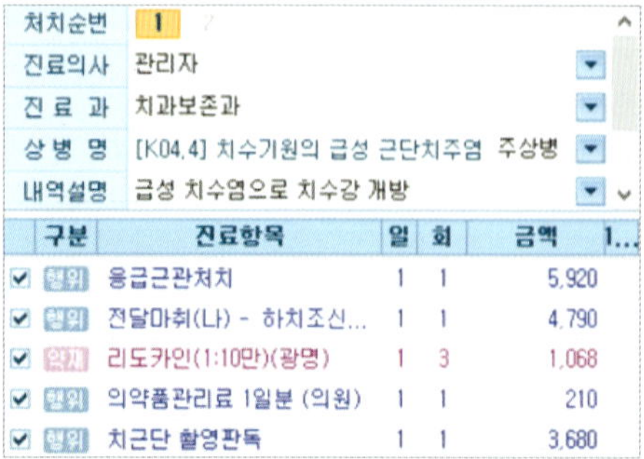
처치순번 1
진료의사 관리자
진 료 과 치과보존과
상 병 명 [K04.4] 치수기원의 급성 근단치주염 주상병
내역설명 급성 치수염으로 치수강 개방
구분 진료항목 일 회 금액
행위 응급근관처치 1 1 5,920
행위 전달마취(나) - 하치조신... 1 1 4,790
약제 리도카인(1:10만)(광명) 1 3 1,068
행위 의약품관리료 1일분 (의원) 1 1 210
행위 치근단 촬영판독 1 1 3,680

* 자주하는 치료 → 근관치료 → 응급근관처치

참고

덴트웹 프로그램버튼은 행위에 마취가 자동으로 묶여있어 행위를 누르면 마취를 별도로 누르지 않아도 되는 경우가 많다. 두번에 프로그램은 묶여있는 경우도 있고 아닌 경우도 있기 때문에 확인이 필요하다.

알아두면 쓸모 있는 산정기준

응급근관처치 산정기준

- 발수와 동시 시행한 경우에는 산정 불가하다.
- 마취, 방사선 촬영은 별도로 산정 가능하다(러버댐 장착술 산정 불가).

응급근관처치 산정 시 주의사항

- 이어지는 치료로는 발수가 적절하다.
- 만성 상병명을 사용하면 조정될 수 있다.

* 급성통증은 치수강 개방만으로 완화가 되기도 하며, 코튼과 캐비톤으로 임시충전을 하지 않고 코튼만을 넣고 치료를 마무리하는(치수강을 열어 두는) 경우도 있다.

(4) **발수:** 우식, 외상 등으로 치수염이 발생하거나 치수가 괴사된 경우 치아 내부의 치수와 괴사된 조직을 제거하는 처치

① **근관와동형성:** 치수강 개방 후 근관의 입구를 확대하여 근관치료를 용이하게 하는 처치

② **근관장 측정검사:** File 등을 이용하여 정확한 근관이 길이를 측정하는 처치

차트 예시

진료일	치아번호	처치내역
6/7	6	**C.C 치료받았던 데 괜찮았어요. 오늘 신경치료 한다고 했어요.** Dx. 비가역적 치수염 PE, ACP, CE, CS, CI (3 canal) Under B/A lido 1@ I/A lido 1@ WLD (MB: 13 mm, ML: 13.5 mm, D: 13.5 mm) 치근단 촬영 2매(진단목적, 근관장 길이 확인 목적) Rubber Dam (#201), Fc Cotton Pellet, Caviton. N) CE CS Dr.이

상병명

[K02.5 치수 노출이 있는 우식]
[K04.– 치수 관련 상병]
[S02.54 치수를 침범한 치관의 파절]
[S02.56 치근을 침범한 치관의 파절] 등의 상병에서 적절한 상병을 선택한다.

순서

① 진료일자를 확인한다.
② 초진인지 재진인지 확인한다.
③ 치아번호를 선택한다.
④ 발수를 클릭하고 상병명을 적용한다.
⑤ 상황에 따라 내역설명을 적용한다.

예 추가근관발견, 2근관치아, 4근관치아 등

* 러버댐, 근관확대, 근관성형, 근관장 측정검사, 치근단 촬영, 마취 여부 등을 확인하고 추가로 적용한다.

청구화면

〈덴트웹 프로그램 버튼과 입력된 화면〉

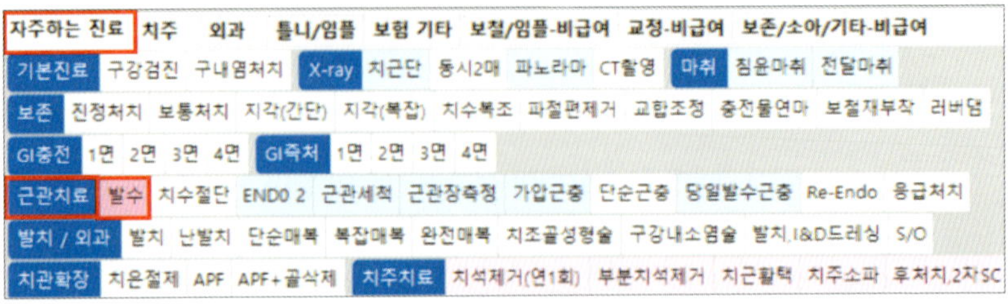

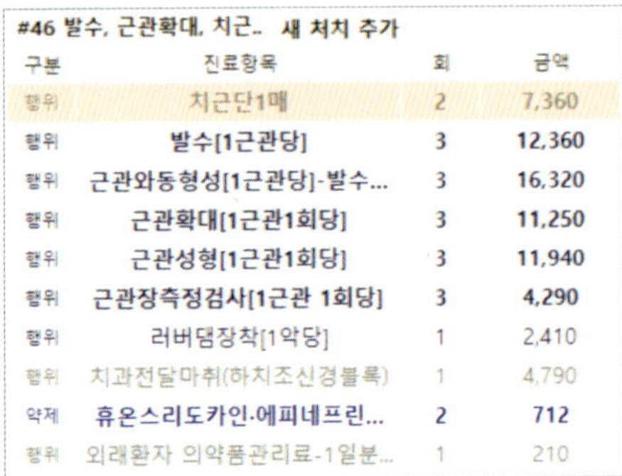
#46 발수, 근관확대, 치근.. 새 처치 추가

구분	진료항목	회	금액
행위	치근단1매	2	7,360
행위	발수[1근관당]	3	12,360
행위	근관와동형성[1근관당]-발수...	3	16,320
행위	근관확대[1근관1회당]	3	11,250
행위	근관성형[1근관1회당]	3	11,940
행위	근관장측정검사[1근관 1회당]	3	4,290
행위	러버댐장착[1악당]	1	2,410
행위	치과전달마취(하치조신경블록)	1	4,790
약제	휴온스리도카인-에피네프린...	2	712
행위	외래환자 의약품관리료-1일분...	1	210

* 자주하는 진료 → 근관치료 → 발수

〈두번에 프로그램 버튼과 입력된 화면〉

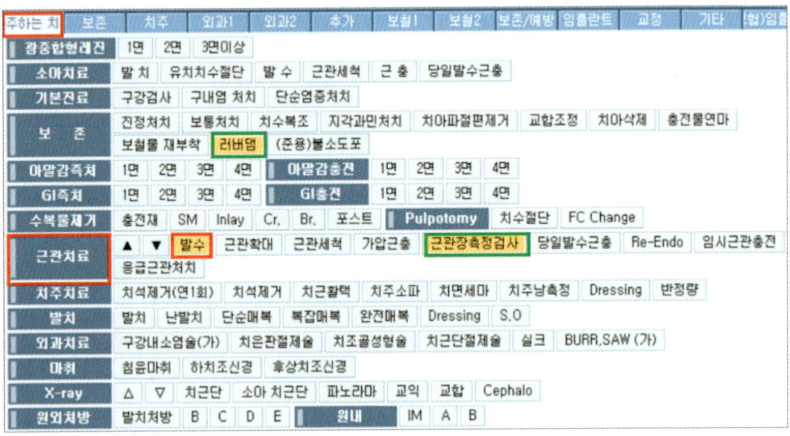

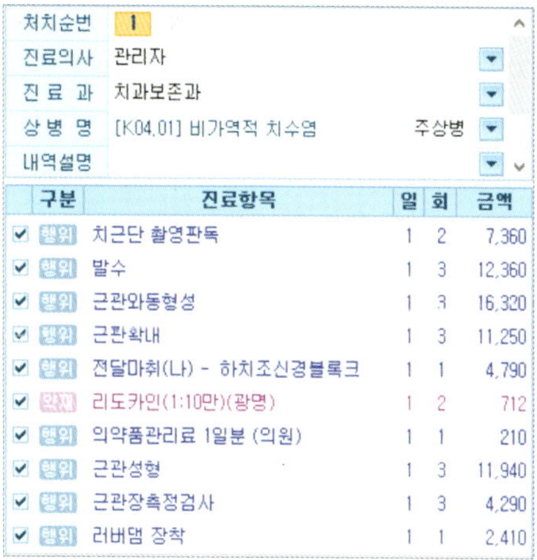

처치순번	1			
진료의사	관리자			
진 료 과	치과보존과			
상 병 명	[K04.01] 비가역적 치수염 주상병			
내역설명				

	구분	진료항목	일	회	금액
✔	행위	치근단 촬영판독	1	2	7,360
✔	행위	발수	1	3	12,360
✔	행위	근관와동형성	1	3	16,320
✔	행위	근관확대	1	3	11,250
✔	행위	전달마취(나) - 하치조신경블록크	1	1	4,790
✔	약제	리도카인(1:10만)(광명)	1	2	712
✔	행위	의약품관리료 1일분 (의원)	1	1	210
✔	행위	근관성형	1	3	11,940
✔	행위	근관장측정검사	1	3	4,290
✔	행위	러버댐 장착	1	1	2,410

* 자주하는 치료 → 근관치료 → 발수

참고

- 청구프로그램에 입력할 때 발수 버튼을 누르면 근관와동형성은 별도로 누르지 않아도 발수와 함께 적용된다.
- 추가로 근관을 발견한 경우나 근관수가 일반 치아보다 많은 경우(전치 2근관 이상, 대구치 5근관 이상)를 제외하고는 내역설명을 넣지 않더라도 대부분 문제가 되지 않는다. 근관수가 일반적인 경우보다 많다면 내역설명은 반드시 넣어야 한다.
- 근관와동형성은 재근관치료 시 근관내 기존 충전물제거 시에도 산정할 수 있다.
- 덴트웹 프로그램은 초기 버튼 세팅이 마취, 러버댐, 근관장측정검사 등이 발수 버튼과 같이 세팅되어 있어 별도로 입력하지 않아도 되는 반면에 두번에 등 다른 프로그램은 근관장측정검사, 러버댐 장착 등을 별도로 입력해야 한다.

알아두면 쓸모 있는 산정기준

발수, 근관와동형성 산정기준

- 근관당 1회 산정한다.
- 유치, 영구치 모두 산정 가능하다.
- 실제 근관 수에 따라 청구해야 한다.
- Barbed-Broach를 사용한 경우 발수와 함께 산정 가능하다.
- 발수하는 날 근관세척을 하더라도 청구 불가하다.
- 러버댐 장착술을 시행한 경우 산정 가능하다.

발수, 근관와동형성 산정 시 주의사항

- 치근단 촬영은 실제 촬영한 횟수와 산정기준을 고려하여 산정한다(*치근단 촬영 부분 참고).
- 원칙적으로는 근관치료 시 근단병소가 있는 경우에만 항생제를 처방할 수 있다.
- 발수 없이 근관와동형성만 단독으로 산정은 불가하다.
- 치수가 괴사된 경우를 제외하고는 발수 시 마취를 산정하지 않으면 조정된다.

근관장 측정검사 산정기준

- 측정한 길이를 진료기록부에 반드시 기록해야 한다.
- 전자근관장 측정기(Root-zx 등)를 이용하는 경우에는 장비 신고를 미리 해야 한다.
- 근관당 3회 산정 가능하다.
- 유치의 경우에는 선택적으로 적용 가능하다(후속 영구치 결손, 감염된 근관 등).

근관장 측정검사 산정 시 주의사항

- 실제 시행한 근관 수대로 산정한다.
- 진료기록부에 결과치가 없으면 산정할 수 없다.
- 치근단 방사선을 촬영하는 경우 산정기준을 고려하여 산정하도록 한다.

(5) 근관확대와 근관성형

① **근관확대:** 치근 내부의 근관을 File을 이용하여 확대함으로써 근관 내부의 감염된 조직 제거와 근관충전을 용이하게 하는 처치

② **근관성형:** 근관 내부를 세척, 충전하기 적절한 모양으로 만드는 처치

차트 예시

진료일	치아번호	처치내역
6/14	6┘	**C.C 치료받은 날 욱신욱신했는데 지금은 괜찮아요.** CE, CS, CI (3 canal) Under I/A lido 1@ WLD (MB: 13 mm, ML: 13.5 mm, D: 13.5 mm) NaOCl, Saline, Root zx, Ni-Ti file, Rubber Dam (#201), Cotton Pellet, Caviton 치근단 촬영 1매 N) CK 후 CF Dr.이

상병명	[K02.5 치수 노출이 있는 우식] [K04.– 치수 관련 상병] [S02.54 치수를 침범한 치관의 파절] [S02.56 치근을 침범한 치관의 파절] 등 → 발수 시 사용한 상병을 그대로 사용하는 경우가 많다.
순서	① 진료일자를 확인한다. ② 초진인지 재진인지 확인한다. ③ 치아번호를 선택한다. ④ 근관확대를 클릭하고 상병명을 적용한다. * 러버댐 장착, Ni-Ti file, 근관성형, 근관장 측정검사, 치근단 촬영, 마취 여부 등을 확인하고 추가로 적용한다.

청구화면

〈덴트웹 프로그램 버튼과 입력된 화면〉

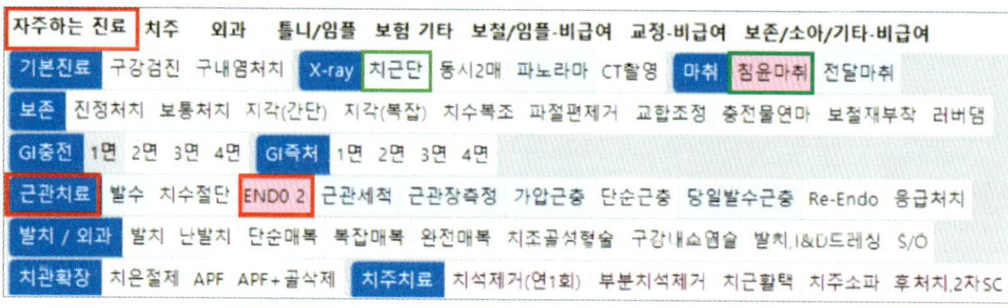

#46 근관확대, 성형, 러버댐 새 처치 추가

구분	진료항목	회	금액
행위	치근단1매	1	3,680
행위	근관확대[1근관1회당]	3	11,250
행위	근관성형[1근관1회당]	3	11,940
행위	근관장측정검사[1근관 1회당]	3	4,290
행위	근관세척[1근관1회당]	3	5,400
재료	NI-TI FILE	1	12,000
행위	치과침윤마취(1/3악당)	1	1,450
약제	휴온스리도카인염산염수화물...	1	356
행위	외래환자 의약품관리료-1일...	1	210
행위	러버댐장착[1악당]	1	2,410

* 자주하는 진료 → 근관치료 → 근관확대, 성형(또는 ENDO 2)
* 이 화면에서는 ENDO 2를 선택하여 수정하였으나 치과진료 특성에 따라 버튼을 수정할 것을 권장함.
* Ni-Ti file은 프로그램 초기 세팅 시 발수 시에 근관확대, 근관성형과 더불어 자동입력되게끔 세팅되어 있는 경우가 많다. 치과상황에 맞게 발수 시, 또는 둘째 날 근관확대 시에 자동 입력될 수 있게 버튼 수정을 하면 된다.

〈덴트웹 프로그램에서 나이타이파일 추가방법〉

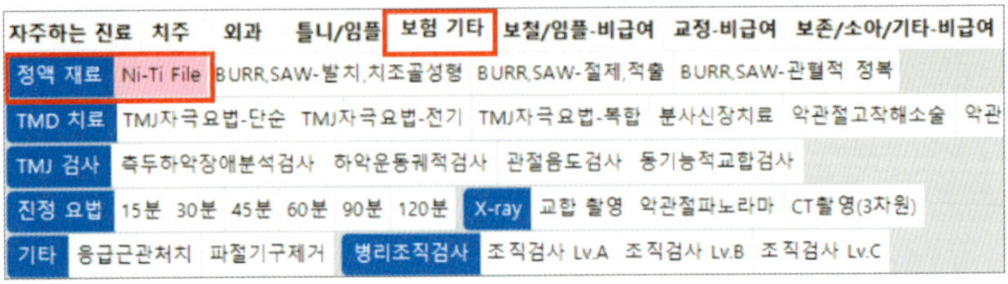

* 보험기타 → 정액재료 → Ni-Ti File

〈두번에 프로그램 버튼과 입력된 화면〉

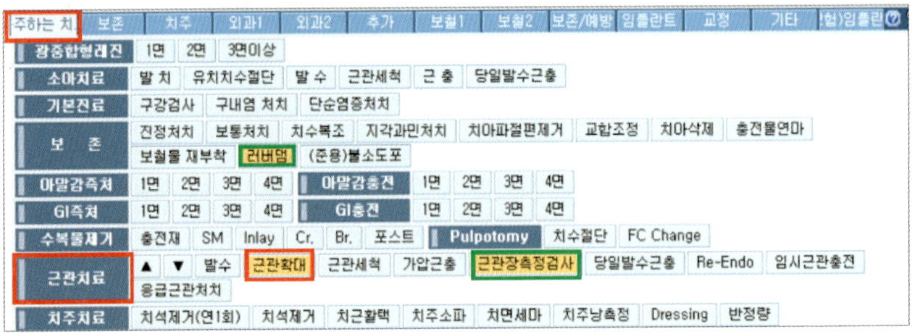

처치순번	1		
진료의사	관리자		
진 료 과	치과보존과		
상 병 명	[K04.01] 비가역적 치수염	주상병	
내역설명			

구분	진료항목	일	회	금액
☑ 행위	근관확대	1	3	11,250
☑ 행위	근관세척	1	3	5,400
☑ 행위	근관성형	1	3	11,940
☑ 행위	침윤마취	1	1	1,450
☑ 약제	리도카인(1:10만)(광명)	1	1	356
☑ 행위	의약품관리료 1일분 (의원)	1	1	210
☑ 행위	근관장측정검사	1	3	4,290
☑ 행위	치근단 촬영판독	1	1	3,680
☑ 행위	러버댐 장착	1	1	2,410
☑ 재료	100:100 NI-TI FILE	1	1	12,000

* 자주하는 치료 → 근관치료 → 근관확대

〈두번에 프로그램에서 나이타이파일 추가방법〉

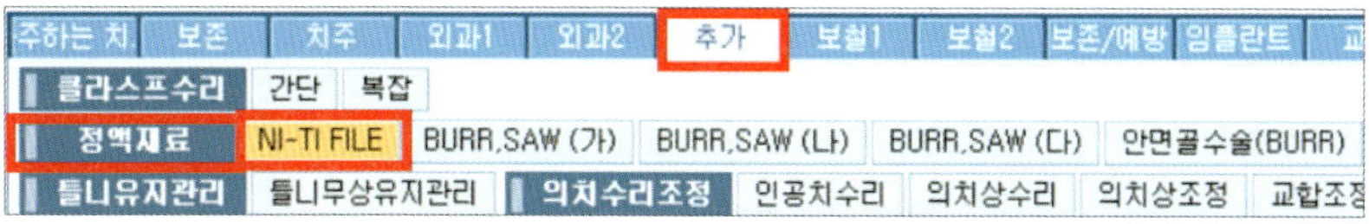

* 추가 → 정액재료 → NI-TI FILE

알아두면 쓸모 있는 산정기준

근관확대 산정기준

- 여러 번 시행했더라도 1근관당 2회 산정 가능하다.
- Reamer 또는 File을 사용한 경우 근관당 1회 산정할 수 있다.
- Ni-Ti file을 사용한 경우 1치당 1회 산정할 수 있다. 단, file과 Ni-Ti file 둘 다 사용한 경우 둘 중 한 가지만 산정할 수 있는데 이때는 수가가 더 높은 Ni-Ti file을 산정한다.
- 유치의 경우 감염된 근관이거나, 영구치 교환시기가 많이 남아 있다면 근관확대 산정이 가능하다. 이때는 내역설명을 넣도록 한다.
- 러버댐 장착술을 시행한 경우 산정 가능하다.

근관확대 산정 시 주의사항

타 치과에서 발수 후 내원하여 초진 근관확대를 시행하는 경우에는 내역설명을 반드시 넣어야 한다. 그 외의 경우에는 넣지 않아도 되는 경우가 많다.

근관성형 산정기준

- 근관확대와 함께 근관당 2회 산정할 수 있다.
- 원칙적으로는 유치에 산정할 수 없으나 후속 영구치가 없는 경우에는 사례별로 산정 가능하다.

참고

- Ni-Ti file은 근관확대 시 산정할 수 있다. 근관세척이나 근관충전과 산정하면 조정된다.
- 유치에 근관확대, 근관성형을 시행하는 경우에는 내역설명을 반드시 넣는다. 내역설명을 넣더라도 조정되는 경우가 있으니 치근단방사선 등의 자료를 준비해놓는 것이 좋다.
- 일반적으로 청구프로그램에서 근관확대 버튼을 누르면 근관성형, 근관세척이 함께 입력되어 별도로 누르지 않아도 되는 경우가 많다.

(6) 근관세척: 세척액을 이용하여 근관내 염증조직 및 잔사를 세척하거나 근관 내에 첨약을 하는 처치

<table>
<tr><td>차트 예시</td><td>
<table>
<tr><th>진료일</th><th>치아번호</th><th>처치내역</th></tr>
<tr><td>6/21</td><td>6 (좌측 하방)</td><td>C.C 괜찮았어요.
CI (3 canal)
NaOCl, Saline, Rubber Dam (#201), Cotton Pellet, Caviton
N) CK 후 CF
Dr.이</td></tr>
</table>
</td></tr>
<tr><td>상병명</td><td>[K02.5 치수 노출이 있는 우식]
[K04.– 치수 관련 상병]
[S02.54 치수를 침범한 치관의 파절]
[S02.56 치근을 침범한 치관의 파절] 등
→ 이전 근관치료 시 사용한 상병을 그대로 사용하는 경우가 많다.</td></tr>
<tr><td>순서</td><td>① 진료일자를 확인한다.
② 초진인지 재진인지 확인한다.
③ 치아번호를 선택한다.
④ 근관세척을 클릭하고 상병명을 적용한다.
⑤ 내역설명에 [치근단 농양으로 근관세척 시행]이라고 적는다(5회 이상 근관세척 시행하는 경우).
* 러버댐, 근관확대, 근관성형, 근관장 측정검사, 치근단 촬영, 마취 여부 등을 확인하고 추가로 적용한다.</td></tr>
<tr><td colspan="2">청구화면</td></tr>
</table>

〈덴트웹 프로그램 버튼과 입력된 화면〉

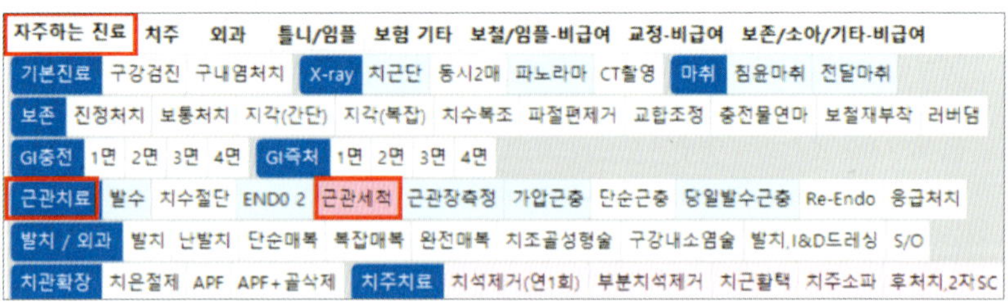

#46 근관 세척 새 처치 추가

구분	진료항목	회	금액
행위	근관세척[1근관1회당]	3	5,400
행위	러버댐장착[1악당]	1	2,410

* 자주하는 진료 → 근관치료 → 근관세척

〈두번에 프로그램 버튼과 입력된 화면〉

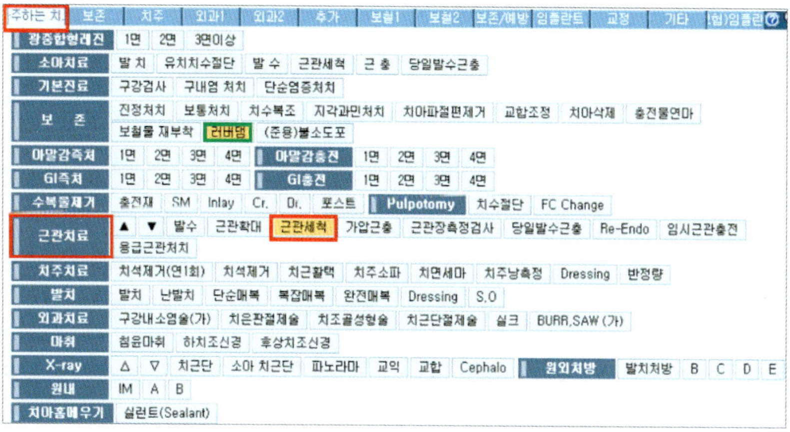

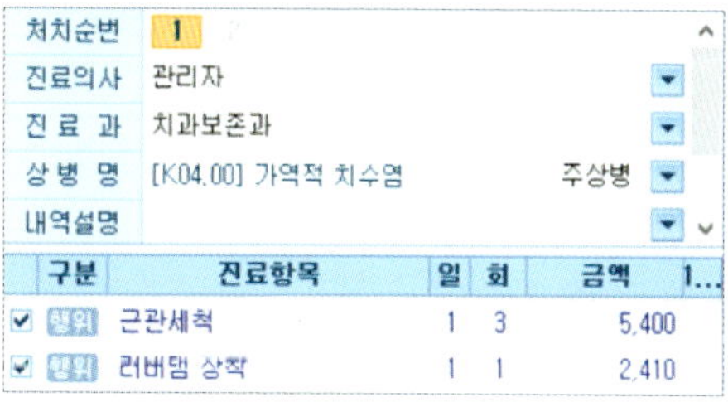

* 자주하는 치료 → 근관치료 → 근관세척

알아두면 쓸모 있는 산정기준

근관세척 산정기준

- 발수와 근관충전 시에는 근관세척을 시행하였더라도 별도 산정할 수 없다.
- 일반적으로 5회 이상 시행하는 경우에는 내역설명을 넣도록 한다.
- 마취를 시행했다면 마취도 산정 가능하다. 이때 내역설명을 넣기도 하는데 필수는 아니다.
- 러버댐 장착술을 시행한 경우 산정 가능하다.

근관세척 산정 시 주의사항

오랜 기간 미내원 후 내원하여 근관세척부터 시행한 경우에 초진으로 산정하지 않도록 주의한다. 치료가 종결되지 않았으므로 재진이다(타원에서 근관치료 중 내원한 경우는 내역설명 후 초진 산정 가능).

(7) 근관충전: 근관치료의 마무리. 치료가 끝난 근관내부를 생체 적합한 재료로 채워 세균 등이 근관내로 들어오지 못하도록 막는 처치

차트 예시

진료일	치아번호	처치내역
6/28	6	**C.C 치료받고 괜찮았어요.** CE CS CI CF (3 canal) Under I/A lido 1@ WLD (MB: 13 mm, ML: 13.5 mm, D: 13.5 mm) GP cone, Accessory cone, MTA sealer, NaOCl, Saline, Cotton pellet, Caviton, Rubber dam 치근단 촬영 4매 (근관 길이 확인목적 1매, 근관충전 전 동시 2매, 근관충전 후 1매) N) CK 후 core, Cr prep Dr.이

상병명

[K02.5 치수 노출이 있는 우식]
[K04.– 치수 관련 상병]
[S02.54 치수를 침범한 치관의 파절]
[S02.56 치근을 침범한 치관의 파절] 등
→ 이전 근관치료 시 사용한 상병을 그대로 사용하는 경우가 많다.

순서

① 진료일자를 확인한다.
② 초진인지 재진인지 확인한다.
③ 치아번호를 선택한다.
④ (단순 또는 가압)근관충전을 클릭하고 상병명을 적용한다.
* 러버댐 장착, 근관확대, 근관성형, 근관장 측정검사, 치근단 촬영, 마취 여부 등을 확인하고 추가로 적용한다.

청구화면

〈덴트웹 프로그램 버튼과 입력된 화면〉

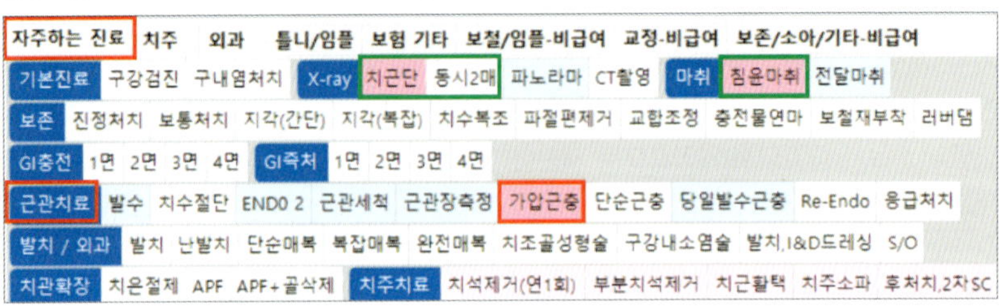

#46 가압 근충 새 처치 추가

구분	진료항목	회	금액
행위	**가압근관충전[1근관당]**	**3**	**25,860**
행위	**근관장측정검사[1근관 1회당]**	**3**	**4,290**
행위	러버댐장착[1악당]	1	2,410
행위	치과침윤마취(1/3악당)	1	1,450
약제	휴온스리도카인염산염수화물...	1	356
행위	외래환자 의약품관리료-1일...	1	210
행위	치근단1매	2	7,360
행위	치근단 동시 2매	1	5,790

* 자주하는 진료 → 근관치료 → 가압근충

〈두번에 프로그램 버튼과 입력된 화면〉

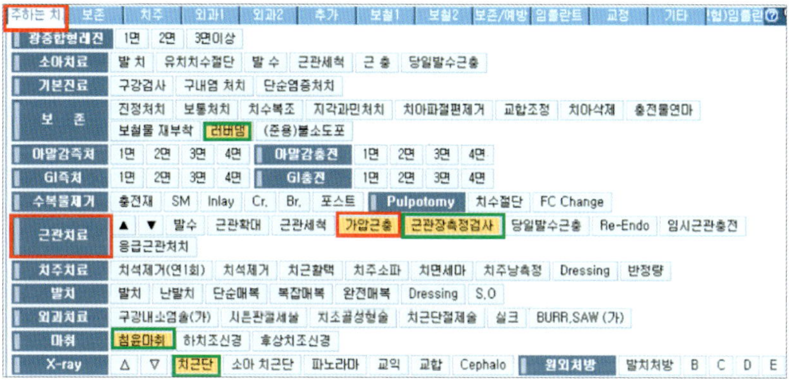

처치순번	1
진료의사	관리자
진 료 과	치과보존과
상 병 명	[K04.01] 비가역적 치수염 주상병
내역설명	

	구분	진료항목	일	회	금액
✔	행위	치근단 촬영판독	1	2	7,360
✔	행위	가압근관충전	1	3	25,860
✔	행위	근관장측정검사	1	3	4,290
✔	행위	침윤마취	1	1	1,450
✔	약제	리도카인(1:10만)(광명)	1	1	356
✔	행위	의약품관리료 1일분 (의원)	1	1	210
✔	행위	치근단 촬영판독 동시2매	1	1	5,790
✔	행위	러버댐 장착	1	1	2,410

* 자주하는 치료 → 근관치료 → 가압근충

알아두면 쓸모 있는 산정기준

근관충전 산정기준

- 근관세척을 시행하였더라도 별도로 청구할 수 없다.
- 타 치과에서 근관치료 중 내원하여 본원에서 근관충전을 시행하였을 경우 내역설명을 반드시 작성한다.
- 유치 근관충전은 단순근관충전을 시행, 산정하는 경우가 많으나 후속 영구치가 없어 가압근관충전*을 시행하였다면 줄번호단위 내역설명(특정내역설명-JX999)을 작성하는 것이 좋다.
- 러버댐 장착 시 산정 가능하다.
- 근관충전 하는 날 보험재료로 코어까지 했다면 충전으로 산정 가능하다.

근관충전 산정 시 주의사항

- 근관확대 및 근관성형 산정기준을 참고하여 누락된 부분이 없는지 확인한다. 2 visit (2회)으로 근관치료가 마무리되었고, 근관충전하는 날에 근관확대 및 근관성형을 시행했다면 근관충전과 함께 청구하도록 한다. 이전에 이미 근관확대(근관성형)를 2회 시행하였다면 근관충전하는 날 추가로 근관확대(근관성형)를 시행하였더라도 청구할 수 없다.
- 여러 개의 근관일 경우 나눠서 근관충전을 하기도 하는데 청구 시에는 실제 시행한 대로 청구하면 된다.
- 근관충전하는 날 여러 장의 치근단을 촬영하였더라도 산정 가능하다(치근단 산정기준 참고).
- 유치에 비타팩스 등으로 근관치료를 마무리한 경우 단순근관충전으로 산정하다.

* 단순근관충전은 유치근관충전, 치근첨이 미완성인 영구치, 영구치의 single cone technique인 경우 산정

기초 치과 용어*

*** 가압근관충전(가압근충)**

근관성형을 시행한 치아에 GP cone 등을 이용하여 근관에 압력을 가해 완전히 밀폐시키는 처치

(8) 당일발수근충: 발수한 당일에 근관충전까지 완료한 경우

차트 예시	<table><tr><th>진료일</th><th>치아번호</th><th>처치내역</th></tr><tr><td>6/7</td><td>7 (하악 좌측)</td><td>C.C 가만히 있어도 이가 아파요. 치근단 촬영 1매: 진단목적-심한 우식으로 인한 치수염 Dx. 비가역적 치수염 PE, ACP, CE, CS, CI, CF (3 canal) Under B/A lido 2@ WLD (MB: 12.5 mm, ML: 12 mm, D: 12.5 mm) Saline, NaOCl, GP cone, accessory cone, MTA sealer, Cotton pellet, Caviton. R/D, Root zx, Ni-Ti file 치근단 촬영 3매: 근관길이 확인, 근관충전 전, 근관충전 후 N) CK 후 core, Cr prep Dr.이</td></tr></table>
상병명	[K02.5 치수 노출이 있는 우식] [K04.- 치수 관련 상병] [S02.54 치수를 침범한 치관의 파절] 등
순서	① 진료일자를 확인한다. ② 초진인지 재진인지 확인한다. ③ 치아번호를 선택한다. ④ 당일발수근충을 클릭하고 상병명을 적용한다. * 러버댐, Ni-Ti file, 치근단 촬영 매수, 마취 등을 확인하고 추가로 적용한다.

청구화면

〈덴트웹 프로그램 버튼과 입력된 화면〉

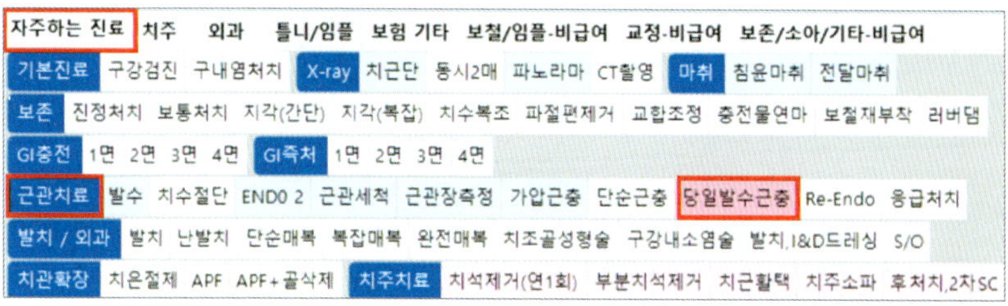

#47 당일발수근충 새 처치 추가

구분	진료항목	회	금액
행위	치근단1매	4	14,720
행위	당일발수근충[1근관당]-영구치	3	98,130
재료	NI-TI FILE	1	12,000
행위	러버댐장착[1악당]	1	2,410
행위	치과전달마취(하치조신경블록)	1	4,790
약제	휴온스리도카인염산염수화물...	2	712
행위	외래환자 의약품관리료-1일분...	1	210

* 자주하는 진료 → 근관치료 → 당일발수근충

〈두번에 프로그램 버튼과 입력된 화면〉

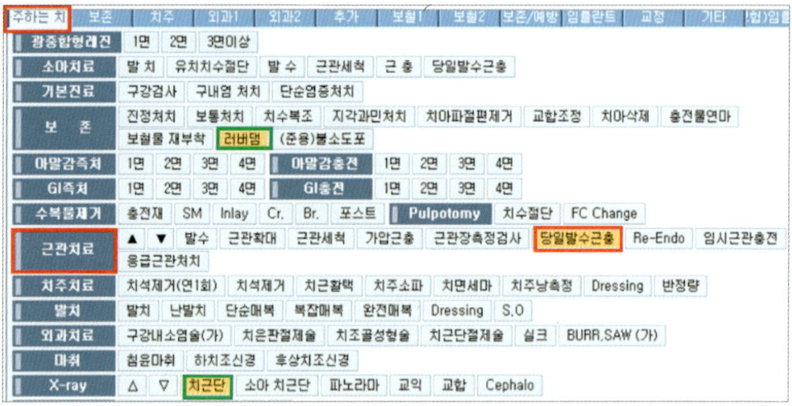

처치순번	1
진료의사	관리자
진 료 과	치과보존과
상 병 명	[K04.01] 비가역적 치수염 주상병
내역설명	당일발수근충 시행,-지료 전후 치근단 4매 촬영

구분	진료항목	일	회	금액
행위	당일발수근충-영구치	1	3	98,130
행위	전달마취(나) - 하치조신...	1	1	4,790
약제	리도카인(1:10만)(광명)	1	2	712
행위	의약품관리료 1일분 (의원)	1	1	210
재료	100:100 NI-TI FILE	1	1	12,000
행위	러버댐 장착	1	1	2,410
행위	치근단 촬영판독	1	4	14,720

* 자주하는 치료 → 근관치료 → 당일발수근충

알아두면 쓸모 있는 산정기준

당일발수근충 산정기준

- 발수, 근관와동형성, 근관확대, 근관성형, 근관장 측정검사, 근관충전 등이 모두 포함되어 있다.
- 원칙적으로 치근단 촬영이 동반되지 않으면 조정된다.
- Barbed-Broach, File 또는 Ni-Ti file 등을 사용하였다면 별도 산정할 수 있다.
- 러버댐 및 마취 또한 별도 산정 가능하다.

당일발수근충 산정 시 주의사항

- 근관장 측정검사를 별도로 넣는 경우가 있는데 별도 산정하면 조정된다.
- 재근관치료를 하루 만에 마무리하는 경우 당일발수근충을 청구하면 산정오류이다. 당일발수근충은 발수부터 근관충전까지 마무리하는 것인데 발수할 치수가 없는 재근관치료 치아에 발수를 청구하지 않도록 한다.

(9) 근관내 기존충전물 제거: 근관충전을 했던 치아의 재근관치료를 위하여 근관내부의 기존충전물(GP cone, Sealer 등)을 제거하는 처치

<table>
<tr><th rowspan="2">차트 예시</th><th>진료일</th><th>치아번호</th><th>처치내역</th></tr>
<tr><td>6/7</td><td>6 (하악 우측)</td><td>C.C 예전에 씌웠던 치아에 염증이 생겼다고 들었어요.
치근단촬영 1매: 진단목적–Periapical lesion
Dx. 동이 있는 근단 주위 농양
RE endo 설명–동의 → 치료시작
GP cone removal, ACP, CE, CS, CI (3 canal) Under I/A lido 1@
WLD (MB: 13 mm, ML: 13.5 mm, D: 13.5 mm)
NaOCl, saline, Root zx, Ni–Ti file, Rubber Dam (#201), Cotton pellet, Caviton
N) CE CS
Dr.이</td></tr>
<tr><th>상병명</th><td colspan="3">[K04.5 만성 근단치주염]
[K04.6– 동이 있는 근단 주위 농양]
[K04.7 동이 없는 근단 주위 농양]
[K04.80 근단 및 외측 치아뿌리낭] 등의 상병 중에서 적절한 상병을 선택한다.</td></tr>
</table>

순서	① 진료일자를 확인한다. ② 초진인지 재진인지 확인한다. ③ 치아번호를 선택한다. ④ 재근관치료를 클릭하고 상병명을 적용한다. * 러버댐 장착, Ni-Ti file, 치근단 촬영 매수, CE, CS, CI, 근관장 측정검사, 마취 등을 확인하고 추가로 적용한다.

청구화면

〈덴트웹 프로그램 버튼과 입력된 화면〉

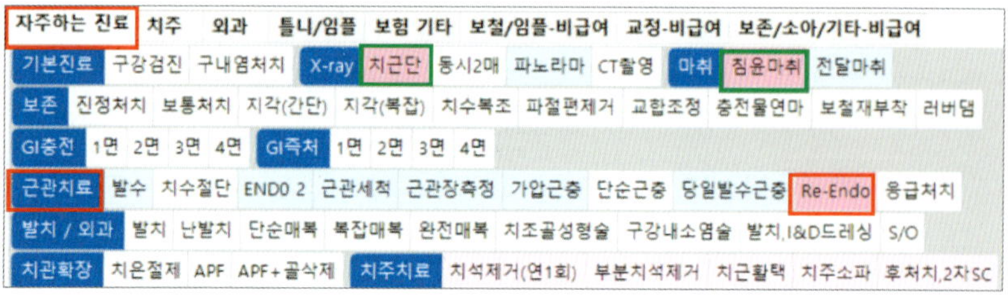

#46 재 근관치료 새 처치 추가

구분	진료항목	회	금액
행위	근관내기존충전물제거[1근관...	3	34,080
행위	근관와동형성[1근관당]-근관...	3	16,320
행위	근관세척[1근관1회당]	3	5,400
행위	근관확대[1근관1회당]	3	11,250
행위	근관성형[1근관1회당]	3	11,940
행위	근관장측정검사[1근관 1회당]	3	4,290
행위	러버댐장착[1악당]	1	2,410
재료	NI-TI FILE	1	12,000
행위	치과침윤마취(1/3악당)	1	1,450
약제	휴온스리도카인염산염수화물...	1	356
행위	외래환자 의약품관리료-1일분...	1	210
행위	치근단1매	1	3,680

* 자주하는 진료 → 근관치료 → Re-Endo

〈두번에 프로그램 버튼과 입력된 화면〉

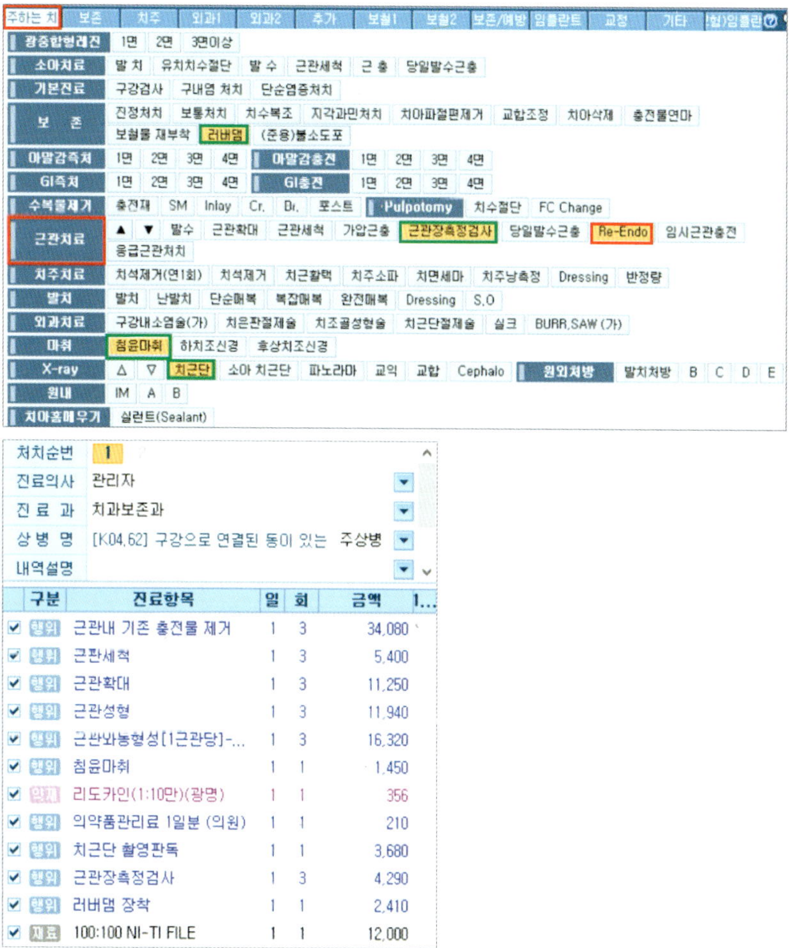

* 자주하는 치료 → 근관치료 → Re-Endo

알아두면 쓸모 있는 산정기준

근관내 기존충전물 제거 산정기준

- 근관당 1회 산정 가능하다.
- 근관와동형성은 근관내 기존충전물 제거와 함께 1회 산정 가능하다.
- 기존수복물 제거와 기존충전물 제거, 포스트 제거를 같은 치아, 같은 날에 시행했을 때 기존수복물(보철물) 제거와 포스트 제거는 100% 산정하고 근관내 기존충전물 제거는 50% 산정한다.

근관내 기존충전물 제거 산정 시 주의사항

- 치수가 없다 보니 치수염 상병이 아닌 근단염증 관련 상병명을 적용하는 것이 적절하다.
- File, Ni-Ti file을 사용한 경우 산정 가능하다.

참고

추가 근관 발견한 경우 [덴트웹]

① 추가로 발견한 근관도 발수부터 산정 가능하다.

② 기존 치료 중인 근관에 근관세척을 시행했다면 발수 입력 시 오류 메세지가 뜰 수 있다.

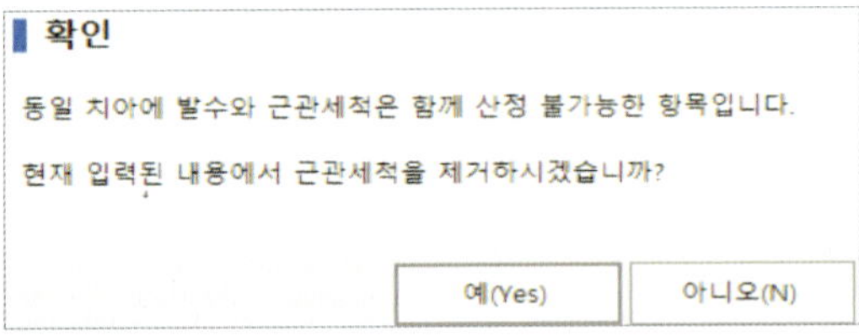

메시지가 권고하는 대로 하지 않고 그대로 입력해야 기존 근관에 시행한 근관세척이 적용된다('아니오'를 선택한다).

③ 기존에 치료 중인 근관에 대해 시행한 치료를 입력한다.

#46 근관확대, 성형, 러버.. #46 발수, 근관확대, 치근단 새 처치

구분	진료항목	회	금액
행위	근관확대[1근관1회당]	3	11,250
행위	근관성형[1근관1회당]	3	11,940
행위	근관세척[1근관1회당]	3	5,400
행위	근관장측정검사[1근관 1회당]	3	4,290
행위	러버댐장착[1악당]	1	2,410
행위	치과전달마취(하치조신경블록)	1	4,790
약제	휴온스리도카인염산염수화물...	1	356
행위	외래환자 의약품관리료-1일분...	1	210
재료	NI-TI FILE	1	12,000

④ 새 처치 추가 탭을 클릭하여 치료 중인 치식을 선택하고 발수, 근관와동형성, 근관확대, 근관성형, 근관장 측정검사 등 실제로 행한 치료를 입력한다. 이때 대구치 같은 경우

3근관으로 자동 입력되기 때문에 추가 발견한 근관 수로 수정하여 입력해야 한다.

#46 근관확대, 성형, 러버.. | **#46 발수, 근관확대, 치근단** | 새 처치

구분	진료항목	회	금액
행위	발수[1근관당]	1	4,120
행위	근관와동형성[1근관당]-발수...	1	5,440
행위	근관확대[1근관1회당]	1	3,750
행위	근관성형[1근관1회당]	1	3,980
행위	근관장측정검사[1근관 1회당]	1	1,430
행위	치근단1매	1	3,680

⑤ 내역설명 입력하는 곳을 클릭하여 줄번호단위 내역설명(각 행위에 대한 기타내역설명, JX999)에 추가 근관을 발견했다는 내역설명을 넣는다. 발수에만 넣어도 조정되지 않을 수 있으나 심사평가원 지원마다 차이가 있을 수 있으니 정확한 내용은 해당 지원에 확인 후 청구하는 것이 좋다.

▶ 입력할 줄번호단위 기타내역 (각 행위에 대한 기타내역설명, JX999)
※ 항목 위에 마우스를 올리면 왼쪽에 선택된 행위와 연관된 기타내역이 표시됩니다
※ 직접 입력(왼쪽클릭)하거나 왼쪽 목록에서 마우스 왼쪽 버튼을 누른상태로 드래그 하여 해당 항목에 드롭 하세요

행위	내역
발수[1근관당]	추가근관발견
근관와동형성[1근관당]-발...	추가근관발견
근관확대[1근관1회당]	추가근관발견
근관성형[1근관1회당]	추가근관발견
근관장측정검사[1근관 1회당]	추가근관발견

위의 진료에 이어서 다음번에 가압근충을 한다고 하면 처음 찾았던 3근관에 대해서는 가압근충, 근관장 측정검사만 산정 가능하지만, 추가 발견한 근관에 대해서는 근관확대, 근관성형, 가압근충, 근관장 측정검사도 산정 가능하다. 근관확대, 근관성형은 근관당 2회, 근관장 측정검사는 근관당 3회가 산정 가능하기 때문이다.

C형 근관인 경우

영구치의 대구치 근관이 각각 떨어져 존재하는 근관이 아닌 연결되어 있는 경우 C형 근관이라 한다. 이때 치료 난이도가 높아지는데 이에 따라 2022년 5월 1일부로 C형 근관에 대한 고시가 개정되어 시행되었다.

〈관련 고시〉

C형 근관을 가진 치아의 근관치료는 다음과 같은 경우에 요양급여를 인정함.

– 다 음 –

가. 급여대상: C형 근관을 가진 영구치

나. 인정기준

1) 근관위치 및 형태 등 의사의 소견을 기록하고, 근관충전 후 방사선 영상자료를 반드시 보관하여야 함. 다만, 치료를 실패한 경우에는 근관치료 중 촬영한 영상으로 갈음함.

2) C형 근관을 가진 영구치 중 상악 제2대구치, 하악 제1소구치, 하악 제2대구치가 아닌 경우에는 요양급여비용 청구 시 진료기록부 및 영상자료 등 증빙자료를 첨부하여 제출토록 함.

[보건복지부 고시 제2022–104호]

C형 근관 적용 [덴트웹]

① 일반적인 발수 버튼을 누른 후 발수 버튼 위에서 마우스 우클릭을 하면 메뉴창이 뜬다. 메뉴창에서 C형 근관 가산 적용을 누른다.

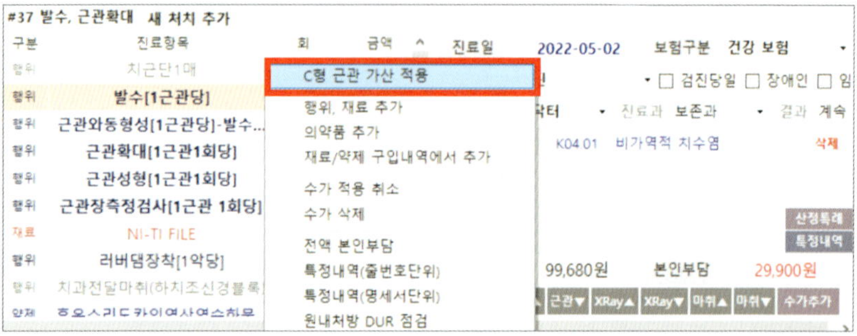

② C형 근관 가산을 적용하시겠습니까? 라는 설명이 뜨면 '예'를 누른다.

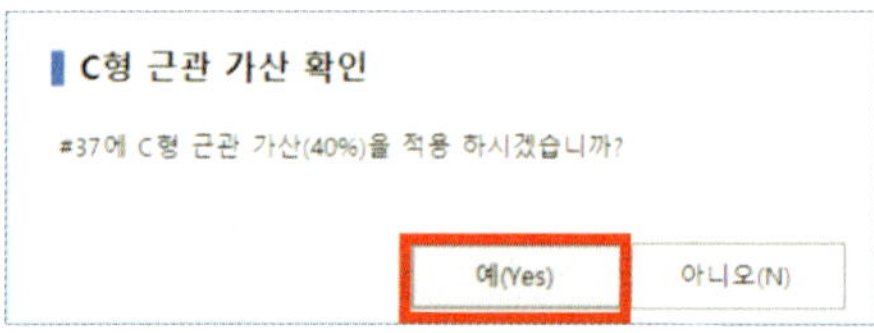
C형 근관 가산 확인
#37에 C형 근관 가산(40%)을 적용 하시겠습니까?
예(Yes)
아니오(N)

③ C형 근관 가산 적용이 잘 되었는지는 청구 항목을 통해 확인할 수 있다.

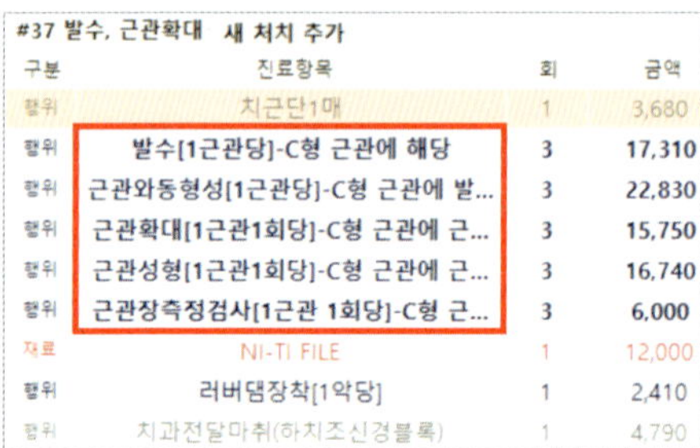
#37 발수, 근관확대 새 처치 추가

구분	진료항목	회	금액
행위	치근단1매	1	3,680
행위	발수[1근관당]-C형 근관에 해당	3	17,310
행위	근관와동형성[1근관당]-C형 근관에 발...	3	22,830
행위	근관확대[1근관1회당]-C형 근관에 근...	3	15,750
행위	근관성형[1근관1회당]-C형 근관에 근...	3	16,740
행위	근관장측정검사[1근관 1회당]-C형 근...	3	6,000
재료	NI-TI FILE	1	12,000
행위	러버댐장착[1악당]	1	2,410
행위	치과전달마취(하치조신경블록)	1	4,790

[두번에 프로그램에서 C형 근관 적용]

① 두번에 프로그램에서는 업데이트를 통해 자주하는 처치 화면에서 C형 근관 처치 부분이 추가되었음을 확인할 수 있다.

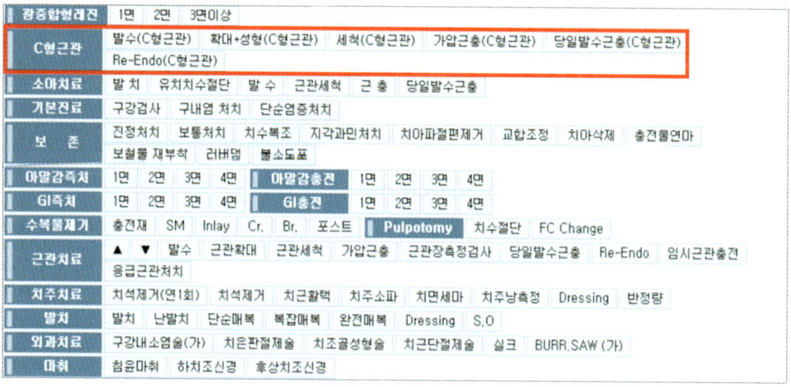

② 해당 치아를 누르고 발수(C형근관)를 누르면 C형 근관 처치 수가가 적용된 것을 알 수 있다.

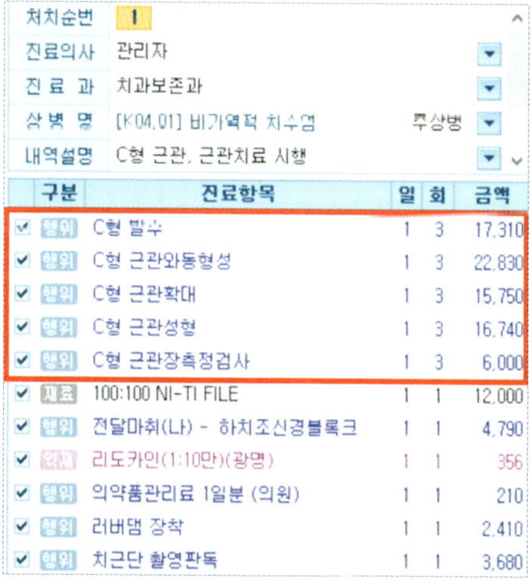
처치순번 1
진료의사 관리자
진료과 치과보존과
상병명 [K04.01] 비가역적 치수염 주상병
내역설명 C형 근관, 근관치료 시행
구분 진료항목 일 회 금액
행위 C형 발수 1 3 17,310
행위 C형 근관와동형성 1 3 22,830
행위 C형 근관확대 1 3 15,750
행위 C형 근관성형 1 3 16,740
행위 C형 근관장측정검사 1 3 6,000
재료 100:100 NI-TI FILE 1 1 12,000
행위 전달마취(나) - 하치조신경블록크 1 1 4,790
약제 리도카인(1:10만)(광명) 1 1 356
행위 의약품관리료 1일분 (의원) 1 1 210
행위 러버댐 장착 1 1 2,410
행위 치근단 촬영판독 1 1 3,680

※ C형 근관치료를 청구할 때 주의할 사항

① 유치에는 산정하지 못하고 영구치에만 산정할 수 있다.

② 상악 제2대구치, 하악 제1소구치, 하악 제2대구치가 C형 근관인 경우에는 별도의 자료 제출 없이 청구하고 인정받을 수 있다. 그러나 그 외의 치아의 경우 즉, 상악 제1대구치, 하악 제2소구치, 하악 제1대구치인데 C형 근관인 경우에 변경된 수가를 적용하여

청구하게 되면 조정이 될 수 있으며, 이때는 진료기록부와 방사선 촬영 자료 등을 제출해야 인정받을 수 있다는 것이다. 어렵게 치료를 하고 청구한 부분에 대해 조정되는 일이 없도록 진료기록부 작성을 꼼꼼히, 방사선 촬영 또한 필요에 따라 적절하게 촬영하고 저장할 것을 권장한다.

(10) 금속재 포스트 제거

재근관치료를 위해 근관내에 위치한 금속재 포스트를 제거하는 처치

차트 예시	<table><tr><th>진료일</th><th>치아번호</th><th>처치내역</th></tr><tr><td>6/7</td><td>6 (하악 좌측)</td><td>C.C 잇몸에 뭐가 났어요. Dx. 만성 근단치주염 Pt: 신경치료하고 씌운 지 5년 정도 된 것 같다고 하심 치근단 촬영 1매(Periapical lesion 있음) Cr은 빠진 상태로 내원 → 재근관치료 설명 및 동의하심. 포스트 제거 1, GP cone 제거(3 canal) Under I/A lido*1, WLD (MB: 13 mm, ML: 13.5 mm, D: 13.5 mm) Root zx, 근관와동형성, 근관확대, 근관세척, 근관성형, Ni-Ti file. Saline, NaOCl, fc Cotton pellet, Caviton filling N) CE CS Dr.이</td></tr></table>
상병명	[K04.4 치수기원의 급성 근단치주염] [K04.5 만성 근단치주염] [K04.7 동이 없는 근단 주위 농양] ※ 재근관치료이기 때문에 치수염 상병 사용하지 않음.
순서	① 진료일자를 확인한다. ② 초진인지 재진인지 확인한다. ③ 치아번호를 선택한다. ④ 포스트 제거를 클릭하고 상병명을 적용한다. ⑤ 내역설명에 [포스트 제거함]이라고 적는다.

청구화면

〈덴트웹 프로그램 버튼과 입력된 화면〉

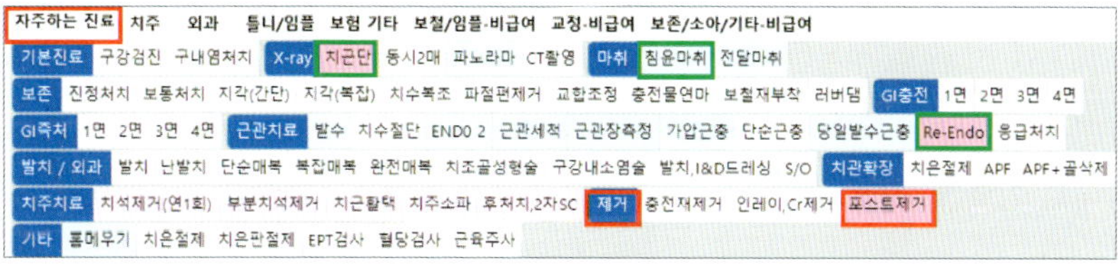

#46 재 근관치료, 포스트제.. 새 처치 추가			
구분	진료항목	회	금액
행위	금속재포스트제거[1근관당]	1	13,210
행위	근관내기존충전물제거[1근관당]	2.5	28,400
행위	근관와동형성[1근관당]-근관내 기존...	3	16,320
행위	근관세척[1근관1회당]	3	5,400
행위	근관확대[1근관1회당]	3	11,250
행위	근관성형[1근관1회당]	3	11,940
행위	근관장측정검사[1근관 1회당]	3	4,290
재료	NI-TI FILE	1	12,000
행위	치과침윤마취(1/3악당)	1	1,450
약제	휴온스리도카인염산염수화물-에피네...	1	356
행위	외래환자 의약품관리료-1일분(치과...	1	210
행위	치근단1매	1	3,680

* 자주하는 진료 → 제거 → 포스트 제거

리엔도와 같이 진행하는 경우 청구 항목이 많으므로 빠뜨리는 부분 없이 청구되었는지 꼼꼼한 확인이 필요하다.

〈두번에 프로그램 버튼과 입력된 화면〉

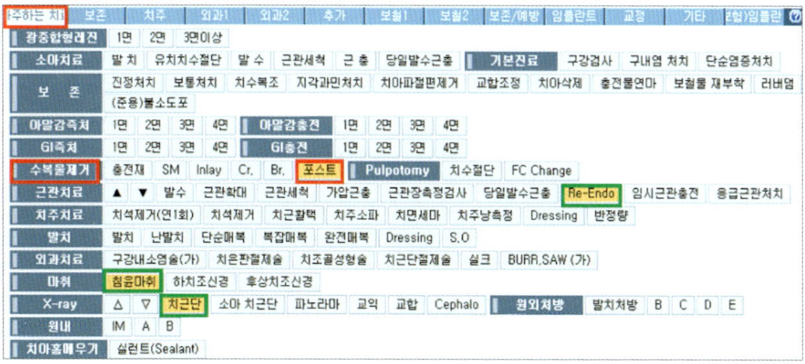

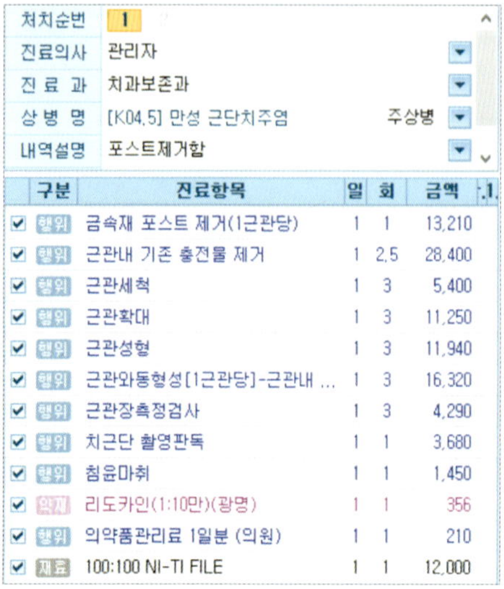

처치순번	1	
진료의사	관리자	
진 료 과	치과보존과	
상 병 명	[K04.5] 만성 근단치주염	주상병
내역설명	포스트제거함	

구분	진료항목	일	회	금액
행위	금속재 포스트 제거(1근관당)	1	1	13,210
행위	근관내 기존 충전물 제거	1	2.5	28,400
행위	근관세척	1	3	5,400
행위	근관확대	1	3	11,250
행위	근관성형	1	3	11,940
행위	근관와동형성[1근관당]-근관내 ...	1	3	16,320
행위	근관장측정검사	1	3	4,290
행위	치근단 촬영판독	1	1	3,680
행위	침윤마취	1	1	1,450
약제	리도카인(1:10만)(광명)	1	1	356
행위	의약품관리료 1일분 (의원)	1	1	210
재료	100:100 NI-TI FILE	1	1	12,000

* 자주하는 치료 → 수복물 제거 → 포스트

알아두면 쓸모 있는 산정기준

금속재 포스트 제거 산정기준

캐스팅(주조)포스트나 기성포스트를 제거한 경우 산정

금속재 포스트 제거 산정 시 주의사항

크라운 제거와 금속재 포스트 제거, 근관내 기존충전물 제거를 동시 시행하는 경우 보철물 제거 100% + 금속재 포스트 제거 100%, 근관내 기존충전물 제거는 50% 산정한다.

- 1근관 치아: 근관내 기존충전물 제거 1, 포스트 제거 1 동시 시행하는 경우

금속재포스트제거[1근관당]	1
근관내기존충전물제거[1근관당]	**0.5**

포스트 제거 1 + 근관내 기존충전물 제거 0.5

- 3근관 치아: 근관내 기존충전물 제거 3, 포스트 제거 1 동시 시행하는 경우

금속재포스트제거[1근관당]	1
근관내기존충전물제거[1근관당]	**2.5**

포스트 제거 1 + 근관내 기존충전물 제거 2.5

9) 예약(팔로업)

① 신경치료는 보통 3–7일 간격으로 예약을 잡는다(치아의 상태와 환자의 일정에 따라 달라질 수 있다).

② 근관충전 후 바로 코어(지대치 축조)를 하기도 하고 증상(통증 여부)을 지켜본 후 진행하기도 한다.

10) 결제

(1) 비용

① 1회

- 건강보험이 가능한 환자의 경우 1회에 1–3만 원 정도 발생한다. 단, 신경치료 비용은 근관 수에 따라 다르며 근관 수가 많은 경우 금액이 더 발생하게 된다.
- 예를 들어 3근관치인 하악 6번의 근관치료 과정별 금액을 살펴보자.

(금액은 연도별, 시간별, 청구 항목별로 달라지므로 아래 나오는 금액은 참고만 하자)

첫째 날(발수) = 25,000–28,000원

둘째 날(근관확대) = 19,000–20,000원

셋째 날(근관세척) = 6,000–10,000원

※ 세척을 몇 번 더 진행할 수도 있다.

넷째 날(근관충전) = 15,000–18,000원

② 전 과정

앞니나 작은어금니는 1–3회, 큰어금니는 3–6회 정도 내원하며, 전치부 신경치료 총 환자 본인부담금은 3–4만 원 내외, 소구치 4–5만 원 내외, 대구치 5–8만 원 내외의 환자 본인부담금이 발생할 수 있다.

FAQ

Q1
특별히 아프지 않는데도 신경치료를 해야 하나요?

통증은 없지만 신경까지 세균감염이 된 상태라 그냥 두시게 되면 뿌리끝 염증이 계속 심해져서 옆에 있는 멀쩡한 치아의 뿌리 쪽 뼈까지 상할 수가 있어요. 뼈가 너무 상하면 임플란트를 하더라도 뼈이식을 많이 해야 하고 경과도 좋지 않을 가능성이 높아요. 신경치료는 가능하면 안 하는 게 좋긴 하지만 치아를 살리기 위해 꼭 필요한 치료예요.

Q2
죽은 치아 신경이 다시 살아날 수도 있나요?

안타깝게도 감염된 신경이 다시 좋아지는 경우는 거의 없다고 봐야 해요. 원하시는 경우에는 신경치료를 안 하고 지켜볼 수는 있지만 상태가 더 나빠지게 되면 치료 경과가 좋지 않을 가능성이 높아져요. 고민해 보시고 치료 결정해 주시면 됩니다.

Q3
신경치료할 때 많이 아픈가요?

마취를 하고 진행하니까 대부분은 괜찮다고 하시는데 신경염증이 심하거나 신경 잔뿌리가 많은 경우에는 아프다고 하시는 분들도 간혹 있어요. 마취하고 신경치료 진행 중에 혹시라도 통증이 느껴지면 의료진에게 알려주세요. 추가 마취해 드릴 거예요.

Q4
신경치료할 때 마취를 안 하는 경우도 있나요?

외상이나 심한 신경 염증으로 신경이 완전히 죽은 치아는 이미 신경이 통증을 못 느끼기 때문에 마취를 안 하고 신경치료를 하기도 하는데요. 대부분의 경우에는 마취를 하고 신경치료를 진행하게 됩니다.

Q5
왜 여러 번 나눠서 치료를 하나요?

한 번에 끝나더라도 치료 경과가 좋을 것으로 예상되면 한 번에 끝내기도 하고요. 그렇지 않은 경우에는 여러 번 내원하고 치료 기간이 길어지기도 합니다. 신경을 제거한 뒤 약제를 넣고 증상이 어떠한지 통증이 있지는 않은지 확인하기 위해 간격을 두고 결과를 지켜보며 여러 번 내원해서 소독하고 치아에 남아 있는 염증을 제거했을 때 치료 후 경과가 좋은 경우가 더 많습니다.

Q6
신경치료 여러 번 받는 게 좋다던데 한 번에 끝나는 경우도 있나요?

치아뿌리 쪽에 염증이 없고 신경관 세균감염이 심하지 않은 경우에는 하루 만에 신경치료가 마무리되기도 합니다. 한 번에 끝나기 어려운 상태의 치아였으면 여러 번 치료를 오셔서 받으셔야 합니다.

Q7
신경치료한 치아는 꼭 씌워야 하나요?

신경치료를 하고 나면 치아 내부에 있던 신경과 혈관을 제거해서 산소나 영양분을 더 이상 공급받지 못해 죽은 고목나무와 같이 푸석해져서 외부 충격에 부서지기 쉬운 상태가 됩니다. 그래서 반드시 크라운으로 씌워서 보호해주어야 그 치아를 더 오래 건강하게 보존할 수 있어요. 치아를 살려서 쓰기 위해 신경치료를 하셨는데 크라운으로 보호하지 않아서 치아가 깨지는 경우, 발치할 가능성이 매우 높습니다. 꼭 크라운치료까지 마무리하시기를 권유합니다.

Q8
신경치료하면 크라운 씌워야 한다고 들었는데 다른 치과에서는 안 씌워도 된다고 했어요. 안 씌워도 되나요?

대부분은 신경치료 이후 치아를 더 오래 보존하기 위해 크라운을 씌워요. 그러나 간혹 치아의 배열이 많이 삐뚤삐뚤해서 정상적인 치아를 만들 수 없을 때, 치료 이후에도 예후가 좋지 않을 때, 잇몸 바깥으로 치아의 일부만 났을 때 앞니의 경우 위아래가 맞물리지 않아 씹는 힘이 작용하지 않을 때 등 치아의 여러 상황에 따라 씌우지 않는 경우들이 있어요. OOO님의 경우에 치아를 안 씌워도 될지는 저희 원장님께 한 번 더 확인해 보겠습니다.

Q9
신경치료를 하는 쪽으로 식사하지 말라는 이유가 궁금해요.

신경치료를 하는 쪽으로 식사를 하게 되면 통증이 생기고 치료의 경과가 안 좋을 가능성이 높아지고요. 무엇보다 치아가 약해진 상태라 깨지거나 쪼개지는 경우가 생겨요. 실제로 신경치료 도중 치아가 깨져서 빼는 경우도 있으니 치아를 완전히 씌울 때까지는 조심해 주세요.

Q10
신경치료하고 첫날은 안 아팠는데 갈수록 더 아파질 수도 있나요?

신경치료 시에 신경뿌리끝까지 염증을 제거하고 소독을 하게 되는데 그 과정에서 뿌리 근처 조직이 자극을 받게 돼요. 그래서 통증이 있을 수 있고요. 치아 신경관 속 세균은 공기를 싫어하는 세균이라 뿌리 쪽에 모여 염증반응을 일으키는데 그것 때문에도 통증이 있을 수 있어요. 치아 신경관도 나무뿌리처럼 잔뿌리가 많은데 신경치료는 주 신경관만 진행하다 보니 잔뿌리 신경들 때문에 증상이 있을 수 있어요. 주의사항 잘 지켜 주시면서 치료 마무리까지 잘 받으시면 대부분 신경치료 마무리 시기가 되면 통증은 완화가 돼요.

Q11
신경치료는 끝났다고 했는데 씹을 때 아파요. 괜찮은 건가요?

신경관의 세균감염이 심했을수록 치유되는 데 시간이 걸리기도 합니다. 통증은 짧게는 며칠, 길게는 수개월 정도까지 갈 수 있고, 시간이 지날수록 점점 좋아지는데 만약 좋아지지 않고 그대로거나 통증이 심해진다면 치아에 금이 갔거나 찾지 못한 신경관에 세균이 증식해서 증상이 재발했을 가능성도 있어요. 정확한 건 담당 선생님께 증상을 말씀드리고 원인을 찾으시는 것이 좋습니다.

Q12
신경치료를 다시 하는 경우는 어떤 경우가 있나요?

신경치료를 한 치아지만 뿌리끝 쪽에 염증이 있는 경우에는 다시 신경치료를 하기도 합니다. 신경관에 충전했던 재료들을 모두 제거하고 소독을 통해 염증과 세균을 제거한 뒤, 염증이 치유되었으면 다시 깨끗한 치과재료를 채워 넣어 스스로 치유할 수 있도록 합니다.

PART

04

치주치료 및 외과치료

01 치아를 깨끗하게 하는 스케일링 및 치주치료

02 치아를 빼거나 염증을 없애 주는 외과치료

CHAPTER 01

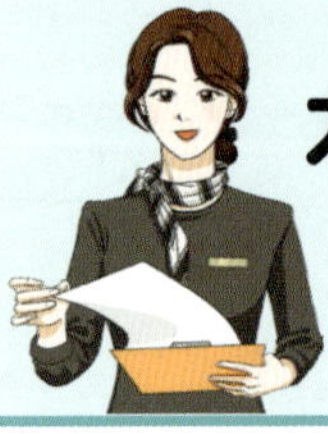

치아를 깨끗하게 하는 스케일링 및 치주치료

1 치면세마

1) 개념

플라크(플라그, Plaque)로 인하여 치은염이 발생했을 때 러버컵, 로빈슨 브러쉬를 이용하여 치태를 제거, 치면을 활택하게 만드는 술식이다.

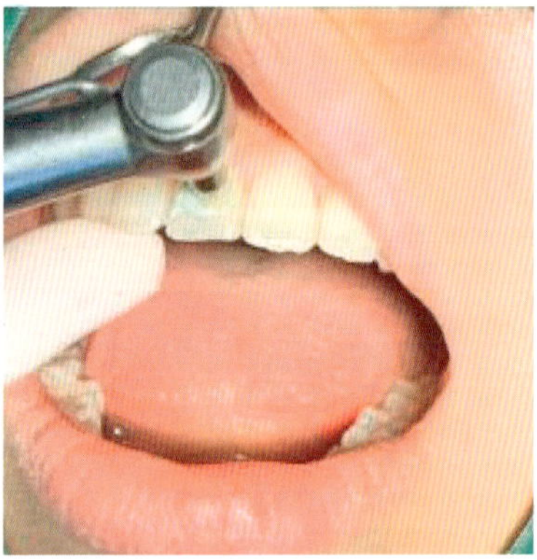

2) 적응증

미숙하거나 잘못된 칫솔질로 인하여 치태가 축적된 소아 또는 구강관리를 스스로 하기 어려운 장애인

3) 치료 목적

치은염의 원인이 되는 플라크를 제거함으로써 건강한 치은으로 회복시키는 데 목적이 있다.

4) 금기증

협조도가 낮은 경우에는 시행이 어려울 수 있다.

5) 접수 및 술전 설명

- 치은염 치료 목적인 경우 건강보험으로 비용 적용이 가능하다.
- 교정치료 전, 비급여 불소 도포 전 치면세마는 비급여로 산정해야 한다.
- 소요시간
  - 10분 내외. 협조도가 낮으면 시간이 더 소요될 수 있다.

6) 치료 순서

(필요시 치면착색제/디스클로징 솔루션 사용) → 치면세마 → TBI 시행

7) 치료 후 주의사항

- "연마제가 입안에 남아있는 경우 모래알 씹히는 느낌이 들 수 있어요. 물 양치를 여러 번 하시면 괜찮아지실 거예요."
- "염증이 심했던 부위는 피가 조금 났는데 금방 괜찮아지실 거예요. 혹시 내일까지 피가 나는 것 같으면 전화주시고 치과에 와서 체크 받으시면 돼요."
- "칫솔질은 아까 알려드린 대로 잘 닦아야 해요. 잘 닦지 않으면 또 잇몸이 부을 수 있어요. 칫솔이 닿지 않는 치아 사이는 꼭 치실질을 해주세요."
- "(치면착색제를 사용한 경우) 양치되는 정도를 확인하기 위해 바른 착색제는 칫솔질 몇 번 하시면 없어지니까 너무 걱정하지 않으셔도 돼요."

* 보통 치면세마는 소아환자에게 시행하기 때문에 주의사항은 보호자와 환자에게 동시에 설명하도록 한다.

8) 차팅 및 보험 청구

차트 예시

진료일	치아번호	처치내역
6/7	BA | AB BA | AB	**C.C 잇몸이 부었어요.** Dx. 만성 치은염 치태 축적으로 인한 치은염(발적, 부종). 구강위생상태 불량 치면세마 시행 with 러버컵, 퍼미스 TBI 시행 N) 불편하면 오시기로 Dr.이

상병명

[K05.80 급성 기타 명시된 치은염]
[K05.10 만성 단순 변연부 치은염]
[K05.18 만성 기타 명시된 치은염]이 주로 사용된다.
이 중에서 적절한 상병을 선택한다.

순서

① 진료일자를 확인한다.
② 초진인지 재진인지 확인한다.
③ 치아번호를 선택한다.
④ 치면세마를 클릭하고 상병명을 적용한다.
⑤ 내역설명에 [치은염으로 치면세마 시행]이라고 적는다.

청구화면

〈덴트웹 프로그램 버튼과 입력된 화면〉

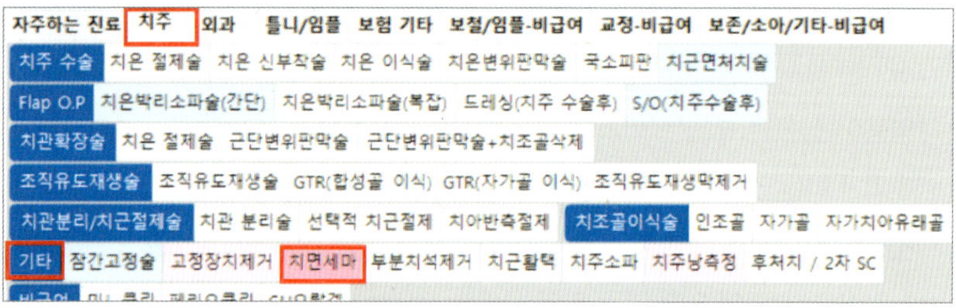

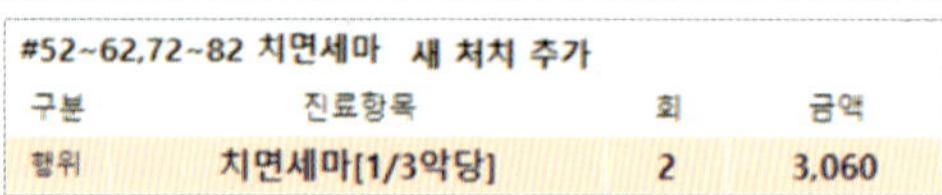

* 치주 → 기타 → 치면세마

〈두번에 프로그램 버튼과 입력된 화면〉

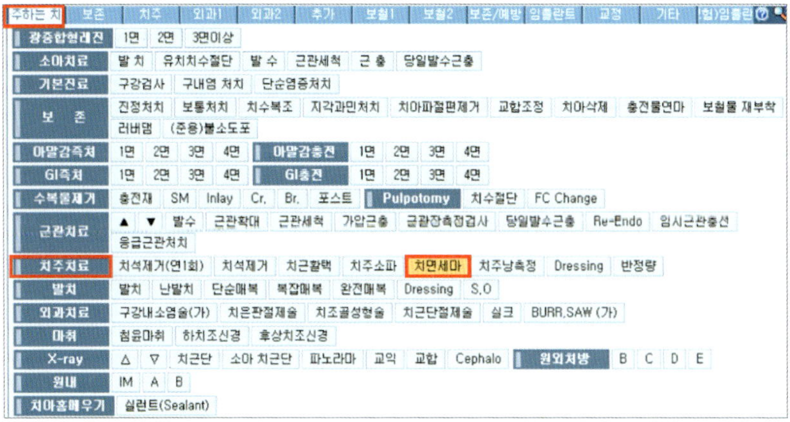

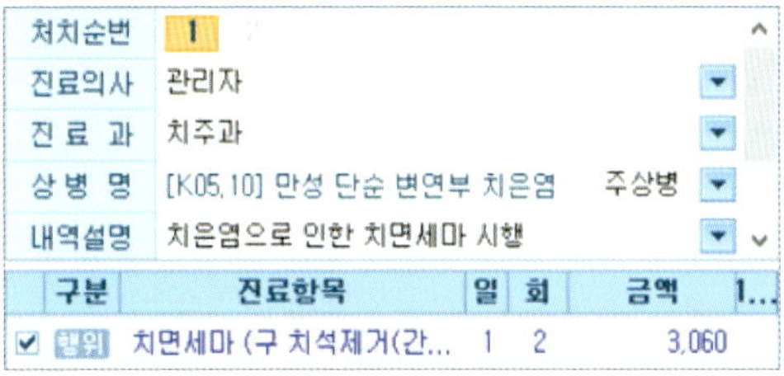

* 자주하는 치료 → 치주치료 → 치면세마

알아두면 쓸모 있는 산정기준

치면세마 산정기준

- 유치의 경우 치은염 치료 목적으로 시행하면 산정 가능하다.
- 1–2개의 치아에만 시행하게 되면 소정점수의 50%만 산정한다(보건복지부 고시 제 2022–82호).

치면세마 산정 시 주의사항

- '치아의 침착물' 상병으로 적용하면 조정된다.
- 비급여 불소 도포, 치아 교정치료 목적으로 시행하는 치면세마는 비급여 항목이다.

9) 예약(팔로업)

관리가 잘 안되거나 염증이 심한 경우 1주일 후에 체크 약속을 잡고 그렇지 않으면 3–6개월 정기검진을 위해 내원할 수 있도록 리콜을 설정한다.

10) 결제

① 건강보험 적용 시

본인부담금은 부위에 따라 3,000–6,000원 내외

② 비보험 시

10,000–30,000원 내외

* 비급여 진료 진행 시에는 별도 비용 부과하지 않고, 스케일링 시 일련의 행위로 포함하여 진행하는 경우가 많다.

FAQ

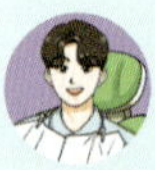

Q1
치아를 닦는 과정에서 치아가 상하거나 하진 않나요?

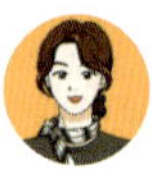

건강한 치아 표면은 단순히 닦는 것만으로 상하지 않아요. 소리가 좀 커서 그렇지 손톱에 해도 통증이 없는 세기로 플라크(플라그)*만 제거되는 약한 세기로 진행해 드릴 거예요.

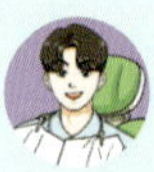

Q2
지난번에 닦는 거 해주셨었는데 오늘도 그냥 해주시면 안 돼요?

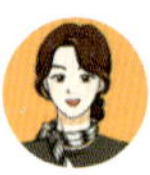

지난번에는 잇몸에 염증이 있어서 보험 적용해드렸는데 오늘은 단순히 양치가 잘 안돼서 플라크가 쌓인 거라서요. 보험 적용은 안되고 비보험으로 비용이 발생하는데 진행해 드릴까요?

(환자에 따라 비용을 받지 않고 진행하기도 하고 비급여 비용을 받기도 하니 치과 내부 규정에 따라 응대한다)

② 스케일링(Scaling) = 치석제거술

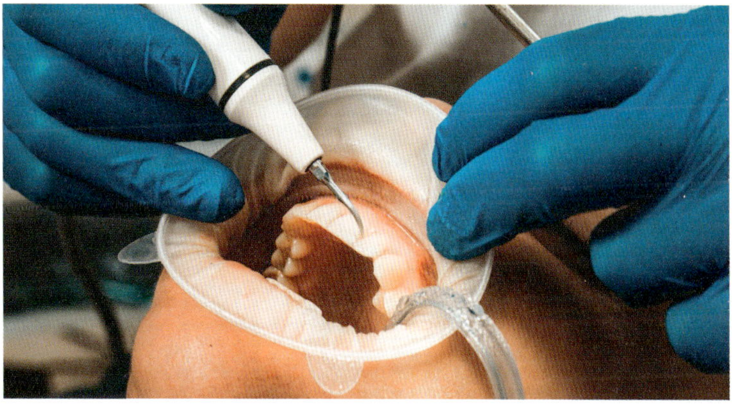

1) 개념

전문 인력(치과의사, 치과위생사)이 치관과 치근에 붙어 있는 치석*을 스케일러*로 제거하는 술식이다. 일반적으로 치석제거와 스케일링이라는 말을 같이 사용하며 청구프로그램상에서는 치석제거라는 말을 주로 사용한다.

2) 적응증

- 잘못된 칫솔질 방법으로 인해 플라크(플라그) 및 치석이 축적된 경우
- 치은염 환자: 잇몸이 빨갛게 부어 있고, 양치할 때 피가 나며 약간의 통증이 있을 때도 있다.
- 치주염 환자: 잇몸이 빨갛게 부어 있고, 양치할 때 피가 나며 치석이 눈으로 보인다. 잇몸이 내려가기 시작하며 구취(입냄새)가 난다. 통증이 있고, 치아에 움직임이 있다.

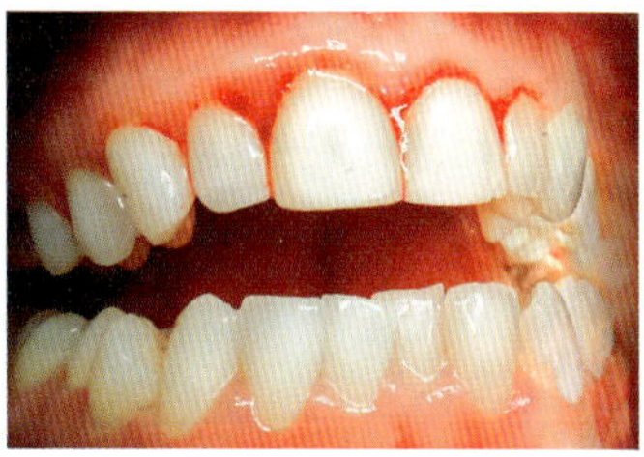

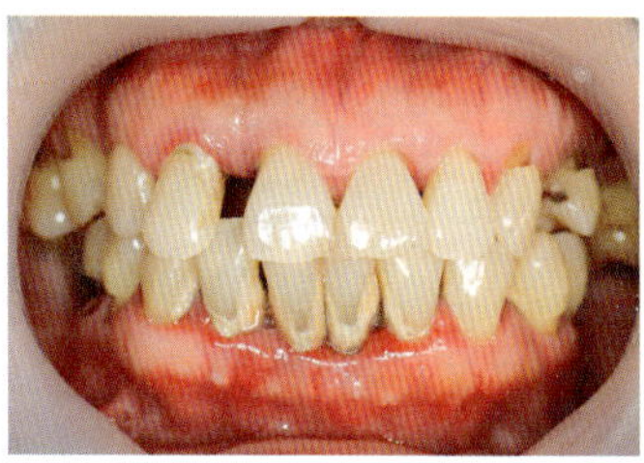

기초 치과 용어*

*** 플라크(Dental plaque, 치태)**

식사 후 양치 전에 치아 표면을 손톱으로 긁어 보면 하얗게 긁혀 나오는 이물질로 구강 안에 있는 수많은 세균들이 음식물 및 침 속의 성분과 엉겨 붙어 치아 표면에 붙는 끈끈하고 투명한 막이다. 제거되지 않고 치아와 잇몸 사이에 남아있으면, 플라크 자체가 세균 덩어리이기 때문에 독소를 내뿜어 잇몸질환을 일으킬 수 있고, 치아에 충치가 생기게 하거나, 단단하게 굳어지면 치석이 되어 플라크와 마찬가지로 잇몸병을 유발할 수 있다. 초기의 플라크는 부드러운 상태로 쉽게 제거가 가능하므로 올바른 칫솔질과, 구강 보조용품 사용을 통해 미리 관리를 해야 한다.

* 참고: 표준어로는 '플라크' 이나 실제로는 '플라그'를 더 많이 사용한다.

*** 치석(Dental calculus)**

플라크가 침 속의 칼슘, 인 등의 성분과 만나 딱딱하게 돌처럼 굳은 것으로 표면이 매우 거칠어 입속 세균이 잘 번식할 수 있는 환경을 만들어준다. 이 세균들이 잇몸을 붓게 만들고 잇몸뼈를 녹게 만드는 원인이 되어 제거가 필요하나 칫솔질로 제거되지 않기 때문에 치과에 내원하여 정기적인 스케일링을 통해 제거 및 관리가 필요하다.

*** 스케일러(Scaler)**

- 치석을 제거하기 위해 사용하는 전문기구로 초음파 스케일러와 수동(핸드) 스케일러가 있다.
- 스케일링 시 일반적으로 사용하는 기구는 초음파 스케일러로 팁 끝에서 발생되는 진동을 사용하여 치석을 제거하며 진동에 의해 발생되는 열을 식히기 위해 물이 분사된다. 이때 분사되는 물이 입안에 고이지 않게 하기 위해 플라스틱 석션을 구부린 후 입가에 걸어서 물이나 침을 빨아들인다.
- 수동(핸드) 스케일러는 사용하는 부위와 용도에 따라 다양한 종류가 있으며 스케일링 후 잇몸 하방에 치석이나 염증이 있어 세밀한 마무리가 필요할 때 주로 사용한다.

3) 치료 목적

- 잇몸병의 증상을 예방하고 개선 및 치료한다.
- 치주조직의 건강을 회복하고 유지한다.
- 청결한 구강환경을 유지하게 한다.
- 환자 스스로 관리할 수 있는 구강 상태를 만들어 준다.
- 다른 치료(불소 도포, 실란트, 미백, 교정 등)를 진행할 수 있는 구강 상태를 만들어 준다.

★ 선배의 *Tips!*

치료를 모두 끝낸 후 스케일링을 원하거나 스케일링을 어느 시점에 진행해야 하는지 물어보는 환자들이 종종 있습니다. 치료 목적의 마지막에 있는 설명과 같이 치석을 제거하여 구강을 청결하게 하고, 다른 치료를 진행할 수 있는 상태를 만드는 것이 스케일링이기 때문에 치료에 앞서 진행하는 것이 좋다고 설명합니다.

4) 금기증

- 지각과민 환자: 치아의 시린 증상이 심한 환자
- 인공심장 박동기 장착 환자(초음파 스케일러의 경우)
- 전염성 질환자: 초음파 스케일러에서 물이 분사되며 에어로졸*이 발생되기 때문에 바이러스가 전파되어 교차 감염이 발생할 수 있다.
- 성장 중인 어린이나 치아의 석회화가 덜 된 환자(법랑질 형성부전 치아)
- 구토 반사가 심한 환자(물이 조금만 고이거나 혀가 건드려지는 것만으로 구역질을 하는 경우)
- 음식물 연하에 장애가 있는 환자
- 비염이나 감기 등으로 인해 코로 숨쉬기 어려운 환자: 코로 숨을 못 쉬어 입으로 숨을 쉬게 되면 기구에서 나오는 물이 목으로 넘어가기 때문에 코로 숨을 쉴 수 있을 때 진행하거나, 물의 양을 조절하여 진행하거나, 물이 나오지 않는 수기구로 진행해야 할 수도 있다.

기초 치과 용어*

*** 에어로졸(Aerosol)**
공기 중에 미세한 입자가 혼합되어 있는 것으로 바이러스가 혼합된 에어로졸이 공기 중을 떠다니다가 사람의 호흡기로 흡입됐을 때 감염될 수 있기 때문에 관리가 필요하다.

5) 접수 및 술전 설명

- **스케일링을 C.C로 내원한 경우**

접수 시 연 1회 스케일링(치석제거) 가능 여부를 확인한다. 청구 프로그램이나 공단 홈페이지에서 치석제거 조회를 통해 잔여 횟수를 확인하여 가능 여부를 미리 파악한다. 가능한 경우 스케일링을 진행한 뒤 공단에 연 1회 치석제거를 등록한다. 만약 연 1회 치석제거 등록이 불가능하거나, 잇몸병이 있어 스케일링 이후에 잇몸치료를 진행하는 경우가 아니라면 비보험으로 비용이 발생될 수 있으므로 비용을 미리 고지한다.

- **스케일링 시 주의해야 하는 전신질환 여부, 아스피린, 혈전용해제 복용 여부 등 확인**

– 간염을 앓고 있거나 결핵을 앓고 있는 경우 교차감염을 막기 위해 스케일링 시 주의가 필요하므로 반드시 확인이 필요하다.

– 혈액순환제나 혈전용해제를 복용하는 환자의 경우 스케일링 후에 출혈이 있을 때 지혈이 지연되는 경우가 있으므로 진료실에 잘 전달하여 스케일링을 너무 깊게 진행하지 않도록 한다.

- **소요시간**

– 20–30분 내외

– 치석이 많거나 잇몸상태가 좋지 않은 경우, 환자의 협조도가 좋지 않은 경우, 혹은 환자가 힘들어 하는 경우에는 시간이 더 소요될 수 있다. 불가피한 경우 상악 또는 하악만 하기도 하고, 일부 치아만 진행하기도 한다(부분 스케일링).

6) 치료 순서

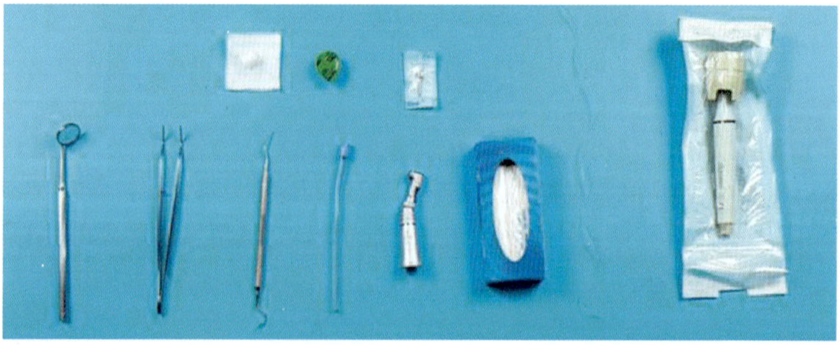

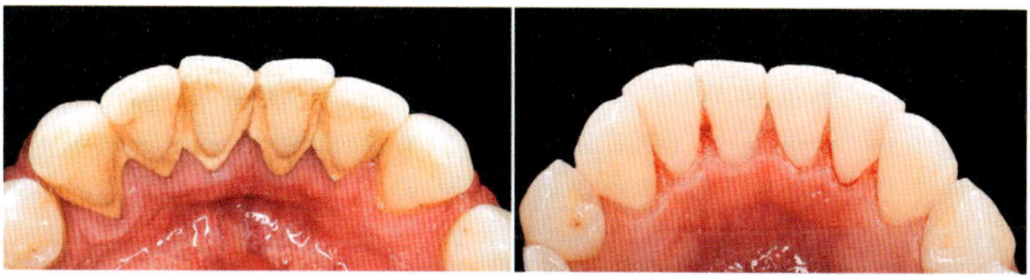

가글마취(가글바취제가 구비되어 있는 경우) → 스케일링 → 스테인(착색) 제거 → 치면 연마* → 소독 → TBI 교육(칫솔질 교육)

7) 치료 후 주의사항

- "일시적으로 치아가 시리거나 잇몸이 예민해질 수 있으므로 너무 차거나 뜨거운 음식과 맵고 짠 자극적인 음식은 1주일 정도 피해주시는 것이 좋습니다. 치석이 부착되었던 정도에 따라 불편감이 1–4주간 지속될 수 있으나 이후에도 계속된다면 전화 주시고 방문해 주세요."
- "치석을 제거하고 나면 염증으로 인해 부었던 잇몸이 가라앉으면서 치아 사이에 공간이 생길 수 있어요."
- "피가 조금 날 수 있으나 뱉지 마시고 삼키셔야 지혈이 돼요. 만약 2일 이상 계속될 경우 병원으로 내원해 주세요."
- "1–2주 후 2차 스케일링이나 잇몸치료를 권유 드린 경우 꼭 내원해 주셔야 잇몸 건강을 지킬 수 있습니다."
- "스케일링과 잇몸치료를 받으시는 것도 중요하지만 평소에도 양치질이나 구강관리용품(치실, 치간칫솔)을 활용해서 깨끗이 하시는 것이 더 중요합니다. 조금만 관리에 소홀하시면 잇몸에 염증이 다시 생기고 잇몸치료까지 받아야 하는 상황이

기초 치과 용어*

* **치면 연마(Tooth polishing)**
치석 및 착색을 제거한 후 거칠어진 치아면을 매끈하게 하고 심미적인 효과를 얻기 위한 술식

생길 수 있어요."

- "양치질을 잘 하셔도 칫솔이 잘 닿지 않거나 관리가 미흡한 부분에는 치석이 생길 수 있으니 정기적으로 치과에 오셔서 검진과 스케일링을 받으셔야 합니다."

참고

치주치료 보험 적용 특징

- 대부분 1/3악당 산정한다(단, 치관확장술은 1치당 산정).

87654	321123	45678
87654	321123	45678

- 동일 부위에 상위진료와 하위진료를 동시 시행하면 상위진료만 산정한다.
  (치근활택술 + 치주소파술을 동일 부위에 동시 시행하는 경우 치주소파술만 산정)
- 대부분 Bur는 인정이 안 되나 봉합사는 재료대신고 후 산정 가능하다.
- 재시행 산정기준에 따라 상위진료를 시행한 부위에 하위진료를 시행하게 되면 치주치료 후 처치(가), 또는 치주치료 후 처치(나-치주수술 후)로 산정한다.
- 치석제거, 치근활택술, 치주소파술 후 처치는 치주치료 후 처치(가)로 산정한다.
- 치은절제술, 치은박리소파술 등의 치주수술 후 처치는 치주치료 후 처치(나-치주수술 후)로 산정한다.

8) 차팅 및 보험 청구

① 치석제거(가) 1/3악당

스케일러를 이용하여 치석을 제거하는 처치. 부분 치석제거나 치주치료 전처치로 치석제거를 시행할 경우 치석제거(가)로 산정한다.

차트 예시	진료일	치아번호	처치내역
	6/7	7- | -7 7- | -7	**C.C 양치할 때 피가 나요.** Dx. 만성 치주염 치주치료 위한 전악 치석제거(부종, 출혈, 치은 연상 치석제거) TBI 시행, 주의사항 설명 N) 잇몸상태 보고 치료부위 결정 Dr.이

상병명	*** 치주치료 위한 치석제거 시** [K05.30 만성 단순 치주염] [K05.31 만성 복합 치주염]을 주로 사용한다. *** 부분 치석제거 시** [K05.1- 치은염] [K05.2- 급성 치주염] [K05.3- 만성 치주염] 중에서 적절한 상병을 선택한다.
순서	① 진료일자를 확인한다. ② 초진인지 재진인지 확인한다. ③ 치아번호를 선택한다. ④ (부분)치석제거를 클릭하고 상병명을 적용한다. ⑤ 내역설명에 [치주치료예정 또는 염증으로 인한 부분 치석제거 시행]이라고 적는다.

청구화면

〈덴트웹 프로그램 버튼과 입력된 화면〉

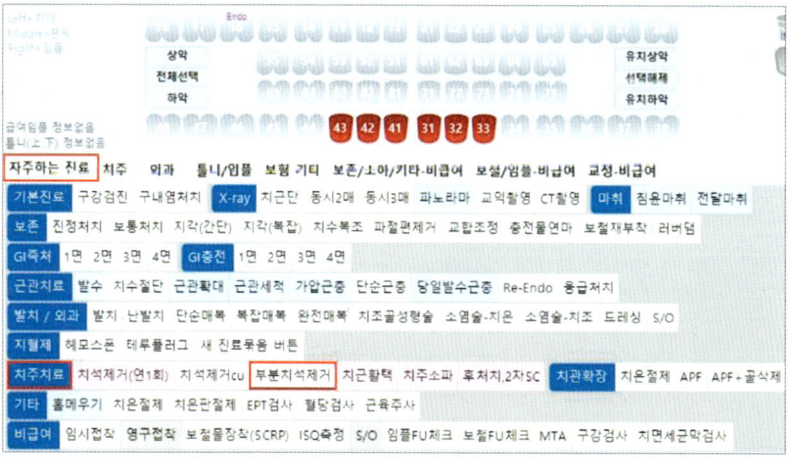

#33~43 부분 치석제거 새 처치 추가

구분	진료항목	회	금액
행위	치석제거[1/3악당]	1	7,700

* 자주하는 진료 → 치주치료 → 부분 치석제거

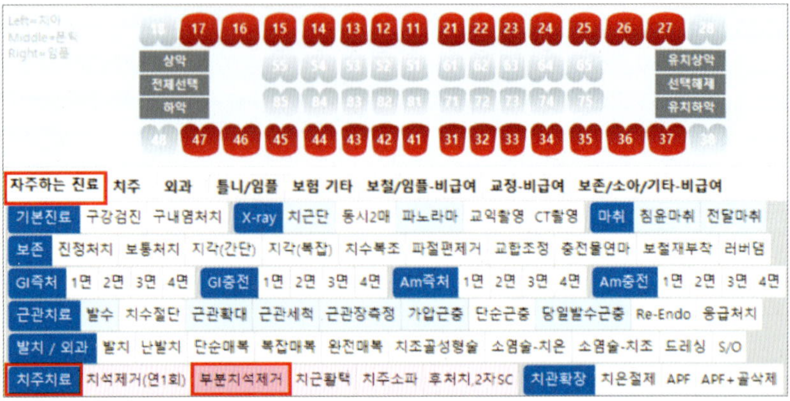

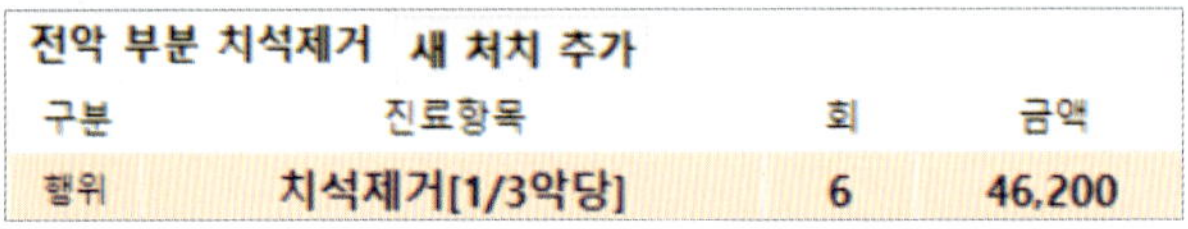

전악 부분 치석제거 새 처치 추가

구분	진료항목	회	금액
행위	치석제거[1/3악당]	6	46,200

* 참고: 치석제거를 시행한 치아를 선택하고 부분 치석제거를 누르면 된다. 위와 같은 경우에는 전악을 선택하고 부분 치석제거를 누르면 전악 치석제거로 입력이 된다.

〈두번에 프로그램 버튼과 입력된 화면〉

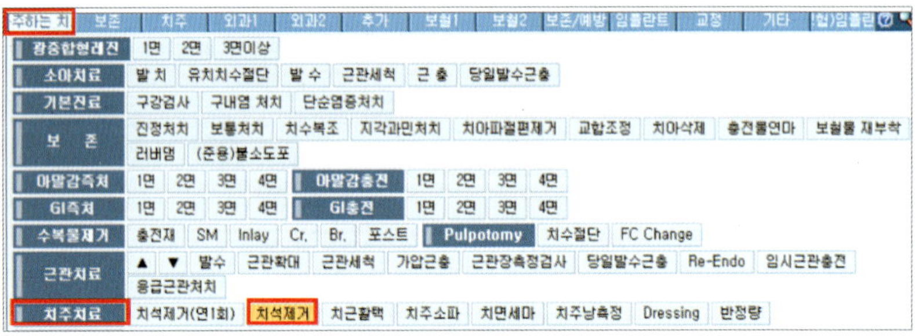

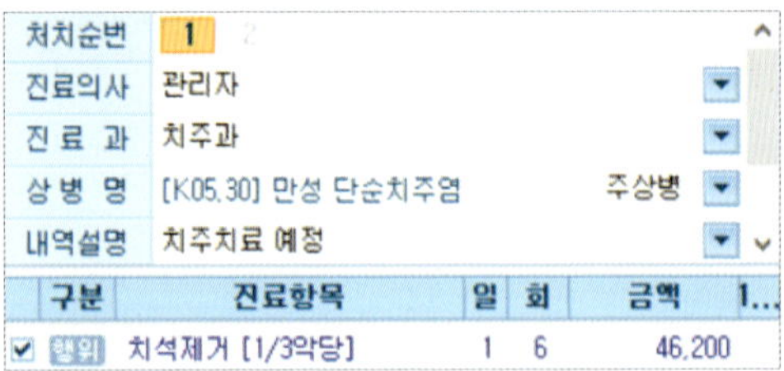

처치순번	1
진료의사	관리자
진 료 과	치주과
상 병 명	[K05.30] 만성 단순치주염 주상병
내역설명	치주치료 예정

구분	진료항목	일	회	금액
행위	치석제거 [1/3악당]	1	6	46,200

* 자주하는 치료 → 치주치료 → 치석제거

알아두면 쓸모 있는 산정기준

치석제거(가) 산정기준

- 부분 치석제거를 시행한 경우에도 산정할 수 있다.
- 치주치료(치근활택술, 치주소파술, 치은박리소파술 등)가 예정된 환자에게 시행할 경우 전악에 시행하는 것이 원칙이다.
- 치석제거를 시행한 1/3악 내에서 전치부 6전치 중 3개 이하, 구치부 2개 이하의 치아에만 시행했다면 치석제거 비용의 50%만 산정한다.
- 후처치(Dressing, Re-scaling 등)는 치주치료 후 처치(가)로 산정한다.

치석제거(가) 산정 시 주의사항

- 치주치료 목적으로 전악 치석제거를 시행하였으나 환자 사정으로 치주치료가 이어지지 않은 경우에는 내역설명을 반드시 작성해야 한다(동월에 치주치료가 이어지는 경우에는 내역설명을 작성하지 않아도 조정되지 않으나 치석제거 시행한 다음 달에 치주치료를 할 예정이라면 내역설명을 작성해야 한다. 만약 작성하지 않고 동월에 치주치료가 시행되지 않았다면 치석제거가 조정된다).
- 예방 목적으로 시행하는 경우에는 비급여로 산정한다.

치석제거 동일 부위 재시행 기준

- 3개월 이내: 치주치료 후 처치(가)
- 3개월 초과–6개월 이내: 치석제거 50%
- 6개월 초과: 100%

② 치석제거(나) 구강당 = 연 1회 치석제거

후속 치주치료 없이 치석제거만으로 치료가 종결되는 경우에 시행하는 처치

차트 예시	진료일	치아번호	처치내역
	6/7	7– | –7 7– | –7	**C.C 잇몸이 부었다 가라앉았다 해요.** Dx. 만성 치은염 연 1회 전악 치석제거(부종, 출혈, 하악 전치부 치석 많음) TBI 시행, 주의사항 설명 N) 불편하면 오시기로 Dr.이
상병명	[K05.10 만성 단순 변연부 치은염] [K05.30 만성 단순 치주염]을 주로 사용한다.		

순서	① 진료일자를 확인한다. ② 초진인지 재진인지 확인한다. ③ 치아번호를 선택한다. ④ 연 1회 치석제거를 클릭하고 상병명을 적용한다.

청구화면

〈덴트웹 프로그램 버튼과 입력된 화면〉

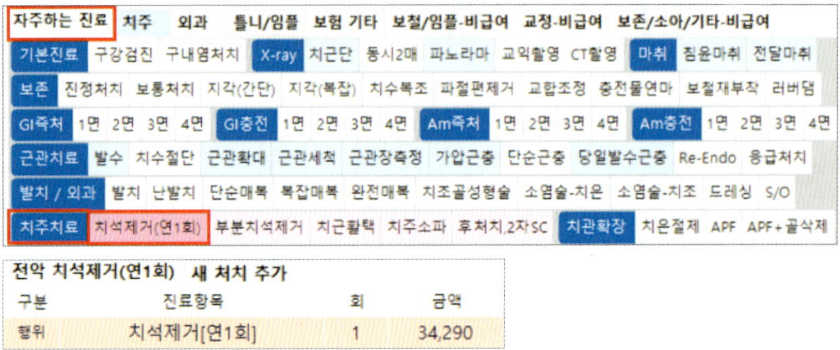

* 자주하는 진료 → 치주치료 → 치석제거(연 1회)

〈두번에 프로그램 버튼과 입력된 화면〉

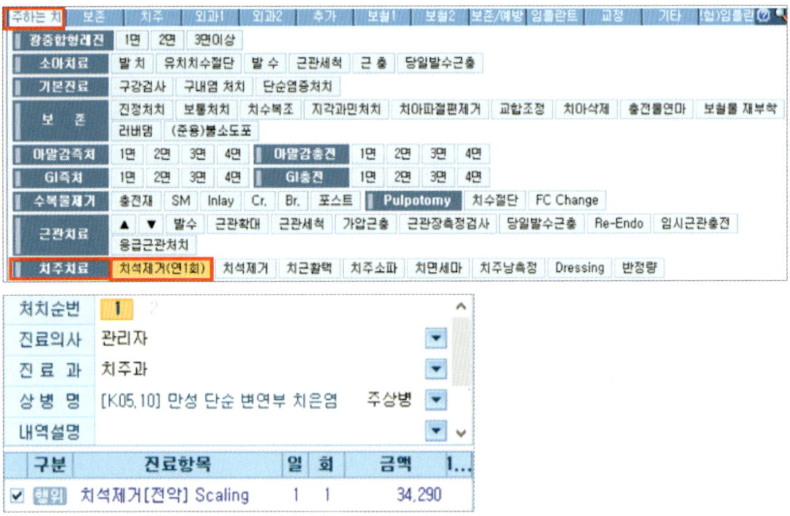

* 자주하는 치료 → 치주치료 → 치석제거(연 1회)

알아두면 쓸모 있는 산정기준

치석제거(나) 산정기준

만 19세 이상, 후속 처치 없이 치석제거만으로 치주치료가 종료되는 경우 산정한다.

치석제거(나) 산정 시 주의사항

- 예방 목적, 구취제거 목적, 착색제거 목적으로 치석제거를 시행하거나 정기적인 치석제거인 경우에는 비급여로 산정한다.
- 진료기록부에 잇몸에 염증상태에 대한 기록을 해야 한다.
- 중복급여 방지를 위하여 연 1회 치석제거를 공단에 조회 및 등록 후 시술하도록 한다.

신청 및 취소방법

〈조회 및 신청〉

덴트웹 프로그램 예시

환자정보창 공단버튼 클릭 → 만 19세 이상 치석제거 조회/등록 버튼 클릭 → 치석제거 조회/등록완료

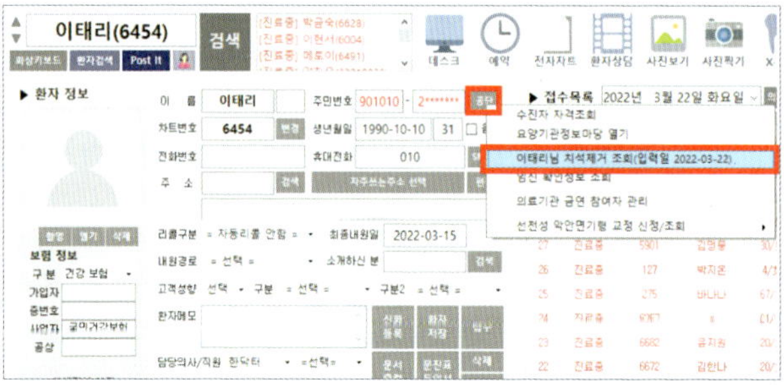

요양기관정보마당 홈페이지 등록 예시

건강보험환자의 경우/치과치료 → 치석제거 조회등록

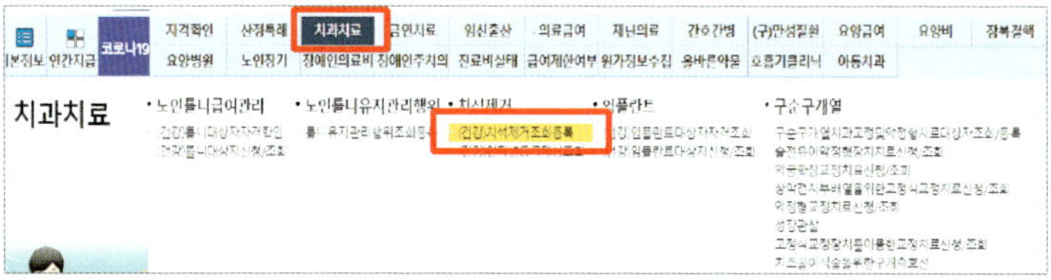

의료급여환자의 경우에는 의료급여 → 치석제거 조회등록으로 조회 및 신청이 가능하다.

〈연 1회 치석제거 시행한 당일 등록 취소하는 방법〉

치석제거 등록신청방법과 동일하게 환자정보창 공단 버튼 클릭 → 만 19세 이상 치석제거 조회/등록 버튼 클릭 → 치석조회/등록창 열어서 상세 버튼을 클릭한다.

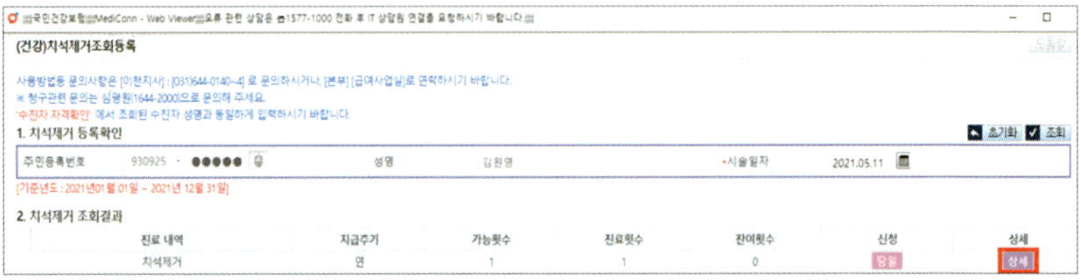

상세 버튼을 누르면 삭제할 수 있는 창이 뜨는데 삭제 버튼을 누르면 치석제거 등록 취소가 완료된다.

〈연 1회 치석제거 시행한 당일이 지난 후 등록 취소하는 방법〉

치석제거 등록 취소 신청서를 작성하여 건강보험환자는 국민건강보험공단 해당 지사, 의료급여 환자의 경우 해당 시 · 군 · 구청에 취소 신청서를 우편 · 팩스 · 방문 등의 방법으로 신청할 수 있다.

치석제거 취소 신청서는 프로그램에 따라 프로그램 자체에서 출력할 수 있다. 프로그램 자체에서 출력이 어려운 경우에는 요양기관정보마당 서식자료실에서 출력할 수 있다.

〈덴트웹 프로그램 치석제거 취소 신청서 출력방법〉

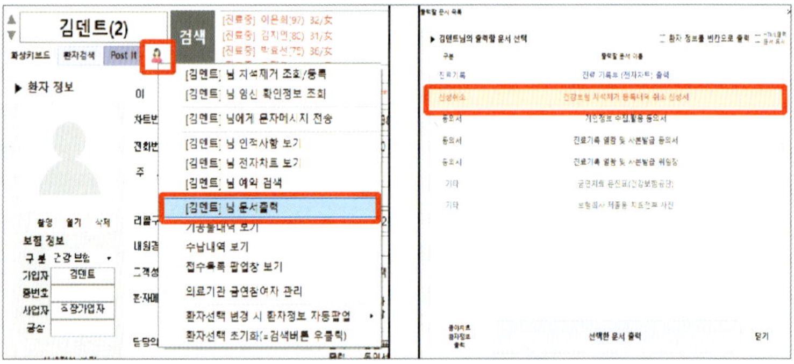

[Post it] 버튼 옆에 있는 그림버튼을 누르면 왼쪽과 같은 화면이 뜬다. 그중에서 [문서출력] 버튼을 누른 후 [건강보험 치석제거 등록내역 취소 신청서] 버튼을 누른다.

아래와 같은 양식의 취소 신청서 화면이 뜨면, 날짜와 내용을 확인한 후 인쇄를 한다.

[서식 2]

건강보험 치석제거
등록내역 취소 신청서

※ 아래 유의사항 및 작성방법을 참고하여 작성해 주시기 바랍니다.

① 등록 내역	시술정보	급여항목 치석제거	시술일자
	수진자 정보	성명 김덴트	주민등록번호 671101-2000000
	요양기관 정보	요양기관기호 11111111	요양기관명 덴트웰치과의원
② 취소	청구여부	□ 청구안함 □ 청구	
	취소사유		

위와 같이 건강보험 치석제거 등록내역 취소를 신청합니다.

2021년 12월 30일

신청기관

요양기관명(기호) : 덴트웰치과의원 (11111111) (직인)

전화 :

담당의사(면허번호) : 한닥터 (11111) (서명 또는 인)

국민건강보험공단 이사장 귀하

유의사항

1. 치석제거를 등록한 요양기관에서만 신청이 가능합니다.
2. 반드시 요양기관 직인 및 치과의사의 서명이 있어야 합니다.
3. 요양급여비용 청구 요양기관은 자진환수(심사평가원에 신청) 후 내역 삭제 요함.

작성방법

① : 등록된 '치석제거' 내용을 기재합니다.
- 수진자의 성명을 한글로 기재하고, 건강보험증에 기재된 주민등록번호를 기재합니다.
- 외국인(재외국민)은 외국인 및 재외국민 등록번호를 기재합니다.

② : 등록내역을 취소하고자 하는 사유를 구체적으로 기재합니다.

프로그램상에서 취소 신청서 발급이 어렵다면 '요양기관정보마당' 게시판에서 아래와 같은 형식의 취소 신청서를 다운로드하여 사용한다.

[서식1]

건강보험 치석제거
등록내역 취소 신청서

※ 아래 유의사항 및 작성방법을 참고하여 작성해 주시기 바랍니다.

① 등록내역	시술정보	급여항목 치석제거	시술일자
	수진자 정보	성명	주민등록번호
	요양기관 정보	요양기관기호	요양기관명
②취소	요양급여비용 청구여부	□ 청구안함	□ 청구
	취소사유		

위와 같이 건강보험 치석제거 등록내역 취소를 신청합니다.

년 월 일

신청기관	요양기관명(기호) : 전화 :	( ) ( )	(직인)
	담당의사(면허번호) :	( )	(서명 또는 인)

국민건강보험공단 이사장 귀하

유의사항

1. 치석제거를 등록한 요양기관에서만 신청이 가능합니다.
2. 반드시 요양기관 직인 및 치과의사의 서명이 있어야 합니다.
3. **요양급여비용 청구 요양기관은 자진환수(심사평가원에 신청) 후 내역 첨부 요함.**

작성방법

①: 등록된 '치석제거' 내용을 기재합니다.
- 수진자의 성명을 한글로 기재하고, 건강보험증에 기재된 주민등록번호를 기재합니다.
- 외국인(재외국민)은 외국인 및 재외국민 등록번호를 기재합니다.

②: 등록내역을 취소하고자 하는 사유를 구체적으로 기재합니다.

210mm × 297mm [일반용지(재활용품) 60g/㎡]

〈건강보험 치석제거 등록내역 취소 신청서〉

참고

취소사유는 '오청구로 인하여 취소 후 재등록 예정' 이라고 간단하게 작성해도 된다. 보통 3-7일 정도면 취소가 되는데 취소 여부는 연 1회 치석제거를 조회해보는 것으로 확인할 수 있다. 연 1회 치석제거를 다시 등록할 수 있도록 버튼이 뜬다면 취소가 된 것이다. 7일이 지나도록 취소가 되지 않았다면 해당 건강보험공단지사에 전화 문의를 해보아야 한다. 간혹 누락되어 처리가 되지 않았던 경우가 있었다.

사례 2월에 연 1회 치석제거를 청구했는데 3월 중순쯤 오셔서 치주치료를 시행하게 된 경우 2월 시행한 연 1회 치석제거를 취소하고 치주치석제거로 재청구해야 하는 경우가 생길 수 있다.

이런 경우에는 2월에 시행한 연 1회 치석제거에 대해 환수 요청을 하여 환수가 완료된 것을 확인하고 연 1회 치석제거 취소 신청서를 해당 지사에 팩스로 발송해야 한다. 이후 연 1회 치석제거 등록이 취소되면 해당 날짜에 치주 치석제거로 누락청구를 해야 한다.

9) 예약(팔로업)

① 1주일 내외

잇몸 하방에 치석이 남아 후속 치료가 필요한 경우 잇몸 부기가 가라앉은 일주일 정도 후에 재스케일링이나 잇몸치료를 진행한다.

② 3개월-1년

스케일링 주기는 특별한 잇몸질환이 없는 경우라면 6개월 혹은 1년에 한 번을 추천하나 잇몸이 좋지 않거나 치석이 잘 생기는 환자는 3-4개월에 한 번씩 받는 경우도 있다.

10) 결제 및 마무리 응대

① 비용

- **연 1회 스케일링(치석제거): 15,000-18,000원 내외**

  건강보험에 가입되어 있는 만 19세 이상인 경우 1월 1일부터 12월 31일까지 1년에 한 번 보험 적용을 받을 수 있다. 단, 엑스레이 촬영 또는 다른 치료와 함께 진행한 경우 비용이 추가될 수 있다.

* 치과의 규모에 따른 스케일링 금액은 치과의원급 16,000원 내외, 치과 병원급 20,000원 내외, 종합병원 내 치과의 경우 25,000원 내외, 상급종합병원 내 치과는 30,000원 내외로 치과의 규모가 커질수록 금액도 커진다.

- **치주 스케일링(치석제거): 20,000-22,000원 내외**
  - 잇몸 상태가 좋지 않아서 이후에 잇몸치료가 필요한 경우에 진행하는 스케일링을 치주 스케일링이라고 한다. 스케일링을 진행한 치아의 개수별로 보험금액이 발생되므로 청구 프로그램상에 치아번호를 정확하게 입력한 후 금액을 확인한다.
  - 일부 몇 개의 치아만 스케일링을 하는 경우에도 보험 적용이 가능하며, 만 19세 미만인 경우에는 연 1회 스케일링은 불가하지만 잇몸에 염증이 있는 경우 치주 스케일링 보험 적용이 가능하다. 단, 엑스레이 촬영 여부나 스케일링을 진행한 치아의 개수에 따라 비용이 달라질 수 있다.

- **비급여 스케일링: 5–10만 원**
  - 개인위생을 위한 정기적인 스케일링
  - 연 1회 스케일링을 한 뒤 치주질환 없이 추가 스케일링을 원하는 경우 진행하거나 보험자격이 안되는 일반 환자의 경우 비보험 스케일링을 진행한다. 스케일링 과정에 따라, 치과마다 비용이 다르다.

② 마무리 응대

1–2주 후 2차 스케일링이나 잇몸치료를 권유한 경우 꼭 내원해야 함을 설명한다.

- **2차 스케일링이 필요한 경우**

  "치석이 잇몸 안쪽까지 있어서 오늘 잇몸 윗부분 치석제거하고 잇몸이 가라앉으면 안쪽까지 한 번 더 깨끗하게 해드리려고 해요. 아직 스케일링이 더 필요한 부위가 있으니까 꼭 내원해 주세요."

- **잇몸치료가 필요한 경우**

  "스케일링을 한 후에는 잇몸 위쪽에 보이는 치석은 모두 제거해서 깨끗해 보일 수 있지만 잇몸 깊이까지 치석과 염증이 남아있어 마취를 하고 잇몸치료를 받으셔야 해요. 잇몸치료는 마취를 한 상태에서 닿지 않는 더 깊은 곳의 염증과 치석을 수기구를 이용해 꼼꼼히 제거하는 것을 말합니다. 구역을 나눠서 부분적으로 3–4번에 걸쳐 진행합니다."

FAQ

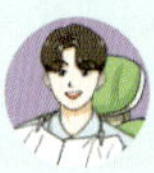

Q1
스케일링 보험 적용이 되나요?

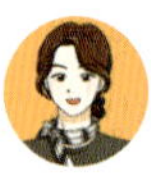

1년에 1번 할 수 있는 연 1회 스케일링을 올해에 아직 받지 않으신 경우 보험이 가능하며 잇몸병이 있어 잇몸치료가 필요한 경우에도 보험 적용이 가능해요. 이런 경우가 아니라면 비보험으로 스케일링을 진행해야 할 수 있어요.

Q2
스케일링이 많이 아픈가요?

치석의 양이 많지 않고, 잇몸이 건강한 상태라면 통증이 적거나 없을 수 있지만, 치석의 양이 많거나 잇몸에 염증이 심한 상태라면 시리거나 통증을 느끼실 수도 있어요. 오랜만에 받으시면 더 불편하다고 하시는 경우가 많아요. 그래서 정기적으로 받으시는 것을 권해드려요.

Q3
스케일링하고 나면 치아 사이가 벌어지는 것 같아요.

건강한 잇몸은 바로 밑에 잇몸뼈가 있어요. 그런데 잇몸이 좋지 않은 경우에는 잇몸뼈는 녹았는데 그 위로 염증으로 부은 잇몸이 자리 잡아서 겉으로 괜찮아 보이는 경우도 있어요. 그런 경우 잇몸치료를 받게 되면 부은 잇몸이 녹은 잇몸뼈까지 가라앉아서 벌어져 보이는 거예요. 벌어지는 게 싫어서 스케일링을 안 받겠냐고 하시는 분도 계신데 그렇게 방치하면 잇몸뼈는 계속 녹아서 나중에는 이를 빼게 되는 일이 생겨요.
제일 좋은 것은 치주염으로 잇몸이 많이 내려가기 전에 미리미리 관리하고 치료받으시는 거고요. 이미 잇몸이 내려가고 치아 사이가 벌어져 보인다면 더 심해지지 않게 치료를 받는 게 좋아요.
　한 번 내려간 잇몸은 다시 회복되지 않기 때문에 걱정이 되시는 만큼 주기적으로 스케일링을 받는 것을 권유드려요.

Q4
스케일링 후에 치아가 흔들리는 것 같아요.

잇몸 상태가 많이 나쁘지 않은 경우엔 치아 사이사이를 메우고 있던 치석을 제거하면서 흔들린다고 느끼실 수 있는데, 이미 만성적으로 치주병이 진행되고 있어 잇몸뼈가 많이 녹아 있었던 경우엔 치아를 잡고 있던 치석을 제거하게 되면 흔들리는 증상이 더 심하게 나타날 수 있어요. 그렇다고 치석을 방치해두면 잇몸뼈가 더 많이 상하게 되어 이를 빼야 하는 경우도 발생할 수 있으니 방치하지 마시고 잇몸치료를 받으시는 게 좋아요.

Q5

스케일링하면 치아가 더 시린 것 같아요.

예를 들어 입고 있던 외투를 벗으면 몸이 추운 것을 느끼는 것처럼, 치아뿌리 부분을 덮고 있던 치석을 제거하면 온도에 예민한 치아뿌리 부분이 노출되면서 시린 증상이 나타날 수 있어요. 시린 증상은 시간이 지나면서 서서히 괜찮아지지만 스케일링 한 직후에는 차가운 음식에는 민감할 수 있으니 주의해 주세요. 짧게는 2-3일, 길게는 2-4주 정도까지 느끼실 수 있어요. 그 이상 시린 증상이 지속되면 치아의 다른 문제점 때문일 수 있으니 치과에 오셔서 정밀검사를 받아 보시는 것을 추천드려요.

Q6

스케일링할 때 가글마취를 한다고 하던데 가글마취는 무엇인가요? 가글마취하면 스케일링할 때 아프지 않은가요?

가글마취는 액체로 된 표면마취제로 마취제를 머금고 있으면 점막 표면에 마취제가 작용하여 얼얼한 느낌이 들게 돼요. 가글마취는 연조직에 작용하는 표면마취제이기 때문에 잇몸 부분의 느낌은 둔한 느낌이 들 수 있지만 경조직(치아)에는 마취가 되지 않아 시린 증상은 있을 수 있습니다.

Q7

스케일링을 받고 이를 닦을 때 피가 나는데 왜 그런 건가요?

염증이 심한 경우에는 피가 날 수 있어요. 스케일링 후 1-2일 정도는 칫솔질을 할 때마다 피가 날 수 있는데 그럴수록 칫솔질을 더욱 깨끗하게 해주시고, 치아 사이는 치실이나 치간칫솔 등의 구강 보조용품을 사용해 주시면 좋아요. 관리가 잘 되어 잇몸이 건강해지면 다음 스케일링을 진행하실 때 훨씬 피도 덜 나고 통증도 줄어들 거예요.

Q8
비염이 있다 보니 스케일링을 할 때 물 나오는 것 때문에 힘들어요. 혹시 물이 안 나오는 스케일링도 있나요?

수기구로 치석을 제거하게 되면 물이 나오지는 않지만 시간이 많이 소요되고 여러 번에 나누어 진행하게 되는 경우가 많아요. 목에 물이 고이는 것을 참기 힘들어하시는 경우에는 스케일러의 물 나오는 양을 조절하는 등의 방법도 있으니 스케일링을 진행하게 되었을 때 참고해달라고 제가 메모 남겨드릴게요.

Q9
임신 중인데 스케일링을 해도 되나요?

임신 중이라도 꼭 필요한 경우라면 할 수 있지만 되도록 안정기인 중기에 받는 것이 좋아요. 지금 다니시는 산부인과 담당의 선생님과 상의 후에 결정하시는 것을 추천드려요.

Q10
스케일링을 한 지 얼마 안된 것 같은데 치석이 또 생길 수도 있나요?

치석은 며칠 만에도 생길 수 있기 때문에 해당 부위에 칫솔모가 잘 닿지 않아서 생겼을 가능성이 높아요. 진료실에서 스케일링을 받은 후에 치석이 잘 생기는 부위를 어떻게 칫솔질을 하면 좋을지 문의하시면 잘 알려주실 거예요.

③ 치주치료

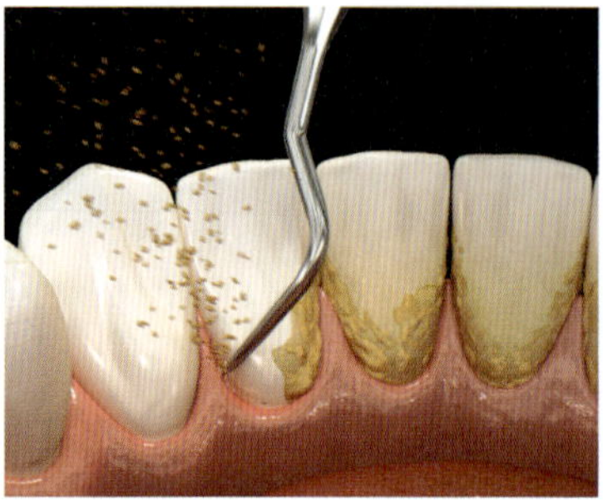
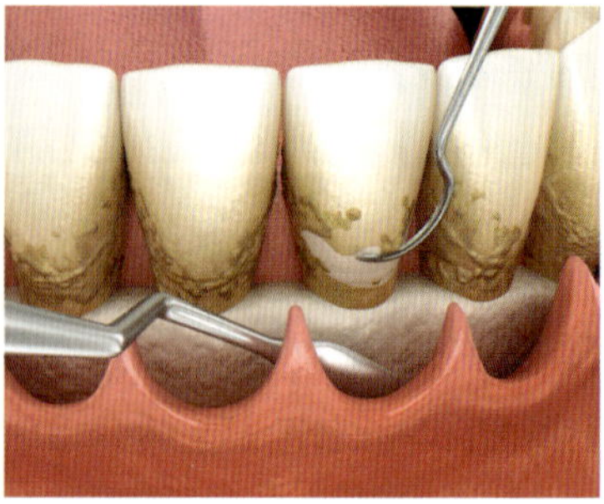

1) 개념

잇몸주머니 안까지 치석과 염증이 있는 경우 잇몸 위쪽으로 보이는 부분의 치석은 스케일링을 통해 제거하고 부분적으로 마취를 진행하여 별도의 수기구로 잇몸주머니 안쪽의 치석과 염증조직을 긁어 제거하는 술식이다. 잇몸치료라고 부르기도 한다.

① 치주치료 시 진행순서

스케일링(SC, Scaling) → 치근활택술(RP, Root planing) → 치주소파술(CU, Curettage) → 치은박리소파술(Flap op) → 정기적 스케일링, 검진

★ 선배의 Tips!

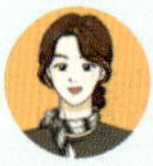

잇몸 상태에 따라 치석제거만 진행하기도 하고 치근활택술, 또는 치주소파술까지 진행하기도 하며 심한 치주염인 경우 치은박리소파술을 진행하기도 합니다. 위의 진행순서가 모든 환자에게 일률적으로 적용되는 것은 아니며, 의사의 진단에 따라 달라집니다.

② 치주치료의 종류

- **치근활택술(Root planing)**
  - 치근 부위의 치석이나 염증을 제거하고 건강한 치주조직의 재생을 위해 치근면을 매끈하게 만들어 주는 술식
  - 마취는 필요한 경우에 선택적으로 진행한다.

- **치주소파술(Curettage)**
  - 치주낭(잇몸주머니) 내면과 치조골(잇몸뼈) 부위에 있는 치석이나 염증을 기구로 긁어내어 건강한 잇몸으로의 회복을 기대하는 술식
  - 통증의 감소를 위해 마취 후 진행한다.

- **치은박리소파술(Flap op, Flap operation)**
  - 기구 접근이 어려운 잇몸 속 깊은 부위에까지 염증과 치석이 있는 경우, 잇몸을 절개하고 열어서 치아와 치근을 노출시킨 후 치석과 염증을 눈으로 직접 보면서 깨끗하게 제거하고 치조골의 모양을 매끈하게 다듬은 다음, 봉합하는 술식
  - 통증의 감소를 위해 마취 후 진행한다.

2) 적응증

치주병(잇몸병, 풍치, 치주질환)이 있는 경우 치주치료를 진행한다.

① 치주병이 진행되는 과정

치태, 치석, 전신질환 등의 여러 가지 원인으로 잇몸뼈가 녹아서 내려가면 잇몸의 주머니(치주낭)가 깊어지게 되고, 깊은 주머니 속으로 더 많은 치석과, 음식물 찌꺼기 등이 쌓이게 되면서 잇몸에 염증이 생기게 되고, 염증으로 인해 출혈 및 통증이 발생되며, 잇몸뼈는 더 많이 녹게 된다. 지속적으로 잇몸뼈가 녹는 경우 치아를 단단히 잡아주지 못해 결국 치아가 흔들리는 '치주병(풍치)'으로 진행된다.

② 치주병의 원인

- **전신적인 원인**

  당뇨병, 임신, 전신질환 등

- **국소적인 원인**

  치태, 치석, 불량 보철물, 부정교합 등

- **치주병의 증상**
    - 염증으로 인해 잇몸이 빨갛게 발적이 되며 붓고 피가 난다.
    - 치주낭(잇몸주머니)이 생긴다.
    - 치주낭에서 고름(농)이 나온다.
    - 잇몸뼈와 잇몸이 내려간다(치조골 흡수, 치은 퇴축).
    - 치아가 흔들림(동요), 병적인 이동
    - 입냄새(구취)의 증가
    - 찬물에 시리고 치아 사이에 음식물이 낀다(Food impaction).

- **치주병의 특성**
    - 비가역적인 질환으로 한번 파괴된 잇몸과 뼈는 재생이 되지 않기에 조기 치료가 중요하다.
    - 충치와 달리 모든 치아에 동시에 발생하다 보니 전체적인 치아의 치주치료가 필요할 수 있다.
    - 만성 질환이므로 초기에는 통증이 없어 아프지 않아도 미리 치료해야 더 나빠지는 것을 막을 수 있다.
    - 치료를 늦게 받을수록 치료 예후가 좋지 않을 가능성이 크다.
    - 치아를 발치하게 되는 대표적 원인이다.
    - 재발이 잘 되며 평생 치료를 받아야 한다.

3) 치료 목적

- 치주(잇몸)병의 증상을 예방하고 개선하며 잇몸 건강을 유지할 수 있게 한다.
- 치주조직에 생기는 염증과 감염으로 인한 농양, 골 파괴 등의 질병을 치료한다.
- 환자 스스로 유지 관리할 수 있는 상태를 만들어 준다.

4) 금기증

- 심한 지각과민 환자: 시린 증상이 더 심해질 수 있어 주의한다.
- 급성 치주염 환자: 염증이 심한 경우 마취가 잘 안될 수 있기 때문에 먼저 약(소염

제 등)을 복용한 뒤 염증 증상이 가라앉으면 진행한다.

- 구강관리가 전혀 안 되는 환자: 양치질이 잘 안 되는 경우 양치질 교육을 통해 습관 교정을 동반하며 치주치료를 진행한다.

5) 접수 및 술전 설명

- 소요시간

20–30분. 마취 시간을 포함하여 보통 30분 내외의 시간이 걸리지만 잇몸 하방에 치석과 염증이 많다면 더 오래 걸릴 수 있다.

- 내원 횟수: 2–4회(치과마다 내원 횟수가 다르다)
  - 4분의 1악당으로 나눠서 1번 내원 시 10–40번대를 각각 치료하며 4번 내원한다.
  - 6분의 1악당으로 나눠서 상·하악 우측 구치, 상·하악 전치, 상·하악 좌측 구치를 각각 치료하며 총 3번 내원한다.
  - 2분의 1악당으로 나눠서 상·하악을 각각 치료하며 총 2번 내원한다.

6) 치료 순서

① 치근활택술(Root planing, RP)

[마취] → 프루빙* → RP (수기구로 치근을 매끈하게 함) → 소독

② 치주소파술(Curettage, CU)

마취 → 프루빙 → CU (수기구로 치주낭 내 염증 제거) → 소독

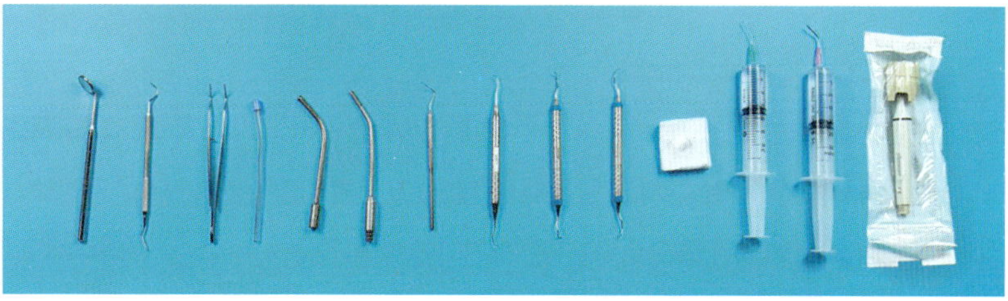

③ 치은박리소파술(Flap op)

마취 → 프루빙 → 잇몸 절개 → 박리(잇몸을 치조골에서 분리함) → RP/CU → [치조골(뼈) 이식*] → 봉합(치과용 실로 꿰맨다) → [치주포대(치주팩)* 부착 / 잠간고정술* / 교합조정*]

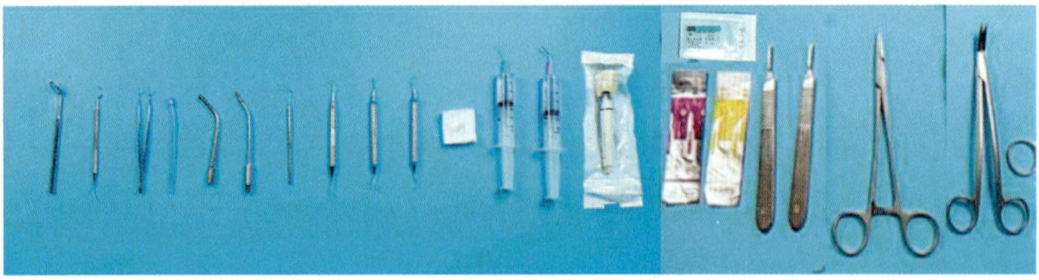

* [괄호] 안의 술식은 필요한 경우 진행하며 생략이 가능하다.

7) 치료 후 주의사항

① 치근활택술, 치주소파술

- "치료한 부위는 당분간 치료하기 전보다 불편하실 수 있어요. 치유의 과정이니 그럴 수 있다고 생각해 주시면 좋을 것 같아요. 그동안 주의사항 잘 지켜 주시고 관리해 주세요."
- "3–4일은 뜨겁거나 맵고 짠 자극적인 음식을 피해주세요."
- "최소 일주일 정도는 금연, 금주를 해주세요."
- "처방된 약은 모두 복용해 주세요."
- "치료부위를 손이나 혀로 만지지 말아주세요."
- "(피가 많이 나서 거즈를 덧댄 경우) 거즈를 덧대어 드렸으니 30분 후에 빼주시고, 피가 멈추지 않는다면 내원해 주세요."

② 치은박리소파술(치주수술)

- "수술한 부위는 당분간 치료하기 전보다 많이 불편하실 수 있어요. 힘드시겠지만 주의사항 잘 지켜 주시고 관리해 주세요. 그러면 점점 괜찮아지실 거예요."
- "1주일간 수술 부위 쪽으로 식사를 하거나 양치질을 하시는 것은 피해주세요."
- "뜨겁고 자극적인 음식을 피하고 1주일간 금연, 금주해 주세요."
- "오늘은 더운물로 목욕을 피하시고, 2일간 냉찜질을 해주세요."
- "심한 운동은 삼가고, 충분한 휴식을 취해주세요."

- "처방된 약은 지시에 따라 복용하고, 소독액으로 하루에 2회 30초 정도 소독해 주세요."

⋯› 계속

기초 치과 용어*

* 프루빙(Probing, 치주낭 측정검사)

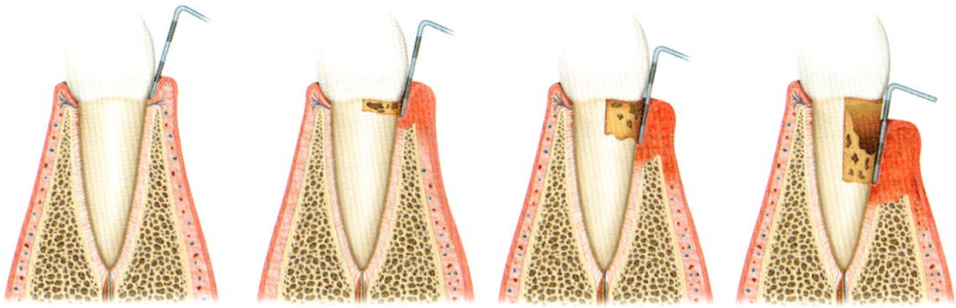

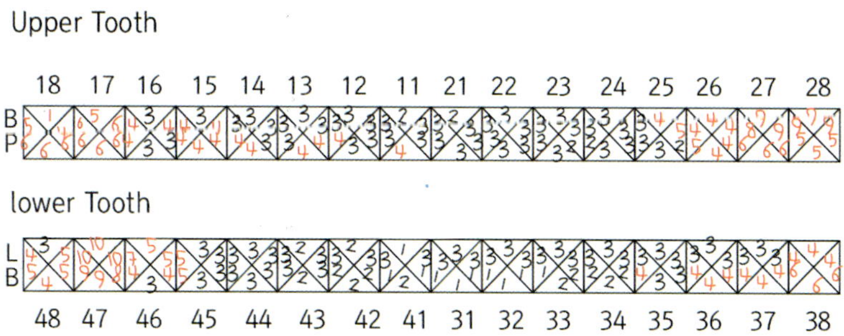

치주낭 측정검사 결과 기록표

- 탐침(프루브, Probe)이라는 기구를 잇몸에 넣어서 치주낭의 깊이를 측정하여 잇몸의 건강상태를 확인하는 검사. 측정한 깊이가 깊을수록 치주수술의 가능성이 높아진다.
- 깊이는 mm 단위로 차트에 기록해야 한다.

* 1단계: 3 mm이하 → 건강한 잇몸 → 스케일링 치료

* 2단계: 3-5 mm → 치은염 → 치근활택술 필요

* 3단계: 5-7 mm → 초기 치주염 → 치주소파술 필요

* 4단계: 7 mm 이상 → 중증 치주염 → 치은박리소파술 필요

기초 치과 용어*

* 치조골 이식(뼈이식, 잇몸뼈이식)

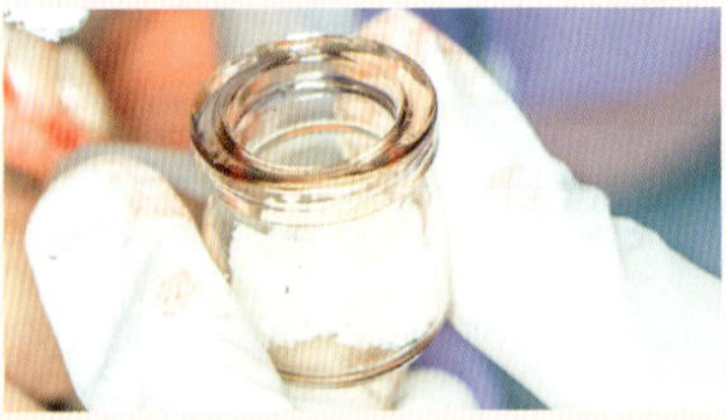

- 오랜 염증이나 잇몸병으로 잇몸뼈가 녹은 경우 그 자리에 환자 본인의 뼈나 인공뼈를 이식하여 잇몸뼈를 회복하는 술식
- 보통 치과임플란트 수술 시 인공치근(픽스쳐, 임플란트 뿌리)을 넣을 때 뼈가 부족할 경우 진행하며 치은박리소파술을 진행할 때에도 치아 주변 부위 잇몸뼈가 많이 녹은 경우 치조골 이식을 진행한다.

* 치주포대(코팩, 치주팩, Coe-pak, Periodontal pak)

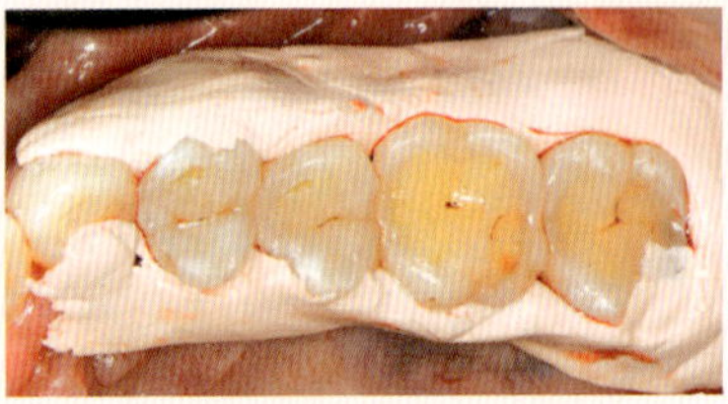

치주수술(치은박리소파술 등) 후 수술부위를 덮어주어 보호하는 껌 같은 분홍색 팩. 되도록 다음 내원 시까지 유지하는 것이 좋으나 완전히 떨어진 경우 버릴 수 있도록 하고, 일부분이 떨어져서 덜렁거리는 경우 손으로 억지로 뜯어내면 봉합사(벌어진 잇몸을 꿰매어 묶은 치과용 실)가 같이 뜯겨 나올 수 있기 때문에 치과에 내원할 수 있도록 안내한다.

* 잠간고정술(와이어 스플린팅)

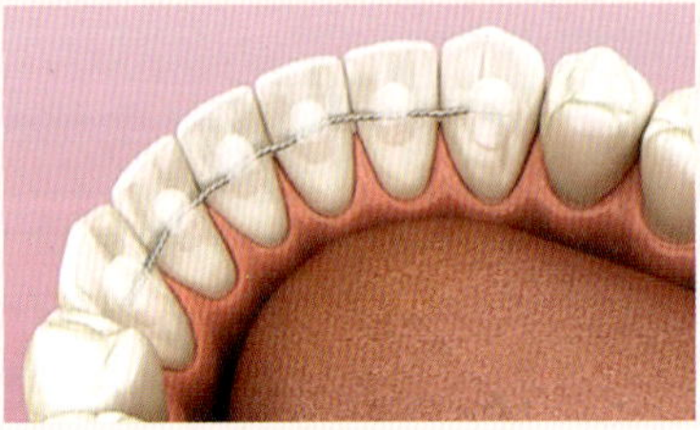

외상으로 치아가 빠졌거나 움직임이 있는 경우, 잇몸병으로 인해 치아에 움직임이 있는 경우 레진과 와이어(Wire, 치과용 철사) 혹은 레진을 사용하여 흔들리는 치아와 정상적인 옆 치아를 묶어서 임시로 고정해 주어 흔들림이 나아지는 것을 기대하며 지켜보는 술식이다. 일시적인 기간 동안만 진행하기 때문에 '잠간고정술'이라고 한다.

* 교합조정술

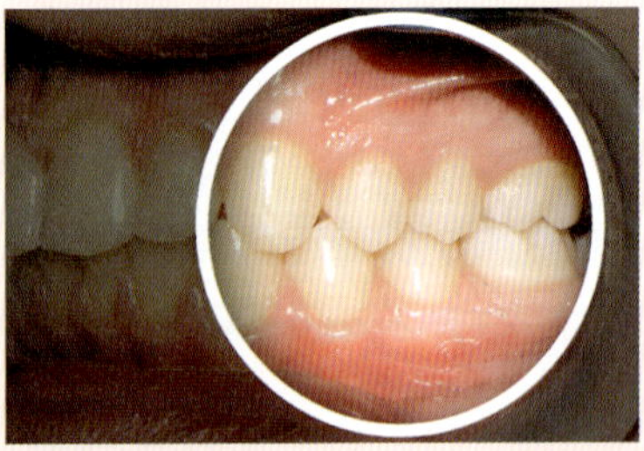

잇몸병이 생긴 경우 치아가 흔들리면서 정출(원래 위치보다 더 올라옴)되어 다른 치아보다 먼저 닿게 될 수 있는데 이럴 경우 닿는 치아를 선택적으로 조정해 주어(다듬어) 조기 접촉을 제거하고, 맞물림을 맞추는 술식이다.

- "수술 부위에 붙인 치주포대(치주팩)가 떨어지면 그대로 두고, 불편하다면 내원해 주세요."
- "(피가 많이 나서 거즈를 덧댄 경우) 거즈를 덧대어 드렸어요. 여기를 30분가량 손으로 눌러주세요."
- "소량의 출혈과 약간의 통증은 약 2일간 계속될 수 있으나 피가 계속 많이 나거나 지속적인 심한 동통이 있거나 수술 부위가 많이 붓는다면 내원해 주세요."
- "그 외 불편감이나 이상이 있으면 병원에 전화 문의 후 내원해 주세요."

8) 차팅 및 보험 청구

① 치주낭 측정검사(Probing)

차트 예시	진료일	치아번호	처치내역
	6/7	67	**C.C 잇몸이 부었어요.** Dx. 만성 치주염 치주낭 측정검사 시행 #36(M: 4, B: 5, D: 5) #37(M:6, L:5, D: 7) 전반적으로 치석침착 심함, 잇몸 부종, 종창. → 치주치료 권유: 다음 예약 때 치료 시작하시기로 N) 진익 치주 치석세서 Dr.이
상병명	[K05.– 치주염 관련 상병] 중에서 적절한 상병을 선택한다. 급성, 만성 상관없이 산정 가능하다.		
순서	① 진료일자를 확인한다. ② 초진인지 재진인지 확인한다. ③ 치아번호를 선택한다. ④ 치주낭 측정검사를 클릭하고 상병명을 적용한다.		

청구화면

〈덴트웹 프로그램 버튼과 입력된 화면〉

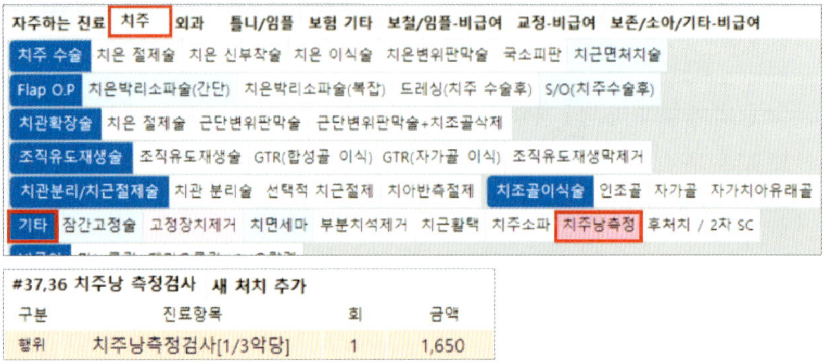

* 치주 → 기타 → 치주낭측정

〈두번에 프로그램 버튼과 입력된 화면〉

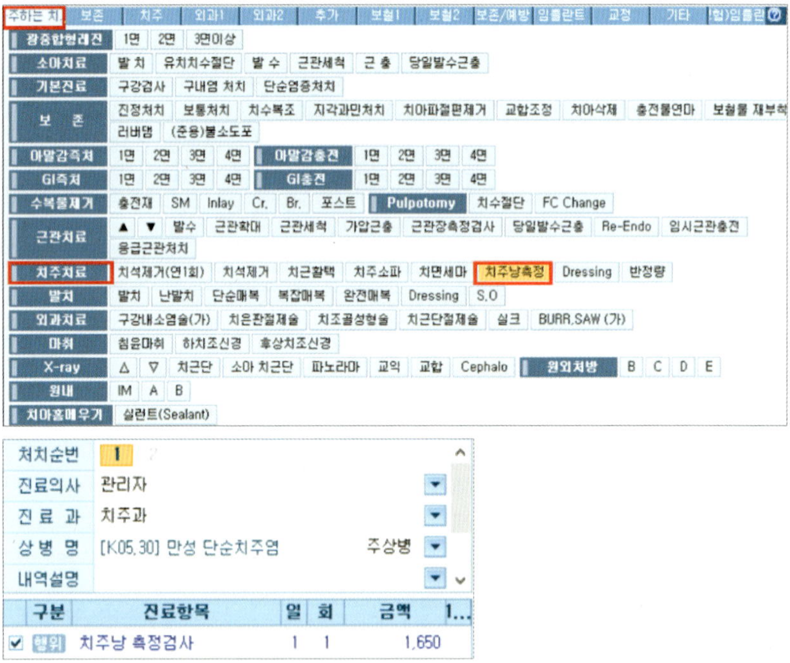

* 자주하는 치료 → 치주치료 → 치주낭측정

* 참고: 일반적으로 치주낭 측정검사와 함께 치료가 병행되나 알아보기 쉽게 하기 위하여 치주낭 측정검사만 기록, 청구함.

알아두면 쓸모 있는 산정기준

치주낭 측정검사 산정기준

- 1–2개 치아에 검사를 시행하더라도 1/3악 시행한 것과 같이 산정한다. 전악에 시행한 경우 6회로 산정한다.
- 검사 결과를 반드시 진료기록부에 기록해야 하며, 1치아당 최소 2면 이상의 결과를 기록하여야 한다. 치주낭 측정검사를 시행하였더라도 결과치를 기록하지 않았다면 산정할 수 없다.

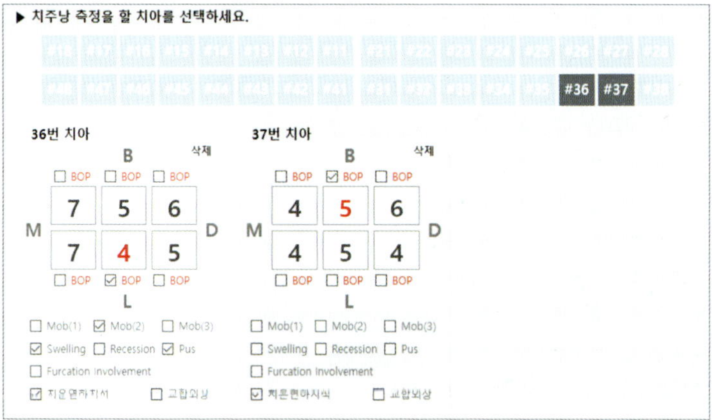

기초 치과 용어*

* **BOP (Bleeding On Probing):** Probe를 사용하여 치주낭 측정 시 출혈이 되는지 유무를 확인하는 측정법이다.
* **Mob (Mobility):** 치아의 동요도를 의미하며 위 이미지상 괄호 안의 숫자는 흔들림의 정도를 의미한다. 1도>2도>3도로 갈수록 흔들림이 심한 상태라고 판단할 수 있다.
* **Swelling:** 부어오른 것
* **Recession:** 치은이 퇴축된 상태
* **Pus:** 고름이 나오는지 여부
* **Furcation Involvement:** 치근분지부(치아뿌리 사이의 골)의 병변을 의미. 이 치근분지부가 드러난 경우에 체크한다.
* **치은연하치석(Subgingival calculus):** 잇몸 아래에 생긴 치석
* **교합외상(Trauma From Occlusion, TFO):** 이가 맞물리는 방식이 정상적인 힘으로 골고루 분산되지 않고 특정 부위에만 집중되어 힘이 가해서 외상을 일으키는 교합방식을 말한다.

② 치근활택술(Root planing = RP)

차트 예시	진료일	치아번호	처치내역
	6/7	┘67 (하악 우측)	C.C 잇몸에서 피가 나요. Dx. 만성 치주염 치근단 촬영 1매: 치은 연하 치석 존재, 수평적 골 소실 양상 치근활택술 시행 Under I/A. lido 1@ 출혈, 부종, 종창, 치은 연하 치석제거 N) drs Dr.이
상병명	[K05.– 치주염 관련 상병] 중에서 적절한 상병을 선택한다. 급성, 만성 상관없이 산정 가능하다.		
순서	① 진료일자를 확인한다. ② 초진인지 재진인지 확인한다. ③ 치아번호를 선택한다. ④ 치근활택술을 클릭하고 상병명을 적용한다.		

청구화면

〈덴트웹 프로그램 버튼과 입력된 화면〉

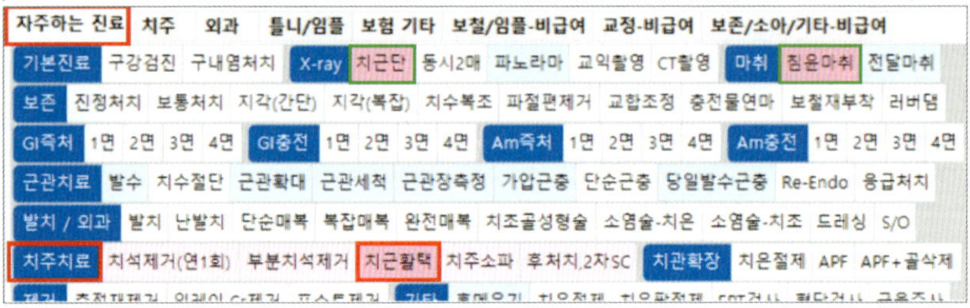

#37,36 치근활택술 새 처치 추가

구분	진료항목	회	금액
행위	치근활택술[1/3악당]	1	13,770
행위	치근단1매	1	3,680
행위	치과침윤마취(1/3악당)	1	1,450
약제	휴온스리도카인염산염수화물...	1	356
행위	외래환자 의약품관리료-1일분...	1	210

* 자주하는 진료 → 치주치료 → 치근활택

〈두번에 프로그램 버튼과 입력된 화면〉

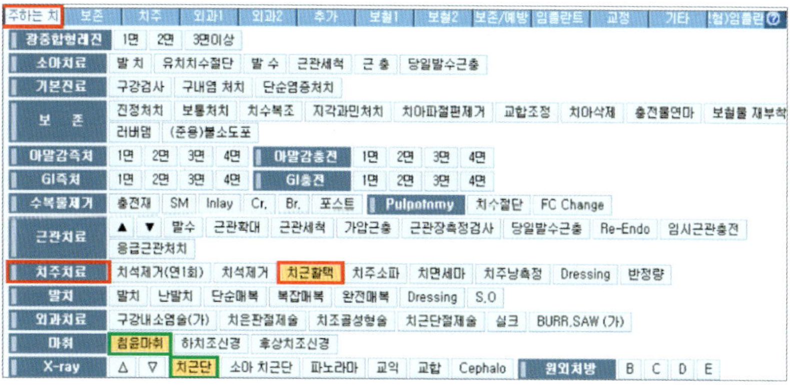

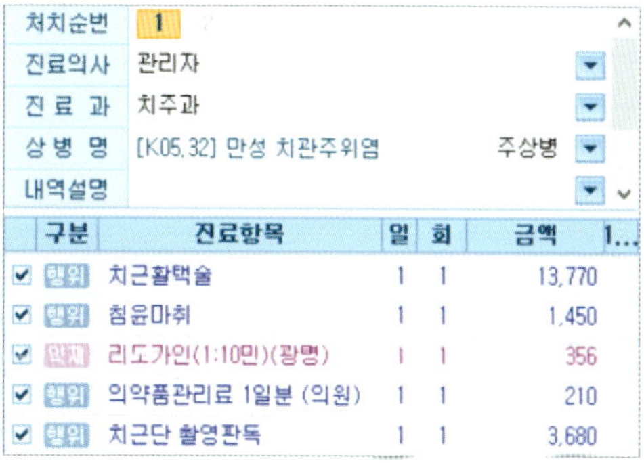

* 자주하는 치료 → 치주치료 → 치근활택

알아두면 쓸모 있는 산정기준

치근활택술 산정기준

- 전처치(치석제거) 없이 초진 산정 가능하나 일률적으로 초진 치근활택술을 시행할 경우 조정될 수 있다.
- 1일 최대 1악(횟수 3)까지 산정할 수 있다.
- 방사선, 마취, 치주낭 측정검사, 투약(처방전 발행) 등은 환자의 잇몸 상태에 따라 산정 가능하다.

치근활택술 동일 부위 재시행 시 산정기준

- 1개월 이내: 치주 후 처치
- 1개월 초과–3개월 이내: 치근활택술 50%
- 3개월 초과: 100%

③ 치주소파술(Curettage = CU)

차트 예시

진료일	치아번호	처치내역
6/7	4567 / 4567 (상악 좌측 4567, 하악 좌측 4567)	**C.C 지난번 스케일링하고 괜찮았어요. 잇몸치료 받으러 왔어요.** Dx. 만성 치주염 치주소파술 Under I/A. lido 2@ 치주낭 측정검사 (#24 M: 3 D: 4, #25 M: 4 D: 4.5, #26 M: 4 D: 5, #27 M: 5 D: 6, #34 M: 4 D: 5, #35 M: 5 D: 4, #36 M: 5 D: 5, #37 M: 6, D: 7) Rx) 레녹스 1, 알마게이트 1 Tid 2 days 주의사항 설명 N)오른쪽 구치부 치주소파술, 왼쪽 구치부 치주 후 처치 Dr.이

상병명

[K05.30 만성 단순 치주염]
[K05.3 만성 복합 치주염] 중에 적절한 상병을 선택한다.

순서

① 진료일자를 확인한다.
② 초진인지 재진인지 확인한다.
③ 치아번호를 선택한다.
④ 치주소파술을 클릭하고 상병명을 적용한다.
* 타원에서 치석제거 후 내원한 경우 [타원에서 치석제거 후 내원]이라고 내역설명을 적는다.

청구화면

〈덴트웹 프로그램 버튼과 입력된 화면〉

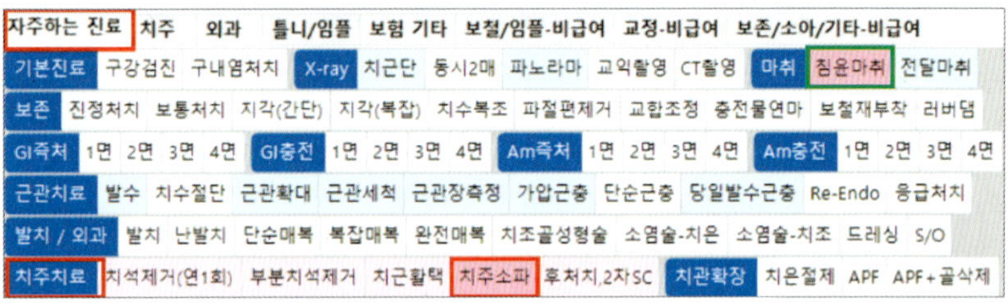

#24~27,37~34 치주 소파술, 마취... 새 처치 추가

구분	진료항목	회	금액
행위	치주소파술[1/3악당]	2	37,720
행위	치주낭측정검사[1/3악당]	2	3,300
행위	치과침윤마취(1/3악당)	2	2,900
약제	휴온스리도카인염산염수화물...	2	712
행위	외래환자 의약품관리료-1일분...	1	210

* 자주하는 진료 → 치주치료 → 치주소파

〈두번에 프로그램 버튼과 입력된 화면〉

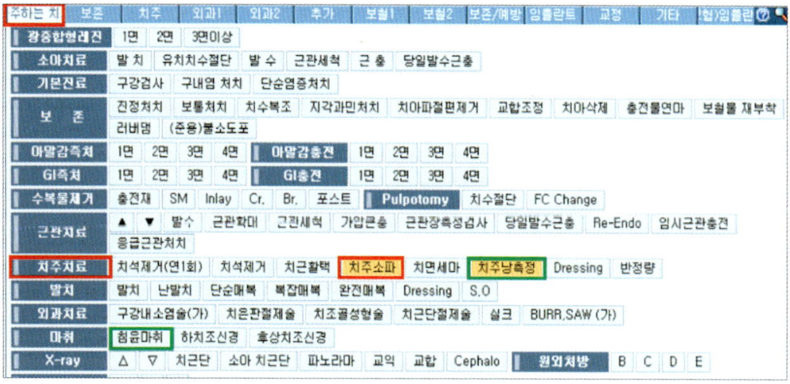

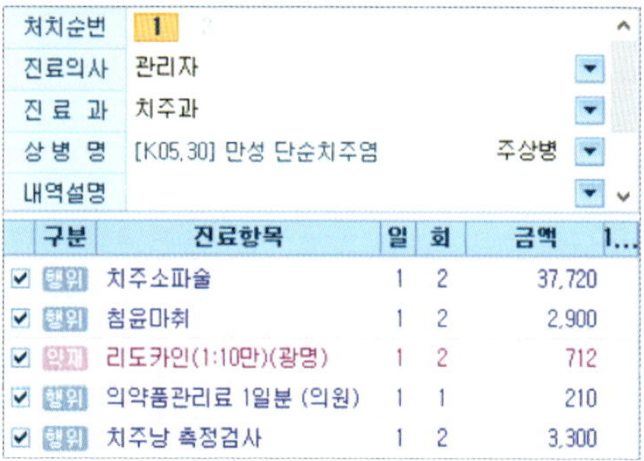
처치순번 1
진료의사 관리자
진 료 과 치주과
상 병 명 [K05.30] 만성 단순치주염 주상병
내역설명
구분 진료항목 일 회 금액
행위 치주소파술 1 2 37,720
행위 침윤마취 1 2 2,900
약제 리도카인(1:10만)(광명) 1 2 712
행위 의약품관리료 1일분 (의원) 1 1 210
행위 치주낭 측정검사 1 2 3,300

* 지주하는 치료 → 치주치료 → 치수소파

참고

침윤마취를 시행했는데 마취가 전달마취로 묶여 있다면 침윤마취로 변경하여 청구해야 한다. 실제 시행하는 마취가 침윤마취가 더 많다면 묶음코드에서 전달마취를 침윤마취로 바꾸는 것도 방법이다.

〈덴트웹 프로그램 처치 버튼에 있는 묶음코드 수정하는 방법〉

수정하고자 하는 버튼에 대고 마우스 오른쪽을 더블클릭하면 아래와 같은 수정가능한 창이 뜬다. 전달마취를 선택하여 삭제를 누르면 치주소파 시 전달마취가 아닌 침윤마취만 청구가 된다.

··· 계속

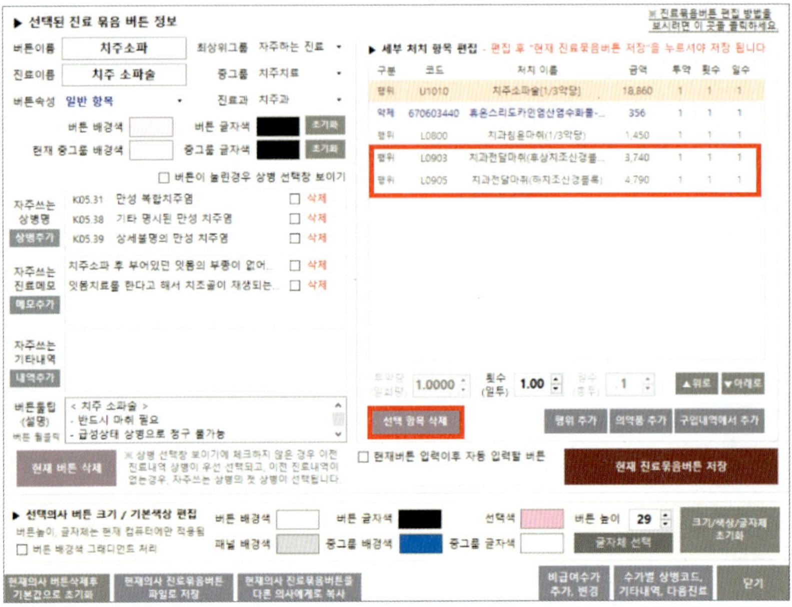

알아두면 쓸모 있는 산정기준

치주소파술 산정기준

- 원칙적으로 전처치(치석제거 또는 치근활택술), 마취가 동반되어야 한다.
- 급성 상병으로 시행할 경우 조정된다.
- 타원에서 치석제거 후 내원한 경우 내역설명을 반드시 작성해야 한다.
- 봉합하더라도 봉합사는 산정할 수 없다.

치주소파술 동일 부위 재시행 시 산정기준

- 1개월 이내: 치주 후 처치
- 1개월 초과~3개월 이내: 치주소파술 50%
- 3개월 초과: 100%

치주소파술 산정 시 주의사항

- 연 1회 치석제거 시행 후 치주소파술을 시행하지 않도록 주의한다(원칙적으로 연 1회 치석제거 등록을 취소하여 재청구해야 한다).
- 실제 시행한 마취를 산정하도록 한다. 침윤마취를 시행하고 전달마취를 청구하지 않도록 주의한다.
- 본원에서 치석제거나 치근활택 등의 전처치를 시행 후 30일이 지난 다음 내원하여 치주소파술 시행 시 프로그램상에서 초진 치주소파로 입력이 되는데, 이때 반드시 재진으로 수정하여야 한다. 내역설명에는 '지난번 내원 시 전처치 시행'이라고 간단하게 작성해도 무방하다.

④ 치은박리소파술(Flap operation = Flap op)

차트 예시

진료일	치아번호	처치내역
6/7	567	**C.C 오늘 잇몸 수술한다고 했어요.** Dx. 만성 복합 치주염 치근단 촬영 1매 – 정확한 상태 확인 목적 치은박리소파술 Under B/A. lido 1@ I/A. lido 1@ 절개 및 판막 박리(blade 12, 15), 치근부위 치석 및 염증제거 #36 37 협측 치조골성형술 시행(Bur 사용) 봉합(Dafilon 4/0 5–stitch), saline drs, 치주팩 적용 Rx) 오구멘틴1, 레녹스 1, 알마게이트 1 Tid 3 days 주의사항 설명 N) drs Dr.이

상병명 [K05.30 만성 단순 치주염]
[K05.31 만성 복합 치주염] 중 적절한 상병을 선택한다.

순서
① 진료일자를 확인한다.
② 치아번호를 선택한다.
③ 치은박리소파술을 클릭하고 상병명을 적용한다.
④ 내역설명에 [치은박리소파술 시행 또는 골성형 동반한 치은박리소파술 시행]이라고 적는다.

청구화면

〈덴트웹 프로그램 버튼과 입력된 화면〉

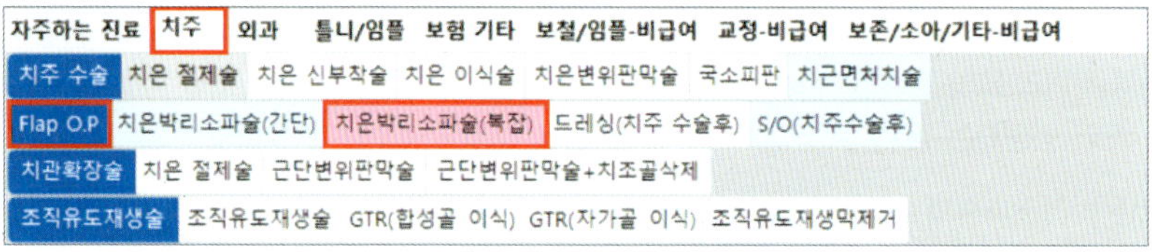

#37~35 치은박리소파술(복잡) 새 처치 추가

구분	진료항목	회	금액
행위	치은박리소파술-복잡[치조골...	1	90,050
재료	SUTURE DAFILON	1	1,250
행위	치과전달마취(하치조신경블록)	1	4,790
약제	휴온스리도카인염산염수화물...	2	712
행위	외래환자 의약품관리료-1일분...	1	210
행위	치근단1매	1	3,680

* 치주 → Flap OP → 치은박리소파술

···› 계속

〈두번에 프로그램 버튼과 입력된 화면〉

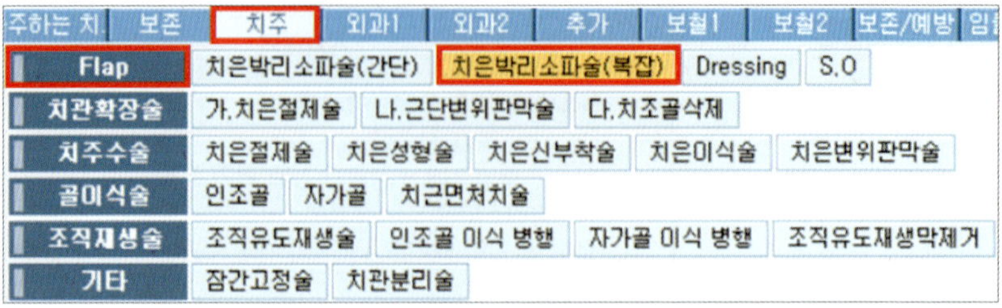

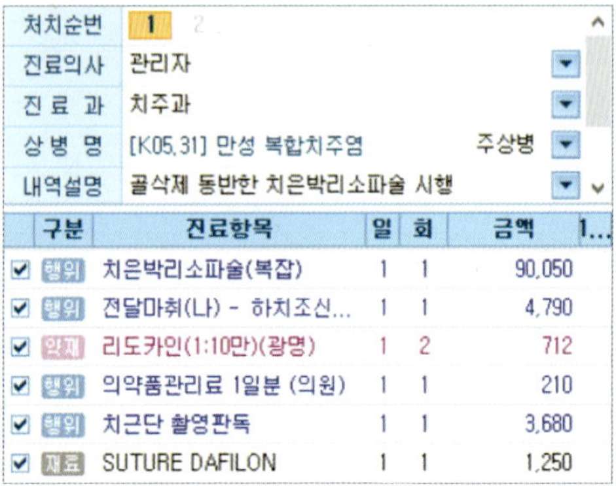
처치순번
1
2
진료의사
관리자
진 료 과
치주과
상 병 명
[K05.31] 만성 복합치주염
주상병
내역설명
골삭제 동반한 치은박리소파술 시행
구분
진료항목
일
회
금액
행위
치은박리소파술(복잡)
1
1
90,050
행위
전달마취(나) - 하치조신...
1
1
4,790
약제
리도카인(1:10만)(광명)
1
2
712
행위
의약품관리료 1일분 (의원)
1
1
210
행위
치근단 촬영판독
1
1
3,680
재료
SUTURE DAFILON
1
1
1,250

* 치주 → Flap → 치은박리소파술

* 사용한 봉합사는 재료 구입 신고 완료 후 청구하도록 한다.

알아두면 쓸모 있는 산정기준

치은박리소파술의 분류

- 치은박리소파술(단순): 절개, 판막 박리 후 노출된 치근면의 치석 및 염증을 제거한 경우
- 치은박리소파술(복잡): 절개, 판막 박리 후 치근면, 치석 염증제거, 치조골 성형 및 골삭제가 병행되는 경우

치은박리소파술의 산정기준

- 전처치(치석제거, 치근 활택 등)를 반드시 시행해야 하며 통상적으로 방사선, 마취, 치주낭 측정검사, 투약, 치주 후 처치가 있어야 한다. 전처치 시 방사선이나 치주낭 측정검사를 시행하지 않았다면 치은박리소파술 시 촬영하고 측정하도록 한다.
- 1–2개 치아이거나 골흡수가 심하지 않으면 치은박리소파술–간단으로 산정하지만, 1–2개 치아이더라도 치근분지 부위에 골흡수 양상이 있어 골성형 및 골삭제가 필요한 경우에는 치은박리소파술–복잡으로 산정한다.
- 후처치는 치주치료 후 처치(나–치주수술 후)로 산정한다.

⋯› 계속

- 치과임플란트 부위에 시행한 치은박리소파술도 치주상태에 따라 치은박리소파술 산정이 가능하다. 단, 원칙적으로 보철물 세팅이 끝난 후 3개월 이후에 산정해야 하며 치석제거 등의 전처치가 수반되어야 한다.
- 동일 1/3악 내에서 치과임플란트 제거술과 발치를 동시 시행하는 경우 높은 수가 100% + 낮은 수가 50%로 적용한다.

  예 #26, 27 치은박리소파술 + #28 단순발치 시에 #28 단순발치 비용은 50%만 산정한다.

치은박리소파술 산정 시 주의시항

- 급성 상병으로 치은박리소파술 시행 시 조정된다.
- 골삭제 및 골성형에 사용된 Bur는 별도 산정할 수 없다.
- 초진 시 전처치 없이 치은박리소파술을 하는 경우 조정 삭감된다(순차적 진행이 원칙이다).
- 사용한 봉합사는 재료 구입 신고 완료 후 청구하도록 한다.
- 높은 수가로 인하여 조정될 가능성이 있으므로 차팅 및 치근단 촬영, 구내 포토촬영 등 재심사조정청구에 대비하여 준비할 것을 권장한다.

치은박리소파술 동일 부위 재시행 시 산정기준

- 6개월 이내: 치은박리소파술 50%
- 6개월 초과: 치은박리소파술 100%

⑤ 치주 후 처치

치석제거, 치근활택술, 치주소파술, 치은박리소파술 등의 수술 후에 Dressing이나 치주팩 제거, 봉합사를 제거하는 등의 처치

<table>
<tr><td>차트 예시</td><td>
<table>
<tr><th>진료일</th><th>치아번호</th><th>처치내역</th></tr>
<tr><td>6/7</td><td>567 (하악 우측)</td><td>C.C 잇몸치료한 곳 괜찮았어요.
Dx. 만성 복합치주염
Drs with Saline, Hexamedine
Good healing. 주의사항 강조
N) s/o
Dr.이</td></tr>
</table>
</td></tr>
<tr><td>상병명</td><td>이전에 사용한 치주 상병을 사용한다.</td></tr>
<tr><td>순서</td><td>① 진료일자를 확인한다.
② 초진인지 재진인지 확인한다.
③ 치아번호를 선택한다.
④ 치주 후 처치를 클릭하고 상병명을 적용한다.</td></tr>
</table>

청구화면

〈덴트웹 프로그램 버튼과 입력된 화면〉

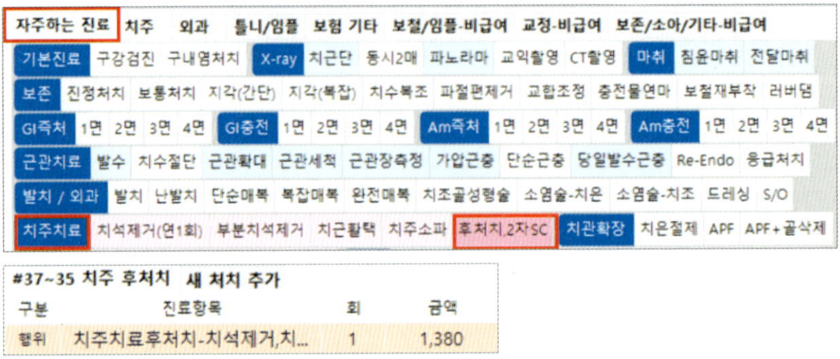

* 자주하는 진료 → 치주치료 → 후처치, 2차 SC

〈두번에 프로그램 버튼과 입력된 화면〉

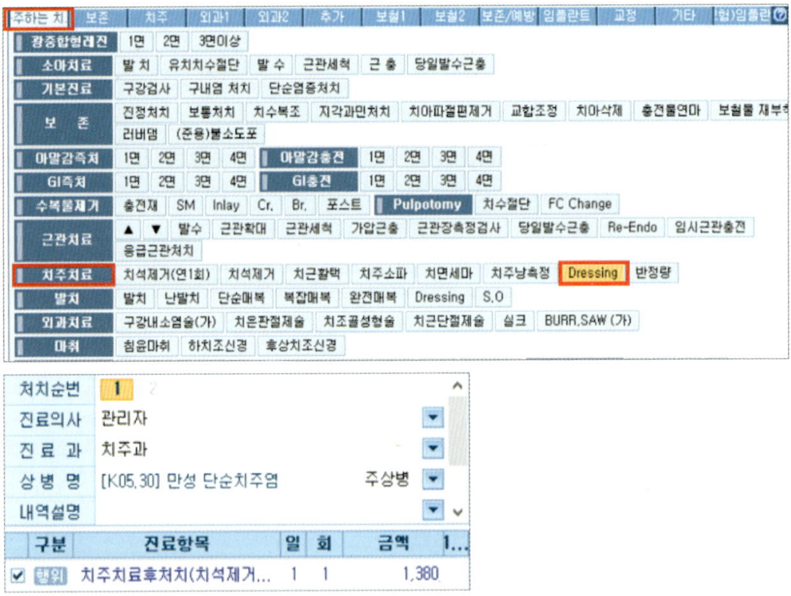

* 자주하는 치료 → 치주치료 → Dressing

알아두면 쓸모 있는 산정기준

치주 후 처치의 분류

- (가) 치석제거, 치근활택술, 치주소파술 후: 치주 후 처치(가)
- (나) 치주수술 후 (가) 이외의 경우: 치주치료 후 처치(나–치주수술 후)

치주 후 처치 산정기준

- 후처치는 보통 2–3회 산정한다.
- 치주 후 처치와 수술 후 처치를 동일 1/3악 또는 연결된 범위(인접한 치아 3–4개 이내)에서 동시 시행한 경우 높은 수가만 산정한다.
- 3회 이상 시행하는 경우 내역설명을 작성하는 것이 좋다.
- 타 치과에서 치주치료 후 내원하여 초진 치주 후 처치 시행한 경우 내역설명은 반드시 작성해야 한다.

참고

치주치료 산정기준 정리

	치석제거	치근활택술	치주소파술	치은박리소파술
전처치	X	△	○	○
마취	X	△	○	○
방사선	△	△	△	○
치주낭 측정	△	△	△	○
처방	X	△	△	○
후처치	간단	간단	간단	복잡

* ○: 필수, △: 선택적 적용, X: 없어도 문제되지 않음.

* 재시행 인정기준 정리

<table>
<tr><th></th><th>치석제거술/치은절제술</th><th>치근활택술/치주소파술</th><th>치은박리소파술</th></tr>
<tr><td>1개월 이내</td><td>치주치료 후 처치</td><td>치주치료 후 처치</td><td rowspan="3">50% 산정</td></tr>
<tr><td>1–3개월 이내</td><td>치주치료 후 처치</td><td>50% 산정</td></tr>
<tr><td>3–6개월 이내</td><td>50% 산정</td><td>100% 산정</td></tr>
<tr><td>6개월 초과</td><td>100% 산정</td><td>100% 산정</td><td>100% 산정</td></tr>
</table>

9) 예약(팔로업)

① 치주치료

- 3-4일 혹은 1주일
- 치주치료는 기구가 잇몸주머니 속으로 깊게 들어가서 잇몸에 자극을 주기 때문에 3일에서 1주일 정도는 잇몸에 불편감이 남아있을 수 있다. 환자의 일정이 급하지 않다면 빠른 시일 내에 바로 예약을 잡기보다는 치료받은 잇몸 부위가 회복할 수 있는 기간을 두고 예약을 잡는 것이 좋다.

★ 선배의 Tips!

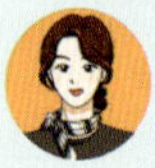

특히 고령의 환자나 전신질환 등이 있어 치유가 더딘 환자들은 치유 상태 및 컨디션, 일정을 고려하여 치료 사이의 기간을 조정하여야 불편감으로 인한 환자의 컴플레인을 막을 수 있습니다.

② 치주 후 처치

소독의 경우 1-2일 후, 실밥 제거의 경우 5-7일 후 정도에 예약을 잡는다.

③ 정기검진

정기검진과 스케일링을 위해 3개월 또는 6개월 후에 리콜 연락을 한다.

10) 결제 및 마무리 응대

① 비용

- 치근활택술(1/3악당): 7,000-10,000원(만 원 내외)
- 치주소파술(1/3악당): 13,000-16,000원(만 오천 원 내외)
- 치은박리소파술은 간단과 복잡으로 나누어진다.
  - 치은박리소파술 - 간단(1/3악당): 28,000-37,000원
  - 치은박리소파술 - 복잡(1/3악당): 39,000-52,000원

  * 여러 부위(치아)를 진행하는 경우에는 비용이 달라진다.
- 치주 후 처치
  - 치주치료 후 처치(가): 3,000-4,000원
  - 치주치료 후 처치(나-치주수술 후): 4,000-5,000원

② 마무리 응대

치주치료의 필요성과 과정에 대해 설명한다.

"오늘은 오른쪽 위에 있는 치석과 염증을 제거했고, 다음번에는 왼쪽 윗부분을 진행할 거예요. 전체적으로 치료가 완전하게 끝난 것이 아니니까 다음 약속 때 꼭 내원해 주셔야 합니다."

FAQ

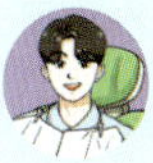

Q1

잇몸치료를 안 하면 어떻게 되는 건가요?

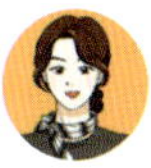

잇몸치료는 잇몸 상태에 따라 치과의사의 진단 후에 진행하게 됩니다. 잇몸치료를 받아야 하는 상태이면 받으시는 것이 잇몸 건강을 유지하는 데 도움이 되는데, 잇몸치료를 안 하고 지켜보시는 것이 가능한지는 원장님과 상담 후에 결성하시는 것이 좋습니다. 다만 치석이 많고 잇몸이 붓고 고름이 나며 살짝만 건드려도 피가 나는 등의 잇몸질환 증상이 있다면 미루지 마시고 잇몸치료를 받으시는 것이 좋습니다.

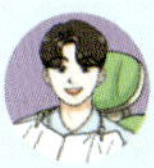

Q2

잇몸치료도 스케일링처럼 모든 치아를 한 번에 받을 수는 없나요?

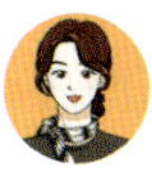

잇몸치료는 일반적으로 마취하고 치아뿌리 쪽 염증과 치석을 제거하는 치료입니다. 남아있는 치아가 몇 개 없는 상태라면 한 번에 가능할 수도 있지만 치아가 다 있는 상태에서 모든 치아의 잇몸치료를 하게 되면 치료시간도 오래 걸리고 치료 후 경과에도 좋지 않은 영향을 미치게 되어 일반적으로 권하지는 않습니다. 치료를 한꺼번에 해야만 하는 상황이라면 치아 상태와 치료계획에 대해 원장님과 상의 후 결정하시기 바랍니다.

Q3
잇몸치료 마취는 꼭 해야 하나요?

일반적으로 마취를 하고 진행하는 경우가 많지만 잇몸상태에 따라 마취를 하지 않고 진행하기도 합니다.

Q4
잇몸치료할 때 피가 많이 나나요?

잇몸 염증의 정도에 따라 출혈의 양은 차이가 있을 수 있습니다. 잇몸에 염증이 많다면, 피가 많이 날 수도 있으나 원장님께서 필요한 경우 지혈처치를 해주시기 때문에 너무 걱정하지 않으셔도 됩니다.

Q5
잇몸이 내려가는 것 같아요. 왜 그런 건가요?

잇몸이 내려가는 원인은 여러 가지가 있는데 주로 잇몸질환(치주염), 지속적인 자극(칫솔질 또는 씹는 힘 등의 외부적 자극) 등에 의해 내려가기도 하는데요, 정확하게 어떠한 원인으로 잇몸이 내려갔는지는 원장님의 진단을 받아보시는 것이 좋아요.

Q6
잇몸관리를 잘해야 한다고 하던데 관리방법으로는 어떤 것들이 있나요?

잇몸을 건강하게 관리하는 첫 번째 방법은 정기적인 구강검진 및 구강상태에 따라 적절한 치료를 받는 것이고, 두 번째는 꾸준한 자가 관리(올바른 방법으로 칫솔질, 워터픽, 치실, 치간칫솔 등의 사용)입니다. 또한 평소에 너무 질기고 딱딱한 음식(엿, 질긴 고기, 오돌뼈, 얼음, 사탕 등)을 삼가고, 잇몸에 좋은 종합비타민 등을 섭취하는 것도 잇몸 건강에 도움이 됩니다.

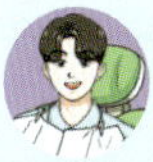

Q7
잇몸이 약한 편인데 잇몸 약을 먹으면 좋아질까요?

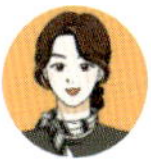

인사돌, 이가탄 등의 시중의 잇몸 건강 관련 약들은 치료제가 아닌 일종의 증상완화제라고 생각하시면 돼요. 복용하게 되면 증상을 일시적으로 완화시킬 수는 있지만, 근본적 치료가 되지는 않고 오히려 약에 의존하여 잇몸이 더 나빠질 때까지 방치하게 되는 경우도 있어요. 굳이 복용한다면 잇몸치료를 받으실 때 영양제처럼 보조적으로 드시는 것을 추천드려요.

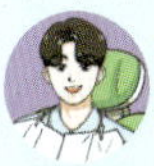

Q8
잇몸치료를 하고 나니 이가 시린데, 시린 증상은 언제 나아지나요?

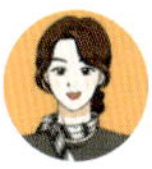

시린 증상이 완화가 되는 건 개인차가 좀 있어요. 바로 괜찮다고 하시는 분들도 있고, 1–2주 정도 시리다고 하시는 경우도 있더라고요. 시린 증상이 있으시면 찬 음식 피하시고 시린 이 전용 치약 쓰시면서 기다리시면 대부분 좋아지지만, 증상이 점점 심해지거나 2주 이상 지속된다면 담당의의 검진을 받아 보시는 것을 추천드립니다.

④ 그 외 치주치료

1) 치은절제술(Gingivectomy)

치주질환에 의해 치은이 증식되었거나 비정상적으로 비대해진 치은을 절제하는 처치

<table>
<tr><th>차트 예시</th><td>
<table>
<tr><th>진료일</th><th>치아번호</th><th>처치내역</th></tr>
<tr><td>6/7</td><td>6</td><td>C.C 잇몸이 자라 올라왔어요.
Dx. 치은비대
-환자분이 오늘은 치은절제술만 시행 원하심.
치근단 촬영 1매-정확한 진단 위해
치은절제술 Under I/A. lido 1@
전기소작기 사용, Saline drs, Suture(x)
Rx) 레녹스 1, 알마게이트 1 Tid 2 days
* 주의사항 설명
N) #36 drs
Dr.이</td></tr>
</table>
</td></tr>
<tr><th>상병명</th><td>[K05.11 만성 증식성 치은염]
[K06.18 기타 명시된 치은비대]
[K05.-] 치주 관련 상병</td></tr>
<tr><th>순서</th><td>① 진료일자를 확인한다.
② 초진인지 재진인지 확인한다.
③ 치아번호를 선택한다.
④ 치은절제술을 클릭하고 상병명을 적용한다.
⑤ 내역설명에 [치은 비대로 인하여 치은절제술 시행]이라고 적는다.</td></tr>
<tr><th colspan="2">청구화면</th></tr>
</table>

〈덴트웹 프로그램 버튼과 입력된 화면〉

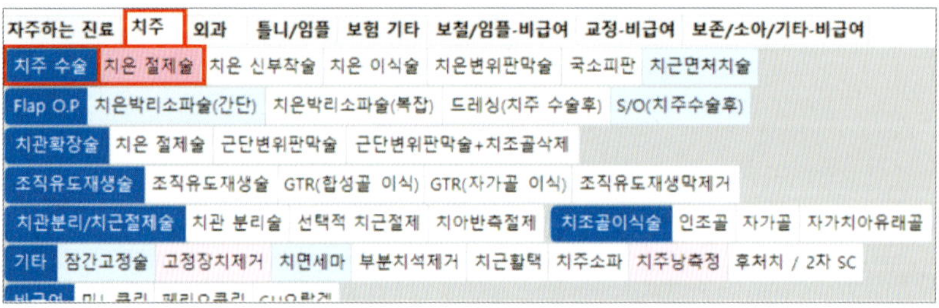

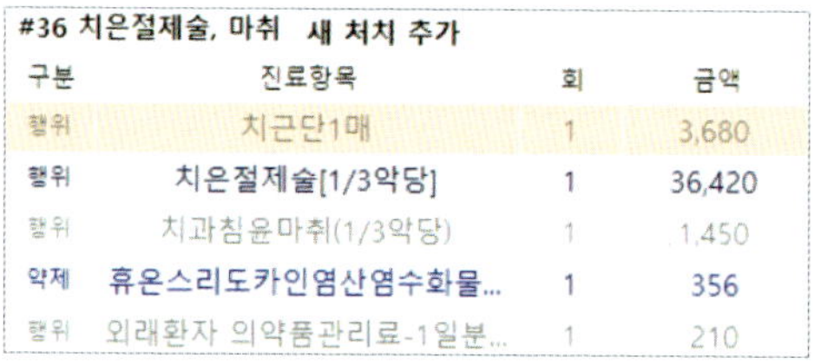

* 치주 → 치주수술 → 치은절제술

〈두번에 프로그램 버튼과 입력된 화면〉

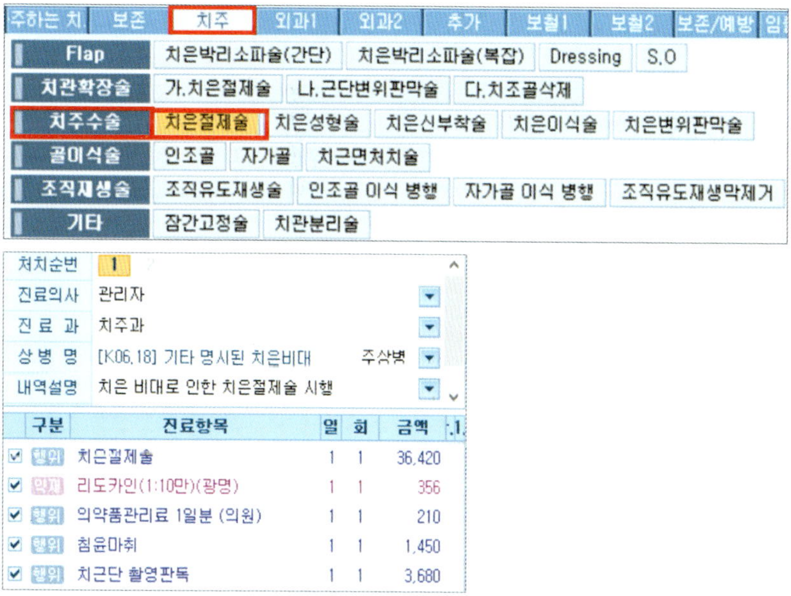

* 치주 → 치주수술 → 치은절제술

알아두면 쓸모 있는 산정기준

치은절제술 산정기준

- 치주질환으로 증식되거나 비대해진 치은을 절제하는 경우 전처치가 선행되어야 한다(치석제거, 치근활택술 등).
- 후처치는 치주치료 후 처치(나-치주수술 후)로 산정한다.
- 1-2개 치아에만 시행하더라도 '1'로 산정 가능하다.
- 사용한 봉합사는 재료 구입 신고 완료 후 청구하도록 한다.

⋯› 계속

치은절제술 동일 부위 재시행 시 산정기준

- 3개월 이내: 치주 후 처치(복잡)
- 3개월 초과–6개월 이내: 치은절제술 50%
- 6개월 초과: 치은절제술 100%

* 2022년 4월부로 우식으로 인한 치은절제술(1/3악당)은 산정할 수 없다.

2) 치관확장술(Crown lengthening procedure = CLP)

치은연하우식 또는 파절로 인하여 치은절제를 시행하거나 근관치료 시행 후 치관 길이를 연장하기 위하여 치은절제 및 골삭제를 시행하는 처치

<table>
<tr><th>차트 예시</th><td>
<table>
<tr><th>진료일</th><th>치아번호</th><th>처치내역</th></tr>
<tr><td>6/7</td><td>6</td><td>C.C 오늘 잇몸 수술한다고 했어요. 신경치료하고 괜찮았어요.
Dx. 비가역적 치수염
치관확장술 Under B/A. lido 1@ I/A. lido 1@
치은절제 및 골삭제 및 골성형 동반(Bur 사용)
Suture (Dafilon 4/0 4-stitch). saline drs.
Rx) 아목시클라1, 레녹스 1, 알마게이트 1 Tid 3 days
치근단 촬영 2매– 치료 전, 후
* 주의사항 설명
N) drs
Dr.이</td></tr>
</table>
</td></tr>
<tr><th>상병명</th><td>[K02.2 시멘트질의 우식]
[K02.5 치수 노출이 있는 우식]
[K04.– 근관치료 관련 상병]
[S02.54 치수 노출이 있는 치관 파절] 등 여러 상병 중에서 이전에 근관치료 시행한 상병을 적용한다.</td></tr>
<tr><th>순서</th><td>① 진료일자를 확인한다.
② 초진인지 재진인지 확인한다.
③ 치아번호를 선택한다.
④ 치관확장술을 클릭하고 상병명을 적용한다.
⑤ 내역설명에 [치관확장술 시행 또는 골삭제 동반한 치관확장술 시행]이라고 적는다.</td></tr>
</table>

청구화면

〈덴트웹 프로그램 버튼과 입력된 화면〉

자주하는 진료	치주	외과	틀니/임플	보험 기타	보철/임플-비급여	교정-비급여	보존/소아/기타-비급여
치주 수술	치은 절제술	치은 신부착술	치은 이식술	치은변위판막술	국소피판	치근면처치술	
Flap O.P	치은박리소파술(간단)	치은박리소파술(복잡)	드레싱(치주 수술후)	S/O(치주수술후)			
치관확장술	치은 절제술	근단변위판막술	근단변위판막술+치조골삭제				
조직유도재생술	조직유도재생술	GTR(합성골 이식)	GTR(자가골 이식)	조직유도재생막제거			
치관분리/치근절제술	치관 분리술	선택적 치근절제	치아반측절제	치조골이식술	인조골	자가골	자가치아유래골

#36 치관확장-APF+골삭제 새 처치 추가

구분	진료항목	회	금액
행위	치관확장술[1치당](근단변위...	1	87,400
재료	SUTURE DAFILON	1	1,250
행위	치과전달마취(하치조신경블록)	1	4,790
약제	휴온스리도카인염산염수화물...	2	712
행위	외래환자 의약품관리료-1일분...	1	210
행위	치근단1매	2	7,360

* 치주 → 치관확장술 → 근단변위판막술+치조골삭제

〈두번에 프로그램 버튼과 입력된 화면〉

주하는 치	보존	치주	외과1	외과2	추가	보철1	보철2	보존/예방	임
Flap	치은박리소파술(간단)	치은박리소파술(복잡)	Dressing	S.O					
치관확장술	가.치은절제술	나.근단변위판막술	다.치조골삭제						
치주수술	치은절제술	치은성형술	치은신부착술	치은이식술	치은변위판막술				
골이식술	인조골	자가골	치근면처치술						

처치순번	1
진료의사	관리자
진 료 과	구강악안면외과
상 병 명	[K04.01] 비가역적 치수염 주상병
내역설명	골삭제 동반한 치관확장술 시행

구분	진료항목	일	회	금액	1...
☑ 행위	치관확장술 (근단변위판...	1	1	87,400	
☑ 행위	전달마취(나) - 하치조신...	1	1	4,790	
☑ 약제	리도카인(1:10만)(광명)	1	2	712	
☑ 행위	의약품관리료 1일분 (의원)	1	1	210	
☑ 행위	치근단 촬영판독	1	2	7,360	
☑ 재료	SUTURE DAFILON	1	1	1,250	

* 치주 → 치관확장술 → 다.치조골삭제

알아두면 쓸모 있는 산정기준

치관확장술의 분류

- (가) 치은절제술: 치은만 절제하여 치관 확장을 시행한 경우
- (나) 근단변위판막술: 치은 절제 후 부착 치은이 부족한 경우 판막을 형성하여 잇몸양을 증가시키는 경우
- (다) 근단변위판막술 및 치조골삭제술: 치관 길이 연장을 위해 피막을 형성하고 치조골을 삭제하는 경우

치관확장술 산정기준

- 후처치는 '치주 후 처치–복잡(치주수술 후 처치)'으로 산정한다.
- 사용한 봉합사는 재료 구입 신고 완료 후 청구하도록 한다.
- 골성형 시 Bur를 사용하였더라도 별도 산정할 수 없다.

치관확장술 산정 시 주의사항

치관확장술(다) 같은 경우 수가가 높기 때문에 조정 가능성이 있다. 재심사조정청구에 대비하여 시술 전후 정확한 진료기록부 작성 및 구강내 사진 촬영이나 치근단 촬영 등을 시행하는 것이 추천된다.

치은판절제술, 치은절제술과 치관확장술 차이점(2022년 수가 기준)

	치은판절제술	치은절제술	치관확장술(가)
산정단위	구강당	1/3악당	1치당
수가	4,060원	36,420원	7,270원
상병명	맹출장애, 우식, 치관질환(치관주위염)	치주질환, 치은비대(2022년 4월부로 우식 삭제)	우식, 근관치료
부위	치은 중 일부	치은 중 일부	치아를 둘러싼 모든 치은
후처치	수술 후 처치(간단)	치주 후 처치(복잡)	치주 후 처치(복잡)

3) 잠간고정술

외상으로 인하여 탈구되거나 동요도가 있는 경우, 치주질환으로 치아에 동요도가 있는 경우에 여러 개의 치아를 묶어서 임시로 고정해주는 처치

차트 예시

진료일	치아번호	처치내역
6/7	│ ───┼─── 321 │ 123	**C.C 이가 흔들려요.** Dx. 만성 복합치주염 #41, 42, 31, 32 Mob(++) 치근단 촬영 3매–수평적 골소실 양상 보임 잠간고정술(43 42 41 31 32 33: 6치) 시행 Twisted wire 및 Flow resin 사용 Polishing 및 주의사항 설명 N) drs Dr.이

상병명

- **치주질환으로 시행 시**
  [K05.31 만성 복합 치주염] (가장 많이 사용되는 상병)
  [K05.38 기타 명시된 만성 치주염]
  [K05.5 기타 치주질환]
- **외상으로 시행 시**
  [S03.20 치아의 아탈구]
  [S03.21 치아의 함입 또는 탈출]
  [S03.22 치아의 박리(완전탈구)] 중에서 적절한 상병을 선택한다.

순서

① 진료일자를 확인한다.
② 초진인지 재진인지 확인한다.
③ 치아번호를 선택한다.
④ 잠간고정술을 클릭하고 상병명을 적용한다.
⑤ 내역설명에 [외상으로 인한 또는 치주질환으로 인한 잠간고정술 시행]이라고 적는다.

청구화면

〈덴트웹 프로그램 버튼과 입력된 화면〉

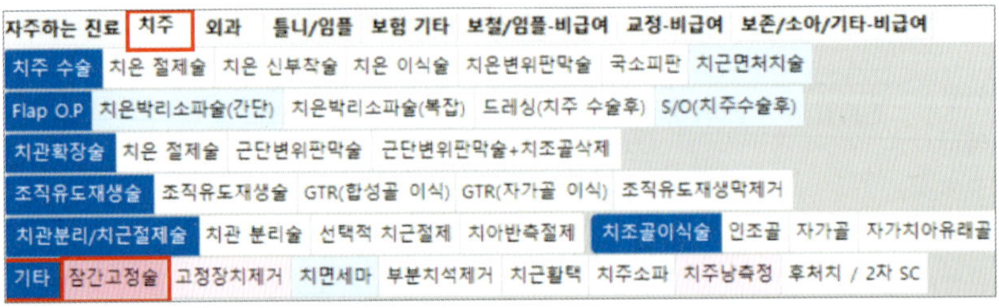

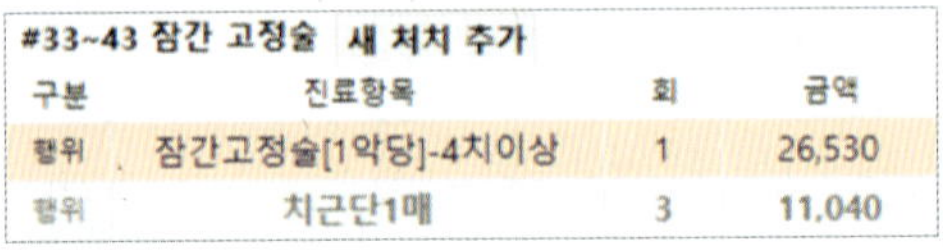

* 치주 → 기타 → 잠간고정술

〈두번에 프로그램 버튼과 입력된 화면〉

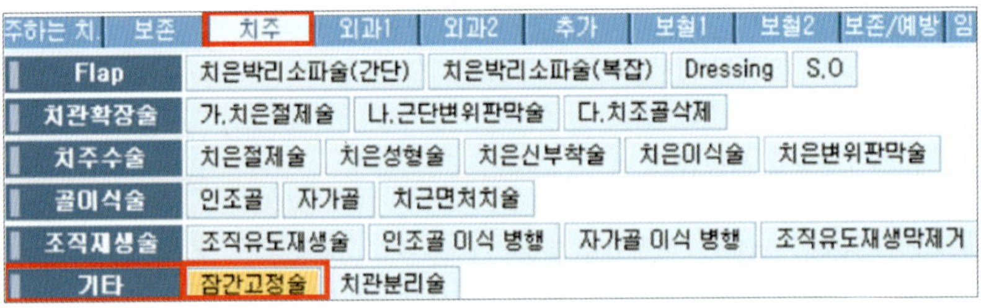

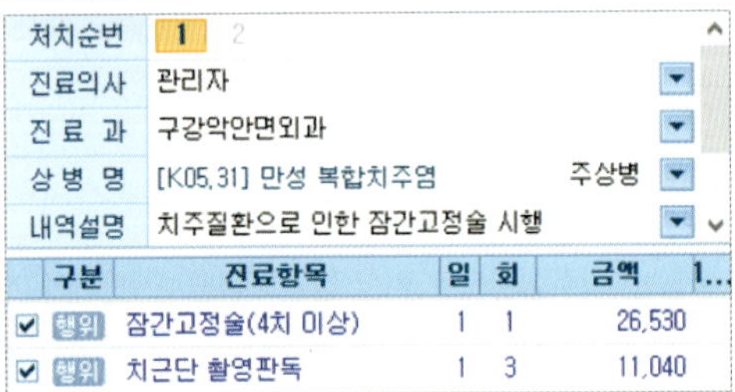

* 치주 → 기타 → 잠간고정술

알아두면 쓸모 있는 산정기준

잠간고정술의 분류

- (가) 3치 이하: 1–3개 치아까지 산정
- (나) 4치 이상: 4개 치아 이상 산정

잠간고정술 산정기준

- 건강보험 청구를 하는 경우 잠간고정술 외의 재료대(레진, 와이어 등) 추가비용 산정은 원칙적으로 불가하다.
- 동일 부위에 잠간고정술과 교합조정술을 동시 시행하는 경우 잠간고정술 100%, 교합조정술 50%로 산정한다.

잠간고정술 산정 시 주의사항

- 후처치는 외상으로 인하여 잠간고정술을 시행한 경우에는 '수술 후 처치(가-단순처치)', 치주염으로 인해 시행한 경우에는 '치주치료 후 처치(가)'로 산정한다.

CHAPTER 02

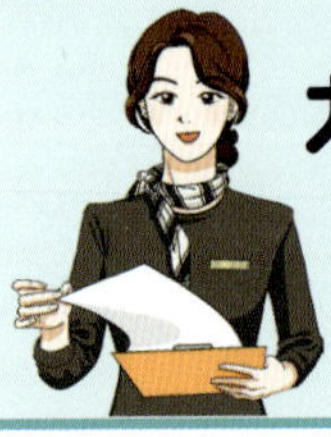

치아를 빼거나 염증을 없애 주는 외과치료

❶ 발치

1) 개념

① 단순발치

간단하게 발치가 가능한 상태로 절개 없이 발치하는 술식

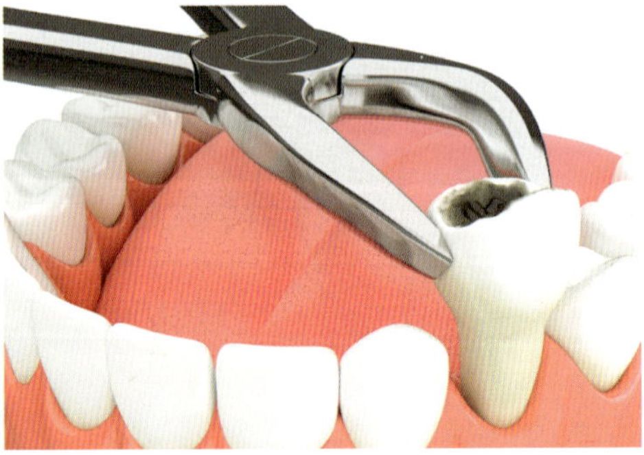

② 난발치

유치나 영구치의 발치 시 골 유착, 치근 만곡, 치근 비대로 인하여 단순발치가 어려운 경우 잇몸을 열고 잇몸뼈를 삭제하거나 치아를 분할하여 발치하는 술식

③ 매복치 발치(수술발치)

공간의 부족으로 치아가 나올 수가 없어 잇몸뼈 내에 매복된 치아 주변의 잇몸을

열고 잇몸뼈를 삭제하거나 치아를 분할하여 발치하는 술식

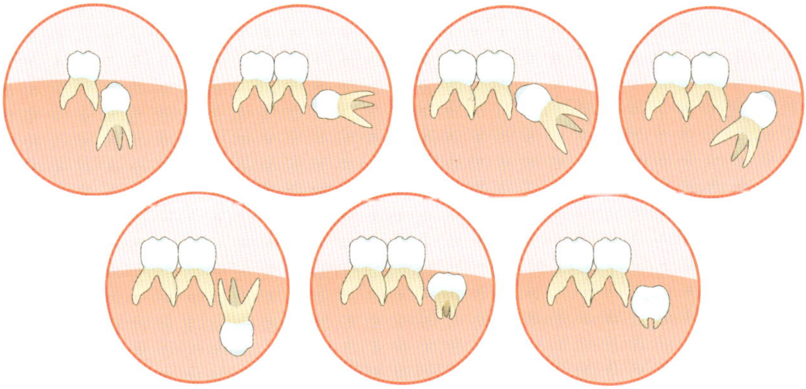

매복 사랑니의 유형

① 단순매복치 발치: 피판 또는 점막 절개 후 매복치 발치

② 복잡매복치 발치: 치아분할(분리)술을 시행하여 발치한 경우

③ 완전매복치 발치: 치관이 2/3 이상 치조골 내에 매복된 치아에 골삭제와 치아분할(분리)술을 시행한 경우

2) 적응증

① 단순발치

- 치수가 병적 상태에 있으며 근관치료로 살리기 어려운 치아
- 치료가 곤란한 급성/만성 치주염에 포함된 치아
- 교정발치, 심미장애치아, 보철치료에 장애가 되는 치아
- 치아나 치조골의 외상으로 치료 불가능한 치아
- 낭종 골수염 종양 및 골 괴사의 원인 치아
- 치성염증의 원인 치아
- 만기 잔존 치아

② 난발치

- 치근이 만곡된 치아

- 치근 이개가 심한 치아
- 시멘트질 증식으로 치근첨 비대가 심한 치아
- 심한 우식증으로 치관이 파절될 가능성이 있는 치아(실활치)
- 치조골과 유착된 치아

③ 매복치 발치(수술발치)

- 음식물 저류로 인해 치아우식증이나 잇몸 염증을 일으키는 경우
- 주위 치아의 위치 변동이나 치근 흡수를 가져오는 경우
- 치배가 낭종과 종양을 형성하는 경우
- 신경을 압박하여 신경학적 이상 증상을 나타내는 경우
- 의치 장착으로 인한 자극을 받을 경우
- 치관주위염이 지속되는 경우

3) 치료 목적

- 치료가 곤란한 치아로 인해 염증이나 통증이 생겨 주변 치아나 잇몸 및 잇몸뼈에 문제가 생기는 것을 막는다.
- 교정치료 시 부족한 공간을 치아를 빼서 확보한다. 공간 부족으로 인해 치아가 바르게 나지 않아 교정을 해야 할 경우 주로 소구치를 발치하여 그 공간을 활용하여 치아를 고르게 한다(교정을 목적으로 발치하는 경우는 건강보험 적용이 불가하여 비급여 비용이 발생한다).

4) 금기증

- 연령, 신체, 정신적 조건이 발치의 과정을 견디지 못할 경우
- 발치가 어려운 급, 만성 전신질환이 있거나 임신 등의 전신적 변화가 있을 경우
  - 심장질환, 판막증, 심내막염, 혈액질환, 조절이 안 되는 고혈압이나 당뇨병, 간 및 신장질환, 부신피질스테로이드 투여자 등은 발치를 미루거나 소견서를 발급하여 담당 주치의에게 가능 여부를 확인한 후 진행한다.
  - 아스피린 등의 항응고제, 혈전예방약, 골다공증 치료제와 같은 약을 장기간 복

용한 경우 중단이 가능하다면 필요한 기간만큼 중단한 후 진행한다.

예 발치 1주일 전 아스피린 중단, 비스포스포네이트 계열 골다공증 치료제 3개월 중단 등

- 발치로 인한 원인치아 제거 시 장점보다 치아 주변 구조물들의 손상 우려가 더 큰 경우

예 많은 골삭제가 요구되는 경우, 신경 손상이 우려되는 경우

- 치아 주변에 급성 염증이 있는 경우: 염증이 심한 경우 마취가 잘 안되며 출혈이 심할 수 있어 약을 복용한 후 염증이 가라앉으면 발치를 진행한다.

5) 접수 및 술전 설명

- 초진으로 내원한 환자의 문진표 작성 시 환자의 전신질환과 복용 중인 약, 약 부작용 여부를 꼼꼼하게 확인한 후 진료실에 전달하여 필요한 전처치를 할 수 있게 한다.
  - ▸ 재진 환자의 경우에도 오랜만에 내원한 경우 한 번 더 확인한다.
  - ▸ 발치가 어려운 전신질환이 있는 환자나 여러 전신질환을 갖고 있는 환자의 경우 진료 의뢰서를 발급하여 담당의와 상의 후 치료를 진행한다.

- 발치 후 일어날 수 있는 증상에 대해 설명한 후 발치 동의서에 서명을 받는다(발치할 치아의 번호도 함께 작성).
- 소요시간
  - ▸ 유치 발치, 단순발치: 10–20분
  - ▸ 난발치, 매복치 발치: 30분–1시간 내외

    → 치아의 뿌리가 많이 휘었거나 잇몸뼈에 유착이 된 경우 시간이 더 오래 걸릴 수 있다.

발치 및 치과수술 동의서

일어날 수 있는 합병증:

발치(특히 사랑니 발치)등 치과 수술은 다른 외과적인 수술과 마찬가지로 부작용과 합병증이 있을 수 있습니다. 환자분이 발치 등 치과수술에 동의하시기 전에 다음과 같은 내용에 대한 이해가 필요합니다.

1. 국소마취 후 부작용이 발생할 수 있습니다. 현기증, 오한, 호흡곤란 등이 발생하면 미리 말씀해 주시기 바랍니다.
2. 부종(부어오름)은 수술 후에 생기는 가장 흔한 반응이며, 그 정도는 개인마다 다양합니다. 부종은 대략 수술 후 48시간 내에 최대에 달하며 점차 사라집니다.
3. 통증이 수술 후에 종종 있을 수 있으며, 아프시면 진통제를 2-3시간 간격으로 드십시오.
4. 수술 부위 근처에 멍이 들거나, 수술 후 부종으로 인하여 턱 근육이 뻣뻣해져서 입이 잘 안 벌어질 수 있습니다.
5. 수술 후 감염이 발생할 수 있습니다.
6. 출혈은 어떤 형태의 수술에도 예상됩니다. 흔치 않지만 집에 돌아가서까지 과량의 그리고 지속된 출혈이 있을 경우에는 발치 후 거즈를 물려 드렸던 것처럼 발치한 부위가 강하게 압박이 되도록 거즈를 다시 세게 무시고 3시간 가량 압박지혈하여 주시기 바랍니다. 피가 난다고 입안을 물로 헹구면 피떡이 씻겨 내려가 피가 응고되지 않으니 발치 수술 후 피가 멈추기 전까지는 물로 양치질을 하시면 안 됩니다. 대부분의 경우 이렇게 하면 피가 멈추게 됩니다. 경우에 따라 혈액질환이 의심될 경우 혈액검사를 요할 수 있습니다.
7. 치아의 뿌리가 비정상적으로 굽어 있거나 골과 유착되어 있는 경우, 발치 시 뿌리가 부러질 수 있습니다. 이 경우 제거 시 수술시간이 길어지거나 주요 구조물과 인접한 경우 그대로 아물도록 할 수 있습니다.
8. 발치 시에 장시간 입을 벌리고 있을 경우 발치 후 턱관절에 통증이 있을 수 있습니다. 이럴 경우 턱을 위아래로 움직이거나 하지 마시고 턱을 가급적 사용하지 않고 안정을 취하셔야 빨리 회복이 됩니다. 심한 운동 후 무릎관절 등이 아플 경우에도 쉬는 것이 최선의 방책이듯이 말입니다.
9. 아래턱에 위치한 사랑니를 뽑을 경우, 가까이 위치한 신경이 자극 또는 손상을 받아 감각이상 또는 아래 입술, 혀, 턱, 잇몸이 간지러운 듯한 느낌 또는 무감각 등이 발생할 수 있습니다. 이런 현상은 대부분 일시적이거나 수주 이내에 대부분 소실되며, 6개월 이상 지속되는 경우도 있고 아주 드물게는 회복이 안될 수도 있습니다(하치조신경관 손상 시 대학병원 치료가 필요할 수 있습니다)
10. 위턱에 위치한 치아가 감염으로 상악동염이 생겨 있거나 선천적으로 상악동에 가까울 경우 발치 후 증상에 따라 상악동에 대한 수술들을 요할 수 있습니다.

본인은 치료와 관련된 주의사항 및 합병증에 대하여 충분한 설명을 들었으며 합병증에 대하여 담당의에게 민, 형사상 책임을 묻지 않을 것에 동의하며 아울러 발치, 치과수술에 동의합니다.

년　　월　　일

보호자성명: ____________________ (서명/인) / 환자성명: ____________________ (서명/인)

치과명:

주소:

TEL:　　　　　　　　　　FAX:

6) 치료 순서

① 단순발치

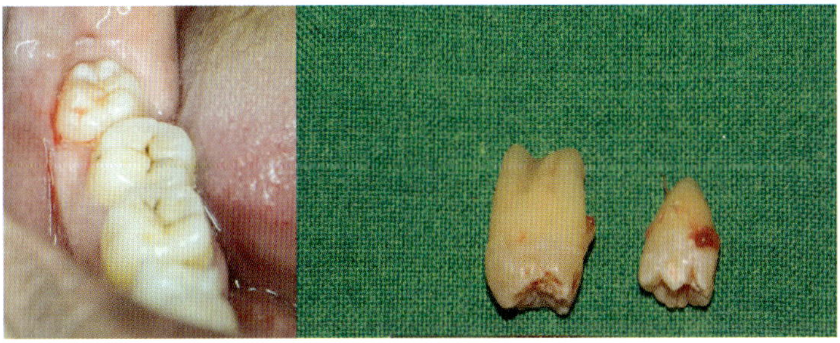

마취 → [발치 동의서 받기] → 치주인대 절단 → 치아 탈구 및 발거 → 근침 병소 소파 → 발치와 세정 → (필요한 경우) 봉합 → 거즈 물림

② 난발치, 매복치 발치

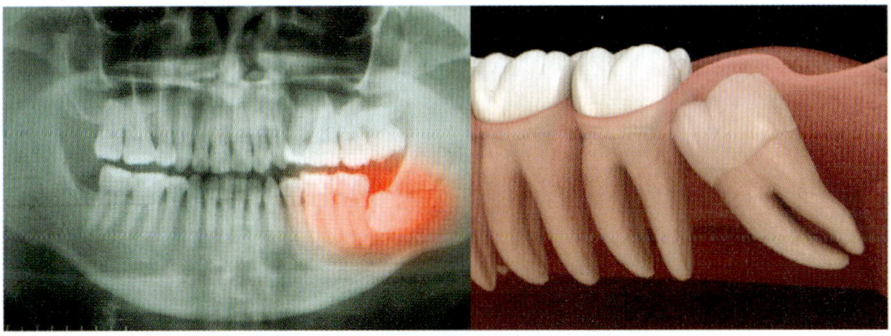

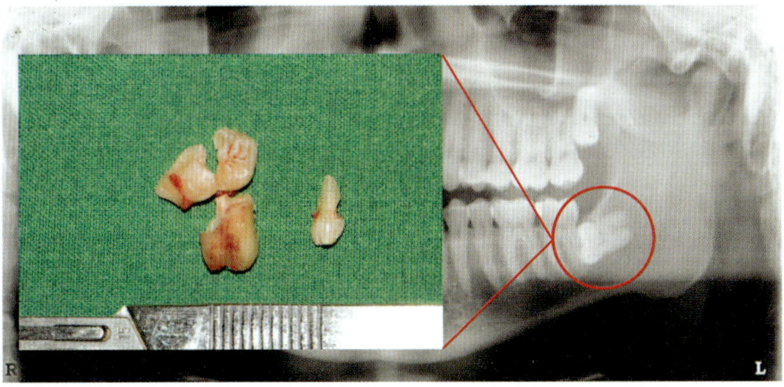

마취 → [발치 동의서 받기] → 치주인대 절단 → 점막성 골막피판의 절개 및 박리 → 치조골 삭제 및 치아분할 → 치아 탈구 및 발거 → 병소 조직 소파 → 발치와 세정 → 피판의 재위치 및 봉합 → 거즈 물림

7) 치료 후 주의사항

- "물고 계신 거즈는 2시간 정도 잘 물고 계시고 계속 고쳐서 물거나 말씀하시는 것은 삼가해 주셔야 지혈이 잘될 수 있습니다. 거즈를 뺀 이후에도 피가 안 멈추면 여분의 거즈를 뜯어 1시간 정도 다시 지그시 물고 계세요. 오늘 내일까지는 피가 스며 나올 수 있어요. 거즈를 뱉으신 후에도 피를 많이 삼켜야 할 정도로 출혈이 심하면 바로 병원에 연락을 주시고, 병원이 문을 닫은 시간이면 야간에 하는 병원이나 응급실로 방문하셔야 해요."
- "2–3일간 침을 뱉지 마시고 삼키셔야 지혈에 도움이 됩니다."
- "1주일간은 발치 부위에 압력이 가해지지 않도록 빨대 사용을 피해주세요. 혀나 손을 대면 덧나고 염증이 심해질 수 있으니까 주의해 주세요."
- "1주일간 금연, 금주해 주셔야 잘 낫는 데 도움이 됩니다."
- "3–4일 동안은 무리한 운동이나 사우나, 찜질방은 피해주세요. 혈압을 높이게 되어 지혈에 방해가 돼요. 가벼운 샤워는 괜찮습니다."
- "윗니는 2–3시간, 아랫니는 3–5시간 이후에 마취가 풀려서 얼얼한 느낌이 완전하게 없어졌을 때 식사하시면 돼요. 마취가 풀리지 않은 상태에서 식사를 하시면 볼이나 혀를 씹게 되어서 상처가 날 수 있어요. 식사도 1주일간은 맵고 짠 자극적인 음식을 피해주시고 이를 뽑은 반대편으로 식사해 주세요."
- "처방된 약은 아프지 않으시더라도 전부 드셔야 해요."
- "일주일 정도 발치하신 부위는 양치질을 하지 마시고 하루 3–4번 소독약(가글액)을 이용하여 소독해 주세요(헥사메딘은 1분간 머금고 있도록 설명하기). 다른 부위는 평소처럼 칫솔질 해주시면 돼요."
- "만 48시간 동안은 얼음찜질을 해주세요. 얼음팩을 드릴건데 발치한 부위 볼에 10분 대고 10분 떼는 동안 냉동실에 보관해 주세요. 얼음찜질을 잘 하시면 덜 부으실 거예요. 만약 얼음팩이 녹아서 사용할 수 없는 상태면 집에 있는 각얼음 비닐봉지에 넣어서 손수건으로 한번 감싼 뒤 사용하셔도 돼요."
- "수술해서 이를 뺀 경우에는 얼굴이 붓거나 멍이 들 수 있어요. 부기는 4–5일 후부터 천천히 가라앉고, 멍이 든 경우에는 상태에 따라 다르지만 2–3주는 지나야 완전히 없어지기도 하더라고요. 불편하시더라도 양해 부탁드릴게요."

★ 선배의 *Tips!*

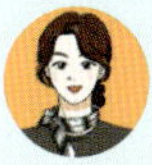

- 발치 후에는 다양한 문제가 나타날 수 있고, 주로 주의사항을 잘 지키지 않았을 때 일어나게 되므로 주의사항을 설명드리는 스탭의 역할이 매우 중요해요.
- 설명드리기 전에 주의사항을 잘 지켜주셔야 부작용이나 문제가 생기지 않으므로 잘 듣고 기억해주셔야 한다고 한 번 말씀드리고 진행하면 더 집중해서 귀 기울여 들으시게 됩니다.
- 주의사항을 일률적으로 설명드리기보다 환자의 상태에 따라 더 중요한 주의사항을 형광펜이나 펜으로 강조해서 설명해 주세요.

  예 "발치 부위에 지혈제를 넣을 정도로 부위가 크고 피가 많이 나는 상황이라 지혈에 대한 주의사항을 잘 지켜 주시는 것이 중요합니다. 거즈를 2시간은 꽉 물어주셔야 초기 지혈이 잘될 수 있고 여분의 거즈를 많이 챙겨드렸으니 2시간 후에도 피가 계속 나거나 입안에 몽글몽글하게 피가 뭉쳐서 머물면 지혈이 안 된 것이니 거즈를 접어서 압박이 되도록 물어주세요. 3시간이 지나도 지혈이 잘 안되고 피가 흐르는 느낌이 난다면, 꼭 병원으로 전화 주세요. 지혈 처치가 필요할 수 있습니다."

8) 차팅 및 보험 청구

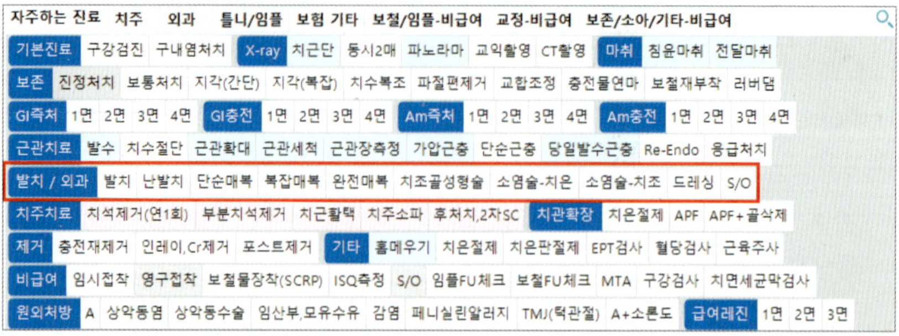

* 2022년 수가 기준

	단순발치	난발치	단순 매복 발치	복잡 매복 발치	완전 매복 발치
주상병	K02.2 시멘트질의 우식 K05.31 만성복합 치주염 K08.3 잔류치근 등 다양한 상병 적용 가능	K03.5 치아의 강직 K00.44 치근의 만곡	해당 부위의 매복치 상병 K01.1−		
방사선 촬영	권장	필수	필수		
CT 촬영	특별한 케이스가 아니고는 인정받기 어려움		산정기준에 준하는 경우 촬영 및 산정 가능		
Bur 산정	산정 불가	산정 가능	산정 가능		
치조골 성형술 동시 산정	치조골성형술 100% + 단순발치 50%	치조골성형술 50% + 난발치 100%	매복치 발치만 산정 치조골성형술 동시 산정 불가		
비용	전치: 5,300원 구치: 8,690원	18,990원	28,650원	50,890원	69,980원

참고

한 번 더 짚고 넘어가는 발치 시 CT 산정기준

- 완전매복치
- 매복된 제3대구치의 치근이 파노라마상에서 하치조신경관이나 상악동과 겹쳐 보여 발치 시 위험도가 높은 경우

(1) 유치 발치: 유치를 간단하게 발치하는 처치로 도포마취제를 바르고 발치를 진행한다. 유치의 뿌리가 길게 남았으나 영구치가 이미 올라와서 발치해야 하는 경우 주사마취 후에 발치한다.

차트 예시	진료일: 6/7 / 치아번호: D (치식 오른쪽 아래) / 처치내역: C.C 이가 흔들려요. Dx. 잔존유치 치근단 촬영 1매: 후속 영구치 위치 확인 도포마취 후 유치 발치 with Gauze biting N) 불편하면 오시기로 Dr.이
상병명	[K00.63 잔존(지속성)(탈락성)유치] [K00.68 치아 맹출의 기타 명시된 장애] 중에서 적절한 상병을 선택한다.
순서	① 진료일자를 확인한다. ② 초진인지 재진인지 확인한다. ③ 치아번호를 선택한다. ④ (유치)발치를 클릭하고 상병명을 적용한다.

청구화면

〈덴트웹 프로그램 버튼과 입력된 화면〉

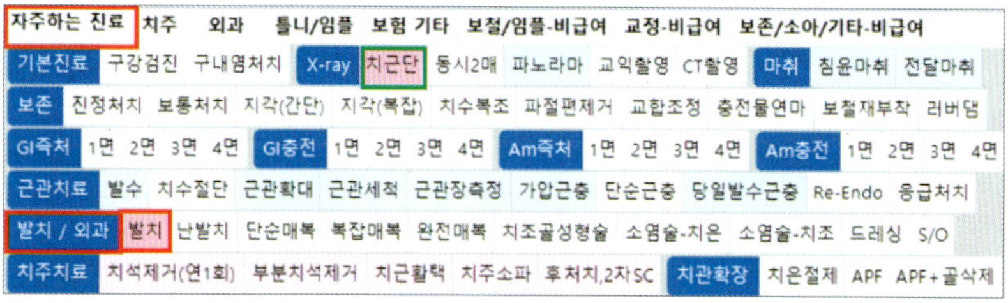

#74 유치 발치 새 처치 추가

구분	진료항목	회	금액
행위	발치술[1치당]-유치	1	2,630
행위	치근단1매	1	3,680

* 자주하는 진료 → 발치/외과 → 발치

* 덴트웹 프로그램에서는 유치 발치 버튼이 별도로 없고 유치 치식을 누르고 발치를 누르면 유치 발치로 자동 입력된다.

〈두번에 프로그램 버튼과 입력된 화면〉

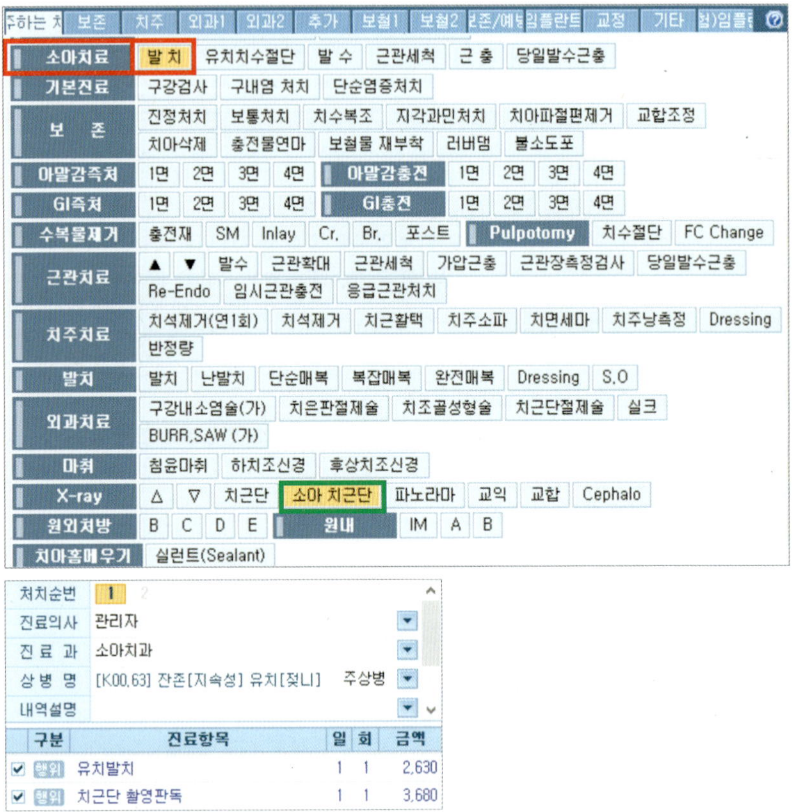

* 자주하는 치료 → 소아치료 → 발치

* 두번에 프로그램에서는 유치 발치를 별도로 눌러야 유치 발치 수가가 적용된다. 유치 치식을 누르더라도 외과 탭에 있는 발치를 누르면 영구치 발치 수가가 적용되므로 주의한다.

알아두면 쓸모 있는 산정기준

유치 발치 산정기준

- 방사선 촬영 및 마취 산정이 가능하나 도포마취는 산정할 수 없다.
- 후속 영구치의 손상 방지를 위하여 치근분리술 동반한 유치발치를 시행한 경우 난발치로 산정 가능하다.

유치 발치 산정 시 주의사항

프로그램마다 유치 발치라는 별도의 버튼이 있기도 하고 없기도 하다. 별도 유치 발치 버튼이 없는 경우 유치 치식을 클릭하고 단순발치 버튼을 클릭하면 자동으로 적용된다.

(2) 단순발치: 여러 가지 원인으로 기능을 상실한 치아를 포셉이나 엘리베이터 등의 기구를 이용하여 간단하게 발치하는 처치

차트 예시

진료일	치아번호	처치내역
6/7	6 (좌측 하악)	**C.C 이가 많이 흔들려요. 지난번에 빼야 한다고 설명 들었어요.** Dx. 만성복합치주염 Mob(+++) 치근단 촬영 1매: 심한 골소실로 인한 심한 동요 → 발치 동의하심. 단순발치 Under B/A lido 1@, I/A lido 1@ Saline dressing, Gauze biting Rx) 아목시실린 500 mg 1, 나프록센 1, 알마게이트 1 Tid 3 days * 동의서 작성, 주의사항 설명드림. N) Drs+임플란트 상담(보호자분 같이 내원) Dr.이

상병명

[K02.2 시멘트질의 우식] [K02.8 기타치아우식]
[K04.5 만성 근단치주염 [K04.7 동이 없는 근단 주위 농양]
[K05.30 만성 난순지주염] [K05.31 만성 복합치주염]
[K08.3 잔존 치근(잔류 치근)] 등에서 적절한 상병을 선택한다.

순서

① 진료일자를 확인한다.
② 초진인지 재진인지 확인한다.
③ 치아번호를 선택한다.
④ 단순발치를 클릭하고 상병명을 적용한다.

청구화면

〈덴트웹 프로그램 버튼과 입력된 화면〉

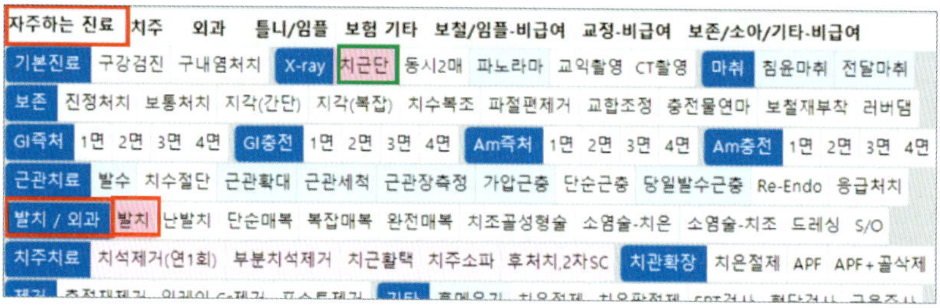

#36 발치	새 처치 추가		
구분	진료항목	회	금액
행위	발치술[1치당]-구치	1	8,690
행위	치과전달마취(하치조신경블록)	1	4,790
약제	휴온스리도카인염산염수화물...	2	712
행위	외래환자 의약품관리료-1일분...	1	210
행위	치근단1매	1	3,680

* 자주하는 진료 → 발치/외과 → 발치

〈두번에 프로그램 버튼과 입력된 화면〉

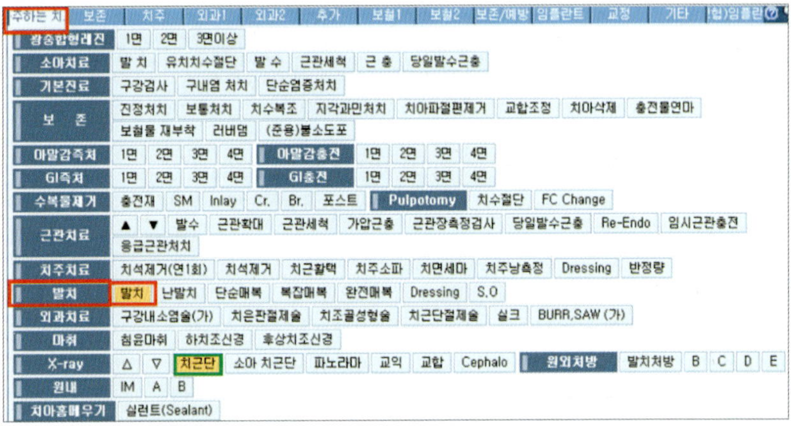

처치순번	1
진료의사	관리자
진 료 과	구강악안면외과
상 병 명	[K05.31] 만성 복합치주염 주상병
내역설명	

	구분	진료항목	일	회	금액
✔	행위	구치발치	1	1	8,690
✔	행위	전달마취(나) - 하치조신...	1	1	4,790
✔	약제	리도카인(1:10만)(광명)	1	2	712
✔	행위	의약품관리료 1일분 (의원)	1	1	210
✔	행위	치근단 촬영판독	1	1	3,680

* 자주하는 치료 → 발치 → 발치
* 대부분의 청구 프로그램에서 발치를 누르면 마취가 자동으로 입력된다. 침윤마취인지 전달마취인지, 앰플 어떤 종류로 몇 개를 썼는지 정확하게 확인하고 청구하도록 한다.

알아두면 쓸모 있는 산정기준

단순발치 산정기준

- 전치 발치와 구치 발치로 구분되어 비용이 적용된다.
- 치아뿌리까지 전부 발치했을 때 산정할 수 있다.
- 봉합하더라도 별도로 산정할 수 없다.
- 발치와 동시에 치조골성형술을 시행한 경우 높은 수가 100% + 낮은 수가 50%로 적용된다.

단순발치 산정 시 주의사항

- 교정 목적으로 인한 발치는 비급여로 산정한다.
- 근관치료를 진행하던 중에 예후가 불량하여 발치를 시행한 경우 근관치료 비용은 100% 인정된다. 단, 동일 날짜, 동일 치아에 근관치료와 발치를 동시 시행하였을 경우 원칙적으로 발치만 산정 가능하나 사례별로 근관치료와 발치 모두 인정되기도 한다.

(3) 난발치: 강직, 치근만곡 등으로 치아를 분리하여 발치하는 처치

<table>
<tr><td>차트 예시</td><td>
<table>
<tr><th>진료일</th><th>치아번호</th><th>처치내역</th></tr>
<tr><td>6/7</td><td>6 (하악 좌측)</td><td>C.C 씌웠던 이가 부러졌어요. 빼야 할 것 같아요.
Dx. 치아파절
치근단 촬영 1매: 5년 전 근관치료+보철한 치아 파절로 치근만 남은 상태 → 발치 필요–오늘 발치 권유, 동의하심.
난발치 Under B/A lido 1@, I/A lido 2@
치근분리 및 골삭제, Blade, Bur 사용.
Suture black silk 4–0 3 stitch, Saline drs, Gauze biting
Rx) 아목크라정 625 mg 1, 레녹스 1, 알마겔 1 Tid 3 days
* 동의서 작성, 주의사항 설명 드림.
N) Drs+상담
Dr.이</td></tr>
</table>
</td></tr>
<tr><td>상병명</td><td>[K00.44 절렬(치근만곡), 만곡치]
[K03.5 치아의 강직(유착)]이 주로 사용된다.</td></tr>
<tr><td>순서</td><td>① 진료일자를 확인한다.
② 초진인지 재진인지 확인한다.
③ 치아번호를 선택한다.
④ 난발치를 클릭하고 상병명을 적용한다.
⑤ 내역설명에 [골유착으로 버 사용하여 치근분리 동반한 난발치 시행]이라고 적는다.</td></tr>
<tr><td colspan="2">청구화면</td></tr>
</table>

〈덴트웹 프로그램 버튼과 입력된 화면〉

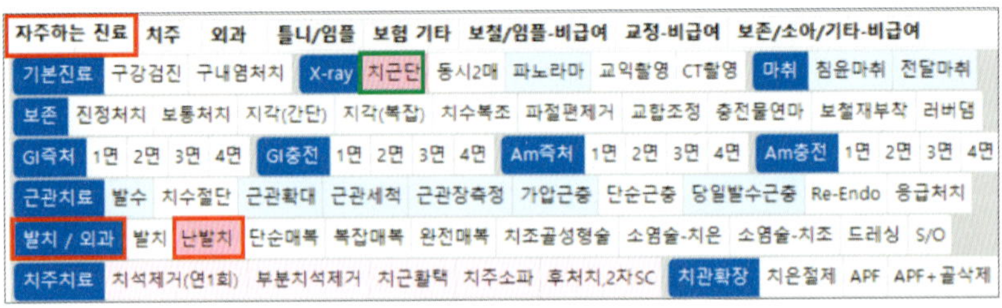

#36 난발치 **새 처치 추가**

구분	진료항목	회	금액
행위	발치술[1치당]-난발치	1	18,990
재료	치과 관련 수술에 사용한 BUR...	1	6,980
행위	치과전달마취(하치조신경블록)	1	4,790
약제	**휴온스리도카인염산염수화물...**	**3**	**1,068**
행위	외래환자 의약품관리료-1일분...	1	210
행위	치근단1매	1	3,680

* 자주히는 진료 → 빌지/외과 → 난발치

〈두번에 프로그램 버튼과 입력된 화면〉

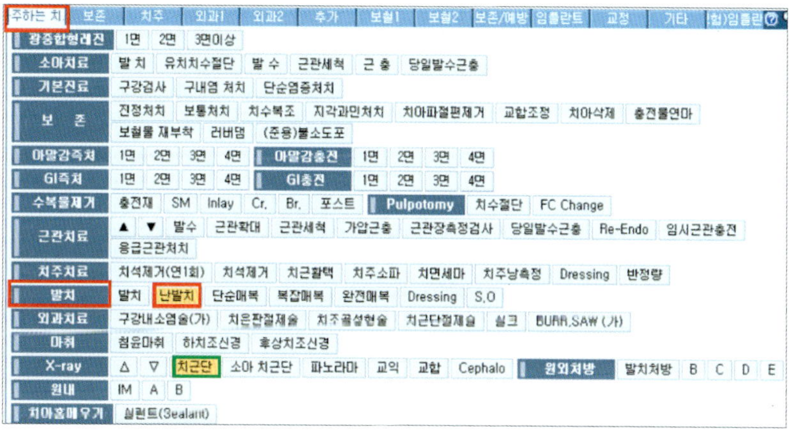

처치순번	1	
진료의사	관리자	
진 료 과	구강악안면외과	
상 병 명	[K03.5] 치아의 유착증	주상병
내역설명	강직으로 골삭제 동반한 난발치 시행	

	구분	진료항목	일	회	금액	1..
✔	행위	난발치	1	1	18,990	
✔	행위	전달마취(나) - 하치조신...	1	1	4,790	
✔	외제	리도카인(1:10만)(광명)	1	3	1,068	
✔	행위	의약품관리료 1일분 (의원)	1	1	210	
✔	재료	100:100 발치, 치근, 치조...	1	1	6,980	
✔	행위	치근단 촬영판독	1	1	3,680	

* 자주하는 치료 → 발치 → 난발치

알아두면 쓸모 있는 산정기준

난발치 산정기준

- 방사선 촬영 없는 난발치는 단순발치로 조정될 수 있다.
- Bur를 사용하였다면 별도 산정 가능하다.

난발치 산정 시 주의사항

- Bur를 사용하지 않았다면 청구하지 않는다. Bur를 사용하지 않아도 치근을 분리하여 발치하였다면, 난발치로 산정 가능하다.
- 잔존치근, 치주염 등의 상병으로 난발치를 시행할 경우 조정될 가능성이 높다(잔존치근이 난발치가 되는 경우는 치근이 유착되는 경우이므로 K03.5 치아의 강직(유착) 상병을 적용하면 된다).

난발치 적응증

- 기형 치근을 가진 치아로 발치 도중에 치근파절이 발생하여 치근절단이나 골삭제가 필요한 경우(유구치 포함)
- 근관치료를 이미 시행한 치아이며 발치 도중에 파절을 보여 치근절단이나 골삭제가 필요한 경우(유구치 포함)
- 부정교합으로 인하여 인접치관 사이에 끼어 있는 치아로 치관절단이나 골삭제 등의 시술이 필요한 경우(유구치 포함)
- 골유착을 보이는 치아(유구치 포함)

출처: 건강보험심사평가원 행위정의

(4) 매복 발치: 매복되어 있는 치아를 발치하는 처치

① 단순매복 발치: 점막절개 후 매복치 발치

차트 예시

진료일	치아번호	처치내역
6/7	8 (하악 좌측)	**C.C 사랑니 빼고 싶어요.** Dx. 하악 제3대구치의 매복 Panorama taking–매복치 위치 확인: 단순 매복상태 단순매복 발치 Under B/A lido 1@, I/A lido 2@ Incision, Suture black silk 3/0 3–stitch Bur 사용X, Saline drs, Gauze biting. Rx) 아목시실린 500 mg 1, 레녹스 1, 알마겔 1 Tid 3 days * 동의서 작성, 주의사항 설명 N) Drs Dr.이

상병명

[K01.1– 매복치] 위치에 따라 적절한 매복치를 선택한다.
주로 발치하게 되는 부위로 인하여 [K01.163] 상악 제3대구치의 매복, [K01.173] 하악 제3대구치의 매복, [K01.18] 과잉 매복치 등을 자주 사용한다.

순서

① 진료일자를 확인한다.
② 초진인지 재진인지 확인한다.
③ 치아번호를 선택한다.
④ 단순매복 발치를 클릭하고 상병명을 적용한다.
⑤ 내역설명에 [절개 후 단순매복치 발치함]이라고 적는다.
* CBCT를 촬영했다면 매복상태와 산정기준에 따라 산정한다.

청구화면

〈덴트웹 프로그램 버튼과 입력된 화면〉

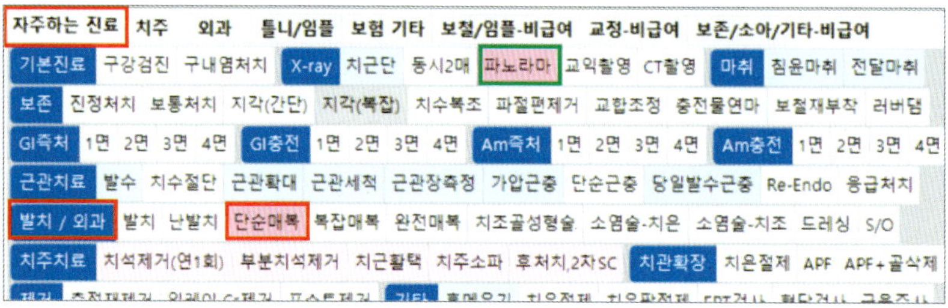

#38 단순매복 발치, 마취 새 처치 추가

구분	진료항목	회	금액
행위	발치술[1치당]-단순매복치	1	28,650
행위	치과전달마취(하치조신경블록)	1	4,790
약제	휴온스리도카인염산염수화물...	3	1,068
행위	외래환자 의약품관리료-1일분...	1	210
행위	파노라마 일반	1	11,750

* 자주하는 진료 → 발치/외과 → 단순매복

〈두번에 프로그램 버튼과 입력된 화면〉

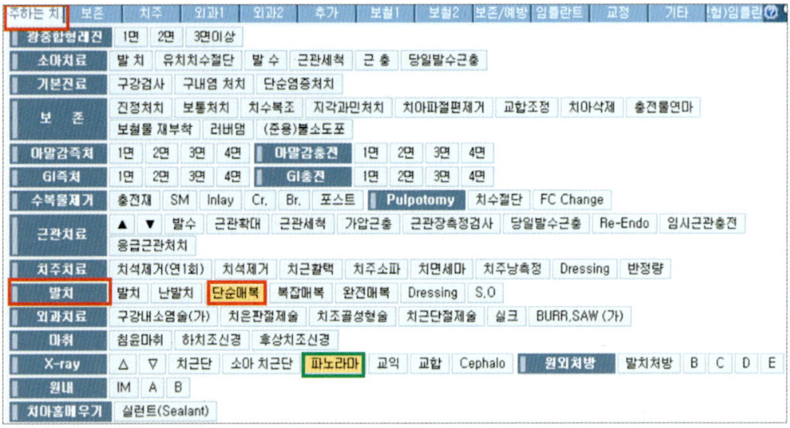

처치순번	1 2
진료의사	관리자
진 료 과	구강악안면외과
상 병 명	[K01.173] 하악 제3대구치의 매복 주상병
내역설명	매복치 확인 위한 파노라마 촬영, 단순매복발치

	구분	진료항목	일	회	금액	1...
☑	행위	단순매복치	1	1	28,650	
☑	행위	전달마취(나) - 하치조신...	1	1	4,790	
☑	약제	리도카인(1:10만)(광명)	1	3	1,068	
☑	행위	의약품관리료 1일분 (의원)	1	1	210	
☑	행위	파노라마 촬영판독	1	1	11,750	

* 자주하는 치료 → 발치 → 단순매복

알아두면 쓸모 있는 산정기준

단순매복 발치 산정기준

- 절개만으로 매복치 발치를 시행할 수 있는 경우 산정한다.
- Bur를 이용하여 치조골의 언더컷(Undercut, 발치 시 걸리는 부분) 제거 후 단순매복 발치를 시행했다면 사용한 Bur는 별도 산정 가능하다.
- 매복과잉치의 치식은 인접치의 치식을 선택한다. 이때 인접치도 발치를 시행했다면 같은 치식으로 발치행위 2가지를 청구함으로 인하여 조정 가능성이 높아지므로 줄번호 내역설명(JX999)을 넣는 것이 좋다. [근관치료:추가근관 발견 시 내역설명 참고] 혹시라도 심사 조정될 경우 재심사조정청구를 하면 인정받을 수 있다.
- 후처치는 수술 후 처치(가-단순처치)로 산정한다.

* 매복치 발치와 동시 시행한 치조골성형술은 별도 산정할 수 없다(단순, 복잡, 완전매복치 전부 해당). 파노라마상에서 매복치 치근이 하치조관이나 상악동과 겹쳐 있어 발치의 위험도가 높은 경우 CBCT (일반) 촬영 및 산정이 가능하다.

② **복잡매복 발치:** 잇몸을 절개하고 치근 분리를 시행하여 매복치를 발치하는 처치

차트 예시

진료일	치아번호	처치내역
6/7	┐8 (하악 우측) 8	**C.C 사랑니 빼고 싶어요.** Dx. 하악 제3대구치의 매복 Panorama taking–매복치 위치확인: 복잡 매복상태 복잡매복 발치 Under B/A lido 1@, I/A lido 2@ (치아분리동반) Incision, Suture black silk 3/0 3–stitch Bur 사용, Saline drs, Gauze biting. Rx) 아목시실린 500 mg 1, 레녹스 1, 알마겔 1 Tid 3 days * 동의서 작성, 주의사항 설명 N) Drs Dr.이

상병명

[K01.1– 매복치] 위치에 따라 적절한 매복치를 선택한다.
주로 발치하게 되는 부위로 인하여 [K01.163] 상악 제3대구치의 매복, [K01.173] 하악 제3대구치의 매복, [K01.18] 과잉 매복치 등을 자주 사용한다.

순서

① 진료일자를 확인한다.
② 초진인지 재진인지 확인한다.
③ 치아번호를 선택한다.
④ 복잡매복 발치를 클릭하고 상병명을 적용한다.
⑤ 내역설명에 [치근분리 동반한 복잡매복 발치함]이라고 적는다.
* CBCT를 촬영했다면 매복상태와 산정기준에 따라 산정한다.

청구화면

〈덴트웹 프로그램 버튼과 입력된 화면〉

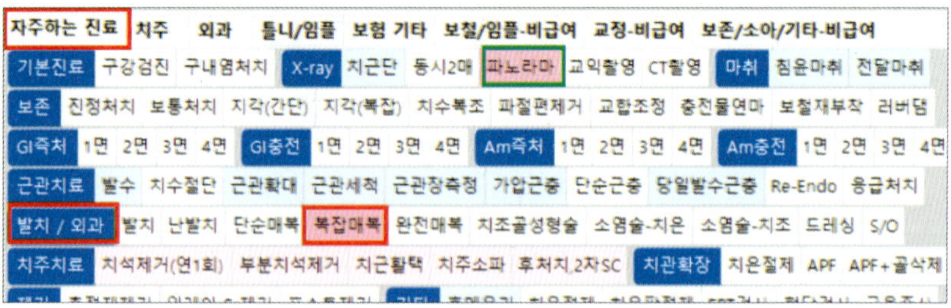

#38 복잡매복 발치 새 처치 추가

구분	진료항목	회	금액
행위	발치술[1치당]-복잡매복치[치...	1	50,890
재료	치과 관련 수술에 사용한 BUR...	1	6,980
행위	치과전달마취(하치조신경블록)	1	4,790
약제	휴온스리도카인염산염수화물...	3	1,068
행위	외래환자 의약품관리료-1일분...	1	210
행위	파노라마 일반	1	11,750

* 자주하는 진료 → 발치/외과 → 복잡매복

〈두번에 프로그램 버튼과 입력된 화면〉

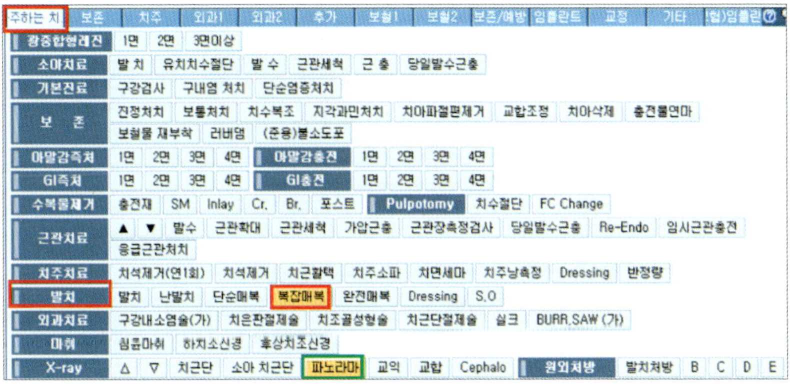

처치순번	1
진료의사	관리자
진료과	구강악안면외과
상병명	[K01.173] 하악 제3대구치의 매복 주상병
내역설명	매복치 위치확인 위한 파노라마 촬영, 치근분리

	구분	진료항목	일	회	금액
✔	행위	복잡매복치[치아분할술을...	1	1	50,890
✔	행위	전달마취(나) - 하치조신...	1	1	4,790
✔	약제	리도카인(1:10만)(광명)	1	3	1,068
✔	행위	의약품관리료 1일분 (의원)	1	1	210
✔	재료	100:100 발치, 치근, 치조...	1	1	6,980
✔	행위	파노라마 촬영판독	1	1	11,750

* 자주하는 치료 → 발치 → 복잡매복

알아두면 쓸모 있는 산정기준

복잡매복 발치 산정기준

- 절개 및 치아분리를 시행하여 매복치 발치한 경우 산정한다.
- Bur를 사용한 경우 별도 산정 가능하다.
- 후처치는 수술 후 처치(가-단순처치)로 산정한다.

③ **완전매복 발치:** 치관의 2/3 이상이 치조골 내에 묻혀 있어, 치은절개 및 치근분리, 골삭제를 동반하여 발치하는 처치

차트 예시

진료일	치아번호	처치내역
6/7	8	**C.C 사랑니 빼고 싶어요.** Dx. 하악 제3대구치의 매복 Panorama taking–매복치 위치확인: 완전매복상태(치관2/3 이상 골내 매복) 완전매복치 발치 Under B/A lido 1@, I/A lido 2@ (치근분리, 골삭제 동반) Incision, Suture black silk 3/0 3–stitch Bur 사용, Saline drs, Gauze biting. Rx) 아목시실린 500 mg 1, 레녹스 1, 알마겔 1 Tid 3 days * 동의서 작성, 주의사항 설명 N) Drs Dr.이

상병명

[K01.1– 매복치] 위치에 따라 적절한 매복치를 선택한다.
주로 발치하게 되는 부위로 인하여 [K01.163] 상악 제3대구치의 매복, [K01.173] 하악 제3대구치의 매복, [K01.18] 과잉 매복치 등을 자주 사용한다.

순서

① 진료일자를 확인한다.
② 초진인지 재진인지 확인한다.
③ 치아번호를 선택한다.
④ 완전매복치 발치를 클릭하고 상병명을 적용한다.
⑤ 내역설명에 [치근분리, 골삭제 동반한 완전매복치 발치함]이라고 적는다.
* CBCT를 촬영했다면 매복상태와 산정기준에 따라 산정한다.

청구화면

〈덴트웹 프로그램 버튼과 입력된 화면〉

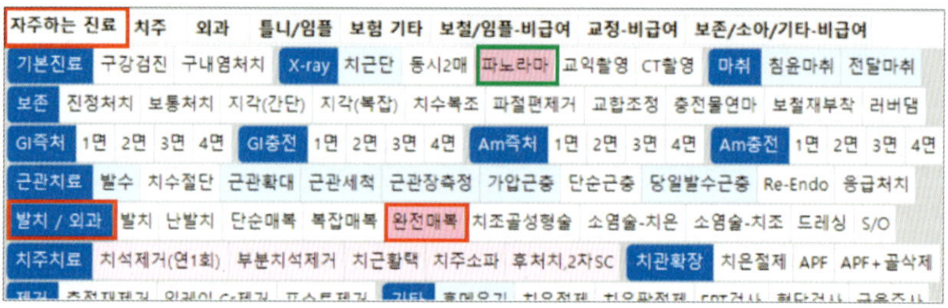

#38 완전매복 발치 **새 처치 추가**

구분	진료항목	회	금액
행위	발치술[1치당]-완전매복치(치...	1	69,980
재료	치과 관련 수술에 사용한 BUR...	1	6,980
행위	치과전달마취(하치조신경블록)	1	4,790
약제	**휴온스리도카인염산염수화물...**	3	**1,068**
행위	외래환자 의약품관리료-1일분...	1	210
행위	파노라마 일반	1	11,750

* 자주하는 진료 → 발치/외과 → 완전매복

〈두번에 프로그램 버튼과 입력된 화면〉

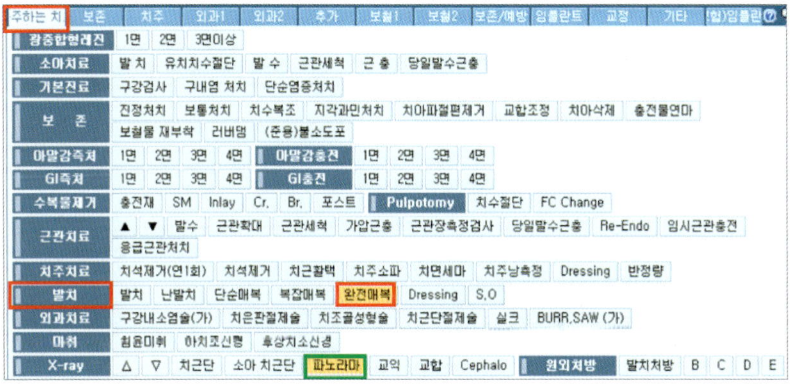

처치순번	1
진료의사	관리자
진 료 과	구강악안면외과
상 병 명	[K01.173] 하악 제3대구치의 매복 주상병
내역설명	매복치위치 확인 위한 파노라마촬영, 치근분리

	구분	진료항목	일	회	금액	1..
☑	행위	완전매복치[치관이 2/3 ...	1	1	69,980	
☑	행위	전달마취(나) - 하치조신...	1	1	4,790	
☑	약제	리도카인(1:10만)(광명)	1	3	1,068	
☑	행위	의약품관리료 1일분 (의원)	1	1	210	
☑	재료	100:100 발치, 치근, 치조...	1	1	6,980	
☑	행위	파노라마 촬영판독	1	1	11,750	

* 자주하는 치료 → 발치 → 완전매복

알아두면 쓸모 있는 산정기준

완전매복 발치 산정기준

- 절개 및 치근분리, 골삭제를 시행하여 매복치 발치한 경우 산정한다.
- Bur는 별도 산정 가능하다.
- 후처치는 수술 후 처치(가-단순처치)로 산정한다.

(5) 발치와재소파술: 발치한 발치와가 정상적인 치유가 되지 않고 염증이 발생한 경우 마취 후 발치와 내부의 염증요인을 제거하는 처치

차트 예시

진료일	치아번호	처치내역
6/7	6 (하악 좌측)	C.C 이를 뺀 곳이 너무 아파요. Dx. 턱의 치조염 치근단촬영 1매: 진단목적 Dry socket상태–재소파술 권유: 동의하심. 발치와재소파술 Under B/A lido 1@, I/A lido 1@ Saline, Hexamedine drs. Gauze biting. Rx) 오구멘틴 625 mg 1, 록사트론 1, 모사로정 1 tid 3 days * 주의사항 설명 N) drs Dr.이

상병명 [K10.3 턱의 치조염(치조골염)]

순서

① 진료일자를 확인한다.
② 초진인지 재진인지 확인한다.
③ 치아번호를 선택한다.
④ (발치와)재소파술을 클릭하고 상병명을 적용한다.
⑤ 내역설명에 [발치부위 재소파 시행]이라고 적는다.

청구화면

〈덴트웹 프로그램 버튼과 입력된 화면〉

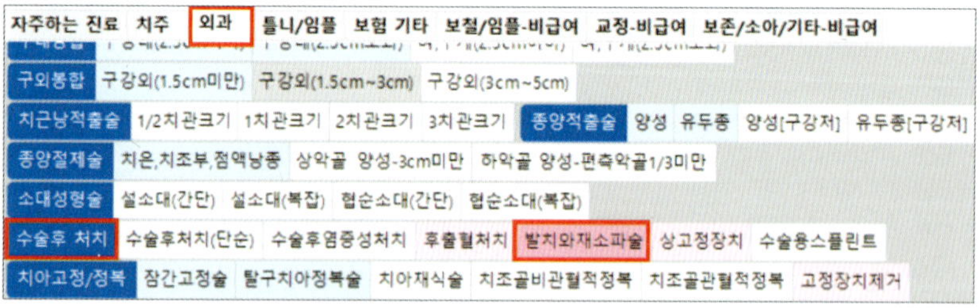

#36 발치와 재소파술　새 처치 추가

구분	진료항목	회	금액
행위	발치와재소파술	1	9,490
행위	치과전달마취(하치조신경블록)	1	4,790
약제	휴온스리도카인염산염수화물...	2	712
행위	외래환자 의약품관리료-1일분...	1	210
행위	치근단1매	1	3,680

* 외과 → 수술 후 처치 → 발치와재소파술

* 덴트웹 프로그램에서는 K10.3 상병명이 치조골염이다. 턱의 치조염이 아니라고 당황하지 말자.

〈두번에 프로그램 버튼과 입력된 화면〉

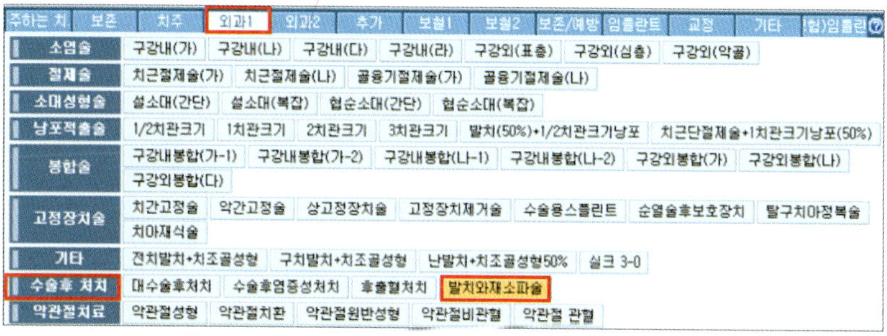

처치순번	1
진료의사	관리자
진 료 과	구강악안면외과
상 병 명	[K10.3] 턱의 치조염　주상병
내역설명	발치부위 재소파 시행

	구분	진료항목	일	회	금액	1...
☑	행위	발치와 재소파수술	1	1	9,490	
☑	행위	전달마취(나) - 하치조신...	1	1	4,790	
☑	약제	리도카인(1:10만)(광명)	1	2	712	
☑	행위	의약품관리료 1일분 (의원)	1	1	210	
☑	행위	치근단 촬영판독	1	1	3,680	

* 외과1 → 수술 후 처치 → 발치와재소파술

※ 치근단과 마취는 자주하는 처치탭에 있으니 시행한 경우 탭을 옮겨 시행한 처치를 빠뜨리지 않고 클릭한다.

알아두면 쓸모 있는 산정기준

발치와재소파술 산정기준

- 타 치과에서 발치한 부위 재소파술을 시행한 경우 내역설명을 반드시 작성한다.
- 2회 이상 시행하는 경우 자세한 내역설명을 적어야 한다(JX999: 세부내역설명).
- 후처치는 수술 후 처치(가-단순처치)로 산정하며 2-3회 산정 가능하다. 그 이상 시행할 경우 내역설명을 작성한다.
- 마취, 방사선은 별도 산정 가능하다.

발치와재소파술 산정 시 주의사항

- 발치 당일 시행한 소파술은 산정할 수 없다.
- 유치에는 산정할 수 없다.
- 상병명 'K10.3 턱의 치조염(치조골염)'은 지정 상병명으로 다른 상병을 적용할 경우 조정된다.

발치와재소파술 적응증

- 발치와가 정상적인 치유과정을 나타내지 못하고 심한 동통과 함께 국한성 골염(Acute osteitis, Dry socket)을 일으키는 경우
- 발치 후 수일 내에 발생한 심한 통증, 안면부 종창, 미열, 구강내 악취 등을 동반하는 경우
- 발치와에 명백하게 급성 치조골염 혹은 기타 염증의 진행이 관찰되는 경우
- 발치창 치유의 이상으로 발치와 내에 혈병, 육아형성이 보이지 않고, 치조골 벽이 노출되어 있는 경우
- 불량 육아의 잔류에 의한 지속

출처: 건강보험심사평가원 행위정의

9) 예약(팔로업)

① 다음 날

소독(드레싱): 지혈이 잘 되었는지 치유가 잘 되고 있는지를 확인하고 상처 부위를 소독해서 덧나지 않고 잘 아물게 한다. 보통 소독은 한 번 정도 내원하나 필요한 경우 여러 번 내원을 권유하여 상태를 확인하기도 한다.

★ 선배의 Tips!

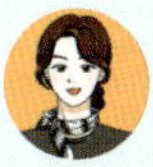

한 번에 여러 치아를 뺐거나 염증이 심한 치아를 발치한 경우, 수술로 힘들게 발치한 경우, 발치 후 피가 많이 났던 경우와 같이 문제가 발생될 것이 예상되는 환자들은 귀가 후 전화 연락을 통해 상태를 확인하도록 합니다. 이를 해피콜(Happy call)이라고 하는데 오전에 발치한 경우엔 오후에, 오후에 발치한 경우 퇴근 전과 같이 병원의 규칙에 따라 지혈이 잘 되었는지 통증은 없는지 약은 잘 드셨는지 확인해 주세요. 만약 문제가 있는 경우 원장님께 말씀드린 후 예약 전에 내원하시도록 안내합니다.

② 1주일 후

발치 부위에 봉합(Suture)을 했을 경우 7–10일 뒤 실밥을 제거한다. 이후에도 필요한 경우 상태 확인을 위해 내원할 수 있다.

★ 선배의 Tips!

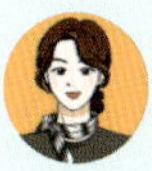

일반적으로 발치 시에는 녹는 실을 사용하지 않기 때문에 꼭 치과에 내원하시어 제때 실밥을 제거해야 실밥이 있던 자리가 잘 아물고 덧나지 않는다고 설명해 주세요.

10) 결제 및 마무리 응대

① 보험 비용(치아당)

- 유치 발치: 5–7천 원 내외
- 단순발치: 1만 원 내외
- 난발치: 1–2만 원 내외
- 매복치 발치: 2–3만 원 내외

★ 선배의 Tips!

보험 비용은 병원의 규모(의원, 병원, 대학병원 등)와 발치하는 치아가 앞니인지 어금니인지, 쉽게 뽑았는지 분리해서 뽑았는지, 수술해서 뽑았는지, 낮인지 야간진료 혹은 공휴일인지 등에 따라 달라져요. 또한 마취 앰플을 여러 개 쓴 경우, 상태 확인을 위해 엑스레이를 촬영한 경우, 지혈제나 뼈 이식 재료를 넣은 경우에는 추가적인 비용이 발생하기도 합니다.

② 비보험 비용(치아당)

- 교정발치 5-10만 원 내외
- 교정 목적의 발치는 보험 적용이 불가하지만 교정 중이라도 치아 우식, 치관 주위염, 매복치 발치 등의 치료 목적으로 발치를 하는 경우에는 건강보험 적용이 가능하다.

③ 마무리 응대

- 주의사항 종이, 약 처방전, 멸균 거즈, 얼음팩 등을 두고 가지 않도록 체크한다.
- 포장된 멸균 거즈를 데스크에 준비해 놓고 치아당 2장 정도 여분으로 전달하여 2시간 후에도 지혈이 안된 경우 접어서 지금처럼 물어 달라고 설명한다.
- 지혈이 잘 안될 것으로 예상되는 환자는 거즈를 더 많이 전달하여 지혈 시 사용할 수 있도록 안내하고, 지혈과 관련된 주의사항을 한 번 더 강조해서 설명한다.

FAQ

Q1
뿌리만 남아있고 불편하지 않은데도 꼭 뽑아야 하나요?

잇몸 속에 뿌리가 남아있으면 치아가 삭으면서 그 주위로 염증이 생길 수 있어요. 염증이 생기기 전에 이를 뽑는 것이 좋습니다.

Q2
조금 흔들리는데 빼야 한다고 들었어요. 안 뺄 수는 없나요?

치아를 뺀다고 생각하면 많이 흔들려야 한다고 생각하시는 경우가 많아요. 뿌리 끝 염증이 너무 크거나 충치가 아주 심하거나 치아에 금이 간 경우에는 많이 흔들리지 않아도 빼는 경우가 있어요. 빼지 않고 기지고 있을수록 뼈나 치아가 상하는 경우에는 흔들리지 않더라도 빼는 것을 권하기도 합니다.

Q3
하루에 여러 개 치아를 빼도 괜찮은 건가요?

치아의 상태에 따라 한 개만 뽑는 경우도 있지만 많이 흔들리는 치아가 여러 개인 경우, 별다른 전신질환이 없는 경우, 전신질환이 있더라도 담당의에게서 이를 빼도 된다는 확인서(담당의의 소견서)를 받은 경우에는 한꺼번에 여러 개를 뽑기도 해요.

Q4
이를 뺄 때 아스피린을 꼭 끊어야 하나요?

아스피린은 끊지 않고 이를 뽑더라도 문제가 되지 않을 수 있는데 안전한 치료를 위해서 대부분 중단하는 것을 추천드려요. 그래도 개인적인 건강 상태에 따라 다를 수 있으니 치과에 오셔서 담당 원장님과 상의 후 결정하시는 것이 좋습니다.

Q5
이 빼고 나서 금주, 금연을 해야 하는 이유는 무엇인가요?

술과 담배는 지혈을 방해하고, 염증을 발생시켜서 상처가 낫지 않고 덧나게 해요. 그러면 치료 경과도 좋지 않고 잇몸도 뼈도 잘 아물지 않아서 마취를 하고 이 뺀 자리에 치유가 잘 되기 위한 처치를 해야 할 수도 있어요. 1~2주 정도는 금주, 금연을 해주세요.

Q6
이를 빼고 꼭 꿰매야 하나요?

이를 빼고 봉합하는 경우도 있고 봉합하지 않는 경우도 있어요. 이를 뺀 부위에 잇몸이 아물고 뼈가 차는데 봉합이 도움이 될지, 봉합하지 않아도 별다른 문제가 없을지는 담당 원장님이 상처를 보고 결정하는 부분이에요. 봉합하더라도 그렇게 하는 게 치유에 도움이 되는 경우에 한하여 진행하게 됩니다.

Q7
이를 뺀 날은 괜찮았는데 며칠 지나고 나니 실밥이 걸리적거려요. 빼도 되나요?

이를 뺀 날에는 잇몸이 부은 상태에서 봉합을 하게 돼요. 며칠 지나서 잇몸이 나아가면서 부기가 가라앉으면 봉합했던 실밥이 느슨하게 느껴질 수밖에 없어요. 헐렁거리고 걸리적거릴 수 있는데 그래도 가능하면 치과에서 제거해야 해요. 치유된 상태도 체크해야 하고, 느슨해졌다고 해도 실밥을 제거하기에 조금 이른 시기라고 생각되면 빼지 않고 두는 경우도 있으니 치과에 전화 주시고 방문해 주세요.

Q8
마취해도 아플 수가 있나요?

빼려는 치아 주변에 염증이 심한 경우에는 마취를 했어도 통증이 있는 경우도 있지만 대부분은 마취를 하고 통증이 없을 때까지 충분히 기다렸다가 진행하기 때문에 너무 걱정하지 않아도 됩니다.

Q9
이를 빼고 나서 물 마실 때 그 주변 치아가 시린데 왜 그런 건가요?

이를 빼면서 이 뺀 주위 염증이 낫고 부기가 가라앉으면서 뺀 치아의 주변 치아뿌리 부분이 잇몸 밖으로 드러나기도 해요. 치아뿌리 부분은 치아 신경과 연결된 관들이 많아서 찬물을 마시면 신경에 자극을 전달하다 보니 시린 증상이 있을 수 있어요.

Q10
이 뽑은 자리가 너무 아파요.

이를 빼고 2~3일이 지난 후에도 심한 통증이 있는 경우는 이를 뺀 자리가 치유되지 않고 골 면이 그대로 노출되어 감염이 되는 경우입니다. 이럴 때는 치과에 다시 내원해 이를 뺀 자리를 마취 후 소독하고 깨끗한 혈액이 다시 고이도록 치료를 받아야 합니다.

Q11
이를 뺀 자리에 음식물이 끼는데 그래도 괜찮은 건가요?

잇몸은 2주일 정도 후에 아물지만 뼈가 완전히 차오르기까지 2~3개월 정도 걸립니다. 지금 생긴 공간에 음식물이 자꾸 끼는 경우에 지혈이 잘 된 상태라면 물을 머금은 상태에서 가글을 통해 압력을 만들어 빼내시되 손가락이나 이쑤시개를 이용하면 덧날 수 있으니 피해주세요.

Q12
이를 뺀 쪽 잇몸에 뼈가 튀어나온 것 같아요. 왜 그런 건가요?

이를 빼고 나면 이 뺀 부위 잇몸이 아물고 뼈가 차게 되는데, 뼈가 차는 과정에서 종종 뼈가 튀어나오면서 아무는 경우도 있어요. 한두 달 지켜본 뒤 없어지지 않고 불편감이 있는 경우에는 수술을 통해 튀어나온 부분을 다듬는 치료를 하기도 합니다.

Q 13
이렇게 힘들게 뺄 거였으면 안 빼도 되는 치아였던 건 아닌가요? (치근단 염증 + 난발치)

생각했던 것보다 이 빼는 과정이 힘드셨죠? 치아는 원래 뼈하고 바로 연결되어 있지 않고 인대로 연결되어 있는데 염증으로 인해 인대가 없어져서 뼈하고 치아사이 틈이 없이 달라붙어 있거나 치아가 삭아서 부서지는 경우에는 치아를 힘들게 빼기도 해요.

Q 14
사랑니를 꼭 뽑아야 하나요?

아프지 않더라도 사랑니가 부분적으로 잇몸에 덮여 있는 경우는 뽑는 것이 좋습니다. 비뚤어 나거나 누워서 나는 경우에는 사랑니와 앞에 어금니 사이로 음식물도 잘 끼고 잇솔질도 힘들어 앞에 있는 어금니도 상하게 하는 경우가 많습니다. 게다가 누워있는 사랑니가 썩어버리면 뼈 속에 묻혀 있는 사랑니에서 낭종이나 양성종양 등이 생기기도 해요. 따라서 심한 충치로 진행되거나 염증이 심해지기 전에 사랑니를 뽑는 것을 추천드립니다.

Q 15
멍은 언제 없어지나요?

멍은 보통 생긴지 1주일 정도 지나면 옅어지기 시작해서 2주 정도 되면 대부분 사라지고 심하게 멍드는 경우는 4주까지 걸리기도 합니다. 손대거나 문지르지 마시고 멍이 생긴 초기 2–3일은 냉찜질을, 그 이후에는 온찜질을 하시면 도움이 돼요.

Q 16
사랑니를 당일에 빼 주지 않는 이유가 있나요?

사랑니 주변으로 염증이 심한 경우에는 당일에 빼지 않아요. 염증이 심한 상태에서는 염증이 덜한 상태보다 마취도 잘 안되고 출혈도 더 많고 당연히 붓기도 더 부어요. 여러모로 치료 과정이나 치료 경과가 좋지 않기 때문에 염증이 심한 상태의 사랑니는 당일에 빼지 않고 약을 먼저 처방해 드려요. 약을 며칠 드시고 나면 급성 염증이 가라앉게 되는데 그때 발치 예약을 도와드리고 있답니다.

Q 17
사랑니 뽑고 나서 많이 붓나요? 부기는 언제 빠지나요?

사랑니의 머리부터 뿌리까지 대부분이 뼛속에 있는 '완전매복치'인 경우에는 이를 빼고 나서 많이 부을 수 있어요. 부기는 보통 이를 빼거나 수술을 한 다음 날부터 붓기 시작해서 4~5일째까지 붓다가 그 이후 천천히 빠지더라고요. 만 48시간 동안 냉찜질을 잘 하시면 부기가 덜할 수 있으니 찜질을 열심히 해주세요.

Q 18
사랑니를 안 빼면 안면 비대칭이 올 수도 있나요?

사랑니 때문에 안면 비대칭이 생길 가능성은 매우 적어요. 대부분 선천적인 이유, 사고나 습관 때문에 생기는 경우가 많아요. 정확한 원인은 여러 검사를 통해 정밀 분석을 받으시면 알 수 있어요.

Q 19
마비 증상은 언제 괜찮아질까요?

빠르면 며칠 혹은 몇 주, 길게는 6~9개월 정도면 돌아오는 경우가 대부분이에요. 처방이 있는 경우 약을 잘 챙겨 드시는 게 도움이 됩니다.

Q20
사랑니가 없는데 사랑니 부위가 붓는 이유는 무엇인가요?

사랑니가 잇몸 안에 매복되어 있는 경우에 사랑니가 없다고 생각하시기도 해요. 사랑니가 매복되어 있다 보니 사랑니를 덮고 있는 잇몸 아래쪽으로 음식물이나 세균이 들어가게 되고 그러면 붓게 되는 건데요. 이런 경우에는 사랑니를 빼면 증상이 대부분 없어져요. 그런데 사랑니가 없는데 그쪽 잇몸이 붓는 경우에는 사랑니가 아닌 다른 원인으로 붓는 것이기 때문에 진단 후 정확한 원인을 파악하여 치료받는 것이 중요합니다.

Q21
사랑니 뽑고 나면 사랑니 앞에 어금니가 흔들릴 수도 있나요?

사랑니 자체가 그 앞의 어금니와 너무 가까이 있는 경우 사랑니를 뺌으로써 그 앞어금니는 뒤쪽을 지지하던 뼈와 사랑니가 없어져서 흔들릴 수도 있어요. 하지만 대부분 시간이 지나면 좋아집니다. 혹시 계속 흔들리는 경우 치과로 연락 부탁드립니다.

2 구강내소염술

1) 개념

구강내소염술(I&D, Incision & Drainage)은 절개(Incision)와 배농(Drainage)*의 의미로 구강내에 염증이 생긴 경우 마취 후 잇몸을 절개하거나 절제하여 농양이나 고름을 빼내어 치료하는 술식이다.

기초 치과 용어*

* **배농:** 고름이 찬 곳의 고름을 빼내는 술식이다.

2) 발생원인

① 치주염

잇몸병이 심해질수록 치주낭(잇몸주머니)이 깊어지고, 치아뿌리를 감싸고 있는 잇몸뼈(치조골)까지 손상이 되며 흡수되어 생긴 공간에 세균이 들어가 염증이 생긴다(치은 농양, 치주 농양).

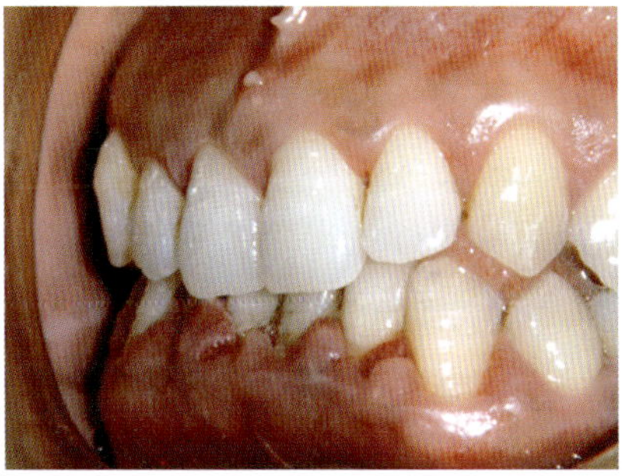

② 충치(치아우식증)

심한 충치로 인해서 오염되고 괴사된 치아 신경에 의해서 치아뿌리끝 염증, 즉 치근단 염증이 생기고 이 염증이 잇몸을 뚫고 나와 붓고 고름 주머니가 만들어진다(치조 농양). 이럴 경우 구강내소염술과 함께 신경치료 또는 재신경치료를 진행한다.

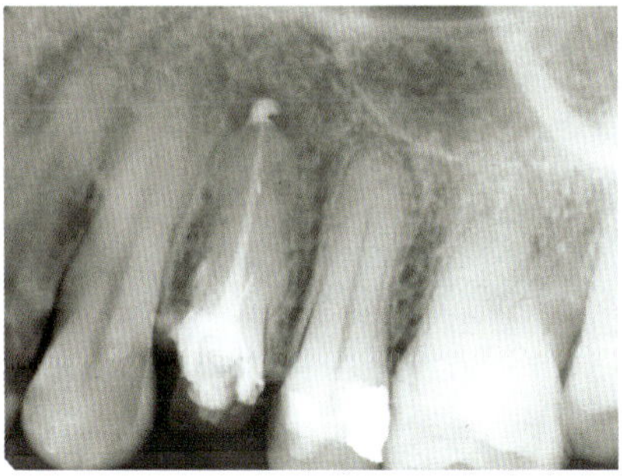

3) 치료 목적

배농을 통해 염증 부위의 압력을 낮추어 통증을 줄여주며, 약물치료와 병행하며 구강내에 생긴 염증을 치료한다.

4) 금기증

- 연령, 신체, 정신적 조건이 치료 과정을 견디지 못할 경우
- 치료가 어려운 급, 만성 전신질환이 있거나 임신 등의 전신적 변화가 있을 경우

심장질환, 판막증, 심내막염, 혈액질환, 조절이 안 되는 고혈압이나 당뇨병, 간 및 신장질환, 부신피질스테로이드 투여자 등은 치료를 미루거나 소견서를 발급하여 담당 주치의에게 가능 여부를 확인한 후 진행한다.

5) 접수 및 술전 설명

- 소요시간: 20–30분, 관(Drain)*을 넣고 봉합하는 경우 시간이 더 소요될 수 있다.

6) 치료 순서

마취 → Blade (의료용 칼)로 염증부위 절개 → 배농 → 식염수 소독(Irrigation), 세척 → 관 삽입 → 봉합(Suture) → 출혈이 심한 경우 거즈를 물고 있도록 하거나 거즈를 물고 있을 위치가 아니라면 술자나 어시스트가 직접 압박지혈을 하기도 한다.

7) 치료 후 주의사항

- "마취가 풀리는 데는 2–3시간 이상 소요될 수 있어요. 마취 풀리기 전에는 감각이 없어서 볼이나 입술을 깨물게 되면 상처가 날 수 있으므로 주의해 주셔야 합니다."
- "1주일간 침을 뱉거나 빨대를 사용하는 행동은 자제해 주세요. 피가 멈췄다가 다시 날 수 있습니다."
- "1주일간 심한 운동이나 사우나 등은 피해주세요. 혈압을 높여서 지혈에 방해가 돼요. 뜨겁고 자극 강한 음식은 지혈을 방해하고 치료부위에 자극이 될 수 있으므로 피해주세요."
- "1주일간 염증을 유발할 수 있으므로 술이나 담배는 꼭 삼가주세요."
- "고름 배출을 위해 관을 넣어 놓은 경우 3–7일 정도 유지되는 것이 좋으므로 빠지지 않도록 조심해 주시고 양치질은 치료받은 부위를 제외하고 깨끗하게 닦아 주세요."
- "부기가 비정상적으로 심해지거나 불편감이 생기면 치과로 연락 주세요."

기초 치과 용어*

* **관(배액관, 드레인, Drain):** 염증이 심한 경우 고름이 차 있는 부위에 넣어서 고름(농양)이 흘러나와 배출될 수 있도록 하는 치과재료. 관을 넣는 경우 잘 고정될 수 있도록 잇몸과 함께 꿰매서 봉합한다.

8) 차팅 및 보험 청구

차트 예시

진료일	치아번호	처치내역
6/7	(하악 우측) 6	C.C 잇몸이 부어서 너무 아파요. Dx. 동이 없는 농양 치근단 촬영 1매. 치은하방으로 농양부위 관찰됨. 구강내소염술 Under B/A lido 1@ I/A lido 1@ Incision, Drainage, Dressing. Suture (3/0 black silk – 배액관 고정용) Rx) 오구멘틴 625 mg 1, 나프록센 1, 알마겔 1 Tid 3 days * 주의사항 설명. N) Drs Dr.이

상병명

[K04.7 동이 없는 근단주위 농양]
[K05.20 동이 없는 잇몸기원의 치주농양] 중에서 적절한 상병을 선택한다.

순서

① 진료일자를 확인한다.
② 초진인지 재진인지 확인한다.
③ 치아번호를 선택한다.
④ 구강내소염술을 클릭하고 상병명을 적용한다.
⑤ 내역설명에 [치관 주변 치은부위 소염술 시행]이라고 적는다.
* 내역설명이 필수요소는 아니나 작성하는 것을 추천한다.

청구화면

〈덴트웹 프로그램 버튼과 입력된 화면〉

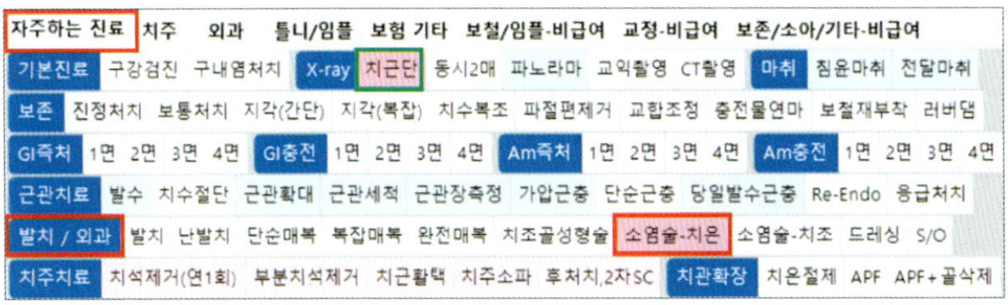

* 자주하는 진료 → 발치/외과 → 소염술-치은

#36 구강내소염술 새 처치 추가

구분	진료항목	회	금액
행위	구강내소염수술(치은농양,치...	1	8,460
행위	치과전달마취(하치조신경블록)	1	4,790
약제	휴온스리도카인염산염수화물...	2	712
행위	외래환자 의약품관리료-1일분...	1	210
재료	SILK	1	1,910
행위	치근단1매	1	3,680

〈두번에 프로그램 버튼과 입력된 화면〉

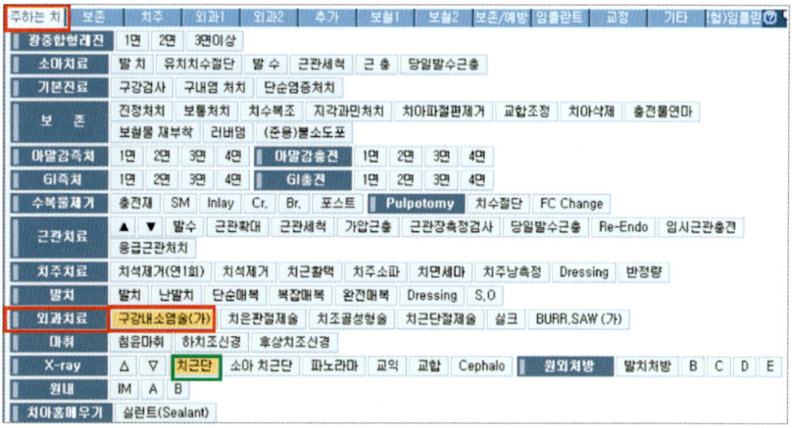

* 자주하는 치료 → 외과치료 → 구강내소염술(가)

처치순번	1 2
진료의사	관리자
진 료 과	구강악안면외과
상 병 명	[K04.7] 동이 없는 근단주위농양 주상병
내역설명	치관주변 치은부위 소염술 시행

구분	진료항목	일	회	금액	1...
☑ 행위	구강내소염수술(치은농양...	1	1	8,460	
☑ 행위	전달마취(나) - 하치조신...	1	1	4,790	
☑ 약제	리도카인(1:10만)(광명)	1	2	712	
☑ 행위	의약품관리료 1일분 (의원)	1	1	210	
☑ 행위	치근단 촬영판독	1	1	3,680	
☑ 재료	SILK	1	1	1,910	

참고

두번에 프로그램에서 수가(실크) 추가하는 방법

행위 및 빈칸에 마우스를 대고 우클릭을 하면 수가추가 버튼이 뜬다.

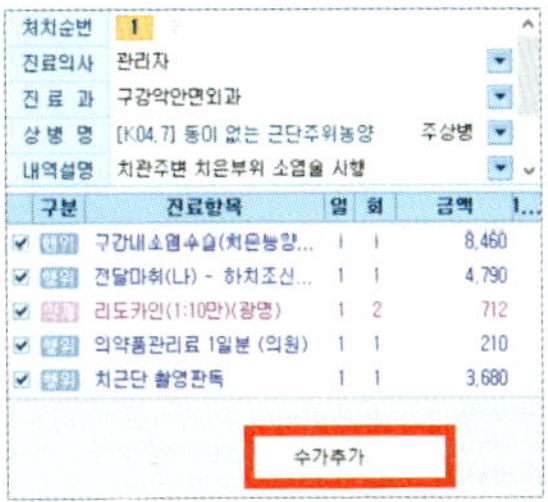

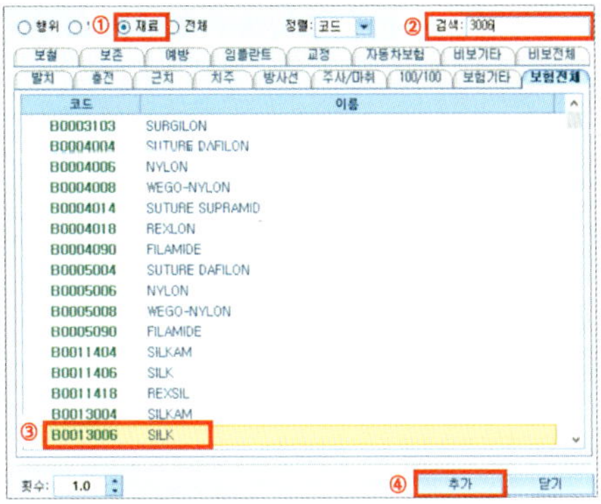

수가 항목에서 재료 → 검색창에 추가하고자 하는 봉합사의 코드 입력(일부만 입력도 가능) → 봉합사 선택 → 추가 버튼 누르고 닫기 버튼 누르고 추가된 것 확인

알아두면 쓸모 있는 산정기준

구강내소염술 산정기준

- 당일에 두 군데 이상 구강내소염술을 시행하게 되면 상하좌우 구분하여 주된 부위 100%, 부된 부위 50% 산정 가능하며 하루 최대 200%까지 산정할 수 있다.
- 후처치는 '수술 후 처치(가-단순처치)'로 한다. 잇몸부위를 절개하나 보니 치주 후 처치로 청구하는 경우도 있는데 수술 후 처치로 하는 것이 옳다.

구강내소염술 산정 시 주의사항

- 발치와 동시에 시행한 경우에는 발치만 산정할 수 있다.
- 마취 없이 산정하면 조정되는 경향이 있다.
- 사용한 봉합사는 재료 구입 신고 완료 후 청구하도록 한다.

참고

구강내소염술은 부위에 따라 나뉜다.

(가) 치은 농양, 치관 주위 농양

(나) 치조 농양 또는 구개 농양

(다) 설 또는 구강저 농양(이하극, 설하극, 악하극 농양 등)

(라) 악골 골염, 악골 골수염 등

→ 의원급에서는 주로 (가), (나)를 시행하며 (다), (라) 같은 경우는 상급병원에 의뢰하는 경우가 많다.

9) 예약(팔로업)

① 다음 날

소독(드레싱): 지혈이 잘 되었는지 치유가 잘 되고 있는지를 확인하고 상처 부위를 소독해서 덧나지 않고 잘 아물게 한다. 감염이 완전히 해소될 때까지 매일 소독을 시행하기도 한다.

② 3-7일 후

관을 넣고 봉합(Suture)을 했을 경우 3-7일 정도 경과를 지켜본 뒤 심어 둔 관과 실밥을 제거하며 이후에도 필요한 경우 상태 확인을 위해 내원할 수 있다.

10) 결제 및 마무리 응대

① 금액

- 구강내소염술 (가), (나): 8,000-10,000원 내외
- 구강내소염술 (다), (라): 20,000원 내외

★ 선배의 Tips!

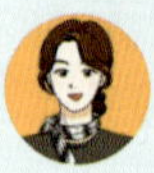

구강내소염술은 건강보험 적용이 가능하며 청구는 염증이 어느 부위에 있는지에 따라 (가)부터 (라)까지 총 4개의 항목으로 나눠져요. 치과의원에서는 치은과 치관 주위에 생긴 농양을 절개하여 치료하는 (가)를 주로 산정하게 됩니다.

② 마무리 응대

잇몸병을 방치하거나 신경치료를 중단하는 경우에 치아 주변이나 뿌리 끝에 염증이 생길 수 있고, 이때 구강내소염술이 필요할 수 있다. 이런 문제가 발생하기 전에 환자에게 치료의 중요성과 필요성에 대해 교육하고, 배웅 시에는 예약 날짜에 내원하셔서 치료를 잘 받을 수 있도록 권유한다. 만약 치료를 중단한 환자가 있다면 파악하여 전화나 문자를 통해 치료를 이어갈 수 있도록 한다.

③ 이외의 외과치료

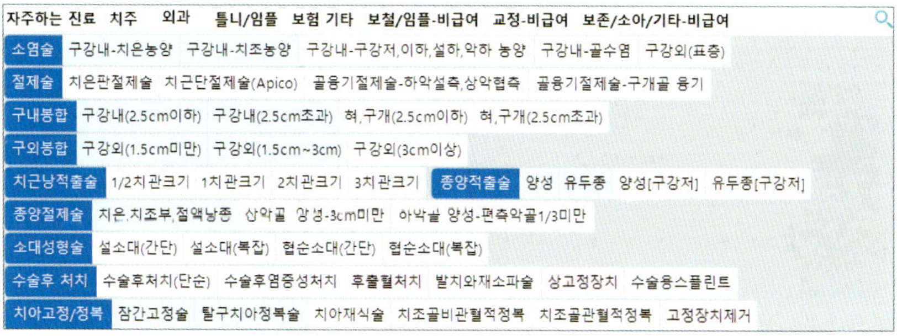

1) **치조골성형술:** 발치 후 발치한 부위 뼈 모양이 불편함을 야기시키는 모양이거나, 불규칙하게 울퉁불퉁한 뼈 모양 때문에 틀니 제작에 어려움이 있을 경우에 튀어나온 잇몸뼈를 제거하거나 모양을 다듬는 처치

차트 예시

진료일	치아번호	처치내역
6/7	6 (하악)	**C.C 한 달 전 이 뺀 쪽 잇몸이 튀어나와서 불편해요.** Dx. 불규칙한 치조돌기 치근단 촬영 1매: 진단목적 발치 부위는 잘 아물었으나 치조돌기로 인한 불편감 호소 – 치조골성형술 설명 , 동의하심 치조골성형술 B/A lido 1@, I/A lido 2@ Bur 사용. Suture (Black silk 4/0). Saline drs, Gauze biting. Rx) 아목시실린 500 mg 1, 레녹스 1, 알마겔 1 Tid 3 days * 주의사항 설명 N) drs Dr.이

상병명 [K08.81 불규칙한 치조돌기]
발치와 동시 시행한 경우 발치 상병으로 산정해도 되고 K08.81로 산정해도 된다.

순서
① 진료일자를 확인한다.
② 초진인지 재진인지 확인한다.
③ 치아번호를 선택한다.
④ 치조골성형술을 클릭하고 상병명을 적용한다.
⑤ 내역설명에 [골삭제, 골성형 동반한 치조골성형술 시행]이라고 적는다.
* 내역설명이 필수는 아니나 자주 행하는 처치가 아니니 작성하는 것을 권고한다.

청구화면

〈덴트웹 프로그램 버튼과 입력된 화면〉

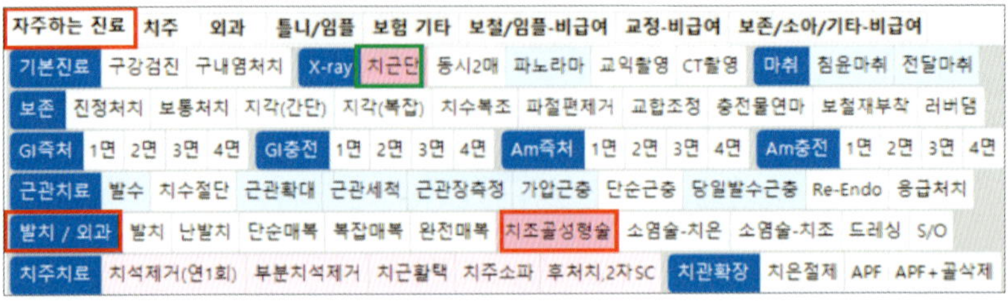

* 자주하는 진료 → 발치/외과 → 치조골성형술

#36 치조골성형술, 마취 새 처치 추가

구분	진료항목	회	금액
행위	치조골성형수술[1치당]	1	10,360
재료	치과 관련 수술에 사용한 BUR...	1	6,980
행위	치과전달마취(하치조신경블록)	1	4,790
약제	휴온스리도카인염산염수화물...	3	1,068
행위	외래환자 의약품관리료-1일분...	1	210
재료	SILK	1	1,910
행위	치근단1매	1	3,680

〈두번에 프로그램 버튼과 입력된 화면〉

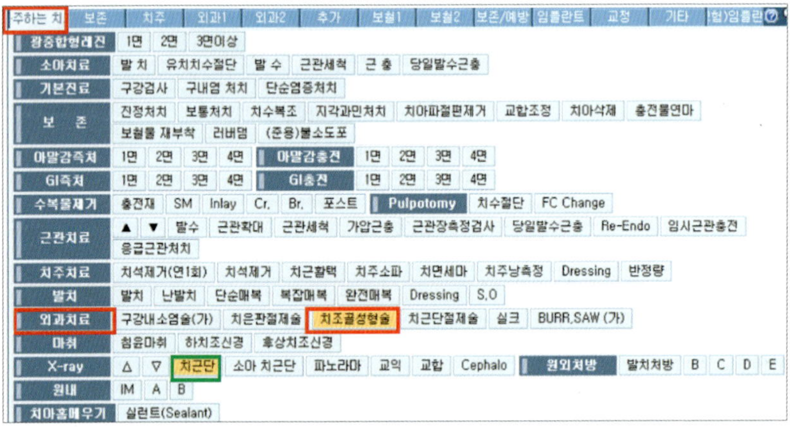

* 자주하는 치료 → 외과치료 → 치조골성형술

처치순번	1
진료의사	관리자
진 료 과	구강악안면외과
상 병 명	[K08.81] 불규칙한 치조돌기 주상병
내역설명	골 삭제, 골 성형 동반한 치조골성형술 시행

구분	진료항목	일	회	금액
행위	치조골성형수술	1	1	10,360
행위	전달마취(나) - 하치조신경블록크	1	1	4,790
약제	리도카인(1:10만)(광명)	1	3	1,068
행위	의약품관리료 1일분 (의원)	1	1	210
재료	100:100 발치, 치근, 치조골성형술 ...	1	1	6,980
재료	SILK	1	1	1,910
행위	치근단 촬영판독	1	1	3,680

알아두면 쓸모 있는 산정기준

치조골성형술 산정기준

- 치당 산정하는 항목이다 보니 무치악인 경우에는 해당 부위의 치식을 입력한다(진료기록부에도 정확한 치식을 기록해야 한다).
- 후처치는 '수술 후 처치(가-단순처치)'로 산정한다.
- Bur를 사용한 경우 'Bur(가)'로 산정할 수 있다.
- 사용한 봉합사는 재료 구입 신고 완료 후 청구하도록 한다.

치조골성형술 산정 시 주의사항

- 발치, 난발치와 동시에 시행하는 경우 높은 수가 100% + 낮은 수가 50%로 산정한다.
- 매복 발치와 동시에 시행한 치조골성형술은 별도 산정할 수 없다(매복 발치 비용에 치조골성형술 비용이 포함되어 있다).

치조골성형술 적응증

- 발치 후의 치조골 흡수 부전이 관찰되는 경우 발치 후 치조정에 예리한 골면과 팽융을 남기고 치유되면, 의치 장착 시 통증을 느끼고 안정된 장착을 방해하기 때문에 적응증이 된다.
- 의치상에 접한 치조제의 부분이 이상 돌출 상태에 있는 경우, 이상하게 돌출한 치조돌기, 하악융기, 구개융기, 상악결절부가 돌출해 있는 경우, 기타의 외골종과 같은 것이 있는 경우, 의치 장착이 곤란해지는 경우가 많기 때문에 그 부분을 평탄히 할 필요가 있음.
- 즉시 의치를 장착할 경우
- 상·하악에 간격을 만들 필요가 있을 경우

출처: 건강보험심사평가원 행위 정의

2) 골융기절제술: 상악 구치부 협측, 구개부, 하악 설측부 기저골에 생긴 양성 골증식 부위의 뼈를 절제하는 처치

차트 예시

진료일	치아번호	처치내역
6/7	┐345 (하악 좌측)	**C.C 잇몸 뼈 수술하고 싶어서 왔어요. 지난번 상담은 받았어요.** Dx. 하악 설측 골융기 수술 전 Intraoral Photo taking (하악 교합면) 하악 좌측 설측 골융기절제술 B/A lido 1@, I/A lido 2@ Bur 사용. Suture (Black silk 4/0). Saline drs, Gauze biting. 주의사항 설명 Rx) 아목시실린 500 mg 1, 레녹스 1, 알마겔 1 Tid 3 days N) drs Dr.이

상병명 [K10.0 턱의 발달장애]

순서

① 진료일자를 확인한다.
② 초진인지 재진인지 확인한다.
③ 치아번호를 선택한다.
④ 골융기절제술을 클릭하고 상병명을 적용한다.
⑤ 내역설명에 [하악 설측 골융기절제술 시행]이라고 적는다.

청구화면

〈덴트웹 프로그램 버튼과 입력된 화면〉

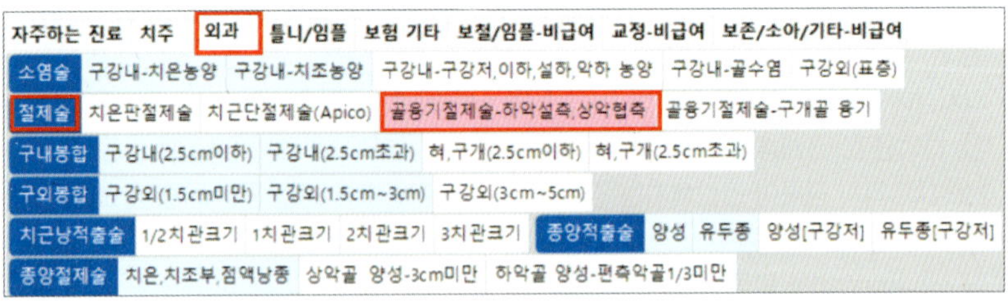

* 외과 → 절제술 → 골융기절제술

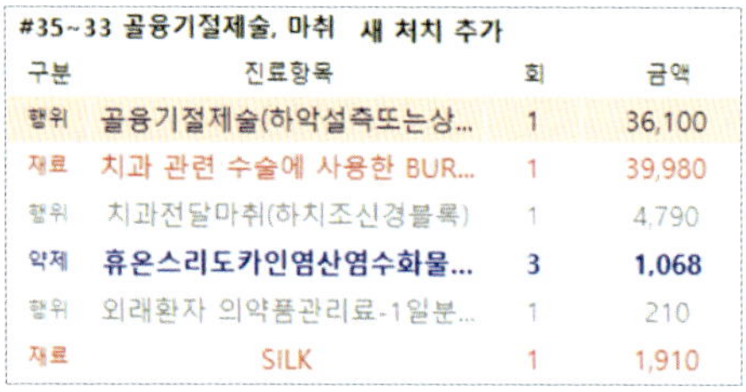

#35~33 골융기절제술, 마취 새 처치 추가

구분	진료항목	회	금액
행위	골융기절제술(하악설측또는상...	1	36,100
재료	치과 관련 수술에 사용한 BUR...	1	39,980
행위	치과전달마취(하치조신경블록)	1	4,790
약제	휴온스리도카인염산염수화물...	3	1,068
행위	외래환자 의약품관리료-1일분...	1	210
재료	SILK	1	1,910

〈두번에 프로그램 버튼과 입력된 화면〉

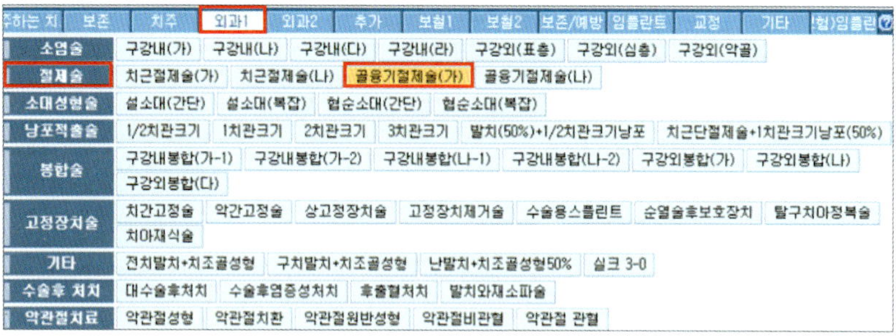

* 외과1 → 절제술 → 골융기절제술

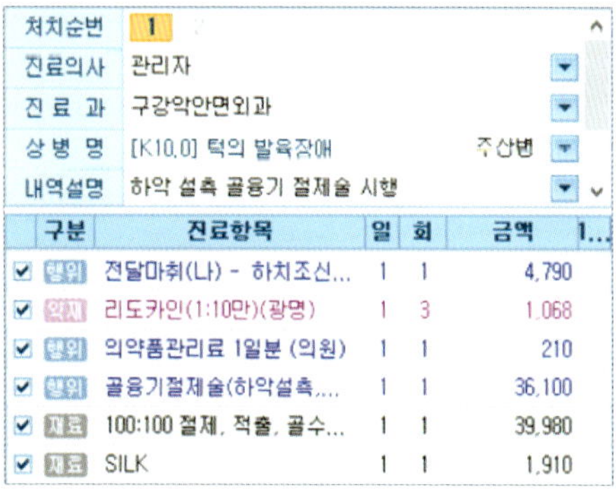

처치순번	1
진료의사	관리자
진 료 과	구강악안면외과
상 병 명	[K10.0] 턱의 발육장애 주상병
내역설명	하악 설측 골융기 절제술 시행

구분	진료항목	일	회	금액
행위	전달마취(나) - 하치조신...	1	1	4,790
약제	리도카인(1:10만)(광명)	1	3	1,068
행위	의약품관리료 1일분 (의원)	1	1	210
행위	골융기절제술(하악설측....	1	1	36,100
재료	100:100 절제, 적출, 골수...	1	1	39,980
재료	SILK	1	1	1,910

알아두면 쓸모 있는 산정기준

골융기절제술 산정기준

- 구개골융기 절제술을 한 경우 수술용 스플린트, 상고정장치를 제작하기도 하는데 이때에는 골융기절제술, 스플린트(또는 상고정장치) 각각 산정 가능하다.
- 후처치는 '수술 후 처치(가-단순처치)'로 산정한다.
- Bur를 사용한 경우 'Bur(나)'로 산정할 수 있다.
  [참고: Bur(가) 6,980원, Bur(나) 39,980원]
- 사용한 봉합사는 재료대 신고를 했다면 산정 가능하다.
- 제거하려는 부위에 따라 비용을 달리 산정한다.
  (가) 하악 설측 또는 상악 협측 골융기 절제
  (나) 구개골융기 절제

골융기절제술 산정 시 주의사항

- 악당 산정하는 항목이기 때문에 넓은 부위를 절개하거나 여러 부위를 절개하여 절제술을 시행하였더라도 1회만 산정할 수 있다.
- 의치 제작에 방해가 되는 경우에도 산정할 수 있다.

3) 치은판절제술: 염증으로 인하여 증식된 치은판을 절제하거나 소아의 치아 맹출을 유도하기 위해 치은판을 절제하는 처치

차트 예시

진료일	치아번호	처치내역
6/7	8 (하악 좌측)	C.C 사랑니 부위가 잇몸이 부었어요. Dx. 치관주위염 치근단 촬영 1매: 진단목적 세3대구치 일부를 덮고 있는 치은 염증소견: 절제술 설명–동의하심. 치은판절제술 I/A lido 1@ 전기소작기를 이용하여 Distal 부위 치은절제 시행 Saline drs Rx) 레녹스1, 알마겔1 Tid 2 days N) drs Dr.이

상병명

[K05.11 만성 증식성 치은염]
[K06.18 기타 명시된 치은비대]
[K00.68 기타 명시된 맹출장애]: 맹출이 늦어지는 경우
[K02.2 시멘트질의 우식]
[K02.5 기타 치아 우식] 중에서 적절한 상병을 선택한다.

순서

① 진료일자를 확인한다.
② 초진인지 재진인지 확인한다.
③ 치아번호를 선택한다.
④ 치은판절제술을 클릭하고 상병명을 적용한다.
⑤ 내역설명에 [치은판절제술 시행]이라고 적는다.

청구화면

〈덴트웹 프로그램 버튼과 입력된 화면〉

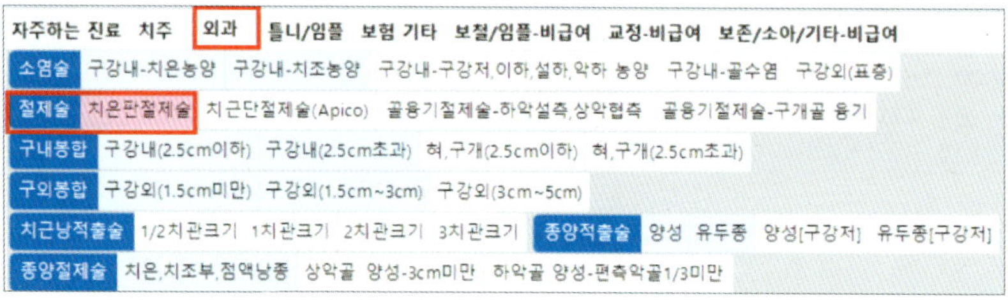

* 외과 → 절제술 → 치은판절제술

#38 치은판절제술 새 처치 추가

구분	진료항목	회	금액
행위	치근단1매	1	3,680
행위	치은판절제술	1	4,060
약제	휴온스리도카인염산염수화물...	1	356
행위	치과침윤마취(1/3앰당)	1	1,450
행위	외래환자 의약품관리료-1일분...	1	210

〈두번에 프로그램 버튼과 입력된 화면〉

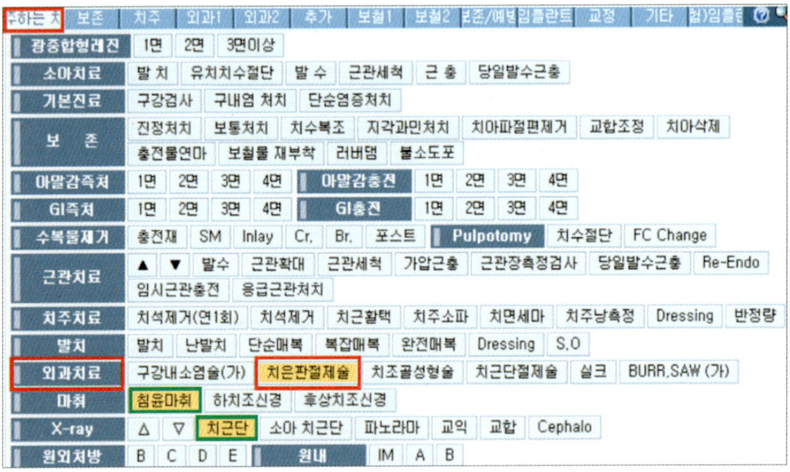

* 자주하는 치료 → 외과치료 → 치은판절제술

처치순번	1
진료의사	관리자
진료과	구강악안면외과
상병명	[K00.68] 기타 명시된 치아맹출의 장ㅣ 주상병
내역설명	치은판 절제술 시행함

구분	진료항목	일	회	금액
☑ 행위	치은판절제술 Operculectomy	1	1	5,280
☑ 행위	의약품관리료 1일분 (의원)	1	1	210
☑ 약제	리도카인(1:10만)(광명)	1	1	356
☑ 행위	침윤마취	1	1	1,890
☑ 행위	치근단 촬영판독	1	1	3,680

알아두면 쓸모 있는 산정기준

치은판절제술 산정기준

- 여러 부위에 시행하더라도 비용은 1번 산정할 수 있다(1일 1회 구강당 산정).
- 치육폴립(Gingival polyp)을 제거한 경우에도 산정할 수 있다.
- 발치와 동시 시행한 경우 발치만 산정한다.
- 후처치는 '수술 후 처치(가-단순처치)'로 산정한다.

참고

관련고시(제2016-30호)

치은조직절제를 다음과 같이 실시한 경우에는 차66 치은판절제술의 소정점수를 산정함.

\- 다　음 -

가. 오래된 치아우식와동 상방으로 증식된 치은식육 제거
나. 파절된 치아 상방으로 증식된 치은식육 제거
다. 치아맹출을 위한 개창술
라. 부분 맹출 치아 또는 유치의 우식치료를 위한 치은판 제거
마. 급성 또는 만성 지치주위염 치아의 치관 상방을 덮고 있는 치은판 제거
(고시 제2016-30호, 2016.3.1. 시행)

출처: 건강보험심사평가원 심사기준조회

4) 치근단절제술: 치근단부에 염증이 있으나 근관치료로 처치가 어려운 경우에 외과적 수술(잇몸절개 및 치조골 삭제)로 치근단부의 염증조직을 제거하는 처치

<table>
<tr><td rowspan="2">차트 예시</td><td>진료일</td><td>치아번호</td><td>처치내역</td></tr>
<tr><td>6/7</td><td>12</td><td>C.C 지난번 약 먹고 괜찮았어요. 오늘 염증 없애는 수술 한다고 했어요.
Dx. 동이 있는 근단 주위 농양
치근단 촬영 1매: 술전 진단목적
치근단절제술 Under I/A lido 3@
Incision, 골삭제, Bur 사용, Bone graft 1 cc
Suture (Black silk 4/0–4 stitch)
Saline drs
Rx) 아목시실린 500 mg 1, 록소프로펜 1, 알마게이트 1 Tid 3 days
* 주의사항 설명, 동의서 작성
N) drs
Dr.이</td></tr>
<tr><td>상병명</td><td colspan="3">[K04.5 만성 근단성 치주염]
[K04.7 동이 없는 근단 주위 농양]
[K04.6– 동이 있는 근단 주위 농양] 등 근단 농양 상병 중에서 적절한 상병을 선택한다.</td></tr>
<tr><td>순서</td><td colspan="3">① 진료일자를 확인한다.
② 초진인지 재진인지 확인한다.
③ 치아번호를 선택한다.
④ 치근단절제술을 클릭하고 상병명을 적용한다.
⑤ 내역설명에 [치근단절제술 시행]이라고 적는다.</td></tr>
<tr><td colspan="4">청구화면</td></tr>
</table>

〈덴트웹 프로그램 버튼과 입력된 화면〉

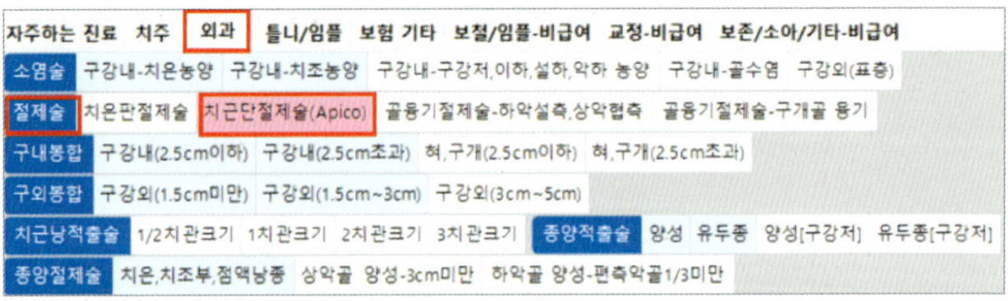

* 외과 → 절제술 → 치근단절제술

#21,22 치근단절제술 새 처치 추가

구분	진료항목	회	금액
행위	치근단절제술[1치당][치근단...	2	63,080
재료	치과 관련 수술에 사용한 BUR...	1	6,980
행위	치과침윤마취(1/3악당)	1	1,450
약제	휴온스리도카인염산염수화물...	3	1,068
행위	외래환자 의약품관리료-1일분...	1	210
행위	치근단1매	1	3,680

〈두번에 프로그램 버튼과 입력된 화면〉

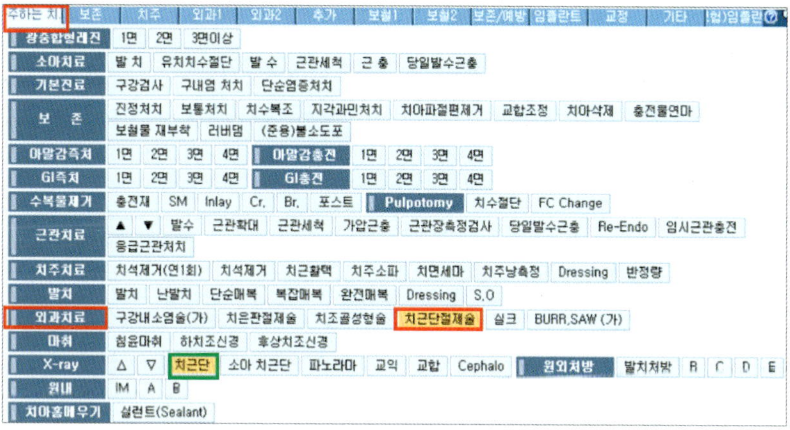

* 자주하는 치료 → 외과치료 → 치근단절제술

처치순번	1
진료의사	관리자
진 료 과	구강악안면외과
상 병 명	[K04.62] 구강으로 연결된 동이 있는 주상병
내역설명	치근단절제술시행

	구분	진료항목	일	회	금액
☑	행위	치근단절제술(전치)	1	2	63,080
☑	행위	침윤마취	1	1	1,450
☑	약제	리도카인(1:10만)(광명)	1	3	1,068
☑	행위	의약품관리료 1일분 (의원)	1	1	210
☑	재료	100:100 발치, 치근, 치조...	1	1	6,980
☑	행위	치근단 촬영판독	1	1	3,680

알아두면 쓸모 있는 산정기준

치근단절제술 산정기준

- 전치, 구치의 비용이 다르므로 정확한 치식을 입력한다.
- 치근단 폐쇄를 시행하더라도 별도 산정할 수 없다(치근단절제술 비용에 포함되어 있음).
- 사용한 Bur는 Bur(가)로 산정 가능하다.
- 후처치는 '수술 후 처치(가-단순처치)'로 2~3회 산정 가능하다. 그 이상 시행할 경우 내역설명을 작성해야 한다.

치근단절제술과 다른 치과처치의 동시 산정

- 치근단절제술 + 근관치료는 각각 산정 가능하다.
- 치근단절제술 + 치근낭적출술 = 높은 수가 100% + 낮은 수가 50%

치근단절제술 산정 시 주의사항

심평원에 등재된 재료로 뼈이식을 했다면 실사용량으로 재료 청구가 가능하다. 단, 뼈 이식 행위료는 별도로 산정할 수 없으며, 청구 전 재료대 신고를 해야 한다.

5) 치근낭적출술: 여러 가지 원인으로 형성된 치근주위의 낭을 제거하는 처치

차트 예시

진료일	치아번호	처치내역
6/7	23	**C.C 불편한 데는 없었어요. 오늘 고름주머니 없애는 수술한다고 했어요.** Dx. 치근낭 치근단 촬영 동시 2매: 진단목적 치근낭적출술 Under I/A lido 2@ Incision, Bur 사용, 1/2치관 크기 치근낭 1개 적출 Bone graft 1 cc, Suture (Black silk 4/0 – 4stitch) Saline drs Rx) 아목시실린 500 mg 1, 록소프로펜 1, 알마게이트 1 Tid 3 days * 주의사항 설명, 동의서 작성함. N) drs Dr.이

상병명

[K04.80 근단 및 외측의 치아뿌리낭]
[K04.81 잔류성 치아뿌리낭]
[K04.82 염증성 치주의 치아뿌리낭] 중에서 적절한 상병을 선택한다.

순서

① 진료일자를 확인한다.
② 초진인지 재진인지 확인한다.
③ 치아번호를 선택한다.
④ 치근낭적출술을 클릭하고 상병명을 적용한다.
⑤ 내역설명에 [1/2 치관 크기의 치근낭적출술 시행]이라고 적는다.

청구화면

〈덴트웹 프로그램 버튼과 입력된 화면〉

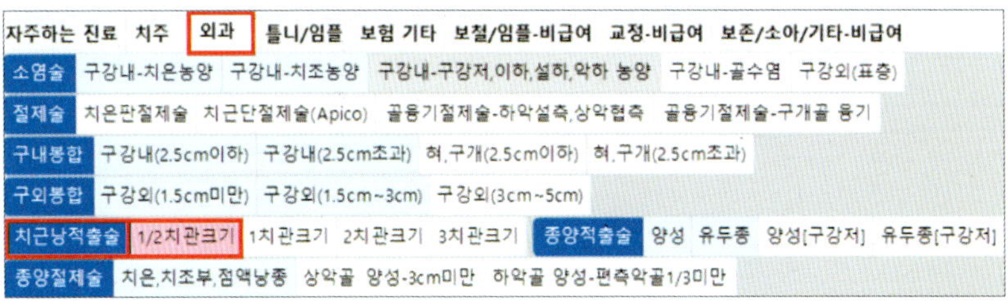

* 외과 → 치근낭적출술 → 1/2치관크기

#22,23 치근낭 적출술 새 처치 추가			
구분	진료항목	회	금액
행위	치근낭적출술(1/2치관크기이...	1	23,170
재료	치과 관련 수술에 사용한 BUR...	1	6,980
행위	치과침윤마취(1/3악당)	1	1,450
약제	휴온스리도카인염산염수화물...	2	712
행위	외래환자 의약품관리료-1일분...	1	210
행위	치근단 동시 2매	1	5,790

〈두번에 프로그램 버튼과 입력된 화면〉

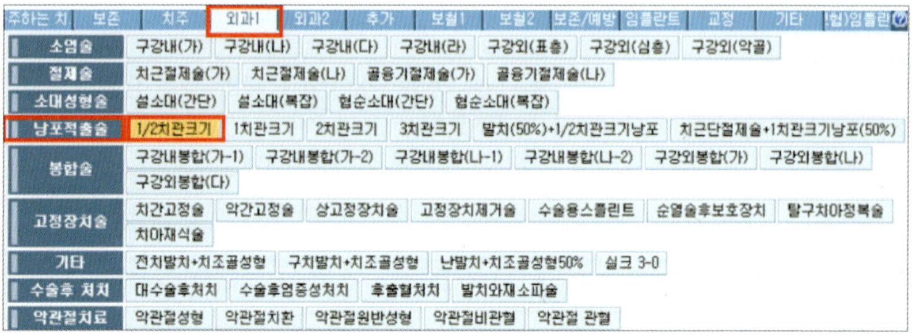

* 외과1 → 낭포적출술 → 1/2치관크기

처치순번	1 2
진료의사	관리자
진 료 과	구강악안면외과
상 병 명	[K04.80] 근단 및 외측의 치근낭 주상병
내역설명	1/2 치관 크기의 치근낭적출술 시행

	구분	진료항목	일	회	금액
☑	행위	침윤마취	1	1	1,450
☑	약제	리도카인(1:10만)(광명)	1	2	712
☑	행위	의약품관리료 1일분 (의원)	1	1	210
☑	행위	치근낭종적출술(치관1/2)	1	1	23,170
☑	재료	100:100 발치, 치근, 치조골성형술 ...	1	1	6,980
☑	행위	치근단 촬영판독 동시2매	1	1	5,790

알아두면 쓸모 있는 산정기준

치근낭적출술 산정기준

- 낭종을 한 개 적출한 경우에는 낭종의 크기에 따라 수가가 달라진다.
  (가) 1/2치관 크기 이상
  (나) 1치관 크기 이상
  (다) 2치관 크기 이상
  (라) 3치관 크기 이상
- 여러 개의 낭종을 제거한 경우에는 다음의 기준에 따라 산정한다.
  (가) 동일절개선 하에 여러 개 낭종을 적출할 경우: 주된 부위 100% + 부된 부위부터는 50%
  (나) 다른 절개선 하에 여러 개 낭종을 적출할 경우: 각각 100% 산정
- 방사선 촬영은 필수이다.
- 1/2치관, 1치관 크기 이상의 낭종을 적출할 경우 후처치는 '수술 후 처치(가-단순처치)'로 산정하며, 2치관, 3치관 크기 이상의 낭종을 제거한 후의 후처치는 '대수술 후 처치'로 산정한다.
- 사용한 Bur는 Bur(가)로 산정할 수 있다.

치근낭적출술 산정 시 주의사항

- 발치와 치근낭적출술을 동시 시행한 경우 높은 수가 100% + 낮은 수가 50%로 산정한다.
- 치근낭적출술 후 낭종을 제거한 부위에 골이식술을 시행한 경우 골이식 행위료는 산정할 수 없고 재료대만 산정할 수 있다.

참고

치근낭적출술, 치근단절제술, 치조골결손부 골이식술 등 시행 시 사용한 골대체물질 급여기준_고시 제2018-28호

치근낭적출술, 치근단절제술, 치조골결손부 골이식술 등을 시행 시 골결손부에 사용한 골대체물질은 자가골 이식술 없이 사용하였을 경우 최대 3 cc (2.5 g) 범위 내에서 실사용량을 인정함(2019.1.1. 시행).

출처: 심사평가원 심사기준조회

6) 탈구치아정복술: 외상으로 치아가 발치와에서 위치가 변했을 경우(함입, 정출 등) 원래 자리로 재위치시킨 후 고정해주는 처치

차트 예시

진료일	치아번호	처치내역
6/7	1 | 1	**C.C 방금 넘어졌는데 치아가 흔들려요.** Dx. 치아의 정출 치근단촬영 1매: 외상 상태 확인 목적 탈구치아정복술 Under I/A lido 1@ – 정출된 치아 본래 위치로 재위치시킴. Rx) 레녹스 1, 알마게이트 1 Tid 2 days * 주의사항 설명 N) drs Dr.이

상병명

[S03.20 치아의 아탈구]
[S03.21 치아의 함입 또는 탈출]
[S03.22 치아의 박리(완전탈구)]

순서

① 진료일자를 확인한다.
② 초진인지 재진인지 확인한다.
③ 치아번호를 선택한다.
④ 탈구치아정복술을 클릭하고 상병명을 적용한다.
⑤ 내역설명에 [탈구치아정복술 시행함]이라고 적는다.

청구화면

〈덴트웹 프로그램 버튼과 입력된 화면〉

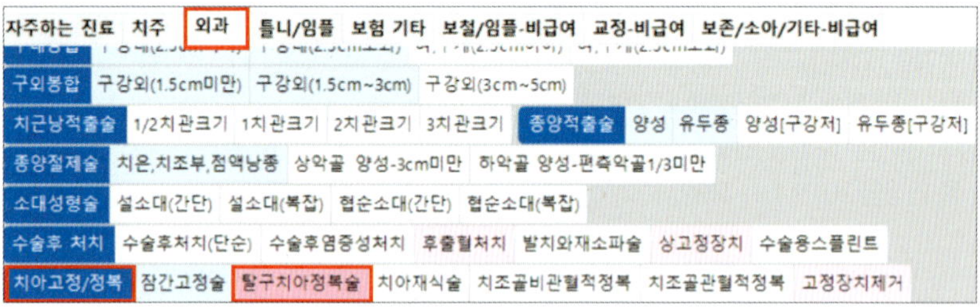

* 외과 → 치아고정/정복 → 탈구치아정복술

#11,21 탈구치아 정복술 새 처치 추가

구분	진료항목	회	금액
행위	**탈구치아정복술[1치당]**	**2**	**19,840**
행위	치과침윤마취(1/3악당)	1	1,450
약제	휴온스리도카인염산염수화물...	1	356
행위	외래환자 의약품관리료-1일분...	1	210
행위	치근단1매	1	3,680

〈두번에 프로그램 버튼과 입력된 화면〉

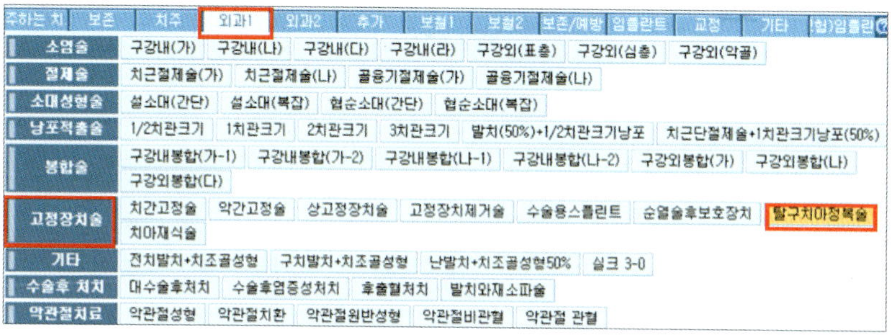

* 외과1 → 고정장치술 → 탈구치아정복술

처치순번	1
진료의사	관리자
진 료 과	구강악안면외과
상 병 명	[S03.21] 치아의 함입 또는 정출 주상병
내역설명	탈구치아정복술 시행함

	구분	진료항목	일	회	금액
☑	행위	탈구치아정복술	1	2	19,840
☑	행위	침윤마취	1	1	1,450
☑	외재	리도카인(1:10만)(광명)	1	1	356
☑	행위	의약품관리료 1일분 (의원)	1	1	210
☑	행위	치근단 촬영판독	1	1	3,680

알아두면 쓸모 있는 산정기준

탈구치아정복술 산정기준

동일 날짜, 동일 치아에 근관치료와 탈구치아정복술, 잠간고정술을 동시 시행하더라도 각각 산정 가능하다.

* 임상에서는 탈구치아정복술과 함께 잠간고정술을 같이 시행하나 알아보기 쉽게 하기 위하여 탈구정복술만 기록, 청구함.

7) 치아재식술: 외상으로 인해 치아가 완전 탈구된 경우 치아를 원래 위치에 위치시키는 처치

차트 예시

진료일	치아번호	처치내역
6/7	1 (상악 우측)	**C.C 넘어져서 앞니가 빠졌어요.** Dx. 치아의 탈구 치근단촬영 1매: 상태 확인 목적 치아재식술 Under I/A lido 1@ – 외상으로 완전 탈구된 치아 본래 위치로 재위치시킴. Rx) 레녹스 1, 알마게이트 1 Tid 2 days * 주의사항 설명 N) drs Dr.이

상병명

[K03.22 치아의 박리(완전탈구)]

– 의도적재식술 시행하는 경우 치근단 염증 상병 사용(만성근단성치주염, 동이 있는 근단주위 농양 등)

순서

① 진료일자를 확인한다.
② 초진인지 재진인지 확인한다.
③ 치아번호를 선택한다.
④ 치아재식술을 클릭하고 상병명을 적용한다.
⑤ 내역설명에 [탈구된 치아 재식술 시행함]이라고 적는다.

청구화면

〈덴트웹 프로그램 버튼과 입력된 화면〉

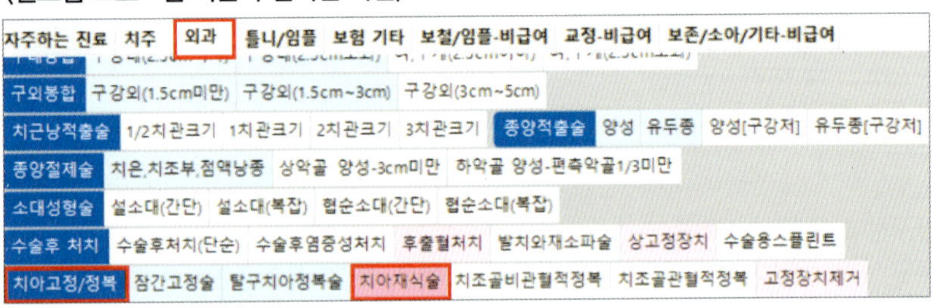

* 외과 → 치아고정/정복 → 치아재식술

#21 치아재식술 새 처치 추가

구분	진료항목	회	금액
행위	치아재식술[1치당]	1	29,820
행위	치과침윤마취(1/3악당)	1	1,450
약제	휴온스리도카인염산염수화물...	1	356
행위	외래환자 의약품관리료-1일분...	1	210
행위	치근단1매	1	3,680

〈두번에 프로그램 버튼과 입력된 화면〉

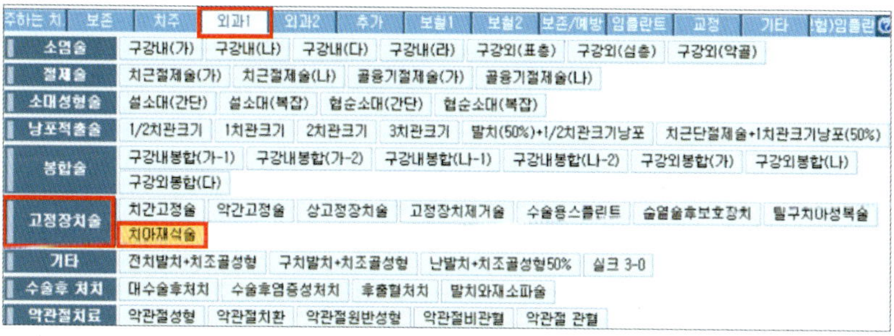

* 외과1 → 고정장치술 → 치아재식술

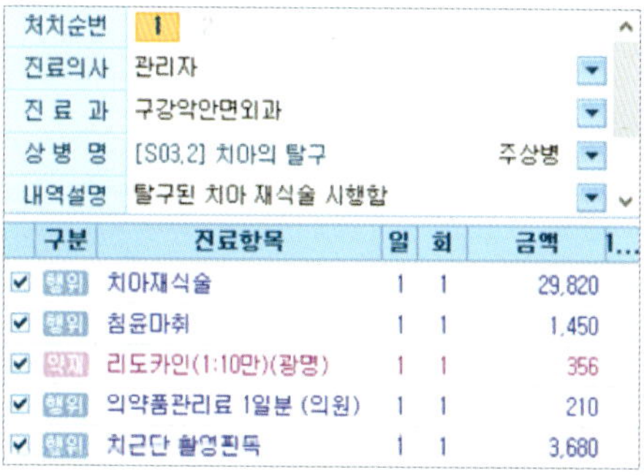
처치순번 1
진료의사 관리자
진 료 과 구강악안면외과
상 병 명 [S03.2] 치아의 탈구 주상병
내역설명 탈구된 치아 재식술 시행함
구분 진료항목 일 회 금액
행위 치아재식술 1 1 29,820
행위 침윤마취 1 1 1,450
약제 리도카인(1:10만)(광명) 1 1 356
행위 의약품관리료 1일분 (의원) 1 1 210
행위 치근단 촬영판독 1 1 3,680

알아두면 쓸모 있는 산정기준

치아재식술 산정기준

- 동일 날짜, 동일 치아에 근관치료와 치아재식술, 고정술을 시행한 경우 각각 산정 가능하다.
- 치아를 발치한 뒤 치근단 부위 염증을 제거한 후 그 자리에 다시 재식하는 경우(의도적 재식술)에도 치아재식술로 산정 가능하다. 단, 발치 비용은 별도 산정할 수 없다.
- 방사선은 반드시 동반되어야 한다.
- 후처치는 수술 후 처치(가-단순처치)로 산정한다.

치아재식술 산정 시 주의사항

제3대구치를 발치하여 제2대구치에 식립하는 자가치아이식술은 비급여로 산정해야 한다.

* 임상에서는 치아재식술과 함께 근관치료, 잠간고정술을 같이 시행하나 알아보기 쉽게 하기 위하여 치아재식술만 기록, 청구함.

8) 수술 후 처치: 발치나 수술 후 간단하게 시행하는 후처치

차트 예시

진료일	치아번호	처치내역
6/7	┐8 (하악 우측 8)	**C.C 어제 이를 뺐어요. 괜찮았어요.** Drs with saline, Hexamedine. Healing good. * 주의사항 강조 N) S/O Dr.이

상병명 이전 시행한 상병을 그대로 사용한다.

순서

① 진료일자를 확인한다.
② 초진인지 재진인지 확인한다.
③ 치아번호를 선택한다.
④ 수술 후 처치를 클릭하고 상병명을 적용한다.
⑤ 내역설명에 [발치 부위 소독]이라고 적는다(재진인 경우에는 내역설명을 작성하지 않아도 됨).

청구화면

〈덴트웹 프로그램 버튼과 입력된 화면〉

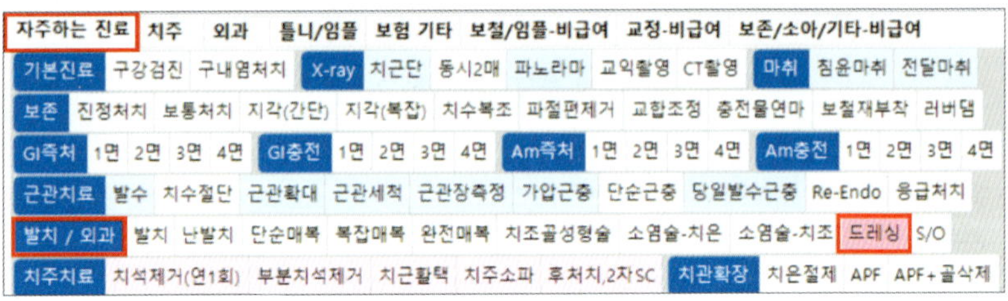

* 자주하는 진료 → 발치/외과 → 드레싱

#38 드레싱 새 처치 추가

구분	진료항목	회	금액
행위	수술후처치[1일당]-단순처치	1	1,650

〈두번에 프로그램 버튼과 입력된 화면〉

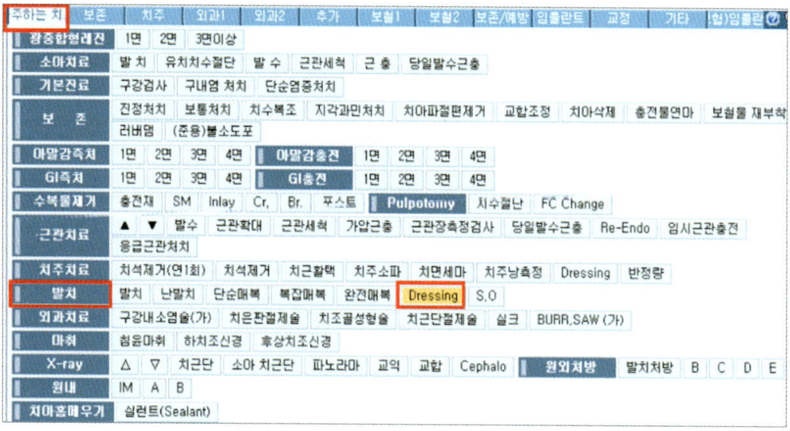

* 자주하는 치료 → 발치 → Dressing

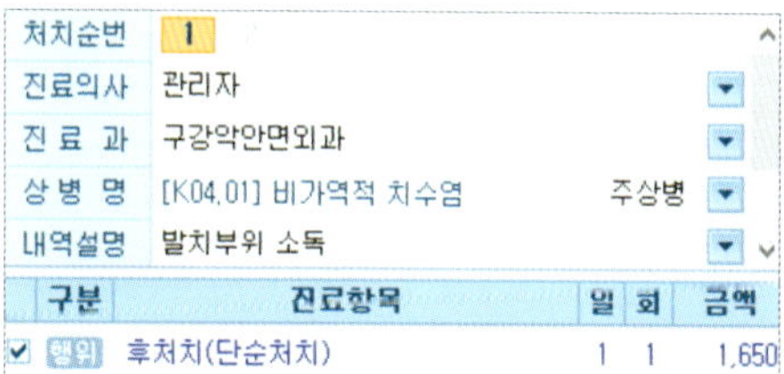

알아두면 쓸모 있는 산정기준

수술 후 처치 산정기준

- 수술이나 발치 후 봉합한 봉합사를 발사(Stitch-out)하거나 Saline 등으로 소독을 시행하는 경우 '수술 후 처치(가-단순처치)'로 산정한다.
- 일반적으로 2-3회 산정하며 그 이상 시행하는 경우 내역설명을 반드시 작성한다.
- 난발치나 매복치 발치 등의 처치를 시행한 다음 후처치가 일률적으로 없으면 조정가능성이 있다.
- 유치 발치 후 후처치는 합병증이 있는 경우에 산정할 수 있다.

수술 후 처치 산정 시 주의사항

- 발치 시행 전 치관주위염에 소독을 실시한 경우에는 기본진료로 산정한다.
- 동일 1/3악 부위 치주치료, 또는 치주 후 처치와 동시 시행한 경우 높은 수가만 산정한다.

PART

05

보철치료 및 임플란트

CHAPTER 01

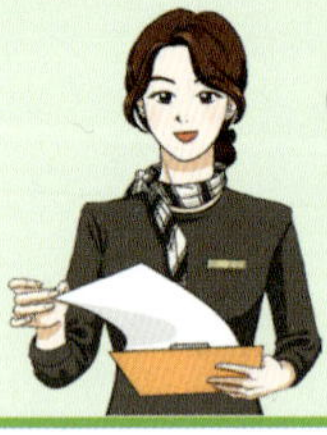

약해진 치아를 보호하는 보철치료

① 지대치 축조(코어, 포스트)

1) 개념

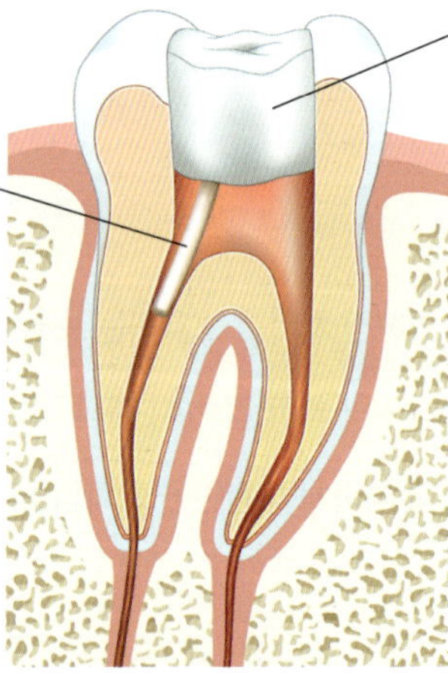

(1) 코어(Core)

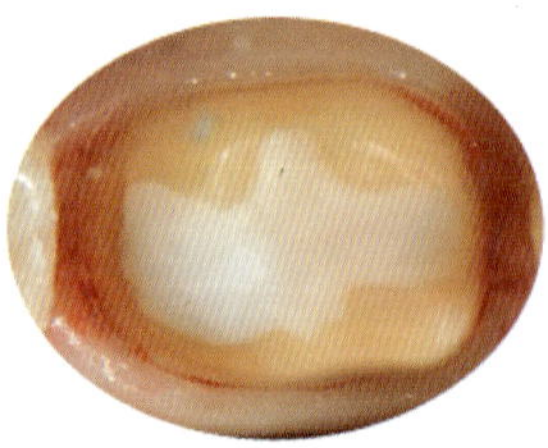

① 정의

충치나 파절로 인해 치관부 치질이 손상된 경우 치과용 충전재로 치관부 치질을 원래의 형태로 회복시켜 주어 크라운치료의 바탕을 만들어 주는 술식

② 종류

주로 레진이나 GI 재료를 사용한다.

(2) 코어 & 포스트(Core & Post)

기성포스트(그 자리에서 맞춰서 사용)	
파이버포스트	**메탈포스트**
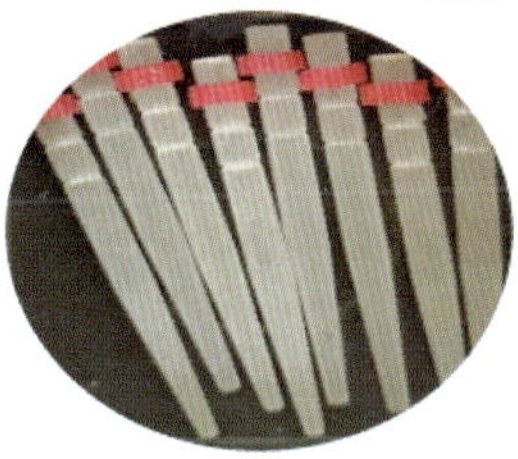	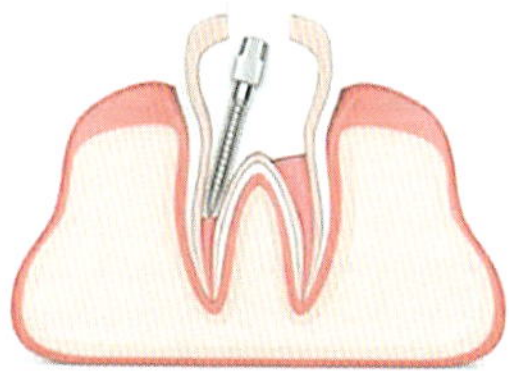
전치부에 주로 사용	구지부에 주로 사용
맞춤포스트(기공소에서 만들어 오면 부착)	
캐스팅포스트	
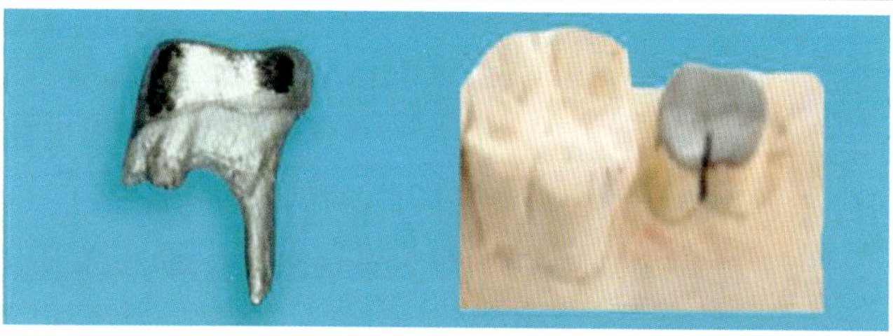 출처: 우리사랑치과 김일연 원장님 제공	
전치, 구치의 구분보다는 원장님의 진료 스타일에 따라 달라진다.	

① 정의: 치관부 치질이 많이 손상된 경우, 코어가 치아뿌리에서 분리되지 않고 유지될 수 있도록 치관부 코어와 치근 부위를 연결하는 장치(Post)를 넣는 술식으로 신경치료를 한 치아에만 적용이 가능하다.

예 건물의 시멘트 = 코어(Core), 철근 = 포스트(Post)

② 종류

- 제작 방식에 따라 기성포스트와 맞춤포스트(캐스팅포스트, Casting post)로 나눠진다.
- 치아의 머리 부분이 많이 남지 않은 경우 치아의 머리 부분 모양을 예상하여 기공소에서 제작해 온 캐스팅포스트를 사용한다.
- 앞니에 지르코니아 혹은 포세린 크라운을 진행하는 경우 내부에 있는 치아나 재료의 색상이 비쳐 보일 수 있어 메탈포스트 대신 파이버포스트를 사용한다.

2) 적응증

- 충치나 파절로 인해 치아가 손상되어 크라운치료 전 보강이 필요한 경우
- 신경치료를 한 치아에 잔존 치질이 얼마 남지 않은 경우

3) 치료 목적

지대치의 강도와 크라운의 유지력을 높이기 위해 진행한다.

4) 금기증

(1) 불량한 치주상태

치주염으로 인해 잇몸 뼈가 녹아서 치아가 흔들리는 경우 우선적으로 치주치료가 필요하다.

(2) 치관의 수복 가능성이 없는 경우

포스트, 코어를 하더라도 유지력이 약할 것으로 예상되어 씌우기 어려운 경우 발치를 고려할 수 있다.

5) 접수 및 술전 설명

(1) 지대치 축조 전 필요한 설명

① 코어와 포스트의 필요성

만약 보강을 하지 않고 크라운을 씌울 경우 씹는 힘을 견디지 못해 머리 부위가

쉽게 부러져 버리고, 발치가 필요하게 될 수 있다.

② 지대치 축조를 한 이후에도 씌우는 치료를 받아야 치료가 완전히 마무리될 수 있다.
코어와 포스트를 진행한 후에 크라운을 하지 않고 방치하게 되면 머리 부위가 부러지게 될 가능성이 매우 높다.

③ 지대치 축조 비용과 보철 치료비용(크라운, 브릿지)이 각각 발생한다. 병원마다 다르나 보통 코어, 포스트가 필요한 경우 보철 비용과는 별도로 추가 비용이 발생하는데 환자들은 보철 비용에 포함될 것이라고 생각할 수 있기 때문에 비용 설명이 필요하다.

(2) 접수 시 필요한 설명

- **코어**

"지난번에 신경치료 마무리하시고 아프진 않으셨어요? 오늘은 신경치료 후 치아의 비어 있는 공간에 단단한 재료를 채워서 보강하는 치료를 받으실 거예요."

- **포스트**

"지난번에 신경치료 마무리하시고 아프진 않으셨어요? 오늘은 신경치료를 진행한 치아의 뿌리 쪽에 기둥을 세우고 단단한 재료로 채워서 보강하는 치료를 받으실 거예요."

(3) 소요시간

- **코어: 10~20분**
- **포스트: 20~30분**
- **지대치 축조 후 치아삭제 및 인상채득: 1~2시간**

지대치 축조 및 치아삭제 후 잇몸에서 피가 많이 나는 경우가 아니라면 보통 당일에 크라운이나 브릿지 제작을 위한 인상채득을 함께 진행한다.

6) 치료 순서

① 코어

마취(부위가 깊어서 잇몸 하방까지 충전이 필요한 경우)→ 임시재료 제거 → 근관충전재 일부 제거 → 코어충전(레진, GI 등)

② 레진 코어 & 포스트

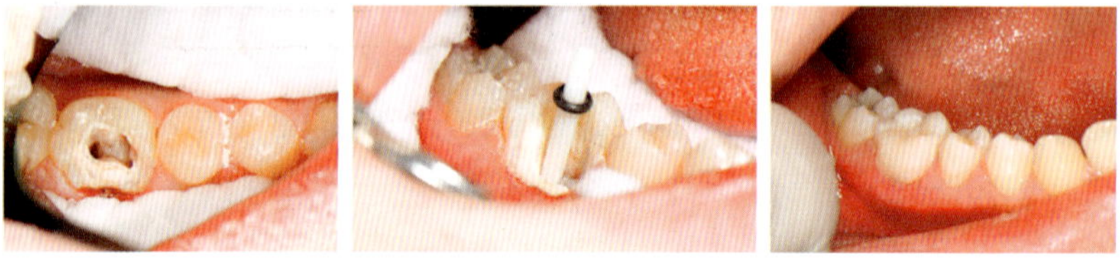

마취 → 임시재료 제거 → 근관충전재(근단부 1/3 상방에 있는 부분) 제거 → 포스트 시적 → 에칭 → 본딩 → 큐어링(광중합) → 레진세멘트로 포스트 고정 → 큐어링 → 레진코어 → 큐어링

7) 치료 후 주의사항

"마취가 풀린 후 식사해 주세요. 마취가 풀리고 나면 잇몸에 약간의 불편감이 있을 수 있어요. 양치는 다른 치아처럼 하셔도 됩니다. 완전히 씌우기 전까지는 오늘 단단한 재료 채운 혹은 기둥 세운 쪽 반대 치아로 식사를 해주세요."

8) 예약(팔로업)

- 당일에 크라운 프렙만 시행하고, 잇몸상태 때문에 인상채득을 하지 못했다면 5-7일 후에 인상채득 예약을 잡는다.
- 당일에 인상채득까지 완료했다면 보철물이 도착하는 날짜를 확인하여 예약을 잡도록 한다.

9) 결제

- **비용**
  - ▸ 코어(레진: 5-10만 원, GI: 1만 원 내외)

- 포스트: 10~30만 원
- 메탈포스트(10~15만 원) < 파이버포스트(10~20만 원) < 캐스팅포스트(15~30만 원)

FAQ

Q1
기둥은 왜 해야 하나요?

충치나 치아 외상으로 인해 치아의 많은 부분이 상실되었을 때 신경치료 후 기둥을 세워 장착하고 보철물을 씌우게 돼요. 손상된 치질을 제거하고 나면 남은 치질이 얼마 안되기 때문에 그대로 씌우게 되면 부러질 가능성이 높아서 씌우기 전에 기둥으로 한 번 더 단단하게 보강을 해주는 거예요.

Q2
기둥을 안 하면 어떻게 되나요?

약해진 치아를 기둥 없이 씌우게 되면 씹거나 옆으로 갈리는 힘에 의해 추후 머리 부분이 파절되거나 머리와 뿌리부위가 분리될 가능성이 높아요. 그래서 기둥을 세운 후 씌워주는 것이 안전한 거예요.

Q3
단단한 재료를 채우면 크라운치료를 안 해도 되는 거 아닌가요?

치아 부분에 보강재로 단단하게 채우긴 했지만 현재 상태에서 식사를 할 경우 보강재뿐만 아니라 약해진 치아까지 함께 깨질 수 있어요. 보강재로 메운 후 전체 치아를 덮어 씌워주는 크라운치료를 하셔야 치아가 완전히 보호가 되며 이때 치료가 완전히 마무리됐다고 할 수 있어요.

② 크라운치료

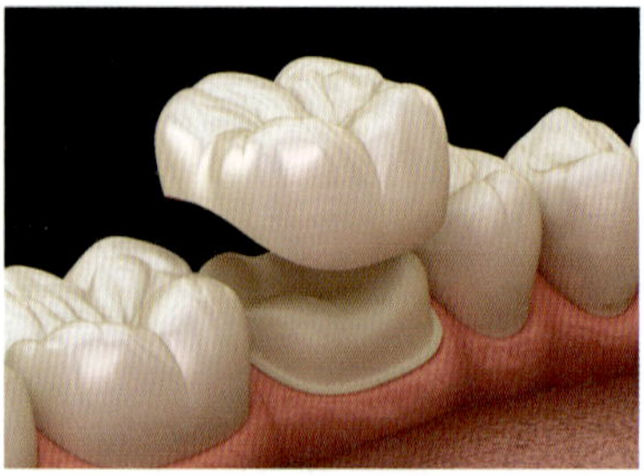

1) 개념

(1) 크라운(Crown, Cr.)

치아 우식과 치관 파절 등으로 손상된 치아를 수복하기 위해서 금이나 도자기, 지르코니아 등으로 치관부를 덮어서 자연치의 형태와 기능을 회복시키는 술식

(2) 크라운 재료별 특징

① PFM, Zirconia, Gold crown

	도재 크라운(PFM Cr.)	지르코니아 크라운(ZIR Cr.)	골드 크라운(GOLD Cr.)
사진	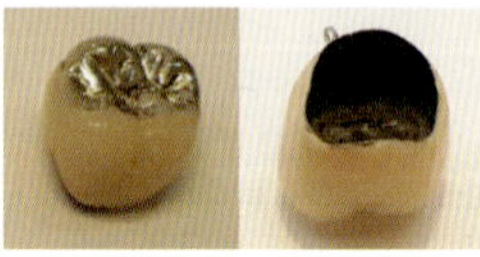	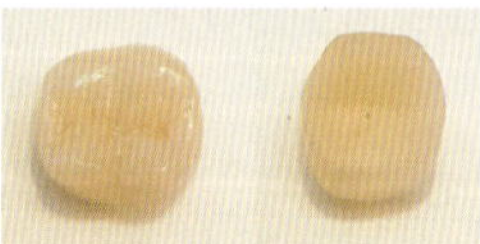	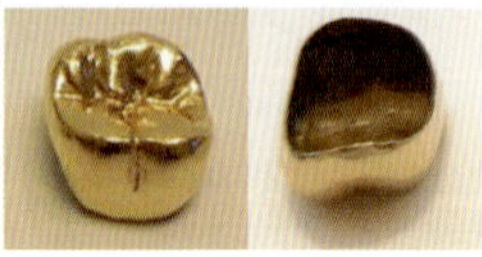
특징	• 안쪽은 금속이고, 겉은 도자기 재질로 된 크라운(메탈 + 세라믹) • 금속틀 위에 도자기 가루를 얹은 후 구워서 제작함.	• 강도가 매우 강한 광물질인 지르코니아를 이용하여 제작한 크라운 • 지르코니아 블록을 CAD/CAM 장비를 활용해 깎아서 제작함. • 앞니의 경우 지르코니아 전용 세라믹 파우더를 얹어 색상을 자연스럽게 하는 Build up 과정을 추가적으로 진행하기 때문에 비용이 더 발생한다.	• 치과용 합금을 주조하여 제작한 크라운 • 금 함량에 따라 종류가 달라지고, 함량이 높을수록 색이 노랗게 보이며 정밀하게 제작 가능한 대신 금액대가 올라감. * 타입별 금 함량 A type 45-50% SA type 55-60% PT type 75-80%

	도재 크라운(PFM Cr.)	지르코니아 크라운(ZIR Cr.)	골드 크라운(GOLD Cr.)
장점	• 씌우는 재료 중 저렴한 편이다. • 자연치아와 색상이 유사하여 심미적으로 우수하다. • 표면이 자연치아와 비슷하여 이질감이 없음.	• 착용감이 좋고 이물감이 적음. • 자연치아와 가장 비슷한 색상으로 제작되어 심미적으로 우수 • 열전도율이 낮음. • 플라그가 잘 붙지 않아 치아관리에 용이함. • 강도가 높으며 세라믹과 비교하여 잘 깨지지 않음.	• 적당한 강도로 인해 저작기능으로 힘을 많이 받는 어금니에 적합 • 강도와 탄성이 치아의 재질과 가장 유사(맞물리는 치아의 마모도가 비교적 적다) • 다른 보철치료에 비해 치아 삭제량이 적다.
단점	• 내부 금속으로 인해 빛이 투과하지 못해 어둡게 보인다. • 속에 든 금속이 잇몸 경계 부위에 착색을 일으켜 검게 변할 수 있다. • 시간이 지나 잇몸이 내려가면 보철물의 금속이 드러나서 검게 보일 수 있다. • 금속 알레르기가 있는 경우 부적합 • 겉면의 세라믹이 얇다면 깨질 수 있음. 비교적 약한 내구성을 가짐.	• 금니에 비해 치아 삭제량이 많음. • 세라믹보다 가격이 높음. • 너무 단단하다 보니 맞물리는 자연치아가 마모될 수 있음. • 치아 삭제량이 많아 신경치료를 하지 않은 치아라면 뜨겁거나 찬 온도변화에 민감할 수 있음(신경치료 가능성이 높아짐).	• 금의 늘어나는 성질로 인해 닳아서 구멍이 생길 수 있음(전성, 연성). • 심미성이 낮음. • 가격이 비쌈. • 치태가 잘 생기므로 양치관리를 잘해야 함.

② 메탈 크라운(Metal Cr.)

- 강도가 매우 강하여 맞물리는 치아가 마모될 수 있기 때문에 요즘에는 잘 사용하지 않는다.
- 비용이 가장 저렴하여 치료비가 부담스러울 경우 대안으로 사용하기도 한다.
- 금속 재질이라 금속 알러지가 있는 사람은 사용이 어렵다.

③ 스테인리스 스틸 크라운(SS Cr.)

- 스테인리스 재질로 제작하며 주로 유치에 사용한다.
- 하방에 영구치가 올라오면 유치가 흔들려서 빠질 때 함께 빠진다.

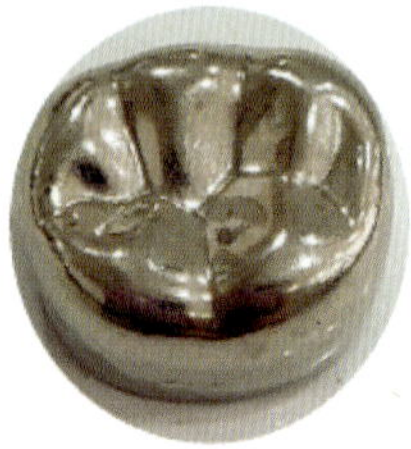

2) 적응증

- 신경치료를 한 경우
- 치아가 전체적으로 많이 손상되었거나 깨진 경우
- 치아에 금이 간 경우
- 치아의 형태이상
- 마모가 심한 치아

3) 치료 목적

- 신경치료를 하지 않은 치아의 경우 충치를 제거하여 예민해진 치아가 시리지 않도록 막아준다.
- 근관치료(신경치료)나 충치치료 후 약해진 치아가 깨지지 않도록 보호한다.
- 앞니의 경우 발음이나 심미성을 회복하는 역할을 한다.

4) 금기증

① 불량한 치주상태

치주염으로 인해 잇몸뼈가 녹아서 치아가 흔들리는 경우에는 우선적으로 치주치료가 필요하다.

② 치관의 수복 가능성이 없는 경우

치아의 머리가 얼마 남지 않아서 씌우기 어려운 경우 발치를 고려할 수 있다.

③ 치아에 통증이 있는 경우

- 신경치료를 하지 않은 생활치(Vital tooth)라면 신경치료 후 크라운을 진행한다.
- 신경치료를 마무리한 실활치(Non vital tooth)라면 재신경치료 후 크라운을 고려한다.

5) 접수 및 술전 설명

① 크라운의 종류별 특성과 장단점을 충분히 숙지한 후 응대한다.

한 번에 끝나는 치료가 아니고 본을 떠서 붙여야 하기 때문에 보철물 제작과 세팅을 위해 두 번 이상 내원할 수 있음을 미리 설명한다.

② 인상채득 전 설명

"오늘은 왼쪽 아래 치아에 보철물이 들어가기 위해 치아를 다듬고 본을 뜰 예정이고, 다음 주에 치아가 나오면 끼워드릴 거예요. 종류는 [지르코니아]로 결정하신 것 맞으시죠? 치료 시간은 1시간 정도 걸립니다(데스크에서 [보철물의 종류]를 한 번 더 확인하고 진료실로 안내한다)."

③ 세팅 전 설명

"혹시 지난번 본뜬 부위가 불편하지는 않으셨나요? 임시치아(임시재료)가 빠지지는 않았나요?(빠진 경우 언제 빠졌는지 확인하고 차트에 기록한다) 오늘은 만들어온 크라운이 잘 맞는지 확인하고, 완전히 붙여 드리겠습니다. 혹시 잘 맞지 않는 경우 수정을 보낼 수도 있고, 상황에 따라 임시로 붙여서 1주일간 사용해 보실 수도 있어요."

④ 소요시간

- **크라운 프렙 및 인상채득: 1시간–1시간 30분 내외**
- **크라운 부착: 30–40분 내외**
  - 보철물이 너무 타이트하거나 높게 제작되어 조정 시간이 오래 걸린다면 시간이 더 소요될 수도 있다.
  - 색상이 맞지 않거나 높이가 낮거나 치아 사이 공간이 타이트하지 않은 경우 기공소에 수정이나 재제작 의뢰를 보내야 하며, 이 경우에는 환자가 재내원해야 한다.

6) 치료 순서

(1) 1일차[충치제거 or 인상채득(임프레션 Impression, imp)]

① 충치가 신경까지 많이 깊은 경우

마취 → 충치제거 → 임시약재 수복(GI 등) → 1주 후에 증상 확인 후 괜찮으면

② 2일차(Set) 과정을 진행한다(내원 횟수 1회 추가).

② 충치가 많이 깊지 않은 경우 혹은 신경치료 & 코어 & 포스트 진행 후

마취(신경치료를 안 한 치아 혹은 경계부가 잇몸 아래로 깊은 치아는 마취 필요) → 치아삭제(Prep) → 바이트(Bite) 채득 → 코드(Cord) 삽입→ 인상채득 → 임시치아* 제작 또는 임시재료* 가봉 → 색조 선정*(치아색 크라운만 해당됨)

기초 치과 용어*

*** 임시치아**

삭제한 치아를 보호하며, 저작 및 심미적 기능을 회복하고, 지대치(치료 중인 삭제한 치아)와 대합치(마주보는 치아)가 이동하거나 정출되는 것을 방지해 인접치아와의 접촉관계를 유지한다. 비용은 보철물 비용에 포함되어 있으며 임시치아만 제작하는 경우에는 별도의 비용이 책정되기도 한다.

*** 임시재료**

병원에 따라 진행방식이 다르나 신경치료를 진행한 치아에는 임시치아 대신에 인레이 후에 가봉하는 임시재료를 치아 사이에 넣고 굳혀서 공간을 유지하기도 한다.

*** 색조 선정(Shade 확인)**

- 치아의 색상(Shade)을 확인하는 과정
- 도자기나 지르코니아와 같은 치아색 크라운의 경우 환자의 치아색에 맞게 제작해야 하기 때문에 진료실에서 색상을 확인한 뒤 차트에 색상명을 적는다. 색상명은 기공의뢰서 작성 시 보철물의 종류와 함께 적는다.

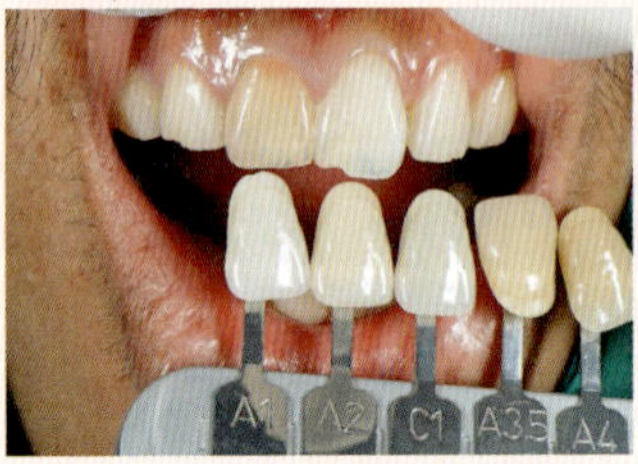

- 색조 선정을 할 때 기준으로 잡는 Shade guide는 다양한 회사 제품이 있으며 상아색인지 노란색인지 회색인지, 어두운 톤 부터 밝은 톤까지 여러 색상으로 나뉘어져 있다.

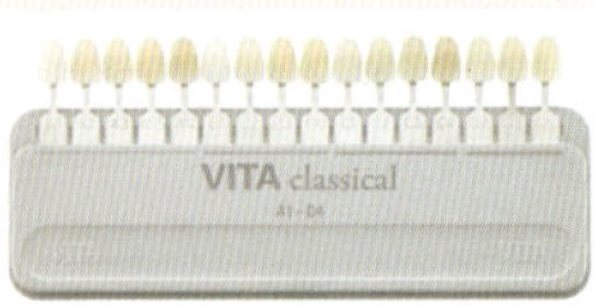

- 보통 한국인의 치아는 노란빛을 많이 띠고 있어 노란 계열인 A2-A3 색상인 경우가 많다. 한 가지 Shade를 선택하기 어려운 경우, Shade guide를 치아에 가까이 대고 DSLR로 사진을 촬영하여 기공소에 보낸다.

(2) 2일차(Set)

① 최종 크라운을 임시로 붙여서 1주일간 사용해야 하는 경우(Tem set/TS)

임시치아(임시재료) 제거 → 크라운 컨택 및 교합 조정 → 연마(폴리싱) → 치아 건조 → 크라운에 임시 접착제 도포 → 크라운 세팅 → 남은 접착제 제거 → 교합 확인 → 1주 정도 식사를 해보고 괜찮으면 ②과정을 진행한다(내원 횟수 1회 추가).

② 최종 크라운을 완전히 붙이고 마무리하는 경우(Final set/FS)

임시치아(임시재료) 제거(크라운을 임시로 붙여 사용해 본 경우 크라운 제거) → 크라운 컨택 및 교합 조정 → 연마(폴리싱) → 치아 건조 → 크라운에 접착제 도포 → 크라운 세팅 → 남은 접착제 제거 → 교합 확인

7) 치료 후 주의사항

① 인상채득 후

"오늘 오래 걸리는 치료라서 고생 많으셨어요. 정밀한 본을 뜨기 위해 이와 잇몸 사이에 실을 넣었다 빼서 마취가 풀리면 잇몸이 아프실 수 있어요. 많이 불편하시면 진통제 한 알 정도 드셔도 돼요. 임시치아를 붙여드렸는데(임시재료로 메워 드렸는데) 플라스틱 재료라 깨지거나 빠질 수 있으니 딱딱하고 끈적끈적한 음식은 피해서 반대쪽으로만 식사해 주시고, 치실이나 치간칫솔 사용도 피해주세요. 임시치아가 빠지게 된 채로 시간이 많이 지나면 치아가 움직여서 본뜬 보철물이 잘 맞지 않을 수도 있으니 가능한 한 빨리 다시 붙이는 게 좋아요. 혹시 떨어지게 되면 치과로 바로 전화주시고 오시면 돼요."

② 임시 접착제로 부착(TS) 후 설명

"최종 보철물을 1주일간 식사해 보시기 위해 임시 접착제로 붙여드렸어요. 아직 보철물이 적응되는 단계이니 끈적끈적하고 질기거나 단단한 음식보다는 부드러운 음식부터 식사해 보시면서 음식물이 끼는지, 높이가 높은지 확인해 주세요. 임시로 붙였다 보니 빠질 수 있는데 빠지게 되면 깨물거나 삼키지 않게 주의해 주시고, 가능한 한 빠른시일 내에 치과에 오셔야 해요. 크라운이 빠진 후 시간이 지난 다음에 오시면 주변 치아가 움직여서 잘 안맞는 경우가 생길 수 있어요. 통증이나 불편감이 있는 경우 전

화주시고 내원해 주세요. 볼이나 혀 쪽에 다음 번 크라운을 빼기 위한 손잡이(고리)가 있는데 완전히 붙일 때는 제거해 드리니 불편하시더라도 양해 부탁드립니다."

③ 최종 접착제로 부착(FS) 후 설명

"치아에 보철물을 붙이고 나서 접착제가 굳는 시간이 하루 정도 필요해요. 보철물을 붙인 쪽으로 24시간 후부터 식사해 주시고, 혹시 불편하시면 연락 주세요. 씌운 후에도 충치나 파절 등의 문제가 생길 수 있으니 너무 딱딱하고 질기거나 끈적한 음식은 주의해서 식사해 주시고, 치실이나 치간칫솔도 사용하셔서 관리를 잘해주시는 것이 좋습니다. 6개월-1년 주기로 정기검진을 위해 내원해 주시면 문제가 없는지 꼼꼼하게 확인해 드리겠습니다."

8) 예약(팔로업)

① 접착(세팅 Set. Setting)

- 인상채득 후 5-7일 후에 예약을 잡는다.
- 환자의 일정이 급한 경우 기공소와 상의하여 날짜를 앞당길 수도 있다.
- "오늘 본뜬 보철물은 제작기간이 5일 정도 걸려서 O일 오전에 도착하는데 O일과 O일 중 어느 날이 오시기 편하세요?"
  (내원이 가능한 날짜를 확인하고, 환자에게 2-3가지의 선택권을 준다.)

② 완전 접착(파이널 세팅, FS, Final Setting)

임시로 접착한 경우 일주일 정도 후에 예약을 잡는다.

③ 크라운치료 마무리 후

완전하게 접착한 경우 6개월-1년 후 리콜을 설정한다.

9) 결제

① 비용

- PFM Cr: 35-50만 원
- Zir Cr: 45-60만 원

특히 앞니는 내면처리 과정이 포함되어 어금니보다 10-15만 원 정도 더 발생할 수 있다.

- **Gold Cr**

  A type: 50-60만 원, SA type: 55-65만 원, PT type: 60-70만 원

FAQ

Q1
크라운 씌우는데 마취를 왜 해요?

신경치료를 받지 않은 경우라면 치아를 삭제하면서 시린 증상이나 통증을 느낄 수 있고, 신경치료를 받은 후라도 크라운 경계 부위를 잇몸 밑으로 제작해야 할 때 치아를 삭제하며 잇몸에 자극이 있을 수 있어 마취를 하기도 해요.

Q2
이 하나 씌우는데 왜 이렇게 여러 번 와요?

입안은 예민한 곳이라 밀리미터가 아닌 마이크로 단위의 작은 차이도 쓰시다 보면 차이가 많이 느껴질 수 있어요. 가능한 한 오차 없이 만들기 위해 최선을 다 하고 있지만 사람이 직접 만들다 보니 그 과정 중에 조금은 오차가 생길 때가 있더라고요. 그리고 큰 차이 아닌 미세한 차이가 있을 경우에는 그냥 붙여 드려도 환자분은 불편한 부분을 모르고 쓰실 수 있는데 원장님께서 워낙 꼼꼼하게 진료를 하시다 보니 아쉬운 부분이 있는 상태로 마무리해 드릴 수가 없어서 치료가 좀 길어졌어요. 이번에 시간도, 비용도 들여서 고생하시는 만큼 잘 만들어서 넣어드리려고 해요. 조금만 양해 부탁드릴게요.

Q3
임시치아 빠졌는데 어떻게 해요?

임시치아는 약한 접착제로 붙이기 때문에 탈락할 수 있어요. 임시치아가 빠진 채로 그냥 두시게 되면 치아가 미세하게 움직이게 되어 미리 본을 떠서 만든 보철물이 맞지 않을 가능성이 있어요. 가능한 한 빠른 시일 내에 치과에 다시 오셔서 붙이시는 게 좋아요. 치과에 오실 때까지 빠진 임시치아를 그대로 끼우고 계실 수 있다면 끼우고 오셔서 붙이면 되고, 임시치아가 깨졌거나 분실하셨을 때는 다시 제작해야 할 수 있습니다. 내원하실 때까지 식사는 꼭 반대편으로 해주셔야 해요.

Q4
임시치아 색깔이 왜 이래요?

임시치아는 재료 자체의 한계가 있고 보통 치과에서 즉시 제작을 하는 경우가 많아서 주변 치아와 동일하게 제작은 어려워요. 최종 보철물은 원래 갖고 있는 치아와 아주 비슷하게 만들어 드릴 거예요.

Q5
임시치아 모양대로 치아가 만들어지나요?

대부분의 임시치아는 최종 보철물과 모양이 조금 달라요. 원하시는 모양을 진료받으실 때 원장님께 말씀하시면 가능 여부와 관련된 설명을 들으실 수 있어요.

Q6
크라운치료한 치아의 수명은 어떻게 되나요?

평균 5–10년 정도 쓰시는 경우가 많아요. 관리 잘하시면 그 이상 쓰시는 경우도 많으니까 관리 꼼꼼하게 해주시고 정기검진도 꼭 받으세요.

Q7
도자기로 씌우면 깨지지 않나요?

세라믹은 일반적인 식사 시 깨지는 강도는 아니지만 건강한 치아도 딱딱한 것을 잘못 깨물면 깨지는 것처럼 도자기치아도 단단한 것을 센 힘으로 깨물면 깨질 수 있으니 주의해 주세요.

Q8
치아에 금이 갔다고 들었는데 어떤 치료를 해야 하나요?

치아에 금이 간 경우에는 우선 씌우는 경우도 있고 신경치료를 해서 씌우는 경우도 있어요. 만약 금이 뿌리 쪽까지 생겨 있다면 그때는 이를 빼야 할 수도 있어요.

Q9
크라운 씌웠는데 좀 꽉 끼는 느낌이 들어서 불편해요. 조정을 해야 하나요?

처음 크라운을 씌우게 되면 대부분 끼는 느낌이 든다고들 하시더라고요. 임시치아와는 재질이 다르기도 하고, 없다가 생긴 치아라 더 끼는 느낌이 드시는 건데요, 사용하시다 보면 괜찮아지실 거예요. 다음 주 체크 약속 때까지 한 번 사용해 보시고 그때도 끼는 느낌 드시는지 꼭 말씀해 주세요.

Q10
크라운 씌운 곳이 잘 안 씹히는 것 같아요.

지난번 붙일 때 잘 맞물리는지 확인하고 붙여드렸음에도 쓰시다 보면 낮은 것 같다고 하시는 분들도 계시더라고요. 원장님 체크 받으실 수 있도록 약속 도와드릴게요.

Q 11

크라운 씌웠는데 시리고 뜨거운 거 먹을 때 찌릿한 느낌이 있어요. 씹을 때마다 치아가 너무 아파요.

씌운 크라운의 씹는 면이 약간 높은 부분이 있거나 치아에 금(크랙)이 간 경우에 통증이 있기도 하고, 신경치료를 하지 않은 채로 크라운을 씌웠다면 주로 너무 차갑거나 뜨거운 음식 등의 온도자극에 시린 증상이 있거나 가만히 있어도 통증이 있을 수 있는데, 그런 경우 신경치료를 해야 하는 경우도 있어요. 혹시 신경치료 후 일정 기간 이상이 지났는데 계속 통증을 느낀다면, 남아있는 미세한 잔신경을 마저 제거하기 위해 재신경치료를 진행할 수도 있으며, 보이지 않는 치아의 뿌리 부분에 금이 간 경우에는 신경치료 이후에도 통증이 있을 수 있어서 통증이 줄어들지 않으신다면 반드시 원장님과 상의를 해보시는 게 좋아요.

Q 12

보철한 부위에 음식물이 끼는데 다시 만들어야 하는 건가요?

보철물을 한 이후로는 보철물 주변으로 음식물이 끼는 것이 가장 많이들 느끼시는 불편 증상 중 하나예요. 불편한 정도가 일반적이지 않다면, 상태에 따라 조정이나 재제작이 필요할 수 있습니다. 치과에 방문하셔서 상담을 받아 보시는 것이 좋을 것 같아요.

Q 13

보철한 치아 반대편 치아가 씹을 때 아픈데 그럴 수도 있나요?

보철물을 끼운 치아와 맞물리는 치아가 아프지 않다가 크라운 이후에 아픈 경우에는 대부분 위아래 치아의 교합이 달라졌기 때문일 가능성이 높은데요. 치과에 내원하셔서 현재 증상에 대해 말씀하시고 조정을 받아야 하는 것인지 확인해 보시기를 바랍니다.

Q 14
크라운에 구멍이 생겼어요. 무조건 다시 씌워야 하나요?

금속이나 금으로 만든 보철물에 구멍이 나면 접착제가 녹으면서 틈이 더 많이 생길 수 있어요. 그렇기 때문에 재치료를 받으시는 것이 좋고, 크라운을 제거하고 충치가 있다면 치아에 알맞은 치료를 받으시고 나서 다시 씌우는 것이 좋습니다.

Q 15
크라운 씌운 치아도 충치가 생길 수 있나요?

네. 아무리 정교하게 만들고, 열심히 보철물 주변 관리를 잘하더라도 충치가 생길 수 있습니다. 보철물과 자연치아 사이 부분은 눈으로는 확인할 수 없는 미세한 틈이 존재하고, 보철물을 사용하다 보면 접착제가 점점 녹아 녹은 자리로 침이나 세균, 음식물 찌꺼기들이 들어가 충치가 생길 수 있어요.

Q 16
크라운 한지 몇 년 되지도 않았는데 치아뿌리끝에 염증이 생길 수도 있는 건가요?

보철물 주변으로는 자연치아와의 경계부위가 있고 그 틈 사이로 침이나 세균이 들어가게 되면 2차 충치가 발생이 되기도 하고요, 치아뿌리에 미세하게 금이 간 경우 그 틈 사이로도 세균이 들어가 뿌리끝 염증을 만들기도 합니다. 특히 신경치료를 받았던 치아의 경우에는 치아 자체가 푸석해지고 약해지기 때문에 세균감염에 취약해지면서 염증이 생기기도 해요.

❸ 브릿지치료

1) 개념

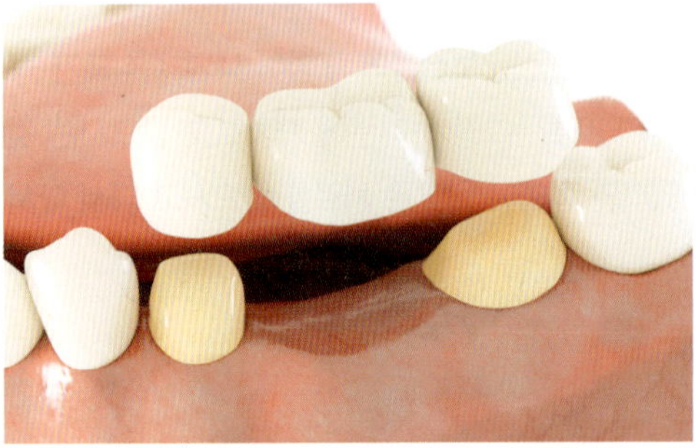

① 브릿지(Bridge, Br.)

1개 이상의 치아가 빠진 경우 빠진 치아의 양옆 치아를 기둥으로 삼고 중간에 인공치아를 연결하여 상실된 부위와 함께 고정식으로 연결하여 수복하는 술식

② 장점

빠진 치아 부분을 간단하고 빠르게 회복할 수 있으며, 치과임플란트를 할 수 없는 경우 치아의 외형을 회복할 수 있는 방법이다.

③ 단점

- 양옆의 치아를 삭제해야 하기 때문에 주변 치아의 손상이 생긴다.
- 힘이 분산되어 양옆의 치아에 힘이 가중된다.
- 치료 후 한 치아만 문제가 생겨도 전부 교체를 해야 한다.
- 브릿지의 평균 수명이 치과임플란트보다 짧을 수 있다.

2) 적응증

- 치아 발치 후 발치한 부위를 빠르게 회복해야 하는 경우, 치과임플란트보다 기간이 적게 소요되어 이사, 군 입대, 해외 출국 등 시간이 없는 경우 진행한다.
- 치과임플란트를 진행하기 어려운 경우
  ① 발치한 양옆 치아 사이의 폭이 부족한 경우
  ② 발치한 부위 잇몸뼈의 양이 부족한 경우

③ 치아 삭제량이 많아 신경 손상이 예상되는 경우

④ 전신질환이나 약 복용으로 인해 치과임플란트 수술이 어려운 경우

- 발치한 양옆 치아에 신경치료가 필요한 상태이거나 이미 크라운이나 브릿지를 한 치아의 경우 치아 상태가 온전할 경우보다 부담이 적다.

3) 치료 목적

자연치아가 빠진 경우 빠진 치아 부분을 비교적 간단하고 빠르게 수복하여 심미적 개선 및 식사기능을 회복하기 위함.

4) 금기증

① 불량한 치주상태: 치주염으로 인해 잇몸뼈가 녹아서 치아가 흔들리는 경우에는 우선적으로 치주치료가 필요하다.

② 치관의 수복 가능성이 없는 경우: 건강한 치질의 양이 너무 적어 씌우기 어려운 경우 발치를 고려할 수 있다.

③ 자연치아와 치과임플란트 사이 치아를 발치한 경우: 치주인대가 있는 자연치이와 치과임플란트를 브릿지 형태로 같이 연결하면 자연치아에 스트레스를 줄 수 있다.

④ 발치한 치아의 양옆 치아가 이미 브릿지로 연결된 경우: 양옆의 브릿지를 모두 제거하고 치료하게 되면 많은 비용이 발생할 수 있다.

5) 접수 및 술전 설명

① 브릿지의 종류별 특성과 장단점을 충분히 숙지한 후 응대한다.

한 번에 끝나는 치료가 아니고 본을 떠서 붙여야 하기 때문에 보철물 제작과 세팅을 위해 두 번 이상 내원할 수 있음을 미리 설명한다.

② 인상채득 전 설명

"오늘은 오른쪽 위 발치한 부위에 보철물이 들어가기 위해 치아를 다듬고 본을 뜰 예정이고, 다음 주에 치아가 나와서 끼워드릴 것입니다. 종류는 금으로 결정하신 것 맞으시죠? 치료 시간은 1시간 30분 정도 걸릴 것 같습니다."

③ 세팅 전 설명

"지난번 치료 후에 불편한 부분은 없으셨어요? 임시치아가 빠지지는 않으셨죠?(빠진 경우 언제 빠졌는지 확인하고 차트에 기록한다) 오늘은 만들어온 브릿지가 잘 맞는지 확인하고, 완전히 붙여 드리겠습니다. 혹시 잘 맞지 않는 경우 수정을 보낼 수도 있고, 상황에 따라 완전한 보철물이지만 임시 접착제로 붙여 두고 1주일간 사용해 보실 수도 있습니다."

④ 소요시간

- 브릿지 인상채득: 1시간–1시간 30분 내외
- 브릿지 부착: 30–40분 내외
  - ▸ 보철물이 너무 타이트하거나 높게 제작되어 조정 시간이 오래 걸린다면 시간이 더 소요될 수도 있다.
  - ▸ 색상이 맞지 않거나 높이가 낮거나 치아 사이 공간이 타이트하지 않은 경우 수정, 또는 재제작을 하게 되는데 이때에는 환자가 재내원해야 할 수 있다.

6) 치료 순서

(1) 1일차(imp)

마취(신경치료를 안 한 치아 혹은 경계부가 잇몸 아래로 깊은 치아는 마취 필요) → 치아삭제(Prep) → 바이트(Bite) 채득 → 코드(Cord) 삽입→ 인상채득 → 임시치아 제작 → 색조 선정(Shade 확인, 치아색 크라운만 해당됨)

(2) 2일차(set)

① 최종 브릿지를 임시로 붙여서 1주일간 사용해야 하는 경우(TS)

임시치아 제거 → 브릿지 컨택 및 교합 조정 → 연마(폴리싱) → 치아 건조 → 브릿지에 임시 접착제 도포 → 브릿지 세팅 → 남은 접착제 제거 → 교합 확인 → 1주 정도 식사를 해보고 괜찮으면 ②과정을 진행한다(내원 횟수 1회 추가).

② 최종 브릿지를 완전히 붙이고 마무리 하는 경우(FS)

임시치아 제거(브릿지를 임시로 붙여 사용해 본 경우 브릿지 제거) → 브릿지 컨택 및 교합 조정 → 연마(폴리싱) → 치아 건조 → 브릿지에 접착제 도포 → 브릿

지 세팅 → 남은 접착제 제거 → 교합 확인

7) 치료 후 주의사항

① 인상채득 후

"오늘 치료받으시느라 고생 많으셨어요. 정밀 인상채득을 위해 잇몸에 실을 넣었다 빼서 마취가 풀리면 잇몸이 욱신욱신한 느낌이 들 수 있어요. 불편한 느낌이 들면 집에 있는 진통제를 드셔도 돼요. 임시치아를 붙여 드렸는데 플라스틱 재료라 깨지거나 빠질 수 있으니까 딱딱하고 끈적끈적한 음식은 피해서 반대쪽으로 식사해 주시고, 치실이나 치간칫솔 사용도 피해주세요. 혹시 임시치아가 떨어지면 치아가 움직여서 다음 번 보철물이 안 맞을 수 있으니 가능한 한 빨리 다시 붙이는 게 좋아요."

② 임시 접착제로 부착 후 설명

"최종 보철물을 1주일간 식사해 보시기 위해 임시 접착제로 붙여드렸어요. 부드러운 음식 위주로 천천히 식사해 보시면서 불편한 곳은 없는지 잘 확인해 주세요. 임시로 붙인 거라 딱딱한 음식이나 엿, 껌, 떡 등 끈적이는 음식을 드시면 빠질 수 있어요. 빠신 경우 전화주시고 치과에 오시면 다시 붙여드릴 거예요."

③ 최종 접착제로 부착 후 설명

"치아에 보철물을 붙이고 나서 접착제가 굳는 시간이 하루 정도 필요해서 내일 이 시간까지(24시간)는 반대쪽으로 드시는 게 좋아요. 이후 부드러운 음식부터 드시면서 불편하진 않은지 체크해 주세요. 신발도 새 신발은 적응 기간이 필요하듯 치아도 마찬가지예요. 시간이 지나면서 점점 더 편해지고 익숙해지기는 하는데 미세한 조정이 필요한 경우도 있으니까 혹시라도 불편한 느낌 드시면 치과로 전화 주세요. 브릿지치료는 잘 맞게 진행은 되었는데 상담 때 말씀드렸던 것처럼 세 개의 치아가 받아야 하는 힘을 두 개가 받는 상태라서 아껴 써 주셔야 해요. 누룽지같이 딱딱한 음식, 마른 오징어같이 질긴 음식은 치아에도 잇몸에도 무리가 가니까 가능한 한 피해주시고, 치실이나 치간칫솔도 사용하셔서 관리를 잘 해주시는 것이 좋아요. 불편한 곳이 딱히 없더라도 6개월–1년 주기로 정기검진을 위해 내원해 주시면 문제가 없는지 꼼꼼하게 확인해 드릴게요."

8) 예약(팔로업)

① 접착(세팅 Set. Setting)

- 인상채득 후 7–10일 후에 예약을 잡는다.
- 환자의 일정이 급한 경우 기공소와 상의하여 날짜를 당길 수도 있다.

  "오늘 본뜬 보철물은 제작기간이 7일 정도 걸려서 O일 오전에 도착하는데 O일과 O일 중 언제 내원이 편하세요?"

② 완전 접착(파이날 세팅, FS, Final Setting)

임시로 접착한 경우 일주일 정도 후에 예약을 잡는다.

③ 브릿지치료 마무리 후

6개월–1년 후 리콜을 설정한다.

9) 결제

- **비용**

  기존 크라운 종류를 선택하면 개수대로 금액이 추가되며, 사이에 들어가는 치아인 Pontic도 치아의 개수에 포함한다(PFM Cr: 35–50만 원, Zir Cr: 45–60만 원, Gold Cr: 50–70만 원).

  예 PFM Cr 1개당 금액이 35만 원일 경우

  23 = 25 PFM Br. = 35만 원 × 3개 = 105만 원

  22 = 25 PFM Br. = 35만 원 × 4개 = 140만 원

FAQ

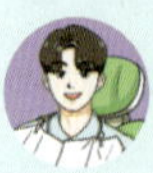

Q1

임시치아랑 잇몸 사이가 떠있어요.

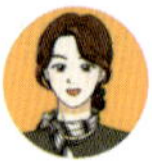

임시치아는 정밀하게 본을 떠서 만드는 것이 아니기 때문에 약간의 틈이 있을 수 있어요. 또, 경우에 따라서는 잇몸이 부어 있거나, 임시치아가 잇

몸을 누르면 안 되는 상황에서는 일부러 잇몸과 띄워서 제작을 하기도 해요. 시린 증상이 느껴지시거나 혀가 쓸린다거나 하는 특별히 불편한 부분이 없다면 괜찮습니다.

Q2
브릿지는 몇 년 쓸 수 있어요?

치아보철물은 평균적으로 수명이 약 5–10년 정도예요. 브릿지의 경우 상실한 치아 양옆의 치아에 충치가 생기거나 잇몸뼈가 나빠지는 경우 수명이 단축될 가능성이 높아요. 치료 후 관리 여하에 따라 보철물의 수명은 달라질 수 있으니 치료받으신 후에 양치 관리도 잘 해주셔야 하고 정기적으로 검진하러 오셔야 해요.

Q3
치아가 쓰러져 있어도 브릿지 할 수 있어요?

치아가 쓰러져 있어도 가능하긴 해요. 그렇지만, 치아 삭제량이 더욱 많아지게 되고, 신경치료가 필요할 가능성이 높고, 비스듬히 누운 상태에서 치아가 힘을 받다 보면 양옆의 기둥 치아가 예상보다 빨리 상태가 나빠질 수 있어요. 시간과 비용이 들기는 하지만 부분교정치료를 통해 치아를 세운 다음 치료하시는 것을 추천드려요.

Q4
브릿지와 임플란트 중에 어떤 것이 좋아요?

현재 치아나 잇몸 상태를 알 수 없기 때문에 둘 중 어떤 치료가 더 좋은지 답을 드리는 것은 어려워요. 원장님이 현재 상태에 따라 방법을 추천드리는 것이 아니라면, 임플란트와 브릿지, 각각의 장단점을 비교해 보시고 어떤 장점을 살려서 치료를 하실지 직접 결정하시는 것이 좋아요.

Q5
브릿지하는데 왜 옆의 치아를 신경치료해요?

브릿지치료 시 모든 치아를 반드시 신경치료 해야 하는 것은 아니에요. 앞니처럼 크라운이 들어갈 공간이 많이 필요하거나 치아가 쓰러져 있어 치아 삭제량이 많을 경우, 신경이 가까울 경우, 충치가 심한 경우, 시린 증상이나 통증이 느껴지는 경우, 치주 상태가 불량한 경우 브릿지를 하기 전 신경치료가 필요할 수 있어요.

Q6
뒤에 치아는 금으로 하고 앞에 치아는 치아색으로 하면 안 되나요?

재료마다 강도나 특성이 다르다 보니 브릿지를 하는 경우 앞뒤의 재료를 달리하는 것은 어려워요. 하지만 방법이 있을 수 있으니 원장님께 여쭈어 보고 정확한 답변을 드리도록 할게요.

Q7
브릿지치료한 치아 중 치아 하나가 망가지면 망가진 치아 보철물은 잘라내고 다른 쪽 보철물은 그대로 쓸 수 있나요?

브릿지를 잘라내면 치아와 인공치아가 맞닿았던 옆부분이 잘려 나가며, 다른 재료로 메우거나 정교하게 덮어씌울 수 없다 보니 그대로 사용하기가 어렵고 모두 제거한 후 다시 제작을 해야 해요.

CHAPTER 02

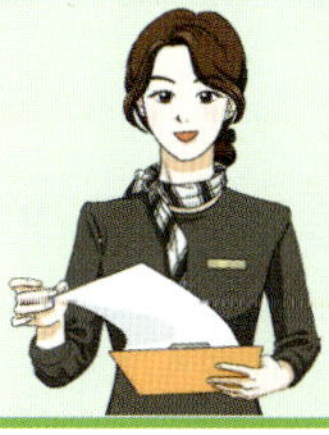

다수의 치아 결손 시 틀니치료

1) 개념

상악 혹은 하악의 부분 혹은 전체 치아들과 이에 관련된 조직(잇몸, 잇몸뼈)의 결손을 대체하는 가철성 치과보철물*로 부분틀니, 완전틀니, 임플란트 틀니(치과임플란트 지지형 틀니) 등이 있다.

(1) 부분틀니(국소의치, RPD, Removable partial denture)

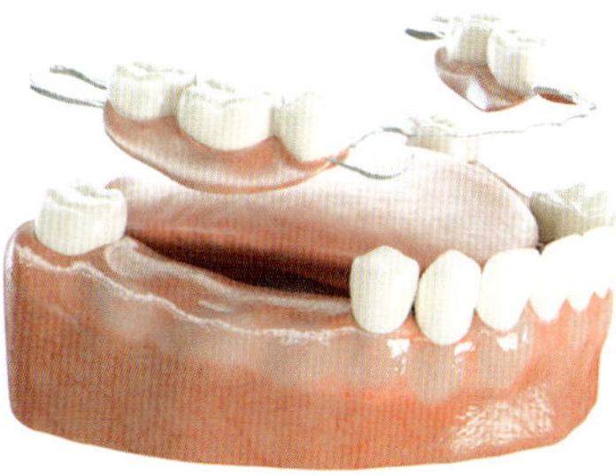

- 남아있는 자연치아에 서베이드 크라운*을 씌우고 틀니에 있는 고리(Clasp)를 사용하여 유지력을 얻는다.
- 부분틀니의 경우 잔존치아의 지속적인 관리에 대한 교육이 필요하다. 식사 시에나 틀니를 탈착할 때 잔존치아에 과한 힘이 가해져 무리가 올 수 있으므로 주의하고, 혹시라도 상태가 좋지 않아 치아를 발치하게 되면 틀니를 수리하거나 다시 만들어야 하므로 꼼꼼한 양치질과 정기검진이 필요하다.

기초 치과 용어*

* **가철성 치과보철물**
환자가 임의대로 제거하고 장착할 수 있는 보철물

* **서베이드 크라운**(Surveyed crown)
부분틀니를 탈착할 때(넣고 뺄 때) 그 방향을 정확하게 하고, 음식을 씹을 때 틀니가 잇몸을 누르지 않도록 말안장 형태의 지지대인 레스트(Rest)를 만들기 위해 기존 크라운의 외형을 변형시켜 제작한 크라운(Rest를 만들기 위해서 내부에 금속이 있는 PFM 크라운을 사용한다)

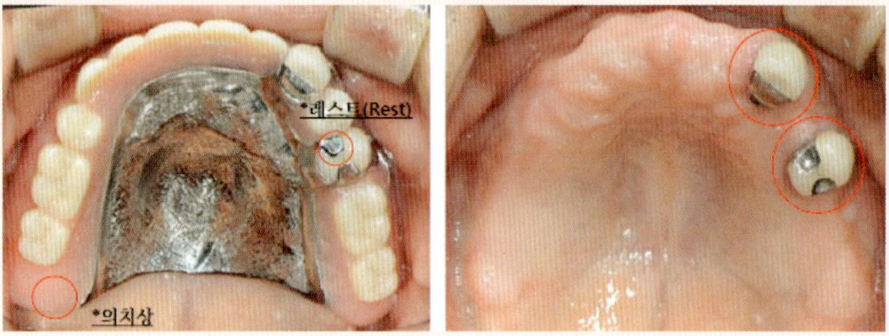

(2) 완전틀니(전체틀니, 총의치, CD, Complete denture/FD, Full denture)

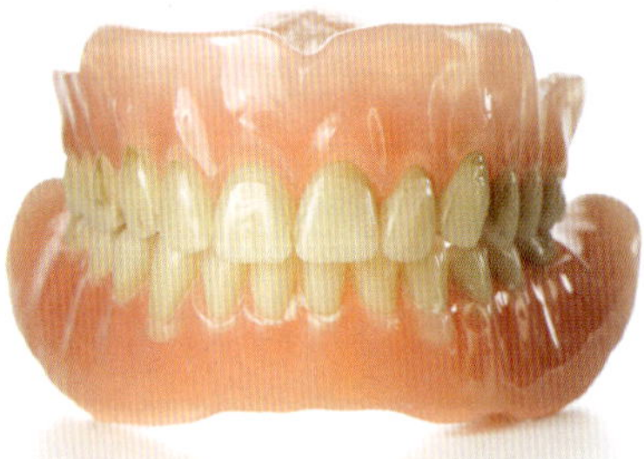

치아가 하나도 남지 않았을 때는 전체틀니로 제작하며 잇몸과 잇몸뼈에 지지를 얻고, 음압에 의해 유지력을 얻는다. 잔존치아가 없어 씹는 힘이 자연치의 20% 정도로 약하고 식사 시 틀니가 잇몸뼈를 압박하게 된다. 오랜 시간을 사용할 경우 잇몸뼈가 흡수되어 틀니가 맞지 않게 되면 수리하거나 재제작해야 한다. 의치상의 재료에 따라 레진상과 금속상으로 나뉜다.

① 레진상 완전틀니

잇몸에 닿는 넓은 부위인 의치상이 레진으로만 이루어진 틀니로 비용이 저렴한 장점이 있으나 플라스틱 재질이라 깨지기 쉽고, 얇게 만들면 파절되기 쉽기 때문에 얇게 제작이 어려워 어느 정도의 두께가 있게 제작되어야 하므로 틀니를 장착했을 때 이물감이 더 클 수 있다.

② 금속상 완전틀니

틀니 내부에 금속 구조물이 있어 파절 위험이 적고, 입천장 부위가 레진상보다 비교적 얇게 제작이 가능하여 이물감이 적으나 레진상에 비해 비용이 더 발생한다.

③ 임플란트 틀니(임플란트 오버덴쳐, 오버덴쳐, Implant over denture)

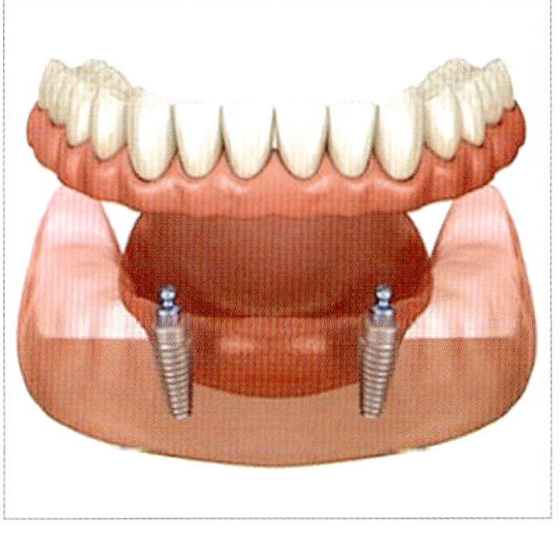

볼 어태치먼트(Ball attachment) 타입 오버덴쳐

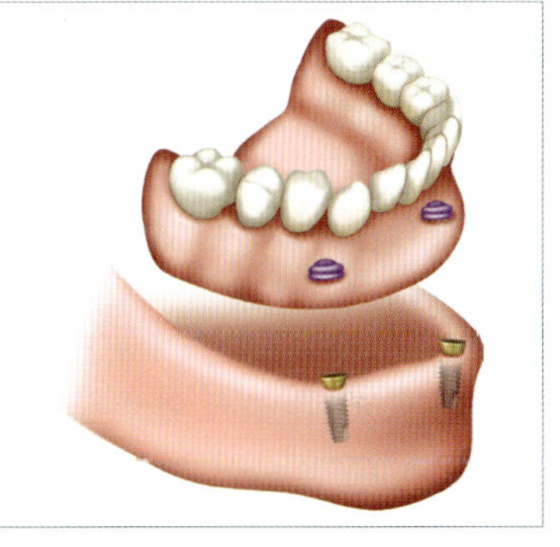

로케이터 어태치먼트(Locator attachment) 타입 오버덴쳐

- 남아있는 뼈가 좁고 낮아 틀니 유지력이 낮은 상태임에도 틀니를 안정적으로 사용하고 싶은 경우 치과임플란트를 심고 임플란트와 틀니 내부에 장치를 연결하여 유지력을 얻는다.
- 뺀 치아의 개수만큼의 치과임플란트를 심는 것보다 비용이 적게 들어 부담이 덜하다는 장점이 있다.
- 보통 2-6개의 치과임플란트를 심게 되는데 정확한 개수는 뼈나 잇몸의 상태 등 전체적인 상황을 파악하고 진단을 내린다.

④ 임시틀니(TD, Temporary denture)

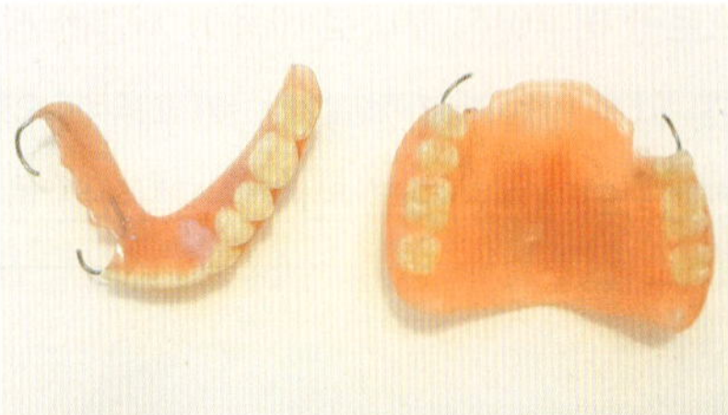

어금니 임시틀니

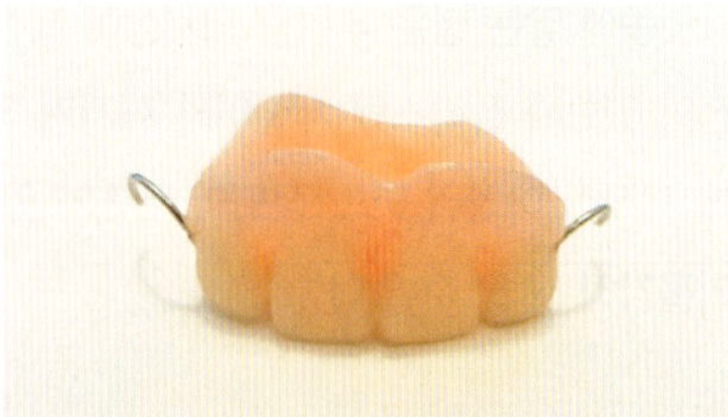

앞니 임시틀니

- 최종 틀니가 완성되기 전까지 사용하는 틀니로 식사기능도 있지만 본 틀니가 들어가기 전에 틀니에 대해 적응해 볼 수 있다.
- 남아있는 치아를 씌우지 않고 고리를 걸어서 유지력을 얻거나 치아가 없는 경우 잇몸과 잇몸뼈에 유지력을 얻는다.
- 앞니 임시틀니는 플리퍼(Flipper)라고도 부른다.

2) 적응증

- 환자의 관리 소홀 혹은 외상으로 인해 치아 및 치주조직의 일부 또는 전부가 상실된 경우
- 수술 혹은 비용에 대한 부담감 등으로 인해 치과임플란트가 어려운 경우

3) 치료목적

잔존 구강조직을 가능한 한 건강한 상태로 보존하여 식사하고 발음하는 기능을 되찾고, 심미성을 회복하고 개선한다.

4) 금기증

① 씹는 힘이 매우 강한 경우

틀니가 버티지 못하고 깨질 수 있으므로 치과임플란트를 권할 수 있다.

② 탈착하는 방식을 원하지 않는 경우

치아에 걸리는 틀니 고리가 느슨해졌거나 잇몸뼈 모양의 변화로 틀니가 헐거운 경우 식사 중에도 탈락될 수 있으므로 치과임플란트를 권할 수 있다.

③ 틀니에 대한 기대감이 매우 높은 경우

틀니는 자연치아에 비해 30% 내외의 힘을 받을 수 있기 때문에 질기고 단단한 음식을 식사하기가 어려울 수 있다.

④ 비위가 약한 경우

상악 틀니는 입천장을 덮는 형태로 제작되기 때문에 구역반사가 심한 경우 견디기가 어려울 수 있다.

⑤ 이전에 틀니 제작 후 적응에 실패한 경우

틀니 제작 후 불편감으로 사용하지 않았던 경험이 있다면 유사한 상황이 다시 발생될 수 있다.

⑥ 유지하기 어려울 정도로 뼈가 흡수된 경우

틀니가 유지될 수 있는 잇몸뼈의 높이와 폭이 나오지 않는 경우 제작이 어려울 수 있다.

⑦ 틀니의 유지 관리가 어려운 경우

틀니 제작 후에 깨끗하게 닦아서 사용해야 하며 분실하지 않도록 주의해야 하나 협조가 어려우면 계속적인 사용이 어려울 수 있다.

5) 접수 및 술전 설명

① 틀니의 제작 과정에 대해 설명한다.

제작을 위해 여러 번 내원해야 하며, 완성 후에도 수정이 필요할 수 있음을 설명한다.

"틀니를 제작하기 위해서는 대략 5–6회 정도 오셔야 하고 중간에 수정이 필요한 경우에는 몇 번 더 오셔야 할 수 있어요. 한복을 맞출 때도 정확하게 치수를 쟀음에도 가봉하는 과정을 거치잖아요. 틀니는 훨씬 더 정밀하게 제작하는 거다 보니 더 여러 번 가봉 과정이 필요하다고 생각하시면 돼요. 그리고 새 신발을 신으면 적응 기간이 필요하듯이 새 틀니를 낀 후에도 적응이 필요해요. 잇몸에 상처가 나고 아플 수 있기 때문에 틀니가 완성된 후에도 여러 번 오셔서 조정 받으셔야 할 수 있어요."

② 최근 6개월 이내 무치악(치아가 하나도 없는 상태)이 되었고, 틀니 사용이 처음인 환자

- 틀니의 제한적인 기능과 사용의 어려움을 잘 받아들이지 못하며, 자연치와 비슷하게 계속 사용할 수 있기를 기대한다. 틀니를 처음 낄 때는 이물감이 크고, 뺐다 꼈다 해야 되는 번거로움에 대해 미리 설명한다.
- 지지조직은 계속 변화하며, 최근에 발치한 경우 주변 뼈가 더욱 심하게 흡수되므로 이러한 사실들을 전 치료 과정을 통하여 환자에게 교육할 필요가 있다.

③ 오랜 기간 동안 총의치를 장착해 왔던 환자

- 틀니 사용에 대한 경험이 있더라도 새로운 틀니에 대한 적응이 필요함을 설명한다. 처음 틀니를 하는 환자보다는 간단하게 설명하되, 여러 번 내원해야 하는 것은 반드시 다시 설명하도록 한다.
- 오랫동안 틀니를 사용해왔기 때문에 이전에 잘 사용했던 기억이 있으나 처음 틀니를 제작할 때보다 지금은 치아 개수도 적고 주변 뼈도 많이 소실되어 있어 전보다 좀 더 탈락할 수 있는 점을 미리 설명해야 컴플레인을 방지할 수 있다.

④ 소요시간

- 시간: 1회 내원 시 20–30분 내외
- 기간
  - ▸ 제작 과정이 보통 5–7일 간격으로 4–5회가량 내원하기 때문에 4–5주 내외로 소요된다(기간은 원장님마다 그리고 환자의 구강 상태에 따라 다름).
  - ▸ 발치 후에는 잇몸뼈가 아물 때까지 1–2달 정도 기다리는 시간을 갖는다. 이때는 임시틀니로 식사를 하게 되고, 총 기간은 이를 빼고 기다리는 시간 포함해서 2–3달 이상 소요될 수 있다.

6) 치료 순서

(1) 부분틀니

① 진단 및 치료계획

- 진단 및 상담 후 틀니 진행 결정
- 서베이드 크라운 제작이 필요한 경우 지대치 삭제 및 인상채득
- 개인트레이(Individual tray) 제작을 위해 알지네이트로 본을 뜬다.

  → 기공소: Surveyed Cr과 Individual tray 제작을 의뢰한다.

② 최종 인상채득

서베이드 크라운을 맞춰본 다음 잘 맞으면 보철을 낀 상태에서 개인트레이에 러버(고무 인상재)를 넣어 본을 뜬다. → 기공소: Frame & Wax rim 제작 의뢰

③ 금속구조물 시적(프레임워크, Framework)

틀니 내부의 금속틀을 구강내에 맞춰본다.

④ 악간관계채득(왁스림, Wax-rim)

- ③, ④과정은 보통 함께 진행하며 프레임워크 앤 왁스림(Framework & Wax-rim) 과정이라 부른다.
- 금속 프레임이 구강내에 잘 맞는지 확인하고, 왁스림을 활용해 상·하악의 교합(맞물림) 관계를 채득한다. → 기공소: 인공치 배열(Shade 확인 필요) 제작 의뢰

⑤ 납의치 시적(인공치 배열)

인공치가 Wax 위에 배열되어 나오면 교합관계나 얼굴 모습 등을 환자와 함께 확인한다. 많은 수정이 필요할 경우 인공치 재배열 과정을 거친다.

→ 기공소: 틀니 완성(Curing) 제작 의뢰

⑥ 의치 장착 및 조정

- 서베이드 크라운을 제작한 경우 교합 확인 후 완전하게 붙이고, 틀니 장착(Denture delivery) 후 의치상(틀니 내면)과 교합을 조정한다.
- 주의사항을 설명한 후 다음 날에 내원할 수 있도록 한다.

(2) 전체틀니

① 진단 및 치료계획

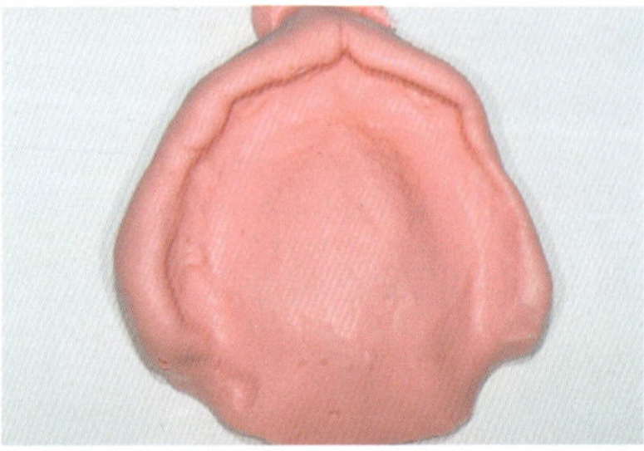

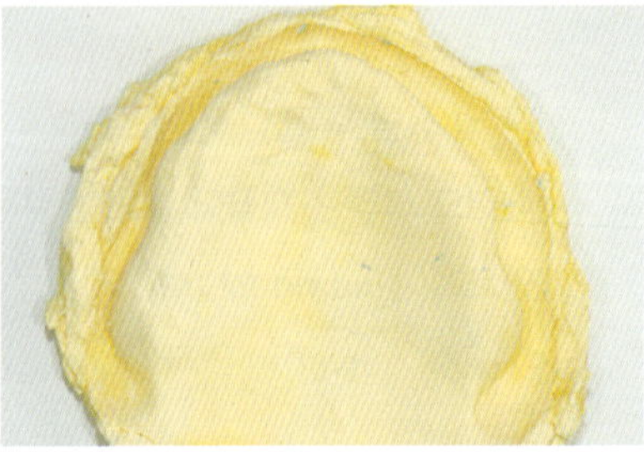

- 진단 및 상담 후 틀니 진행 결정 시 개인트레이 제작을 위해 알지네이트로 본을 뜬다. → 기공소: Individual tray 제작 의뢰

② 인상채득

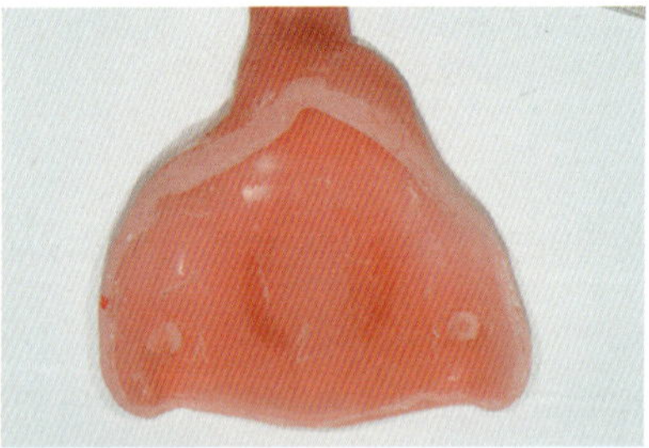

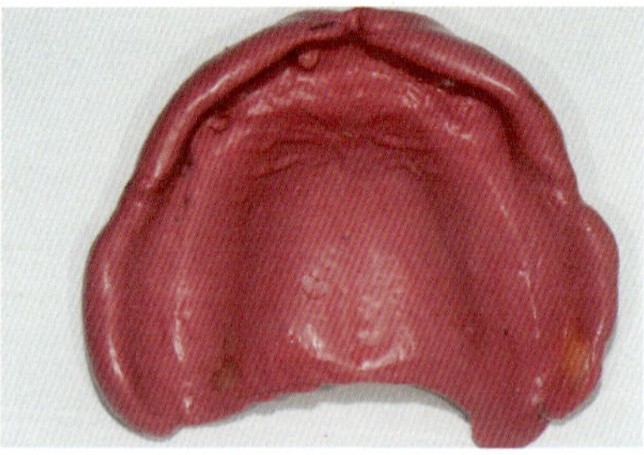

개인트레이에 러버(고무 인상재)로 정밀하게 본을 뜬다. → 기공소: Framework & Wax-rim 제작 의뢰

③ 악간관계채득(Framework & Wax-rim)

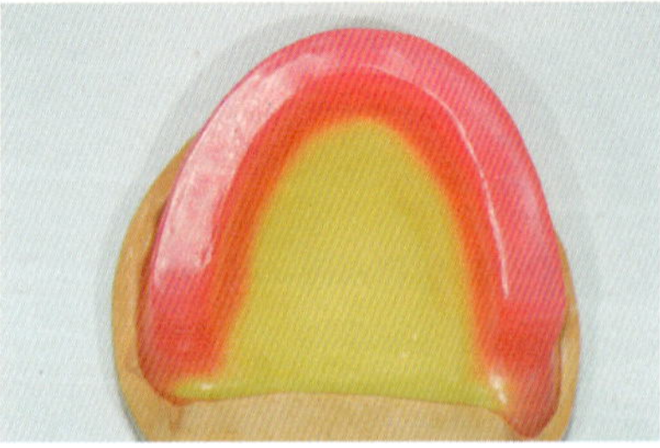

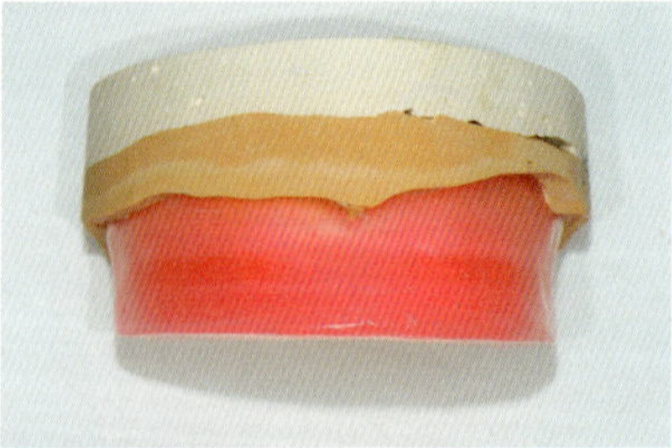

금속상 완전틀니의 경우 프레임 과정을 함께 진행하며 왁스림을 활용해 상·하악의 교합(맞물림) 관계를 채득한다. → 기공소: 인공치 배열(Shade 확인 필요) 제작 의뢰

④ 납의치 시적

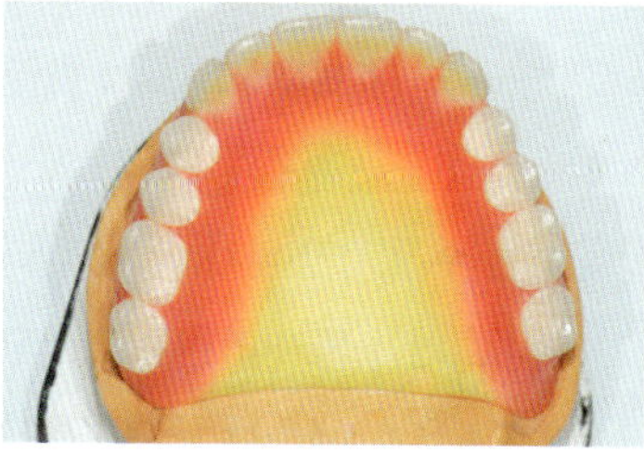
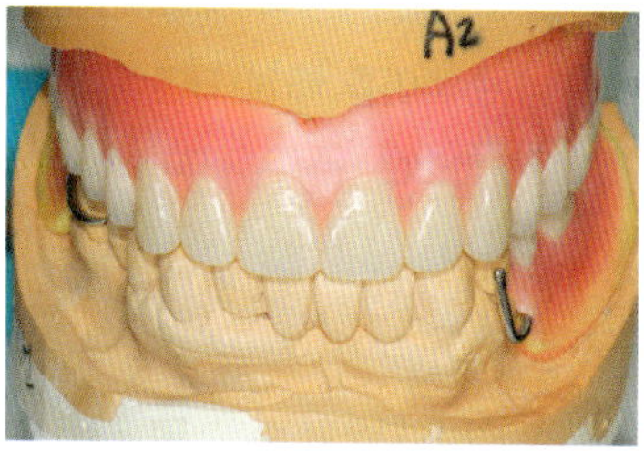

인공치가 Wax 위에 배열되어 나오면 교합관계나 얼굴 모습 등을 환자와 함께 확인한다. 많은 수정이 필요할 경우 인공치 재배열 과정을 거친다. → 기공소: 틀니 완성(Curing) 제작 의뢰

⑤ 의치 장착 및 조정

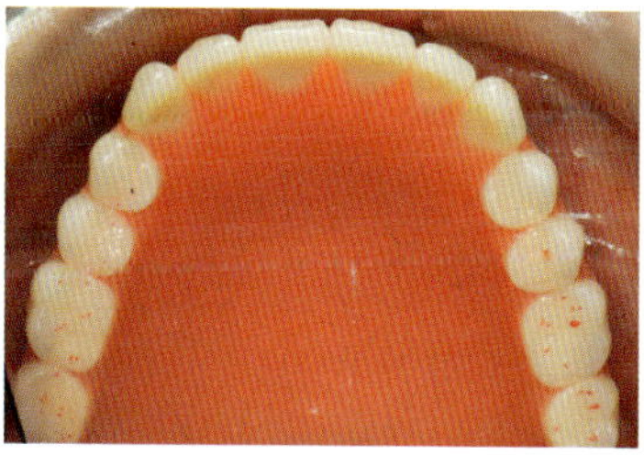
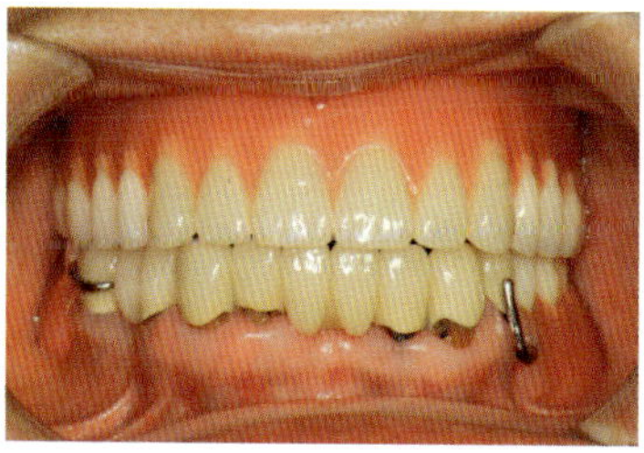

- 틀니 장착(Denture delivery) 후 의치상(틀니 내면)과 교합을 조정한다.
- 주의사항을 설명한 후 다음 날에 내원할 수 있도록 한다.

출처: 알지네이트 인상 – 우리사랑치과 김일연 원장님 제공
그 외 상악 완전틀니, 하악 부분틀니케이스 – 서울유앤이치과 이규형 원장님 제공

7) 치료 후 주의사항

- "틀니를 완성한 당일은 무조건 하루 종일 끼고 다음 날 꼭 내원해 주셔야 아픈 부위를 확인하고, 조정해 드릴 수 있습니다."
- "틀니를 닦을 때 바닥에 물이나 수건을 받아 놓고 닦아야 떨어뜨렸을 때 깨지는 것을 막을 수 있습니다."

- "부드러운 칫솔에 중성세제(주방세제)나 전용세정제를 사용하여 관리해 주셔야 됩니다. 치약으로 닦는 경우 치약에 있는 연마제(작은 알갱이)가 틀니에 상처를 내서 손상될 수 있습니다."
- "입안에 남아 있는 치아도 칫솔과 치약으로 깨끗이 닦고, 스케일링을 받으셔야 됩니다. 남은 치아를 빼게 되면 틀니를 수정하거나 다시 제작해야 되기 때문에 비용이 발생합니다."
- "적응 기간 동안에는 발음이 새거나 혀나 볼을 깨물 수 있지만 차차 나아집니다."
- "음식을 양쪽 어금니로 같이 식사해 주세요. 앞니로 베어 물거나 한쪽으로 식사하는 경우 틀니가 빠질 수 있습니다."
- "정기적으로 내원하셔서 검진을 하시는 것이 중요하고, 불편하신 경우 수리가 필요하며 비용이 발생할 수 있습니다."

8) 차팅 및 보험 청구

(1) 완전틀니 산정기준 및 차팅, 청구

① 산정기준

- 적용대상: 만 65세 이상 건강보험 가입자 또는 피가입자. 상악 또는 하악이 완전 무치악인 환자
- 주상병: K08.1 사고, 추출 또는 국한성 치주병에 의한 치아상실
- 적용 횟수: 7년 이내 1회가 원칙이다.

  단, 구강상태가 심각하게 변화되어 새로운 틀니 제작이 필요하다고 인정되는 의학적 소견이 있거나, 화재·수재 등 천재지변으로 인해 틀니가 분실·파손된 경우, 이 중 어느 하나에 해당될 경우 추가 1회에 한해 재제작의 요양급여를 인정함.
- 수가 산정방법: 단계별 산정이 원칙이며, 중간단계에서 진료가 중단된 경우 해당 단계까지만 산정. 제작 도중 타 병원으로 전원은 불가하며 본인 부주의로 재제작 시 전액 본인 부담하도록 한다.
- 레진상 완전틀니와 금속상 완전틀니는 비용이 상이하며 일반적으로 금속상 완전틀니 비용이 더 고가이다.

② 틀니재료

- 의치상: 열중합형 의치상용 레진
- 인공치: 다중 중합 레진 치아
- 금속상: 코발트 크롬 금속류/레진상: 유리섬유 보강재(Glass fiber mesh)

  * 이외의 재료를 사용하여 틀니를 제작하는 경우 급여 산정할 수 없다(임플란트 오버덴쳐, 플렉시블 덴쳐 등의 특수 틀니는 비급여이며, 틀니 수리 시에도 비급여로 산정해야 한다).

③ 본인부담률

건강보험	의료급여 1종, 차상위 1종	의료급여 2종, 차상위 2종
30%	5%	15%

④ 진료비 지불방식 및 진료 순서, 차팅

- 단계별 묶음수가: 5단계/단계별 비용을 각 해당 단계 진료 종료 시 청구한다.

단계	내용	실제 진료실 진료내용	차팅 기록	다음 예약
1	진단 및 치료 계획	방사선 검사, 진단 및 치료계획 수립, 상담	개인트레이 제작을 위한 인상채득(Impression for individual tray)	틀니 최종인상 (Denture final impression)
2	인상채득	개인트레이를 이용하여 정밀 인상채득	Final Impression	Wax-rim
3	악간관계채득	수직 고경 체크, 교합평면체크, 안모체크, 교합 채득	Wax-rim	(도치)배열
4	납의치 시적	안모체크, 의치상 적합도 체크, 교합조정	배열 및 교합조정	Curing (틀니 완성)
5	의치 장착 및 조정	의치 장착 및 주의사항 설명	틀니 최종 장착(Denture delivery) 및 주의사항 설명	틀니 체크

⑤ 치식선택

해당악 전체 선택한다.

⑥ 청구버튼

〈덴트웹 프로그램의 틀니 버튼 위치〉

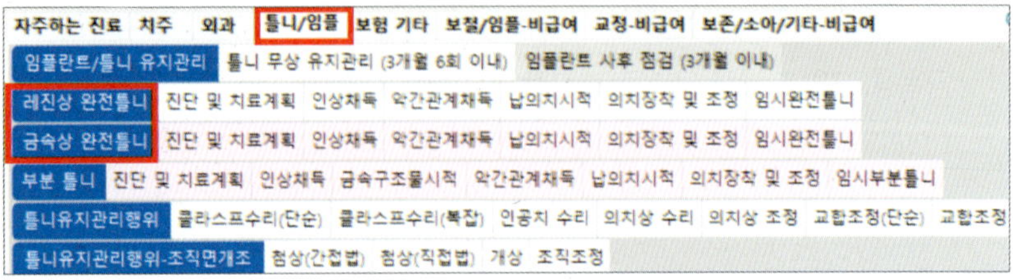

〈두번에 프로그램의 틀니 버튼 위치〉

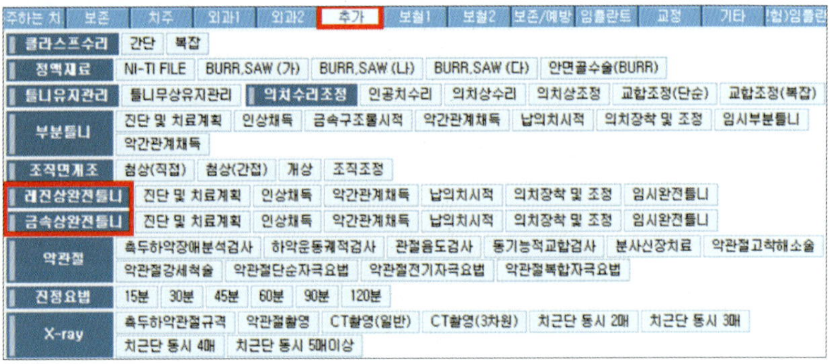

* 추가버튼을 누르면 임플란트 관련 청구 항목을 확인할 수 있다.

⑦ 임시완전틀니

- 완전틀니를 제작하기 위하여 기존 치아를 새로 발치한 무치악 환자에게 산정할 수 있다.
- 기존에 사용하던 틀니가 있거나 완전틀니 제작을 하지 않고 임시틀니 제작만을 목적으로 하는 경우에는 임시완전틀니를 산정할 수 없다.
- 인상채득을 한 날이 아닌 장착한 날 산정(청구)한다.
- 틀니 등록 시 추가 등록이 필요하며 임시완전틀니를 제작한 이후에는 병원을 옮길 수 없다.
- 수리가 필요한 경우가 생기더라도 별도의 비용을 받을 수 없다(임시완전틀니 비용에 수리 및 관리 비용이 포함되어 있다).

★ 선배의 *Tips!*

- 틀니단계별 청구 시에는 진찰료를 별도 산정할 수 없어요. 틀니 제작과 일반 진료(발치 등)를 같이 하더라도 진찰료를 별도로 산정하지 못합니다.
- 진행과정에 따라 1, 2단계를 같이 산정하거나 3, 4단계를 같이 산정하는 등 동시 산정이 가능해요.
- 차팅은 1단계, 2단계 등으로 하지 않고 실제 시행한 진료를 기록해야 해요. 단계는 청구를 위하여 포괄적으로 묶은 단계일 뿐이기 때문이에요.
- 틀니 제작을 위해 파노라마, CBCT 등을 촬영하더라도 별도로 산정할 수 없어요. 단계에 포함되어 있어 별도 산정하면 조정이 된답니다.
- 틀니청구 전 반드시 등록신청서를 작성하여 공단에 등록 후 청구를 해야 해요.

* 384p 9) 보험틀니 등록방법 참고

(2) 부분틀니 산정기준, 차팅 및 청구

① 산정기준

- 적용대상: 만 65세 이상 건강보험 가입자 또는 피가입자. 상악 또는 하악의 치아 결손으로 남은 치아를 이용하여 부분틀니 시행하는 경우. 최후방 구치 결손으로 시행하는 경우는 산정불가
- 주상병: K08.1 사고, 추출 또는 국한성 치주병에 의한 치아상실
- 적용 횟수: 7년 이내 1회가 원칙이다.

  * 단, 구강상태가 심각하게 변화되어 새로운 틀니 제작이 필요하다고 인정되는 의학적 소견이 있거나, 화재·수재 등 천재지변으로 인해 틀니가 분실·파손된 경우, 이 중 어느 하나에 해당될 경우 추가 1회에 한해 재제작의 요양급여를 인정함.
- 수가 산정방법: 단계별 산정이 원칙이며, 중간단계에서 진료가 중단된 경우 해당 단계까지만 산정. 제작 도중 타 병원으로 전원을 불가하며, 본인 부주의로 재제작 시 전액 본인 부담하도록 한다.
- 지대치 보철(서베이드 크라운)비용은 비급여로 산정한다.
- 여러 단계를 동시 시행하더라도 산정 가능하다.

② 틀니 재료

- 의치상: 열중합형 의치상용 레진

- 인공치: 다중 중합 레진 치아
- 클라스프(고리): 코발트 크롬 금속류

* 이외의 재료를 사용하여 틀니를 제작하는 경우 급여 산정할 수 없다.

③ 본인부담률

건강보험	의료급여 1종, 차상위 1종	의료급여 2종, 차상위 2종
30%	5%	15%

④ 진료비 지불방식 및 진료 순서, 차팅

- 단계별 묶음수가: 6단계/단계별 비용을 각 해당 단계 진료 종료 시 청구한다.

단계	내용	실제 진료실 진료내용	차팅 기록	다음 예약
1	진단 및 치료 계획	방사선 검사, 진단 및 치료계획 수립, 상담	개인트레이 제작을 위한 인상채득(Impression for individual tray)	틀니 최종인상(Denture final impression)
2	인상채득	개인트레이를 이용하여 정밀 인상채득	Final impression	Wax-rim
3	금속 구조물 시적	Framework 체크, 수직고경 체크, 교합평면 체크, 안모 체크, 교합채득 * 임상에서는 3, 4단계를 동시에 청구하는 경우가 많다.	Framework, 왁스림(Wax-rim)	(도치)배열
4	악간관계채득			
5	납의치 시적	안모체크, 의치상 적합도 체크, 교합조정	배열 및 교합조정	Curing (틀니 완성)
6	의치 장착 및 조정	의치 장착 및 주의사항 설명	틀니 최종 장착(Denture delivery) 및 주의사항 설명	틀니 체크

⑤ 치식선택

잔존치를 선택한다.

⑥ 청구 버튼

〈덴트웹 프로그램에서 부분틀니 청구 버튼〉

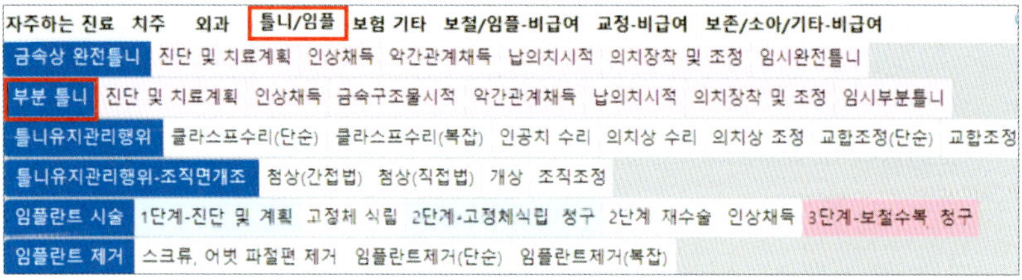

〈두번에 프로그램에서 부분틀니 청구 버튼〉

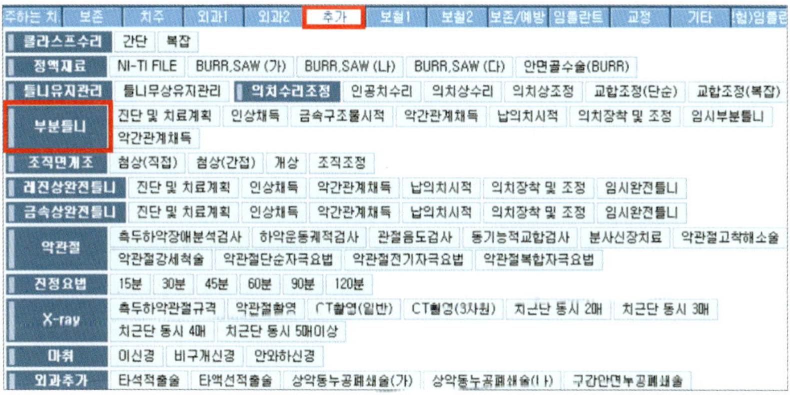

⑦ 임시부분틀니

- 발치 직후 장착하는 즉시 의치(Immediate denture)에는 산정할 수 없다.
- 임시부분틀니만을 사용할 목적으로 시행하는 경우에는 산정할 수 없다.
- 인상채득을 한 날이 아닌 장착한 날 산정(청구)한다.
- 틀니 등록 시 추가 등록이 필요하며 임시부분틀니를 제작한 이후에는 병원을 옮길 수 없다.
- 수리가 필요한 경우가 생기더라도 별도의 비용을 받을 수 없다(임시부분틀니 비용에 수리 및 관리 비용이 포함되어 있다).
- 비용이 정해져 있지 않고 잔존치아 개수에 따라 비용이 달라진다.

9) 보험틀니 등록방법(건강보험환자)

- 보험틀니에 대해 상담을 진행한 후 동의하게 되면 등록 신청서를 작성한다. 전자차트인 경우 태블릿을 이용하기도 하며 그 외에는 서면으로 작성하여 별도로 보관하거나 스캔을 하여 보관하기도 한다.
- 보험틀니 조회/등록하기 → 청구 프로그램 또는 요양기관정보마당에서 조회/등록 → 신규신청하기 → 환자 인적사항 입력 → 치식 및 요양기관기호, 면허번호 입력 후 저장

① 청구 프로그램 이용하는 방법 [덴트웹]

환자 이름을 입력한 다음 주민번호 옆의 공단 버튼을 누르면 창이 뜨는데 이때 만 65세 이상 급여 틀니 대상자 등록/조회를 클릭하면 등록 및 조회가 가능하다.

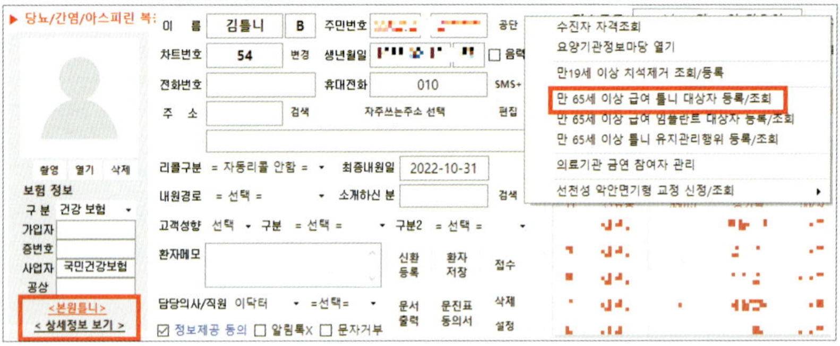

이때 공단페이지를 통해 환자가 타원에서 보험틀니를 진행하였는지 간단하게 확인이 가능하다. 또한 환자정보 아래쪽에 있는 '상세정보 보기'를 통해 틀니 종류 및 시행날짜 또한 확인 가능하다.

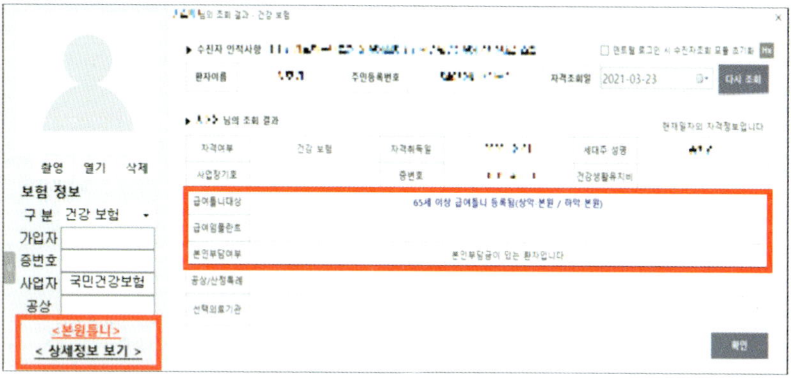

② 요양기관정보마당 이용하는 방법

건강보험환자의 보험틀니 자격 확인 및 등록신청

요양기관정보마당(https://medicare.nhis.or.kr/portal/index.do) → 인증서로그인 → 치과치료

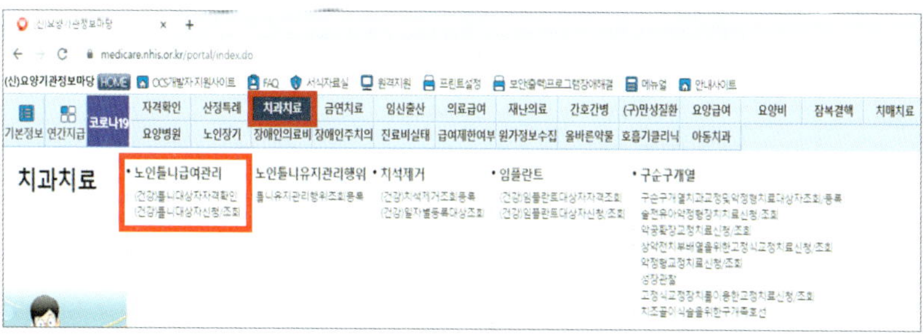

의료급여환자의 보험틀니 및 치과임플란트 등록 신청

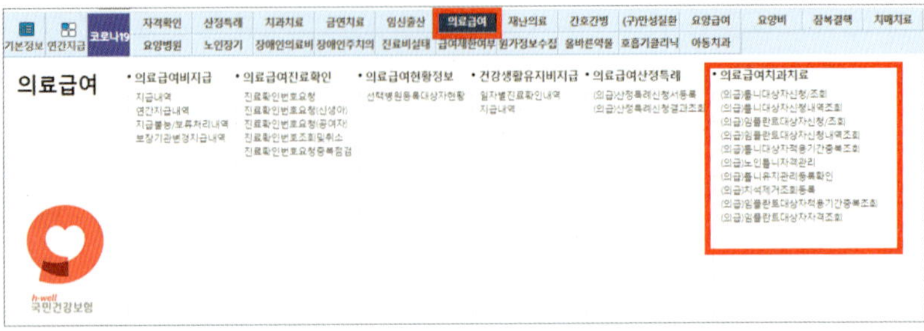

2021년 4월 1일부터 의료급여환자도 치과에서 등록 신청이 가능하다(이전에는 환자가 직접 시, 군, 구청에 방문해야만 등록할 수 있었음).

참고

보건복지부 고시 제2021-64호

제17조의3 제2항 및 제5항 중 "등록 신청서를 시장·군수·구청장에게 제출하여야 한다."를 "등록 신청서를 보건복지부 장관이 정하는 바에 따라 시장·군수·구청장에게 제출하여야 한다."로 한다.

10) 틀니 무상 유지관리

① 적용대상: 만 65세 이상 완전틀니(레진상, 금속상) 또는 클라스프 유지형 부분틀니 장착자

② 적용기준: 틀니 최종 장착 후 3개월 이내에 6회까지는 무상 유지관리 기간으로 보험틀니 관련 다른 비용을 산정할 수 없고 진찰료만 산정한다(무상이라고 하더라도 진찰료는 발생한다).

③ 상병은 'Z46.3 치과보철 장치의 부착 및 조정'으로 적용한다.

④ 무상수리는 틀니를 제작한 병의원에서만 가능하다. 틀니를 제작한 곳이 아닌 다른 치과에 방문하게 되면 3개월 이내이고 무상 유지관리 횟수가 남아있더라도 유지관리 비용이 발생한다.

11) 틀니 유상 유지관리

① 적용대상

만 65세 이상 완전틀니(레진상, 금속상) 또는 클라스프유지형 부분틀니 장착자

* 틀니 급여 적용되기 이전 틀니 장착자도 포함. 임플란트 오버덴쳐, 플렉시블 덴쳐 등은 해당되지 않음.

② 본인부담률

건강보험	의료급여 1종, 차상위 1종	의료급여 2종, 차상위 2종
30%	5%	15%

③ 유지관리 항목(1악당 산정, 인공치 수리만 치당 산정)

횟수가 정해져 있기 때문에 사전등록이 필수이다. 횟수는 매년 1월 1일 갱신된다.

구분	유지관리 행위		급여 인정횟수	차팅 내용 예시
의치조직면 개조	첨상	직접법	연 1회	Relining–도쿠소 레진 이용
		간접법	연 1회	Pick up impression for Relining (기공소에서 작업 후 다음 내원 시 Delivery)
	개상		연 1회	Impression for Rebasing (기공소에서 작업 후 다음 내원 시 Delivery)
	조직조정		연 2회	티슈컨디셔너(Tissue conditioner)적용 * Co-soft, Co-comport 등 재료 이름을 기입하기도 함.
의치 수리	인공치 수리 (치당)		연 2회	클라스프 위치 치아를 발치하게 되어 틀니를 수리한다거나 틀니 자체에서 인공치가 탈락되어서 수리한다는 진료내용이 기록되어 있음.
	의치상 수리		연 2회	틀니가 부분적으로 파절되었다는 진료내용 기록되어 있음. 기공소에서 수리해야 하는 경우가 많음.

<table>
<tr><td rowspan="3">의치 조정</td><td colspan="2">의치상 조정</td><td>연 2회</td><td>Sore spot 조정, 틀니내면의 과도한 압력 부위를 삭제, 조정하는 경우</td></tr>
<tr><td rowspan="2">교합 조정</td><td>단순</td><td>연 4회</td><td>진료실에서 교합지 이용하여 간단하게 교합조정 시행하는 경우</td></tr>
<tr><td>복잡</td><td>연 1회</td><td>기공소에서 교합기 상태에서 조정 필요. 다음 내원 시 Denture delivery</td></tr>
<tr><td rowspan="2">클라스프 수리</td><td rowspan="2">클라스프 수리</td><td>단순</td><td>연 2회</td><td>기공소에서 강선을 이용하여 클라스프 수리</td></tr>
<tr><td>복잡</td><td>연 1회</td><td>클라스프 수리(주조법)</td></tr>
</table>

④ 유상 유지관리 시 참고할 사항

- 유지관리 항목은 진료실 스탭, 기공소와의 통화로 정확하게 확인 후 청구하도록 한다.
- 기공소에서 수리 후 장착(딜리버리)하는 경우에는 장착하는 날 수리항목을 산정(청구)한다.
- 항목별 연간 횟수가 정해져 있기 때문에 치료 전 잔여횟수에 대한 조회, 확인이 필요하다.
- 등록을 하지 않고 청구하면 조정이 된다.
- 선등록한 다음 수리하는 경우가 많으나 등록과 청구를 동시에 하는 경우에는 프로그램 처리에 따라 조정이 될 수도 있으나 지원별로 다른 부분이 있으므로 정확한 것은 각 지원에 문의하는 것을 권장한다.

12) 예약(팔로업)

① 틀니 완성 전까지는 5–7일 간격으로 예약을 잡는다.

② 완성한 다음에는 1–2일 후, 3–4일 후, 1주 후 등으로 기간을 늘려가며 체크 약속을 잡는다.

③ 괜찮은 경우 3–6개월 정기검진을 권유 드리며, 불편한 경우에는 언제든 예약 후 내원하도록 안내한다.

13) 결제 및 마무리 응대

(1) 비용(1악당 금액)

① 보험틀니

- 만 65세 이상 건강보험 가입자 대상으로 하며 7년에 한 번 적용을 받을 수 있고, 부분틀니인지 전체틀니(레진상, 금속상)인지에 따라 다르지만 총 35-45만 원 내외의 금액이 발생한다.
- 의료 급여인 경우는 8-25만 원 내외의 금액이 발생하며 1종인지 2종인지에 따라 다르다.
- 보험임시틀니는 5-10만 원 내외로 발생하며 임시부분틀니의 경우 잔존치 개수에 따라 비용이 달라진다.
- 서베이드 크라운이나 임플란트 치료 시 별도의 비보험 금액이 추가로 발생한다(주로 PFM 크라운으로 진행하므로 서베이드 크라운은 1개당 35-45만 원의 비용이 발생한다).

② 비보험틀니

- 130-200만 원 내외
- 보험틀니를 적용 받을 수 없는 경우 비보험틀니로 제작해야 한다.
  반 65세 미만이거나 7년 이내에 보험틀니를 제작한 경우, 만 65세 이상이더라도 임플란트 틀니 등 보험 적용 기준에 해당이 안 되는 경우
- 임시틀니는 25-50만 원 내외로 발생한다.
- 서베이드 크라운이나 임플란트와 병행 시 별도의 비보험 금액이 추가로 발생한다.

FAQ

Q1
부분틀니가 조금 헐거워졌는데 꼭 치과에 가야 하나요?

시간이 지나면 얼굴이 변하는 것처럼 잇몸도 조금씩 모양이 변하게 되는데요. 그래서 잘 맞던 틀니가 쓰다 보면 헐거운 느낌이 드실 수 있어요. 그럴 때엔 치과에 방문하셔서 간단한 조정을 받으시면 되는데요, 정도가 심하면 시간이 며칠 걸릴 수도 있고 심하지 않으면 당일에 수리가 가능할 수도 있어요. 치과에 전화주시고 방문하시면 틀니 체크해 드릴게요.

Q2
어금니가 한쪽만 없는데 틀니로 할 수 있나요?

어금니가 한쪽만 없는 경우에도 틀니 제작이 가능하긴 하지만 추천드리진 않아요. 식사할 때 양쪽을 골고루 써야 하는데 틀니는 씹는 힘이 약해서 식사하시다 보면 본인도 모르게 틀니가 아닌 쪽으로 주로 씹게 돼요. 그럼 틀니 안 한 쪽에 무리가 가서 치아에 문제가 생길 수 있어요.

Q3
틀니가 너무 안 빠지는데 어떻게 해야 하나요?

혼자서 끼고 빼는 것이 잘 안되시면 치과에서 조절 받으시는 게 좋아요. 물론 잘 안 빠지면 좋긴 하지만 주무실 때는 빼셔야 하고 틀니 닦을 때도 빼셔야 하니까요.

Q4
위에 틀니는 새로 만들고 아래 틀니는 쓰던 거 써도 되나요?

우선은 틀니 상태를 직접 보아야 답변을 드릴 수 있어요. 틀니 상태가 양호하다면 새로 만들지 않고 수리를 통해서 사용하실 수도 있어요.

Q5
틀니가 잘 안 맞는데 새로 만들지 않고 수리해서 쓸 수 있나요?

정도에 따라 수리해서 사용이 가능한 경우도 있어요. 정확한 상태는 원장님께서 틀니를 직접 보셔야 말씀드릴 수 있어요.

Q6
남은 이를 다 빼 버리고 틀니하고 싶은데 가능한가요?

남은 이를 빼고 틀니를 하는 건 생각보다 어려운 일은 아니에요. 다만 상황에 따라 치아를 남겨두고 틀니를 하시는 게 틀니 유지력이나 잇몸뼈를 위해서도 더 나을 수 있어요. 치아 때문에 고생하신 마음은 충분히 알겠지만 어떤 방향으로 치료하는 게 좋을지는 원장님께서 입안 상태 보시고 나서 다시 설명드리도록 할게요.

Q7
틀니 수명은 몇 년인가요?

틀니는 평균 5~7년 정도지만 관리만 잘 되면 10년 이상 쓰는 경우도 많아요.

Q8
틀니가 너무 잘 깨져요. 안 깨지는 틀니는 없나요?

틀니도 정밀하고 좋은 재료로 만들려고 하지만 그래도 단단한 바닥에 떨어뜨리거나 하면 깨질 수밖에 없어요. 제일 많이 떨어뜨리는 때가 틀니 닦을 때인데 이때는 떨어뜨리지 않게 주의해서 잘 닦으셔야 해요.

Q9
틀니한 치과가 너무 멀어서 못 가는데 다른 치과 가서 틀니 체크 받아도 되나요?

틀니의 상태에 따라 다르기는 하지만 제일 좋은 건 틀니를 만든 치과에 가시는 거예요. 현재 상황상 틀니를 만든 치과로 방문하시는 게 어려우시다면 우선 저희 치과로 전화주시고 방문해 주세요.

Q10
틀니가 너무 잘 빠지는데(떨어지는데) 왜 그런 건가요?

틀니를 하신 지 얼마 안 되신 거라면 적응 기간이 필요한 부분이에요. 특히 아래 전체틀니 같은 경우는 다른 틀니보다 더 유지력이 떨어지는데요. 구강내 구조적 특성상 틀니가 입안 점막의 접촉 면적이 좁은 데다 혀까지 있다 보니 잘 떨어져서 더 불편하다고 말씀을 하시더라고요. 치과로 전화주시고 방문하시면 정확한 상태 체크 후 설명드리도록 할게요.

Q11
임플란트 틀니는 일반 틀니보다 수명이 긴가요?

일반 틀니는 5~10년, 임플란트 틀니는 8~10년 정도를 평균 수명으로 봐요. 일반 틀니보다 더 오래 쓰시는 경우가 더 많아요.

Q 12
연세가 많으신데 임플란트 틀니해도 될까요?

치과임플란트 식립에 영향을 줄 수 있는 전신질환이나 복용 중이신 약이 없고, 건강한 뼈가 있다면 연세가 많으셔도 치료 진행 가능해요. 다만 임플란트를 심는 것부터 틀니 완성까지 치과를 자주 오셔야 해요. 일주일에 한 번 정도 오시는 경우가 대부분이긴 하지만 체력적으로 시간적으로 가능하신지 충분히 상의하신 후 치료 결정하시는 것을 추천드려요.

Q 13
임시틀니로 계속 끼면 안 되나요? (보험임시틀니)

임시틀니는 말 그대로 '임시로' 쓰는 틀니예요. 본 틀니가 들어가기 전에 이가 없는 상태에서 잠깐 쓰는 틀니라 재료나 모양이나 만드는 과정도 달라요. 그리고 임시틀니는 본 틀니와 세트 개념으로 되어있어서 임시틀니만 하게 되면 보험 적용은 못 받게 정해져 있습니다. 그래서 제도상으로도, 임시틀니 특성 때문이라도 계속 쓰시기는 어려워요.

Q 14
틀니 수리비용은 얼마나 드나요?

만 65세 이상이고 건강보험 가입자면서 보험 적용이 되는 틀니라고 하면 틀니 수리도 보험 적용을 받으실 수 있어요. 어떤 수리인지에 따라 비용은 약 10,000–100,000원 안팎 정도예요. 만약 보험 적용이 안 된다면 틀니의 종류나 틀니의 상태에 따라 달라지기도 해요. 정확한 건 치과에 틀니를 가지고 오시면 설명 드리도록 할게요.

CHAPTER 03

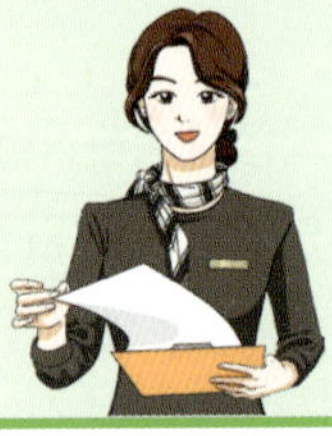

내 치아처럼 편안한 치과임플란트

1) 개념

상실된 치아를 대신하여 티타늄으로 만들어진 인공치근(Fixture)을 수술을 통해 치조골에 직접 식립한 후, 그 상부에 치관(Crown)을 형성하는 술식

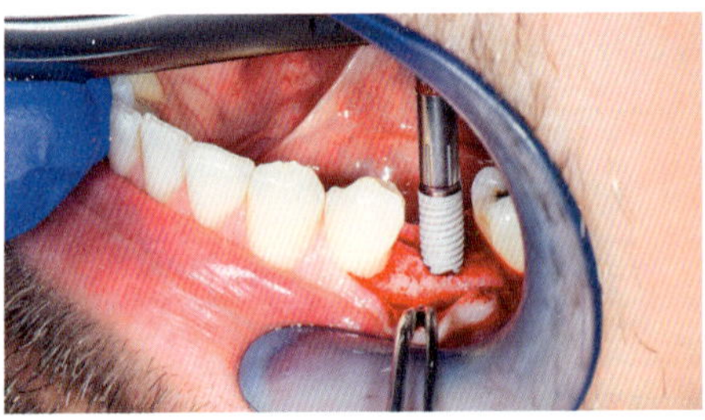

(1) 치과임플란트의 구조

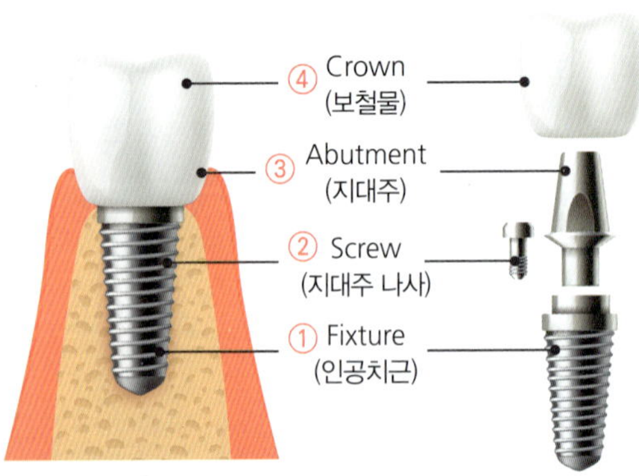

① 픽스쳐(인공치근, Fixture)

나사 모양으로 생긴 픽스쳐는 생체 친화적인 티타늄으로 만들며 잇몸뼈에 식립하여 자연치아의 뿌리와 같은 역할을 한다. 치과임플란트가 잇몸뼈에 단단하게 고정될 수 있도록 다양한 표면처리 방식을 사용한다.

② 스크류(지대주 나사, 중심나사, Abutment Screw)

치과임플란트 픽스쳐와 어버트먼트를 연결해주는 나사로 스크류가 풀리는 경우 임플란트의 실패로 이어질 수 있어 고정이 잘 되어야 한다.

③ 어버트먼트(지대주, Abutment)

픽스쳐와 상부 크라운을 연결해주는 부분으로 상부 크라운을 받쳐주는 역할을 한다. 형태, 각도, 연결 방식에 따라 다양한 종류가 있으며 크게 기성 지대주와 맞춤형 지대주*로 나뉜다. 소재는 생체친화적인 합금이나 지르코니아 등이 있고, 지르코니아 지대주는 앞니 임플란트의 심미성 향상을 위해 주로 사용한다.

④ 크라운(보철물, 상부 크라운, Crown)

치과임플란트 치료의 마무리로서 치아 모형의 최종 보철물인 크라운을 올려주게 되며 특히, 자연치아와 비슷한 색상과 강도를 가지고 있는 지르코니아를 주로 사용한다. 단, 보험 임플란트 보철의 경우 PFM (금속 도재관)만 가능하다.

기초 치과 용어*

*** 맞춤형 지대주(커스텀 어버트먼트, Custom Abutment)**

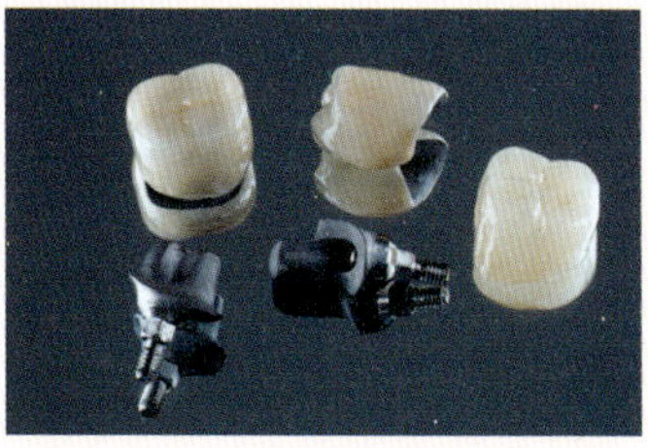

환자의 잇몸 모양을 반영해 맞춤으로 디자인하여 제작한 지대주로 치아 사이의 음식물 끼임과 같은 현상도 최소화하며, 음식물을 씹을 때 치아에 가해지는 힘이 치아의 모양에 맞게 골고루 분산될 수 있다는 장점이 있다.

보험 임플란트 지대주의 경우 주로 기성 지대주를 사용하지만 환자가 원하는 경우 맞춤 지대주도 가능하며, 보험 비용 이외에 추가 비용이 발생된다.

2) 적응증

충치, 잇몸병, 외상 등의 원인으로 인해 치아가 상실되었을 경우

3) 치료목적

① 목적

치과임플란트 식립을 통해 구강의 심미적 기능과 치아의 기계적 기능을 회복한다.

② 장점

- 브릿지처럼 건전한 주변 치아를 깎지 않고도 이를 만들 수 있다.
- 남아 있는 다른 치아에 부담을 주지 않아 치아의 수명이 길어진다.
- 틀니보다 씹는 힘이 강하다(거의 자연치와 유사함).
- 틀니처럼 뺐다 꼈다 할 필요가 없다.
- 이물감이 거의 없어 치아 같은 편안함을 느낄 수 있다.
- 턱뼈의 흡수를 방지해 건강한 상태로 유지시킨다.
- 치아와 아주 유사해 부담 없이 웃고 이야기할 수 있다.
- 심리적인 안정으로 대인관계에 자신감을 가질 수 있다.

③ 단점

- 픽스쳐가 뼈에 붙기까지 시간이 걸린다. 만약 뼈에 붙지 않는 경우 임플란트가 실패로 간주되어 재식립이 필요할 수 있다.
- 비용이 비교적 많이 발생한다.
- 외과적 수술이 필요하다(전신질환이 있는 경우 진행이 어려울 수 있다).
- 나사의 풀림이나 파절이 발생할 수 있다.

4) 금기증

① 연령, 신체, 정신적 조건이 임플란트 과정을 견디지 못할 경우

예 과다한 흡연환자, 알콜 중독자, 정신질환자 혹은 정신질환이 의심되는 환자, 성장기 환자(뼈의 성장이 완료되기 전), 비협조적인 환자, 구강위생 관리 능력이 없는 환자

② 치과임플란트가 어려운 급, 만성 전신질환이 있거나 임신 등의 전신적 변화가 있을 경우

- 심장질환, 판막증, 심내막염, 혈액질환, 조절이 안 되는 고혈압이나 당뇨병, 간 및 신장질환, 부신피질스테로이드 투여자 등은 수술을 미루거나 진료 의뢰서를 발급하여 담당 주치의에게 가능 여부를 확인한 후 진행한다.
- 항응고제, 혈전예방약, 골다공증 치료제와 같은 약을 장기간 복용한 경우 중단이 가능한지 확인한 다음 필요한 기간만큼 중단한 후 진행한다.

  예 수술 1주일 전 아스피린 중단, 비스포스포네이트 계열 골다공증 치료제 3개월 중단 등
- 치과임플란트를 식립하려는 부위에 방사선치료를 받은 경우
- 치과임플란트를 식립하려는 부위에 치조골의 양이나 폭이 부족한 경우
- 발치한 부위 공간의 부족으로 치과임플란트를 식립하기에 어렵다고 판단된 경우 (브릿지를 진행하거나 부분교정 후에 공간을 확보하고 진행할 수도 있음)

5) 접수 및 술전 설명

(1) 치과임플란트를 과정별 전후 설명

① 초진 환자 접수 시 문진표 작성을 통해 치과임플란트를 당일에 식립할 수 없는 전신질환이나 복용 중인 약이 있는지에 대해 정확히 확인한 뒤 차트에 꼼꼼하게 기록한다.

② 파노라마, CBCT 촬영 후 예진 시에 원장님의 진단 내용을 정확히 차트에 기록하고, 예진이 끝나면 환자를 상담실로 안내한 뒤 상담자에게 내용을 전달한다(이 과정은 보통 진료실 스탭이나 상담자가 직접 진행한다).

③ 발치 후 방치 시 문제점에 대해 알고 설명한다. 발치한 상태로 방치하게 되면 해당 치아의 빈자리로 인접한 옆 치아나 마주 닿는 위, 아래 치아가 이동하여 이를 해 넣을 공간을 막을 수 있고, 발치한 뒤 시간이 많이 지나면 뼈가 좁아지고 얇아져서 치과임플란트 수술이 어렵거나 불가능한 경우도 생긴다.

④ 우리 병원 임플란트의 특별한 가치에 대해 알고 전달한다.

예 전악 임플란트, 수면 임플란트, 네비게이션 임플란트*, 당일 임플란트*, 풍부한 임상 노하우를 지닌 대표원장님 직접 시술, 분야별 전문 의료진의 협진 시스템, 높은 식립 성

공률, 원내 기공소를 통한 1:1 맞춤형 임플란트, 최첨단 기술-캐드캠 시스템*, 재수술의 높은 성공률, 맞춤형 기둥 & 지르코니아 크라운, 임플란트 잇몸 관리 프로그램 등

⑤ 약속을 잡으면서 다음 결제 금액 및 납부방법을 한 번 더 확인한다.

우리 치과에 정해진 결제 시스템을 숙지하고, 환자 개별로 상담 시 결정된 치료 금액 및 납부 시기와 방법에 대해 확인하여 그에 맞게 안내할 수 있도록 한다.

⑥ 수술 약속 시, 같은 시간에 다른 환자들의 약속을 잡을 수가 없기 때문에 약속 날짜와 시간에 꼭 내원해야 함을 강조하고, 예약 변경이 필요한 경우 꼭 1주 전

기초 치과 용어*

*** 네비게이션 임플란트**

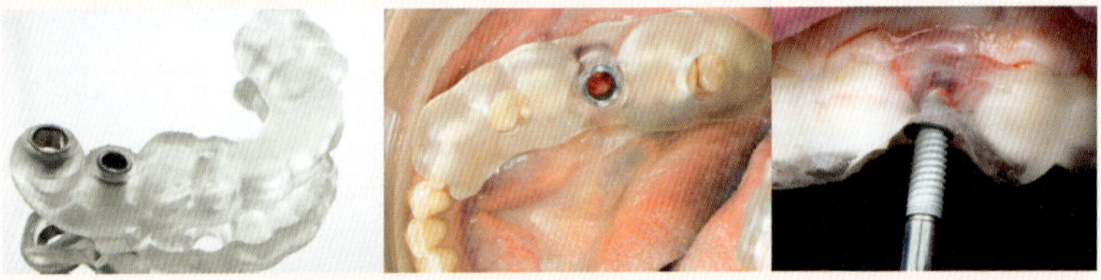

시술 전에 디지털 진단을 통해 계획을 분석하고, 맞춤 가이드 장치를 제작하고 사용함으로써 잇몸 절개를 최소로 하며 수술을 진행한다. 비교적 안전하고 술후 불편감이 적다.

*** 당일 임플란트(발치 후 즉시 식립)**

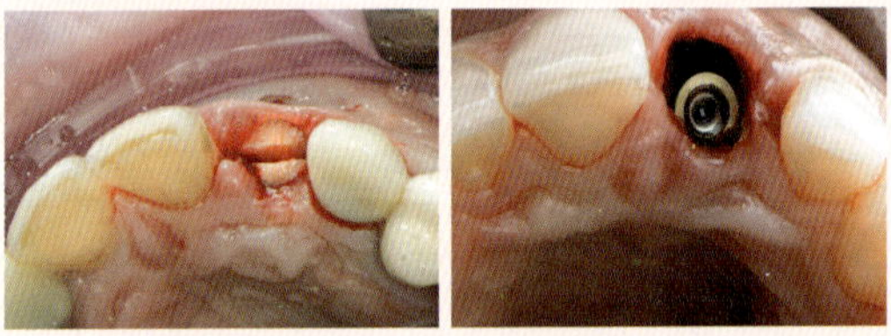

치아를 발치한 후 바로 치과임플란트를 식립하는 원데이 임플란트로서 소요시간을 최소로 줄일 수 있다.
발치 후에 골량이 충분할 것으로 예상되는 경우 진행하며, 특히 뿌리가 얇고 하나인 앞니나 작은어금니 발치 후 진행한다.

*** 캐드캠 시스템**

3차원 구강스캐너를 이용해 구강내 상태를 직접 스캔한 후 컴퓨터상의 캐드 프로그램을 이용해 스캔하고, 전용 밀링 머신을 이용해 보철물을 제작하는 시스템이다.

에는 연락을 할 수 있도록 안내한다. 수술예약금이 있는 경우 금액을 안내하고, 당일 취소 시 예약금 환불이 어려울 수 있음을 고지한다.

⑦ (1차 수술 전) 화장실에 미리 다녀올 수 있도록 안내하고, 중요하게 받아야 할 전화가 있다면 미리 통화하도록 설명한다. 수술 동의서를 받을 때 치과임플란트 수술을 통해 일어날 수 있는 모든 가능성을 설명한 후 환자의 서명을 받는다.

임플란트 수술 동의서

치아번호 : □ 당일 발치(#)

특이체질 / 알레르기
□ 해당 없음
□ 골다공증 □ 아스피린 복용 □ 고혈압 □ 저혈압 □ 당뇨병 □ 심장병 □ 신장병
□ 간 질환 □ 폐렴 □ 혈액질환 □ 악관절 장애 □ 약으로 인한 부작용, 알레르기
□ 기타( )

임플란트 시술 과정
□ 진단 □ 1차수술 □ 2차수술 □ 보철물 본뜨기 & 셋팅

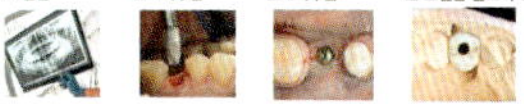

* 환자의 구강상태에 따라 수술 방법과 기간이 달라질 수 있습니다.

임플란트 수술 후 발생할 수 있는 부작용 및 합병증
1. 마취 후 부작용 (현기증, 오한, 호흡곤란)
2. 지속적인 출혈 및 심한 출혈이 있을 수 있습니다.
3. 임플란트 식립 부위 주변 치아, 잇몸 또는 치아 뿌리의 손상, 상악동 개통 및 상악동염이 발생할 수 있습니다.
4. 뺨이나, 입술에 멍이 지속 될 수 있습니다.
5. 일시적인 턱관절 장애로 입이 잘 안 벌어 질 수 있습니다.
6. 하치조 신경이나 설신경이 손상되어 수술 부위, 혀, 잇몸, 입술, 턱, 볼 쪽이 저린 느낌과 무감각 등의 증상이 나타날 수 있으며 이는 일시적인 현상이나 영구적으로 지속 될 수 있습니다.
7. 골이식재의 거부반응이 있을 수 있습니다.
8. 임플란트 식립 후 거부반응 또는 수술 부위의 염증으로 임플란트 주위의 골 흡수 증상으로 임플란트를 상실 할 수 있습니다.
9. 임플란트 주위에 생기는 염증인 임플란트 주위염이 생길 수 있습니다. 이를 예방하기 위해 임플란트 치료 후 철저한 위생관리가 필요하며 추가적인 내원 및 검진을 해야 합니다. 이와 같은 것들을 지키지 않아 임플란트 주위염이 심각하게 진행되면 임플란트도 자연치아와 같이 마찬가지로 흔들려서 뺄 수 있습니다.

본인은 위의 설명을 듣고 이해하였으며 임플란트 수술을 동의합니다.

20 년 월 일

환자 또는 보호자 성명 (인,서명)

⑧ (1차 수술 후) 치료 후 주의사항을 설명하고, 아이스팩과 여분 거즈를 봉투 등에 담아 전달한다.

임플란트 수술 후 주의사항

본인은 수술 전 동의서를 받아 발생 할 수 있는 부작용 및 합병증을 설명들었습니다. 부작용과 합병증을 줄이고 뼈와 잇몸이 잘 아물게 하기 위해서는 다음 주의사항을 잘 지켜 주셔야 합니다.

1. 물고 계시는 솜은 2시간 정도 꽉 물고 계시고 침과 피는 삼켜주세요.
2. 침을 뱉거나 빨대(담배)를 사용하는 행위는 하지 마세요. 피가 멈추지 않을 수 있습니다.
3. 솜을 제거 한 후에도 침과 피는 삼켜주세요.
4. 수술 후 2일 정도는 침에 피가 섞여 나올 수 있으니 걱정하지 마세요.
5. 술, 담배는 일주일 동안 절대 하시면 안되며 한 달 정도는 피해주셔야 합니다.
6. 처음 일주일 간은 수술 부위에 잇솔질을 하지 말고 수술용 실을 제거한 후부터 조심스럽게 잇솔질을 합니다.
7. 수술 부위는 처방해 드린 헥사메딘 가글 액으로 일어나서 한번 자기 전에 한번 총 2회 이상 1분 동안 입안에 머금으셨다가 뱉으시는 것이 중요합니다. 30분 동안 물로 헹구지 마세요.(월 일부터 헥사메딘액 금지)
8. 수술 후 다른 부위는 정상적으로 잇솔질을 반드시 잇솔질을 해주세요
9. 수술용 실은 까칠하여 약간 불편하실 수 있습니다.
10. 수술용 실은 1~2주 후에 제거하므로 불편하시더라도 수술 부위에 혀를 대거나 자극하지 않도록 합니다.
11. 처음 2일동안은 수술 부위에 얼음찜질을 10분 간격으로 해주시고 3일 후부터는 따뜻한 수건으로 온찜질 해주세요 (월 일부터 얼음찜질 금지)
12. 처음 2~3일 동안은 수술 부위에 음식물 잔사가 남아 염증을 일으킬 수 있으므로, 부드러운 음식을 드시기 바랍니다.
13. 수술 부위에 자극이 될 수 있는 매운 음식, 짠 음식, 뜨거운 음식은 피해 주세요.
14. 처방받은 약은 반드시 복용해주세요
처방받은 약을 드시고도 아프시면 타이레놀 같은 진통제를 추가로 복용하셔도 됩니다.
15. 약을 복용 후 이상증상(열, 두드러기, 설사 등)이 나타나면 병원으로 연락주세요.
16. 사우나 목욕탕, 심한 운동은 2주 정도 피해 주세요.
17. 수술 후 이틀 정도는 주무실 때 높게 하시고 주무시는게 좋습니다. 코피가 날 경우 병원에 연락해주시고 내원 부탁드립니다.

만약 다른 궁금한 점이나 어려운 점이 있으시면 언제라도 치과에 연락주세요.

HNGDETALCLINIC
02)1234-5678

⑨ (보철물 장착 후) 보철물 장착 후 주의사항과 치과임플란트 보증기간에 대해 설명한다.

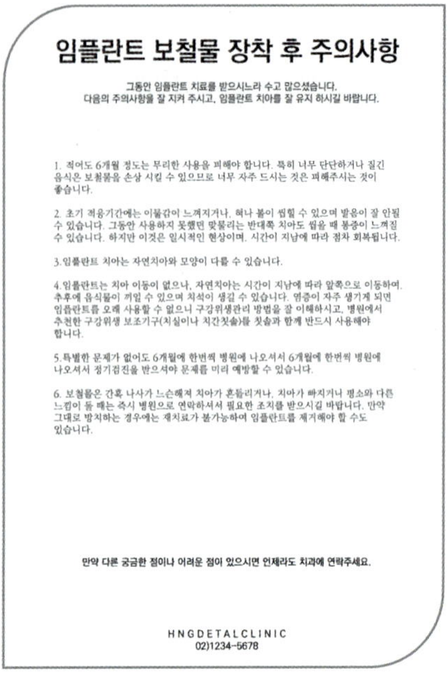

임플란트 보철물 장착 후 주의사항

그동안 임플란트 치료를 받으시느라 수고 많으셨습니다.
다음의 주의사항을 잘 지켜 주시고, 임플란트 치아를 잘 유지 하시길 바랍니다.

1. 적어도 6개월 정도는 무리한 사용을 피해야 합니다. 특히 너무 단단하거나 질긴 음식은 보철물을 손상 시킬 수 있으므로 너무 자주 드시는 것은 피해주시는 것이 좋습니다.

2. 초기 적응기간에는 이물감이 느껴지거나, 혀나 볼이 씹힐 수 있으며 발음이 잘 안될 수 있습니다. 그동안 사용하지 못했던 맞물리는 반대쪽 치아도 씹을 때 통증이 느껴질 수 있습니다. 하지만 이것은 일시적인 현상이며, 시간이 지남에 따라 점차 회복됩니다.

3. 임플란트 치아는 자연치아와 모양이 다를 수 있습니다.

4. 임플란트는 치아 이동이 없으나, 자연치아는 시간이 지남에 따라 앞쪽으로 이동하여, 추후에 음식물이 끼일 수 있으며 치석이 생길 수 있습니다. 염증이 자주 생기게 되면 임플란트를 오래 사용할 수 없으니 구강위생관리 방법을 잘 이해하시고, 병원에서 추천한 구강위생 보조기구(치실이나 치간칫솔)를 칫솔과 함께 반드시 사용해야 합니다.

5. 특별한 문제가 없어도 6개월에 한번씩 병원에 나오셔서 6개월에 한번씩 병원에 나오셔서 정기검진을 받으셔야 문제를 미리 예방할 수 있습니다.

6. 보철물은 간혹 나사가 느슨해져 치아가 흔들리거나, 치아가 빠지거나 평소와 다른 느낌이 들 때는 즉시 병원으로 연락하셔서 필요한 조치를 받으시길 바랍니다. 만약 그대로 방치하는 경우에는 재치료가 불가능하여 임플란트를 제거해야 할 수도 있습니다.

만약 다른 궁금한 점이나 어려운 점이 있으시면 언제라도 치과에 연락주세요.

HNGDETALCLINIC
02)1234-5678

(2) 소요시간

1, 2차 수술을 나누어 진행하는 경우에 대한 설명이며 케이스에 따라 순서는 생략되거나 추가될 수 있다.

① 검사 및 진단

- 30–40분
- 진단 이후에 치료계획과 비용 상담을 진행하게 되는데 구강상태, 계획, 환자의 성향에 따라 상담시간은 차이가 있을 수 있다.
- 발치가 필요한 경우 발치 후 1–2달 후에 해당 부위 상태를 확인하여 염증이 없고, 뼈가 어느 정도 찼다면 치과임플란트 1차 수술 날짜를 잡는다.

② 1차 수술(치과임플란트 식립)

- 1–4시간. 식립하는 치과임플란트의 개수, 뼈이식 여부, 수술 난이도, 술자의 숙련도 등에 따라 달라진다.

- 수술 부위 확인(체크, Ck)
  1-3일 뒤 소독(Drs), 7-20일 뒤 봉합사 제거(S/O), 체크 기간이나 횟수는 수술 부위나 치유 상태에 따라 다르다.
- 1차 수술 후 2차 수술까지의 기간
  보통 상악은 3-6개월, 하악은 2-3개월의 기간 동안 치과임플란트가 뼈에 고정될 수 있도록 기다리는 시간을 갖게 되며 초기 고정력이 약한 경우, 혹은 광범위한 뼈이식을 진행한 경우 4-6개월 이상 기다릴 수도 있다(초기 고정이 잘 된 경우 2차 수술을 더 일찍 진행하기도 한다).

③ 2차 수술(치유 지대주 연결)

- 30-40분. 식립한 치과임플란트의 개수, 봉합이 필요한지 여부, 술자의 숙련도 등에 따라 달라진다.
- 수술 부위 확인(체크, Ck)
  2차 수술 후 1-2일 뒤 소독(Dr), 5-7일 뒤 봉합사 제거(S/O), 상태에 따라 소독은 생략할 수 있다.
- 2차 수술 후 인상채득까지의 기간
  잇몸이 완전히 치유되기까지는 1-2주 이상 소요될 수 있으며 봉합을 한 경우 1주 후 실밥을 뽑고, 치유 상태를 확인한 뒤 날짜를 정한다.

④ 인상채득

- 30-40분. 식립한 치과임플란트의 개수, 술자의 숙련도 등에 따라 달라진다.
- 인상채득 후 보철물 장착까지의 기간은 보통 7-10일 정도 소요되며 제작하는 보철물의 개수와 거래하는 기공소마다 기간이 다를 수 있다.

⑤ 보철물의 제작 및 장착

- 30-40분. 제작한 보철물의 개수, 술자의 숙련도 등에 따라 달라진다.
- 보철물 장착 3-4일 후 체크 약속을 잡는다.

⑥ 확인(체크, Ck)

10-30분. 필요한 경우 이후에도 여러 번 내원할 수 있다.

6) 치료 순서

(1) 검사 및 진단

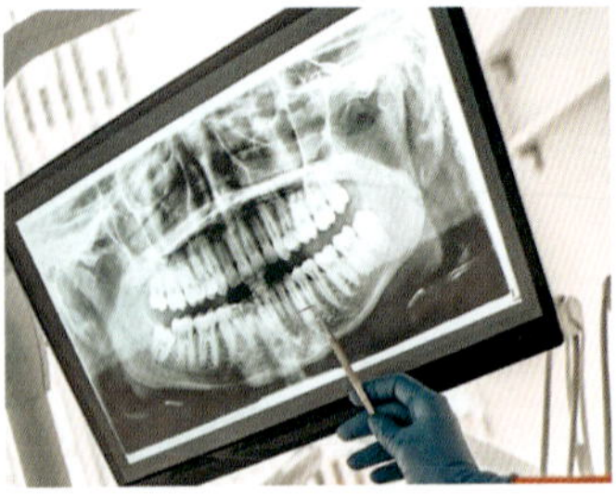

파노라마 엑스레이, CBCT 촬영 등을 통해 치아와 뼈 상태를 확인하여 몇 개의 치과임플란트를 언제 어떤 방식으로 식립할 것이며, 언제 완성할 것인지 꼼꼼한 치료계획을 수립한다. 이후에 계획을 토대로 환자와 상담을 진행하여 치료 진행 여부를 결정한다.

(2) 1차 수술(1st Operation, 1st OP, 퍼스트 오피, 치과임플란트 식립 수술)

뿌리 역할의 인공 치근(Fixture, 픽스쳐)을 삽입한 후 잇몸을 봉합한다. 필요한 경우 뼈이식을 동반하여 진행한다.

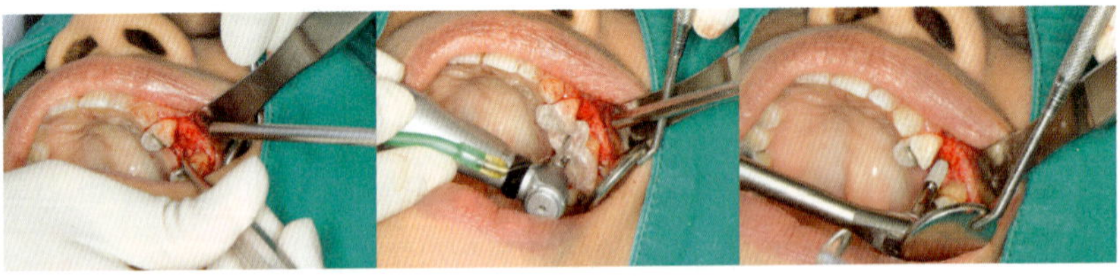

① 1차 수술 과정

치과임플란트 수술 동의서 설명 및 사인 → 수술 시 간단한 주의사항 설명 → 수술 준비 → 투약(필요한 경우 예방적 항생제, 진통제, 진정제 등을 복용한다) → 도포마취 → 주사마취 → 구강 및 얼굴소독 → 멸균포 덮기 → 연조직 절개 및 박리(잇몸을 연다) → 드릴링(픽스쳐가 들어갈 자리를 만든다) → 임플란트 식립 → 커버스크류* 연결(1차 수술만 진행하는 경우 힐링 어버트먼트*를 연결한다) → 골이식* 또는 골유도재생술* 또는 상악동거상술* → 봉합 → 지혈 → 파노라마 촬영(임플란트가 잘 심어졌는지 위치와 각도를 확인한다) → 수술 후 주의사항 설명

기초 치과 용어*

* 커버스크류(Cover screw, CS)

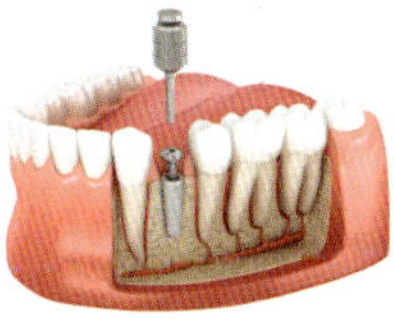

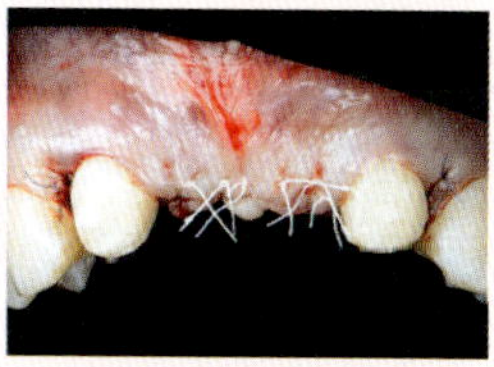

- 주변의 잇몸이나 뼈가 자라지 않도록 막아주어 픽스쳐 내부 공간을 유지시켜준다.
- 주변 뼈가 치과임플란트 픽스쳐를 충분히 고정해주는(잡아주는) 상태가 아닌 경우에는 커버스크류를 연결하여 잇몸을 덮은 뒤 봉합한다.

* 힐링 어버트먼트(Healing abutment, HA)

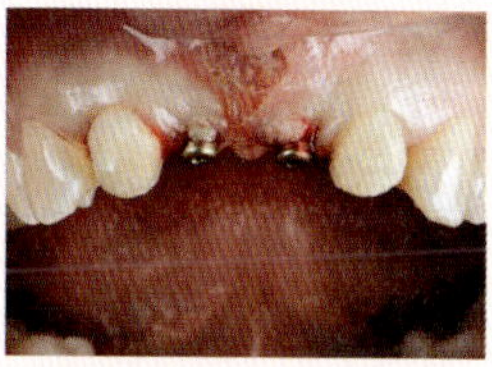

- 잇몸이 적절한 형태로 치유되어 추후 인상채득, 보철물제작 시 어버트먼트가 들어갈 잇몸 모양을 만들어준다.
- 1 step 수술방식으로 진행하는 경우 커버스크류 대신 바로 힐링 어버트먼트를 연결하여 추후 2차 수술 과정을 생략하고, 2-6개월 후에 바로 본을 뜨는 과정을 진행한다.

* 골이식(뼈이식, Bone graft)

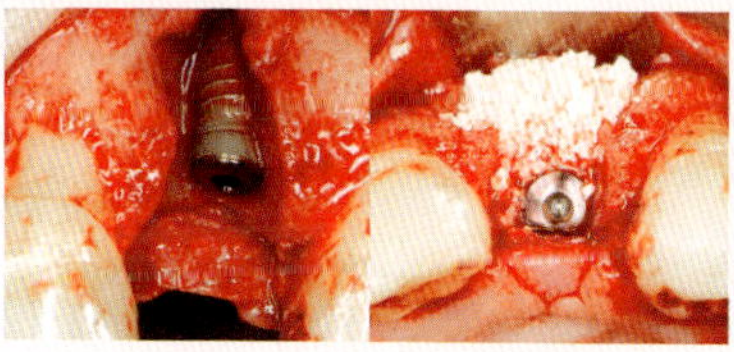

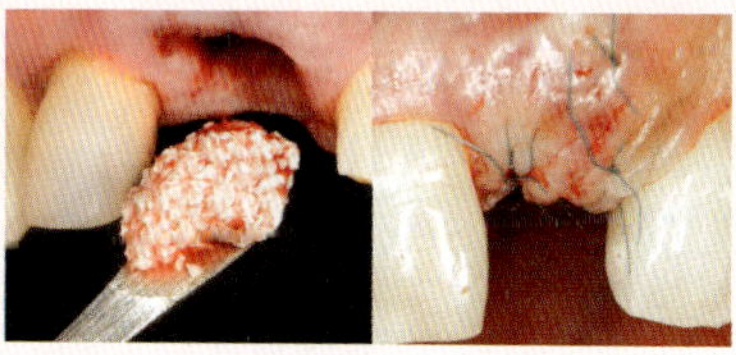

- 염증이 심하거나 치조골의 폭이나 깊이가 좁거나 얕아 치과임플란트를 식립할 만큼 뼈가 충분하지 않을 경우 뼈이식을 한 뒤 임플란트를 진행하여 성공률을 높인다.
- 뼈의 흡수가 심하지 않은 경우에는 임플란트와 뼈이식을 동시에 진행하지만 뼈의 흡수가 심하여 많은 양의 이식이 필요한 경우에는 뼈이식을 먼저 진행하고 잇몸뼈가 만들어진 후에 임플란트를 식립하게 된다(식물을 밭에 심을 때 흙을 충분히 채워 자리 잡게 하는 것처럼 임플란트를 잇몸뼈에 심을 때 뼈의 질이 양호하고, 뼈의 양이 충분해야 고정이 잘 될 가능성이 높다).

* 골유도재생술(Guided bone regeneration, GBR)

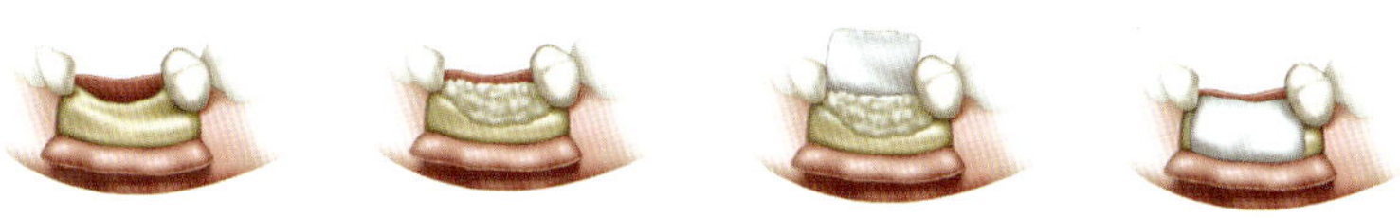

- 일반 뼈이식과는 다르게 골이식재뿐만 아니라 차폐막(멤브레인/Membrane)을 이용하여 새로운 뼈가 만들어질 수 있도록 유도하는 술식
- 차폐막(멤브레인)을 사용하여 수술 부위에 넣은 뼈가 무너지지 않게 고정하고, 잇몸뼈가 부족한 부분에 뼈세포 외에 다른 세포들이 자라나지 못하도록 차단하여 뼈세포가 보다 잘 증식될 수 있도록 한다.

*** 상악동거상술(Sinus elevation/Sinus lift)**

상악동을 들어 올리면서 필요한 뼈이식을 진행하여 치과임플란트를 식립하는 방법

참고

- 상악동: 위턱뼈 상부에 존재하는 부비동의 일종, 점막으로 둘러싸여 있으며 속은 비어 있다. 호흡을 통해 공기 중의 노폐물과 먼지를 걸러내며 소리의 공명을 만들어 낸다.
- 상악동거상술은 이 상악동에 뼈이식을 시행하여 임플란트의 고정을 돕는 수술방법으로 수평접근법과 수직접근법이 있다.

① 수평접근법(Lateral approach, Window technique)

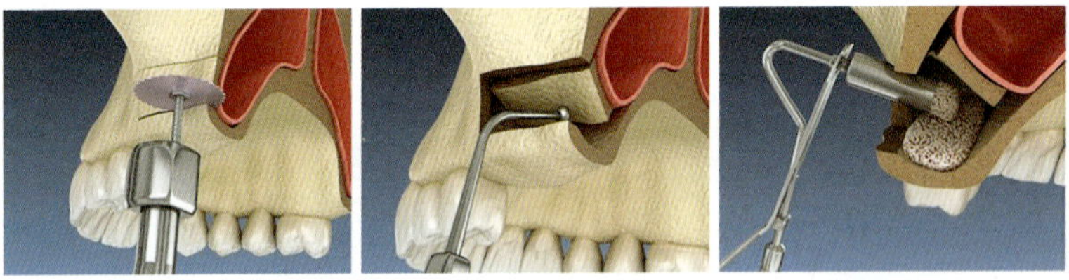

- 옆에서 뼈이식을 하는 방법
- 잇몸뼈가 1–2 mm정도 얇게 남아 있는 경우 수직접근법으로 상악동거상술을 하기 어려워 수평접근법을 사용한다.
- 치과임플란트 1차 수술과 동시에 진행하기도 한다(고정력이 나올 것으로 예상될 때).
- 잇몸 절개량이 많고, 뼈를 삭제하기 때문에 수술 후 통증이 심하며 많이 부을 수 있다.

② 수직접근법(Crestal approach)

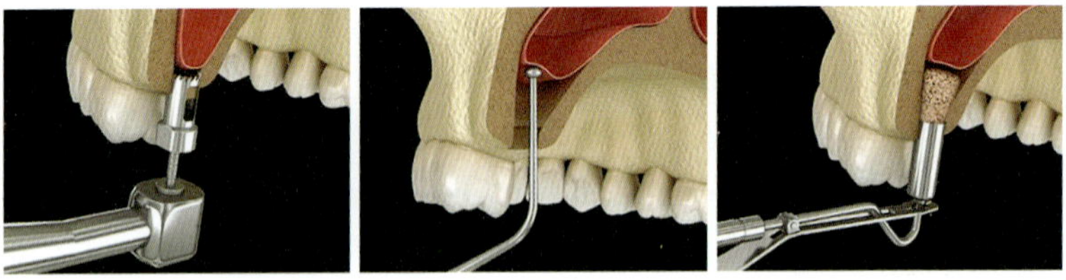

- 아래에서 위로 뼈이식을 하는 방법
- 잇몸뼈가 4–5 mm 이상 남아 있는 경우 사용한다.
- 뼈이식과 동시에 치과임플란트 1차 수술을 진행한다.
- 수술 후 통증이 적고, 수술 횟수와 임플란트 치료 기간이 감소된다(9–12개월 → 3–6개월).

(3) 2차 수술(2nd Operation, 2nd OP, 세컨오피, 힐링 어버트먼트 연결)

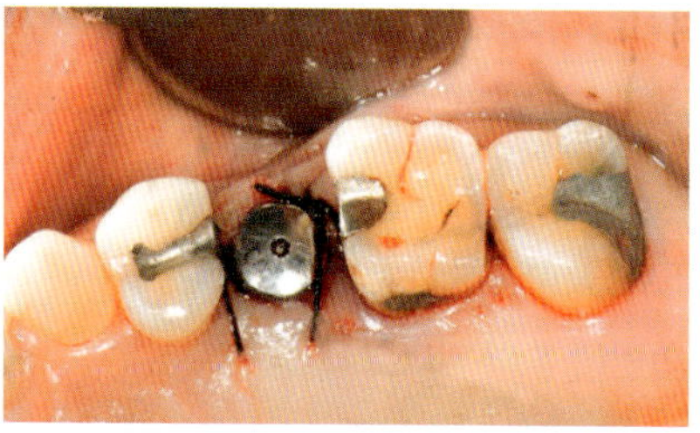

① 잇몸뼈에 인공 치근(Fixture, 픽스쳐)이 유착되면 잇몸을 절개하고 연조직의 모양이 형성되도록 인공 치근(Fixture, 픽스쳐)에 치유 지대주(힐링 어버트먼트)를 연결하며 필요한 경우 봉합을 진행한다.

② 2차 수술 과정

구강 및 얼굴소독 → 픽스쳐 식립 부위 확인 → 마취 → 연조직 절개(잇몸을 연다) → 커버스크류 제거 → 힐링 어버트먼트 장착 → 엑스레이 촬영 → 봉합(필요한 경우)

(4) 인상채득(임프, Imp, Impression)

① 어버트먼트와 보철물을 제작하기 위해 임플란트 픽스쳐에 인상채득용 코핑을 연결하여 러버(고무) 인상재나 스캐너로 본을 떠서 기공소에 보낸다.

② 보철물 제작 시 연결 방식에 따라 세 가지 방식 중에 선택하여 기공물 의뢰서를 작성한다.

a. 스크류 타입(나사 유지형 보철물, Screw type)

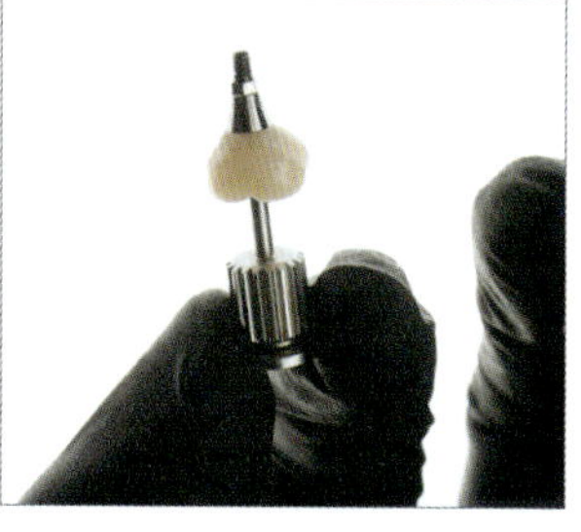

- 어버트먼트와 크라운이 일체형으로 연결되어 있고, 이를 스크류를 이용해 픽스쳐에 연결하는 방식. 치아가 들어갈 공간이 부족하여 크라운의 높이가 짧아서 쉽게 탈락될 것 같을 때 주로 사용한다.
- 보철물의 수정이 필요할 때 쉽게 탈착할 수 있지만 교합면에 나사가 들어가는 구멍(홀, Hole)이 있어 비심미적이고 세밀한 교합조정이 어렵다.

b. 세멘 타입(시멘트 유지형 보철물, Cemented type)

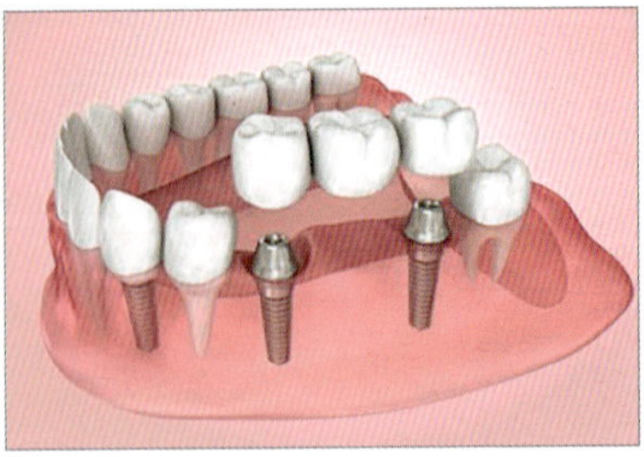

- 픽스쳐에 스크류로 어버트먼트를 연결하고, 시멘트(세멘, 접착제)를 이용해 보철물을 어버트먼트에 붙이는 방식. 스크류를 사용하지 않아 보철물의 교합면에 홀이 없다.
- 보철물을 부착하는 과정이 비교적 간단하지만 보철물의 수정이 필요한 경우 제거가 어렵다.

c. SCRP 타입(SCRP 유지형 보철물, Screw Cement Retained Prosthesis)

- 어버트먼트와 크라운은 시멘트로 붙이고, 이것을 스크류를 이용해 픽스쳐에 연결하는 방식. 스크류 타입과 세멘 타입이 혼합된 방식이다.
- 각 타입의 장점을 결합하여 현재 가장 많이 사용하지만 교합면에 나사가 들어가는 구멍이 있어 비심미적이고, 세밀한 교합조정이 어렵다.

(5) 보철물의 제작 및 장착(세팅, Set, Setting)

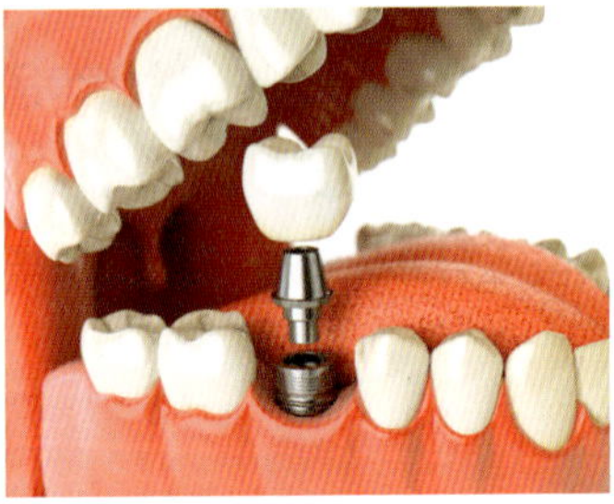

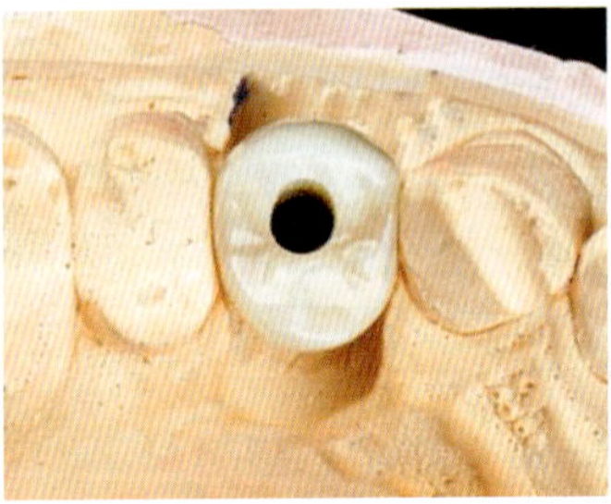

기공소에서 제작된 어버트먼트와 보철물을 구강내에서 조정한 뒤 장착한다. 보철물이 스크류 혹은 SCRP 타입인 경우 교합면에 있는 홀(Hole) 부위를 임시재료(퍼밋)로 충전한 뒤 식사를 해보고 불편감이 없는지 확인하는 기간을 둔다.

(6) 확인(체크, Ck) 및 정기검진

- 식사 시 음식물이 끼거나, 높이가 높거나 낮거나, 통증이 있는 등의 불편감이 없었다면 세멘 혹은 SCRP 타입의 보철물 교합면에 있는 홀(Hole) 부위 임시재료(퍼

밋)를 제거한 뒤 레진이나 GI로 충전한다.

- 불편감이 있다면 구강내에서 조정하거나 필요한 경우 본을 떠서 기공소에 보내 보철물의 수정을 진행할 수도 있다.

7) 치료 후 주의사항

① 수술 후 주의사항

- "수술 받으시느라 고생 많으셨어요. 엑스레이에서 보셨듯이 처음에 계획한 대로 수술이 잘 되었습니다. 지금부터 말씀드리는 주의사항을 잘 듣고 지켜주시면 잘 아물 거예요."
- "물려드린 거즈는 2시간 정도 물고 계셔야 하는데 그동안 말씀하시는 것은 삼가해 주셔야 지혈이 잘 돼요. 거즈를 뺀 이후에도 피가 안 멈추면 여분의 거즈를 뜯어 1시간 정도 다시 물고 계시면 돼요."
- "2-3일간 침을 뱉지 마시고 삼켜주세요. 오늘 내일은 피가 조금씩 날 수 있는데 피 맛이 나더라도 삼켜주셔야 지혈이 잘될 거예요."
- "1주일간은 수술 부위에 압력이 가해지지 않도록 빨대 사용을 피해주세요. 빨대를 사용하면 혈병(굳은 혈액)이 떨어져 나와 다시 출혈이 될 수 있습니다. 임플란트 수술 부위에 손가락을 대거나 혀로 건드리지 않도록 해주세요. 염증이 생길 수 있고, 임플란트 초기 고정에 방해가 될 수 있습니다."
- "술, 담배는 치유를 지연시키니까 최소 한 달 이상은 피해주세요. 특히 뼈이식 시술을 하신 경우 두 달 동안 금주 및 금연을 하시면 치유가 잘 되는데 도움이 돼요."
- "3-4일 동안은 심한 운동이나 사우나, 찜질방 등은 피해주세요. 혈압을 높아지게 만들어서 피가 다시 날 수 있어요. 가볍게 샤워하시는 건 괜찮아요."
- "윗니는 2-3시간, 아랫니는 3-5시간 이후, 얼얼한 느낌이 완전하게 없어졌을 때 식사를 해주셔야 볼이나 혀를 씹지 않을 수 있습니다. 일주일간은 맵고 짠 자극적인 음식을 피해주시고, 반대편으로 식사해 주세요."
- "처방된 약은 아프지 않으시더라도 정해진 날짜와 시간에 드셔야 합니다. 약을 드시고 설사나 두드러기 증상이 있다면 즉시 중단하시고 치과로 전화 주세요.

처방 약 복용 후에도 통증이 심할 경우 추가로 진통제(타이레놀 등)를 복용해 주세요."

- "수술하신 부위는 일주일 정도 칫솔질하지 마시고 하루 3–4번 소독약(가글액)을 10초 정도 물고 계신 후 뱉으세요. 다른 부위는 평소 때처럼 칫솔질을 하셔도 됩니다."
- "지금 시간부터 만 48시간 동안 얼음찜질을 하시면 통증과 부종을 줄일 수 있습니다. 저희가 챙겨드린 얼음팩으로 수술한 부위 볼에 댔다 떼었다 하면서 얼음찜질해 주시고요. 10분간 했다가 10분 쉬고 이런식으로 반복해서 해주시면 돼요. 그리고 얼음찜질을 쉬는 10분 동안 냉동실에 보관해 주세요. 만 48시간 이후에는 얼음찜질은 하지 않으셔도 됩니다."
- "임플란트 수술 후에는 부기와 통증이 있을 수 있습니다. 일반적으로 식립 부위의 치조골 상태가 좋지 않을수록 증상이 심할 수 있고요. 특히 상악동 골이식 수술이 동반되는 경우에는 눈 주위, 코 옆, 뺨 등 얼굴까지 부을 수 있고, 멍이 들 수도 있는데 심한 경우 약국에서 멍 크림을 발라서 완화시킬 수도 있습니다."
- "상악동 골이식술을 시행한 경우에는 며칠간 코피가 날 수 있으나 가볍게 닦아내 주시고, 하얀 가루가 섞여 나오기도 합니다만, 놀라지 마세요. 이런 증상은 대부분 수일 내에 자연스럽게 없어집니다. 또한, 코풀기나 재채기 등 코에 압력이 가해지면 이식한 부위에 좋지 않은 영향을 미칠 수 있습니다. 코풀기는 2주 동안 피해주시고, 재채기는 가볍게 입을 벌리고 하시기 바랍니다."
- "불편감이 계속되거나 상태가 호전되지 않으면 바로 전화주시고 병원에 와주세요. 밤에 출혈, 오한, 발열 등 응급상황 발생 시 근처 응급실에서 응급조치를 받으셔야 할 수 있습니다."

② 치과임플란트 보철 장착 후 주의사항

- "오늘 임플란트 기둥과 치아가 들어갔습니다."

▸ Screw type (스크류 타입)

"임플란트의 씹는 면에는 나중에 임플란트 보철물의 수정이 필요할 때 나사를 풀어서 뺄 수 있게 하는 나사 구멍이 있어요. 오늘은 임시재료로 메웠고, 식사해 보시고 괜찮으면 다음에는 치아색 나는 단단한 재료로 메워 드릴 거예요."

- Cement type (시멘트 타입)

"접착제가 굳는 데는 하루 정도 걸리기 때문에 24시간 정도는 반대쪽으로 식사해 주세요."

- SCRP type (에스씨알피 타입)

"치과임플란트의 씹는 면에는 나중에 임플란트 보철물의 수정이 필요할 때 나사를 풀어서 뺄 수 있게 하는 나사 구멍이 있습니다. 오늘은 우선 임시재료로 메웠고, 식사해 보시고 괜찮으면 다음에는 치아색 나는 단단한 재료로 메워 드리겠습니다. 접착제가 굳는 데는 하루 정도 걸리기 때문에 24시간 정도는 반대쪽으로 식사해 주세요."

- "적어도 6개월 정도는 재활 기간이라 생각하시고 무리한 사용을 피하시는 게 좋아요. 특히 너무 단단하거나 질긴 음식은 보철물을 손상시킬 수 있어요. 초기 적응 기간에는 이물감이 느껴지거나, 혀나 볼이 씹힐 수 있으며 발음이 잘 안될 수도 있어요. 치아가 없었던 자리여서 볼 근육도 적응하는 중이라고 생각하시면 돼요. 그동안 사용하지 못했던 맞물리는 반대쪽 치아도 씹을 때 통증이 느껴질 수 있어요. 일시적인 현상이라, 사용하시다 보면 점점 괜찮아질 거예요."
- "임플란트 치아는 자연치아와 모양이 다를 수 있어요(길거나 작거나 할 때 엑스레이를 보면서 이유 설명)."
- "치과임플란트는 치아 이동이 없어요. 그런데 자연치아는 시간이 지남에 따라 앞쪽으로 이동하여, 추후에 음식물이 끼일 수 있으며 치석이 생길 수 있어요. 염증이 생긴 경우 임플란트를 기대했던 기간만큼 사용하지 못할 수 있어요. 저희가 알려드린 대로 칫솔질하시고, 구강위생 보조용품(치실, 치간칫솔 등)을 추가적으로 사용하셔야 해요."
- "혹시라도 임플란트를 한 치아가 흔들린다는 느낌이 들거나 빠지면 치과로 전화주세요. 체크 예약해 드릴 거예요. 만약 그대로 방치하게 되면 간단한 체크가 아닌 부가적 수술이나 치료가 필요한 일이 생길 수 있어요."

- "임플란트 치아는 신경이 없기 때문에 문제가 생겨도 통증을 느끼기가 어려워요. 그래서 특별한 문제가 없어도 3-6개월에 한 번씩 병원에 꼭 나오셔서 정기적으로 엑스레이 사진도 찍으시고, 검진을 받으셔야 문제를 미리 예방할 수 있습니다."

8) 차팅 및 보험 청구

① 산정기준

- 적용대상: 만 65세 이상 건강보험 가입자 또는 피가입자, 상악 또는 하악이 부분무치악인 환자
- 주상병: K08.1 사고, 추출 또는 국한성 치주병에 의한 치아상실
- 적용 개수: 1인당 평생 2개

  단, 치과의사의 의학적 판단하에 불가피하게 시술을 중단하는 경우에는 평생 인정 개수에 포함되지 아니함.
- 수가 산정방법: 분리형 식립 재료(비급여대상 식립 재료 제외), PFM Cr (비귀금속 도재관)
- 부가수술(골이식술, FGG-치은 이식술 등)의 비용은 비급여로 산정한다.

② 임플란트 전체가 비급여인 경우

- 완전 무치악 환자에게 식립하는 경우
- 상악골을 관통하여 관골(광대뼈)에 식립하는 경우
- 일체형(One body implant) 식립 재료로 식립하는 경우
- 보철 수복재료를 PFM 이외의 재료로 사용하는 경우

  예 Gold, Zirconia 등

③ 본인부담률

건강보험	의료급여 1종, 차상위 1종	의료급여 2종, 차상위 2종
30%	10%	20%

④ 진료비 지불방식

- 단계별 묶음수가
- 단계별 비용을 각 진료 단계 종료 시 청구한다.
- 2단계 청구 시에는 분리형 식립 재료의 고정체(Fixture)를 별도 산정하고 3단계 청구 시에는 지대주(Abutment)를 별도 산정한다. 그 외의 재료(Cover screw, Healing abutment 등)는 별도 산정할 수 없다.

(1) 보험 임플란트 1단계

1단계 진단 및 치료계획	전신건강 상태 문진(필요시 Lap 시행) 구강검사 및 기록/구강 검사용 파노라마, 치근단 방사선 검사/내과적 상태 평가 및 진료의뢰 예비인상 채득/안궁 이전/악간관계기록/진단 모형의 제작/교합 분석 방사선 촬영용 Implant stent의 제작/파노라마 방사선 검사 필요시 CT 촬영(Cone-beam CT, Medical CT)/골질 및 골량 평가/안면 지지 필요성 평가 치료계획 설정/수술용 Implant stent의 제작

차트 예시

진료일	치아번호	치치내역
4/25	6i	**C.C 이가 없어요.** Panorama, CT 촬영 진단 및 상담-보험 임플란트 등록동의서 작성, 수술동의서 작성 Implant 1st OP Under B/A lido 1@, I/A lido 2@ Osstem TS Ⅲ CA fixture 4.5*10, cover screw Suture (Nylon 4/0 3-stitch), Saline drs, Gauze biting * 주의사항 설명 N) 한 달 Ck Dr.이

상병명	[K08.1 사고, 발치(추출) 또는 국한성 치주병에 의한 치아상실]
순서	① 진료일자를 확인한다. ② 진찰료 부분에 틀니/임플란트(진찰료 없음)인지 확인한다. ③ 치아번호를 선택한다. ④ 치과임플란트 1단계를 클릭하고 상병명을 적용한다.

청구화면

〈덴트웹 프로그램 버튼과 입력된 화면〉

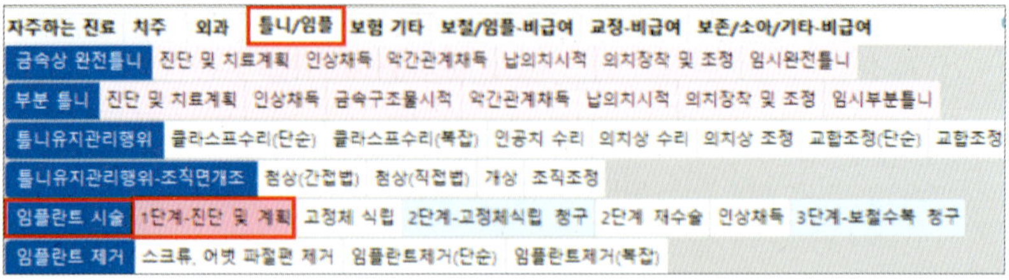

* 틀니/임플 → 임플란트 시술 → 1단계-진단 및 계획

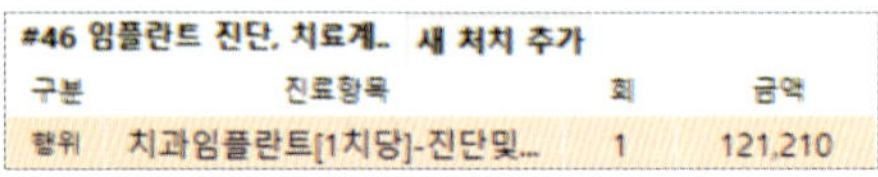

〈두번에 프로그램 버튼과 입력된 화면〉

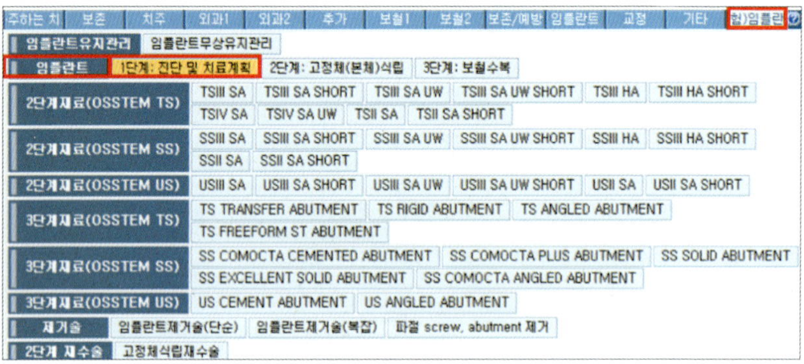

* (보험)임플란트 → 임플란트 → 1단계: 진단 및 치료계획

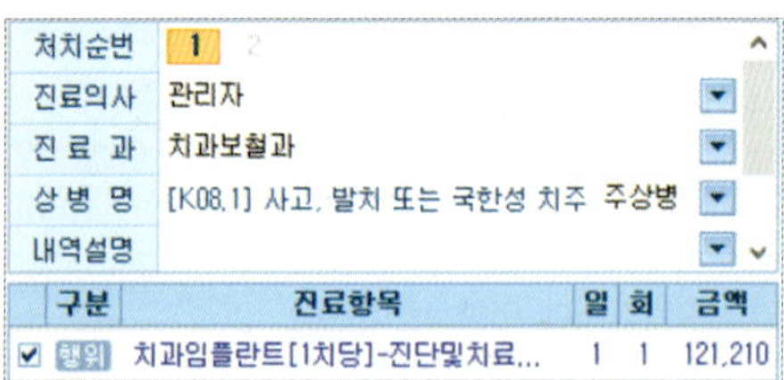

알아두면 쓸모 있는 산정기준

보험 치과임플란트 산정 시 주의사항

- 청구 전 반드시 등록을 해야 한다.
- 보험 임플란트의 진단을 위해 치근단, 파노라마나 CBCT 촬영을 하더라도 별도 산정할 수 없다(임플란트 1단계 청구하는 동일한 달에 촬영한 파노라마는 조정된다).
- 진찰료를 별도 청구할 수 없다.

(2) 보험 임플란트 2단계

2단계 고정체 (본체) 식립술	1차 수술	소독/국소마취/절개/판막거상/골삭제(Drilling) Fixture 식립/식립 수술 중 방사선 사진 검사/Cover screw 연결(Fixture의 뚜껑) 봉합/식립 수술 후 방사선 사진 검사 소독/발사/1차 수술 후 방사선 사진 검사
	2차 수술	소독/국소마취/절개/판막거상 Cover screw 노출/Fixture 주위 골 조정/Healing abutment 연결/봉합 2차 수술 후 방사선 검사 소독/발사

차트 예시

진료일	치아번호	처치내역
4/25	6i	**C.C 수술한 곳은 괜찮았어요. 실밥 제거한다고 했어요.** 치근단 촬영-진료 전 확인 목적 S/O- Healing good Saline drs * 주의사항 설명 N) Drs Dr.이

상병명 [K08.1 사고, 발치(추출) 또는 국한성 치주병에 의한 치아상실]

순서
① 진료일자를 확인한다.
② 진찰료 부분에 틀니/임플란트(진찰료 없음)인지 확인한다.
③ 치아번호를 선택한다.
④ 치과임플란트 2단계를 클릭하고 픽스쳐(재료)를 선택한 후 상병명을 적용한다.

청구화면

〈덴트웹 프로그램 버튼과 입력된 화면〉

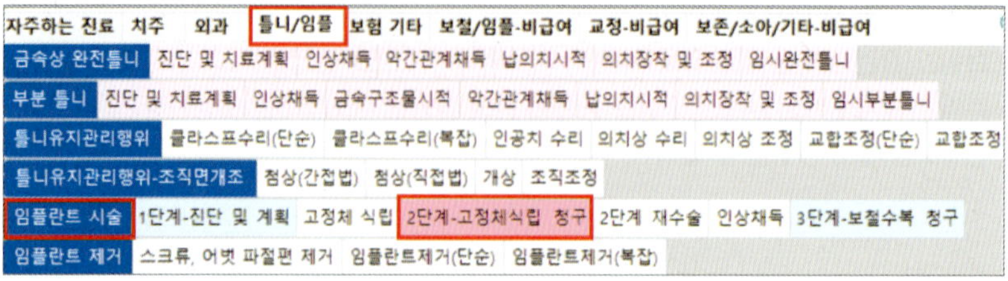

* 틀니/임플 → 임플란트 시술 → 2단계-고정체 식립 청구

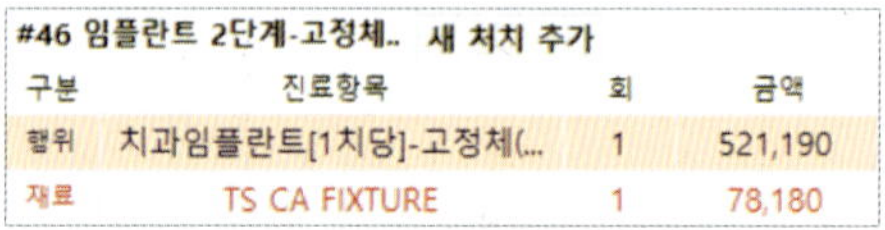

〈두번에 프로그램 버튼과 입력된 화면〉

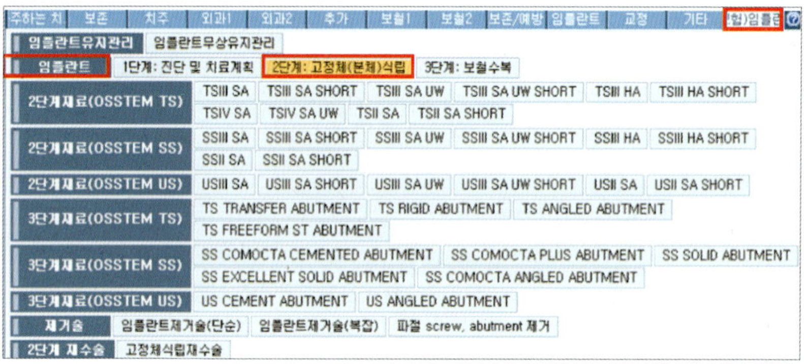

* (보험)임플란트 → 임플란트 → 2단계: 고정체(본체) 식립

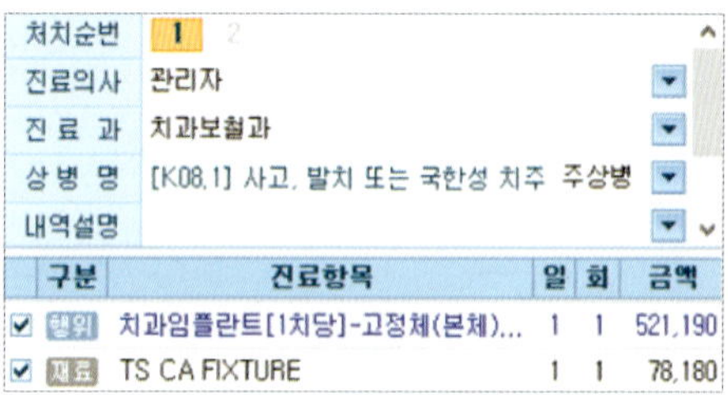

알아두면 쓸모 있는 산정기준

보험 임플란트 2단계 산정 시 주의사항

- 2단계 청구 전, Fixture의 재료대 신고한 후, 청구 시 픽스쳐 재료대를 같이 산정한다(비급여 재료 사용 시 별도로 재료대 신고를 하거나 청구하지 않아도 된다).
- 2차 수술하는 날이 아닌 2차 수술 후 발사(S/O) 때 2단계를 청구한다(2단계 청구는 fixture 식립 과정이 모두 끝난 최종 단계에서 Fixture 재료비와 함께 청구하는 것이 원칙이다).
- 1차 수술 때 Cover screw (커버스크류)가 아닌 Healing abutment (힐링 어버트먼트)를 넣고 봉합했다면 발사(S/O) 때 2단계 청구 또한 가능하다.
- 1차 수술 때 Healing abutment를 넣고 봉합을 하지 않았더라도 1, 2단계를 동시에 청구할 수 없다. 이러한 경우에는 Dressing (소독) 때 2단계 청구도 가능하나, 1달 체크 때 2단계 청구하는 것을 추천한다.
- 2단계 재시술: 2단계 청구 이후 골 유착 실패로 고정체 제거 및 재식립한 경우 1회 산정 가능하다.

  단, 고정체 제거술은 별도로 산정할 수 없으며, 공단에 시술중지 등록 후 재시술 등록이 가능하다.

  2단계 재시술로 인하여 고정체 재식립 시 고정체 식립(50%) + 재료대(100%) 산정 가능하다.

2단계 재수술 청구회면 [덴트웹]

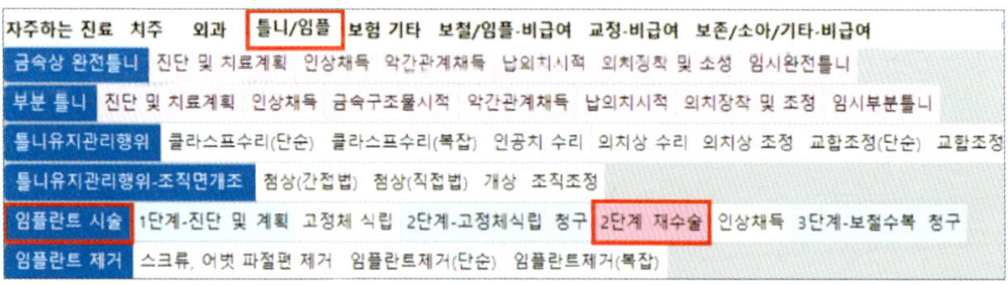

치과임플란트 2단계 수술과 재수술 비용 비교

고정체 식립 비용이 재수술 시에는 50%로 산정

#46 임플란트 2단계-고정체.. 새 처치 추가

구분	진료항목	회	금액
행위	치과임플란트[1치당]-고정체(...	1	521,190
재료	TS CA FIXTURE	1	78,180

치과임플란트 2단계 수술

#46 임플란트 재 식립 새 처치 추가

구분	진료항목	회	금액
행위	치과임플란트[1치당]-고정체(...	1	260,600
재료	SS CA FIXTURE	1	78,180

치과임플란트 2단계 재수술

(3) 보험 임플란트 3단계

3단계 보철수복	연조직 검사/골 유착 정도 검사/구강검사 및 기록/임플란트 보철수복 전 방사선 검사 임상적 고정체(Fixture)평가/진단 및 보철 치료계획 확인 예비 인상채득/개인용 인상 트레이 제작/Fixture level 인상채득/주모형 제작 안궁 이전 및 악간관계채득/교합기에 모형연결/임시 지대주 선택, 임시 보철물 제작, 장착 교합조정 및 연마/환자 만족도 평가/교합기능 심미발음 평가 최종 지대주 선택 또는 제작 및 장착/최종 인상채득 및 주모형 제작/1차 교합관계 채득 안궁 이전 및 교합기에 모형 제작/최종 보철 Framework 설계, 제작, 장착, 평가 교합관계 조정 및 2차 교합관계 채득/색조선택, 최종 보철물 완성 최종 보철물 구강내 시적, 적합도 및 교합조정 및 연마, 장착 장착 후 방사선/환자교육(치료 종결)

차트 예시

진료일	치아번호	처치내역
4/25	6i	**C.C 오늘 치아를 넣는다고 했어요.** Panorama, CBCT 촬영 치근단 촬영–진료 전 확인 목적 PFM implant Cr f/set with RMGI cement (SCRP type), Osstem TS transfer abutment, Torque 30N, Teflon tape, Fermit filling, 교합체크 Set 후 치근단 촬영 * 주의사항 설명 N) 1w ck Dr.이

상병명 [K08.1 사고, 발치(추출) 또는 국한성 치주병에 의한 치아상실]

순서

① 진료일자를 확인한다.
② 진찰료 부분에 틀니/임플란트(진찰료 없음)인지 확인한다.
③ 치아번호를 선택한다.
④ 임플란트 3단계를 클릭하고 상병명을 적용한다.
⑤ 내역설명에 [커스텀 어버트먼트 사용하여 보철수복함] 이라고 적는다. 재료대 신고한 어버트먼트를 같이 청구하는 경우에는 내역설명을 넣지 않아도 된다.

청구화면

〈덴트웹 프로그램 버튼과 입력된 화면〉

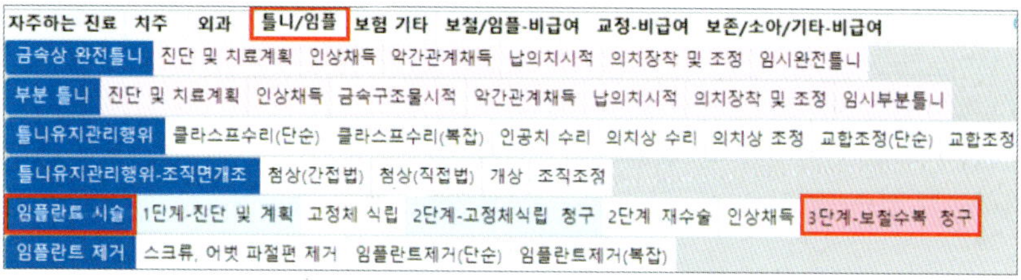

* 틀니/임플 → 임플란트 시술 → 3단계-보철수복 청구

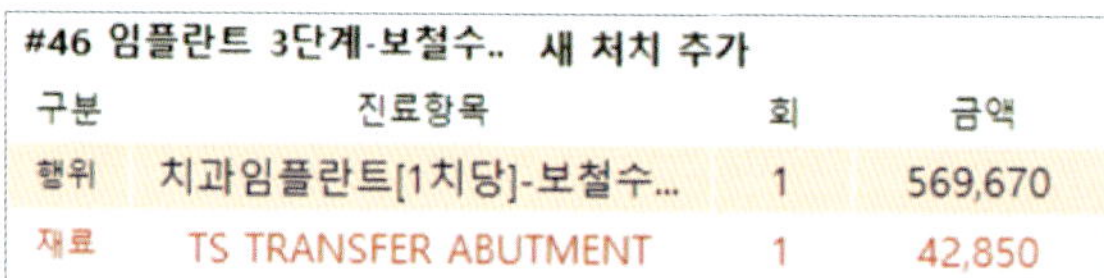

〈두번에 프로그램 버튼과 입력된 화면〉

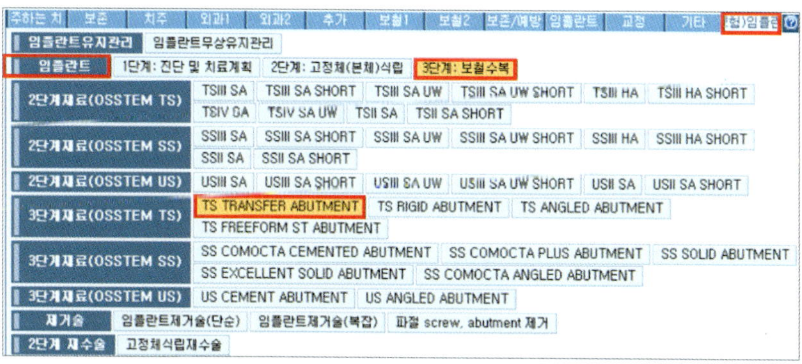

* (보험)임플란트 → 임플란트 → 3단계: 보철수복

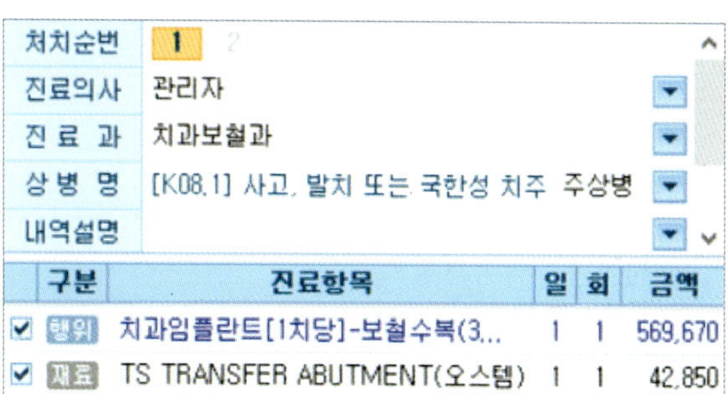

알아두면 쓸모 있는 산정기준

보험 임플란트 3단계 산정 시 주의사항

- 3단계 산정 시 어버트먼트 재료대 산정이 가능하며 급여 산정 가능한 Abutment (어버트먼트)를 사용하는 경우, 3단계 청구 전 재료대 신고를 해야 한다.
- 보철물 최종 장착 때 3단계를 청구한다.
- Custom abutment를 사용하는 경우 비급여 산정, 실구입가로 산정 가능하고, 재료대 신고 및 청구는 하지 않아도 되며, 청구 시 내역설명을 작성한다.

(4) 보험 임플란트 유지관리

① 치과임플란트 보철물 장착 후 3개월 이내

간단한 교합조정은 물론 보철물을 재제작하거나 3단계 진행 후 재식립 시에는 재식립술을 인정하지 않는다. 하더라도 진찰료만 산정 가능하다.

② 치과임플란트 무상 유지관리 청구 Tip

- 임플란트 무상 유지관리 기간(3개월 내) 내원 시 진찰료는 재진료로 산정한다. 프로그램상 초진으로 뜨더라도 재진료로 바꾸어야 한다.
- 임플란트 무상 유지관리 기간 내에 다른 급여 진료를 하더라도 진찰료는 재진료로 산정한다.
- 임플란트 무상 유지관리 청구화면

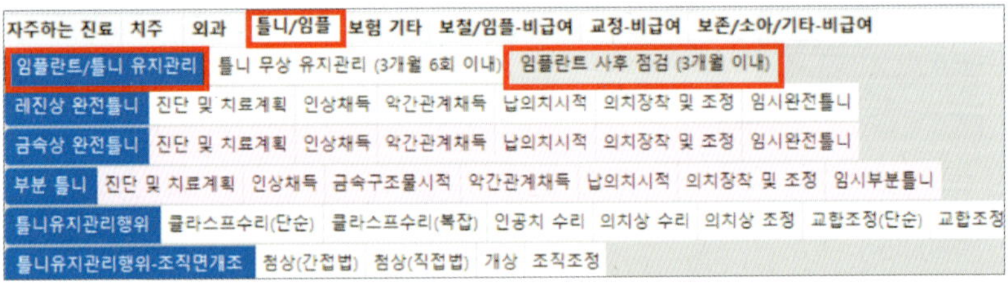

③ 치과임플란트 보철물 장착 후 3개월 초과하는 경우

- 치주질환 등으로 관련 처치(스케일링, 치근활택, 치주소파, 치은박리소파술 등)를 하는 경우 급여로 산정 가능하다.
- 보철수복과 관련된 유지관리는 비급여
  - ▸ Abutment 스크류가 풀리거나 파절된 경우: 스크류 조임, 교체

▸ 보철물 도재부분 파절된 경우: 수리 또는 재제작

▸ 인접치에 음식물이 끼는 경우: 수리 또는 재제작

▸ Abutment가 파절된 경우: 보철물 재제작

▸ 기타: 보철물 조정, 구강 외에서 세정하기 위해 보철물 제거 후 재부착

(5) 보험 임플란트 등록방법(건강보험환자)

보험 임플란트에 대해 상담을 진행한 후 동의하게 되면 등록 신청서를 작성한다. 전자차트인 경우 태블릿을 이용하기도 하며 그 외에는 서면으로 작성하여 별도로 보관하거나 스캔하여 보관하기도 한다.

• 보험 임플란트 등록/조회하기

청구 프로그램 또는 요양기관정보마당에서 조회/등록 → 신규 신청하기 → 환자 인적사항 입력 → 치식 및 요양기관기호, 면허번호 입력 후 저장

① 청구 프로그램을 이용하는 방법 [덴트웹]

환자 이름을 입력한 다음 주민번호 옆의 공단 버튼을 누르면 창이 뜨는데 이때 만 65세 이상 급여 임플란트 대상자 등록/조회를 클릭하면 등록 및 조회가 가능하다.

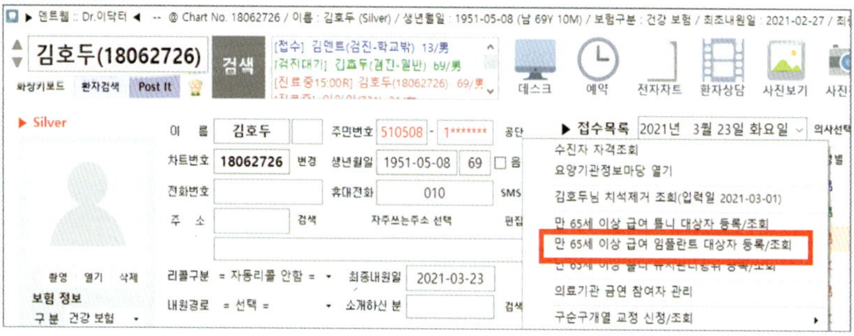

연결된 공단 홈페이지에서 환자가 타원에서 보험 임플란트를 진행하였는지는 간단하게 확인이 가능하다. 또한 '상세정보 보기'를 통해 임플란트 치식 및 시행 날짜 또한 확인할 수 있다.

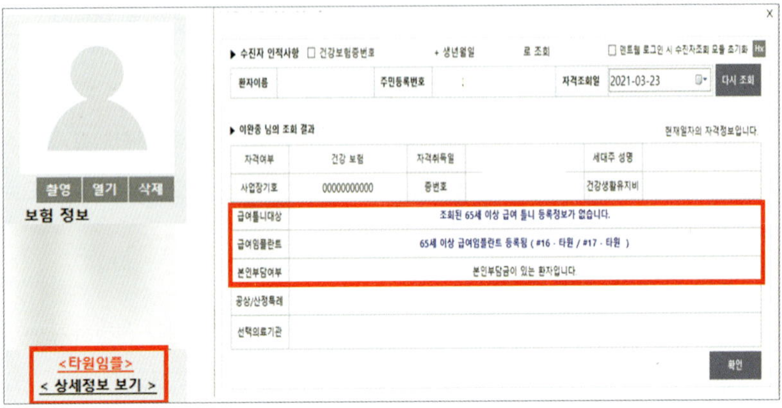

② 요양기관정보마당 이용방법

건강보험환자의 보험 임플란트 자격 확인 및 등록 신청

요양기관정보마당(https://medicare.nhis.or.kr/portal/index.do) → 인증서로그인 → 치과치료 → 임플란트

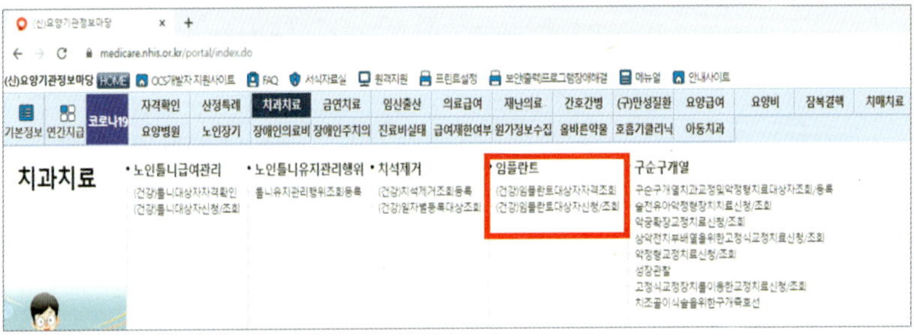

9) 예약(팔로업)

임플란트 과정에 따른 소요시간과 기간에 대해서는 400p (2) 소요시간을 참고하도록 하자.

- 임플란트 보철물 장착 후 2~6개월 간격으로 정기검진을 위해 내원한다.

- 임플란트는 자연치아와 다르게 치주인대가 없어 씹는 힘이 바로 치조골에 전달될 뿐만 아니라 신경이 없기 때문에 염증이 생겨도 초기에는 통증을 잘 느끼지 못해 문제가 커질 수 있다. 임플란트 주변에 염증(임플란트 주위염)이 생길 수 있고, 보철물에도 문제가 생길 수 있기 때문에 정기검진을 통해 문제를 조기에 발견하는 것이 매우 중요하다.
- 병원마다 임플란트 환자 관리 방법을 정해두고 정기적인 내원을 통해 임플란트 상태 확인과 주변 잇몸 관리를 진행한다.

예 임플란트 환자 명단을 별도로 작성하여 기간을 정해두고 전화나 문자를 드려 내원을 권유 드린다.

10) 결제 및 마무리 응대

임플란트 비용은 병원마다, 사용하는 제품에 따라, 보철물의 종류에 따라, 의사의 전문성과 숙련도에 따라, 건강보험 가능여부에 따라 다를 수 있다.

① 보험 임플란트: 30-40만 원 내외

2017년 11월부터 만 65세 이상이 환자를 대상으로 건강보험 적용이 되고 있으며 급여 적용 개수는 1인당 평생 2개로 제한되어 있다. 본인부담금은 틀니와 동일한 30%가 적용되며, 1개당 본인부담금이 약 30-40만 원으로 병원에서 사용하는 임플란트 픽스쳐와 어버트먼트의 종류에 따라 금액이 달라진다(의료 급여인 경우는 10-25만 원 내외의 금액이 발생하며 1종인지 2종인지에 따라 다르다).

② 비보험 임플란트: 70-200만 원 내외

임플란트 회사에 따라(국산인지 수입산인지에 따라), 같은 회사 제품 내에서도 표면처리 방식의 차이 등에 따라 금액이 달라진다.

③ 골이식(뼈이식)

보험 임플란트 예정이라도 골이식은 비보험 비용이 발생한다.

- 골이식: 10-50만 원
- 상악동거상술: 50-150만 원

FAQ

Q1

치과마다 치과임플란트 수술에 대한 치료계획이 달라지는 이유가 있나요?

치과치료는 환자의 치아나 구강건강 상태에 따라 치료의 방법이 다를 수 있고, 치과의사 선생님들마다 진단의 내용이 조금씩 다를 수 있어요. 또한 수술을 진행하시는 원장님 치료계획이나 수술 방식에 따라 수술에 필요한 소요시간도, 전체 치료 기간도, 치과임플란트 식립 개수도 달라질 수 있어요. 임플란트치료를 위해 방사선 영상을 보고 진단을 하더라도 수술을 할 때 뼈 상태에 따라서 식립 개수나 위치가 달라질 수 있고, 수술 이후에 기다리는 기간에도 마찬가지로 항상 모든 치료에는 변수가 있을 수 있어요.

Q2

뼈가 얇은데 치과임플란트를 심어도 되나요?

치과임플란트 수술을 하기 전 파노라마나 CBCT 등을 참고하여 잇몸뼈의 상태나 두께, 폭 등을 확인하게 되는데, 현재 뼈 상태에 적합한 두께나 길이의 임플란트를 심거나 뼈이식 수술을 진행하여 뼈 두께를 어느 정도 회복하면서 심어드릴 거예요.

Q3

치과임플란트 수명은 영구적인가요?

치과임플란트는 다른 건강한 자연치아와 수명이 동일하다고 생각하시면 돼요. 만약, 관리가 잘 안되어 뼈 손실이 많이 진행되면 자연치아도 흔들려서 발치하듯, 임플란트도 발치하는 경우도 있어요. 그만큼 구강관리를 잘 하셔야 하고 불편한 것이 없더라도 3~6개월에 한 번씩 꼭 정기검진을 받으시면서 잇몸관리를 해주셔야 오래 유지하실 수 있어요.

Q4
치과임플란트 수술하는데 반드시 부분교정을 해야 하나요?

반드시 부분교정을 해야 하는 것은 아니에요. 상실된 부위의 양옆 치아가 쓰러져 있는 경우나 맞닿는 치아가 내려온 경우에 어느 정도의 공간이 있다면 부분교정 없이도 치과임플란트 나사를 식립하기도 해요. 그러나 치과임플란트의 구조상 크라운이 씝는 면에서 뼈 안에 심어진 나사 부분으로 내려가면서 좁아지는 모양을 하고 있어서 정상적인 임플란트 크라운이라도 주위에 음식물이 많이 낄 수 있다는 것이 임플란트의 단점 중 하나예요. 그런데 옆의 자연치아가 쓰러져 있으면 치아 사이의 삼각형 공간이 더 커지게 되어 음식물 찌꺼기가 더욱 많이 끼게 되고 관리가 잘되지 않는 경우에 임플란트 주위염이 생길 수도 있어요. 또, 상실된 치아 부위에 정상 치아 크기만큼의 공간이 되지 않는다면 임플란트 식립 자체가 어려울 수 있는데, 때로는 그 공간을 조금 더 마련하기 위해 쓰러진 자연치아를 신경치료한 후에 많이 삭제하여 크라운을 씌우기도 해요. 부분교정을 한 후에 임플란트를 진행하면 자연치아의 손상도 없고, 임플란트 크라운을 정상적인 크기로 만들 수 있게 돼요. 부분교정 필요 여부에 대해서는 담당 치과의사 선생님과 충분히 상의하시는 것이 좋아요.

Q5
치아를 빼고 바로 치과임플란트를 심을 수 있나요?

발치 후 기다리는 기간 없이 즉시 임플란트를 식립하게 되는 경우, 발치 후 잇몸뼈의 두께가 축소되는 것을 막아주고, 발치한 공간(발치와)의 세포들이 뼈를 생성하기 위해 진행되는 치유기전이 임플란트가 뼈에 잘 붙도록 도움을 줄 수 있는 장점이 있어요. 물론, 모든 경우에 발치 후 임플란트 즉시 식립이 가능하진 않아요. 현재 치조골의 상태를 정확히 검사 후에 가능 여부에 대해 원장님의 진단을 들으시는 것을 추천합니다.

Q6
이 빼고 기다리면 뼈이식 안 해도 되는 거 아닌가요?

치아를 빼고 기다리면서 뼈가 차오르는 속도와 양은 개인차가 있어요. 충분한 양의 뼈가 차오르는 경우에는 뼈이식이 필요하지 않지만 그만큼까지 뼈가 차오르지 않는다면 수술 시에 뼈 상태에 따라 뼈이식을 같이 진행할 수도 있어요.

Q7
치과임플란트 뼈이식 할 때 어떤 뼈를 넣는 건가요?

이식하는 뼈에는 여러 가지 종류가 있어요. 환자 본인의 뼈의 일부를 채취하여 사용하는 자가골, 다른 사람의 뼈를 기증받아 사용하는 동종골, 동물의 뼈를 이용한 이종골, 인공적으로 만든 합성골 등이 있는데, 각 재료마다 장단점이 있어요. 뼈 상태나 이식해야 하는 뼈의 양을 고려해 원장님께서 수술 시에 제일 적절한 뼈를 결정하실 거예요.

Q8
왜 수술을 2차로 나눠서 해요?

과거에는 치과임플란트 1차, 2차로 나누어서 진행하는 것이 일반적이었는데, 최근에는 첫 번째 수술 당일에 임플란트 나사를 잇몸뼈에 심고 잇몸 밖까지 중간 기둥을 연결하여 1, 2차를 한 번에 수술하는 방법으로 진행하는 것이 보편화되었어요. 그러나 뼈의 양이 많이 부족하거나 골질이 좋지 못한 경우 등 심은 임플란트(픽스쳐)가 뼈에 충분히 안정적으로 고정이 될 필요가 있다면 임플란트에 직접적인 충격이 가해지지 않도록 임플란트 뿌리(픽스쳐)만 심어 두고 뚜껑 역할을 하는 커버스크류로 연결을 한 후 다시 잇몸을 덮기도 해요. 이러한 수술 방식의 선택은 잇몸이나 뼈 상태에 따라 달라지는 부분이에요.

Q9
치과임플란트 수술할 때 왜 뼈이식을 해야 하나요?

치과임플란트는 뼈에 임플란트 나사(픽스쳐)를 심는 치료예요. 뼈에 심는 것이다 보니까 뼈가 약하거나 보강이 필요한 경우에는 임플란트를 더 튼튼하게 오래 쓸 수 있도록 뼈이식이 필요한 경우도 있어요. 특히 염증이 있었거나 잇몸뼈가 좋지 않은 경우에는 임플란트 나사를 잡아줘야 하는 주변 뼈가 더 부족하기 때문에 뼈이식이 필요해요.

Q10
뼈가루를 넣으면 전부 다 뼈가 되나요?

예를 들어 뼈이식재 100을 넣는다고 해서 100이 전부 다 뼈가 되는 것은 아니에요. 뼈가 되지 않고 흡수되는 부분도 있는데 그 부분을 감안하여 뼈이식을 진행하게 돼요. 대부분은 크게 문제가 되지 않지만 염증이나 전신질환 등의 이유로 뼈가 되지 않고 염증이 생길 수도 있어 통증이나 이상 징후가 나타난다면 치과에 내원하여 체크 받으시는 게 좋아요.

Q11
상악동거상술은 왜 해요?

위턱뼈에는 아래턱뼈와 다르게 특별한 구조물이 있어요. 바로 코 옆, 광대뼈 안쪽으로 텅 비어 있는 상악동이라고 불리는 구조물인데요. 사람마다 상악동의 모양도 높이도 위치도 차이가 있어요. 만성 비염 등으로 상악동이 아래로 쳐지거나 치주질환으로 뼈가 얇아지는 경우에는 임플란트를 고정할 뼈의 높이가 부족해져요. 이러한 경우 뼈의 높이를 높여주기 위하여 위쪽으로 뼈를 만들어 주는 수술이 필요해요. 상악동과 잇몸뼈 사이에는 계란 막처럼 얇은 막이 있는데 수술할 때 이 막을 위로 올려주는 수술이 상악동거상술이에요. 상악동의 얇은 막만 올리기도 하지만 필요한 경우 그 공간에 뼈이식 재료를 넣어서 진행하기도 해요.

Q 12
수술은 아프지 않나요?

마취가 충분히 되면 수술하기 때문에 수술 중 통증이 있는 경우는 드물어요. 혹시라도 수술 중에 통증이 있는 경우 손을 드시거나 소리를 내서 표현해주시면 마취를 추가로 해드릴 거예요. 수술 후 마취가 풀리게 되면 통증이 있을 텐데, 그때는 처방해 드린 약을 드시고 그래도 아프시면 타이레놀 같은 진통제를 추가로 드시면 됩니다.

Q 13
보험 임플란트는 공짜 아닌가요? 보험 임플란트 비용이 얼마예요? (보험 임플란트 할 때 본인부담금을 얼마 정도 내나요?)

다른 보험 되는 치과치료처럼 보험 임플란트의 경우에도 본인부담금이 30%로 정해져 있어요. 약 30~40만 원 정도예요. 이런 본인부담금을 임의로 일부만 받거나 아예 받지 않는 것은 의료법 위반으로 원장님께서 형사처벌을 받을 수 있는 부분이에요. 이를 빼는 비용이나 뼈이식 수술 비용 등은 임플란트 수술과 별도로 발생해요.

Q 14
보험 임플란트는 PFM이 사용된다는데 지르코니아는 보험 적용이 안 되나요? 보험 임플란트할 때 크라운 종류를 선택할 수 있나요?

보험 임플란트는 PFM 이외의 재료로 하게 되면 비보험으로 비용을 받도록 건강보험심사평가원에서 정한 기준이 있어요. 비용을 추가로 더 내시더라도 변경, 선택할 수 없는 부분이니 양해 부탁드려요. PFM 크라운 재료도 관리만 잘 하시면 충분히 편하게 사용하실 수 있는 좋은 재료이니 너무 걱정하지 않으셔도 돼요.

Q15
오늘 식립하면 바로 이가 올라가나요?

치과임플란트가 뼈와 결합하는 데 최소 3–6개월의 고정기간이 필요해요. 안정적으로 잘 쓰시기 위해서는 충분한 고정기간 후 위에 보철을 올리시는 게 좋아요.

Q16
보험 임플란트는 보증기간이 얼마나 돼요?

보험 임플란트의 경우 최종 보철물 장착 후 3개월 이내에는 정해진 횟수 없이 어떤 문제가 있더라도 기본 진료비만 발생이 돼요. 3개월이 지나고 나면 임플란트 주위염 등으로 처치를 받으시거나 스케일링 등의 치료를 받으시거나, 엑스레이를 촬영하게 되면 본인부담금이 발생하며, 보철물에 문제가 생긴 경우에도 비용이 발생할 수 있어요.

Q17
보험 임플란트 중간 연결기둥도 맞춤 기둥으로 바꿀 수 있어요?

보험 임플란트 진행 시 중간 연결기둥인 어버트먼트를 기성제품이 아닌 맞춤으로 제작하기 위해서는 비급여 진료 비용을 추가로 지불하셔야 해요.

Q18
치과임플란트 수술하고 바로 일상생활 가능한가요?

치과임플란트 시술을 받은 후에는 무리한 운동이나 사우나 이용 등을 제외하고는 거의 모든 일상생활이 가능해요. 하지만, 임플란트 개수가 많거나 무리하게 힘을 쓰셔야 하는 일이라면 하루 정도는 쉬시는 것이 좋습니다. 아픈 정도는 개인차가 있지만 약간의 통증은 있을 수 있는데 그렇더라도 일상생활에는 큰 지장은 없어요. 병원에서 처방 받은 약을 잘 복용하시면 통증 완화에 도움이 될 거예요.

Q 19
술은 언제까지 못 먹나요?

수술 후 잇몸에 상처가 완전히 아물 때까지 약 1~2주 동안은 술을 피해 주셔야 해요.

Q 20
담배는 언제까지 못 피나요? 왜 임플란트 수술 후에 담배를 피우지 말라는 거예요?

담배는 두 달 동안은 피해 주시는 게 좋아요. 임플란트 수술 후 흡연을 하게 되면 담배의 타르 등의 성분이 혈관을 수축시켜서 혈액순환을 방해하고 뼈와 임플란트가 붙지 못하게 해요. 또 구강관리도 잘되지 않아 임플란트 주위염도 생기기 쉬워요. 이런 경우 흡연을 한다고 해서 무조건 임플란트 실패를 한다고 할 수는 없지만 아무래도 비흡연 시보다 실패할 확률이 매우 높아질 수밖에 없기 때문에 금연을 권해드리는 거예요. 현실적으로 많이 힘들어하시는 부분 중에 하나이지만 건강한 임플란트 치료를 위해 금연하시는 것을 추천드려요.

Q 21
왜 치과임플란트 보철을 여러 개 묶어서 해요?

치과임플란트의 경우에는 치아를 묶어서 진행하는 것이 교합력을 분산시키고 옆쪽의 측방의 압력이 가해졌을 때 가해지는 힘을 더 잘 견뎌서 나사가 풀리거나 파절되는 가능성을 최소화할 수 있어요.

Q22
치과임플란트 치료만 하면 되지 맞닿는 치아는 왜 씌우나요?

간혹 치아가 발치된 후에 오랜 기간 동안 방치되면 맞닿는 치아가 올라오거나 내려오는 경우가 있어요. 이런 경우에는 치아와 치아 사이의 공간이 긴밀해지게 돼요. 임플란트 보철물로 제작될 수 있는 높이는 어느 정도 한계가 있어서 이럴 경우에는 맞닿는 치아를 씌워주어야 하는 경우도 생겨요. 그리고 치아를 깎아내고 씌워야 하기 때문에 신경치료를 해야 하는 일이 생기기도 해요. 임플란트 치아와 맞닿는 치아를 더 오랜 기간 동안 잘 사용하기 위해 필요한 과정이라고 생각해 주시면 돼요.

Q23
치과임플란트를 했는데 맞닿는 치아가 아파요. 왜 그런 거죠?

치아의 상태를 정확하게 확인하지 않아서 어떤 원인 때문인지 확실히 말씀드리기는 어려워요. 임플란트와 맞닿는 치아가 아픈 원인이 여러 가지가 있을 수 있는데, 흔한 원인 중 한 가지가 교합이에요. 이 부분은 치과에서 조정을 받으시면 좋아질 수 있어요. 교합에 문제가 없는 경우에는 맞닿는 치아 자체의 문제일 수 있고, 필요시 신경치료 가능성도 있어요. 또, 맞닿는 치아 부위에 잇몸 질환이 있어서 치아가 원래 약한 경우, 그동안 치아를 발치한 지 오래되어 사용되지 않았다가 상대적으로 뼈에 단단히 고정되어 교합력이 센 임플란트와 닿았을 때 통증이 생기기도 해요. 이 통증은 시간이 지나면 좋아지는 경우가 많으니까 너무 걱정하지 않으셔도 돼요.

Q24
치과임플란트 나사가 빠졌어요. 어떻게 해야 되나요?

치과임플란트 크라운과 잇몸뼈 안에 심은 나사를 연결해주는 지대주의 나사가 풀려 빠지거나 접착력이 약해져 크라운이 빠질 수 있어요. 특별한 문제

없이 보철이나 중간 기둥이 빠진 경우라면 치과에서 다시 체결을 하거나 접착을 하면 돼요. 그러나 잇몸뼈 안에 심은 임플란트가 빠졌다면 임플란트 재식립이 필요할 수 있어요. 치과에 최대한 빨리 오셔서 현재 상태에 대해 확인하고 적절한 처치를 받으셔야 해요.

Q25
치과임플란트가 부러졌어요.

치과임플란트를 사용하다보면 씹는 힘 때문에 연결된 나사들이 풀리기도 하는데 풀려져 있는 상태에서 잘못된 힘이 계속 가해지게 되면 임플란트 보철물이 흔들리다가 나중에는 연결 부위가 부러질 수도 있어요. 이 경우에는 부러진 연결 부위 제거 후 새로 본을 떠서 재제작하면 돼요. 또한 과도하게 씹는 힘이 가해졌거나, 드물게는 미리 발견할 수 없는 Fixture라고 불리는 임플란트 뿌리 부분 자체의 불량으로 뼈 안에 심겨진 뿌리 부분이 부러진 경우에는 잇몸뼈에 심었던 임플란트 자체를 제거해야 해요.

Q26
치과임플란트 한 곳에 음식물이 왜 이렇게 많이 끼나요?

치과임플란트 주변으로 음식물이 끼는 원인은 여러 가지가 있어요. 임플란트 나사 주변 잇몸뼈가 염증으로 내려가게 되는 경우도 있고, 뿌리 역할을 하는 나사는 자연치아의 뿌리보다 폭이 좁은데 반해 상대적으로 큰 머리 부분으로 연결이 되다 보니 옆쪽에 음식물이 들어갈 공간이 생길 수 있어요. 그리고 자연치에는 치아에 가해지는 충격을 흡수해 주는 치주인대가 있는 반면에 임플란트 나사 주변으로는 충격을 흡수해 주는 치주인대가 없기 때문에 머리 부분을 다소 작게 만들기도 하고 임플란트 옆의 자연치아가 잇몸이 좋지 않아서 움직이거나, 자연적인 치아의 이동에 따라서 옆 치아 사이에 음식물이 많이 끼일 수 있어요. 치간칫솔을 이용해서 음식물을 제거하는 관리를 잘해 주셔야 잇몸뼈가 내려가는 것을 막을 수 있어요. 치아 사이의 접촉면에 공간이 많이 생긴 경우 보철물을 기공소에 보내서 수정해야 할 수도 있어요.

PART

06

교정 및 심미치료 + 턱관절치료

CHAPTER 01

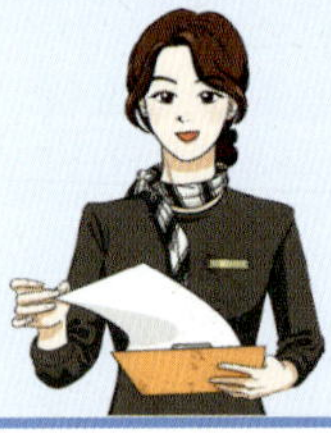

치열을 바르게 하는 치아교정

1) 개념

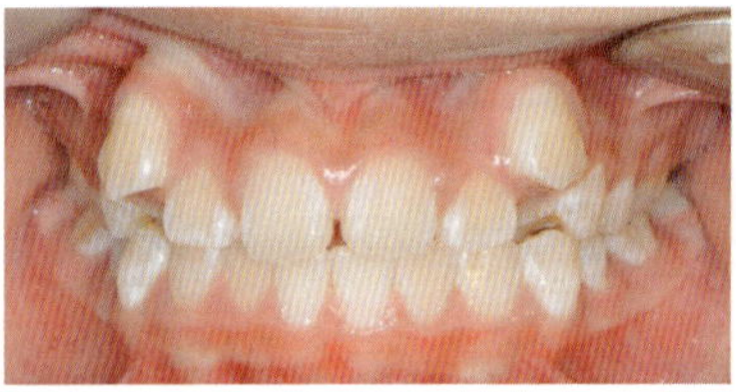

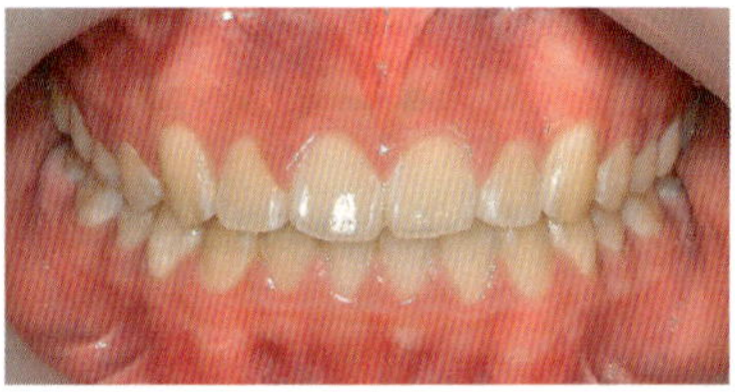

(1) 치아교정

고정식 혹은 가철식 교정장치를 통해 치열을 바르게 하며 정상교합으로 만들어주는 술식

(2) 교합과 정상교합

① 교합

입을 다물었을 때 윗니와 아랫니가 맞물리는 관계. 상·하악을 물었을 때 상악과 하악 치열의 위치 관계

② 정상교합

상·하악 제1대구치(6번)의 관계가 적절하게 이루어지고, 치아가 올바른 교합 상태에 있으며 치아 주위 조직, 씹을 때 사용하는 근육, 턱관절이 건강하고, 정상적으로 기능하는 상태

(3) 부정교합

불규칙한 치아 배열이나 위턱과 아래턱 관계의 부조화 또는 근육신경계의 기능 이상으로 발생되는 치아질환. 치아의 배열이 불규칙하거나 제대로 맞물리지 않고, 돌출입, 무턱, 주걱턱, 저작(씹는) 기능 이상 등이 발생하는 상태

(4) 부정교합의 원인

구강 악습관, 잘못된 자세, 환경적 영향, 치아의 모양과 크기, 충치로 인한 치아의 이동과 상실, 구순구개열 같은 선천성 장애, 유전 등

(5) 부정교합의 분류

부정교합에는 다양한 종류가 있으며 크게 전후방적 기준과 수직적 기준으로 구분할 수 있다.

① 전후방적인 분류

전후방적 기준으로 보았을 때는 1급, 2급, 3급 부정교합으로 나눌 수 있다.

a. 1급 부정교합

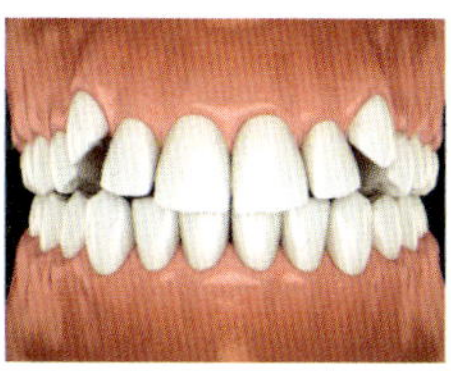
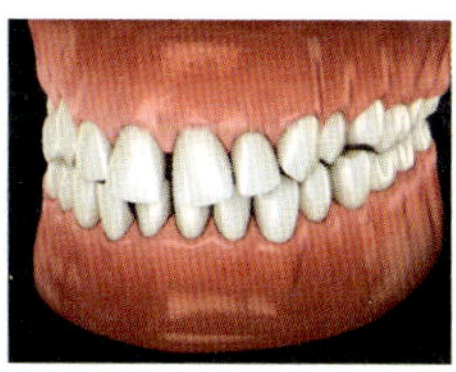
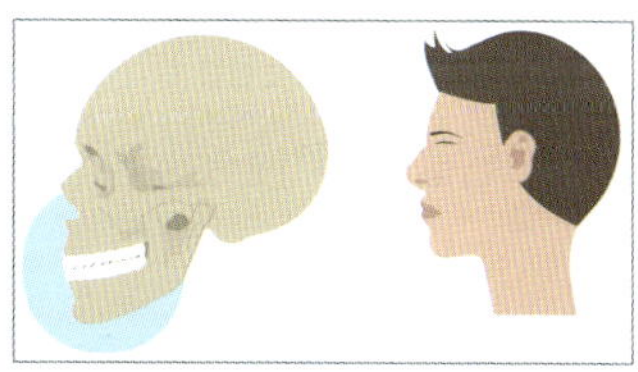

골격적 성장, 대구치 교합은 정상이지만 전치, 소구치 부위의 치열만 고르지 않은 경우

예 치아배열이 불규칙한 경우, 덧니가 있는 경우, 치간 이개(치아 사이가 벌어진 경우)

b. 2급 부정교합

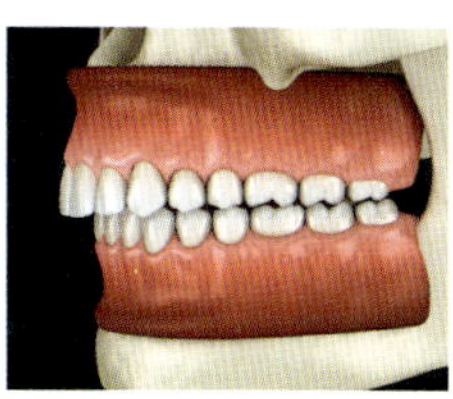
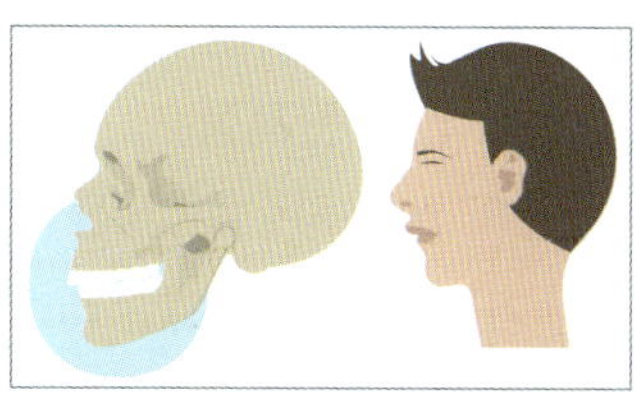

아래턱이 위턱보다 작아 하악 치열이 후방에 위치하는 경우로 무턱이나 돌출입이 나타나게 된다. 골격이 원인이라면 턱 성장기에는 턱 성장을 억제하는 치료가 필요하고, 성장이 끝난 후에는 턱수술을 필요로 하기도 하지만 치아가 원인인 경우라면 교정을 통해 부정교합을 치료할 수도 있다.

c. **3급 부정교합**

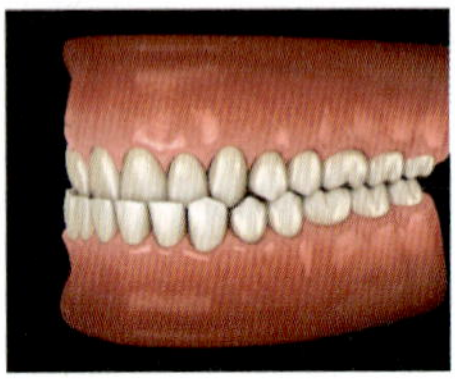

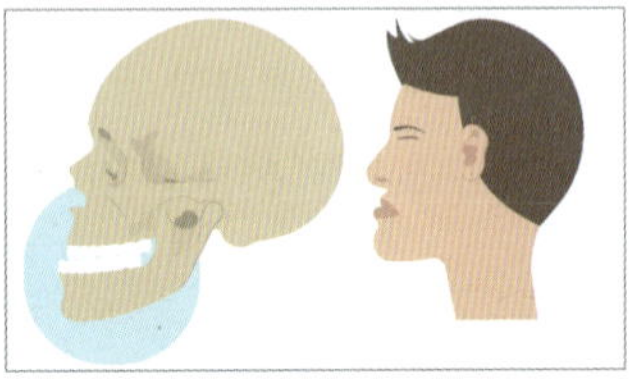

위턱보다 아래턱이 더 발달한 경우로 윗니가 아랫니보다 더 안쪽으로 들어가 있는 반대교합 및 주걱턱이 나타나게 된다. 골격이 원인이라면 턱 성장을 억제하는 치료가 필요하지만 치아가 원인인 경우라면 교정을 통해 부정교합을 치료할 수도 있다.

② 수직적 분류

a. **과개교합**(Deep bite)

입을 다물 때 앞니가 너무 깊게 물리는 경우

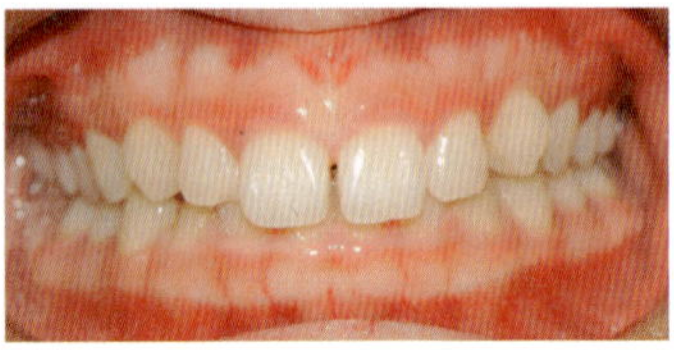

b. **개방교합**(개교교합, Open bite)

위아래 앞니들이 서로 맞물리지 않고 떠 있는 경우

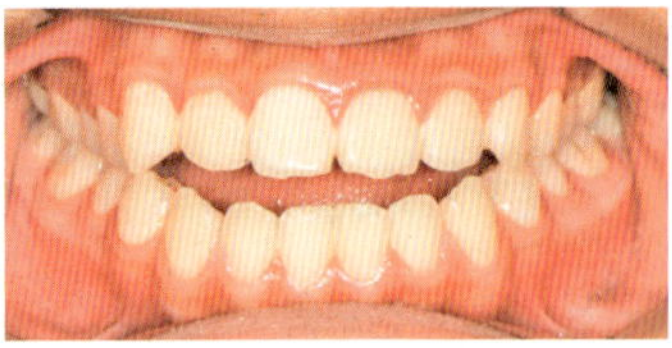

(6) 부정교합으로 인한 문제점

치아우식증(충치)의 원인, 치주질환(잇몸병), 저작장애(음식을 씹기가 불편하여 소화장애, 영양 불균형 가능), 발음장애, 얼굴 비대칭, 보철치료 곤란, 턱관절 이상, 심리적 장애, 사회적 장애 등을 발생시킬 수 있다.

(7) 교정의 원리

치아에 압력이 가해지면 염증반응이 일어나서 치아가 이동하려고 하는 쪽의 뼈(골)는 흡수시키고, 치아가 이동하고 남은 자리의 뼈(골)는 생성하는 과정이 반복된다. 이를 통해 치아를 움직여 가지런하게 만들며 정상교합을 유도한다.

(8) 1기 교정치료(조기교정, 턱 교정)

① 턱뼈의 성장을 조절하고, 영구치가 수월하게 맹출할 수 있도록 유도하는 교정치료 방법

② 치료 시작 시기

a. 위턱이 나온 경우: 여자아이 10–12세경, 남자아이 11–14세경
(여자아이들은 성장이 비교적 더 빠르기 때문에 치료 시작 시기도 조금 더 이를 수 있으나 개인별로 차이가 있어 진단 후에 정하게 된다)

b. 아래턱이 나온 경우(주걱턱): 6–8세경

③ 종류

a. 구외 장치: 헤드기어, 페이스 마스크 등

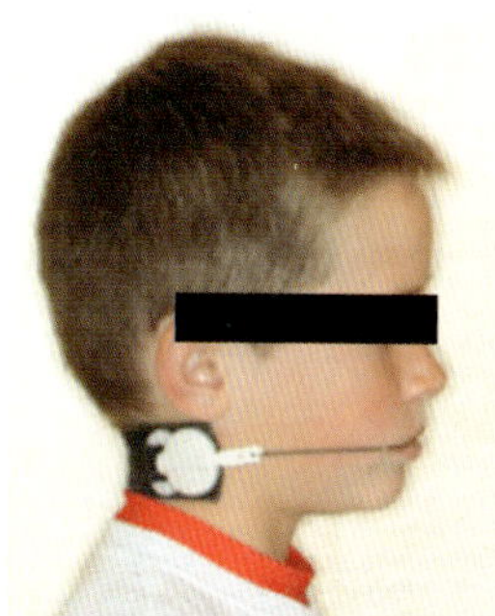

헤드기어

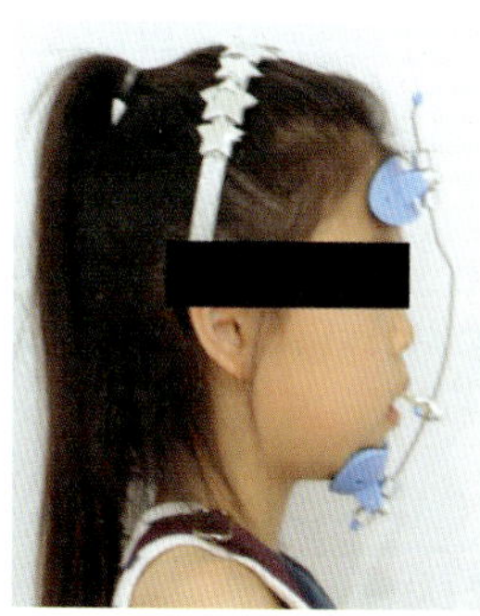

페이스 마스크

출처: 더라인치과교정과 치과의원

b. 구내 장치: 고정성 확장장치(RPE), 슈왈츠 장치 등

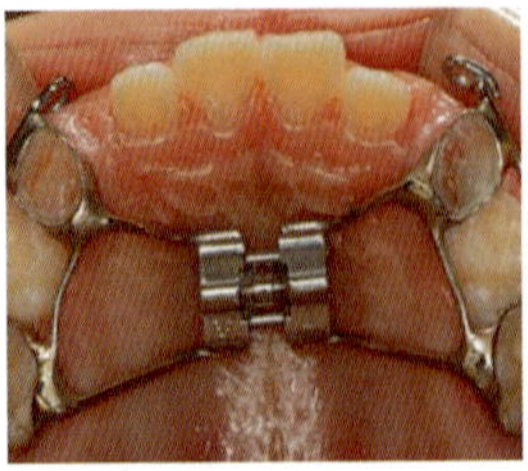

RPE

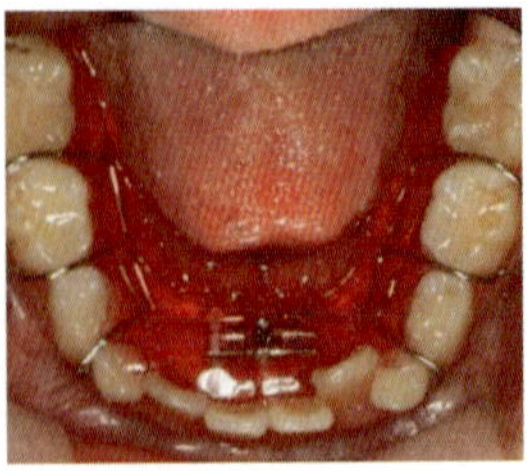

슈왈츠 장치

출처: 더라인치과교정과 치과의원

(9) 2기 교정치료(장치교정, 성인교정, 수술교정)

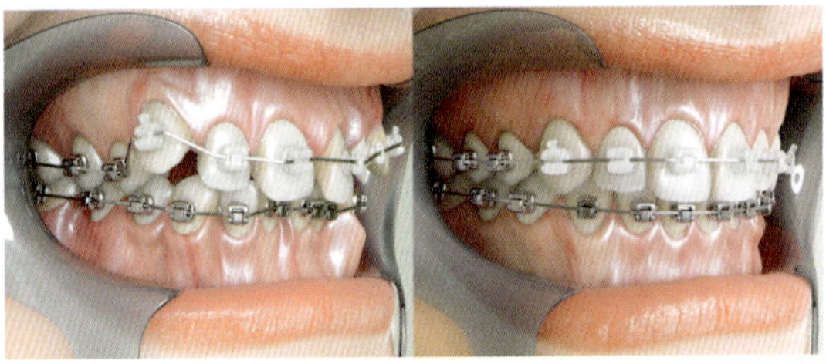

① 장치를 부착하여 치아의 배열과 교합을 정상적으로 유도하는 교정치료 방법

성장기에 1기 교정치료를 받았더라도 치아에 움직임이 있었거나 부정교합이 있는 경우 2기 교정치료를 이어서 진행하기도 한다.

② 치료 시작 시기: 영구치가 모두 나오는 12~14세경부터 가능하나 개인마다 성장 속도와 영구치가 나오는 시기에 차이가 있어 시기는 달라질 수 있다.

③ 교정장치의 종류

a. 고정식 장치

- 치아에 브라켓*을 붙이고, 그 위에 와이어*의 힘을 전달하여 치아를 이동한다. 와이어를 브라켓에 묶을 때는 리게이쳐 와이어*나 오링*을 사용하거나 뚜껑(클립)으로 닫아서 고정하기도 한다.
- 환자가 탈착할 수 없고, 술자가 일부나 전체를 분리하여 조절하기 때문에 술자가 조절하는 대로 교정력이 확실히 작용되나 양치질이 어렵다.

b. 가철식 장치

- 환자 자신이 탈착할 수 있는 교정장치로 상 교정장치, 기능적 교정장치, 구외 교정장치 등이 있다(1기 교정치료에서는 주로 가철식 장치와 구외 교정장치를 사용한다).
- 장치 청소가 쉽고, 필요할 때 제거가 가능하나, 환자가 직접 조작하고 탈착하기 때문에 수행 여부에 따라 결과가 달리지며 치아의 정교한 이동이 어렵다.

기초 치과 용어*

*** 브라켓(Bracket)**

치아면에 부착하여 와이어로부터 교정력을 받아서 치아를 이동시키는 교정장치. 재질, 부착 위치 등에 따라 다양한 종류가 있다.

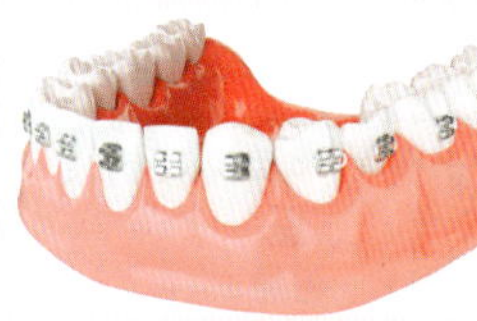

*** 와이어(Wire)**

브라켓과 튜브를 통해서 치아에 교정력을 가하기 위한 교정용 철사. 재질과 굵기에 따라 다양한 종류가 있어 교정 시기에 맞게 선택하여 사용한다.

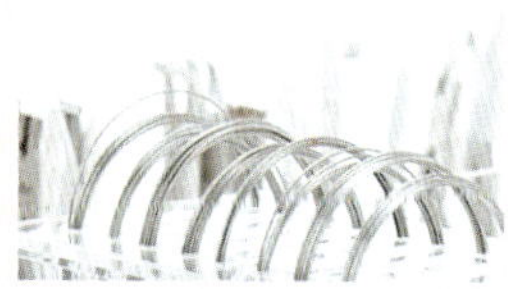

*** 리게이쳐 와이어(Ligature wire)**

브라켓에 와이어를 넣은 뒤 결찰을 위해(묶기 위해) 사용하는 얇은 철사

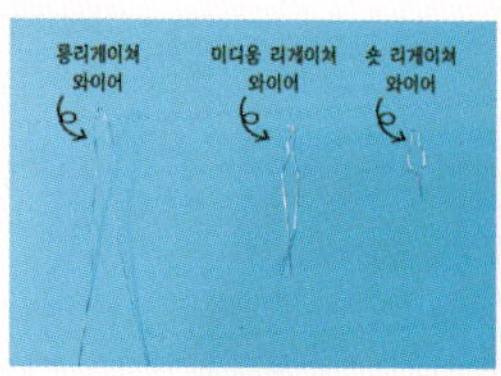

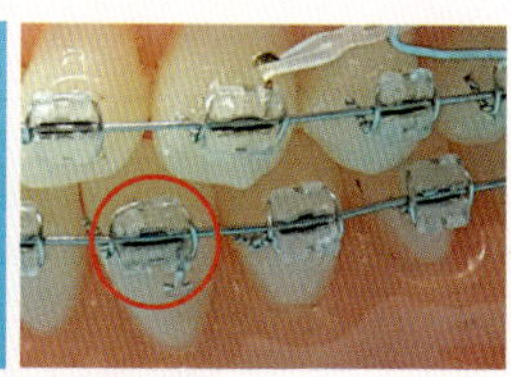

*** 오링(O-ring)**

브라켓에 와이어를 넣은 뒤 결찰을 위해 사용하는 고무줄

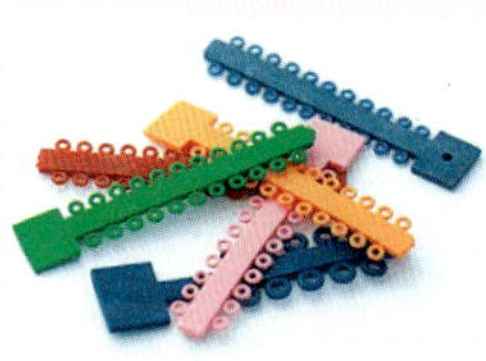

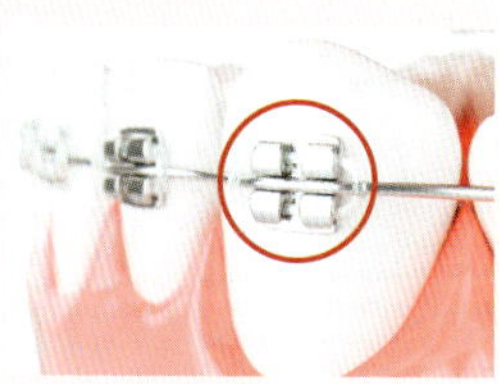

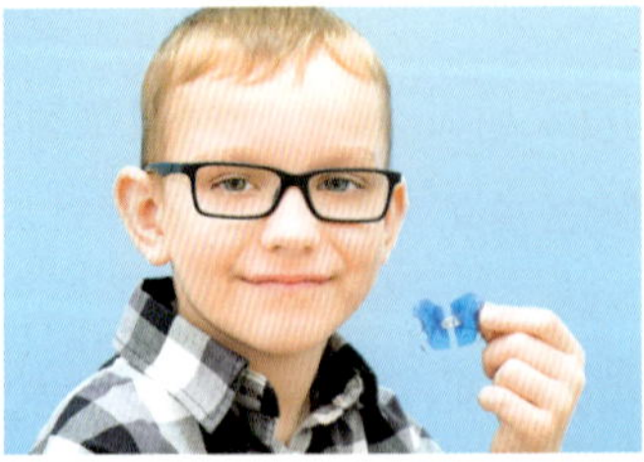

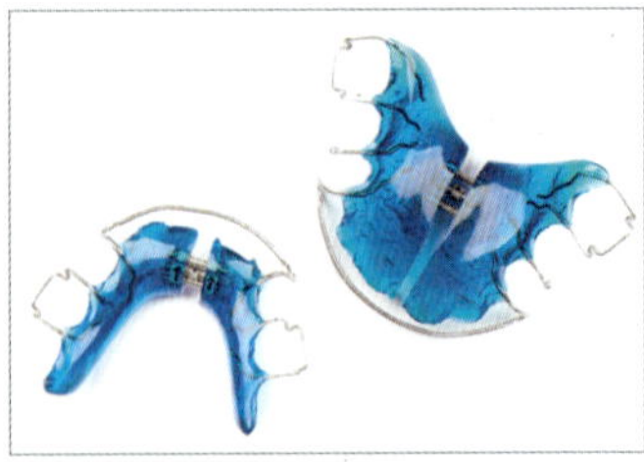

- 투명교정장치의 경우 맞춤식으로 제작된 얇은 플라스틱 막을 치아 전체에 씌워 플라스틱 막의 탄성과 마찰력을 이용해 치아를 이동한다.

c. 고정식 및 가철식 장치의 종류

▸ **고정식 교정장치의 종류**

브라켓 부착 위치	재료 및 분류	사진 & 특징	장점	단점
순측 교정	메탈	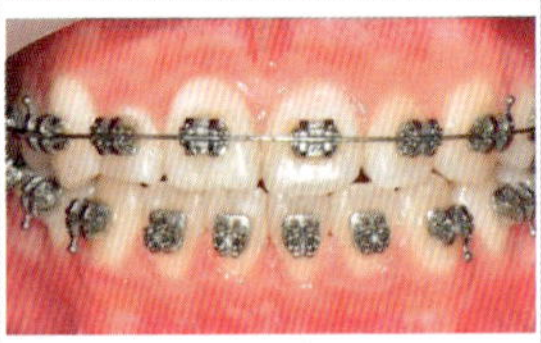 브라켓이 스테인리스(금속) 재질로 만들어진 장치	• 내구성이 강하고 교정력이 뛰어나다. • 저렴하여 경제적인 부담이 적다. • 접착력이 좋아서 비교적 탈락할 확률이 낮다. • 브라켓의 크기가 작아, 이물감이 적다. • 착색되지 않는다.	• 브라켓과 와이어가 티가 많이 나서 심미성이 떨어진다.
	레진	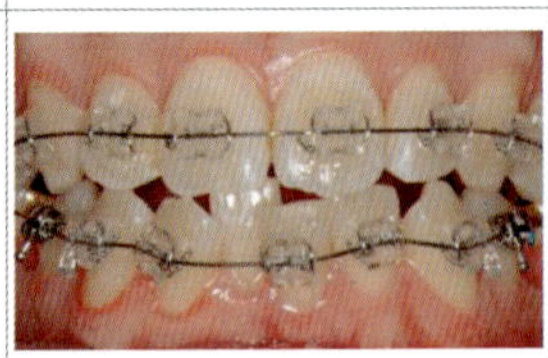 브라켓이 강화형 플라스틱인 레진으로 만들어진 장치	• 심미성이 우수하다. • 세라믹 장치보다 저렴하다.	• 강도가 약해서 장치가 닳을 수 있다. • 레진 재료 특성상 변색 가능성이 있다. • 치아와의 접착력이 비교적 약하다.

출처: 남수원웰치과 박용호 원장님 제공

브라켓 부착 위치	재료 및 분류	사진 & 특징	장점	단점
순측 교정	세라믹	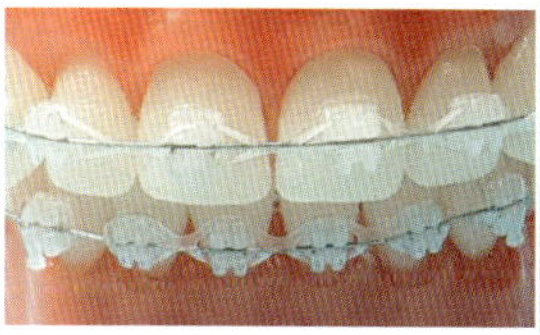 브라켓이 치아 색상과 유사한 세라믹 재질로 만들어진 장치	• 심미성과 강도가 우수하다. • 레진 브라켓처럼 변색, 마모가 되지 않는다. • 이물감과 발음문제가 적다.	• 비용이 비교적 고가이다. • 강도가 강해 맞물리는 치아가 마모될 수 있다. • 브라켓을 제거할 때 치아에 금이 가거나 법랑질의 손상 가능성이 있으므로 고도의 기술이 필요하다.
	자가 결찰	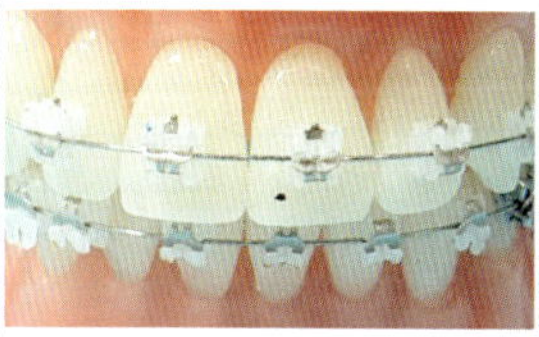 브라켓에 뚜껑(캡)이 달려 있어 와이어를 따로 묶어 고정하지 않고, 뚜껑을 닫아서 고정하는 장치이다(회사에 따라 클리피씨, 클라리티, 스마트클립, 데이몬 등의 제품이 있고, 메탈 혹은 세라믹 재질 등으로 제작이 된다).	• 심미성과 강도가 우수하다. • 브라켓에 와이어를 묶지 않기 때문에 와이어와의 마찰력이 줄어들어 치아 이동 속도를 높이고, 교정 기간을 단축한다. • 치아를 묶지 않아서 진료 시간(체어 타임)도 단축시킬 수 있고, 이동 시 마찰력이 줄어 통증이 감소된다. • 브라켓이 작고 둥글게 생겨서 이물질이 덜 끼기 때문에 구강위생관리가 쉽고, 통증이 적다. • 와이어를 브라켓에 넣을 때 클립을 열고 닫음으로써 쉽게 결찰이 가능하다.	• 비용이 비교적 고가이다. • 뚜껑(캡)이 망가질 수 있어 주의해서 다뤄야 한다.

출처: 남수원웰치과 박용호 원장님 제공

브라켓 부착 위치	재료 및 분류	사진 & 특징	장점	단점
설측 교정	비자가 결찰, 자가 결찰	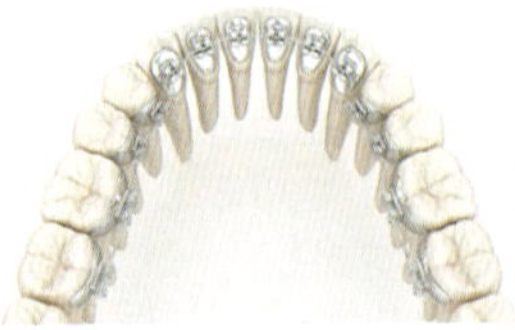 교정장치를 치아의 안쪽(설측)에 부착하여 진행하는 술식	• 교정장치가 보이지 않아 심미적이다. • 교정하는 동안 장치의 두께로 인한 입술의 돌출감이 없다.	• 모든 환자에게 적용하기 어렵다. • 구강위생관리가 어렵다. • 치료비용이 비교적 비싸다. • 순측 교정에 비해 교정 기간이 더 오래 걸린다.

▸ 가철식 교정장치의 종류

교정 종류	재료	사진 & 특징	장점	단점
투명 교정	클리어 얼라이너	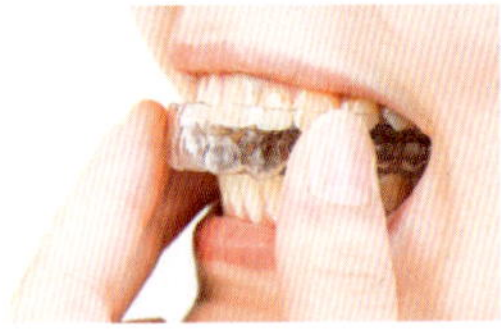 • 비교적 간단한 치아 이동에 적용이 가능하며, 고정식 교정치료 후 치아가 다시 이동한 경우 유용하게 사용된다. • 내원 시마다 본을 뜨고 기공소에 보내서 원하는 치아 이동을 하여 제작하기 때문에 제작이 쉽고, 경제적이다.	• 장치에 대한 불편함을 줄여주며 편리함을 높여 교정을 진행할 수 있다. • 업무상 교정장치 부착을 꺼리는 경우에도 가능한 교정방법이다. • 순측 교정장치에 비해 비교적 눈에 잘 띄지않아 심미적으로 우수하다.	• 교정력이 특별하게 우수하지는 않다. • 모든 부정교합에서 가능한 교정방법이 아니라 가능 여부를 확인하는 진단이 필요하다(특히 발치 교정에는 적용이 어렵다). • 착탈 시 장치가 깨지는 경우가 생길 수 있다. 장치가 깨지면 재제작이 필요하다.

교정 종류	재료	사진 & 특징	장점	단점
투명 교정	인비절라인	• 구강 내부를 스캔하거나 본을 떠서 본사에 제작을 의뢰하면 3D 이미지로 제작한 후 치아 이동을 단계별로 계획한다. • 투명한 특수장치(특수 상화 플라스틱)를 이용하여 장치를 주기적으로 바꿔주면서 치료를 진행한다. • 교정 전 치아의 이동 방향과 속도를 측정해 교정 후의 결과를 미리 예측할 수 있다.	• 클리어얼라이너와 장점은 비슷하다. • 장착 후 발음 적응 기간이 비교적 짧다. • 장치의 두께가 균일하여 클리어얼라이너보다 강도가 좋다.	• 클리어얼라이너와 단점이 비슷하다. • 클리어얼라이너보다 고가이다. • 본사로 제작 의뢰를 보내어 장치를 전달받다 보니 장치를 받기까지 기간이 오래 걸린다.

④ 발치교정과 비발치교정

a. 발치교정

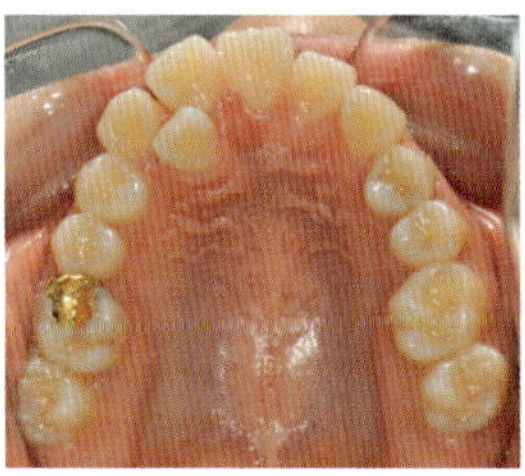

발치교정(전)

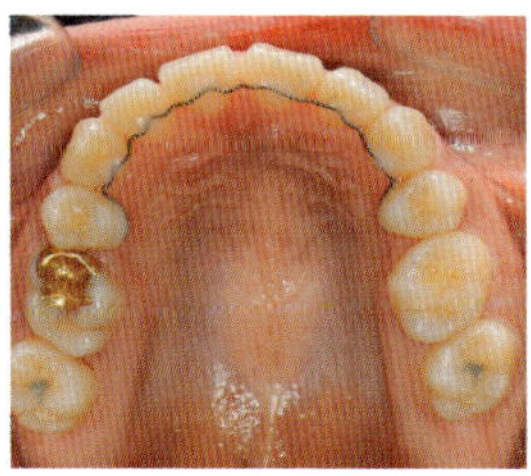

발치교정(후)

- 치아를 이동할 수 있는 공간이 부족하거나 심한 돌출입으로 치아가 뒤로 이동할 공간이 없을 경우 발치를 동반하여 교정하는 방법
- 주로 소구치(상·하악 4, 5번)의 치아를 발치하여 치아를 고르게 배열할 공간을 확보한다. 공간이 많이 부족함으로 발생한 부정교합의 경우 발치를 통해 필요한 공간을 확보할 수 있으며, 교정 후 돌출입으로 보이는 부작용을 피할 수 있고, 돌출입 등의 치료에서 입매와 이미지 변화가 큰 편이지만 치료 기간이 비교적 길다. 안쪽에 고정식 유지장치를 제작할 때 작은어금니까지 제작하여 붙임으로써 나중에 다시 공간이 벌어지거나 치아가 틀어지는 것을 방지한다.

b. 비발치교정

- 발치를 진행하지 않고 교정하는 방법
- 자연치아의 소실 없이 보존하여 치료가 가능하며 치료 기간이 비교적 짧은 편이다.

⑤ 수술교정

a. 턱 교정수술(상악수술, 하악수술, 양악수술 등)을 동반한 교정치료 방법

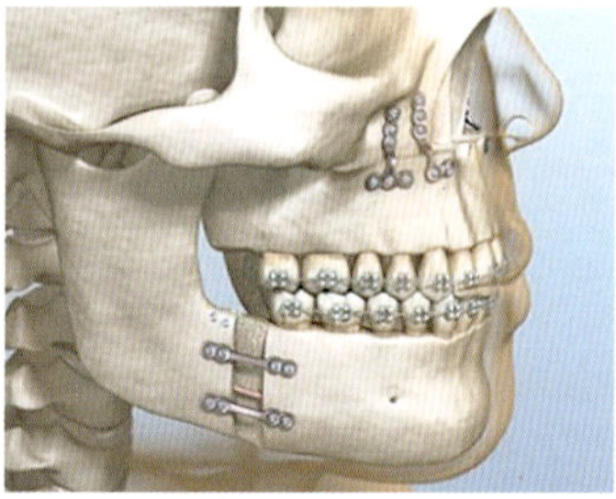

15세 미만의 성장기에는 골격성 부정교합이 심하지 않은 경우 구내, 구외 장치를 통해 교합을 맞추게 되는 경우도 있으나, 골격성 부정교합이 장치만으로 해결되지 않거나, 턱뼈의 성장이 끝난 성인의 경우 정밀검사를 통해서 수술을 동반한 교정을 고려해야 할 수 있다.

b. 수술교정이 필요한 경우

입을 제대로 다물기 어렵거나 치아가 맞물리지 않으며 골격적으로 이상이 있는 경우

예 주걱턱(아래턱이 나옴), 무턱(아래턱이 들어감), 심한 돌출입, 안면 비대칭

c. 치료 순서

환자상태에 따라 수술 후 교정을 진행하는 경우도 있다.

⑥ 부분교정: 일부 치아에만 장치를 붙여서 치아를 움직이는 교정치료 방법으로 교정력이 많이 필요한 치아에는 적용할 수 없고, 구치부의 전반적인 이동은 불가능하다.

a. 부분교정이 필요한 경우

- 앞니가 약간 벌어졌거나 틀어진 경우
- 치아 발치 후에 방치하여 발치한 공간으로 옆 치아가 쓰러지거나 위아래 치아가 솟구쳐 올라온 경우(부분적으로 치아의 이동이 있는 상태인 경우)

b. 치료 방법

앞니 교정의 경우 장치를 붙이고 와이어를 연결하고, 1–2개 치아를 세우거나 넣을 때는 미니스크류*를 심고 파워체인*이나 엘라스틱*을 걸어 치아를 이동시킨다.

2) 발생원인

1) 개념의 (4) 부정교합의 발생원인 참고

기초 치과 용어*

*** 미니스크류(사스, 미니 임플란트, Mini screw)**
잇몸뼈에 식립하여 치아를 이동하기 위한 힘의 고정원으로 사용하는 교정용 나사(식립 시간은 15분 내외로 짧다)

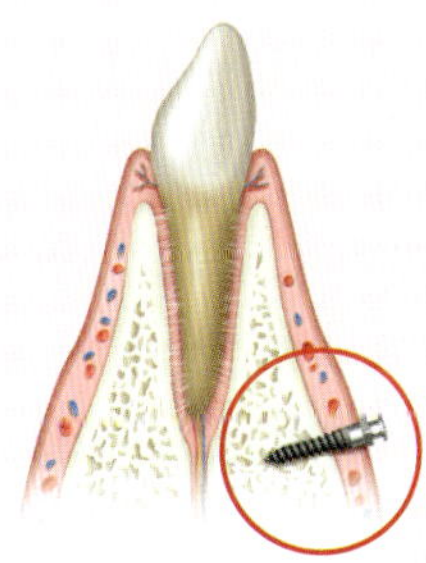

*** 파워체인(Power chain, Elastic chain)**
고무줄의 탄성을 이용해서 치아 사이 벌어진 공간을 닫거나 치아를 제자리로 이동시킬 때 사용한다(돌아가거나 쓰러지거나 솟은 치아의 부분교정).

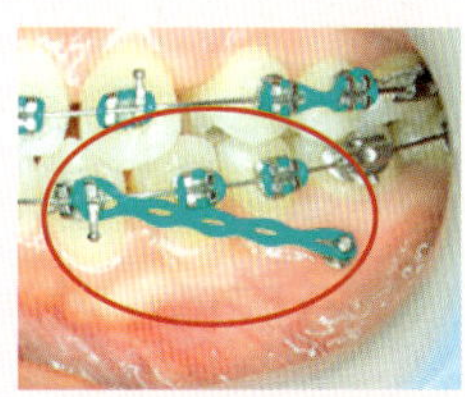

*** 엘라스틱(교정용 고무줄, Elastic)**
탄성을 이용하여 교합을 정밀하게 맞추기 위해 사용하는 교정용 고무줄. 주로 상·하악 간에 교정력을 가하는 데 사용되며 구내용과 구외용이 있으며 탄성이 소실되기 쉬워 매일 교환해야 한다.

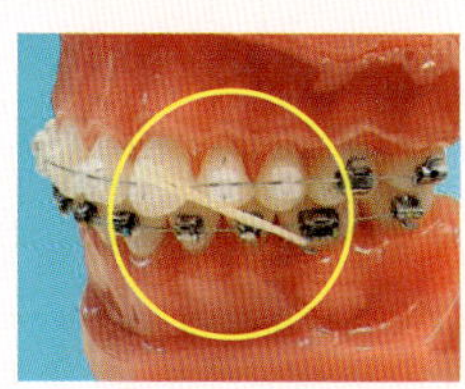

3) 치료목적

- 교정을 통해 치아 및 구강의 건강과 기능을 회복하고, 심미성을 높일 수 있다.
- 치열을 바르게 하여 양치 관리가 잘되어 충치를 예방한다.
- 충치 예방과 같은 원리로 잇몸병을 예방한다.
- 치아의 교합(맞물림)을 맞춰 저작장애를 개선한다.
- 발음장애를 개선한다.
- 치열을 가지런히 하고 안모가 개선되어 심미적인 효과를 높인다.
- 위아래 치아의 맞물림과 턱의 균형을 맞춘다.
- 얼굴 및 턱뼈의 건강한 성장을 유도한다.
- 비심미적인 교합상태로 인한 비정상적인 심리적, 사회적 장애를 개선한다.

4) 금기증

교정치료는 1–3년의 긴 기간 동안 1달에 1–3회씩 정기적으로 내원이 가능해야 하며 긴 기간 동안 장치를 부착한 상태로 진행하기 때문에 충치치료나 잇몸치료가 필요한 경우 미리 진행한 다음 시작해야 하고, 교정장치 부착 이후로도 구강위생관리가 매우 중요하다.

- 연령, 신체, 정신적 조건이 교정 과정을 견디지 못할 경우
- 구강위생관리가 되지 않는 경우
- 충치가 있으나 치료를 아직 안 받은 경우
- 전반적으로 임플란트가 식립되어 있는 경우
- 잇몸병(풍치)이 심해서 치아에 흔들림이 있는 경우
- 장기간 정기적인 내원이 어려울 것으로 예상되는 경우(임신과 출산, 해외 출장, 이사 등)

5) 접수 및 술전 설명

① 교정치료 시작 전에 교정치료 이후에 발생될 수 있는 문제점(부작용)과 교정치료 시 주의사항에 대해 설명한 후 동의서에 서명을 받은 다음 진행한다.

② 교정치료 시 발생 가능한 문제점을 설명한다.

참고

교정치료 동의서

《 교정치료 동의서 》

■ 교정치료 시 발생 가능한 문제점

1. 치아의 변색 (색이 변하는 것)과 탈회 (치아에서 석회질이 녹는 것) 및 충치 (치아우식)
교정장치를 장착한 후 치아를 제대로 닦지 않으면 치아표면이나 사이에 탈회나 충치가 발생 될 가능성이 매우 높아집니다. 탈회의 정도가 심한 경우에는 보기가 좋지 않고, 충치로 전이될 가능성이 있으므로 탈회나 충치의 증상이 심한 경우에는 장치를 제거하고 별도의 치료 (충치치료와 동일)가 필요하게 됩니다.
양치를 철저히하고, 치간칫솔, 워터픽, 가글액 등을 사용해주시고, 설탕섭취를 줄이며 장치가 탈락되거나 불편 시 병원에 내원한다면 충치와 치주염의 발생을 최소화 할 수 있습니다.

2. 잇몸의 염증 및 퇴축, 증식
장치를 장착하고 치아와 잇몸부위를 잘 닦지 않으면 잇몸이 붓고 피가 나기 쉽습니다. 잇몸의 염증이 심해지면 적절한 치료를 받아야하며 대개의 경우 교정치료중 발생한 잇몸의 염증이나
퇴축, 증식은 장치를 제거하고 치아를 제대로 닦으면 치유될 수 있습니다.
성인이 되어서 교정치료를 받거나 너무 오랜 기간동안 교정 치료를 받으면 치은퇴축이 보다 빨리 발현 될 수 있으며 올바른 칫솔질 방법을 배우고 짧은 기간 안에 교정치료를 끝낼 수 있도록 환자분의 적극적인 협조가 필요합니다.

3. 치근흡수 (치아 뿌리가 짧아짐), 치아동요 (치아가 흔들림) , 실활치 (신경이 죽는 것)
교정치료를 하면 치아의 뿌리가 뼈속을 이동하는 동안 치조골의 저항으로 치아의 뿌리가 흡수되어 길이가 짧아질 수 있으며 심하게 짧아지는 경우 치아에 움직임이 생길 수 있습니다.
대부분의 경우 교정치료에 의한 치근의 흡수는 그 정도가 경미하여 치아의 수명이나 정상적인 기능을 발휘하는데에는 영향을 미치지 않습니다. 그러나 치아의 외상이나 전단, 매복 및 갑상선 질환과 같은 호르몬 이상이 있는 경우 또는 원인불명으로 치근이 심하게 흡수될 수도 있으며 때에 따라 교정치료를 중단하고 근관치료(신경치료)를 해야하는 경우도 있을 수 있습니다.

4. 턱관절 장애
교정치료중에 턱관절 주위 근육의 통증, 관절잡음과 같은 관절장애의 증상이 나타날 수도 있습니다. 교정치료 후 많은 환자에서 관절상태를 개선시키지만 간혹 치료전에 존재하던 관절의 문제가 발현되는 경우도 있습니다. 턱관절 장애는 정도의 차이는 있지만 전체 인구의 70%이상이 잠재적으로 지니고 있다고 알려져 있으며 교정 치료중에 발현되는 턱관절 장애의 증상은 학술적으로 교정치료와는 관련이 없다고 알려져 있습니다. 하지만 일단 턱관절 장애의 증상이 나타난다면 이에대한 별도의 치료를 받아야하며 그 증상이 완화될 때 까지 교정치료를 잠시 중단하여야 하는 경우도 있습니다. 교정장치 제거 후에 치아의 맞물림이 잘 맞기 위해 치아를 약간 삭제하는 교합조정을 추천할 수도 있습니다.

5. 치료에 따른 불편감과 통증
교정장치를 처음 장착하게 되면 장치와 접촉하게 되는 입술이나 안쪽뺨의 연조직 및 혀가 자극을 받아 헐거나 상처가 나서 아플 수 있습니다. 그러나 시간이 지나면 연조직이 적응되어 이러한 현상은 사라지게 됩니다. 내원 시 마다 철선을 교체하거나 장치를 다시 조이게 되면 며칠동안은 통증이 지속될 수 있습니다. 일시적 통증은 피할 수 없는 자연스러운 현상이나 통증이 심하거나 지속된다면 담당의와 상의하시는 것이 좋습니다.

■ 교정치료 시 주의사항

1. 치료기간
교정치료는 다른 치과와는 달리 상당히 오랜 치료기간을 필요로 합니다.
사람에 따라 다르지만 대개 1년에서 5년까지의 기간이 소요됩니다. 교정치료에 많은 시간이 걸리는 것은 미용만을 목적으로 시행하는 것이 아닌 부정한 관계에 있는 위 아래 치아의 맞물림을 정상적인 방향으로 유도하여 기능을 향상 시켜 주는 것이 교정치료의 목적이기 때문입니다. 이를 위해 치아와 그 주위조직에 장해를 주지 않으면서 턱뼈 속에 심겨진 치아를 서서히 이동 해야 하기 때문에 많은 시간이 걸립니다.

2. 교정치료 후 유지
교정 치료가 종료된 후에도 치아가 원래의 자리로 돌아가 다시 삐뚤어질 수 있습니다. (재발 가능성). 따라서 교정치료 후에는 유지장치를 착용하게 됩니다. 가철식 유지장치는 교정치료 종료 후 1-2년 동안은 하루종일 장착하는 것을 원칙으로 하며 그 이후에는 시간을 조정할 수 있습니다. (단, 고정식 유지장치는 계속적 착용 필요)

3. 구강위생
치아에 교정장치를 부착하여 치료가 진행되므로 구강위생에 특별히 신경을 쓰셔야하며 권하는 잇솔질 방법을 숙지하여 사용해야합니다. 치간칫솔, 워터픽, 가글액 등을 사용하면 도움이 됩니다.

4. 식사
장치 부착 후 질기거나 끈적하고 딱딱한 음식 (통닭, 튀김, 오징어, 껌, 엿, 떡, 카라멜, 사탕 등)은 브라켓 장치가 탈락되어나 파절될 수 있어 피해야 합니다. 고기과 과일 등은 작게 썰어 어금니로 식사하고 앞니로 뜯어먹거나 베어먹는 것은 피해야 합니다.

5. 내원 주기
교정 치료를 위해서 대개 2-4주에 한번의 간격으로 내원하시게 됩니다.
내원 일시는 약속에 의하여 정해집니다. 이 약속에 맞춰 오시는 것은 매우 중요하며
만일 지속적으로 약속을 지키지 못하게 되면 효과적이고 빠른 치료를 진행하기가 어렵게 되고 치료기간이 길어져 여러 문제들이 발생 될 수 있습니다.
(탈회, 충치, 잇몸염증, 잇몸퇴축, 치근 흡수, 치아 흔들림, 실활치, 턱관절 장애 등)

잦은 약속변경과 미 내원으로 인해 교정치료 기간이 길어진다면 구강 내외적 문제와 그에 따른 치료비용이 추가적으로 발생 될 수 있습니다.

본인은 교정치료에 대한 설명 및 주의사항을 충분히 들었으며
교정치료에 동의합니다.

③ 예약 일자를 지키지 못하게 되면 좋은 치료 결과를 얻을 수 없기 때문에 내원의 중요성을 고지하며, 예약 날짜에 방문하지 않은 경우 해피콜을 통해 내원을 권유한다.

④ 소요시간

- **교정 기간**

  부분교정은 3–6개월, 전체 교정은 1년에서 3년 반 정도 소요되고, 수술교정은 케이스에 따라 다르며 1년 반 안팎으로 소요된다.

- **교정 진단**

  30분–1시간, 세부 과정에 따라 다르다.

- **교정장치(브라켓) 부착**

  1시간 내외, 상악과 하악을 모두 붙이는 경우 더 소요될 수 있다.

- **교정 월 치료(체크)**

  30분–1시간, 세부 과정에 따라 다르다.

- **고정식 유지장치 부착, 교정장치(브라켓) 제거**

  1시간–1시간 30분

6) 치료 순서

① 초진

- 기본적인 구강검진
- 치아 상태에 따라 어떤 방식의 치료를 원하는지 교정치료에 대한 상담을 진행한다.

② 정밀 교정 진단 및 교정 계획 수립

- 치아와 교합의 상태와 문제를 정확하게 파악하기 위해 엑스레이(파노라마, 전방두개골, 성장판, 턱관절 측방) 촬영, 치아모형 제작을 위한 인상채득, 얼굴과 구강내 사진을 촬영한다.
- 정보를 토대로 분석을 진행하여 교정 진행시기, 방법, 기간 등을 확인하여 계획을 세운다.
- 충치, 잇몸치료가 필요한 경우 치료가 완료된 후에 교정치료를 진행한다(단, 임플란트가 필요한 경우 픽스쳐 식립은 교정 마무리 후에 치열이 안정된 다음 진행한다).

③ 상담

- 치료계획과 방향, 예상되는 교정 기간, 교정장치, 비용, 납부방법 등에 대해 상담을 진행한다.
- 치료계획 동의 시 브라켓 부착을 위한 약속을 잡거나 가철식 장치 본을 뜬다.

④ 교정치료 시작

브라켓 부착 혹은 가철식 장치 착용

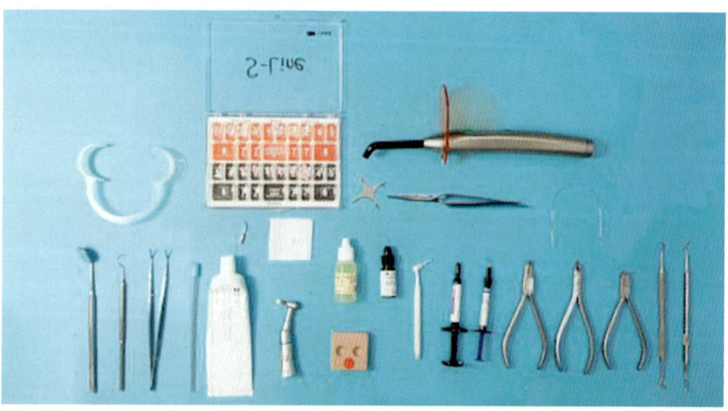

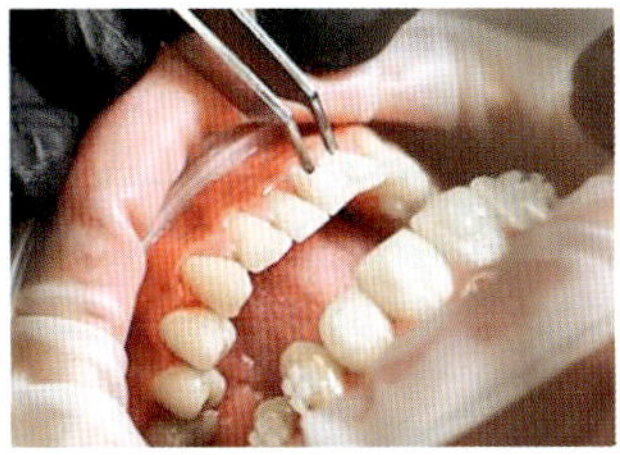

- 치아 표면에 브라켓을 붙이고 교정용 철사를 브라켓에 결찰(장착)한다.
- 가철식 장치(투명교정장치)의 경우 기공소에서 제작되어 나오므로 탈착방법과 관리방법을 교육한다.

⑤ 교정 월 치료(체크)

- 교정 시작 후 3–4주에 한 번씩 내원하여 정기적인 구강위생관리(스케일링)를 진행한다.
- 브라켓이 떨어졌거나 위치 수정이 필요한 경우 다시 붙이고, 와이어나 파워체인을 교체한다.
- 가철식 장치의 경우 치아의 움직임이나 교합관계를 확인하며 장치를 조정하거나 재제작을 위한 본을 뜬다.

⑥ 교정장치 제거 및 유지장치 장착(고정식, 가철식 유지장치 모두 진행하는 경우)

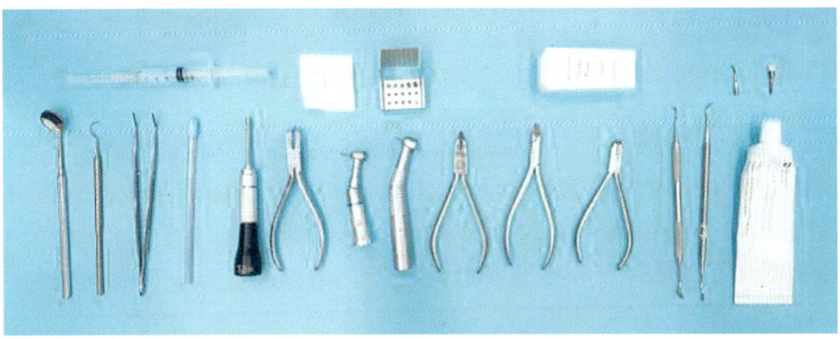

- 계획한 대로 치열이 고르게 되고 교합이 안정화되었다면 환자와 상의하여 수정하고 싶은 점을 확인한다. 없다면 장치 제거 예약을 잡는다.
- 장치 제거 예약을 하기 전에 고정식 유지장치* 제작을 위한 본을 뜨고 제작되어 나오는 날에 교정장치 제거 약속을 잡는다.
- 고정식 유지장치를 붙인 뒤 브라켓을 제거하고, 가철식 유지장치* 제작을 위한 본을 뜬다.
- 가철식 유지장치가 제작되어 나오면 구강내에 맞춰 본 뒤 착용 및 관리방법에 대해 교육하고 정기검진 약속을 잡는다.

기초 치과 용어*

* **고정식 유지장치(픽스드, 픽스드 리테이너, Fixed retainer)**

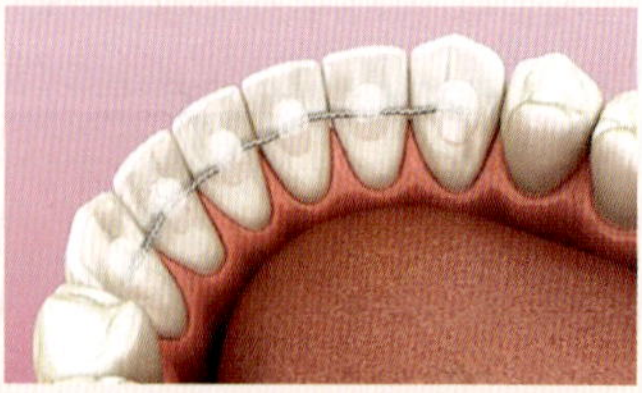

실처럼 가는 철사를 여러 가닥으로 꼬아서 치아 안쪽 면에 부착해 치아가 이전의 자리로 이동하지 못하도록 해주는 유지장치. 일반적으로 3번(견치)부터 3번(견치)까지 총 6개의 치아를 연결하게 되는데 발치교정의 경우 4, 5번(소구치)까지 총 8개의 치아를 연결하기도 한다. 철사가 탈락하거나 끊어지면 치아가 이동할 수 있으므로 되도록 빨리 내원하여 재부착을 하도록 설명한다.

* **가철식 유지장치(리무버블 리테이너, Removable retainer)**

탈착이 가능한 유지장치. 교정치료가 끝난 뒤 1-2년 정도는 계속 착용하며, 그 이후 2년에서 3년 정도는 수면 중에 착용하게 된다. 단, 성장기에는 활발한 성장을 거치면서 변형의 우려가 있기에 성장기가 끝날 때까지는 착용하는 것이 좋다. 정확한 기간과 착용하는 장치 종류는 환자마다 다르다.

① 홀리 리테이너(Hawley retainer)

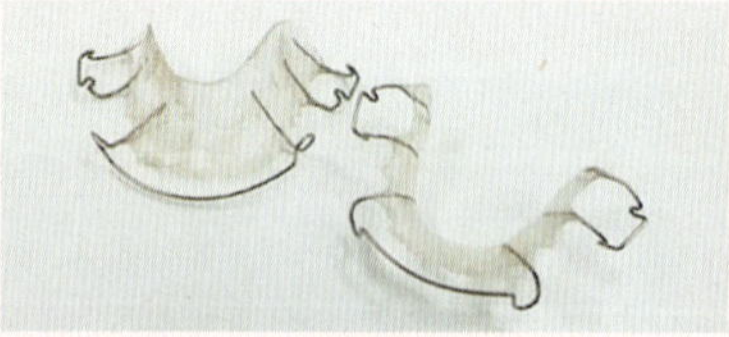

파손이나 변형 등의 위험은 비교적 적지만 연조직을 덮고 있어 이물감이 크다는 단점이 있다.

② 랩어라운드 리테이너(Wraparound retainer)

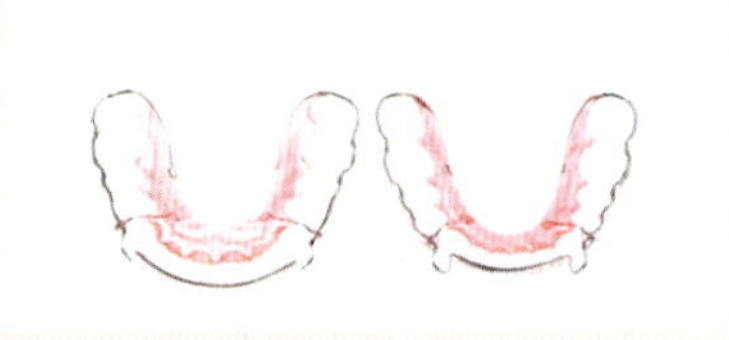

가장 많이 쓰이는 리테이너로 모든 치아를 감싸고 있어 구치부의 치아 이동도 방지할 수 있으나 파손이나 변형될 가능성이 있다.

③ 투명 리테이너(VFR, vacuum formed retainer, 클리어리테이너, Clear retainer)

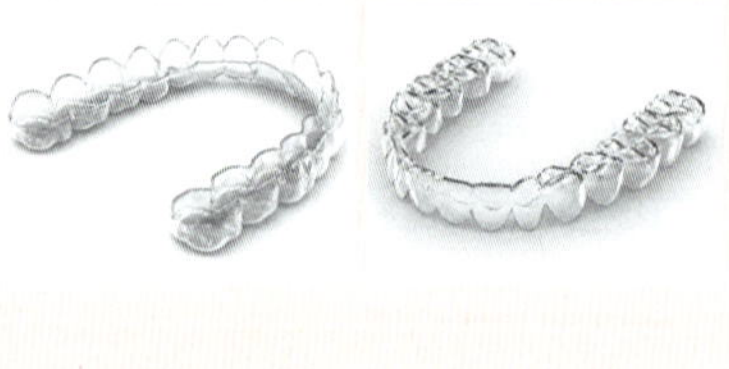

투명하여 매우 심미적이고, 입천장을 덮는 범위가 적어 불편감이 적으며 발음에도 유리하다. 변형이나 파손의 우려가 크기에 유의해야 하며 교합면 마모가 쉽게 될 수 있다.

7) 치료 후 주의사항

① 고정식 교정치료 시 주의사항

- **치료 기간**

"교정치료는 다른 치료와 달리 치료가 오래 걸려요. 개인차가 있지만 대개 1년에서 5년까지 걸릴 수 있어요. 교정치료에 많은 시간이 걸리는 것은 미용만을 목적으로 시행하는 것이 아닌 위아래 치아의 맞물림을 정상적인 방향으로 유도하여 기능을 향상시켜 주는 것이 교정치료의 목적이기 때문이에요. 가능한 치아와 주위조직에 손상 없이 진행하다 보니 예상보다 기간이 길어지기도 해요."

- **교정치료 후 유지**

"교정치료가 종료된 후에도 치아가 원래의 자리로 돌아가 다시 틀어질 수 있어요(재발가능성). 따라서 교정치료 후에는 유지장치를 착용하게 되는데 가철식 유지장치는 교정치료 종료 후 1-2년 동안은 하루 종일 장착하는 것을 원칙으로 하며 그 이후에는 잘 때만 장착하기도 해요(단, 고정식 유지장치는 계속적 착용 필요)."

- **구강위생**

"치아에 교정장치를 부착하여 치료가 진행되므로 구강위생에 특별히 신경을 쓰셔야 하며 권하는 칫솔질 방법대로 잘 닦아주셔야 하고, 치간칫솔, 워터픽, 가글액 등을 사용하면 건강하고 깨끗하게 관리하는데 도움이 되실 거예요."

- **식사**

"장치 부착 후 질기거나 끈적끈적하고 딱딱한 음식(통닭, 튀김, 오징어, 껌, 엿, 떡, 캐러멜, 사탕 등)은 브라켓 장치가 탈락되거나 파절될 수 있어 피하셔야 해요. 고기와 과일 등은 작게 썰어 어금니로 식사하고 앞니로 물어뜯거나 베어 먹는 것도 피해주세요."

- **내원 주기**

"교정치료를 위해서 대개 2-4주에 한 번 오시게 돼요. 치과에 오시는 시기는 치아 상태에 따라 달라질 수 있는데 약속에 맞춰 오시는 것은 매우 중요해요. 만일 지속적으로 약속을 지키지 못하게 되면 효과적이고 빠른 치료를 진행하기가 어렵게 되고 치료 기간이 길어지는 등 여러 문제들이 발생할 수 있어요(탈회, 충치, 잇몸 염증, 잇몸 퇴축, 치근 흡수, 치아 흔들림, 치수 괴사, 턱관절 장애 등)."

② 가철식 교정치료 시 주의사항

- **구강위생**

"식사 중에는 장치를 빼고 식사를 하시면 돼요(가철식 교정장치의 경우). 그리고 식후 칫솔질을 하면서 장치도 깨끗이 닦아주는 게 좋아요. 대개 철사를 제외한 부위는 강화형 플라스틱 계열의 재료로 되어 있기 때문에 장치를 착용한 상태에서 '시원하고 깨끗한 물' 정도는 괜찮지만 뜨거운 음료나 음식물은 장치의 변형을 일으킬 수 있어서 절대 드시면 안돼요. 또한 색이 있는 음료를 마실 경우 장치가 변색되거나 착색될 수 있어요. 음식물을 섭취한 후에는 반드시 칫솔질을 한 다음 다시 장착하셔야 해요. 산성을 띠는 음료수(주스, 콜라 등)를 마셨을 때 칫솔질이 불가능한 상황이라면 반드시 입을 헹군 후 장치를 장착하셔야 해요."

- **불편감**

"장치를 장착하게 되면 처음에는 이물감 때문에 불편할 수 있으나 차츰 적응하게 돼요. 또한 장치를 처음 장착 시 침이 많이 나올 수 있는데 이 역시 시간이 지나면 나아져요. 처음 장착하고 난 며칠간은 발음이 다소 불편할 수 있는데 또박또박 발음하는 연습을 며칠만 하시면 금세 익숙해져서 발음이 좋아져요. 드물게는 구역질을 느끼기도 하지만 곧 익숙해지시더라고요."

- **착용방법**

"장치 장착은 두 손을 이용하셔야 하고, 장치의 철사가 변형되지 않도록 주의해야 해요. 구강내에 장치를 대강 넣은 상태에서 깨물어 장착하게 되면 장치가 깨지거나 변형될 수 있으니 조심해 주세요. 반드시 저희가 알려드린 방법으로 하셔야 합니다."

- **착용시간**

"대개의 경우 가철식 교정장치는 식사 시를 제외하고 하루 종일 착용하도록 해요. 그러나 학교나 사회생활로 인해 종일 착용하기 어려운 턱모자 등의 구외 장치는 하루에 최소한 14시간 이상 착용하셔야 효과가 있어요."

- **보관방법**

"대개 교정장치가 강화형 플라스틱으로 제작되기 때문에 공기 중이나 건조한 곳, 특히 뜨거운 곳에서는 장치가 변형되어 잘 맞지 않게 돼요. 따라서 보관 시에는 찬물 속에 보관하시고, 장치통에 보관 시에도 휴지나 거즈 등을 물로 적셔서 습한 상태를 유지한 다음 보관해 주세요. 이때 휴지나 거즈도 매일 교환해 주시고, 장치와 장치통도 깨끗하게 씻어서 관리해 주세요."

- **장치 파절 및 분실 시**

"파절된 장치는 반드시 가지고 내원해야 수리할 수 있어요. 파절이 심하여 수리가 불가능한 경우나, 장치를 분실하였을 경우에는 재제작을 하여야 하고, 소정의 재제작 비용이 발생하게 됩니다."

- **기타 사항**

"장치 상작 시 담당 의사의 지시사항을 반드시 따라야 하며 궁금한 사항이나 불편한 점이 생긴다면 병원으로 연락 주세요."

③ 미니스크류 식립 후 주의사항

- **불편감**

"시술 후에 조금 아프실 수 있습니다. 대부분의 경우 약을 드시지 않아도 되나 마취가 풀린 후 1시간 이상 통증이 지속될 경우 약국에서 진통제를 사서 복용하시면 돼요. 또한 미니스크류가 볼 안쪽 점막 자극 시 통증이 있는 경우도 있어요. 대부분 어느 정도 시간이 지나면 괜찮아지는 경우가 많지만, 혹시 통증이나 불편감이 클 경우 병원으로 연락 주세요."

- **식립 후 유지**

"시술 후 1주일간은 딱딱하거나 질긴 음식을 피해주시고요. 시술 부위에 혀를 대거나 손대지 않도록 조심해 주세요. 덧날 수도 있고, 스크류가 고정되는데 방해가 돼요."

- **구강위생**

"구강위생(양치질)관리가 잘되지 않을 경우, 시술 부위 주위로 염증이 생겨요. 이렇게 되면 미니스크류 탈락의 주요 원인이 되기도 해요. 이를 닦으실 때는 자극이 가지 않도록 부드럽게 해주시고, 워터픽(Waterpik) 등을 이용하여 음식물 찌꺼기가 쌓이지 않도록 잘 헹궈 주시고, 가글액을 사용하는 것도 도움이 돼요."

- **장치 탈락 및 제거 시**

"미니스크류가 탈락하거나, 제거한 경우 시술 부위는 시술 전과 같이 회복되며 필요에 따라 다른 부위에 재식립할 수도 있어요."

④ 유지장치 장착 후 주의사항

"치아는 교정장치를 제거하면 원래의 부정교합 상태로 되돌아가려는 경향(재발)이 있어요. 따라서 치아가 새로운 위치에 적응하여 재발을 최소화하기 위하여 유지장치(가철성 또는 고정성)를 착용하셔야 해요."

- **가철성 유지장치**

a. 구강위생

"식사 중에는 장치를 빼고 식사를 하시고, 식후 칫솔질을 하면서 장치도 깨끗이 닦아주세요. 대개 철사를 제외한 부위는 강화형 플라스틱으로 구성되어 있기 때문에 장치를 장착한 상태에서 깨끗하고 시원한, 미지근한 물은 괜찮지만 뜨거운 음료나 음식물은 장치의 변형을 일으키니까 피해주세요. 그리고 색이 있는 음료를 마실 경우 장치에 변색이나 착색이 될 수 있으니 장치에 닿지 않도록 주의해 주세요."

b. 불편감

"장치를 장착하게 되면 처음에는 이물감 때문에 불편하고, 침이 많이 나올 수 있어요. 그리고 며칠간은 발음이 불편할 수 있지만, 책이나 신문 등을 또박또박 천천히 읽는 연습을 하시면 곧 괜찮아질 거예요."

c. 착용방법

"장치 장착은 두 손을 이용해야 하며 장치의 철사가 변형되지 않도록 주의하셔야 해요. 구강내에 장치를 대강 넣은 상태에서 깨물어 장착하게 되면 장치가 깨지거나 변형될 수 있어요. 반드시 담당 선생님이 말씀해주신 방법으로 착용해 주세요."

d. 착용시간

"장치는 식사시간을 제외하고는 항상 장착하셔야 해요. 일반적으로 치료 기간만큼 유지장치를 장착하시는 것을 권해드려요(예: 교정치료를 1년 했을 경우, 유지장치도 최소한 1년은 장착). 긴 시간 동안 고생하시면서 교정치료 마무리하신 만큼 유지하는 것도 중요해요. 그러니까 번거롭고 불편하시더라도 저희가 설명드린 대로 잘 장착해 주세요. 교정이 끝난 직후에는 방금 말씀드린 대로 하루의 대부분 시간 동안 장착하셔야 하지만, 치아 상태나 재발 가능성에 따라 장착시간은 조금씩 달라질 수 있어요. 유지 시기를 치료의 종료로 생각하셔서 원장님께서 권장한 장착 시간이 아닌, 임의로 유지장치 장착 시간을 줄이거나 장착하지 않으시면 치아가 다시 틀어질 가능성이 높아요. 그 부분에 대해서는 저희가 책임을 질 수 없고 재교정을 해야 할 정도로 정도가 심한 경우 교정치료 비용을 다시 지불해야 하는 일이 생길 수 있어요. 그런 일이 발생하지 않도록 제크기간 동안의 약속도 꼭 지켜주세요."

e. 보관방법

"대개 교정장치가 강화형 플라스틱으로 제작되기 때문에 공기 중이나 건조한 곳, 특히 뜨거운 곳에서는 변형이 일어날 가능성이 높아요. 따라서 보관 시에는 깨끗한 찬물에 담가 보관하거나, 장치통에 보관 시에도 휴지, 키친타월이나 거즈 등을 물로 적셔서 습한 상태를 유지한 다음 전용 케이스에 보관하셔야 해요. 귀찮으시다고 주머니에 넣고 활동하시게 되면 장치가 파손되기 쉽고, 식사 시 휴지로만 싸서 올려 두면 쓰레기인 줄 알고 두고 오시거나 버리는 경우도 종종 있어요. 그러면 장치를 다시 제작해야 하고 비용도 다시 들게 되니까 항상 유지장치는 장치 케이스에 보관해 주세요."

- **고정성 유지장치**

"교정치료를 받지 않은 경우에도 나이가 듦에 따라 치아는 점차 틀어지게 돼요.

교정치료를 받은 경우는 더욱 심해질 수 있기 때문에 앞니의 경우에는 가는 철사를 맞춤 제작해서 붙여드리는 거예요. 안 그래도 양치가 어려운 곳인데 유지장치 때문에 치석이나 플라그가 더 잘 쌓일 수 있으니까 양치질 꼼꼼하게 해주시고요. 유지장치가 떨어지거나 혹은 떨어진 것 같은 느낌이 들면 치과로 전화주시고 오시는 게 좋아요. 떨어져도 잘 모르시는 경우도 있는데 그 상태로 지내시다가 틀어지고 나서야 치과에 오시는 일도 있거든요. 떨어졌을 때는 가능한 한 빨리 오셔서 다시 붙이셔야 하고 떨어진 듯한 느낌이 드셨을 때도 오셔서 체크 받으시는 걸 추천드려요."

- **장치 파절 및 분실 시**

"장치가 파손되거나 분실되었을 때, 장치가 변형되어 맞지 않을 때, 심하게 치아나 잇몸이 아플 때는 연락 후 내원해 주세요. 망가진 장치는 반드시 가지고 내원해야 수리할 수 있습니다. 망가진 정도가 심하여 수리가 불가능한 경우나, 장치를 분실하였을 경우에는 재제작을 해야 하는데 이 경우에 재제작 비용이 발생하게 돼요."

8) 예약(팔로업)

- 원장님의 계획에 따라 2–4주에 한 번씩 체크를 위해 내원한다.
- 교정치료가 종결된 후에는 3–6개월마다 정기검진을 위해 내원하시도록 권유한다. 가철식 유지장치를 착용 중인 경우 정기검진 내원 시에 가져올 수 있도록 안내한다.

9) 결제 및 마무리 응대

① 비용

- **교정 정밀 진단**

10–30만 원(추후 교정 진행 시 교정 비용에 포함하는 치과도 있다)

- **1기 교정(성장기 교정)**

120–150만 원, 월 치료비(월비) 3–5만 원

- **2기 교정_고정식 교정(브라켓 부착)**
  - 200–500만 원, 월 치료비(월비) 5–10만 원(월비를 받지 않고 총 진료비에 포함시키는 치과도 있다)
  - 치과, 교정 방식, 브라켓 종류 및 재료 등에 따라 다르다.

- **2기 교정_투명교정**

  200–400만 원(치과, 종류, 교정 기간 등에 따라 다르다).

- **교정발치**

  개당 5–10만 원(비보험)

- **미니스크류**

  개당 5–20만 원

- **유지장치**

  가철성 유지장치, 고정식 유지정치 각각 비용 발생. 개당 15–30만 원(총 진료비에 포함된 경우도 있다) 만약 유지장치가 15만 원이라고 한다면 고정성(15*2) + 가철성(15*2) = 총 60만 원 비용 수납이 필요하다.

FAQ

❶ 교정 전

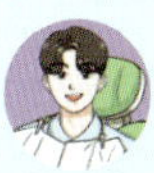

Q1
교정을 시작하는 적절한 시기는 언제인가요?

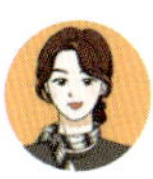

교정은 케이스에 따라 적절한 시기가 달라요. 만약 아랫니가 윗니를 덮는다면 만 6세경에 교정을 시작하기도 해요. 부정교합 상태인 것으로 보인다면 우선 교정전문치과에 가셔서 검사 및 진단을 받으시고 전문의와 상의하여 적절한 시기에 교정을 시작하시면 돼요. 성인 같은 경우에는 '교정할까?' 하는 고민이 된다면 바로 시작하시는 게 좋아요. 20대 분들은 '학교 다닐 때 할 걸'이라고 하시고 30대 분들은 '20대 때 할 걸', 40대 분들은 '진작에 할 걸'이라고 하시더라고요.

Q2

앞니가 약간 겹쳐져 있는 상태인데, 부분적으로 이 부분만 교정을 할 수 있는지 궁금해요.

어금니는 정상적으로 맞물리고 골격적으로도 정상이라면 부분교정도 가능할 수 있지만 정확한 건 방사선 사진, 입안 사진, 얼굴 사진 등의 자료분석을 통해 알 수 있어요.

Q3

교정 진단을 꼭 해야 하나요?

교정 진단은 건물의 설계도나 마찬가지예요. 설계도 없이 건물을 지을 수가 있을까요? 설계도 없이 지으려면 지을 수는 있겠지만 제대로 된 건물을 짓기는 힘들 수밖에 없겠죠. 치아의 크기나 모양뿐 아니라 치아가 난 각도, 골격의 크기, 골격의 성장 방향 등은 세상 사람 중에 같은 사람은 없어요. 당연히 치료계획도 다 다를 수밖에 없다 보니 교정 진단은 반드시 필요한 과정이에요.

Q4

교정하면 많이 아픈가요?

교정장치를 붙이고 난 직후에는 통증이 없고 대부분 3-4시간 이후부터 치아를 미는 느낌이 들기 시작하고 통증이 있긴 해요. 심하면 진통제 복용을 권하기도 하는데 대부분은 약 먹을 정도는 아니었다고 하시더라고요.

Q5

메탈 교정장치와 세라믹 교정장치의 차이점은 무엇인가요?

메탈 장치는 교정장치 중에 저렴하고 접착력이 좋아서 비교적 떨어질 확률이 낮아요. 세라믹 장치는 메탈 장치에 비해 티가 많이 나지 않는 대신 비용이 비교적 고가예요. 교정 결과에는 영향이 없으니 장단점을 잘 확인해 주시고 결정해 주세요.

Q6
설측 교정은 왜 가격이 더 비싼 건가요?

설측 교정은 교정치료의 난이도가 높고 장치부터 철사까지 재료도 바깥쪽 장치보다 더 고가예요. 부착 시 별도의 장치가 필요하기도 하고요. 치료 때마다 시간도 오래 걸리기도 합니다. 여러 가지 면에서 설측 교정은 더 고가일 수밖에 없는 이유가 있습니다.

Q7
교정 상담 받았는데 이를 빼야 한다고 들었어요. 이를 꼭 빼야 하나요?

이를 빼야 하는 교정 같은 경우 이를 빼지 않고는 가지런하게 배열할 만한 공간이 부족한 경우가 많아요. 공간이 부족한데 이를 가지런하게 하려다 보면 이가 뻐드러질 수밖에 없는데 그러면 돌출입인 경우에는 입이 더 나오게 되고 입이 돌출입이 아니었던 경우도 돌출입이 될 수가 있어요. 모든 교정환자가 이를 빼야 하는 건 아니지만 이를 빼야만 하는 경우에 발치교정을 설명드리게 되는데요. 이를 빼야 한다는 설명을 들으셨다면, 공간이 많이 부족해서 발치를 해야 만족스러운 결과를 예상할 수 있는 상태인 거죠.

Q8
교정하면 잇몸이 안 좋아지나요?

교정치료 중에 양치질, 치실, 치간칫솔을 사용하여 구강위생을 잘 관리하신다면 잇몸이 나빠지지 않아요. 치료 중에 잇몸이 내려가더라도 지속적으로 꼼꼼히 양치질하고 주기적으로 스케일링을 받으신다면 장기적으로는 교정치료를 받지 않은 상태보다 더 잇몸 건강이 잘 유지된다는 연구결과도 있어요.

Q9
교정하면 치아뿌리가 짧아질 수도 있나요?

어느 정도 뿌리가 둥글둥글해지는 정도로 모양이 변하는 경우가 대부분인데 드물게 치아뿌리가 비정상적으로 짧아지는 경우가 생길 수 있어요. 그렇지만 대부분은 치아의 기능에 문제없는 정도로 모양이 조금 둥그스름해지는 정도라 크게 걱정하지는 않으셔도 돼요.

❷ 교정 중

Q10
교정 중이나 교정 후에 블랙트라이앵글은 왜 생기는 건가요? 교정하면서 없앨 수 있나요?

잇몸뼈가 내려가서(녹아서) 생길 수도 있고 겹쳐져 있던 부위의 치아가 고르게 되면서 생길 수도 있어요. 치아끼리 겹쳐져 있던 그 부위는 원래 뼈도 없고 잇몸도 없었는데 이가 가지런해진다고 해서 없던 뼈와 잇몸이 생기진 않거든요. 그래서 치아 사이 잇몸이 비어서 까맣게 보이는 경우가 있어요. 한 번 생기면 완전히 없앨 수는 없지만 치아 모양을 다듬는 치간 삭제를 통해 줄일 수는 있어요. 다만 그렇게 줄이는 것도 치아 모양이나 치아의 각도, 배열 상태에 따라 다를 수 있으니 원장님과 상의해 보시는 것이 좋아요.

Q11
교정 중인데 치아가 흔들리는 것 같아요. 괜찮은 건가요?

치아가 흔들리는 느낌이 들면 치아가 빠지거나 상하는 것은 아닌지 걱정되실 거예요. 교정은 치아에 장치를 붙여서 치아를 움직이는 치료예요. 그 과정에서 치아가 힘을 받으면서 생각보다 많이 흔들린다는 느낌이 들어요. 교정치료가 진행되면서 흔들리는 증상도 점점 없어지고 교정이 마무리될 시기가 되면 거의 없어지니까 너무 걱정은 안 하셔도 돼요. 다만 원래 잇몸이 안 좋으신 편이거나 치아뿌리가 많이 짧은 편인데 흔들리는 느낌이 심하다고 하시면 담당 선생님께 체크 받아 보시는 것을 추천드려요.

Q 12
스크류 심은 데가 부은 것 같아요. 언제쯤 괜찮아지나요?

스크류 심은 부위 부기는 보통 2–3일이면 좋아지는데 그 이후에도 부기가 계속된다면 스크류 부분에 양치가 잘 안돼서 염증이 생겨 부은 경우가 많아요. 스크류 부분도 칫솔질을 꼭 해주세요.

Q 13
치아에 붙인 교정장치가 너무 잘 떨어져요. 왜 그런 건가요?

교정장치는 붙인 지 얼마 안 되었을 때 잘 떨어져요. 치아에 장치를 붙인 상태에서 씹는 힘이나 단단한 음식물로 인하여 충격이 가해졌을 때 장치를 붙인 지 얼마 안된 치아는 동요도가 없어 충격을 완화하지 못하고 그 충격이 전부 장치에 전해지면서 떨어지게 돼요. 첫 한두 날은 정말 잘 떨어지는데 그 이후부터는 현저히 줄어들게 되니까 초기에는 음식물을 특히 더 주의해 주세요. 교정 초기가 지나면 평소에도 식사 시 요령이 생기시게 되면서 떨어지는 일이 적어질 거예요.

❸ 교정 후

Q 14
교정을 했는데도 치아가 다시 틀어질 수도 있나요?

교정치료가 끝나고 나면 유지장치를 하게 되는데 치아 안쪽에는 고정식 유지장치를 붙이고 어금니의 유지를 위해서 뺐다 꼈다 하는 유지장치도 하는 경우가 많아요. 치아는 교정장치를 떼고 1–2년은 그 전의 상태로 돌아가려는 성질을 보이는데요. 이때 유지장치가 떨어졌는데도 다시 붙이지 않고 방치하거나 뺐다 꼈다 하는 유지장치를 꼭 해야 하는 케이스임에도 장치를 잘 안 끼거나 하시면 치아가 틀어지거나 벌어질 가능성이 높아요.

Q 15
투명한 유지장치와 철사 유지장치의 차이가 뭔가요?

투명한 유지장치는 치아 전체를 투명한 플라스틱 소재의 장치로 감싸서 유지하는 기능을 하고 철사로 만든 유지장치는 철사와 분홍색 강화형 플라스틱으로 이루어진 유지장치입니다. 각각의 장치가 유지력을 가지고 있지만 투명한 유지장치만으로는 지속적인 유지력을 갖기가 힘들어서 주로 단기적으로 사용하는 장치인 반면에, 철사와 분홍색 강화형 플라스틱으로 만든 장치는 유지력이 보다 강하고 조절이 된다는 장점이 있어 일반적으로 많이 쓰이는 유지장치입니다.

Q 16
유지장치를 잃어버렸는데 다시 만들어야 하나요?

교정이 끝난 지 오래되었고, 재발 가능성이 낮으면 장치를 다시 만들지 않아도 되지만 그렇지 않다면 다시 만들어야 할 가능성이 높아요. 정확한 건 치과에 오셔서 검진 후 설명드릴 수 있어요.

Q 17
안쪽에 철사 유지장치가 떨어져서 다시 붙일 때 비용이 궁금해요.

저희 병원에서 교정을 하신 경우, 다른 치과에서 교정을 하신 경우, 교정이 끝난 지 얼마 정도 시간이 지났는지에 따라 비용이 달라져요. 교정이 끝난 지 좀 지나셨다면 보통 치아 1개당 10,000–50,000원 내외로 비용이 발생할 수 있습니다.

Q 18
철사 유지장치는 언제까지 붙이고 있어야 해요?

일반적으로 2~3년 동안은 반드시 붙이고 있는 것을 권해드리고, 그 이후에는 원장님에 따라 그리고 교정케이스에 따라, 구강위생관리 정도에 따라 달라져요. 앞니는 교정 여부와 관계없이 노화의 한 현상으로 틀어지게 되는데 애써 교정한 치아가 틀어지는 게 싫으신 분들은 5년 이상 장착하시기도 해요. 케이스에 따라 조금씩은 달리 적용되는 부분이 있다 보니 확답을 드리기는 어려운 점 양해 부탁드릴게요.

CHAPTER 02

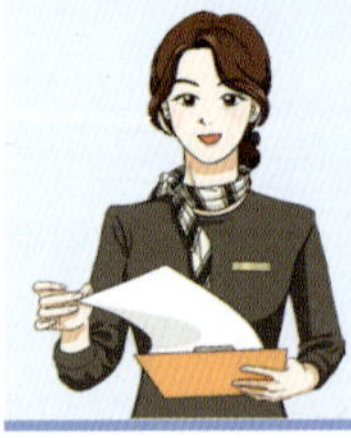

치아를 아름답게 하는 심미치료

❶ 라미네이트(Laminate)

1) 개념

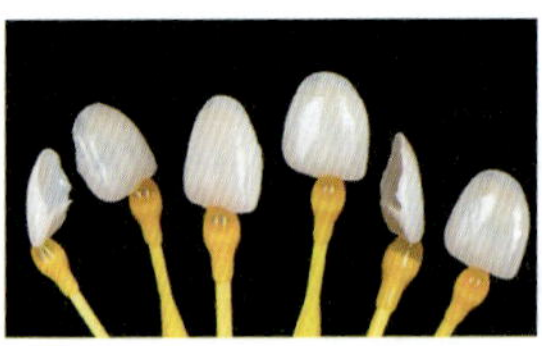

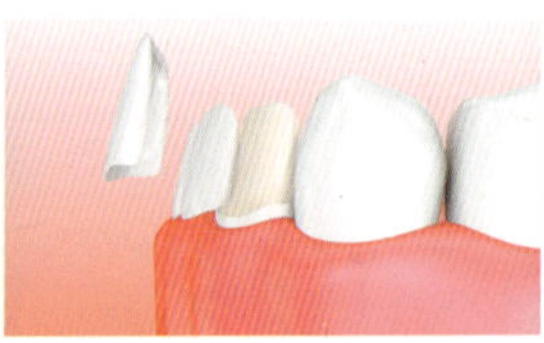

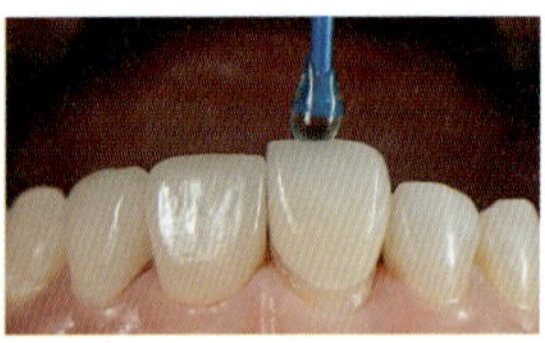

치아의 법랑질 층의 일부를 삭제한 후 삭제된 양 정도의 두께로 제작된 수복물을 치아에 접착시키는 술식으로 치아를 약 0.3–0.7 mm가량으로 아주 얇게 삭제하기 때문에 실제 치아를 거의 보존할 수 있어 심미치료 항목 중에서는 부담이 적은 편이다.

2) 적응증

① 치간이개(다이아스테마, Diastema)

앞니 사이에 공간이 있는 경우

② 치아의 경미한 파절

외상 등으로 법랑질 층이 약간 깨진 경우

③ 치아의 변색, 형태이상

약간의 변색이나 형태이상이 있는 경우

④ 전치부 인접면 치아우식증

앞니 사이에 얕은 충치가 있는 경우

⑤ 반상치

흰색 반점이나 노란색 또는 갈색 반점이 불규칙하게 표면에 착색된 치아

⑥ 치아의 위치이상

치아가 이상적인 위치에서 약간 벗어난 경우

⑦ (선천적) 왜소치

정상 치아보다 크기가 작은 치아

3) 치료목적

- 색소침착에 의한 치아 변색 해결
- 치아 색상에 대한 콤플렉스 해결
- 치아의 모양과 배열에 대한 콤플렉스 해결
- 대인관계에 있어 더 좋은 인상(이미지) 제공
- 결혼, 취업, 방송출연, 행사 전 준비를 위해 진행

4) 금기증

① 깊은 충치(정상교합의 경우)

- 치아 삭제가 많이 필요한 경우 → 크라운치료 필요
- 신경에 충치가 진행된 경우 → 신경치료 + 크라운
- 신경치료를 진행한 경우 → 크라운

② 심한 잇몸병

잇몸치료 먼저 진행한 다음 가능 여부 확인 후 진행

③ 이갈이(Bruxism)

치아를 가는 습관이 있는 경우 라미네이트가 탈락되거나 파절되기 쉬워 크라운으로 진행해야 할 수 있다.

④ 치아에 많은 이동이 필요한 경우
- 전치부의 반대교합, 절단교합 → 치아 교정
- 심한 총생* → 치아 교정

기초 치과 용어*

* **총생:** 치아가 서로 겹쳐 있는 상태. 덧니도 이에 해당한다.

5) 접수 및 술전 설명

① 라미네이트의 장단점에 대해 설명한다.

- **장점**
  - ▸ 치아의 삭제량이 적으므로 치아를 최대한 보존할 수 있다.
  - ▸ 빛의 투과가 우수하므로 자연스럽고, 심미적으로 우수하다.
  - ▸ 반영구적인 수복재이다.
  - ▸ 짧은 기간에 교정과 미백 효과를 동시에 볼 수 있다.

- **단점**
  - ▸ 치아의 삭제량이 적기 때문에 라미네이트로 치료하였을 때 만족스러운 효과를 얻을 수 있는 경우는 제한적일 수 있다.
  - ▸ 탈락이나 파절이 쉬워 부착 후 관리가 중요하다.
  - ▸ 치아가 시리거나 통증이 있을 수 있고, 심한 경우 신경치료 및 크라운 과정이 필요할 수 있다.

② 소요시간

- **진단 및 상담: 30분–1시간**
- **치아 삭제 및 인상채득: 1시간**
- **부착: 30–40분**

6) 치료 순서

① 진단 및 상담

- **진단**
  - ▸ 환자의 심미적인 불만사항을 듣고, 현재 치아의 상태를 분석한 뒤 치료방법을 정한다.
  - ▸ 치료시작 전 필요 시 진단 왁스업 모델*을 제작하여 치료 후 치아의 정중선의 위치, 치아의 크기와 가로 및 세로의 비율 등 치료 후의 모습을 미리 예측해 본다.

- **상담**

원장님의 진단을 토대로 치료 과정과 기간, 발생할 수 있는 비용에 대해 설명한다.

② 환자가 진단 내용이나 진단 왁스업 모델에 대한 치아 모양과 배열에 만족한 경우 기공소에 임시치아 제작 의뢰를 한다. 단, 치과에서 레진 등을 사용하여 임시치아를 만들 경우 이 과정은 생략한다.

기초 치과 용어*

*** 진단 왁스업 모델(Wax-up model)**

환자의 현상태를 본뜬 다음에 석고로 모형을 만들고 이 모형을 깎거나, wax를 덧대어 치료가 끝난 상태를 모형상에서 구현해보는 것으로 치료 후 치아의 정중선의 위치, 치아의 크기와 가로 및 세로의 비율 등을 미리 확인할 수 있다.

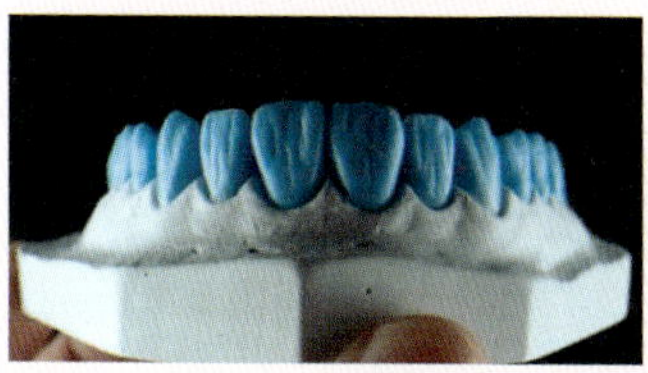

★ 선배의 Tips!

라미네이트 치료 후에 치아가 시리거나 통증이 있는 경우에는 근관치료 및 크라운 과정이 필요할 수 있어요. 이렇게 치료계획이 바뀌거나 비용이 추가될 가능성이 있는 경우 상담 과정에서 미리 설명을 해야 환자의 컴플레인을 방지하고 신뢰관계를 유지할 수 있습니다.

③ 지대치 형성 및 인상채득(Prep & imp)

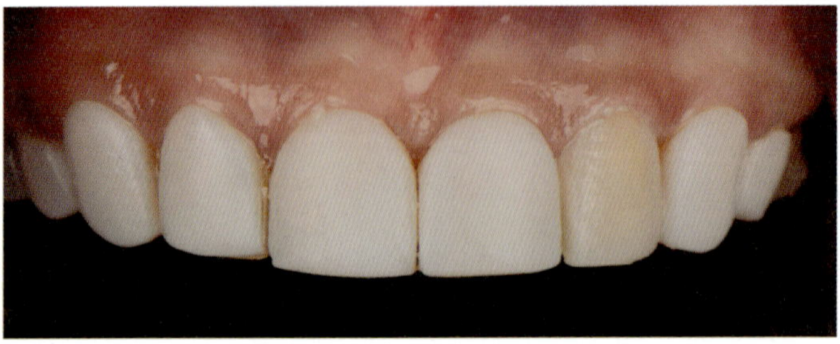

라미네이트 임시치아

- 라미네이트가 들어갈 공간만큼 치아를 삭제하고, 고무 인상재로 본을 뜬 다음 임시치아를 붙인다.
- 치아의 모양이나 색상을 환자와 상의한 후 기공소에 제작 의뢰를 한다.
  만약 치아의 색상을 결정하기 어렵거나 주변 치아의 색상이나 모양과 완전히 동일하게 제작을 원할 경우 색상 가이드를 치아에 대고 DSLR로 사진을 촬영하여 기공소에 보낸다.

④ 라미네이트 조정 후 부착

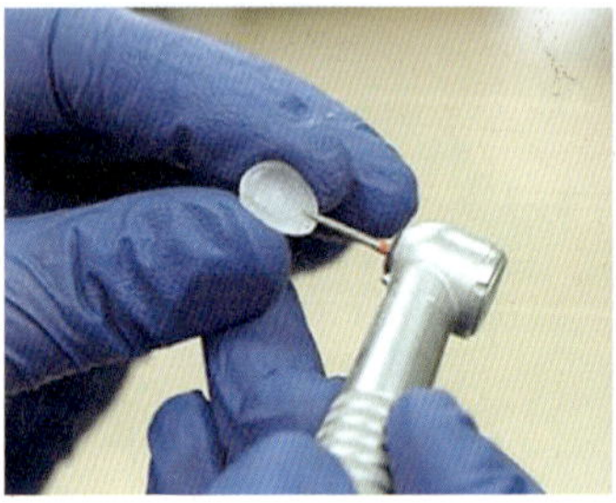

라미네이트 조정

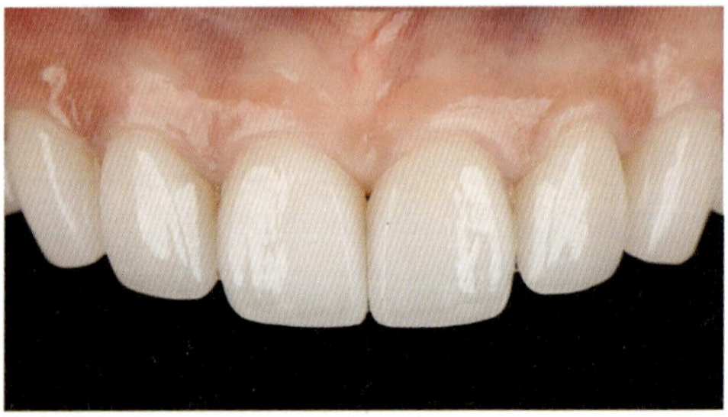

라미네이트 부착

기공소에서 제작한 라미네이트의 조정이 필요한 경우 미세 조정 후 치과용 접착제(세멘트)로 부착한다.

7) 치료 후 주의사항

① 임시치아 부착 후 주의사항

- “마취는 2-3시간 후에 완전하게 풀리게 되니 얼얼했던 느낌이 마취 전의 상태로 완전히 돌아온 후에 식사해 주세요.”
- “다음번 치아를 붙이러 오시는 날까지는 앞니부위 식사나 치실 사용은 피해 주셔야 임시치아가 떨어지거나 깨지는 것을 막을 수 있어요.”
- “임시치아가 빠지거나 깨진 경우 치아가 시리거나 움직일 수 있기 때문에 가능한 즉시 붙여야 하며, 내원하실 때는 임시치아를 꼭 가져와주세요.”
- “혹시 치아가 너무 시리거나 아프면 신경치료 및 크라운치료를 진행할 수도 있어요. 불편하시면 전화 후에 내원해 주세요.”

② 라미네이트 부착 후 주의사항

- “앞니로 씹거나 힘이 가해지는 행위는 최대한 피해주세요. 앞니로 베어먹거나 뜯어서 드시게 되면 라미네이트가 떨어지거나 깨질 수 있기 때문에 작게 잘라 어금니로 식사하시는 것이 좋습니다. 손톱을 깨물거나 뜯는 것도 탈락이나 파절이 될 수 있으니 피해주세요.”
- “부착 직후에는 일시적으로 시릴 수 있어요. 이건 점차 나아지며 혹시 참지 못할 정도로 많이 시리면 신경치료 및 크라운치료가 필요할 수 있으니 연락 주세요.”
- “보철물을 붙인 후에도 남아 있는 치아에 충치가 생길 수 있고, 주변에 잇몸병이 생길 수 있으므로 부착 후 관리가 중요합니다. 칫솔질을 꼼꼼하게 해주세요.”
- “변색이 될 가능성이 있어 색소가 들어간 음식은 되도록 피하시는 것이 좋아요.”
- “혹시 타 치과에서 진료를 하게 되실 경우 그 치과에서도 알겠지만, 라미네이트로 치료된 치아임을 먼저 말씀해 주셔야 탈락이나 파절의 위험을 막을 수 있어요.”
- “6개월마다 정기검진을 통해 문제가 생기지 않았는지 확인해 주세요.”

8) 예약(팔로업)

- 인상채득을 진행했다면 1주일 후 부착을 위해 내원한다.

- 보철물의 수정이 필요한 경우 3–5일 후 재내원한다.
- 6개월 후 정기검진을 위한 리콜 문자를 설정한다.

9) 결제

비용: 치아당 40–70만 원

FAQ

Q1

치아는 한 번 상하면 재생이 안 된다고 하던데 라미네이트를 해도 되나요?

라미네이트는 심미성을 위해 치료하게 됩니다. 치아의 위치나 모양에 따라 치아 삭제를 하는 경우가 많기 때문에 추후 라미네이트를 제거하는 경우 치아를 원상 복구할 수 없게 돼요. 그때에는 라미네이트를 다시 하거나 크라운을 해야 할 수도 있어요. 이 점을 이해하고 심미성의 효과를 더 높게 생각하시는 경우 치료를 결정하시면 돼요.

Q2

라미네이트를 치아 삭제 안 하고 할 수는 없나요?

케이스에 따라 무삭제나 최소삭제를 통해 시술할 수 있긴 한데 그런 치료가 가능한 치아는 사실상 드물어요. 일반적인 라미네이트 시술 시에 삭제 없이 진행하면 치아가 뚱뚱해 보일 수 있기 때문에 주변 치아와의 높이나 모양 등을 고려하여 최소한의 삭제를 하게 돼요. 원장님께서 정확한 진단 후 치아삭제 여부나 삭제량에 대해서 말씀해 주실 거예요.

Q3
삐뚤삐뚤한 치아도 라미네이트 할 수 있어요?

라미네이트로 개선이 가능한 정도라면 라미네이트로 해결할 수 있어요. 하지만 치아 삭제가 많이 필요하거나 치아 교정이 필요한 경우에는 크라운 치료나 신경치료, 혹은 치아 교정치료가 필요할 수 있어요.

Q4
라미네이트로 돌출입이 해결되나요?

만약 치아가 약간 튀어나온 경우라면 라미네이트만으로 약간은 개선이 가능해요. 하지만 튀어나온 정도가 크거나 치아가 아닌 턱뼈가 튀어나온 경우에는 치아교정 또는 수술교정을 통해서 문제를 해결해야 할 수 있어요.

Q5
신경치료하고 라미네이트 해야 되는 거 아닌가요?

신경치료를 하고 나면 우리 치아는 영양분 공급을 받을 수 없어 치아의 색이 변해요. 이런 경우에는 라미네이트 보철물 안쪽으로 변색된 색이 비쳐 보일 수 있어 가급적이면 신경치료 없이 라미네이트를 하는 것이 좋은데, 통증이나 시린 증상이 너무 심한 경우에는 신경치료 후 전체를 씌우는 크라운치료가 필요할 수 있어요.

Q6
잘 깨지거나 떨어지진 않나요?

라미네이트는 얇은 조각을 치아의 겉면에 부착을 하는 것이기 때문에 앞니로 음식물을 깨물어 먹거나, 단단한 것에 부딪히면 탈락이나 파절의 가능성이 있어요. 한 번에 떨어질 만큼 약하진 않으나 좀 더 주의하여 사용하면 보철물의 수명이 더 길어질 거예요.

Q7
라미네이트를 했는데 이전보다 블랙 트라이앵글이 커졌어요. 없앨 수 있나요?

잇몸질환이 있을 경우 앞니 주변의 잇몸뼈가 녹을 수 있는데 이렇게 녹아내린 잇몸뼈는 다시 생기지 않아요. 이런 경우, 그 부분을 채우려고 라미네이트 치아 모양을 직사각형 모양으로 만들 수는 있지만 그럼 모양이 자연스럽지가 않아서 어색해 보일 가능성이 높아요. 그리고 오히려 더 잇몸 가까운 부위의 칫솔질이 어려운 구강환경이 되어 잇몸이 더 망가질 수 있습니다. 어떤 치료가 적합한지는 원장님의 진단, 상담 후 자세히 설명드리도록 할게요.

Q8
라미네이트 한지 오래되었는데 하얗고 투명해 보이던 색도 탁해지고 깔끔함이 없어졌어요. 라미네이트도 색이 변하나요? 새로 바꿔야 하는지 알고 싶어요.

라미네이트뿐만 아니라 모든 보철물에는 적절한 교체 시기가 존재해요. 오랜 기간 사용하면서 치아나 라미네이트에 착색 및 변색이 오면 색상이 변할 수 있는데, 단순 표면 착색인 경우에는 착색 부분만 지워도 되지만 틈이 생기거나 주변에 충치가 있는 경우에는 교체가 필요할 수 있어요. 정확한 것은 정확한 진단 후에 설명드릴게요.

Q9
라미네이트 보철 교체할 때 많이 힘든가요?

아무래도 기존에 있던 보철물을 제거하고 다시 제작이 필요하기 때문에 힘드실 수도 있어요. 치료 시 마취하고 진행해 드리기 때문에 통증은 거의 없어요. 다만, 시술 과정이 매우 섬세한 과정이기 때문에 시간이 오래 걸릴 수도 있어요. 그리고 여러 개의 치아를 치료할수록 입을 오래 벌려야 할 수 있어서 힘들어 하시기도 해요.

❷ 올세라믹

1) 개념

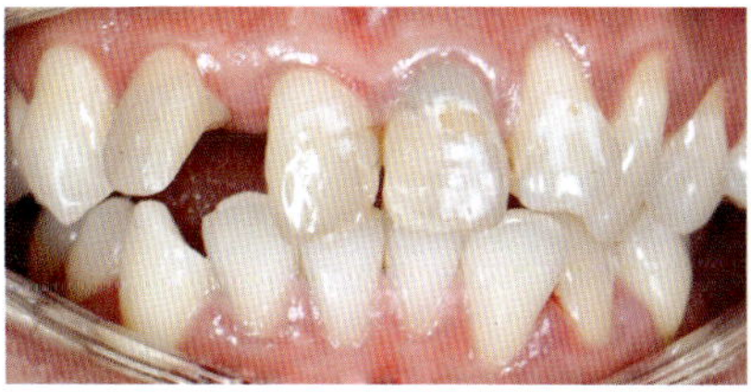

올세라믹 치료(전)

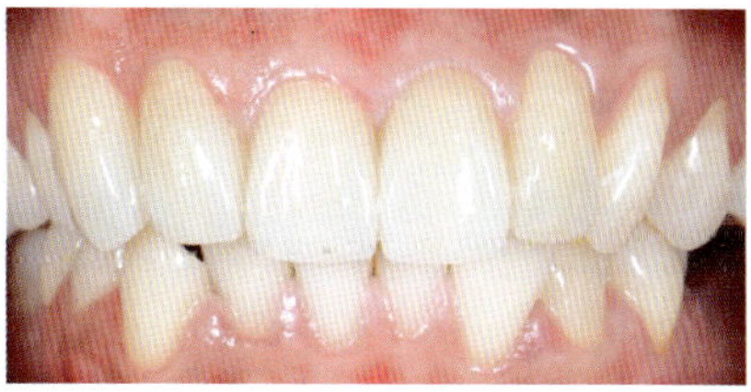

올세라믹 치료(후)

파절 부위가 크거나 신경치료를 한 치아의 심미치료를 위해 진행하는 보철 술식이다. 세라믹(도자기)으로 만들어진 크라운으로 내부에 금속이 들어가 있지 않기 때문에 색상이 자연스럽고 심미적이며, 일반 크라운이나 브릿지의 제작 과정과 동일하다.

2) 적응증

아래와 같은 경우 라미네이트 치료를 생각해볼 수 있으나 모양 개선이 어렵거나 탈락이 잘 될 것으로 예상되는 경우에는 올세라믹 크라운을 진행하게 된다.

① 치간이개(디이아스테마, Diastema)

앞니 사이에 공간이 있는 경우. 공간이 너무 큰 경우도 포함.

② 치아의 경미한 파절

외상 등으로 법랑질 층이 약간 깨진 경우

③ 치아의 변색, 형태 이상

약간의 변색이나 형태 이상이 있는 경우

④ 전치부 인접면 치아우식증

앞니 사이에 깊고, 넓은 충치가 있는 경우

⑤ 반상치

흰색 반점이나 노란색 또는 갈색 반점이 불규칙하게 표면에 착색된 치아

⑥ 치아의 위치 이상

치아가 본래의 위치보다 많이 이동되어 난 경우. 치아가 돌아간 경우

치아 삭제량이 많으면 신경치료가 필요할 수 있고, 다수 치아의 위치 이상은 교정치료가 필요할 수 있다.

⑦ 레진, 라미네이트 치료 후 치아에 충치나 통증이 생긴 경우

⑧ 신경치료를 진행한 치아에 심미치료를 하고 싶은 경우

3) 치료목적

- 색소침착 및 신경치료 후 치아 변색 해결
- 치아 색상에 대한 콤플렉스 해결
- 치아의 모양과 배열에 대한 콤플렉스 해결
- 대인관계에 있어 더 좋은 인상(이미지) 제공
- 결혼, 취업, 방송출연, 행사 전 준비를 위해 진행

4) 금기증

① 치아에 많은 이동이 필요한 경우

치아의 삭제량이 많아지므로 필요한 경우 교정 후에 진행한다.

② 이갈이(Bruxism)

치아를 가는 습관이 있는 경우 크라운에 금이 가서 파절되거나 탈락하기 쉽다.

③ 심한 잇몸병

잇몸치료 먼저 진행한 다음 가능 여부 확인 후 진행

④ 신경치료 후 치아에 변색이 일어난 경우

실활치 미백을 진행한 다음 보철치료를 해야 할 수 있다.

⑤ 치아에 금속색상이나 진한 색상의 포스트나 코어가 들어가 있는 경우

내부 재료가 검게 비쳐 보여 치아색이 어두워 보일 수 있으므로 포스트나 코어를 치아색이나 투명색으로 교체한 뒤 진행한다. 교체가 어려운 경우에는 올세라믹 크라운의 내부에 오팩 처리*를 한 후에 제작하거나 금속 도재 크라운으로 제작한다.

기초 치과 용어*

*** 오팩(불투명, Opaque) 처리**
올세라믹이나 지르코니아 크라운이 치아에 닿는 면에 아이보리색의 오팩을 발라주어 크라운 내부의 치아 색상이 밖으로 비쳐 보이지 않도록 하는 기공 과정

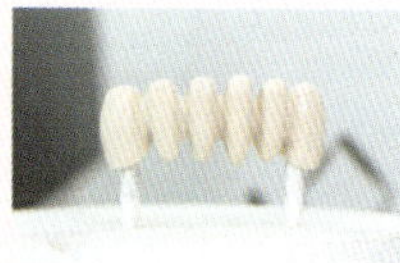

5) 접수 및 술전 설명

① 올세라믹의 장단점에 대해 설명한다.

- **장점**
  - 빛의 투과가 우수하므로 자연스럽고, 심미적으로 우수하다.
  - 내부에 금속이 없기 때문에 잇몸 부분이 검게 보이지 않는다(PFM의 경우 금속에 의해 잇몸이 착색되거나 겉표면 도자기가 깨지는 등의 원인으로 치아와 잇몸 사이의 경계 부위가 어둡게 보일 수 있다는 단점이 있다).
  - 짧은 기간에 교정과 미백 효과를 동시에 볼 수 있다.
  - 재료의 우수성과 파절의 가능성이 많이 낮아졌다.

- **단점**
  - 탈락이나 파절이 있을 수 있어 부착 후 관리가 중요하다.
  - 라미네이트보다 치아의 삭제량이 많다.
  - 치아가 시리거나 통증이 있을 수 있고, 치아 삭제량이 많은 경우 신경치료 과정이 필요할 수 있다.

② 소요시간

- **진단 및 상담: 30분–1시간**
- **치아 삭제 및 인상채득: 1시간**
- **부착: 30–40분**

6) 치료 순서

① 진단 및 상담

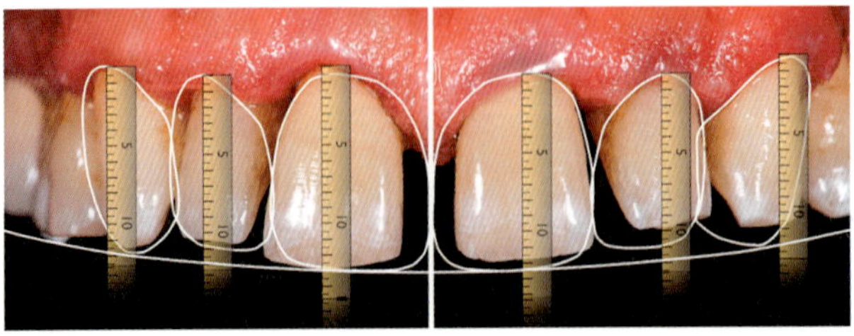

- **진단**

  환자의 심미적인 불만사항을 듣고, 현재 치아의 상태를 분석한 뒤 치료방법을 정하는 과정. 치료시작 전 필요시 진단 왁스업 모델을 제작한다.

- **상담**

  원장님의 진단을 토대로 치료 과정과 기간, 발생할 수 있는 비용에 대해 설명한다(크라운치료 후에도 치아가 시리거나 통증이 있는 경우 근관치료 과정이 필요할 수 있기 때문에 상담 과정에서 미리 설명해야 한다).

② 제작 의뢰

환자가 진단 내용이나 진단 왁스업 모델에 대한 치아 모양과 배열에 만족한 경우 기공소에 임시치아 제작 의뢰를 한다. 치과에서 임시치아를 만들 경우 이 과정은 생략한다.

③ 지대치 형성 및 인상채득(Prep & imp)

- 크라운이 들어갈 공간만큼 치아를 삭제하고, 고무 인상재로 본을 뜬 다음 임시치아를 붙인다.

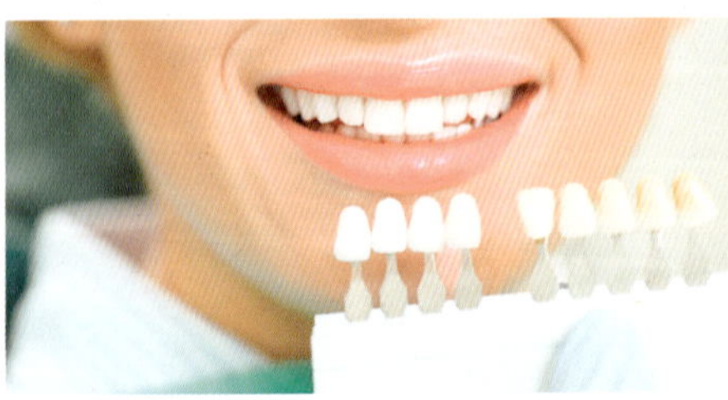

- 치아의 모양이나 색상을 환자와 상의한 후 기공소에 제작 의뢰를 한다.

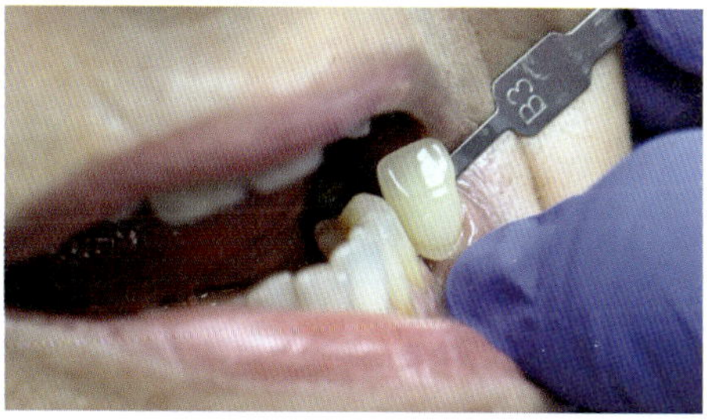

- 만약 치아의 색상을 결정하기 어렵거나 주변 치아의 색상이나 모양과 완전히 동일하게 제작을 원할 경우 색상 가이드를 치아에 대고 DSLR로 사진을 촬영하여 기공소에 보낸다.

★ **선배의 *Tips!***

치아의 색상이나 맞물림을 맞추기가 어려운 경우, 여러 개의 보철을 제작한 경우 등과 같이 보철물의 색상이나 교합이 구강내에서 잘 맞는지 확인이 필요할 때는 치과 측에서 직접 기공소에 전화해서 기공소의 소장님이나 제작한 기공사(기사)의 방문을 요청드릴 수도 있어요. 이런 경우 기공소에 먼저 기공물의 완성 및 방문이 가능한 일정을 파악한 후 환자분과 조율하여 예약을 잡아야 합니다.

"OOO님 다음 주에는 입안에 크라운을 맞춰보러 오실 건데 필요한 경우에는 수정을 할 수도 있어요. 혹시라도 마음에 들지 않으실 경우 정밀한 수정이 필요할 수 있어서 보철물을 만드신 소장님이 직접 확인하러 와 주신다고 하네요. O일–O일 사이에 예약을 도와드릴까 하는데 언제가 편하세요?"

④ 크라운 조정 후 부착

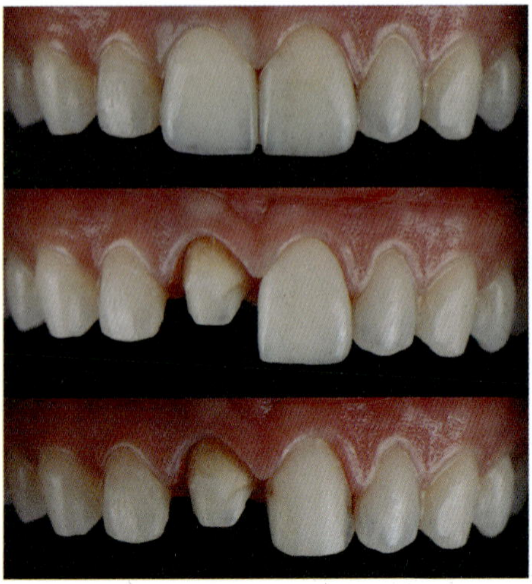

좌측 치아(#21)는 라미네이트, 우측 치아(#11)는 올세라믹 크라운

기공소에서 제작한 크라운의 조정이 필요한 경우 교합과 모양 등을 조정한 후 치과용 접착제(세멘트)로 부착한다. 환자가 만족하지 못하면 보철물의 수정을 위해 기공소로 다시 보낼 수 있고, 괜찮은 경우 임시로 부착하여 1주 정도 사용하는 기간을 가질 수 있다.

7) 치료 후 주의사항

① 임시치아 부착 후 주의사항

- "마취는 2–3시간 후에 완전하게 풀리게 되니 입술 감각이 완전히 돌아온 후에 식사해 주세요."
- "다음번에 치아를 붙이러 오시는 날까지는 앞니 부위 식사나 치실 사용은 피해 주셔야 임시치아가 떨어지거나 깨지는 것을 막을 수 있습니다."
- "임시치아가 빠지거나 깨진 경우 치아가 시리거나 움직일 수 있기 때문에 가능한 즉시 붙여야 합니다. 내원하실 때는 임시치아를 꼭 가져와주세요."
- "혹시 치아가 너무 시리거나 아프면 신경치료를 진행할 수도 있으니 미리 전화 후에 내원해 주세요."

② 올세라믹 크라운 부착 후 주의사항

- "앞니로 씹거나 힘이 가해지는 행위는 최대한 피해주세요. 앞니로 베거나 뜯어서 드시게 되면 보철물이 떨어지거나 깨질 수 있기 때문에 작게 잘라 어금니로 식사하시는 것이 좋아요. 손톱을 깨물거나 뜯는 행위에도 탈락되거나 깨질 수 있으니까 주의해 주세요."
- "부착 직후에는 일시적으로 시릴 수 있으니 대부분 증상이 괜찮아지는 경우가 많은데요, 혹시 참지 못할 정도로 많이 시리면 신경치료가 필요할 수 있으니 증상이 심하면 치과로 전화 주세요."
- "보철물을 붙인 후에도 남아 있는 치아에 충치가 생길 수 있고, 주변에 잇몸병이 생길 수 있어서 부착 후 관리가 중요해요. 칫솔질을 꼼꼼하게 해주시고, 치실 사용을 생활화해주시는 것이 좋아요."
- "혹시 다른 치과에서 진료를 하게 되실 경우 올세라믹으로 치료된 치아라고 먼저 말씀해 주셔야 탈락이나 파절의 위험을 막을 수 있어요."
- "6개월마다 정기검진을 통해 문제가 생기지 않았는지 확인해 주세요."

8) 예약(팔로업)

- 인상채득 후 1주 후 부착을 위해 내원
- 보철물의 수정이 필요한 경우 3–5일 후 재내원
- 임시로 부착한 경우 1주 사용 후 내원하여 완전하게 부착함.
- 6개월 후 정기검진을 위한 리콜 설정

9) 결제 및 마무리 응대

① 치아 1개당 50–90만 원

앞니 치료 시에는 보철의 모양이나 색상을 더욱 정밀하게 제작해야 하므로 어금니 크라운치료에 비해 비용이 높다.

② 신경치료, 코어 및 포스트, 실활치 미백 등이 필요한 경우 해당 비용이 추가될 수 있다.

FAQ

Q1
올세라믹은 잘 깨지지 않나요?

치아하고 같다고 보시면 됩니다. 우리 치아도 충격을 받으면 깨지듯이 앞니 씌운 것도 충격을 받으면 깨질 수 있습니다. 앞니로 단단한 음식은 씹지 않도록 하시면서 조심하시는 게 좋아요.

Q2
나중에 잇몸이 파랗게 보이지는 않나요?

다른 보철물처럼 잇몸관리가 잘 안되면 잇몸이 내려가서 치아뿌리가 약간 노출될 수는 있는데 재료 특성상 생체친화적이라 잇몸건강에 무리가 되지 않고 금속이 비쳐 보이지 않기 때문에 너무 걱정하지 않으셔도 돼요.

Q3
앞니 씌우려고 치아 삭제할 때 마취주사 맞나요?

신경치료를 하지 않은 자연치아라면 치아를 삭제할 때 시림 증상을 느끼실 수 있어서 거의 대부분 마취를 하고 진행합니다. 신경치료를 한 치아라도 잇몸의 모양이나 상태에 따라 마취 여부는 달라질 수 있어요.

Q4
앞니 씌울 때 꼭 치아 삭제를 해야 하나요?

치아를 씌운다는 것은 충치의 범위나 치아가 파절된 범위가 넓다는 의미예요. 옆 치아들과 모양이나 높이 등을 맞추어 덮어씌우는 도자기나 지르코니아 등 재료의 두께를 어느 정도 맞추려면 필요한 만큼의 치아 삭제는 필수적이에요.

Q5
앞니들 사이마다 벌어졌는데 레진으로 때울 수는 없나요?

치아 사이 벌어짐의 정도에 따라 간단하게 레진으로 시술을 할 수 있지만, 변색 및 잦은 탈락 등의 한계점이 있을 수 있고 공간에 따라 라미네이트나 올세라믹 크라운치료가 필요할 수 있습니다. 정확한 건 원장님께서 진단하시고 나서 설명드릴 수 있는 부분 양해 부탁드릴게요.

Q6
앞니 씌우는 거 아픈가요?

마취를 하는 과정에서 통증이 약간 있을 수 있지만 치료하는 중에는 마취가 되어 통증이 거의 없어요. 신경치료를 하지 않은 경우 치아를 다듬는 과정에서 시리실 수 있는데 그땐 마취를 좀 더 해드릴 거예요. 치료 후에는 잇몸이 좀 욱신욱신한 느낌이 드실 수 있는데 하루 이틀 지나면 괜찮아지실 거니까 너무 걱정하신 않으셔도 돼요.

Q7
앞니 치아 길이가 다른데 똑같이 할 수 있나요?

치아를 삭제하는 과정에서 모양을 조정하여 어느 정도 높이를 맞출 수도 있어요. 다만 물리는 관계나 주변 잇몸 상태에 따라서 불가능한 경우도 있을 수 있어 원장님께서 보시고 자세한 내용 설명드릴게요.

Q8
앞니 크라운한 부위에 금속이 비치는데 올세라믹으로 바꿀 수 있나요?

단순히 보철물 교체만으로 말씀하신 부분을 개선할 수 있는 경우에는 올세라믹을 다시 씌우는 것만으로 문제가 해결되지만 잇몸이 착색된 경우는 색이 다시 돌아오지 않을 수 있고, 치아 내부에 변색이 된 경우 실활치 미백을 진행해야 할 수도 있어요. 만약 큰 충치가 있거나 뿌리 끝에 염증이 있어 크라운으로는 치료가 불가능한 경우에는 씌우기 어려운 경우도 있다 보니 정확한 건 검사, 진단 후에 말씀드리도록 할게요.

CHAPTER 03

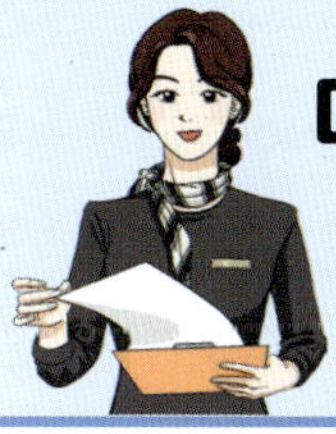

미소에 자신감을 더하는 치아미백

1) 개념

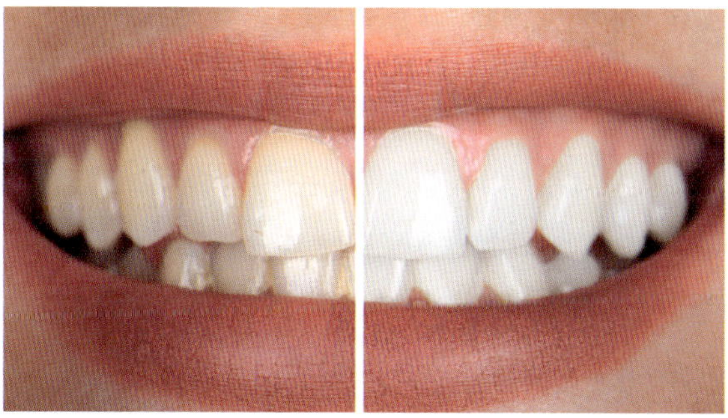

미백(전) 미백(후)

변색된 치아의 색을 약제를 이용하여 밝게 하는 술식

① 미백의 원리

화학물질(과산화수소)을 이용하여 치질 내의 착색 부분인 유기질을 산화시켜 치아의 색상을 밝게 한다.

② 미백의 종류

미백의 종류에는 크게 생활치 미백술과 실활치 미백술이 있으며 생활치 미백에는 전문가 미백과 자가 미백이 있다.

- **생활치 미백술(Vital Bleaching)**
- 후천적으로 색이 변색된 치아의 색을 고농도의 과산화수소나 과산화요소겔을 이용하여 원래의 색조로 회복시키거나 더 밝게 하는 술식.
- 법랑질 표면의 변색인 경우 결과가 좋지만, 상아질 내부의 변색이 원인인 경우 그 결과가 좋지 않을 수 있어 경미한 법랑질 변색에 적용하며 전문가 미백술과 자가 미백술이 있다.

a. 전문가 미백(Office Bleaching)

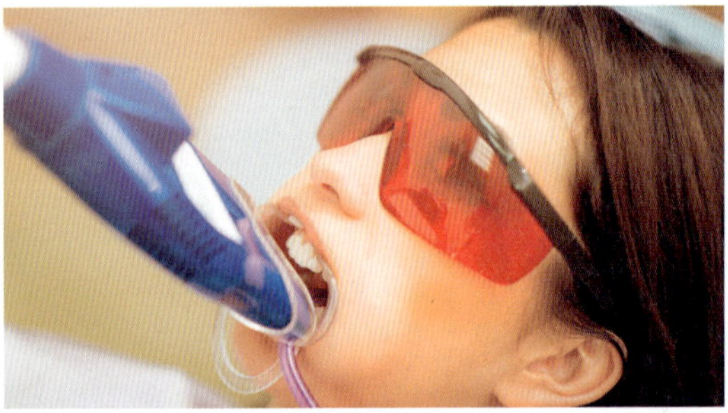

- 치과 진료실에서 의료진이 직접 시행하는 미백 술식으로 안전하다.
- 고농도의 미백제(과산화수소)를 도포한 후 광선조사를 통해 미백제를 활성화 시켜서 단시간에 빠른 효과를 볼 수 있다.

b. 자가 미백(Home Bleaching)

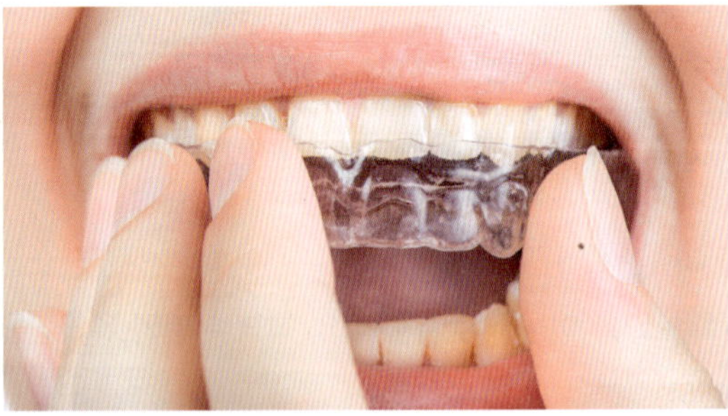

- 의료진의 지시하에 집에서 직접 시행하는 미백술로 주로 전문과 미백과 병행하여 진행한다.
- 기공소에서 직접 제작한 자가 미백 트레이 내부에 미백제(과산화요소)를 도포한 뒤 치아에 장착하여 미백을 진행하며 장시간 천천히 효과가 나타난다.

- **실활치 미백술(치관 내 미백술, Non-vital Bleaching)**

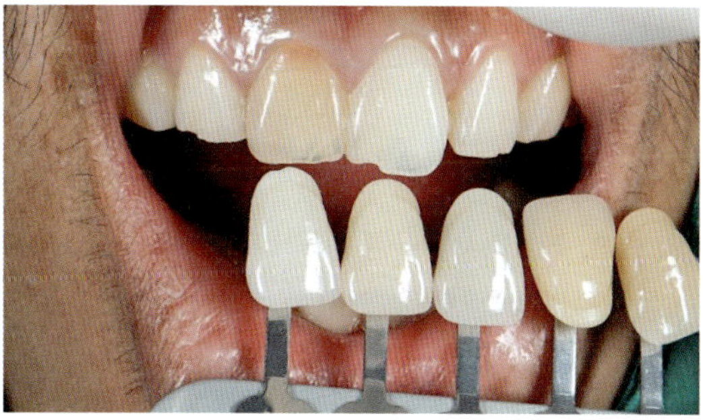

- 치수(신경) 속의 혈액 성분 중 헤모글로빈 성분이 치아의 신경이 괴사하면 치아의 색상이 회색 또는 짙은 갈색으로 변하게 되는데 이때 실활치* 미백을 진행한다(신경치료 후 치아색상이 변한 경우, 심미적인 보철치료를 위해 안쪽 치아 색상을 밝게 변화시키기 원하는 경우, 외상에 의해 치아 색상이 변한 경우 등).
- 근관치료 후 치관 내부(치수강)에 미백제(과붕산나트륨)를 넣어두고 밀봉하면 일상생활을 하는 동안 미백제가 분해되면서 미백 효과가 나타난다.

기초 치과 용어*

* **실활치:** 치수(신경)가 외부 자극에 의해 괴사(생활력을 잃은 상태)된 상태의 치아

2) 발생원인

치아 변색의 원인은 다양할 수 있는데 성공적인 미백을 위해서 변색의 원인을 잘 파악하여 적절한 미백방법을 선택해야 한다. 또한 미백을 진행해도 치아를 밝게 하기 어려운 변색의 경우 미백보다는 크라운과 같은 보철치료방법을 권하기도 한다.

① 외부적인 요인(외인성 변색)

음식물 섭취, 담배와 같은 외부요인으로 인해 치아 표면에 색소가 침착되어 생긴 변색으로 치면세마와 자가 미백술로도 좋은 결과를 얻을 수 있다. 법랑질에 국한된 변색으로 내인성 변색보다 미백치료가 용이하다.

- 음식: 커피, 차(홍차, 녹차), 와인, 초콜릿 등
- 흡연: 담배에 들어 있는 니코틴과 타르 성분이 치아에 쌓여서 누렇거나 검게 변하게 된다.

② 내부적인 요인(내인성 변색)

선천적인 원인의 변색, 테트라사이클린 등 약제에 의한 심한 변색, 노화로 인한 변색, 치아 신경 손상으로 인한 변색, 거친 치아 표면으로 인한 착색의 경우 미백만으로 심미적인 결과를 얻는 데 한계가 있다.

- **전신질환(유전질환), 법랑질 또는 상아질 형성 부전증**

  전신적, 유전적 원인으로 인해 치아의 형태, 두께, 색상 등의 이상이 발생하는 경우 미백으로는 치료가 어렵고 심미수복치료(크라운)가 필요할 수 있다.

- **약물**

  임신 2기부터 8세 소아까지의 기간은 치아가 형성되는 시기로 이때 테트라사이클린 항생제, 불소 등과 같은 약물(화합물)을 복용한 경우 치아 변색이 될 수 있다. 치아미백만으로는 만족할 만한 결과를 얻기가 어려워 심미수복치료(크라운)가 필요할 수 있다.

- **노화**

  고령화에 의한 치아 변색. 치아의 겉부분인 법랑질의 마모로 인해 내부에 있는 상아질의 누런 색상이 비쳐보이게 되면서 치아가 더 노랗게 보일 수 있다.

- **신경치료**

  신경치료 시 사용되는 특정 충전재에 의해 변색이 있을 수 있다. 또한 부적절한 신경치료는 치수강에 괴사조직을 남기게 되어 치아 변색을 유발할 수 있으며, 신경치료 후 세균 감염에 의해 변색이 진행되는 경우도 있다.

- **외상**

  외부의 충격을 받게 되면 치아 내부의 출혈과 혈구 세포의 파괴로 인해 형성되는 이물질이 치아 내부를 착색시켜 치아 변색을 일으키게 된다.

3) 치료목적

- 색소침착에 의한 치아 변색 해결
- 치아 색상에 대한 콤플렉스 해결
- 대인관계에 있어 더 좋은 인상을 준다.
- 결혼, 취업 전 준비를 위해 진행한다.

4) 금기증

- 임신부나 수유중인 여성
- 미백제에 알러지가 있는 환자
- 치아가 닳고, 심하게 손상된 경우(교모, 마모, 부식 등)
  - 상아질이 노출된 경우 과민증 예방치료, 수복치료가 필요하다.
- 충치, Crack line이 있는 경우(치아에 금이 간 경우)
  - 치아에 과민증이 생겨 매우 시릴 수 있다.
- 미백 치아에 수복물이 있는 경우
  - 수복물이 있는 부위에는 미백 효과가 없으므로 미백 후 재수복해야 할 수 있음을 설명한 후 진행해야 한다.
- 치은염이나 치주염이 있는 환자
- 법랑질이 얇거나, 신경이 치아 표면에 가까운 경우
- 항생제, 불소로 인한 변색
- 법랑질, 상아질 형성 부전증
- 흡연자(미백치료를 할 수는 있지만 금방 착색이 될 가능성이 높다)

5) 접수 및 술전 설명

(1) 미백에 대한 과도한 기대감을 낮춘다.

미백 후에 색상의 변화가 연예인과 같이 밝은 흰색 치아를 기대하고 있는 경우가 많다. 연예인들의 경우 라미네이트와 올세라믹 크라운과 같은 심미수복치료를 동반했을 가능성이 높다는 것과 미백치료는 착색 물질을 제거하여 환자 치아 본연의 색상이 돌아오게 하는 것이라고 설명한다.

(2) 미백의 장단점에 대해 설명한다.

① 장점

- 치아의 삭제가 필요 없다.
- 파절의 염려가 없다.
- 계속 내원하지 않아도 된다.
- 치료비용이 다른 수복치료에 비해 상대적으로 낮다.

② 단점

- 오랜 시간 밝은 색을 유지하기 어렵다(재변색으로 인한 정기적 미백치료가 필요할 수 있음).
- 치아를 착색시키는 음식이나 차, 와인 등을 섭취할 때 주의해야 한다.
- 변색 정도에 따라 미백 효과가 다르다.
- 법랑질의 표면이 손상되어 있거나 두께가 불충분한 경우 미백이 어려울 수 있다.
- 미백의 결과를 정확히 예측할 수 없다.

(3) 미백 후 발생될 수 있는 문제(부작용)에 대해 설명하고 동의서를 받는다.

① 미백 후 일시적으로 치아가 시리거나 잇몸이 불편할 수 있다.

- 과민성 상아질로 인한 시린 증상은 치아 표면인 법랑질이 닳아서 상아질이 노출된 곳에서 자주 발생한다.
- 잇몸 자극으로 잇몸이 퇴축될 수 있고, 통증이 발생할 수 있다.
- 이때는 의료진의 지시에 따라 일시적으로 미백을 중단하거나 진통제 복용이 필요할 수도 있다.

② 치아에 하얀 반점(백색 반점)이 있는 경우 평소에는 보이지 않다가도 미백 후 더 도드라져 보일 수 있다. 1-2시간 혹은 수일에 걸쳐 자연스럽게 사라지게 된다.

③ 앞니의 끝부분이 투명하여 회색으로 보이는 경우 미백 후에도 회색으로 남을 수 있다.

④ 미백을 진행할 치아에 치경부 마모증이 있는 경우 임시재료(GI)로 1차 충전을 한 뒤 미백 후 유사한 색상의 영구 충전을 진행한다.

⑤ 미백 부위에 이미 수복물이 있는 경우 미백 후 색상 차이가 심하게 날 수 있으며 미백 2주 후에 재수복해야 할 수 있다.
⑥ 미백 약제에 의해 알레르기가 발생할 수 있다.
⑦ 피부나 잇몸에 미백제가 닿게 되면 약한 화상을 입을 수 있으나 1–2주 이내 회복된다.
⑧ 미백만으로 원하는 치아색을 얻을 수 없을 경우, 심미보철치료인 라미네이트, 올세라믹을 진행할 수 있다.
⑨ 치아의 외부 흡수(뿌리 흡수), 화학적 화상 등의 부작용이 있을 수 있으므로 반드시 담당 의사의 지시에 따라 내원 횟수, 구강내 장치를 사용하는 시간 그리고 약제 사용량 등을 준수해야 한다.

(4) 소요시간

① 전문가 미백

- 1회에 1시간–1시간 30분
- 하루에 마무리하거나 1–2주 간격으로 2–3회 정도 내원하여 진행한다.

② 자가 미백

- 자가 미백 시린지 2–4개를 주고 일주일에 1시린지씩 사용하여 2–4주 정도 진행한다.

③ 실활치 미백

- 1회에 30분–1시간 내외
- 1주 간격으로 2회 정도 내원하여 진행한다.

6) 치료 순서

(1) 전문가 미백

① **시술 전 진단 및 상담**

미백 후 발생될 수 있는 문제점을 설명하고 동의서에 서명을 받는다.

② **Shade guide를 이용해서 환자의 현재 치아 색상을 확인한다.**

③ Shade guide (셰이드 가이드)를 대고 사진을 촬영하고, 차트에 현재 치아의 색상과 특징에 대해 자세히 기록한다.

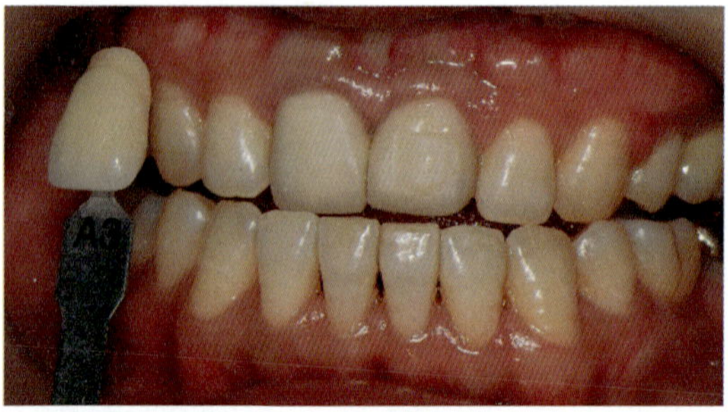

④ 스케일링 및 치면세마를 통해 치아면을 깨끗하게 한다.

⑤ 개구기를 장착한 후 거즈 등을 넣어 입술이나 연조직이 치아에 닿지 않게 한다. 미백을 진행할 치아를 건조한 후 잇몸에 보호제를 도포한 뒤 큐어링을 통해 굳힌다.

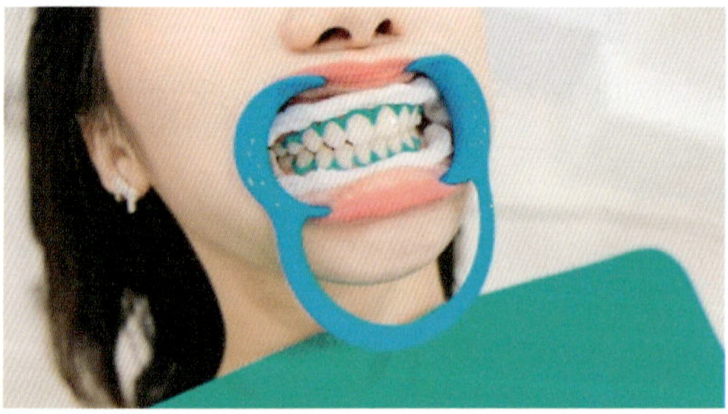

⑥ 치아면에 미백제를 고르게 도포한다.

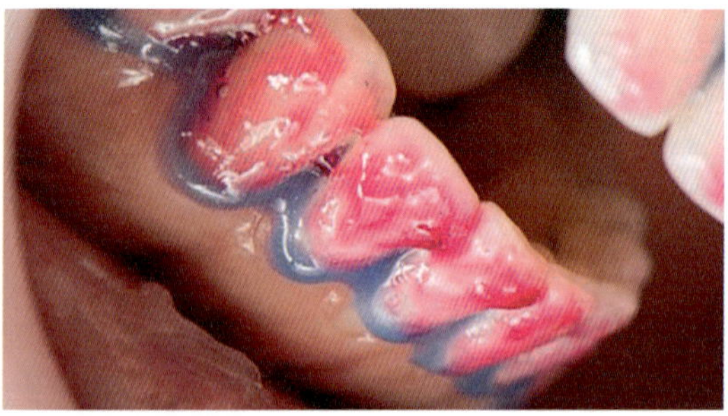

⑦ 10–15분간 미백 광선을 조사한다. 시간이 지나면 석션으로 미백제를 제거하고 씻어낸 뒤 재도포하는 과정을 2–3회 정도 반복한다.

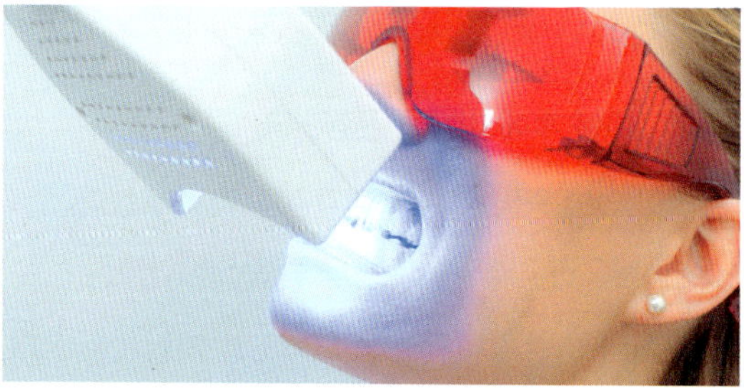

⑧ 미백 약제를 깨끗하게 씻어낸 뒤 잇몸보호제를 제거하고 환자와 함께 미백 결과를 확인한다. 미백 전 치아색과 비교해서 보여준다. 사진을 촬영하고 전후 변화에 대한 내용을 차트에 기록한다.

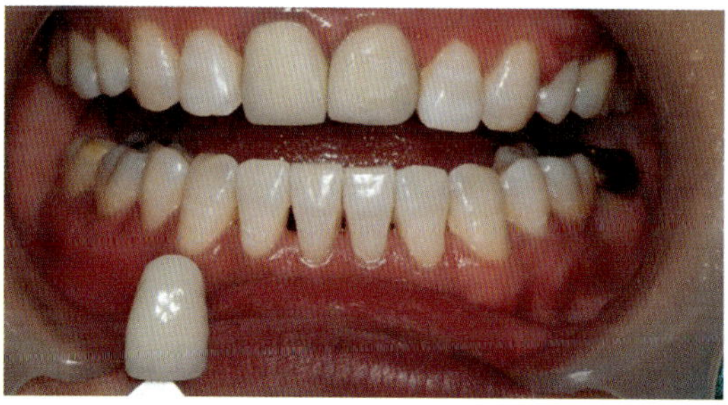

⑨ 주의사항을 설명한다.

(2) 자가 미백

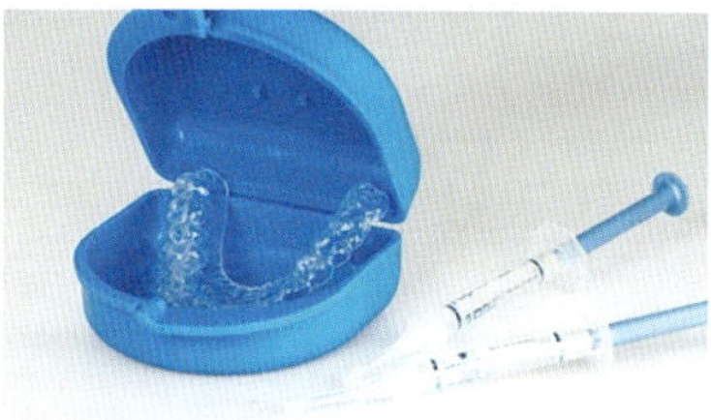

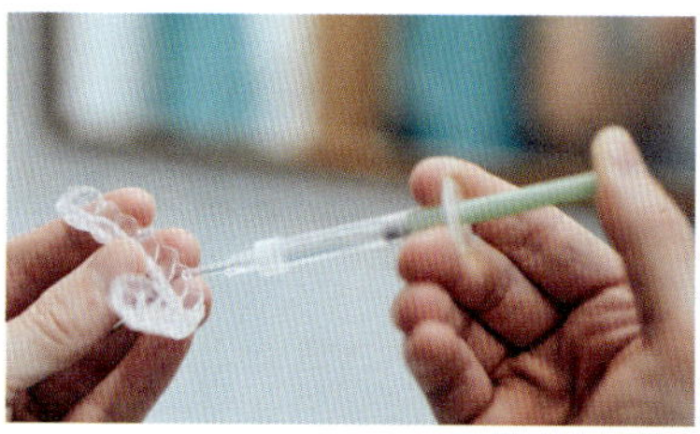

① 자가 미백 과정

시술 전 진단 및 상담 → Shade guide를 이용하여 치아색 Check, 차트 기록 → 미백 Tray 제작을 위한 알지네이트 Imp → 개인 미백 Tray 제작 → 미백제(Syringe)

와 미리 제작해 둔 Tray를 환자에게 전달하며 사용방법, 주의사항 설명 → 자가 미백 → 한 달 후 내원하여 색상을 평가한다.

② 자가 미백 방법

깨끗하게 양치한 후 30분 후에 미백을 진행한다.

a. **미백제를 트레이 앞면 중앙 부분에 쌀알만큼 짜서 넣는다.**
너무 많은 양을 넣으면 미백제가 넘치므로 주의해야 한다.

b. **트레이를 착용하여 미백제가 골고루 퍼지도록 가볍게 누르며, 흘러나온 젤은 면봉이나 휴지로 닦아낸다.**
최소 2시간 이상(2-4시간 정도) 착용하는 것이 좋으며, 치아 착색 정도에 따라 2-4주 정도 진행한다.

c. **미백 트레이를 제거한 후 양치한다.**

d. **미백 트레이에 잔존한 미백제를 트레이가 변형되지 않도록 흐르는 찬물에 잘 세척하여 건조한 뒤, 케이스에 보관한다(소독한다고 뜨거운 물에 담그면 변형이 생긴다).**

e. **통증이 발생한 경우 치과로 연락한다. 일시적으로 중단이 필요할 수 있다.**

(3) 실활치 미백

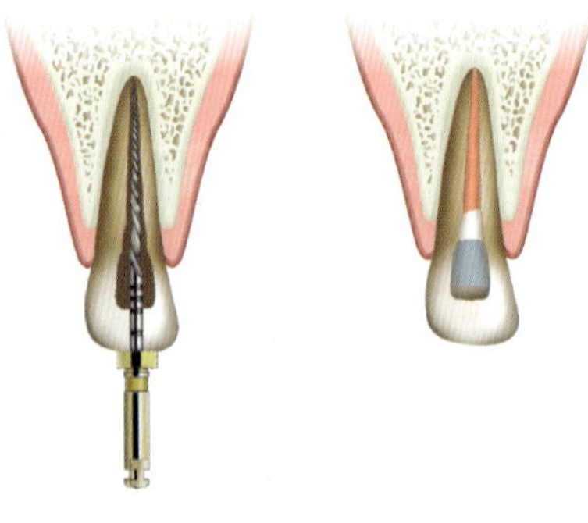

시술 전 진단 및 상담 → 근관충전이 잘 되었는지 평가(약제의 누출 위험을 막기 위함) → Shade guide를 이용하여 치아색 Check, 차트 기록 → 러버댐 장착 → 치수강 부위(치은연 하방 3 mm) 근관충전재(가타퍼차) 제거 → 가타퍼차 위에 보호층을

덮는다. → 미백제를 치수강 내에 넣는다. → 임시충전재로 밀봉한다. → 1주 후 내원하여 색상 평가 → 필요시 미백 약제 재도포 → 만족스러운 경우 미백제를 닦아낸 후 특수약제를 충전(바로 레진을 하지 않는 이유는 남아있는 활성산소가 레진중합을 방해할 수 있기 때문에 중화과정을 거침)한다. → 1-2주 후 약제를 제거하고 와동을 영구수복재로 충전한다.

7) 치료 후 주의사항

"미백 후 꾸준한 관리를 해야 밝아진 치아를 오래 유지할 수 있어요."

- "1-2일 정도 뜨겁거나 찬 음식은 피해주시고 최소 2주간은 아래의 음식물 섭취를 금하는 것이 좋아요."
  - 카페인 음료(커피, 녹차, 홍차, 콜라, 적포도주 등)
  - 치아에 착색을 일으키는 음식(초콜릿, 김치, 카레, 짜장 등)
  - 갈색, 노란색, 초록색, 빨간색(고춧가루 등)이 많이 함유된 음식
  - 섭취 후에는 반드시 물 양치(가글)를 해야 한다.
- "흡연도 삼가셔야 치아가 다시 변색되는 것을 막을 수 있어요. 특히 미백 직후부터 2주간은 피해주시는 것이 좋아요."
- "미백 이후 일시적으로 시린 증상이 있을 수 있어요. 이런 경우에는 미지근한 물을 머금고 있으면 점점 좋아지는데 극히 일부의 경우 통증이 유발될 수 있으며 그럴 경우 진통제를 복용하시면 돼요. 자가 미백 진행 중에 통증이 있을 경우에는 미백틀을 끼고 있는 시간을 줄이고, 하루 쉬고 하루 미백하는 식으로 미백 간격을 늘리면 괜찮아지실 거예요."
- "전문가 미백 직후에는 치아색이 이전에는 없었던 하얀 줄무늬나 반점이 보일 수 있으나 시간이 지나면 점차 균일하고 자연스러운 치아색이 돼요."
- "간혹 잇몸이 헐 수 있으나 일주일 정도 지나면 자연치유되니까 너무 걱정하지 않으셔도 돼요."
- "미백은 영구적인 치료가 아니므로 6개월에 1회씩 정기검진을 받으시고 필요시에는 미백을 받는 것이 좋아요."

8) 예약(팔로업)

- 6개월마다 정기검진을 위해 내원하며 재변색이 된 경우 미백 시행
- 1–2달 안에 변색이 된 경우 리터치를 진행하기도 한다(약제 교체를 1–2회 정도 시행하며 비용은 일반 미백보다 조금 더 저렴하다).

9) 결제

① 전문가 미백

10–80만 원. 병원, 미백 과정, 내원 횟수, 약제 교체 횟수 등에 따라 다르다.

② 자가 미백

10–30만 원. 환자에게 제공하는 미백제 개수에 따라 다르다.

③ 실활치 미백

1회당 5–15만 원. 횟수가 추가될 경우 비용도 추가된다.

FAQ

Q1
치아미백으로 치아가 어떻게 하얘지는 건가요?

치아미백은 치아의 표면에 표백 성분의 미백제를 도포한 후 특수 광선을 조사하여 미백제가 치아의 표면에 침착된 색소들과 화학적인 반응이 생기면서 색소를 제거하여 치아의 색상을 밝게 만드는 거예요.

Q2
미백 가격 알려 주세요.

치과마다 미백 종류가 조금씩은 차이가 있어요. 치아미백 프로그램마다 미백 횟수, 방법, 기간, 효과, 비용 등이 다르다고 할 수 있어요. 치아미백 프

로그램은 크게 치아의 색상이 너무 어둡지 않고 착색이 심하지 않을 때와 치아의 착색이 어느 정도 진행이 되었거나 더 큰 미백효과를 원하시는 분들에게 달리 적용돼요. 개인차도 있지만 치과마다 비용이나 프로그램이 달라서 적게는 10만 원 내외에서 많게는 70-80만 원 이상까지 비용이 들 수 있어요.

Q3
치아미백할 때 아픈가요?

치아미백 후에 거의 대부분 시린 증상이 심하거나 통증이 있지 않아요. 다만, 치아미백제가 이미 노출된 상아세관을 자극하거나 과도하게 법랑질이 부식되어 외부자극에 민감한 상아질의 상아세관(신경과 연결된 관)이 노출되어 시린 증상이 있을 수 있어요. 아주 드물게 시린 증상이 너무 심해 통증을 느끼시는 분들도 계시긴 해서요, 진행 중에 불편하시면 저희에게 말씀해 주세요.

Q4
치아미백 효과 지속 기간을 알고 싶어요.

일반적으로 약 1–2년 정도 효과가 유지된다고 생각하시면 돼요. 다만, 미백 후 관리 여하에 따라 유지하는 기간은 차이가 있을 수 있어요. 6개월에 한 번씩 체크해서 필요하다면 전문가 미백을 다시 하는 경우도 있고요. 정도가 심하지 않다면 자가 미백으로 유지하실 수 있어요. 미백은 환자의 식습관 등에 따라 돌아오는 기간은 다를 수 있으니 주의사항을 참고해 주시면 도움이 되실 거예요.

Q5
미백으로 치아가 얼마나 하얘질 수 있어요?

환자분들마다 치아 고유의 색깔이 다르기 때문에 미백을 하고 나서 치아가 밝아지는 정도도 모두 달라요. 미백을 한다고 해서 연예인들 치아처럼 하얘지진 않아요. 연예인들 치아가 하얀 건 대부분 보철치료를 통해서 깨끗하고 하얗게 유지한다고 보시면 돼요. 저희가 가지고 있는 치아의 색상 표시하는 단계가 있는데 평소 본인의 치아 색상 단계에서 2–3단계 정도 밝아지는 것이 일반적이에요. 치아 상태에 따라 1–2회 미백만으로 눈에 띌 만큼 밝아지기도 하고 몇 회가 더 필요한 경우도 있어요.

Q6
자가 미백만 하면 안 되나요?

자가 미백은 보통 사용하는 미백제의 농도가 낮은 편이기 때문에 원하시는 만큼의 미백효과를 기대하기 어려워요. 가급적 치과에서 전문가 미백과 함께 치아가 밝아지는 정도를 체크하면서 자가 미백을 병행한다면 미백 결과에 도움이 되실 거예요.

Q7
자가 미백약을 조금 삼킨 것 같은데 괜찮은 건가요?

식약처의 허가가 난 치과 약품들은 미량을 삼키더라도 문제가 되지 않는 것들이라고 생각하시면 돼요. 다만, 치료 목적 약품이다 보니 많은 양을 삼키거나 습관적으로 자주 삼키게 되면 몸에 좋지 않으니 사용하실 때 주의해 주세요.

Q8
미백하고 술 마셔도 되나요?

보통 술을 차갑게 드시는 경우가 많죠. 그로 인해 시린 증상이 있을 수 있어서 조심하시는 게 좋아요. 술을 꼭 드셔야 한다면 맥주보다는 소주, 레드와인보다는 화이트와인, 토마토 파스타보다는 크림 파스타 등 미백효과를 떨어뜨리지 않는 음식들을 드시는 게 좋아요.

Q9
치아미백 후 당일에 양치질해도 상관없겠죠?

미백 후에도 구강위생을 철저히 하시는 것이 좋아요. 걱정하지 마시고 정상적으로 칫솔질을 하시면 됩니다.

Q10
미백한 이후 리터치 주기는 어느 정도인가요?

치아미백 후 치과에서 충분히 주의하셔야 할 사항들을 설명해 드렸겠지만, 착색이 잘 되는 음식을 피해주시고, 흡연 또한 착색의 큰 원인이 되므로 금연하시는 게 좋아요. 일반적으로 리터치 주기는 6개월–1년 정도로 설명드리고 있으나 개인마다 치아의 상태나 관리 상태가 다르기 때문에 미백의 주기는 다를 수 있어요.

Q11
미백 치약이 효과가 있나요?

최근에는 많은 미백 치약들이 개발이 되고 있는데요. 미백 치약을 꾸준히 사용하신다면 효과가 없다고 말하기는 어렵지만, 치아의 색상이 드라마틱하게 밝아지진 않으며, 색상 변화에는 개인차가 있어요. 가장 큰 효과를 보시기 위해서는 치과에서 진행하는 전문가 미백, 자가 미백 관리와 함께 미백 치약을 병행해 사용하시는 것을 추천드려요.

CHAPTER 04

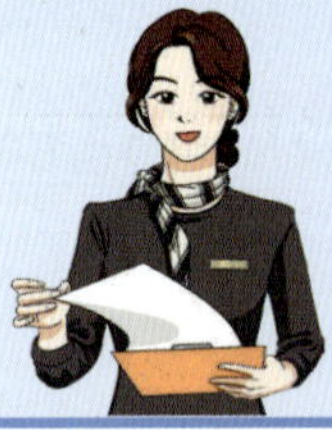

입을 벌리기 불편할 때 턱관절치료

1) 개념

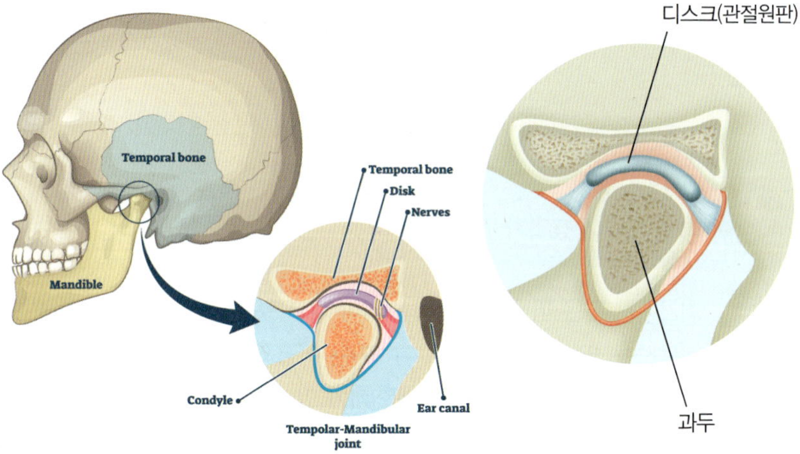

턱관절 구조

(1) 턱관절(악관절, 턱 디스크, Temporomandibular joint)

① 위치

하악골(턱뼈)과 측두골(머리뼈) 사이에서 두 뼈를 연결하는 관절로 턱 인대와 턱 근육에 의해 지지되며 양쪽 귀구멍 앞쪽에 위치해 있다.

② 구조

연조직들이 뼈와 관절원판을 둘러싼 형태로 되어 있다.

- 뼈: 과두(하악과두)*, 하악와, 관절융기 등
- 연조직: 관절원판*, 관절낭, 원판인대, 원판후부결합조직 등

③ 역할

근육과 인대, 디스크, 턱뼈가 함께 어우러져 개구(입 벌리기)와 폐구(입 다물기), 저작(씹는 행위), 말하기, 삼키기 등의 복합적인 활동을 담당한다.

④ 특징

양쪽을 같이 움직이는 양측성 관절로 양쪽 균형이 굉장히 중요한 관절이다.

(2) 턱관절장애(악관절장애, 측두하악장애, TMD, Temporomandibular disorder, TMJ, temporomandibular joint)

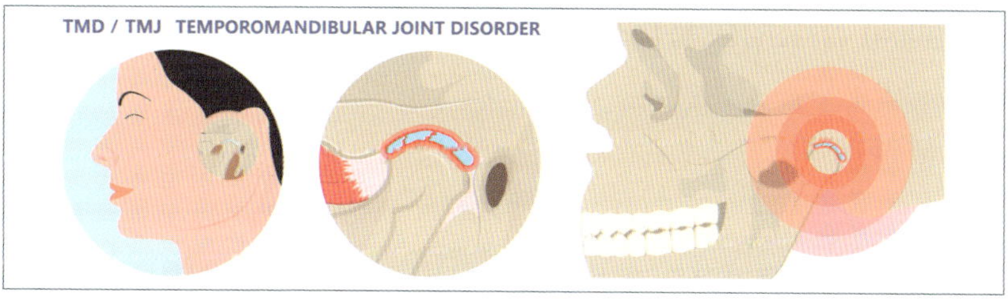

양쪽 턱관절의 균형을 무너뜨리는 자극이 지속되면, 디스크의 불균형이 발생하고, 주위 근육의 긴장이 심해져 턱관절 부위에 염증이나 탈구가 발생하고, 통증과 잡음이 생기게 된다. 이로 인해 입 벌리기(개구), 입 다물기(폐구), 씹기, 말하기 등의 턱관절 기능에 이상이 생긴다. 이것을 턱관절장애라고 한다.

기초 치과 용어*

* **과두(하악과두):** 디스크와 맞닿는 관절의 머리 부위

* **관절원판(디스크, Disc)**
  - 하악과두와 하악와 사이에 위치하여 뼈와 뼈 사이의 쿠션 역할을 한다.
  - 근육, 인대, 활막, 턱뼈(특히 턱관절원판과 맞닿는 과두), 관절원판, 관절원판에 부착되어 있는 원판후조직 그리고 이들을 감싸는 관절낭 등이 있다.

(3) 증상

① **털관절 잡음, 개구, 폐구 시 소리가 난다.**

모래가 갈리는 소리, 딱 하는 소리

② **개구제한**

디스크 걸림 등 여러 원인으로 입이 안 벌어짐.

③ **통증**

턱관절 주변 근육 또는 관절 부위의 통증

④ **턱관절 탈구**

입을 크게 벌릴 때 턱이 빠짐.

⑤ **턱관절장애로 유발될 수 있는 증상**

두통, 어깨통증, 귀 통증, 귀 울림, 현기증, 이명증, 안면비대칭, 구안와사(안면신경마비), 삼차신경통, 목 디스크

2) 발생원인

① **습관의 문제(턱관절에 무리가 가는 행위)**

이갈이, 이 악물기, 질기거나 단단한 음식 섭취, 한쪽으로만 식사하기(편측 저작), 엎드려 자기, 구호흡(입으로 숨쉬기), 손톱이나 입술 깨물기, 턱 괴기, 입 크게 벌리기(부피가 큰 음식을 먹거나, 하품을 크게 하는 경우) 등

② **부정교합**

부정교합으로 인해 위아래 치아들이 조화롭게 맞물리지 않으면 주변 근육들을 강하게 사용하여 음식을 씹게 되고, 턱관절과 치아에 무리를 줄 수 있다. 이런 턱관절과 치아의 이상이 근육에 다시 자극을 주어 더욱 강하게 사용하는 악순환이 된다.

③ **상해 사고**

사고로 인해 턱관절에 외상, 상해를 입었을 경우

예 교통사고, 스포츠 활동 시 사고, 폭행 등

④ 심리적 요인

스트레스, 불안, 우울, 긴장, 신경과민 등

⑤ 수면장애

3) 치료목적

턱관절질환의 증상을 없애고, 턱관절의 기능이 원활해지도록 한다.

① 치료방법

- **약물요법**
  - ▸ 관절에 염증 혹은 근막통증이 있는 경우 시행하며 복용기간은 상태에 따라 달라진다. 근이완제, 진통소염제, 스테로이드, 소화제 등의 투약을 고려한다.
  - ▸ 심리적인 원인으로 인해 발생한 경우 신경안정제나 항우울제의 처방이 필요할 수 있다.

② 운동/인지행동요법

- ▸ 병원에서 배운 턱관절 운동요법과 행동요법을 실천한다.
- ▸ 운동요법: 측두하악관절을 안정시키고, 머리와 목, 어깨 부위의 근육을 이완시키는 운동방법
- ▸ (인지)행동요법: 나쁜 자세, 이갈이, 이 악물기, 편측저작 등의 행동을 하지 않도록 주의

③ 물리치료(물리자극요법)

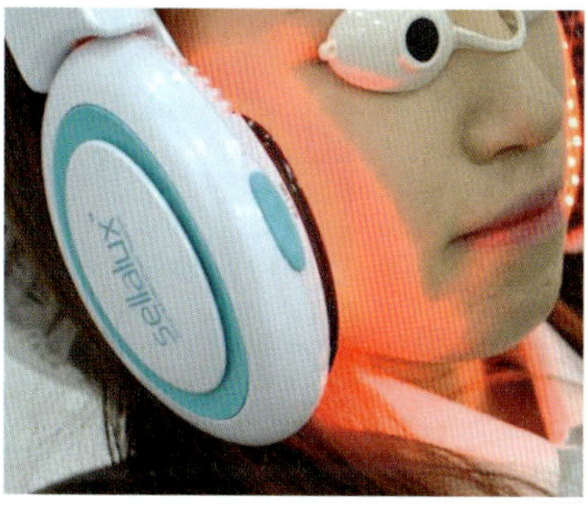

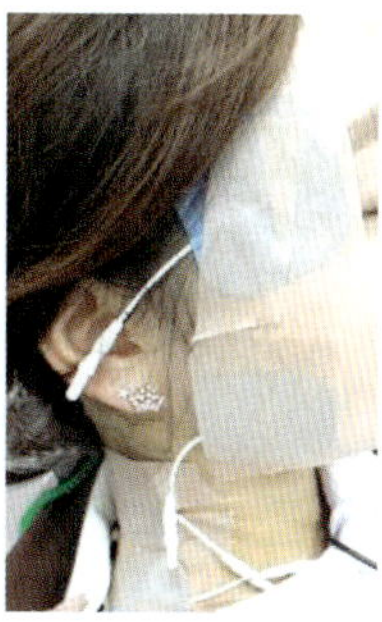

초음파, 레이저 기계 등을 이용해 턱관절과 안면 근육의 염증을 줄이고 조직을 이

완시킨다.

예 도수치료, 초음파, 경피성 신경자극, 고주파, 저주파 전기 자극요법, 온찜질 등

④ 장치치료(스플린트)

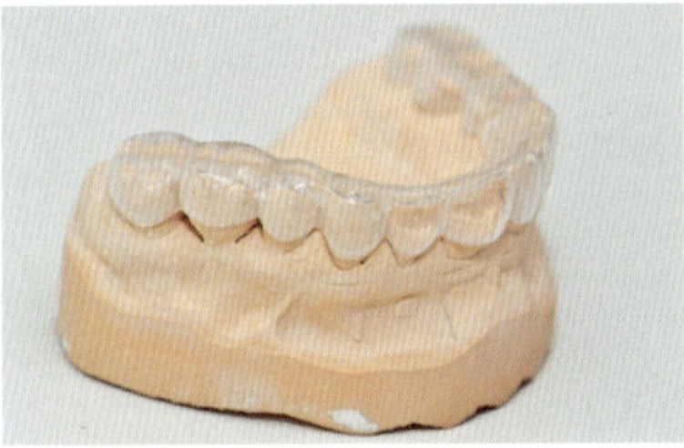

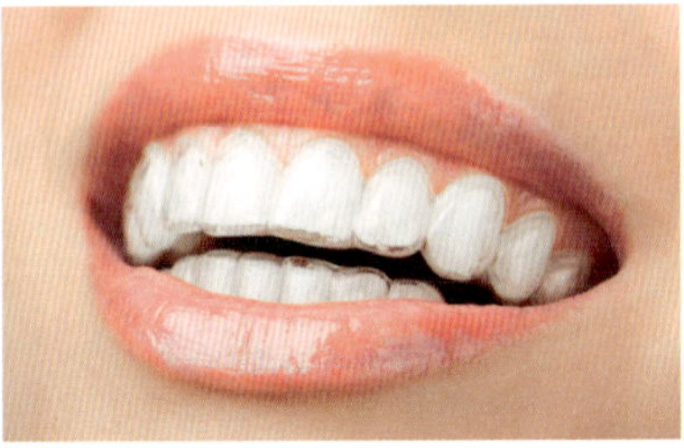

- 턱을 안정화시키는 턱관절 스플린트(CR splint)를 착용한다(최소 3개월 이상).
- 턱관절장애의 원인이 되는 이갈이나 이상기능을 감소시키고 치아를 보호하며, 저작력을 재분산시켜 턱관절 내장증이나 근막통증의 치료에 많이 이용한다.
- 스프린트 장치로 턱이 안정화되지 않으면 외과적 수술을 고려해야 하나 대부분의 경우는 안정화가 된다.

⑤ 교합조정 및 보철, 교정치료

턱관절이 안정화되고 증상이 나아지면 다음 단계로 치아를 조화롭게 맞추는 치료를 시행한다. 치아 배열 상태와 현실적인 부분을 고려하여 신중하게 결정해야 한다.

예 교합조정, 보철, 치아성형, 치아교정 등

⑥ 주사치료(보톡스)

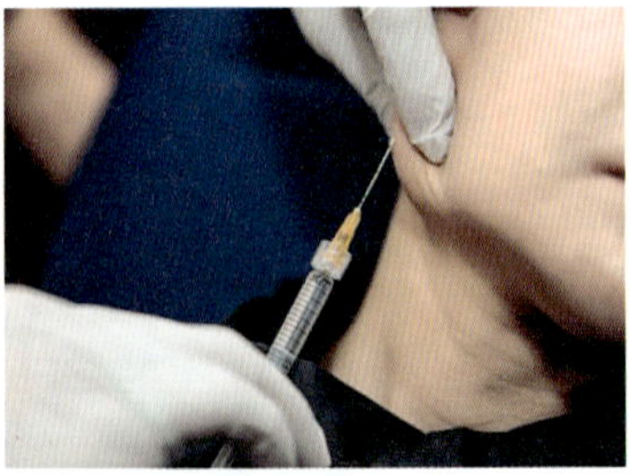

- 턱과 안면 근육인 교근과 측두근에 보톡스를 주사하여 근육의 수축 작용을 방지하고, 턱 근육을 이완시키며 일시적으로 근육을 마비시켜 턱 근육에 힘이 적게 들어가게 하여 턱관절관련 증상을 완화시키는 데 도움이 된다.
- 이갈이 등의 악습관과 안면 근육의 통증, 심한 근육통, 근경련, 일부 두통의 치료에 이용하며 장치치료(스플린트)와 병행한다.

⑦ 턱관절강 세정술

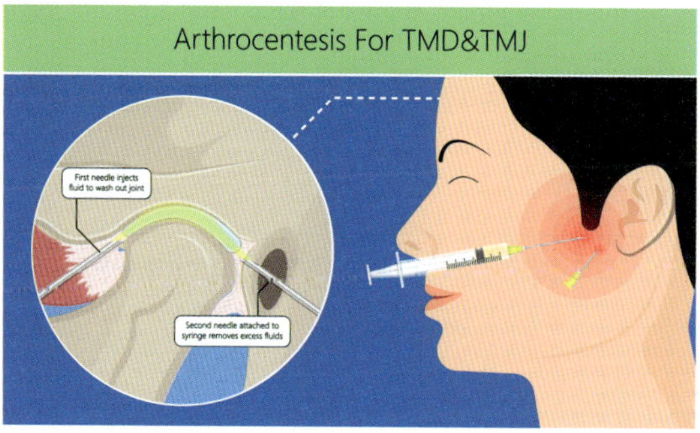

턱관절 내 디스크가 비정상적인 위치로 이동하면서 야기된 턱관절낭의 내부 염증 물질을 씻어내고, 주사기를 이용해 약제를 관절 내부에 직접 주입해 기능 회복을 돕는 시술이다.

⑧ 외과적 수술

다른 치료에도 차도가 없거나, 디스크 변형에서 더 진행되어 관절염까지 발생했다면 턱관절 수술이 필요할 수 있다.

4) 금기증

치료 자체에 별도의 금기증은 없으나 증상의 원인을 정확하게 파악하여 올바른 치료계획을 세우는 것이 중요하다.

5) 접수 및 술전 설명

① 정확한 증상을 알아둔다.

어느 쪽이 불편한지, 소리가 나는지, 언제부터 증상이 있었는지 등 환자의 C.C를 잘 기록해둔다.

② 소요시간

- 검사 시간은 20-30분 내외
- 당일 치료 진행 시 별도의 시간이 소요될 수 있다.
- 스플린트 제작 기간은 1주일 정도 소요되며 장착 후 교합조정을 진행한다.

6) 치료 순서

① 접수

턱관절 불편으로 인한 내원이라면 발생 가능한 검사비용을 고지한다.

② TMD 문진표 작성

Orofacial pain and TMD Examination

Chart No. ____________ TMD Chart No. ____________

Date: 20 . . . Time: _____ : _____ ~ _____ : _____

환자성명: ____________ 성별: 남 여 ______ 연령: _____ 직업: _____

■ 주소

____

Onset: ______________ (Onset Hx.: ____________________________)

VAS |————————————————————| (/)

■ 병력

□ 턱관절치료 경험이 있다. Y / N	□ 턱 부위에 외상을 입은 적이 있다. Y / N
□ 개폐구시 턱에서 소리가 난다. Y / N	□ 말을 많이 하는 편이다. Y / N
□ 입을 크게 벌릴 때 통증이 있다. Y / N	□ 잘 때 이를 간다. Y / N
□ 음식물을 씹을 때 통증이 있다. Y / N	□ 이를 꽉 무는 습관이 있다. Y / N
□ 목이나 어깨를 움직일 때 통증이 있다. Y / N	□ 입술이나 손톱을 깨무는 습관이 있다. Y / N
□ 가만히 있을 때 턱관절의 통증이 있다. Y / N	□ 혀를 내미는 습관이 있다. Y / N
□ 입이 잘 벌어지지 않는다. Y / N	□ 단단하거나 질긴 음식을 즐겨 먹는다. Y / N
□ 입을 다물지 못한 경험이 있다. Y / N	□ 수면장애가 있다. Y / N
□ 두통이나 편두통이 있다. Y / N	□ 스트레스를 많이 받는 편이다. Y / N
□ 귀가 아프거나 이명이 있다. Y / N	□ 최근 심한 환경의 변화가 있었다. Y / N

전신병력

당뇨병 고혈압 간질환 신장질환 심장질환 혈액질환

알레르기 류마티즘 결핵 천식 임신 ____개월 기타

불편한 부위와 증상 및 증상이 시작된 시기 등을 자세히 문진하여 작성한다.

③ X-ray 촬영

a. 파노라마(Panorama)

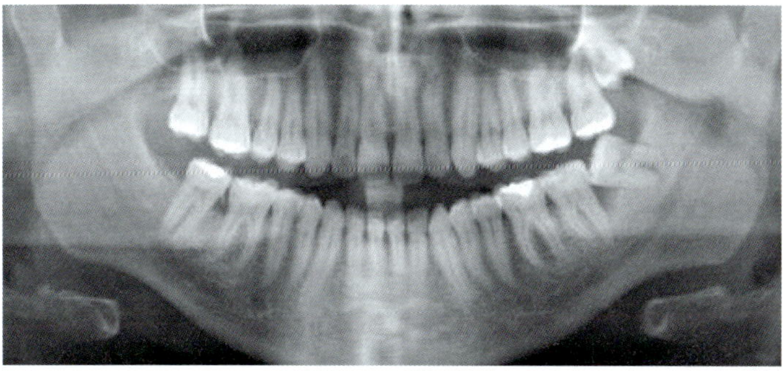

b. 턱관절 파노라마(TMJ panorama)

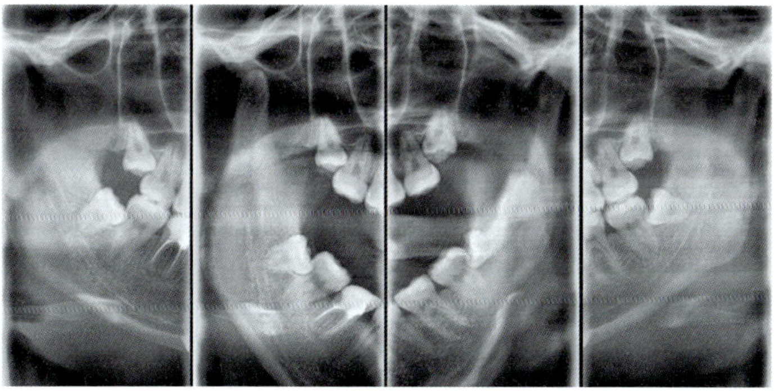

④ 측두하악장애분석검사

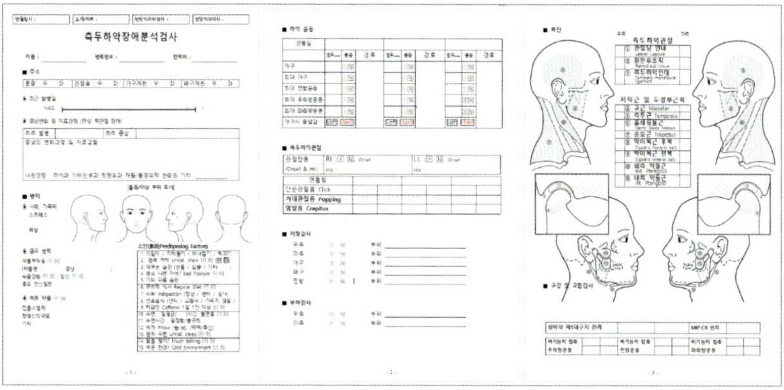

치과의사가 악운동 측정분석검사, 악관절 촉진검사, 구강내 교합검사, 저작근 촉진검사 등의 검사를 직접 실시하여 검사지에 기록하고, 분석한다.

⑤ TMD 진단 및 치료(TMD 분류에 따른 치료방법)

a. X-ray와 검사 내용을 토대로 TMD 진단 후 치료방법에 대한 계획을 세운다.

예 관절자체의 문제, 단순 근육성 근염, 악관절 내장증, 퇴행성 관절염 등

b. 치료계획에 따라 물리치료, 약물치료, 행동요법, 스플린트 장착 등을 시행한다.

7) 치료 후 주의사항

- "통증이 있는 관절 부위 근육에 따뜻한 물수건으로 10-15분가량 온찜질을 해주세요."
- "음식은 가능한 부드러운 것을 드시고 양쪽으로 씹는 것이 좋으나, 씹을 때 통증이 있다면 통증이 없는 쪽으로 씹는 것이 더 좋아요."
- "과도하게 입을 벌리면 관절에 무리가 옵니다. 따라서 햄버거같이 큰 음식을 삼가시고, 숟가락도 작은 것을 사용해 주세요."
- "통증이나 입이 잘 안 벌어지는 증상이 2주 이상 지속되거나 점점 심해지면 전문가의 지시에 따라 교합안정장치, 투약 등의 추가 치료가 필요할 수 있어요."
- "턱을 괴거나 옆으로 누워 자기, 이 악물기 등은 스스로 관찰하여 고치도록 노력해 주세요. 식사할 때를 제외하고는 윗니와 아랫니는 약간 떨어져 있는 것이 좋아요."
- "초콜릿 같은 단 음식이나 카페인이 들어있는 음식은 근육통이나 두통을 악화시킬 수 있으니 가급적 피해주세요."
- "처방해드린 약은 근이완제가 포함되어 있어 나른한 느낌이 드실 수 있어요. 일상생활에 불편할 정도는 아닌 경우가 대부분인데 혹시 약 드시고 불편하시거나 궁금한 부분 생기시면 치과로 전화 주세요."

참고

평상시 턱관절질환의 예방방법

턱관절질환은 치료가 쉽지 않기 때문에 질환이 발생되지 않도록 예방하는 것이 매우 중요하다. 턱관절질환을 유발하는 행동을 기억하고, 이와 유사한 행동을 하지 않도록 교육한다.

- 질기거나 딱딱한 음식, 입을 크게 벌려서 먹는 음식 먹기(보쌈, 샌드위치, 햄버거 등)

- 이를 악무는 것, 턱을 괴는 자세, 고개를 숙이고 스마트폰을 하는 자세
- 이갈이, 구호흡, 턱에 무리가 가는 운동(수영, 헬스, 격투기 등)
- 엎드려서 자는 자세, 입을 크게 벌리는 행동(하품, 노래 등)
- 스트레스를 심하게 받는 것, 높은 높이의 베개를 베는 습관

8) 차팅 및 보험 청구

<table>
<tr><td rowspan="2">차트 예시</td><td>

진료일	치아번호		처치내역
6/11			**C.C 입 벌릴 때마다 턱이 아파요.** Dx. 턱관절 내장증 개구, 폐구 시 통증 및 잡음 호소 파노라마, 악관절 파노라마 촬영–과두 변형 확인됨. 측두하악장애분석검사 시행 – 오늘 시간 되셔서 물리자극요법도 받고 가시기로 단순자극, 전기자극, 복합자극 요법 시행 Rx) 엑소페린정 1, 록소프로펜정 1, 알마겔정1 Tid 7 days * 주의사항 설명 N) 1w 물리자극요법 Dr.이
	87	78	

</td></tr>
<tr></tr>
<tr><td>상병명</td><td>[K07.60 턱관절 내장증] [K07.61 턱관절잡음]
[K07.62 턱관절의 재발성 탈구 및 아탈구] [K07.65 턱관절의 퇴행성 관절병]
[K07.66 저작근장애] [K07.68 기타 명시된 턱관절장애]
[S03.4 턱의 염좌 및 긴장]: 외상으로 인한 턱 통증</td></tr>
<tr><td>순서</td><td>① 진료일자를 확인한다.
② 초진인지 재진인지 확인한다.
③ 치아번호를 선택한다(치식이 없어 보통 양측 상악 대구치 7, 8번이나 하악 대구치 7, 8번을 선택한다. 상악대구치 치식을 클릭한다 해도 문제가 되지는 않는다).
④ 파노라마, 악관절 파노라마, 측두하악장애분석검사 및 물리자극요법을 클릭한다.
⑤ 내역설명에 [턱관절질환으로 검사 및 물리자극요법 시행]을 작성한다(필수는 아니다).</td></tr>
</table>

청구화면

〈덴트웹 프로그램 버튼과 입력된 화면〉

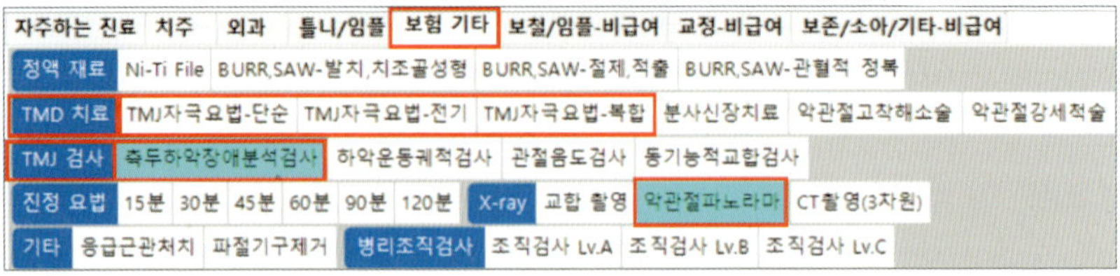

* 보험기타 → X-ray → 악관절 파노라마

* 보험기타 → TMD검사 → 측두하악장애분석검사

* 보험기타 → TMD치료 → TMJ자극요법-단순, TMJ자극요법-전기, TMJ자극요법-복합

#38,37,47,48 TMJ자극요법-복합... 새 처치 추가

구분	진료항목	회	금액
행위	파노라마 일반	1	11,750
행위	파노라마 특수(악관절, 악골절...	1	13,510
행위	측두하악장애분석검사	1	34,460
행위	측두하악관절자극요법[1일당]...	1	3,270
행위	측두하악관절자극요법[1일당]...	1	5,240
행위	측두하악관절자극요법[1일당]...	1	6,380

〈두번에 프로그램 버튼과 입력된 화면〉

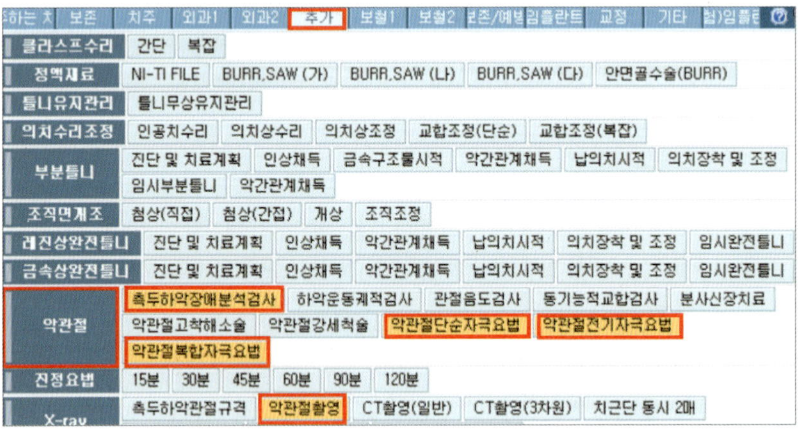

* 추가 → 악관절 → 측두하악장애분석검사, 악관절 단순자극요법, 악관절 전기자극요법, 악관절 복합자극요법

* 추가 → X-ray → 악관절 촬영

처치순번	1 2
진료의사	관리자
진 료 과	구강악안면외과
상 병 명	[K07.60] 턱관절내장증 주상병
내역설명	턱관절질환으로 검사 및 물리자극요법시행

구분	진료항목	일	회	금액
행위	파노라마 촬영판독	1	1	11,750
행위	파노라마 촬영판독(악관절,악골절)	1	1	13,510
행위	측두하악장애분석검사	1	1	34,460
행위	악관절단순자극요법	1	1	3,270
행위	악관절전기자극요법	1	1	5,240
행위	악관절복합자극요법	1	1	6,380

알아두면 쓸모 있는 산정기준

턱관절치료 산정기준

초진 자극요법 시행 시에는 측두하악장애분석검사를 시행해야 한다.

턱관절치료 산정 시 주의사항

- 단순자극, 전기자극, 복합자극 동시 시행 및 산정 가능하나 케이스, 지원별로 다를 수 있으니 정확한 확인이 필요하다.
- 치식은 특별히 상관이 없으나 측두하악관절이다보니 예시에서는 하악 구치부를 선택하였다.

9) 예약(팔로업)

- 치료계획에 따라 다르나 보통 1–2주 간격으로 내원하여 증상을 체크한다.
- 치료 완료 후 6개월마다 정기검진을 위해 내원한다.

10) 결제 및 마무리 응대

① 건강보험 청구가 가능한 항목

다양한 항목들이 있으며 악관절내장증(K07.60) 상병명을 주로 사용한다. 외상으로 인한 상병명(S로 시작되는 상병명), 이같이 상병명은 비급여에 해당한다.

- **엑스레이: 1–2만 원 내외**

  Panorama, TMJ panorama (악관절 파노라마)를 동시에 촬영 및 보험 청구도 가능하다.

필요에 따라 CT 촬영을 하기도 한다.

- **측두하악장애분석검사: 1–2만 원 내외**
- **분사신장요법(Cold spary): 1만 원 내외**

  치과의사가 근막내 동통유발점에 냉각제를 분사한 후 스트레칭 운동을 시술한 경우에 산정

- **턱관절 물리치료: 5천 원–1만 원 내외로 진료를 시행하는 항목에 따라 다르다.**

  턱관절 인증기관 등록* 및 측두하악장애분석검사 후에 청구가 가능하다.

  a. **악관절 단순자극요법**

  표층열치료(온찜질 적외선치료기), 심층열치료(초음파치료), 한냉치료(콜드팩, 냉동치료)

  b. **악관절 전기자극요법**

  TENS (경피적전기신경자극치료): 저주파자극요법, Myomonitor, SSP

  c. **악관절 복합자극요법**

  운동요법(두경부근육강화운동 자세교정운동), 재활 저출력 레이저치료, 자기제어치료, 근막동통유발점 주사자극치료(TPI)

② 건강보험 청구가 불가능한 항목(비급여 항목)

- 스플린트: 40–70만 원, 내원 시마다 조정 비용이 따로 발생할 수 있다.
- 보철: 해당 보철 비용이 발생한다.
- 보톡스: 5–20만 원

기초 치과 용어*

* **턱관절 인증기관 등록:** 치과의사가 턱관절 교육에 참여하여 수료증을 받고 치과의사회에 신청을 한 뒤, 치과의사회에서 심평원에 통보하는 과정을 거친다.

FAQ

Q1
턱관절에서 소리가 나는데 치료가 필요한가요?

턱 통증을 동반한 턱관절의 불편함이 있는 경우 치과에 오셔서 진단을 받으시는 것이 필요해요. 일상생활에 크게 불편함이 없고 통증이 동반되지 않으며, 소리만 나는 경우에는 특별한 치료는 필요가 없을 수도 있으나 점점 증상이 악화될 수 있으므로 예약 후에 내원해 주시면 원장님께서 꼼꼼하게 봐주실 거예요. 평상시 입을 크게 벌리거나 딱딱한 음식은 피하는 게 좋아요.

Q2
턱관절이 불편해서 약을 먹었는데도 계속 불편해요. 이럴 때는 어떻게 해야 하나요?

턱관절질환의 초기 혹은 근육의 긴장으로 인한 턱관절질환에는 근이완제 등의 약물치료로도 나아질 수 있지만 이미 오랜 기간 질환이 진행되었거나 다른 원인으로 인한 경우라면 스플린트 장치 치료가 필요할 수 있습니다. 원장님께서 먼저 진단하신 후에 자세하게 설명해 드릴게요.

덴탈어드바이저 유덴

김 효 정

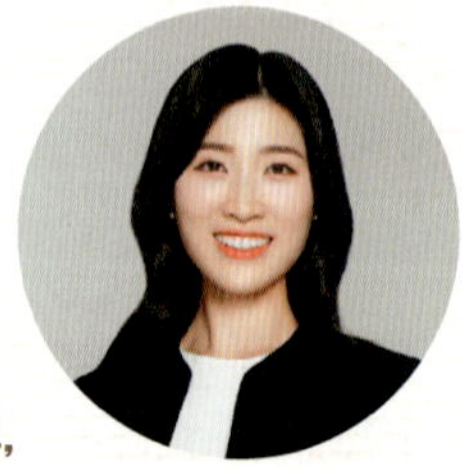

왕초보 데스크 실장에서 치과 마케팅 회사의 대표로, 퍼스널 브랜딩을 통해 달라진 나의 꿈과 비전

저는 실장이 되기 전까지 카드 기계 사용법조차 모르던 데스크 왕초보 치과위생사였습니다. 줄곧 진료실에서 근무하다가 고년 차가 되면서 실장이 되고 싶었지만 진료 팀장의 역할에 나름 만족하며 지냈기 때문에 데스크로의 이직에는 큰 결심이 필요했습니다. 그러다가 우연한 계기로 인천에서 서울로 이사를 오게 되면서 자연스럽게 퇴사를 하게 되었고, 데스크 업무를 먼저 경험해보며 실장이 되기 위한 준비를 해야겠다는 생각에 실장 업무를 백업하는 부실장이나 팀장 자리를 알아보게 되었습니다.

그렇게 지금 근무하고 있는 치과의 실장 구인 공고를 보고 지원을 했는데 데스크 경험이 전무함에도 가능성을 좋게 봐주신 원장님 덕분에 실장으로서 업무를 시작할 수 있게 되었습니다. 호기롭게 첫발을 디뎠지만 처음 접해보는 업무들이 많아서 한동안은 자발적으로 일찍 출근하고, 야근을 하며 그때그때 부딪혀가면서 업무를 익혀야 했습니다. 물론 그때도, 그 이후에도 계속적으로 세미나와 책을 통해 공부하고, 공부한 내용을 실무에 적용하며 실장으로서 성장해 나갔습니다.

치과위생사 저년 차 때는 새로운 업무를 더 배우고 싶기도 하고, 어떤 일이든지 직접 해볼 수 있는 치과로 가고 싶어서 1년만 지나도 몸이 들썩거렸는데 치과 실장이 되고 나서는 제가 직접 기획하고 실행할 수 있는 업무가 많다 보니 시간이 금방 지나갔습니다. 똑같이 반복되는 일상에 지루해지려고 하면 이제 뭘 더 해볼까 생각하면서 예전 치과에서의 기억을 떠

올려보거나 세미나를 통해서 배운 내용들을 치과에 도입해 봅니다.

처음 구직을 하던 때로 다시 돌아간다면 데스크 코디네이터나 팀장으로 근무하며 데스크 업무 경험을 제대로 쌓았으면 더 편하지 않았을까 하는 생각을 가끔 해보지만 아마 다시 돌아가더라도 지금의 자리를 선택할 것 같습니다(초보 실장이 되는 것에 겁을 내는 선생님들이 많은데 왕초보인 저도 가능했으니 이 글을 읽는 선생님들도 자리가 있다면 도전해 봤으면 좋겠습니다. 고민보다 GO!!).

그렇게 꿈꿔왔던 실장으로서 2년을 근무하고 3년 차가 된 해인 2021년 초에 문득 "이제 난 무엇을 더 해볼 수 있을까? 어떤 길을 가야 할까?" 하고 고민을 하다가 N잡러가 되기로 마음먹었고, 10년 전 치위생과 학생 때 운영했던 블로그를 다시 시작했습니다. 한 달간은 1일 1포스팅(하루에 1개의 글을 올리는 것)을 하기로 마음먹고, 블로그 관련 강의도 들으면서 하루에 2-3시간은 블로그에 몰입하던 어느 날, 이웃분의 블로그에서 지식창업 프로젝트가 진행된다는 소식을 듣게 되어 지식창업 프로젝트에 참여하게 되었고, 덴탈어드바이저 유덴이라는 이름으로 퍼스널 브랜딩을 시작하게 되었습니다.

유덴으로 브랜딩을 한 이후에 가장 먼저 했던 일은 치과위생사 선생님들을 대상으로 어려운 점이나 고민들을 해결해 드리는 1:1 컨설팅이었습니다. 컨설팅을 받으신 선생님께서 인스타에 후기를 남겨 주셔서 댓글을 남기기 위해 인스타를 시작하게 되었습니다. 데스크 초보 선생님들의 성장을 위해 기획했던 첫 사이드 프로젝트인 데자부(데스크 자신감 부스팅) 프로젝트를 열어 한 달간 선생님들과 미션을 통해 함께 성장하며 그 과정과 후기를 인스타에 올렸는데, 그걸 보신 홍덴트스쿨의 윤지혜 대표님께서 온라인 강의를 제안해 주셔서 데자부 데스크 업무 강의를 제작하게 되었습니다.

현재는 치과 마케팅 회사인 '덴탈그로우'를 창업하여 브랜드 블로그 마케팅을 통해 치과의 매출을 높이는 일을 하고 있습니다. 또한 덴탈어드바이저 유덴 블로그, 인스타, 유튜브 채널에서 치과인들을 위한 콘텐츠를 제작하며, 강의, 컨설팅, 챌린지, 프로젝트를 통해 직접적인 도움을 드릴 수 있도록 노력하고 있습니다. 이 모든 것들이 덴탈어드바이저 유덴이라는 이름으로 퍼스널 브랜딩을 시작하지 않았다면 오지 않았을 기회들이라고 생각합니다.

평생직장의 개념이 사라지고 있는 요즘은 저희와 같은 평범한 직장인도 퍼스널 브랜딩이 필요한 시대입니다. 치과데스크에서 퍼스널 브랜딩을 시작하고 싶다면 '난생처음 치과데스크' 책을 읽으며 공부한 내용들과 본업을 성장시키는 과정들을 여러분의 SNS 채널에 기록해 보세요.

대표적인 SNS 채널에는 인블유(인스타, 블로그, 유튜브)가 있는데 그 중에서 초보자가 가장 쉽게 시작할 수 있는 블로그를 우선적으로 권하고 싶습니다.

매일의 기록들이 쌓이면 그 정보를 필요로 하는 사람들이 모이게 되고 사람들과 소통하며 여러분을 세상에 노출시키면 생각하지 못한 많은 기회들이 찾아옵니다. 만약 시작이 두렵다면 완성된 모습을 보여줘야 한다는 부담감을 조금은 내려놓고 일단 여러분이 할 수 있는 일들을 먼저 시도해 보세요.

지금 보기에 이미 성공한 분들도 처음의 모습은 저희와 비슷했을 것입니다. 시작은 미숙하지만 도전하고 부딪히고 치열하게 고민하고 버티며 성장해서 지금의 모습이 완성된 것뿐입니다. 이 글을 쓰고 있는 저도 어떤 일을 시작하거나 누군가에게 메시지를 전하는 일을 할 때면 '내가 잘할 수 있을까, 나에게 그럴 자격이 있는 걸까' 하는 생각이 들 때도 있습니다. 하지만 누군가에게는 도움이 될 것이라는 생각으로 일단 세상에 펼쳐 놓고, 스스로 평가해 보고 많은 분들의 피드백을 받으며 보충을 하거나 수정을 해 나갑니다.

현재 치과 마케팅 회사 창업이라는 꿈을 이루었지만, 덴탈어드바이저 유덴으로서 저의 비전은 치과인들의 퍼스널 브랜딩을 돕고 이를 통해 좋아하는 일을 업으로 삼을 수 있도록 돕는 코치가 되는 것입니다. 퍼스널 브랜딩을 공부하고, 지식창업과 사업에 대해 공부하며 모든 것의 기본은 자신을 아는 것에 있다는 것을 알게 되었습니다. 나의 길을 찾고, 그 길로 나아갈 방법을 찾기 이전에 먼저 자신과의 시간을 충분히 갖고 가장 나다운 나의 모습을 온전히 마주하며 자기다움을 발견해야 합니다.

지금껏 나는 어떤 삶을 살아왔는지, 어떨 때 기뻤고 슬펐는지, 나의 강점은 무엇인지, 내가 진짜 원하는 건 어떤 삶인지, 어떤 가치를 소중하게 여기는지 등 나에 대해 공부하고 알아야 할 것들이 정말 많습니다. 이런 자기 탐색의 시간을 마치고 나면 여러분이 정말 오래 잘할 수 있는 일이 무엇인지 발견하기가 훨씬 쉬워집니다. 새롭게 어떤 일을 시작해 보고 싶다면 먼저 자신을 더 깊이 연구하고 알아가 보세요. 여러분들은 생각보다 더 많은 것을 가진 사람들입니다. 자신이 가진 것을 과소평가하지 말고 조금은 더 믿어보세요. 많은 사람들에게 사랑받는 브랜드가 되기 이전에 여러분이 먼저 자신과 자신의 브랜드를 사랑해야 합니다. 여러분의 1호 팬은 바로 여러분 자신입니다.

마지막으로 감사한 분들께 인사를 드리고 싶습니다. 먼저 사랑하는 하나님께 모든 영광 돌립니다. 저의 부족한 모습까지도 품어 주시는 우리 가족 사랑하고 감사합니다. 친구들과 교회와 치과 동료분들 그리고 저를 아껴주시고 함께해 주시는 모든 지인분들께 감사드립니다. 데자부 온라인 강의를 통해 인연을 맺은 뒤로 항상 좋은 기회를 선물해 주시고, 책이 나오기까지 함께 고생해 주신 윤지혜 대표님과 홍은하 작가님, 김지연 작가님, 김원영 작가님께 감사 인사를 드립니다. 대표님과 작가님들께서 함께해 주셔서 가능했습니다.

또한 데스크인으로서 희망찬 첫발을 '난생처음 치과데스크'와 함께해 주시는 모든 독자분들께 진심으로 감사드립니다. 여러분의 꿈을 응원하겠습니다.

흥나는 치과라이프를 살고 싶은 윤지혜(흥지혜)

윤 지 혜

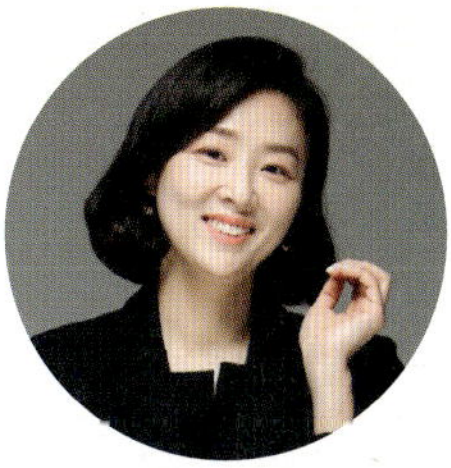

작은 데스크에서 꿈꾸었던 크나큰 나의 미래

저에게 치과란 꿈을 실현시켜주는 고마운 장소 즉 '꿈터'입니다. 치과에서는 해볼 수 있는 일이 참 많았습니다. 운 좋게도 멋진 원장님을 만나 많이 배울 수 있었습니다. 아무것도 모르는 의욕이 앞서는 사회 초년생을 믿고 해보라며 지원해 주시고 인정해 주셨습니다.

치과 진료실에서 업무를 하다 데스크로 나와 업무를 시작했을 때 모든 것이 어색하고 떨렸습니다. 초보로 보이고 싶지 않아서 더 침착하게 행동하려고 노력했습니다. 하루 일이 끝나고 집에 돌아오면 정신이 혼미해지고, 바로 쓰러져 잠들어 버릴 만큼 많이 긴장하고 집중했었습니다. 상담을 시작한 지 얼마 안 되었을 때에는 오늘 한 상담을 제대로 못한 것 같아 후회하며 퇴근길 소주를 사 와서 벌컥벌컥 마시기도 했답니다. 어떤 날은 보험 청구를 잘못해서 환수 우편을 받은 환자분께 전화를 받았습니다. 환자분은 목소리가 크신 할아버지셨는데 일을 제대로 하지 못한다며 호통을 치셨습니다. 제가 잘못한 것이니 받아들일 수밖에 없었고 죄송하다고 연신 사과를 했습니다. 그런 날은 하루 종일 기가 죽어 있었습니다. 그러다가 또 어떤 날은 고맙다며 치과 선생님들 덕분에 살이 쪘다고 함박미소를 띠며 선물을 가득 가지고 오신 환자분을 뵈면 또 '치과에서 일하는 게 이런 보람이 있네.' 하며 기분이 좋아지기도 했었습니다. 적성에 맞아서 늘 행복하게 일했다면 더 좋았으련만 좋은 날, 힘들었던 날이 교차하며 어느덧 16년이라는 시간이 흘렀네요. 수년간 일을 하다 보니 '이가 없어 살이 빠졌던 어머니가 건강해지시고, 웃을 때에도 이제는 자신감이 생겼다 하시니 이보다 더 값진 일이 있을까?'라는 생각이 들었습니다.

저년 차 때는 고년 차가 되면 모든 일에 자신이 넘칠 줄 알았는데 사실 지금도 자주 롤러코스터를 타고 있습니다. 예전에는 주로 환자 응대에서 그랬다면 지금은 그 외에도 생각지도 못한 일들이 참 많이 생기기도 합니다. 그렇기에 아직도 배울 것이 너무나 많다고 생각합니다.

환자를 처음으로 맞이하고, 또 진료실에서 놓치는 부분이 없는지까지 체크해야 하는 자리, 최전방부터 최후방까지 담당하는 치과데스크, 일하는 공간은 좁을 수 있지만 치과에 미치는 그 영향력만큼은 실로 대단한 자리임이 분명하다는 생각이 듭니다.

일을 하면서 또 하나 느낀 점은 '모든 것은 마인드에서 시작한다는 것'입니다. 내가 환자를 어떻게 정의하고, 또 스스로 어떤 사람이 될 것인지 마음을 먹는 대로 미래는 결정이 되는 것 같습니다. 내가 생각하고, 꿈꾸는 대로 말하고 행동하게 될 것이기 때문입니다. 만약 '지금은 내가 치과에서 일을 하고 있지만 언젠가는 환자나 환자 보호자로 방문하여 병원 데스크에 있는 직원을 마주하게 될 것이다. 지금 내가 응대하는 환자가 내가 될 수 있다.'라는 생각을 한다면, 환자에게 '내가 받고 싶은 응대'를 하게 될 것입니다. 대단한 응대 스킬이나 매너가 있지 않아도 기본적으로 환자를 소중하게 생각하고 대하는 마음이 가장 중요한 것이라고 생각합니다. 치과데스크에서는 경험해 볼 수 있는 일들이 많습니다. 이 기회를 살려서 꿈을 꾸고, 그 꿈을 이루어 나가시길 바라겠습니다. 그리고 여러분들이 포기하지 않고 끝까지 갈 수 있도록 도와주는 든든한 동료 같은 책이 되어 주길 소망해 봅니다.

저는 앞으로도 계속적으로 공부하고, 임상에서 익힌 지식과 실질적인 업무 노하우를 정리해 세상에 알리면서 살아갈 것입니다. 많은 사람들이 치과 업무를 보다 빠르게 익혀 치과 일을 포기하지 않고 일하는 즐거움을 느낄 수 있도록 도와주는 삶을 사는 사람이 될 것입니다. 그게 제 미션이라고 생각하기 때문입니다.

2년이 넘는 시간을 함께한 홍은하, 김원영, 김지연, 김효정 작가님들께 감사의 말씀을 전하고 싶습니다. 일을 하면서 책을 쓴다는 것이 힘든 일이었을 텐데 책을 쓰며 더 알아가고 성장할 수 있다고 좋아하더군요. 또한 이 책 쓰는 작업을 영광으로 생각하는 선한 영향력을 가진 작가님들과 함께할 수 있어서 감사했고 행복했습니다.

지치고 힘들어 주저앉고 싶을 때 '많이 힘들지…?'라며 뒤에서 조용히 위로해 주고, 기쁜 일이 생겼을 때 '네가 잘할 줄 알았어.'라며 격려해 주고 축하해 주는 따뜻한 사람들이 제 주위에 여러 분 계십니다. 그분들이 있어서 지금까지 일할 수 있었습니다. 마지막으로 제가 이렇게 좋아하는 일을 할 수 있도록 도와주시는 일등 공신이 계십니다. 아이를 지극정성 돌봐주시는 엄마(한희순), 아빠(윤영송) 죄송스럽고 감사합니다. 그리고 소중한 가족, 친구, 선배님들, 동료분들께 마음 깊이 감사드립니다.

※ 치과데스크 취업과정이 **치과실무학교**(흥랩 교육장)에서 열릴 예정이니 많은 관심 부탁드립니다(추후 '흥랩' 공식 홈페이지 공지 예정).

※ 책을 보시고 궁금하신 내용이 있으시다면 네이버 카페 **'흥덴트스쿨'**에서 질문해 주세요. 저자가 최선을 다해 답변해 드리겠습니다.

흥랩 (공식 홈페이지)	온라인강의 흥덴트스쿨	네이버카페 흥덴트스쿨	네이버 블로그 흥지혜	유튜브 흥지혜 TV

MEMO

MEMO

MEMO